理论探索篇

仁术兼修　知行合一

——地方综合性高校医学人文教育模式研究

柳国庆　孙一勤　陈三妹
黄丹文　陈小萍　　主编

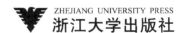
ZHEJIANG UNIVERSITY PRESS
浙江大学出版社

医生是人民健康的守护者。在这次新冠肺炎疫情防控斗争中，军地广大医务工作者冲锋在前、英勇奋战，用行动诠释了白衣天使救死扶伤的崇高精神。

希望你们珍惜学习时光，练就过硬本领，毕业后到人民最需要的地方去，以仁心仁术造福人民特别是基层群众。

——摘自习近平总书记给在首钢医院实习的西藏大学医学院学生的回信

充分弘扬古城文化底蕴，

为培养创新型人才做出

更大贡献。

题贺绍兴文理学院建院十周年

李岚清

二〇〇七年元月

国务院原副总理李岚清为我校题词

仁术兼修
知行合一

李兰娟
郑树森
庚子年三月

李兰娟院士、郑树森院士为我校医学生题词

学校遵循医学教育的规律，重视医学教育的发展。大学人文社会学科和自然学科对医学教育人才培养提供教学支持的同时，注重与医学学科的交叉，构建医学人文素质教育的平台，努力体现"理论教学和临床实践相贯通"的专业性、"环境育人和实践育人相结合"的渗透性、"从入学到毕业五年不断线"的持续性。

学校重视医学生人文素质教育，通过课堂教学、"风则江大讲堂"、"杏林讲堂"、临床实践教学中教师潜移默化的教育，加强育人氛围的建设以及学生志愿者活动和开展假期社会实践等活动，不断地提升医学生的人文素养。

——节选自 2016 年教育部临床医学专业认证委员会《绍兴文理学院临床医学专业认证报告》

该成果以"仁术兼修 知行合一"理念为指引，依托绍兴地方浓厚的文化积淀和综合性高校的学科优势，人文教育深度融入医学专业教育，对培养卓越医学生起到了显著的推动作用，受到多家媒体报道，并在第三届海峡两岸内分泌及代谢学术研讨会中获得广泛好评。

——教育部本科教学工作水平评估专家、中山大学医学院王庭槐教授

　　该成果很好地解决了人文教育与专业教育彼此分离，相互脱节的问题；解决了人文素质教育中存在的空泛、针对性不强、可操作性差的问题；解决了人文素质教育难以实施客观评价的问题，解决了实效性差的问题，具有很好的推广和示范价值。

——美国护理科学院院士、哈尔滨医科大学周郁秋教授

　　该成果构建了纵向序贯的医学人文课程体系，形成多主体、多维度、动态的医学人文评价模式，搭建了医教协同的医学人文教育生态圈，结合环境育人、文化育人、实践育人的方式，形成了融合人文教学和专业教学的医学人文教育新模式，很好地解决了医学人文教育的问题。

——山西医科大学王志中教授

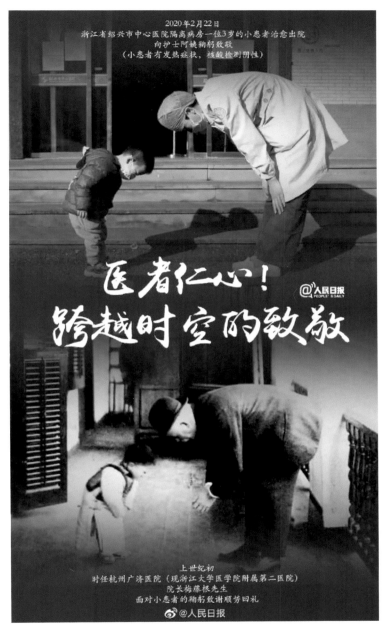

在今年抗击新冠肺炎疫情的阻击战中，我校毕业生发扬救死扶伤的精神，勇于担当，甘于奉献，"仁心仁术"受到社会广泛赞誉（图中护士为我校护理专业1999届毕业生曹玲玲）

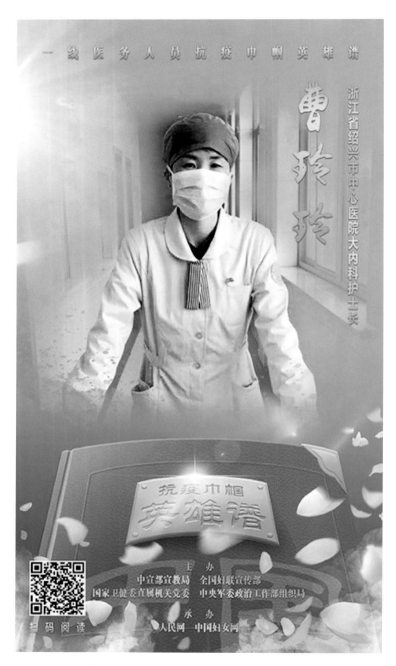

一线医务人员抗疫中帼英雄谱

曹玲玲

浙江省绍兴市中心医院大内科护士长

抗疫巾帼

英雄谱

主办
中宣部宣教局　全国妇联宣传部
国家卫健委直属机关党委　中央军委政治工作部组织局

承办
人民网　中国妇女网

扫码阅读

曹玲玲系我校护理专业 1999 届毕业生

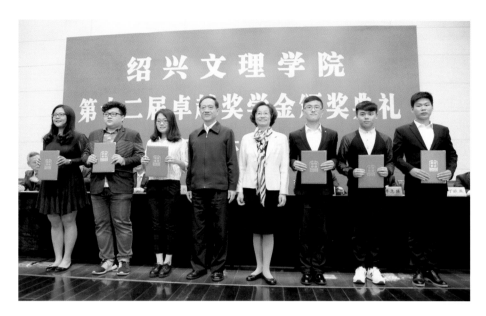

全国政协原副主席韩启德院士多次莅临我校指导医学教育，勉励医学生崇德尚医、追求卓越。图为卓越奖学金一等奖获得者陈珊珊同学（左3）等与韩副主席合影

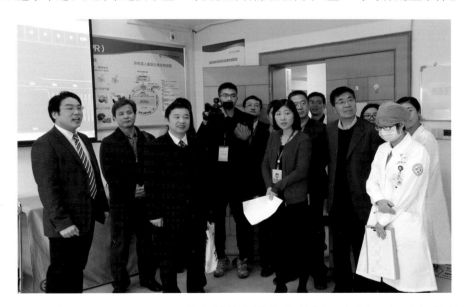

2015年11月23—25日，以华中科技大学党委副书记马建辉（中）为组长的教育部临床医学专业认证专家组到我校现场考察，充分肯定我校的医学人文教育特色

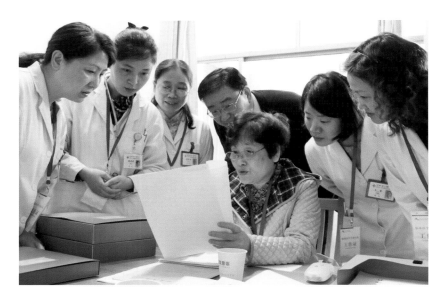

2015 年 11 月 24 日，教育部临床医学专业认证专家组副组长、汕头大学杨棉华教授在学校附属第二医院指导医学人文教育

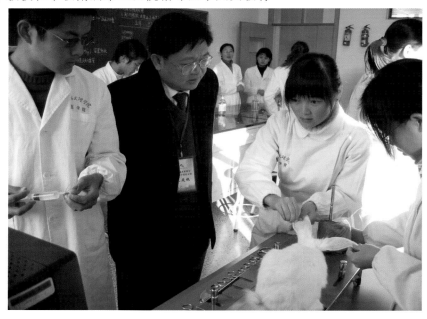

教育部本科教学评估专家、中山大学王庭槐教授经常莅临学校指导，鼓励学校充分挖掘绍兴历史文化资源，加强医学人文教育

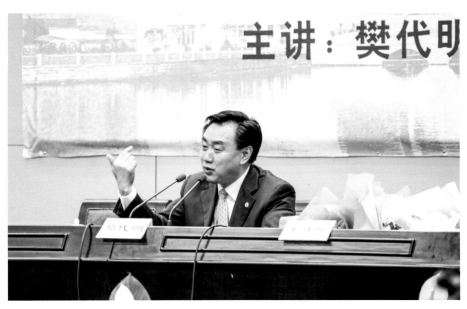

樊代明院士做客风则江大讲堂，为医学生作"从战士到院士"的演讲

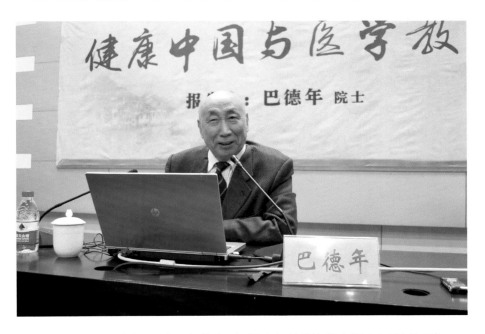

巴德年院士做客风则江大讲堂，与师生畅谈"健康中国与医学教育"

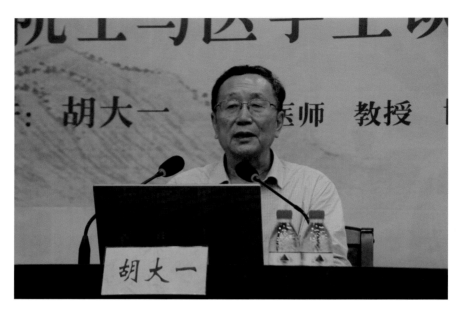

著名医学人文专家、北京大学胡大一教授做客杏林讲堂

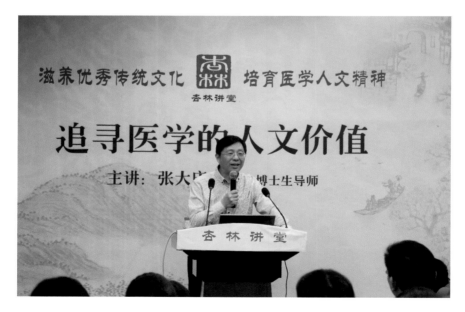

全国知名医学人文学者、北京大学张大庆教授做客杏林讲堂

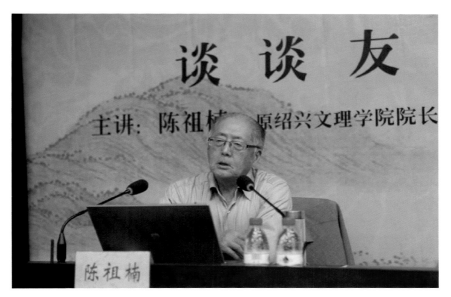

陈祖楠老校长做客杏林讲堂，为医学生作"谈谈友善"报告

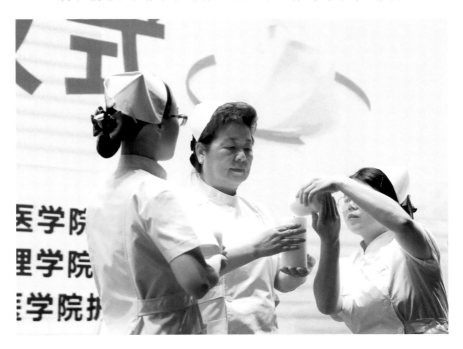

南丁格尔奖获得者姜小鹰教授出席我校"5·12"国际护士节授帽仪式

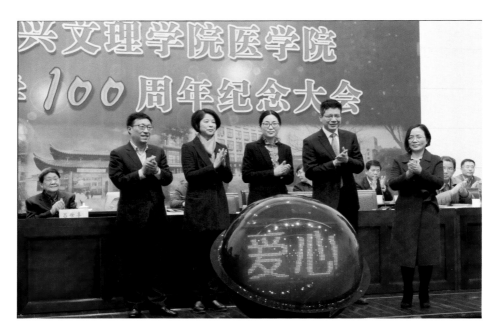

2017 年 12 月医学院办学百年之际，绍兴市和学校领导启动无语良师"爱心基金"

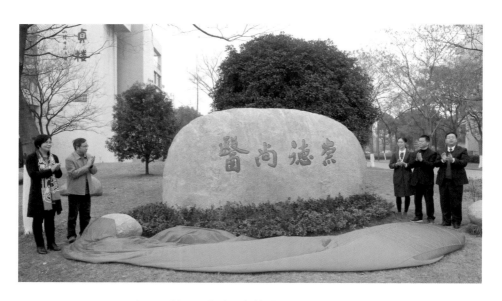

2017 年 12 月，医学院"崇德尚医"院训石落成典礼

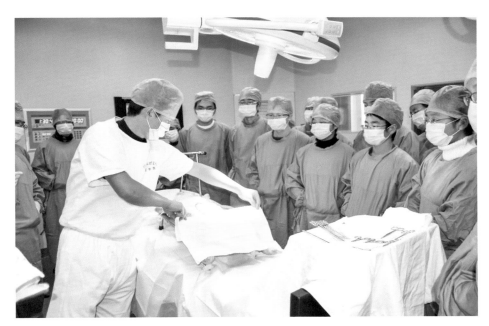

附属医院临床教学渗透人文元素

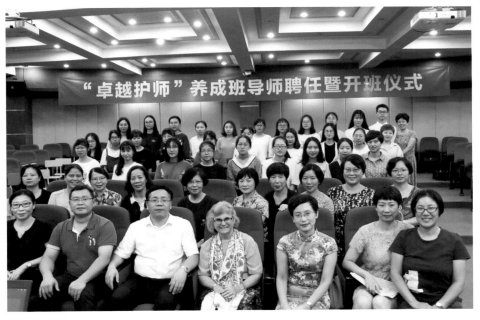

学校聘请临床一线医护专家担任"卓越护师"养成班导师

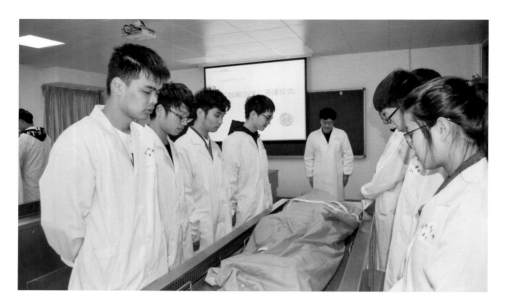

致敬无语良师，"局部解剖学"举行开课仪式

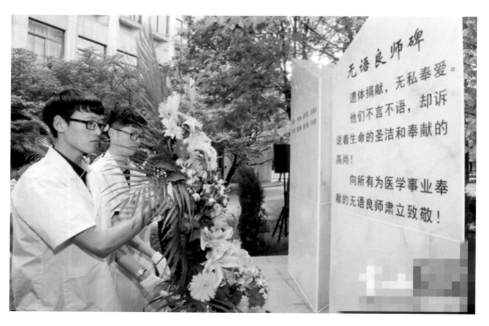

每年清明节，学校都举办缅怀"无语良师"纪念活动

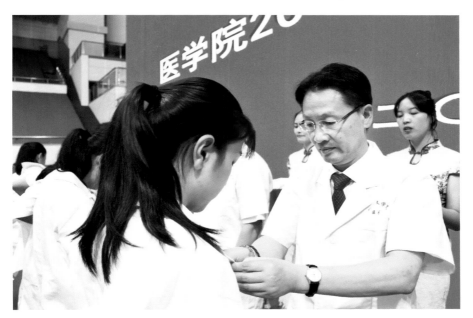

开学典礼医学生授服仪式

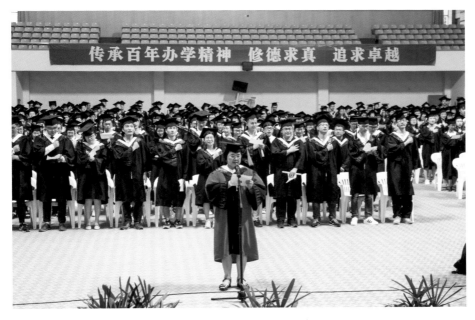

毕业典礼医学生宣誓仪式

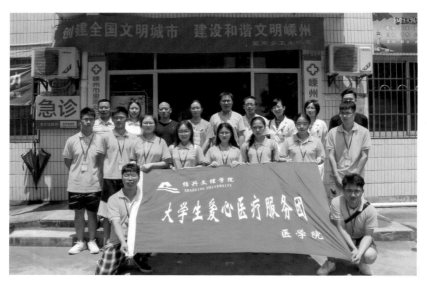

大学生爱心医疗服务团坚持爱洒嵊州里南村 22 年,践行医者仁心

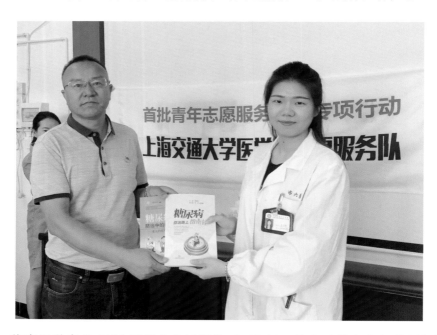

临床医学专业 2013 届毕业生王诗韵,2018 年 7 月主动报名参加首届"青春上海·情系云南"青年志愿服务沧源扶贫专项行动

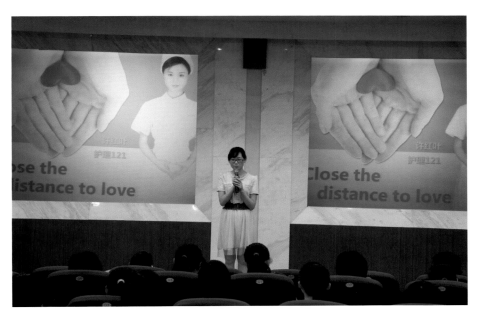

学校每年举行大学生人文英语论坛

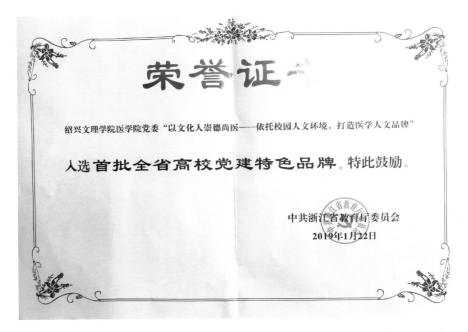

"以文化人　崇德尚医"人文品牌入选首批浙江省高校党建特色品牌

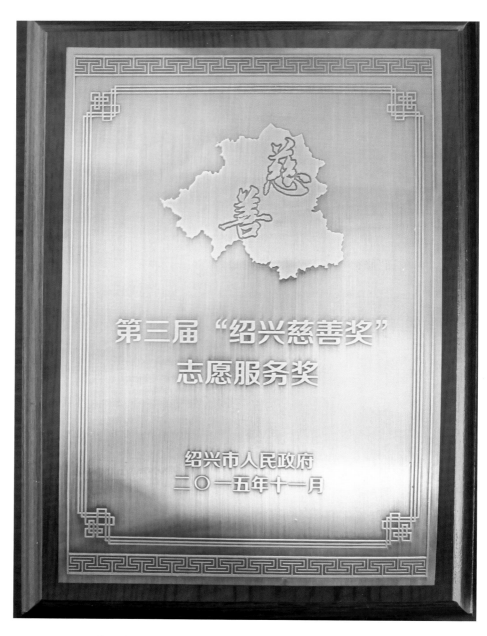

医学生志工服务团荣获第三届"绍兴慈善奖"志愿服务奖

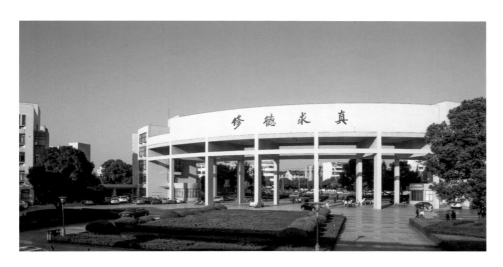

校训"修德求真"熠熠生辉,激励学子德行天下、探求真知

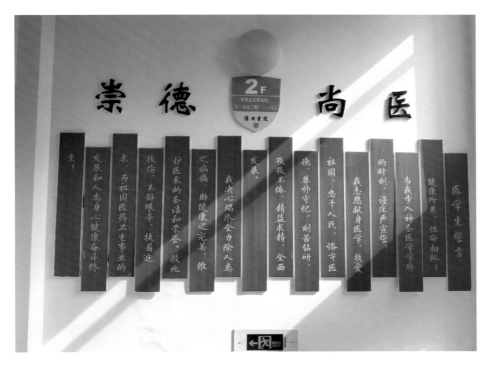

以绍兴思想家王阳明命名的阳明书院,以文化人,引领学生"知行合一"

目 录 *Contents*

医学人文教育品牌建设

医学人文教育制度建设

医学人文教育媒体报道

附　件

医学人文教育成果概述

"仁术兼修　知行合一"

地方综合性高校医学人文教育十二年探索与实践

人文是舵,技术是桨,没有人文的指引,技术就是瞎子。

—— 胡大一

医学是兼具自然科学与人文科学双重属性的一门科学,不仅要求医学生掌握精湛的医术,还要求具备较高的人文素养。现代医学已经从"生物医学"范式发展到"生物—心理—社会医学"范式,从以"疾病"为中心向以"病人"为中心转化,也就是说医学不仅要关注和消除病人的疾病,更要关注有着不同生长环境、生活经历、文化习俗和身心体验的活生生的患者个体。因此,医学教育不仅要重视专业知识和技能的传授,更要引导学生树立起"仁"的理念和"以人为中心"的观念,培育学生具有坚定的利他主义的职业精神,能够给患者提供符合人性需要的、有效的医疗帮助。2009 年,教育部与卫生部颁发的《关于加强医学教育工作提高医学教育质量的若干意见》(教高〔2009〕4 号)指出:"要积极进行课程体系改革,构建人文社会科学知识、自然科学知识与医学知识相结合,基础医学与临床医学相结合的知识、能力、素质协调发展的新型课程体系;要以多种形式开展文化素质教育,增强学生心理健康素质,强化人际沟通能力和人文关怀精神的培养,提高学生理解文化价值的能力,培养学生关爱病人、尊重他人、尊重生命的职业操守和团队合作精神";2014 年,教育部、国家卫生计生委等六部委发布的《关于医教协同深化临床医学人才培养改革的意见》(教研〔2014〕2 号)再次强调要"加大教学改革力度,加强医学人文教育和职业素质培养"。2017 年 7 月,国务院办公厅印发了《关于深化医教协同进一步推进医学教育改革与发展的意见》,明确提出"把思想政治教育和医德培养贯穿教育教学全过程,推动人文教育和专业教育有机结合,引导医学生将预防疾病、解除病痛和维护群众健康权益作为自己的职业责任"。

尽管在呼吁医学人文教育重要性的浪潮和背景下，医学人文教育得到了很多医学院校的重视，且已初步构建了教学体系框架，形成了一些有价值的成果。然而，在我国现行医学教育中，医学人文教育仍停留在较低水平，发展水平与其应承担的责任之间相去甚远，存在着许多亟待解决的问题。

一、医学人文教育面临的问题

1. 医学生医学人文精神价值的模糊和异化

由于市场经济的负面影响，导致医学类学生的思想道德观念发生巨大的变化，现代大学生具有个性鲜明、思想开放等显著优点，但也存在过分强调"以自我为中心"、人文素养缺失、缺乏奉献精神和团队协作能力等缺陷，更有部分医学生是遵从长辈的意愿选择医学专业，职业认同度低。医学人文学科存在投入—产出效果周期长且为隐性的特点，加之整体社会环境和医疗卫生行业环境"技术至上"的氛围熏染，在很大程度上导致医学生的人文信仰淡漠，在诊治患者过程中不能从人的整体出发给予足够的人文关怀，忽略了患者的内心诊治诉求，在很大程度上导致医患矛盾的产生和激化。

2. 医学人文课程设置片面化、碎片化

在医疗卫生行业"技术至上"的背景下，很多医学院校对医学人文教育关注不够，更缺乏系统深入的研究。医学人文教育被边缘化，课程体系建设不完善，课程门数少，学时比例低。目前，大多数医学院校虽然开设了医学人文课程，但大多以《医学伦理学》《卫生法学》等为主，很少开设《医学哲学》《医学社会学》等涵盖哲学、文学、艺术等领域的多样化课程。课程设置随意性大、门类少，缺乏具有学科特色的交叉和融合，未形成医学人文课程群，更是缺乏成熟的医学人文教育课程体系。2013年，汕头大学曾旸、杨棉华等人对我国33所医学院校人文课程设置的调查结果表明人文课程占比仅为5％，远低于美国、德国（20％～30％），以及英国和日本（10％～15％）的医学人文课程占比。

医学人文教育缺乏连贯性，多数人文课程集中安排在大学的前两个学年，这对于没有任何临床体验的医学生来说，人文内容抽象虚远。而后面两到三年更侧重于对学生专业技能的培养，尤其进入临床实习阶段，有关人文知识的传授更是微乎其微，导致医学人文教育断线，缺乏全程性和持续性。

3. 医学人文教育缺乏体验性和实效性

一是教学内容和方式局限，内容上偏重于概念、范畴、理论等知识层面的讲授。医学人文课程教材内容枯燥，缺乏生动的案例。教学方式以往常的"单向灌

输式"的大班理论教学为主,缺乏必需的信息化教学技能及学生乐于接受的教学方法。考试多以"死记硬背"的单一考核方式,无法帮助学生正确理解人文教学内涵,难以调动学生学习热情和参与度。二是医学人文教育与临床实践脱节,多数高校对人文实践教学不够重视,表现为实践时间少甚至缺失,实践教学内容安排不规范,校外人文实践教学基地缺乏,导致学生虽然掌握了一定的人文知识,但不懂如何运用,不会恰当运用,不能很好地将医学人文课程内容应用于临床。三是医学人文活动浮于表面,缺乏契合专业能力培养的品牌活动和适应医学生发展需要的系列活动的贯穿。零星、杂乱的医学人文教育校园活动无法形成校园文化氛围,使学生对医学人文认知仅仅停留在较为表层的感性认知,缺乏进一步的内化吸收。

二、"仁术兼修 知行合一"医学人文教育模式的探索

绍兴是全国首批 24 座历史文化名城之一,名人辈出,文化积淀深厚。越文化"忧忡为国痛断肠"的爱国精神,"经世致用、知行合一"的务实精神,"俯首甘为孺子牛"的民本思想等,代代相传,影响深远。绍兴文理学院依托绍兴深厚的越文化底蕴,形成了对学生进行人文素质教育、注重基础道德养成的优良传统。学校校训是"修德求真",致力于培养学生优良的道德品质和科学的探求精神。学校人文社会科学师资力量雄厚,校园人文气息浓郁,校风教风学风优良。医学院肇始于 1917 年成立的福康医院护士学校,百年来一直坚持培养学生"悬壶济世""医者仁心"的职业精神。

针对上述医学人文教育中存在的问题,从 2008 年开始,绍兴文理学院医学院多次召开教育教学改革研讨会,并组织师生开展广泛、深入的讨论,逐渐明确医学人文教育是医学教育的重要组成部分,逐渐厘清医学生医学人文精神的内涵需求,思考和探索如何依托地方历史文化、利用综合性大学的学科优势,有效实现医学生职业道德、人文素养和专业技能的提升。学校的医学人文教育经历了以下几个主要发展阶段:

1. 人文精神培育探索阶段(2008—2009 年)

2008 年 4 月开始,我们采用理论探究、问卷调查、个别访谈等方法,剖析学院医学人文教育现状及社会所需医学人才供需之间的矛盾。着力依托第二课堂的社会实践,如爱心医疗服务团、大学生志工服务团、大学生应急救护小分队等载体,引导医学生践行"医者仁心";在护理学专业的人才培养方案中增设一些人文课程,如《思维与沟通》《临终关怀》等,但尚未形成系统的医学人文精神培养体系。

2."仁术兼修"模式形成阶段(2010—2015 年)

在前期初步探索的基础上,我们逐渐明晰医学人文教育是一个系统工程,应贯穿于医学教学的始终,融入每一门课程中,渗透在各个教学环节里。我们认识到应建设一个包括理念引领、课程规划、实践强化、机制保障的整体系统,以保证医学技术与医学人文的深度融合,促进医学生的人文知识向人文能力转化。在"仁术兼修"模式形成阶段,我们着力做好以下五方面工作:一是依托地方历史文化的深厚积淀和综合性大学的人文学科优势,建设人文校园、开设人文讲堂,启迪医学生汇通文理、关怀众生的人文情怀;二是采用双线并进、全程渗透、序贯递进的形式构建医学人文课程体系;三是建设"认知实习＋社会实践＋教学实习＋毕业实习"四个层次人文实践教学体系,保证学生从入学开始就接受职业人文的实践教学,与人文理论教学同步推进,层层递进;四是开发序贯递进的人文实践教学基地,按不同人文实践培养目标的需要,建立不同类型、不同层次的实践教学基地;五是成立医学人文教研室,吸纳学校人文社科优秀教师及附属医院、教学医院一线医护人员,建立一支融通理实、专兼结合的医学人文师资队伍。这一阶段的探索取得了良好的成效,我校医学人文教育的做法和成效,得到了教育部临床医学专业认证委员会专家的肯定和认可。

3."仁术兼修"模式进一步发展阶段(2016 年至今)

在医学人文教育取得良好成效的基础上,我们对医学人文教育模式进行了进一步的改革和深化,确立了贯穿医学本科教育全程的人文课程体系、实践体系;建立了医学人文教育的学习资源、教学平台;创立适合地方综合性高校实际,从理论到实践、校内到校外的医教协同医学生人文素质培养机制。着力实现以下三方面的提升:一是革新医学人文教学在人才培养中的嵌入方式,将"仁术兼修、知行合一"作为医学人才培养的落脚点,开展纵向整合课程、横向融合教学、全程贯穿评价、医教协同培养,以促进医学生职业道德和人文素养的提升;二是强化显性和隐性相结合的医学人文课程体系,以"仁术兼修"作为人才培养方案的核心内涵,通过人文课程与专业课程整合,人文精神元素和专业理论知识整合,借助人文环境、人文仪式、人文活动、人文体悟等学习资源,形成显性、隐性相结合的课程体系;三是推行医学人文教学与专业教学相贯通的教学方法,以"知行合一"为引导,着力推进启发式教学、体验式学习和递进式实践,促进医学人文精神要素在实践过程中的体验和内化。

经过 12 年的探索、积累和实践,我们已经建成了"仁术兼修、知行合一"的地方综合性高校医学人文教育模式,确立了序贯整合的医学人文课程体系,积累了立体多元的医学人文学习资源,形成了多主体、多维度、动态的医学人文教学评价机制,搭建了医教协同的医学人文教育生态圈。

三、"仁术兼修 知行合一"医学人文教育模式的构建与实践

(一)"仁术兼修 知行合一"释义

1. "仁术兼修"的医学人文内涵

完整的医学应该是理性科学和人文思想的结合。我国医学人文精神的基础是"医乃仁术"。医务人员既要掌握医学诊疗技能,更需要能理解病人的主观体验,分析所处的临床情境,评判分析事件的社会功用,实施有效人文关怀。实际上,医疗领域的问题复杂而多样。面对这些问题,医者无论在治疗、情感抑或社会层面,都需要找到对外同理病人,对内认同自我的平衡。医者需要理解病人的整体思虑,理解病人的各种考量,才能真正地实现医患相互尊重和平等。"医乃仁术"的人文内涵呈现出"全人观"的整体属性。医者不仅需要在观念上具备"仁",还须在行为中实现"仁"。也就是说,"医乃仁术"具有内在自我反省和外在实践两条路径。内在就是不断地、自觉地抱有"仁爱之心",达到人文品质的提升,外在就是将"仁爱之术"落实在处理人际互动、实施诊治时的各种言论和行动中。只有"仁术兼修"的医者,才能满足病人的需求,真正实现医者立身从业的价值。

2. "知行合一"的人文教育理念

人文素质是人文知识、艺术修养、职业道德、心理素质等综合而成的个体内在的稳定特质,决定了个体的价值观、方法论和行为模式。医学人文精神则是医务人员在诊疗过程中外化为医者处理医患人际互动、进行医疗决策、实施诊疗行为时的态度和行为。"仁术兼修"的人文内涵整体观视角启迪我们,医学人文教育应重视学生的自我认同和内外整合发展,要达到"知行合一"的境界。因此,医学人文教育应着眼于促进学生理论知识与实践行为的相互链接与内化,其重要使命就是协助学生融合知识、技能与以人为本的行医道德的过程。医学人文教育的实施和贯彻不能外在于教学行为,还需内隐于教学行为之中。医学人文精神不能只存在教科书,还应在具体实践中被体验和内化。医学人文教育需要将医学人文精神,通过教育活动、环境熏陶、实践转化等方式,内化为个体的品格因素,最终实现对人的全面塑造。

因此,学院以"仁术兼修"构建医学人文精神的培育视角,以"知行合一"指导人文教育路径设计,将医学人文教育融于全程育人环节。该模式以医教协同平

台为支撑;通过人文课程和专业课程的融合,优化教学方法,采用情境教学、启发教学、体验学习、服务学习等方式;加强课外人文环境熏陶、人文资源学习、人文实践活动;辅以多主体、多维度、动态的人文素养评价,促进医学生人际沟通、共情关怀、诚信尊重、敬业乐群等医学人文素养的发展和全人观发展(见图1)。

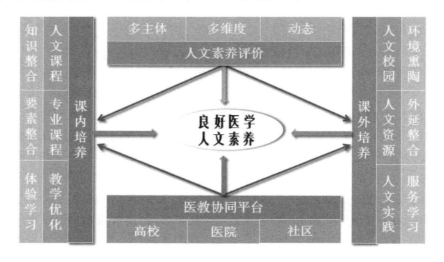

图1　"仁术兼修、知行合一"的医学生人文教育模式

(二)"仁术兼修　知行合一"医学人文教育模式的构建

1."仁术兼修"人文教育模式的构建

加强医学人文精神培育与专业教学相融合,凸现专业性。

医学人文课程与专业课程体系的序贯整合。以整合人文知识和医学知识为原则,构建纵向序贯的医学人文课程体系,让学生在课程学习中达成医学人文教育的历程。课程体系设置为三层递进的人文课程模块。第一层为公共基础人文课程,如"医学导论""医学史与医学哲学""医学人文学""绍兴历史名人人文精神专题讲座"等,引导医学生从历史和哲学的视角理解医学,感受人文精神;第二层为医学人文基础课程,以医学和人文相交叉领域的"医学伦理学""医学心理学""社会医学""卫生经济学"等为主体,引导学生关注两者交叉后产生的人文问题,重在引导学生掌握医学人文的核心价值观;第三层为应用性医学人文课程,如"人际交往和医患沟通""思维和沟通"等,指导学生有效处理临床实践中可能遭遇的人际沟通、医患矛盾和决策抉择等等。这些课程模块根据学生的认知学习规律,序贯地整合入专业课程全过程。在课程安排上,第一、二学年以公共基础人文课程为主,第三学年以社会医学、医学伦理、医疗与法律等为主,第四学年以"人际交往与医患沟通"为主,第五学年则在临床以典范学习、病历书写、医患沟通实操与小组临床伦理讨论等为主。此外,学院还要求学生必须修读2学分全校性人文社科类课程方可毕业。学院通过将人文课程在医学科学知识领域中渗透、融会、耦合,为医学专业教育添加了新的人文内涵。

医学人文元素与专业课程内容的嵌入整合。在学院医学人文教育理念的引导下,各专业分解相关的医学人文精神要素,将之整合于专业课程中;设定相应的学习内容和目标,使得学生在学习医学知识的同时习得沟通、评判、尊重、团队精神等人文知识、技能和态度;围绕教学目标,课程内容注重贯穿人文精神、社会责任、科学态度及医学知识的整合;对教学内容的呈现方式进行人文化设计与改造,使之凸显医学人文教学特征,渐进地融合于医学生的培养全过程,形成具有特色的医学人文教学内容。

"思想道德修养与法律基础"课程根据临床医学专业学生的专业特点和就业实际,将教学内容具体分为七大专题,分别为:医学与伦理、医学与哲学、医学与宗教、医学与法律、医学与社会、越医文化、医学生的心理品质,并且在开课第一课以"医学的人文性与国际性"为题做专题讲座。教学内容与专业培养目标、未来职业、社会问题、学生关注点紧密联系,在各专题教学中选取有针对性的相关社会热点事件作为教学案例,同时向学生推荐相关的课外辅助阅读材料。课程在强调思政课原有的思想性、政治性、理论性的特点之外,着重加强临床医学专业的人文教育,凸显课程的"人文性"。

"局部解剖学"开课前举行"感恩奉献·敬畏生命——向无语良师致敬"仪式。尊重、感恩、奉献和体现生命价值是追思仪式的主题。通过这一仪式,使学生懂得他们的学习对象是特别的,是蕴含着浓浓情感的良师,是奉献的欣慰,是尊严的体现,是对学习者的期盼。"无语良师"教会他们在以后的学习和工作中,如何珍爱生命、善待他人。此外,学生们了解每一位捐赠者背后的故事,从中体会到生命的美好和他们向死而生的人生态度。在后续的课程学习中,也将更能够尊重这些志愿者所能给予世界的最后礼物。

"伦理和关怀"课程开展"人生故事"教学。学生通过深入访谈,撰写一位亲人或者是非常熟悉的人从出生到现在的真实人生经历,或者用10~20张照片配上文字,讲述一位自己的亲人或者熟人的人生经历。通过"人生故事"作业引导学生去理解、同理他人。在"医学人文学""医学伦理学"等课程中由资深临床医生开设专题讲座,对当下热点问题如医患纠纷、知情同意权等进行剖析、总结,提高人文教育时效性。在妇产科学习中,开展"给妈妈写一封信"活动,学习尊重生命,感恩他人。跨学科整合型 PBL 课程把通识人文案例作为先导,以《William Withering 的故事》作为第一个学习案例引导学生去思考"药物和人"之间的关系。医学院还重视各类课程中医学人文元素和德育教育的融合,形成具有特色的德育模式,发挥第一课堂的育人功能。

医学人文教学与专业教学的渗透融合。学院强调人文价值的体认,并使之内化成为医学生的品质,因此以 Ryan 的"6E"(典范学习 example,环境形塑 environment,启发思辨 explanation,劝勉激励 exhortation,体验反思 experience,自我期许 expectation)作为医学人文教学方法改革的指导策略,将之渗入到课堂学习中。在教学中更注重情境性、启发激励性、批判反思性学习,以及体验践行活动。

● 注重情境教学,触发医学人文感知

注重医学人文的情境体验学习。采用视频教学、叙事教学、案例教学等方式呈现情境,并借此注入临床可能遭遇的人文议题、伦理困境、社会热点等问题,辅以课堂上学生的临床情景模拟、角色扮演,使抽象的人文技能形象化、具体化,让学生有身历其境之感,对"以人为本"的医学模式有更具体的认知和体会。

● 加强启发教学,激发医学人文思考

改变单向灌输的大班理论教学,加强医学人文教育的灵活性和实践性,增加互动式教学、小组讨论式教学和激励启发式教学。如采用以问题为中心的 PBL、以病例为中心的 CBL 以及以任务为中心的 TBL,把学生分成小组,对与医疗相关的实际问题或案例研讨和辩论,并鼓励医学生自己围绕问题、病例和任务搜集资料。通过临床案例分析、社会医学热点问题剖析,加强医患沟通、医学伦理、政策法规等问题的学习,加深学生对医疗实践中的医学人文思考。

● 践行体验学习,促进医学人文内化

学院重视医学生的人文实践体验和训练,构建"认知实践—教学实习—课间见习—毕业实习"的多阶段递进式实践模式。该实践模式与整体课程体系相衔接(见图 2),随着人文课程知识的深入,逐渐培训学生对职业环境的感知,形成人文意识,培养人文素养,全面训练学生的人文关怀能力。实践过程中,临床教师千方百计将医学人文教育有机融入各教学环节和教学内容,如在查房过程中融入语言沟通、礼仪形象、行为规范;医生告知义务中的法律要素;病史采集中敏感性、隐私话题的询问等等。充分利用临床教师的临床优势,选择关注度高的人文教学实例,结合具体病例开展人文教学,让学生身体力行参与诊疗过程,切身体验医学人文在临床医疗中的作用,培养医学生理解病人身心特点,切实做到"见病也见人"。

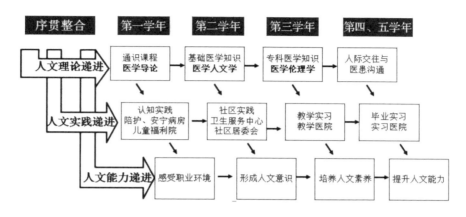

图2 序贯整合的医学人文课程体系

人文评价与整体考评的有机整合。人文评价动态贯穿于培养全过程。在考核专业知识、技能的同时,考核学生的沟通交流、人文关怀、伦理决策等人文实践能力(见图3)。从核心评价指标的优选、情境的表现性评价等方面出发,建设医学人文评价体系。评价重点放在医学人文精神的形成过程,采用定时与定期相结合的方式,选择重要节点和时段进行评价。把人文素养考核纳入专业课程的过程性评价中,如在"内科学""外科学""母婴护理学"等课程中推行书面与口头相结合,发挥课堂发言、情景模拟、技能操作等作用,在考核专业知识、技能的同时,考核学生在过程中展现的沟通交流、人文关怀、同理共情、伦理决策等人文实践能力。在学科整合性PBL课程中,将案例编排为一幕幕递进的模拟情境,通过生活化语言和场景的导入,使学生身历其境,训练学生的人文实践能力,多维度考查学生在分析过程中的人文关怀能力、表达与沟通能力、态度价值观、团队合作等能力。毕业前综合实训考核指标体系专门设置人文关怀分值,通过站点设置的案例,加大医德医风、人文精神等职业素养的评价。同时,注重在人文评价中纳入学生间、团队间和师对生等多元评价主体,提高评价的客观性。

2."知行合一"人文教育方法实践

学院既重视通过主观内省活动,促进医学生对医学人文内涵的感知和反思,也重视学生主体在实践活动中的人文技能实践,促进医学生人文认知和人文行为的统一。学院坚持知行合一,通过环境育人、文化育人、实践育人的方法,提高人文教学在学生生活中的潜移默化效果。

(1)人文景观校园促进环境育人

发挥综合性大学人文学科强的优势,以文化人,春风化雨,让医学人文精神

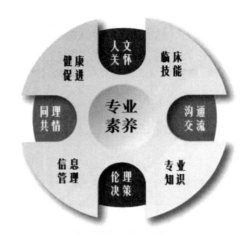

图3　专业课程考核中纳入人文素养考核

浸染每个医学生的血液。学院对绍兴历史文化资源进行探索与分析,包括阳明心学、越医精神、鲁迅精神等,通过对这些资源的挖掘、再次运用和创造,丰富我院医学人文教学的内容,既体现了地方综合性高校的医学教学特色,也为学校加强医学人文教育拓展新的途径。打造一批蕴含人文精神及人文氛围的医学院校景象,校园的道路以越地名人的名字命名,如景岳路、树人路、元培路、成章路、建功路、建人路、竞雄路……交错蔓伸,流淌着丰富的名人思想,滋养医学生心灵。学校从2010年开始探索书院制改革,学生公寓以绍兴先贤的名字命名,如阳明书院、文澜书院、竞雄书院、仲申书院、羲之书院等,流光溢彩,闪耀着不朽的名士精神,陶冶学生情操。

医学院利用宣传窗、展板、文化墙等载体,构建具有医学专业特色的育人环境。教学楼大厅两侧铭刻"崇德尚医"院训和"勤学、诚行、精艺、创新"院风,引领师生德行天下、严谨治学、刻苦钻研、精益求精。学院教学楼、阅览室、实验楼和附属医院的教学楼设立"文化走廊",悬挂希波克拉底、孙思邈、南丁格尔、吴阶平、林巧稚等古今中外医学大家的肖像和格言。医学图书阅览室专门设置了"医学人文书刊阅览角"。学院在行政楼和教学楼专门展示医学院百年办学史和知名校友风采,引领学生成长。

（2）人文学习活动加强文化育人

医学院重视人文精神元素在各类实践活动和仪式中的渗透,加强人文学习与专业情境的结合,形成包括医学人文讲堂、医学人文仪式、医学人文活动、医学人文体悟等品牌活动。

　　人文讲堂注重名家启迪。学院开展一系列人文讲座以传播人文精神。综合性大学的各类人文讲座是医学生养成人文素质的文化大餐,润物无声,直抵心灵。创办于2005年10月的风则江大讲堂致力于推进大学生素质教育,促进学生全面发展,迄今已成功举办321讲。2014年3月设立的杏林讲堂以"滋养优秀传统文化,培育医学人文精神"为宗旨,以中华传统医学思想和文化、中外文学经典精华、现代西方人文精神和中外名家医德医风为主题,着力培养医学生汇通文理、关怀众生的人文情怀,解读大医精诚,滋养学子心灵,迄今已举办25讲。

　　人文仪式贯穿全过程。医学人文教育贯穿于从学生入学到毕业的医学仪式活动中,以此强化医学生对医护工作的认同感、尊严感、使命感和荣誉感,形成一系列医学仪式品牌活动。每年9月份举行新生"授服仪式",医学前辈为新生代表穿上白大褂,象征衣钵相承、薪火相传;"医学生宣誓仪式"教育医学新生恪守"健康所系、性命相托"誓言,立志为祖国医药卫生事业和人类身心健康奋斗终生;每年4月清明节的"无语良师缅怀活动"纪念为医学教育事业奉献的大师们,教育医学生学会感恩、尊重、奉献;5月份的"国际护士节授帽仪式",教育学生传承"救死扶伤、无私奉献"的南丁格尔精神;6月份的"医学毕业生宣誓仪式",让毕业生重温医学生誓言,牢记医者的光荣使命和崇高责任。

　　人文活动强化人文认同。学院开展医学人文英语论坛、礼仪风采大赛、沟通情景模拟等人文素养活动,展示学生的人文思想和精神,强化医学生对人文精神的认同和内化。利用校史和校友事迹,激励学子感知人文精神。学院聘请知名校友担任"鉴湖学者"讲座教授和"客座教授",邀请校友来院开办讲座,引导医学生树立崇高理想,拓宽理论视野,提高人文素质。新生开学的第一课,就是医学院郭航远院长的"医学与人文"讲座。郭院长从"醫"和"患"二字的字理展开,讲述人文关怀的重要性,强调人文对于医学的意义,医学技术是学习的基础;希望同学们增强自身责任感和使命感,继承医学衣钵,弘扬人文关怀理念;勉励学子脚踏实地奋斗,坚定不移地践行医生的真正职责。《绍兴文理学院报》(医学院月刊)和医学院网站开辟"校友访谈""校友风采""医学人文格言"专栏,激励广大医学生见贤思齐、奋发进取。

　　人文素材促进人文反思。学院注重建设和汇编人文素材,从病人、医者、学生三个视角,以"疾病和人文"为主题,建设人文学习资源。教师们原创编著并出版《生命沉思录》《医学的哲学思考》《天使手记》《身边的提灯女神》等人文学习书籍。学生在参加各种服务实践过程中形成的"体会——《花开有声》""感悟——《医路繁花》""践行——《医路拾锦》"也编撰成册,供学弟学妹们学习。各附属医院利用临床实例拍摄人文教育视频,如绍兴文理学院附属医院的《如何告知病人坏消息》、绍兴文理学院附属诸暨医院的《南丁格尔的传承》、绍兴文理学院附属第二医院的《一卡情深》等等。学院通过阅读人文书籍、观看人文视频这些形式，感染和触动学生心灵，带动学生相关的医学人文思考。

（3）人文社会实践促进精神内化

学院重视第二课堂实践活动对转化和应用医学人文知识的作用，将其作为养成学生医学人文精神的重要平台。学院以"生—老—病—死的照护"为主题构建人文实践树，通过志工服务团、爱心医疗服务、"爱之翼"救护社等活动，将独立的"生命教育、爱老教育、关怀教育、死亡教育"等精神落实于志工服务、爱心医疗等实际情境中，促进学生人文关怀理念和关怀行为的统一（见图4）。

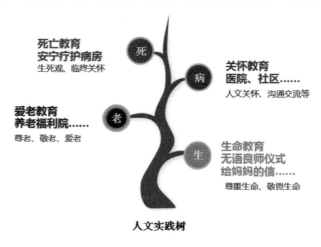

图 4　服务生命全周期的人文实践树

医院志工服务：学校与附属医院为医学生搭建医院导医、临终关怀、老年照护等系列志愿服务活动。通过社会实践活动将隐性的医学人文教育显性化，让"医者仁心"成为一种文化基因根植于学生的心灵深处。

爱心医疗服务：大学生爱心医疗服务团坚持22年利用暑期赴嵊州里南乡社会实践，开展卫生服务活动，为当地群众免费发放治疗药物，及时加强医疗救助与医学常识主题宣传教育，将医学人文精神和医学道德价值融入社会实践，使学生的人文知识得到加强，人文精神得到深化。

爱之翼救护社：学生社团开展大学生救护服务，参与以"守护生命、救在你我"为活动宗旨的救护技能培训，开展救护技能展演，引导学生和民众熟练掌握救护技能和防灾遇险知识。

"康复伴我行"志愿活动：康复专业学生走进福利院为老人们进行评估测试

和康复指导,学以致用,同时培养学生对病人的大爱精神,增强社会责任感。

课程健康教育活动:"社区护理学""思维与沟通""健康教育学"等课程以社区人群健康宣传为主题开展课程实践活动。学生进入幼儿园、月子中心、社区养老服务中心等场所,开展健康教育宣传,学习与人沟通、传授医护知识、为人照护的实践活动。

3. 医教协同人文生态圈构建

为推进医学人文教育的实践转化,医学院与各个附属医院共同建设医学人文教育的生态圈,形成了高校、医院、社区"三位一体",师资融通、管理融通的医教协同平台和管理机制(见图5)。

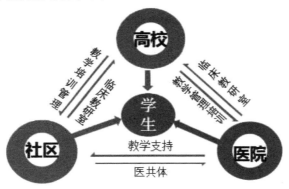

图 5　医学人文教育生态圈

师资融通:成立医学人文教研室,整合"医学人文学""医学史与医学哲学""人际交往与医患沟通""医学社会学"等课程师资,吸纳学校人文社会科学优秀教师和附属医院、教学医院资深临床医生,建立一支融通理论实践、专兼职相结合的医学人文师资队伍。如"形势与政策"课由 3 家附属医院领导主讲,紧密结合医疗改革形势和医院院史进行医德医风教育。附属医院教学人员可兼评教师专业技术职务,近三年来附属医院、教学医院等 127 人获得教师资格证。利用"E-Learning""爱课程"等平台,与医院进行人文学习资源的实时共享,实现开放性、互动性教学。

管理融通:学校成立医院管理科,聘请非直属附属医院院长为临床医学部副主任,分别在附属医院中设立临床医学一系、二系等 8 个系,聘请分管教学副院长担任系主任,并将医院的医教科长等人员充实到医学教学管理办公室,加强教学监督和管理。学院分管院长及职能部门每月走访附属医院,及时沟通、处理临床教学中存在的问题。学院持续推行"临床教师进课堂、学院教师下临床"制度。

学院特别成立了由临床专家、教授及省、校教学名师组成的培训团队,针对临床教师开展"医学人文与课程思政""医教协同发展"及"临床教学的技术与方法"等专题培训,并进行示范教学,提升教师人文教学能力。

学院以"医教协同平台"为基地,以"实践转化"为抓手,改革临床实践中的人文教学呈现方式。递进式的实践教学体系(认知实践—教学实习—课间见习—毕业实习),为学生提供逐步接触临床工作环境的锻炼机会,在知识和技能之外,通过人际互动、教师行动等结构性环节,建构学习环境、示范医疗行为与决策,展现医患关系的学习楷模,帮助学生融合知识、临床技能和以人为本的行医之道,促进医学生人文品质的提升。

由 8 家附属医院、30 家实习医院、8 家社区卫生服务中心构成的医学人文实践基地和教育平台,形成了良好的医学人文教育生态圈,在管理模式、师资融合机制上的创新,达成优化人文教学的目的。一方面,以能力为导向的教学目标和协同的教学管理机制使得医学人文教育在各基地之间既呈多样化,又保证了质量的同一性;另一方面,协同的师资平台为基地教师提供的各种人文及教学方法培训,拓展了教师人文素质的内涵,形成增强医学人文教育实效性的途径和载体。

四、"仁术兼修　知行合一"医学人文教育模式的实践成效

(一)医学人文教育促进医学生人才培养质量提升

"仁术兼修 知行合一"的医学人文教育模式历经多年探索,受益学生在 3000人以上。2015 年 11 月教育部临床医学专业认证委员会专家组和 2016 年 12 月中旬教育部本科教育审核评估专家,充分肯定了我校医学人文教育的显著特色和初步成效。

医学人才培养质量得到显著提升。毕业生执业医师考试通过率连续 8 年高于全国平均水平,位居全国 150 多所医学院校前 1/3。2017 年毕业生总通过率高出全国平均通过率 16.39%,在全国本科医学院校中排名第 25 位(见图 5)。其中医学人文模块的平均分、单科成绩分,以及记忆、理解、应用等掌握率等多个层面分析均高于全国平均水平,多个数据高于 211 高校、985 高校平均水平(见图 6、7)。2018 年毕业生执业医师考试总通过率荣膺全省医学高等院校第二名。学生考研录取率逐年提高,2019 年上线率、录取率均为全校第一。学生创新与实践能力得到提升,近三年获全国大学生创新创业训练计划项目 8 项、浙江省大学生科技创新项目 12 项。学生共发表论文 48 篇,其中一级期刊 19 篇、SCI 论文 13 篇。学科竞赛取得优良成绩,获全国大学生基础医学创新论坛暨实验设计

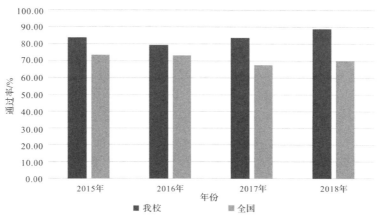

图 5 临床医学专业 2015—2018 年执业医师考试通过率

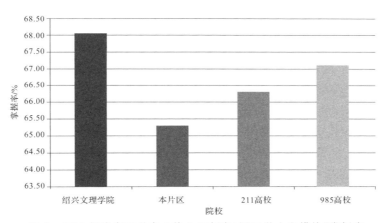

图 6 2017 年临床医学专业执业医师考试"医学人文模块"掌握率

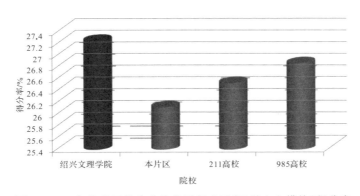

图 7 2017 年临床医学专业执业医师考试"医学人文模块"得分率

大赛一等奖 1 项；浙江省第五届大学生护理技能竞赛中获得团体一等奖 3 项，团体二等奖 3 项，浙江省第八、九、十大学生医学竞赛中获一等奖 1 项、二等奖 2 项、三等奖 6 项；全国高等医学院校大学生临床技能竞赛（华东赛区）三等奖 2 项。学生综合素质和能力显著提高，有 2 人荣获全国政协韩启德副主席设立的学校最高荣誉"卓越奖学金"一等奖，学生的科研和论文排名位列学校二级学院第一。毕业生深受用人单位欢迎。近三年初次就业率分别为 100％、97.56％、99.08％。2010—2016 届临床医学本科毕业生用人单位对"思想道德品质"满意度达 100％，"敬业爱岗精神"满意度达 95.83％，"人文素质修养"满意度达 95.84％。涌现了许多优秀毕业生和医护人员，如"宁波救人好姑娘"刘丽兰，"全国五一巾帼标兵"王芳，入选全国一线医护人员抗疫巾帼英雄谱的曹玲玲（浙江省唯一）等一批优秀医护人员。

（二）医学人文教育的品牌效应逐渐呈现

医学人文教育实施过程中形成的一系列学习资源和实践活动，不仅惠及医学院全体在校学生，也惠及学校其他专业学生，并在学生中不断传承，影响深远。

（1）人文讲堂影响显著：风则江大讲堂迄今已举办 321 讲，医学生听讲人数 20000 余人次，被誉为"没有边界的文化、没有校门的大学"。诺贝尔文学奖获得者莫言，知名作家王蒙和梁晓声，历史学大家姜义华，医学名家樊代明教授等纷至沓来，丰富了学子的精神世界，提升了人文素养。杏林讲堂举办 24 场，巴德年、滕皋军、张大庆、张继禹、彭裕文、胡大一等知名医学名家莅临医学院，畅谈医学人文精神，解读大医精诚，滋养学子心灵，深受欢迎。

（2）人文仪式经典传承：与绍兴市红十字会联合开展"无语良师"生命关爱缅怀纪念活动，已成为市"5·8"世界红十字日纪念活动品牌活动，并在绍兴各大媒体报道；师生校友捐款近 6 万元设立了"无语良师"爱心基金；医学院微信公众号"绍医青春"每月推送 2 篇学生人文反思短文；医学新生宣誓仪式、护士节授帽仪式、医学毕业生宣誓仪式已经成为医学院的传统仪式，庄严肃穆，直抵心灵，浸染学子灵魂。

（3）人文体悟集结成书：完成《绍兴历史名人人文思想读本》《杏林讲堂讲演录》《校友访谈录》《医学人文教育读本》等人文教育读本的编撰工作，印刷成册学生人手一册。学生的体、悟、行也汇集成册，《花开有声》《医路繁花》《医路拾锦》由浙江大学出版社出版发行。

（4）人文实践薪火相传：大学生爱心医疗服务团已坚持 22 年利用暑期赴嵊州里南乡社会实践；大学生志工服务团利用每个周末和假期在三家附属医院和

部分教学医院提供志愿服务;"康复伴我行"志愿活动已经连续开展 3 年;"爱之翼"救护社先后举办了 7 届校红十字青少年救护技能大赛,弘扬"人道、博爱、奉献"的红十字精神。2019 年,"爱之翼"救护培训队获浙江省"情暖浙江——红十字志愿服务项目"培育发展计划资助项目。

(5)人文教育惠及全校:隐身在课程背后的人文素质教育,不仅融合在医学专业的课程体系中,也整合在医学院健康保健系列、疾病防护系列的全校性公选课中,这些选修课程中的人文精神传播惠及学校其他所有专业的学生。

(三)医学人文教育教学模式的推广

1.教学研究成果

《"仁术兼修 知行合一"——地方综合性高校医学人文教育模式研究》获得 2019 年绍兴市高等教育教学成果奖一等奖。与本成果相关的研究成果获校级教学成果奖一等奖和二等奖各 1 项。学术论文共 10 余篇分别发表在《重庆医学》《绍兴文理学院学报》《中国实用护理杂志》等期刊,其中《基于"仁术兼修 知行合一"的地方综合性高校医学生人文素养培育探索》一文发表于《中国高等医学教育》。相关研究获批省级、市级教改课题多项。其中"'6E'引导,体悟行结合——地方综合性高校医学人文教学模式创新与实践"获浙江省高等教育"十三五"教学改革立项。"临床医学专业人文素质培养的课程教学实践——基于《思想道德修养与法律基础》课程分类差异化教学的改革""基于'以临床问题为导向'的神经系统形态—功能—临床的课程整合研究"等项目被确立为浙江省高等教育课堂教学改革项目。"地方综合性高校医学生医学人文教育的模式构建和路径研究""基于应用型人才培养的'阶梯递进式'人文护理课程体系构建研究"等获市级教改立项并已结题。研究成果及时注入课程教育,并在社会上得到推广。2018 年 11 月,研究成果"培养有温度的医学生——地方综合性大学医学生医学人文教育实践与思考"在第三届海峡两岸内分泌及代谢学术研讨会和华东六省一市生理学年会上做主题报告。2014 年 11 月,研究成果《专业认知实践对本科护生沟通和关怀能力的影响》一文在台湾台北第五届海峡护理论坛做大会口头发言,均受到专家、同行的关注和好评。

2.德育模式获奖

医学院的人文教育融入德育,共同致力于培养学生的优良品德和人文素养,取得了一定成效。《绍兴文理学院报》分别以"让人文素养浸染每个医学生的血液——我校医学人文教育特色显著""创新机制强基础 人文教育塑英才"为题对医学院的人文教育进行报道,将其作为德育先进模式进行推广。该模式同时被评为绍兴市级德育先进,在全市高校推广。2016 年,"以文化人,以美储善——让人文素养浸染每个医学生的血液"获绍兴市高校德育创新成果奖二等奖;2018年"'学长助长计划'——朋辈教育在大学生德育中的创新与实践"和"微孝,时代的召唤——基于中华优秀传统文化的大学生德育创新与实践"获绍兴市高校德育创新成果奖二等奖。2019 年,我校"以文化人　崇德尚医——依托校园人文环境,打造医学人文品牌"入围浙江省高校党建"双百示范"工程。

3.媒体关注和校际交流

《中国青年报》《中国教育报》《浙江日报》《教育之江》《浙江新闻客户端》《绍兴日报》等媒体相继报道我院的医学人文教育模式和成效。2020 年 2 月 10 日,《中国青年报》以"让医学教育人文起来"为题对我校的医学人文教育模式及育人成效进行全面报道,中国新闻网、中青在线、新浪网、央视网、中国医护服务网、广东教育网等 30 余家媒体纷纷转载,产生广泛影响。2020 年 4 月 3 日,浙江省教育厅官网以"绍兴文理学院'四措并举'全力培养'仁心仁术'医学生"为题,充分肯定学校医学人文教育的做法和成效,向全省医学院进行推介。

医学人文教育模式的研究也受到兄弟院校的关注。学校与温州医科大学、皖南医学院、大理大学、成都大学、锦州医科大学等院校开展医学人文教育相关的考察和研讨,促进医学人文教育的跨院校交流与合作。"医学与人文"这一主题,也以不同规模、多种形式持续开展,如邀请校外知名学者或客座教授开展专题研讨会、沙龙式对话会、学术讨论会等,逐步建立起探究"医学与人文"的跨院校合作。学校也积极与省内同类高校如台州学院医学院开展合作交流。跨院校合作使医学人文教育成功经验、做法得到有效共享,取得了经验共享、整体提升、共同进步的良好效果。

医学人文教育理论探索

基于"仁术兼修 知行合一"的地方综合性高校医学人文素养培育探索

柳国庆 孙一勤 陈三妹 黄丹文 陈小萍

"以人为中心"是医学专业的核心价值观,培养具有深厚人文素养的医学人才是医学教育的终极目标[1,2]。医学教育普遍以传授学科知识和技能为主要特征,存在忽略人文素质的培养,人文教育目标不明确、路径不清晰、形式单一等问题。确立全结构、全过程的医学人文教育理念,探索"仁术兼修、知行合一"的人文素养培育模式,是医学人才培养的当务之急。

一、"仁术兼修 知行合一"的科学内涵

"医乃仁术"是我国医学人文精神的基础。医务人员既要掌握医学技能,更要理解病人的主观感受,分析复杂临床情境,有效实施人文关怀。医者不能仅在观念上具备"仁",还须在行为中实现"仁"。医乃仁术具备内在自省和外在实践路径。内在抱有仁爱之心,达到人文品质的提升,外在将"仁爱之术"落实在诊治实施时的各种言论和行动之中。

医学的本质启迪医学人文教育必须坚持"知行合一",实现学生的理论与实践有机连接。人文教育不能仅外在于教学行为,必须内蕴于教学行为之中;人文精神不能只停留在知识的理解和掌握,更应聚焦于学生的实践体验和内化。以"仁术兼修"为目标构建医学人文精神培育视角,以"知行合一"为理念指导人文教育路径的设计和实践,将医学人文教育融于全程育人环节[3],帮助医学生完成对人文精神内涵的体验、选择及内化。

二、医学人文素养教育模式的探索

(一)医学人文精神培育全方位融入专业教学

1.人文课程序贯整入专业课程体系

以医学人文知识的全程贯穿作为专业课程体系设计原则[4],构建递进式人文课程体系。公共基础人文课程"医学导论""医学史与医学哲学"等,引导医学生从历史和哲学视角理解医学;医学人文基础课程"医学伦理学""医学心理学"等,引导学生掌握医学人文的核心价值;应用性医学人文课程"人际交往和医患沟通"等,指导学生有效处理临床实践的人文伦理问题,并通过临床典范学习、人文实践训练,提升人文技能。

2.人文元素有机嵌入专业课程内容

将医学人文知识的全结构融合作为课程内容的选择条件,通过学习内容和目标设定,推动人文精神要素和课程知识融合[5]。"思想道德修养与法律基础"整合为医学与哲学、医学与法律、医学与伦理等7个专题。"医学人文学"等由资深医生开设专题,对热点问题进行剖析,提高人文教育时效性。"局部解剖学"举行"无语良师"致敬仪式,体会奉献精神,感受医者责任。

3.人文教学渗透融入专业教学过程

情境教学触发医学人文认知。采用影视教学、案例教学等方式呈现临床情境,并借此注入医学人文议题、伦理困境等,辅以情景模拟、角色扮演,使抽象的医学人文教学形象化、具体化,帮助学生加深对"以人为本"的医学模式的认知。

启发教学激发医学人文思考。采用讨论式、互动式教学,增加人文教育灵活性。加强 PBL、CBL 等学习,在案例中增加医患沟通、伦理道德、政策法规等问题的融入,让学生通过案例研讨、课外相关问题自主探索,加深对医学人文的思考。

实践学习促进人文精神内化。重视见习、实习期间的人文实践训练。临床教师将医学人文元素有机融入教学环节,如查房过程融入语言沟通、告知义务、法律责任等。利用临床教师的优势开展人文教学,让学生身体力行参与诊疗过程,切身感受医学人文在临床的作用。

4.人文素养评价整合介入专业考评体系

从核心评价指标的优选、情境的表现性评价等出发建设医学人文评价体系。评价重点放于医学人文精神的形成过程,采用定时和定期相结合,选择重要节点和时段进行评价。如学科整合性 PBL 多维度考察学生呈现的人文关怀、人际沟通、团队合作等能力。毕业前综合实训考核指标体系专门设置人文关怀分值,通过站点设置的案例,加大医德医风、人文精神等职业素养的评价。

(二)整合人文资源多维度开展"三育人"

1.人文景观校园促进环境育人

发挥综合性大学优势,以文化人,让医学人文精神浸染医学生血液。凝练"崇德尚医"的院训和"勤学、诚行、精艺、创新"的院风,滋养学子心灵;打造人文校园景象,用绍兴历史名人思想、医学名家肖像格言等,引领学子悬壶济世。

2.人文学习活动加强文化育人

人文讲堂注重名家启迪。风则江大讲堂举办 321 讲,推进大学生人文素质教育,促进全面发展。杏林讲堂以"滋养优秀传统文化,培育医学人文精神"为宗旨,培养医学生汇通文理、关怀众生的人文情怀。聘请知名校友担任"鉴湖学者"讲座教授来院讲学,帮助学生拓宽理论视野。

人文仪式贯穿全过程。新生"宣誓仪式"教育其恪守"健康所系、性命相托"誓言;"授服仪式"象征"大医精诚、医者仁心"的衣钵相承;"无语良师缅怀活动"教育学生学会感恩、感悟责任;国际护士节授帽仪式传承"救死扶伤、无私奉献"的南丁格尔精神;毕业生宣誓仪式重温誓言,铭记救死扶伤。

人文活动强化人文认同。组织医学人文英语论坛、礼仪风采大赛、沟通情景模拟等人文素养活动,帮助学生设定人文学习目标和定位,强化人文精神认同。

多视角加强医学人文反思。以"疾病和人文"为主题进行人文资源建设。编著《生命沉思录》《医学的哲学思考》等,将学生的感触、感知和感悟汇编成《医路繁花》等,还有病人心路历程的视频整合,多视角加强医学人文反思。

3.第二课堂服务加强实践育人

重视实践活动,将第二课堂作为医学人文精神养成的主要平台。以"生—老—病—死"为主题构建医学人文实践树,通过"志工服务团""爱心医疗服务""爱之翼救护社"等品牌活动,将独立的生命教育、死亡教育、关怀教育、爱老教育等落实于服务情境中,引导学生践行"医者仁心"。

(三)医教协同建设医学人文教育生态圈

医学院与附属医院共建人文教育生态圈,形成师资融通、管理融通的医教协同平台。吸纳学校人文和社科优秀教师和附属医院、教学医院临床医生,建立专兼职结合的人文教育师资队伍。成立"教学培训团队",开展专题培训,提升临床教师的人文教学能力。将医教科长等人员充实到教学管理队伍，加强教学监督和管理。利用"E-Learning"等网络平台，实现与医院人文教学资源的实时共享。

三、总结和展望

　　本模式以"仁术兼修"为指导，形成人文课程与专业课程整合、人文元素和专业内容嵌合、人文环境和人文资源融合的显隐课程体系；以"知行合一"为引导，推进启发式教学、体验式学习和服务实践相交互，促进学生人文精神的认知、体验和内化。历经10余年实践，取得显著成效。临床医学专业毕业生执业医师考试通过率连续8年高于全国平均水平，位居全国150多所医学院校前三分之一，医学人文模块的成绩得分多次高于全国平均水平。护理学专业学生全国护士执业资格考试通过率均为100%。用人单位对毕业生思想道德品质、人文素质修养、敬业爱岗精神的满意度均在95%以上。今后，学院将进一步优化人文教学内容，对专业知识呈现方式进行人文化设计；进一步建设人文学习资源；加强人文精神培育的实效性，引导学生进行医学人文深度学习。学院将秉承全人全程的医学人文教育观，全面推动情境教学、体验学习等，促进医学生人文学习的"体悟行"。

参考文献：

[1]李林海. 医学人文教育教学的反思与实践[J]. 成都中医药大学学报：教育科学版，2015，4：9-11.

[2]蒋明，韩莉. 综合性大学医学人文教育的思考——以武汉大学为例[J]. 医学与哲学，2015，36（7A）：24-26.

[3]陈方平. 医学人文精神塑造的哲学审视[J]. 南京中医药大学学报：社会科学版，2014，15（3）：203-206.

[4]李春芳. 提高医学生人文素养的路径[J]. 高教学刊，2017，12：191-192.

[5]王朗，苏碧芳. 医学人文素质教育课程模式改革研究与实践[J]. 卫生职业教育，2018，36（17）：45-48.

（发表于《中国高等医学教育》2020期第2期）

加强医学人文教育的多维探索

——以绍兴文理学院医学院为例

柳国庆　吴艳玲

摘　要：绍兴文理学院医学人文教育初步形成了"以理论教育和实践教学为主线，做强主渠道和主阵地；以环境育人与实践育人为补充，不断增强感染力和渗透力；以医学文化建设活动为特色，让医学人文精神浸染每个医学生的血液"的基本做法和特色。依托综合性大学的办学优势，创新工作思路，致力于培养医学生的深厚人文素养和高尚道德情操，这是学校进一步加强医学人文教育的必由之路。

关键词：医学人文教育；人文精神；文化建设

医学人文教育是指通过开设医学人文课程和人文教育实践活动等，提高医学生人文素质和科学素质，使学生形成良好的医学职业道德，并在未来职业生涯中能够对病人实现人文关怀[1]。地方综合性高校承担着为区域医疗卫生事业培养应用型医学人才的重要使命，加强医学人文教育既十分必要，又具备有利条件。传承优秀地方历史文化，依托综合性大学办学优势，提高思想认识，创新工作思路，致力于培养医学生的深厚人文素养和高尚道德情操，是地方综合性高校开展医学人文教育的必由之路。

一、培养高素质应用型医学人才必须加强医学人文教育

（一）现代医学发展呼唤弘扬医学人文精神

医学是以人为研究客体又直接服务于人、最具人文精神和人文传统的特殊学科。纵观人类医学发展历史，医学的最高目标一直都是仁心仁术、救死扶伤、治病救人和匡世救国[2]。现代医学已经从生物医学方式发展到生物—心理—社会医学范式，主张把人看作一个整体，从生物、心理和社会层面来考察人类的健

康和疾病。诺贝尔生理学医学奖获得者 S. E. Larisa 指出:"医学在本质上具有二重性,它既是一门科学,又是一门人学,需要人文滋养。"因此,医学比其他任何学科都更强调人文关怀,要求医务工作者具有完善的人性修养和优良的道德品质。当前社会医患矛盾和医疗纠纷的发生,真正因技术原因引起的不到 20%,80% 源于服务态度、语言沟通和医德医风等人文因素。国外医学院校从 20 世纪 60 年代开始高度重视医学人文教育,美国一些知名医学院校医学人文课程的设置已占到总课程的 25%,英国医学会 1993 年发布的《明日的医生》报告提出医学人文课程必须占到总课程的 33%。我国医学院校从 20 世纪 80 年代开始越来越把医学人文教育摆到重要位置,课时占总学时数 8% 左右。2014 年教育部等六部委发布的《关于医教协同深化临床医学人才培养改革的意见》明确提出,"加大教学改革力度,加强医学人文教育和职业素质培养"。

(二)医学生成长成才需要医学人文精神滋养

高等医学教育的目的,就是着力培养信念执着、品德优良、知识丰富、本领过硬的高素质医学专门人才。"夫医者,非仁爱之士,不可托也;非聪明理达,不可任也;非廉洁淳良,不可信也。"研究表明,一名卓越医生需要具备三方面最重要的人文素养:同情和关爱、同理心、沟通能力[3]。新时期大学生具有个性鲜明、思想开放、思维活跃、善于接受新事物等显著优点,但也存在过分强调"以自我为中心"、缺乏人际沟通能力、人文素养缺失等缺陷。加强医学人文教育,引导医学生牢固树立"生命和健康第一"的理念,培养"博爱宽容、善于团队合作、富有创造性思维"等方面的素质和能力,对他们的成长成才具有十分重要的意义。

(三)绍兴文理学院具有加强医学人文教育的有利条件

绍兴是全国首批 24 座历史文化名城之一,名人辈出,文化积淀深厚。越文化"忧忡为国痛断肠"的爱国精神,"经世致用、知行合一"的务实精神,"俯首甘为孺子牛"的民本思想等,代代相传,影响深远。绍兴文理学院依托绍兴深厚的越文化底蕴,形成了对学生进行人文素质教育、注重基础道德养成的优良传统。学校校训是"修德求真",致力于培养学生优良的道德品质和科学的探求精神。学校人文社会科学师资力量雄厚,校园人文气息浓郁,校风教风学风优良。医学院肇始于 1917 年成立的福康医院护士学校,百年来一直十分重视医学人文教育,培养学生"悬壶济世""医者仁心"的职业精神,为学校加强医学人文教育创造了有利条件。

二、加强医学人文教育的基本做法和初步成效

（一）坚持以理论教育和实践教学为主线，做强医学人文教育的主渠道和主阵地

第一课堂始终是医学人文教育的主渠道和主阵地。只有坚持把医学人文教育融入专业教育，才能持续发展并产生成效；只有注重躬行实践，医学人文的种子才能扎根学生心灵并结出硕果。学校坚持以理论教育和实践教学为主线，夯实医学人文教育的主渠道和主阵地，开始形成了一定的特色。

一是加强和改进理论教育，做实做特医学人文教育。学校开设了系列医学人文类课程，如"医学心理学""卫生法学""医学伦理学""人际交往与医患沟通""社会医学""医学导论""医学人文学"等。在专业教学中始终贯穿医学人文教育，教师不仅传播专业知识，而且教书育人，和学生一起共同求真、向善、尚美，因为未来的医护人才肩负着治病救人重任，不仅要有精湛的临床技能，更需要恪尽职守的职业修养和悲天悯人的人道情怀。学校紧密结合医学专业特点，探索改革"思想道德修养与法律基础"课的教学，将该课程分为 7 个专题，包括医学与哲学、医学与社会、医学与伦理、医学与法律、医学与宗教、越医的医学精神、医学生的品德修养等，由医学院专业教师和马克思主义学院思政课教师"联席授课"，受到学生欢迎。由 3 家附属医院领导主讲的"形势与政策"课，紧密结合当前医疗改革发展形势和医院院史，对学生进行医德医风教育，取得良好效果。学院还编著《生命沉思录》《医学的哲学思考》《医学人文教育读本》等，在学生中普及医学人文知识。

二是重视在实践教学中养成学生的医学人文精神。鉴于我国当前医学人文教育普遍忽视人文实践的现状，学院注重在早期临床实践中的"直觉体验式"教育[4]，重视在临床实践中转化和应用医学人文知识，作为养成学生医学人文精神的重要平台。学校十分重视医学生见习、实习期间的人文训练与实践，注重将抽象的人文技能形象化、具体化和可操作化。临床医学专业学生"后 2.5 年"在附属医院的教学过程中，临床教师千方百计将医学人文教育有机融入各教学环节和教学内容，包括病史采集过程中的语言沟通、礼仪形象、行为规范，医生告知义务中的法律要素，诊疗过程中的临床思维能力、医患合作理念、人际交往能力培养等。充分利用临床带教教师的临床优势，选择关注度高的人文教学实例，在教学查房和实践教学过程中，结合具体病例开展人文教学，让学生切身体验医学人文在临床医疗中的作用，培养医学生"以病人为中心"、理解病人身心特点、充分

保护病人隐私的理念。在临床实践操作技能培训和考核中,专门设置了人文关怀分值,注重考核医学生的人文关怀意识和技能。

(二)坚持以环境育人与实践育人为补充,不断增强医学人文教育的感染力和渗透力

医学人文教育坚持环境育人和实践育人相结合,有利于充分利用生活环境、校园文化、第二课堂和社团活动等,让医学生在潜移默化的影响和渗透中感受、领悟和践行医学人文精神。

一是注重环境育人,校园环境和文化建设处处渗透和浸染医学人文教育。校园的道路以越地名人的名字命名,如景岳路、树人路、元培路、建功路、建人路、成章路、竞雄路……交错蔓伸,流淌着丰富的名人思想,滋养医学生心灵。学校从 2010 年开始探索书院制改革,学生公寓以绍兴先贤的名字命名,如阳明书院、文澜书院、竞雄书院、仲申书院、羲之书院等,流光溢彩,闪耀着不朽的名士精神,陶冶学生情操。医学院则利用宣传窗、展板、文化墙等载体,构建具有医学专业特色的育人环境。教学楼大厅两侧铭刻"崇德尚医"院训和"勤学诚行精艺创新"院风,引领师生德行天下、严谨治学、刻苦钻研、精益求精。学院教学楼、阅览室、实验楼和附属医院的教学楼设立"文化走廊",悬挂希波克拉底、孙思邈、南丁格尔、吴阶平、林巧稚等古今中外医学大家的肖像和格言。医学图书阅览室专门设置了"医学人文书刊阅览角"。学院在行政楼和教学楼专门展示医学院百年办学史和知名校友风采,潜移默化引领学生成长。

二是积极开拓社会实践等第二课堂,引导学生践行"医者仁心"。大学生爱心医疗服务团连续 17 年利用暑期赴嵊州市里南乡走访敬老院,为老人检查身体,讲解饮食禁忌、常见病预防和急救常识;走访留守儿童家庭,奉献爱心;深入农户分发宣传资料,普查地方常见病流行病,普及疾病预防知识。大学生志工服务团利用周末和假期在 3 家附属医院和部分教学医院提供志愿服务。学院先后举办七届校红十字青少年救护技能大赛,弘扬"人道、博爱、奉献"的红十字精神,产生了广泛影响。百余名医学生还亲手种下 50 棵杏树,以名医董奉为楷模,培养仁爱之心。

(三)坚持以开展系列医学文化建设活动为特色,让医学人文精神浸染每个医学生的血液

一是广泛开展系列人文讲座传播人文精神。综合性大学的各类人文讲座是医学生养成人文素质的文化大餐,润物无声,直抵心灵。创办于 2005 年 10 月的"风则江大讲堂"以推进大学生素质教育、促进学生全面发展为目标,诺贝尔文学

奖获得者莫言,知名作家王蒙和梁晓声,历史学家姜义华,《百家讲坛》主讲人于丹、阎崇年,医学名家樊代明教授等纷至沓来,"感受名家风采,共享学术盛宴",290场精彩演讲大大丰富了学子的精神世界。创办于2014年3月的"杏林讲堂"以"滋养优秀传统文化,培育医学人文精神"为宗旨,以中华传统医学思想和文化、中外文学经典精华、现代西方人文精神和中外名家医德医风为主题,着力培养医学生汇通文理、关怀众生的人文情怀。巴德年、滕皋军、张大庆、张继禹、彭裕文、胡大一等知名学者莅临讲堂,畅谈医学人文价值,解读大医精诚,滋养学子心灵。

二是开展医学仪式活动传播人文精神。医学人文教育贯穿于从学生入学到毕业的医学仪式活动中,以此强化医学生对医护工作的认同感、尊严感、使命感和荣誉感。每年9月举行医学生宣誓仪式,医学新生在前辈领誓下,决心为祖国医药卫生事业和人类身心健康奋斗终身,恪守"健康所系,性命相托"的誓言,并由医学前辈为新生代表穿上象征衣钵相承、薪火相传的白大褂。学院设立了"无语良师碑",定期举行缅怀活动,纪念为医学教育事业奉献的大师们,教育医学生铭记"救死扶伤"使命,勤奋学习,努力成才。"局部解剖学"开课前举行"感恩奉献·敬畏生命——向无语良师致敬"仪式,教育学生:正是"无语良师"用自己的躯体教会他们认识每一束肌肉的走行、每一条血管的搏动、每一根神经的分布、每一个器官的位置。每年6月份举行医学毕业生宣誓仪式,让毕业生重温医学生誓言,牢记一名医者的光荣使命和崇高责任。

三是利用校史和校友事迹感知人文精神。医学院办学百年,优秀校友自强不息的奋斗精神、出类拔萃的工作业绩和深刻精辟的人生感悟,是医学人文素质教育最直接、最生动、最有效的教材。学院聘请知名校友担任"鉴湖学者"和"客座教授",邀请校友来院开办讲座,引导医学生树立崇高理想,拓宽理论视野,提高人文素质。新生始业教育、医学生"授服仪式"、护理生"授帽仪式"、学术活动月、就业指导服务月、社团文化节、讲座论坛、社会实践等,都有一批事业有成校友的参与。《医学院报》和医学院网站开辟了"校友访谈""校友风采"专栏,激励广大医学生见贤思齐、奋发进取。

学院的医学人文教育对提高学生医学人文素养,对养成学生的优良品德产生了积极影响。长期以来,绍兴文理学院的医学毕业生以综合素质高、业务能力强和适应基层好,"下得去、留得住、用得上"而受到社会欢迎,涌现出一批医德标兵。临床医学专业毕业生参加全国执业医师资格考试,"医学人文"部分成绩普遍高于全国平均水平。对2010—2014届临床医学毕业生调查表明,用人单位对毕业生"思想道德品质"满意度达100%,"敬业爱岗精神"满意度达95.83%,"人文素质修养"满意度达95.84%。我校护理学专业2010届毕业生、宁波鄞州人民医院护士刘丽兰因积极参与急救车祸昏迷老人,被评为"宁波救人好姑娘"。刘丽兰表示,正是学校教师的谆谆教诲和医学前辈的言传身教,才使得她在突发事件面前毫不犹豫地选择施救,而在校期间严格的技能训练和操作考核才让她更有底气。

三、进一步加强医学人文教育的几点思考

绍兴文理学院医学人文教育刚刚起步,还存在诸多不足,如课程体系建设有待优化,师资队伍有待加强,教育方法有待改进,考核评价体系有待完善,文化建设有待深化等等,亟待进一步拓展思路,切实加以改进。

第一,进一步优化课程体系,夯实医学人文教育基础。国内外医学人文教育的实践证明,优化医学人文的课程体系,是夯实医学人文教育的基础性工作。一所医科大学调查表明,70％以上的医学生和医生都认为应该适当增加人文课程的比重[4]。要进一步优化课程体系,利用学校综合性大学多学科发展、人文学科积淀深厚的优势,适当增加社会科学、人文科学课程,帮助学生扩大人文视野,丰富人文精神。同时,贯彻学校党委关于加强"课程思政"建设的指导意见,提炼医学人文教育的核心要素并将其渗透和融合到专业课程,贯穿到医学生各阶段见习、实习等教育环节中,促进医学科学与医学人文的深度整合。在2018版人才培养方案的修订中,较大幅度增加医学人文课程比重,开设"医学史""医学哲学"等课程;同时强化实践教学环节中医学人文教育的元素和考核要求。

第二,进一步加强师资队伍建设,强化医学人文教育保障。高水平的师资队伍是保证医学人文教育取得实效的关键。目前国内医学人文教育效果不佳,根源在于师资力量匮乏。要充分依托综合性大学的优势,以目前医学人文师资为基础,进一步吸纳学校人文和社会科学的优秀教师和附属医院、教学医院资深的临床医生,建立一支基础和临床、专兼职相结合的师资队伍。坚持"请进来、走出去",完善医学人文教育师资队伍培训制度,提高他们的教学和科研能力。成立医学人文教研室,加强集体备课和教学研究,提高整体教学和科研水平。

第三,进一步改革教育教学方法,加强医学人文教育针对性。目前医学院校人文教育效果不尽如人意,一个重要原因是教育教学方法的单调和枯燥,难以吸引学生。必须根据课堂理论教学与临床实践教学的不同要求,面对不同年级的学生分类指导、因材施教。探索在"医学人文学"课程中由资深临床医生开设专题讲座的教学形式,加强针对性;充分利用 E-Learning 等网络资源平台,实现开放性、互动性教学;"采用问题导向、标准化病案、叙事医学等教学来培育医学生的医患沟通技巧、跨文化交流能力、同理心等人文素养"[5];在临床见习、实习中,

引导医学生将人文知识应用于临床实践,理解人文关怀的意义。

第四,进一步完善考核评价体系,增强医学人文教育实效性。培养医学生具有良好的人文修养和人文情怀是医学人文教育的重要内容,培养医学生利用人文技能恰当处理医疗实践中的具体问题,强化医学生的医患沟通能力、设身处地理解病人及其家属的能力、肢体语言表现能力、团结协作能力、医疗纠纷处理能力等是衡量医学人文教育成功与否的重要标准。要进一步完善考核评价体系,逐步形成一套以学生为中心、以能力为导向、理论和实践相结合行之有效的考核办法,打破单一的笔试考核形式,逐步形成笔试—口试—小讨论—专题报告—论文等科学评价方法,重点培养医学生综合分析及处理问题的能力,切实提高医学人文教育的实效性。

第五,进一步加强医学文化建设,增强医学人文教育感染力。医学文化建设对医学生养成人文精神具有“润物细无声”的作用。进一步加强教学楼和书院的医学文化建设,营造浓郁的文化氛围;继续办好“杏林讲堂”,让专家学者和知名校友引领学子“崇德尚医”;不定期出刊《校友访谈录》《医学人文教育读本》,增强亲和力和感染力;深化和拓展“5·12”国际护士节、医学生宣誓仪式和缅怀“无语良师”等人文活动,不断渲染和强化医学生的职业责任感和荣誉感等。

医学人文教育是一项复杂的系统工程,需要持之以恒地努力和改进。只有充分依托地方综合性大学的办学优势,紧密结合医学生的思想实际,突出专业特色,强化问题导向,才能走出一条新路,培养更多面向基层医疗卫生机构、具有良好人文素养和职业素质的应用型医学人才。

参考文献:

[1]叶德明.我国医学人文教育的困境与出路[J].学校党建与思想教育,2009(31):58-60.

[2]王思斌.社会工作概论[M].北京:高等教育出版社,2009.

[3]贾书心.培育医者人文素质构建和谐医患关系[J].中国医学伦理学,2011,24(2):205-206.

[4]吕青波,刘翔,邵奇鑫,等.医学院校医学人文教育现状调查与对策分析[J].中国医学伦理学,2015,28(6):986-989.

[5]张新庆.医学人文教育的缺失与回归[J].基础医学与临床,2012,32(11):1252-1255.

(发表于《绍兴文理学院学报》2017年第12期)

培育和践行医学生的核心价值观

柳国庆

社会主义核心价值观是新时期全国各族人民必须共同遵循的价值规范和行为准则。对高等医学院校而言，培育和弘扬"爱国、勤学、人本、仁爱、济世、创新"的医学生核心价值观，有利于培养"仁心仁术"的医学专业人才，促进我国医疗健康事业发展的需要。

一、培育医学生核心价值观意义重大

顺应医疗健康事业发展的现实需要。党的十八大指出："健康是促进人的全面发展的必然要求"，必须"提高医疗卫生队伍服务能力，加强医德医风建设"。习近平总书记在新一届中共中央政治局常委中外记者见面会上提出"人民对美好生活的向往，就是我们的奋斗目标"，这个美好生活就包含着"更高水平的医疗卫生服务"。建设"健康中国"，发展我国的医疗健康事业，迫切要求高等医学教育培养一大批既有精湛的医疗技术、又有高尚的医德医风的优秀人才。把社会主义核心价值观融入医学教育全过程，培育既符合青年医学生思想实际、又能为他们普遍接受和自觉践行的医学生核心价值观，对于医学人才的培养具有十分重要的意义。

引领医学生成长成才的内在需要。社会主义核心价值观是当代大学生必须培育和践行的普遍价值准则，作为医学生更应该结合专业实际加以具体化和可操作化，从而内化为自己一生必须遵循的思想和行为准则，这是医学生成长成才的内在需要。"健康所系，性命相托"，医学的崇高使命决定了医务人员不仅要有丰富的医学理论知识和精湛的医疗技术，而且应该具有以"仁爱""人本"为核心的职业精神。培育医学生的核心价值观，有利于提高医学生对社会主义核心价值观的认知认同，树立正确的人生价值取向。

构建和谐医患关系的迫切要求。当前社会日益凸显的医患矛盾除了体制机制的因素外,高校培养的医护人员人文关怀的缺失、医德的滑坡无疑也是一个重要原因。专家认为,当前"医患关系非常紧张,为什么?因为我们的人文精神没有跟上去,我们有的医护人员缺乏同情心,缺乏怜悯。医患之间最大的障碍不是技术,而是医生的冷漠"。我国社会转型时期对医学生的价值观带来了负面冲击,复旦大学医学研究生的投毒案折射的是医学生价值观的迷惘和人文精神的缺失,最大的失误还是教育问题。当前部分医学生存在的国家利益模糊,功利意识强化;重物质轻奉献,社会责任缺失;重技术轻人文,医德医风滑坡等问题,热切呼唤高校构建医学生核心价值观。

二、医学生核心价值观的科学内涵

医学生的核心价值观是社会主义核心价值观的普遍原则和医学教育的具体实际相结合,被历史和实践证明是正确的,能够引领医学生成长成才,具有普遍指导意义的价值规范和根本原则。高等医学院校要根据医学教育的特殊规律,结合当代医学生的思想特点和成长规律,努力培育具有时代特色的医学生核心价值观。

爱国爱乡——医学生核心价值观的思想基础。爱国主义是根植于每一位中华儿女内心最朴素的道德情感,热爱祖国、服务父老乡亲,是每一个医学生把自己一生献给医疗卫生事业的强大精神动力,也是坚持以病人为本、履行救死扶伤职责的内生动力,更是瞄准医学学术前沿不断创新的思想源泉。绍兴籍著名院士李兰娟教授心系家乡的医疗事业和百姓健康,每年都要定期回家乡为绍兴的老百姓诊断治疗,被乡亲们亲切地称呼"我们的绍兴女儿回家了"!

勤学苦练——医学生核心价值观的根本要求。现代医学是一门精深的科学,又是一项精湛的技术。医学的对象是人,决定了医学教育的两大特点是专业性和职业化,并且具有较强的体系性和可操作性。医学教育作为专业化的职业教育,不但要求学生掌握扎实的医学基础理论,而且要求学生苦练和掌握娴熟的临床技能。只有勤学苦练,才能成为合格的医学生;唯有一辈子勤学苦练,才能成为一名优秀的医务人员,实现自己服务大众、救死扶伤的人生价值。

患者为本——医学生核心价值观的基本准则。以患者为中心,全心全意为患者服务,这是社会主义核心价值观对医务人员最基本的准则。我国传统医学即有"大医精诚"之说,体现医者仁心、诚心救人的美德,现代医学更涌现出了"尊重生命"的人文思想,体现了"以患者为本"的宗旨。医学生的核心价值观教育要传递"仁爱"之心,教育学生敬畏生命、崇德尚医、全心全意为患者服务。

救死扶伤——医学生核心价值观的核心使命。"救死扶伤"是医学生最本质的使命，这是社会主义核心价值观对医务人员的职业道德要求，也是医学生必须一辈子遵循的信念。要围绕"救死扶伤，解除患者病痛"的最高职业道德目标，帮助学生树立正确的医学价值取向，切实履行"健康所系、性命相托"的光荣职责。

健康至上——医学生核心价值观的终极目标。"人民健康至上"是社会主义核心价值观对医务人员崇尚的道德境界的要求。医学院校应把"人民健康至上"作为医学生核心价值的核心内容，始终观贯穿医学人才培养的全过程，教育学生以"提高人民健康水平"为己任，把"人民健康至上"作为自己终身奉行的信念和追求。

创新永恒——医学生核心价值观的动力源泉。现代医学新理论和新技术层出不穷，发展十分迅速，只有不懈追赶学术和技术前沿，才能不断创新，跟上医学发展的步伐。这就要求医学生具有创新的理念，树立不断创新的动力，大胆开展创新探索的实践。学习不止、实践不止、创新不止，应该成为每一个医学生人生永恒的追求和实践。

三、医学生核心价值观的培育和践行

加强理论武装，为医学生核心价值观铸魂。理想信念是当代大学生的总开关、航标灯。坚定中国特色社会主义的理想信念，弘扬爱国主义精神，是医学生成长成材的永恒主题。只有加强政治理论学习，以习近平新时代中国特色社会主义思想武装自己的头脑，指导自己的实践，医学生核心价值观的培育和践行才有强大的理论支撑和思想动力。近日，习近平总书记给在北京大学首钢医院实习的 17 位西藏大学医学院学生回信，特别强调了医护人员是人民健康的守护者，在这次新冠肺炎疫情防控斗争中用行动诠释了白衣天使救死扶伤的崇高精神，勉励同学们珍惜学习时光，练就过硬本领，到人民最需要的地方去，以仁心仁术造福人民特别是基层群众。总书记的回信为医学生培育和践行核心价值观提供了根本遵循。医学院校要深刻领会、全面贯彻落实，坚持立德树人，培养"仁心仁术"的医学人才。

弘扬优秀传统文化，夯实核心价值观的思想基础。中华优秀传统文化积淀着中华民族最深层的精神追求，包含着中华民族最根本的精神基因，是培育医学生核心价值观的深厚源泉和不竭动力。"医乃仁术""大医精诚"一直是我国传统医学价值观的核心，应该成为培育医学生核心价值观的重要内容。从社会的价值取向上，"仁"的道德规范广泛渗透到社会各个领域，认为"仁者，爱人"，"己所不欲，勿施于人"；从公民的价值准则上，主张以伦理道德为内涵的"德行"文化，倡导"仁爱孝悌"的道德准则，等等。这些价值观念无论是对国家、民族还是个人都影响广泛,历久弥新,为医学生核心价值观的形成和发展,提供着源源不断的思想源泉和精神支撑。

强化舆论引导,增强核心价值观的传播力。首先要充分发挥思想政治理论课和专业课程在对大学生进行医学核心价值观教育中的主渠道主阵作用,要把德育作为医学人才培养的首要内容,使医学生核心价值观进教材、进课堂、进学生头脑,引导学生切实做到真学、真懂、真信、真用。其次要充分发挥校园大众传媒的作用,用师生喜闻乐见的语言、生动感人的事例,将医学生核心价值观讲好讲活讲透;善于用典型事例、师生喜闻乐见的语言,将医学生核心价值观的大道理讲明白,深化师生的认知认同。第三,综合运用新媒体,创新传播手段。善于运用博客、微博、微信等现代传播手段和动漫、微电影、手机视频等开展宣传教育,增强核心价值观的传播力和影响力。

深化道德实践,增强践行核心价值观的实效性。培育医学生的核心价值观,重要的是增强人们的价值判断力和道德责任感。要把增强医学生的价值判断力和道德责任感作为宣传教育的重要着力点,引导学生们辨别什么是真善美、什么是假恶丑,自觉做到常修善德、常怀善念、常做善举。要把医学生核心价值观教育贯穿到师生的思想道德建设全过程,引导师生从身边小事做起。坚持"三贴近",精心设计载体、搭建平台、创设情境,开展形式多样丰富多彩的道德实践活动,如"师德标兵、医德标兵、道德楷模"的评选等等,深入挖掘和宣传师生中的"最美人物",切实增强践行医学生核心价值观的实效性。

(《绍兴文理学院报》2020 年 5 月 25 日)

校院一体化临床医学专业人才培养模式的实践

黄丹文 葛建荣 刘学红 陈小萍 陈三妹 张金萍 习 正

摘　要：如何培养适应当前医疗卫生服务需求的医学生，是医学院校在教育教学改革中亟待解决的问题。绍兴文理学院医学院临床医学专业在实践中逐步探索了学校、医院及社区卫生服务中心等共建学科和专业的培养模式。该模式优化课程体系，增加了培养学生临床思维和技能、提高医患沟通能力和增强实践操作能力等相关课程；创新实践教学体系，保证学生在校期间实习实践不断线，强化学生临床技能的培养；开展案例教学和以"学生为中心"、以问题为导向的教学方式和方法的改革；提出了强化临床师资队伍建设、构建教育管理组织、完善教学质量保障与评价体系等措施。

关键词：校院一体化；人才培养模式；临床医学专业

随着医疗卫生体制改革的不断深化，社会对医疗人才质量的要求愈来愈高，既要求其具有扎实的专业知识，又要求其有过硬的医疗技术。高级技术型和实践应用型人才的严重匮乏已成为制约我国经济持续健康发展的瓶颈，因此培养实用型医学人才就显得尤为重要[1]。为贯彻落实教育部袁贵仁部长在全国医学教育改革工作会议上的讲话精神，使学生早临床、多临床、反复临床，提高学生临床综合思维能力和解决临床实际问题的能力[2]，提高临床医学专业人才培养质量，适应社会对医学专业人才的需求，绍兴文理学院医学院与1家直属附属医院、2家非直属附属医院、5家教学医院、6家实习医院和6家社区卫生服务中心等共建学科和专业，构建了校院一体的"2.5＋2.5"临床医学专业人才培养模式。即在前2.5学年(1～5学期)学生在学校完成公共平台课程、专业基础课程的理论知识和实验技能的学习，后2.5学年(6～10学期)在各附属医院、教学医院等完成临床专业课的理论学习、临床见习、毕业实习等。坚持理论与实践相结合，真正实现早临床、多临床、反复临床,扎实推进应用型医学人才的培养。

一、修订和完善人才培养方案,以适应社会对医疗人才的需求

根据1998年教育部颁布的《本科医学教育标准——临床医学专业(试行)》和《绍兴文理学院关于制订本科专业人才培养方案的指导意见》,坚持社会需求为导向、能力培养为核心、加强人文素质教育等三个原则,进一步明确专业人才培养目标和专业定位:面向基层医疗卫生机构,培养具有全科医学理念、较强临床实践能力和社区卫生工作能力以及较大发展潜能的应用型医学专门人才。

(一)广泛调研,优化课程体系

在充分调查研究的基础上,在新的课程体系中,除了开设了《本科医学教育标准——临床医学专业(试行)》所规定的必修课程外,新增加了临床思维与病例分析、临床基本技能实训、人际交往与医患沟通等课程,以培养和提高学生的临床思维、医患沟通和实践操作能力等;增设医学导论、医学人文学等课程,将人文教育贯穿于医学教育的全过程,加强对学生人文素质的培养;设置基础和临床相交叉的课程,如临床营养学、卫生(药物)毒理学等;在专业平台课程中设置医学影像学、介入放射学等课程;在专业任选课中设置断层解剖学、超声诊断学和核医学等课程。

(二)以临床职业能力培养为主线,创新实践教学体系

以"2.5+2.5"校院一体化教学模式为基础、临床职业能力培养为主线,构建融知识传授、能力培养和素质提高为一体的相对独立的临床医学专业实践教学体系(见图1)。实践教学体系分布于不同学期、不同教学环节,保证了学生在校5年的时间中实习实践不断线,体现了由简单到复杂、由验证到应用、由单一到综合、由一般到创新的一体化实践教学体系[3]。

(三)加强综合考试,完善以能力为导向的评价体系

在成绩评定方面,倡导多元评价体系,注重形成性评价,采用以能力形成性评价与终结性考试相结合的方式[4],充分发挥考试的导向作用。为促进学生将专业临床课程的基本理论知识与临床技能融会贯通,除了单门课程考试外,推行三段式综合考试,即基础理论知识综合考试、临床理论知识综合考试、毕业综合考试等,通过三段式综合考试巩固学生基础理论知识学习,强化学生临床技能培养。通过客观结构化临床考试(OSCE),对学生的职业道德、临床技能、沟通能力等进行全面评价,引导学生理论联系实际,培养临床综合能力。

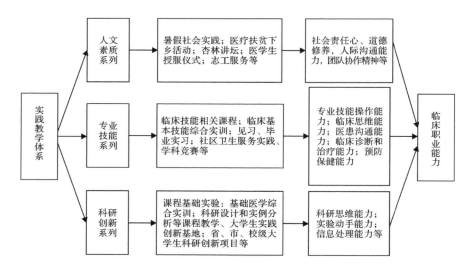

图 1　临床医学专业实践教学体系框架图

二、转变教育教学观念,扎实开展教学改革

(一)完善传统教学方法

继承传统教学方法的优点,有机融入启发式、讨论式、提问式等教学方法。结合医学教学的特殊性,以学习团队形式开展以"学生为中心"和"自主学习"为主要内容的教学方式和方法改革,引导学生自主学习、合作学习,注重批判性思维和终身学习能力的培养,注重沟通与协作意识的养成。根据课程内容特点开展以问题为基础的学习(Problem-Based Learning,PBL)、以案例为基础的学习(Case-Based Learning,CBL)、任务驱动式教学、微课、翻转课堂、联席授课等教学方法改革,营造开放的教学环境。

(二)开展以案例为基础的学习

在基础医学课程教学中结合临床案例进行教学。如系统解剖学、生理学、病理学等课程在部分章节中结合临床病例,提出相关的学习问题,引导学生学习讨论;学生通过知识检索、实验探究、综合分析等使知识点互相渗透、融合,加强理解。

在药理学教学中,按课程内容特点将其整合为 6 个模块,每个模块布置1～2次案例讨论和 1 次综合性作业;教师根据教学大纲的重点、难点编写案例,对学生进行启发式教学;学生在问题的引导下进行讨论、查阅资料、结果汇报,最后由教师总结。

在内科学、外科学等 17 门临床专业课程中,充分利用医院教学资源开展 CBL 教学。教师选择病例,编制导学和讨论提纲,提前 1～2 周发给学生;学生研究病例,根据导学和讨论提纲预习教科书,上网查资料,然后分组讨论,分享信息和观点;课堂上学生以组为单位提出问题,回答问题,教师点拨启发,围绕病例讲授知识点,最后进行总结。其中神经病学、内科学、外科学等课程采用"先床边再教室、先病例再理论"的教学模式,学生提前与患者接触,对将要学习的疾病建立初步认识,再回到教室采用讨论方式进行理论学习。

(三)突出临床应用的实验教学改革

在局部解剖学、人体断面解剖学等实验类课程教学中,突出临床应用教学,强调过程考核。课前引导学生通过查询检索、虚拟解剖过程等,制订实验方案,总结提炼与本次实验相关的临床应用点和操作要点;课堂中教师以临床案例为主线,引导学生在实体中寻找与临床应用相契合的关键点,加强各组实验对比,求同存异。在实验中强化临床应用能力的培养,不仅提高了实验教学的实效性,同时也达到了早期接触临床、锤炼临床操作基本技能、培养学生临床思维能力的目的。注重形成性评价,强调实验中的过程考核,把预习、实验方案设计、制作断面标本并标注结构、寻找临床应用性结合点、发现人体结构异常的意义等作为学生过程考核的评分依据,体现突出临床应用能力培养的考核模式。

(四)构建网络教学互动平台

在省、市精品课程和重点建设课程网站建设的基础上,积极推进课程"E-learning 教学服务管理平台"建设。E-learning 教学服务管理平台与学校教务系统紧密集成,教师在系统中开设课程站点开展课堂教学,学生则在网上进行自主学习与协作学习;教师在课程站点中可发布课程相关课件、学习资料和课程视频等,与学生互动交流,进行在线授课辅导、在线作业发布和批改,以及在线考试等。目前临床医学专业 15 门课程已完成网站建设与资源上传,部分课程实现了线上布置作业、测试、批阅与反馈。利用现代化信息交互平台建立课程学习 QQ群、微信朋友圈等,如"神经病学 Group",及时推送文字、图片、病例、视频等信息,为学生的自主学习和教师的课堂讲授之间搭建互动平台。

(五)探索以问题为导向的学习

PBL 教学有助于训练学生的临床思维,培养学生自主学习和终身学习的意识,提高他们发现问题、分析问题、解决问题的能力以及人际交往及协作能力。学院通过送出去、请进来等方法进行 PBL 导师专题培训,在借鉴国内外医学院校 PBL 改革实践的基础上,结合学院实际情况,遵循"保留+增设"原则,在保留原有课程体系的基础上增设独立的"多学科整合型 PBL 课程",实现了基础与基础、基础与临床、临床与临床、医学与人文知识的相互渗透与融合。学院调配各种教学资源,扩建和改造 PBL 专用教室,遴选 PBL 导师,组建了一支由基础学科和临床学科教师组成的 PBL 课程团队,团队教师集体撰写 PBL 案例,PBL 课程以选修课的形式开设,学生可自主选课,根据教学效果和学生的反映扩大范围,以形成对 PBL 的探索和研究机制。

三、以岗位胜任力为导向,加强学生临床技能培养

(一)构建综合实践训练平台

本着集中优势资源打造本科实验教学平台的原则,加大对医学实验中心建设的投入,优化实验教学资源配置,先后对多个教学和科研实验室仪器设备进行增设更新,并根据实际情况对实验室进行了改造,新建改建机能实验室、虚拟实验室、医学影像虚拟仿真实验室(PACS 实验室)及客观结构化临床考试(OSCE)中心等。通过几年的不断建设,其功能和布局不断完善。2015 年医学实验中心被评为浙江省实验教学示范中心,2016 年申报了浙江省虚拟实验教学示范中心。OSCE 中心为全国执业医师实践操作技能考试基地和绍兴市住院医师规范化培训实践操作技能考试基地。同时不断加强内涵建设,突出临床应用的实验教学改革,将 PBL、网络教学等教学方法和手段引进实验教学体系,并与临床实践有机结合。

(二)完善临床教学实践基地建设

为进一步推进"2.5+2.5"校院一体化教学运行模式,学校重视临床教学基地的建设,不断加大对附属医院、教学医院的建设力度,加大资金投入。把校直属附属医院教学设备的建设纳为学校基本建设的组成部分,两家非直属医院通过学校拨款和自筹教学经费,保证了后 2.5 学年的各种教育教学活动。目前各附属医院有完善的教学基本设施,均建有临床技能培训中心、多媒体教室、示教室、图书室、学生宿舍等,为开展专业临床课教学和临床技能训练提供了良好的硬件设施。

(三)不断强化临床技能训练

以岗位胜任力为导向,加强不同阶段的临床技能训练。在临床基础课阶段,

即在诊断学和外科学总论实验教学过程中,进行临床技能的初步训练。在专业课阶段,结合国家执业医师临床实践技能考核大纲的要求,把诊断学、外科学、内科学、儿科学、妇产科学、急救医学、护理学技术等涉及的临床技能操作,整合为临床基本技能实训课程,在学生毕业实习前(第8学期)开设此课程,使学生在早期接触临床实践的基础上接受系统的临床技能强化训练[5]。在毕业实习阶段,通过组织学科竞赛,进行临床综合能力和团队合作能力训练。在毕业实习中期和毕业综合考试中,采取客观结构化临床考试(OSCE)方式,进行临床操作技能考核;把模拟考试与临床实践操作考核结合起来,营造国家执业医师考试的模拟环境,为学生毕业后迎接临床执业医师实践操作考核打下坚实基础。

四、共建共育,强化临床师资队伍建设

(一)加强学习,更新教育思想和理念

为促进教师教育思想和理念转变,采取"走出去,请进来"等办法开展各种专题讲座,进行各种专题培训,促进教师掌握现代医学高等教育的新理念新观点。组织骨干教师到国内外医学院校学习先进经验,参加重要医学教育会议,促进教师树立现代医学教育思想和理念。

(二)加强临床师资队伍培训

医学院在全校率先成立教师发展中心,重点加强对临床师资的培训。近两年来为了使临床教师从教育理念、教学内容和教学方法等方面实现转型,先后举办了"现代教学理念下的大学课堂""课程整合与基于问题的学习法(PBL)""临床PBL的开展""TBL教学策略在医学教学中的应用""教学查房、病例讨论、CBL教学"等专题讲座,培训教师1458人次。中心还开展了教学公开课、临床教师教学技能大赛、教学查房观摩和教学查房病例讨论等活动,培养和提高临床教师的教学能力和水平。

(三)重视青年教师培养,加强国内外学术交流

采取多渠道多形式,如互派教师、联合培养等,与国内外院校积极开展教学、科研等方面的合作交流。完善青年教师培养计划,有针对性地培养一批优秀青年教师。全面推行"双师型"师资队伍建设,提高青年教师的教学水平和临床实践能力。鼓励教师海外进修和国内访学,支持教师参加国内、国际和区域性的学术交流活动。

五、构建教育管理组织，完善教学质量保障与评价体系

(一)构建教育管理组织，落实统筹协调机制

与传统人才培养模式的质量保障与评价体系相比，"2.5＋2.5"校院一体化教学模式的教学质量保障与评价体系，需要更加突出附属医院和教学医院的作用和参与，是一种学校、学院、医院和系参与的教育管理与评价体系[6]。自从实施"2.5＋2.5"校院一体化的临床医学人才培养模式以来，构建了由学校教务处统一领导与监管、医学院负责协调与管理为主、各附属医院共同参与承担人才培养任务的医学教育管理体系和教学运行机制。重点加强了临床教学基地的建设与有效管理。

(二)完善教学管理制度，确保教学质量

为了加强临床教学管理，在已有的《绍兴文理学院课程考核管理条例》《绍兴文理学院课程建设管理办法》《绍兴文理学院教学工作规程》等制度基础上，绍兴文理学院医学院先后出台了《关于加强临床教学管理提高临床教学质量的实施意见》《关于进一步加强临床见习教学管理的实施意见》《关于进一步规范教学查房、提高教学质量的实施意见》等多个文件，建立了比较完善的管理制度，规范临床教学管理。此外，统一了临床技能考核项目与评分标准，制定了《临床医学专业毕业实习临床技能出科考核管理办法》以确保教学质量。

(三)加强教育评价与反馈，促进教学质量的提高

注重教学评价的作用，将教学评价作为保证教学质量的一项重要工作，对理论教学、实践教学等主要环节进行定期和不定期检查。对教育计划、教育过程和教育结果的全过程进行监督。评教包括学生评教、领导评教、督导评教、同行评教、教师自评，对教学各环节质量标准进行全方位综合评价。评学包括教师评学和学生学习效果考核，教师评学重在评价学生学习的过程、表现和综合成绩；学习效果考核侧重学生实践能力的考核。校外评价主要是行业专家及用人单位的评价，学校每年对毕业生和用人单位进行跟踪调研，通过对用人单位走访、发放调查问卷、座谈、电话回访等形式，进行定性评价[6]。全方位、多途径的教育评价与反馈，促进了教学质量的提高。

六、结束语

为适应现代医学教育模式的转变，培养适应医药卫生事业发展需要的高素

质应用型医学人才,绍兴文理学院医学院根据实际情况不断改革创新,构建了"2.5＋2.5"校院一体化的临床医学专业人才培养模式,并制定了一系列制度,保障这一培养模式的顺利实施。但应清楚地认识到应用型人才培养是一个系统工程,作为地方医学院校要充分利用现有的办学条件,坚持"为基层医疗卫生服务"的办学特色,不断深化教学内涵建设,严格规范教、学、管,不断创新育人机制,保证应用型人才培养质量,使医学生毕业后能更快地适应社会需求,把握机遇,走好可持续发展的道路[5]。

参考文献:

[1]吴中江,黄成亮.应用型人才内涵及应用型本科人才培养[J].高等工程教育研究,2014(2):68-67.

[2]袁贵会.落实教育规划纲要服务医药卫生体制改革开创医学教育发展新局面[EB/OL].http:www. gov. cn/gzdt/2011-12/13content,2018605. htm,2011-12-13.

[3]夏瑞明,张金萍,夏国园,等.医学影像本科专业实践教学体系的构建[J].浙江医学教育,2011,10(4):8-10.

[4]汤军.地方医学院校临床医学专业基础课程改革研究——以泸州医学院为例[D].重庆:西南大学,2014:12.

[5]刘星,关利新,朱雁飞,等.应用型人才培养模式的研究与实践——地方医学院校临床医学专业(本科五年制)[J].牡丹江医学院学报,2016,37(2):154-156.

[6]陈红莲.基于校院合作的临床专业人才培养模式的实施[J].中国中医药现代远程教育,2016,14(7):32-34.

（发表于《绍兴文理学院学报》2017 年第 12 期）

"三位一体"的应用型护理人才培养模式

陈小萍　陈三妹　孙一勤

摘　要：为培养符合社会需求的应用型护理人才，护理学专业以"职业能力"为主线设计知识、能力、素质"三位一体"的人才培养模式，采用重构课程体系，加强实践教学环节，开展教学方法改革等方式提高人才培养质量。经过十年的探索和实践，在教学改革、实践能力和人文素质培养等方面形成特色。人才培养质量具有就业质量好、社会满意度高和可持续发展能力强等特点。

关键词：护理学本科；应用型人才；培养模式

绍兴文理学院护理学专业办学历史最早可追溯到 1917 年，经历中专、专科到本科的各个层次的办学，已有整整百年的历史，为地方各级医疗、卫生机构培养了 1 万多名的护理人才。2004 年开始护理本科教育，虽取得了较好的成绩，但也正是我国进入高等教育大众化发展的阶段，专业人才培养目标同质化、培养模式趋同等问题较为突出[1]，培养的护理人才无法适应社会经济文化和医疗卫生事业发展的需求。从 2008 年起，在深入调研的基础上，积极探索本科护理学专业应用型人才培养的模式。

一、改革的现状与背景

(一)护理教学理念滞后，综合素质不高

一直以来，我国护理教育的重点在基础医学知识、护理技能的掌握及护理病人的能力培养上，其理念仍停留在以传授知识和技能为主的层面上，而忽视了对学生综合素质，尤其是人文素质的培养。在工作上，虽然有主动性也不乏热情，但由于不善言辞，难以与病人、家属进行很好的沟通和交流，使得自己辛苦的工

作得不到他们的理解和认同。其原因是护理教育的理念滞后,缺乏对学生进行综合素质和职业能力的培养。

(二)学科建设滞后,岗位意识欠缺

长期以来,我国的护理学科依附于医学科学,许多护理教材侧重于疾病发生的原因和机制,很少关注病人的感情和心理反应,而这些恰恰是护理岗位的主要内容。客观上造成了临床护士从属于医生,以执行医嘱为主,而忽视了运用护理专业知识为病人提供帮助、解除痛苦的主动性和创造性。

(三)课程体系陈旧,与实际需要有差距

高等护理教育课程体系陈旧,主要表现在:一是课程内容仍以生物医学模式的框架构建,与日趋成熟的生物-心理-社会医学模式相脱节;二是各课程过分强调学科的系统性、完整性,导致各课程间内容有过多的重复;三是教学方法不够创新,以灌输式讲授为主,不仅课堂教学时数多,学生自学和研修时间少,影响学生能力的培养。而且沿用医学教育传统的"三段式"教学法,往往出现基础与临床、理论与实际、医疗与预防脱离的局面。

二、改革的目标和内容

(一)改革目标

围绕社会发展需求和卫生保健事业、护理科学发展需要,以"培养更符合社会需求的应用型护理人才"为目标和着眼点,探索能适应现代护理发展需要,构建以培养"职业能力"为主线设计学生的知识、能力、素质"三位一体"的人才培养模式,努力打造人才培养质量高、综合实力强、特色鲜明的护理学专业应用型人才。

(二)改革内容

1. 构建"三位一体"的护理人才培养模式

根据社会对护理人才培养多元化的需求,秉承以"以人为本"的护理理念,构建"知识+能力+素质"三位一体,"教、学、做"三位一体,"课堂教学、实验教学、临床实践"三位一体的高素质应用型护理人才培养模式。

2. 重构课程体系

(1)重构"交互渗透"的课程框架。"交互"平台:①公共、基础课程与临床课程的"交互"平台:公共课程和医学基础课程贯穿于第1～6学期,课程门数和学

分逐渐减少。同时从第 1 学期开始,开设临床专业课和认知实践,课程门数和学分逐渐递增。通过公共课程、基础课程与临床课程的"交互",强化公共、基础知识服务于专业课程的学习,提高学生对公共、基础知识的认知,有利于学生职业生涯的发展;②课程理论教学与临床实践的"交互"平台:在课程实施中,减少课堂理论教学,增加临床实践教学,注重学生自我构建知识能力的培养。如在第3、4 学期的"基础护理学""健康评估"的理论课程学习和相应的实验实训后,学生分别到临床实习 2 周,加强基础护理技能操作和护理评估实践。同时,随着学生对专业知识的深入学习,临床实践活动也逐渐增加,大部分专业课程的理论教学在教学医院进行,实现课堂-病房一体化。"渗透"递进:①人文课程的全程"渗透"递进:人文课程的设置贯穿于每一学年。第一学年的历史、写作、英语、法律;第二学年的礼仪、计算机、关怀;第三学年的伦理、管理;第四学年的思维与沟通的临床实践,凸显人文知识教育,实现人文知识的学习到人文素养形成的转化。②能力培养的全程"渗透"递进:第一学期开始安排"护理学导论"等专业课程,让学生从入学开始接触临床实际,并逐渐增加接触临床的时间。通过"教、学、做"一体,不断增强学生对职业的感悟,提高学生融入职业的主动性与积极性。第一学年 3 周的认知实践,激发学生的职业感悟;第二学年 4 周的基础护理技能操作和护理评估的临床实习,养成学生的职业意识;第三学年每周 3~4 天的课堂-病房一体化的教学,培养学生的职业认同,养成职业习惯;第四学年 44 周的毕业实习,提高学生的职业能力。

（2）遵循"淡化学科界线,强化培养目标"的原则,优化课程内容。公共课程:体现专业特色。重组公共课程的教学内容,使公共课的教育和专业教育相结合。如在"中国近代史纲要"中适当增加医学发展史的内容;在"毛泽东思想和中国特色社会主义理论体系概论"等课程中社会实践内容调整为结合社区卫生发展情况的调研。基础课程:符合专业需要。课程内容摆脱原有以生物医学模式、以学科为中心的框架构造,打破学科的系统性、完整性。根据专业需要,将原有的"人体解剖学""生物化学""组织胚胎学""生理学""医学免疫学""医学微生物学与寄生虫学""病理学与病理生理学""药理学"等 8 门课程整合、重组为以结构演变为主线的"人体形态学"、以功能变化为主线的"人体机能学"和以人与环境关系为主线的"病原生物学"。同时对专业基础课的实验进行整合,组成"机能实验学",以减少重复性实验项目,增加综合性实验、设计性实验。专业课程:适应专业发展。根据医学模式转变和专业发展的需要,打破原来以"疾病为中心"的课程体系,构建"以人为中心"、以人的成长周期为主线的课程体系。将"儿科护理学""妇产科护理学""内科护理学""外科护理学""传染病护理学""老年护理学",重组、整合为"母婴护理学""儿童护理学""成人护理学"和"老年护理学"。将与临床密切相关的专业基础课内容(如病理生理学中的呼吸衰竭、心力衰竭等的发病机制)整合入临床专业课中,减少课程内容的重复,增强基础知识的应用性和基础与临床间的连贯性。

3. 建设实践教学环节

依据"三位一体"护理人才培养模式,专业实践教学体系总体框架包括四个层次——"认知实习+课程见习+临床实习+毕业实习"。学生从入学开始接触临床实际,并逐渐增加接触临床的时间,使学生在不断的实践培养中提升职业能力。在具体落实中,注重突出关键环节。首先,建立"四双"实践教学模式,即"双纲"(理论、实践大纲)、"双线"(理论、实践双线)、"双师"(教师、技能系列)、"双基地"(校内、校外);其次,注重临床师资的培养和实习过程的管理;再次,建立考核体系,做到过程和结果考核、知识技能和职业能力并重。

4. 推进教学改革

随着人才培养模式的改变,开展以"学生为中心"的课堂教学方法、实践教学方法改革培养学生自学能力、独立思维的精神和发现问题解决问题的能力。开展学生学业质量评价体系改革,加大综合能力考核的力度,在毕业实习期间逐步实行客观结构化临床考试(OSCE)。

三、改革的成效与特色

(一)强化临床实践能力培养,提升学生职业胜任力

护理学是一门实践性、应用性很强的学科,护理教育的目的就是为临床护理实践提供高素质人才。而强化实践教学,突出学生的应用能力和职业技能的培养是应用型本科护理学人才培养的主要特征[2]。

1. 递进式实践教学模式培养学生的专业技能

根据应用型人才培养模式,护理学专业已经形成"认知实习+课程见习+临床实习+毕业实习"四层次递进的实践教学模式。认知实践引导护生对护理职业理念和精神、护理工作职责和服务本质、患者就医需要与服务流程、护患关系与沟通交流、医院文化环境与护理、医院人性化管理等问题的正确认知;教学实习促进了学生专业基础理论与临床实践的结合,巩固护理学基础基本理论知识,强化护理技术操作技能;见习为学生提供实际接触病人的机会,帮助学生加深对课堂理论知识的理解,使专业理论教学与临床实践紧密结合,同时为学生培养临床思维与专业实践能力打下必要的基础;毕业实习是全面学习护理学知识在临

床的实际应用。该模式符合学生的技能认知结构特点,不断强化了知识、能力、素质三位一体的融合,注重全程临床护理能力和护理职业情感的培养,增强学生对职业的认同感。

2.多载体实践教学方式提升学生综合能力

围绕应用型人才培养目标,不断更新实验项目,整合实验内容,打通课程界线,设计以案例发展进程为中心的综合性实验,以提高学生实践能力和综合分析问题的能力;在实验考核中,组织学生进行情景模拟考核和小组教学查房综合考核,培养学生沟通、关爱患者的职业品质和团队合作精神;设置"护理综合技能"课程,让学生在进入临床实习前集中进行护理学基础基本技能以及各专科技能强化训练,缩短理论到实践的距离,增强护生实习的适应性。

采用项目驱动的服务学习,强化实践技能。如在"社区护理学""老年护理学"等课程,在学生实践环节,布置社区实践课题,学生分组实地完成相关社区调研、社区健康教育等实践活动。实地开展活动的场所涉及社区卫生服务中心、社区老年福利机构、社区幼儿园、社区居民家庭等,实践内容有组织健康咨询和讲座,家庭访视、社区调查等,真正拓展护理学的实践教学内容和形式。关注活动过程评价,并以活动设计方案、调研报告等评价教学效果。通过项目的完成培养了学生社区实践能力、科研思维,体现了创新能力的培养。

组织学生申报和开展大学生创新实验项目,倡导以学生为实验教学主体的综合性护理技能训练,锻炼学生的临床思维、创新思维;以每年举办院、校二级护理技能竞赛和参加全国、省护理知识技能竞赛等活动为载体,创设提高学生实践能力良好的氛围,以点带面提升学生的综合实践能力。

3.校院一体化管理促进实践教学基地建设

在校内以"成长周期"主线重组实验室原有的设备、设施,增加实验室的开放时间,建立师生共同参与的开放式管理模式;校外,加强与各附属医院的紧密合作,开展临床医护人员教学能力培训,建设具有良好职业素养和较强教学能力的兼职教师队伍;发挥临床护理教研室的作用,有计划地安排专任教师到临床进修学习,加强专、兼职教师间的联系与互动,实行临床教师与学校专任教师双向交流,保障教学与临床不脱节,为专业教学实现课堂与临床实践"零距离"提供保障。新增绍兴市区范围的社区服务中心、福利院及老年院作为学生实践基地,组织学生参与社区健康促进活动。

(二)推进教学改革,提升教师教育教学水平

应用型人才既要掌握某一学科的基本知识、基本技能,同时需具有在技术应

用中不可或缺的非技术知识,即较强的技术思维能力[3]。因此围绕应用型人才培养目标,积极开展教学目标、教学内容、教学方法、教学评价等教学模式研究活动,以培养学生的自主学习能力、创新能力、评判性思维能力、沟通能力与可持续发展等能力显得尤为重要。任课教师能结合课程教学实际需要与特点,选择适宜的教学方法和实行多种教学方法和学生学习方式的优化组合。在教学方法中注重以问题和案例为导向的教学,以学生为主体的研究性教学,以网络资源为拓展的信息化教学;在学习上提倡学生自主学习,积极开展团队学习、小组学习、合作学习等集体学习活动,促进教与学的互动。

1.开展以问题为导向的案例教学,提高学生评判性思维能力

临床护理课程课前案例导入,设置问题,引导学生思考,查阅资料,发现问题,分析问题;课堂通过案例分析、自由讨论等环节逐步解决问题。此方法使学生综合运用多学科知识解决问题的能力得到了提高,批判性思维能力得到了培养,同时调动了学生的求知欲,激发了学生的探索心理。

2.采用护理查房教学方式,突出临床护理实用性

"成人护理学""母婴护理学"等课程通过精选典型病例教学,学生围绕问题理解和认识疾病,并利用所学知识解决问题,对患者实施护理程序,学会小组合作进行相应的理论学习、技能操作。例如急腹症患者护理、骨折患者护理、白血病患者护理、肾功能衰竭患者护理等教学内容主要采用了这一教学方法。经过几年实践,学生能积极参与查房、问题讨论热烈,能理论结合技能并注意新进展的延伸,教师及时过程评价和总结点拨。学生普遍认为通过护理查房能提升自己的健康评估能力和临床思维能力,培养团队合作精神和表达沟通能力。

3.采用情景模拟教学法,引导学生参与"护理"过程

在"基础护理学""成人护理学1""思维与沟通"等课程根据各章节具体内容设置相应临床案例情境,教师与学生共同设计剧本,学生参与情景、在情景中解决问题的形式展现教学内容,学生不仅掌握了理论知识,提高了实践能力,同时提高了护理人文素养,学生参与度提高,学习兴趣提升。

4.探索PBL(以问题为基础)教学,提升学生的临床思维

开设了"PBL护理教程",该课程贯穿于第4、5、6三个学期,PBL-1课程由呼吸系统和内分泌系统两个模块组成,PBL-2课程由循环系统、女性生殖系统肿瘤、妊娠期和消化系统肠梗阻并发症四个模块组成,PBL-3课程包括创伤和神经系统两个模块。PBL结合问题为基础的教学方式,学生合作讨论,通过提出问题、分析问题、解决问题,最终培养学生团队协作、自主学习、人文关爱和语言表

达等能力,逐步形成良好的临床思维,为提升护生综合素养打下扎实的基础。

5.建立学习团队,培养学生自主学习能力

学生按照模块内容分大组再设小组,一般5～6人为一小组,设负责人,建立学习团队,以小组合作式学习模式开展课堂内外学习,从案例讨论、学生主讲、情景剧展演、社区实践到课堂外自主学习、剧本设计角色排练、活动方案设计等都以小组为单位进行。这种学习模式培养了学生协作精神,同时学生自主学习能力、沟通能力、表达能力、职业责任感等综合素质都得以提高。

6.构建网络教学互动平台,加强信息化教学

在精品课程和重点建设课程网站建设的基础上,积极推进护理学专业课程"E-learning 教学服务管理平台"建设。E-learning 教学服务管理平台与学校教务系统紧密集成,教师可在系统中开设课程站点,开展课堂教学和网上自主学习、协作学习;在课程站点中可发布课程相关课件、学习资料和课程视频等,与学生互动交流,进行在线授课辅导、在线作业发布和批改,以及在线考试等。护理教师还利用现代化信息交互平台,利用QQ群、微信公众号及时推送文字图片信息、病例信息、视频信息,与学生问答互动、教学反馈,为学生的自主学习和教师的课堂讲授之间搭建互动互补平台。部分课程还开展了微课和翻转课堂、蓝墨云班课等教学方法,进一步激发了学生的学习兴趣,突出学生自主学习能力的培养。

以上教学方法的改革,强调学习的自主性,既有个体学习、查询、实践,也有团队形式的疑难分析、问题讨论,因而在自学能力、分析解决问题能力、动手能力和创新思维能力、团队协作等多方面都得到了锻炼,学生的综合素质、创新能力、团队协作精神得到了提高。

教学改革的实施也提升了教师的教学水平和教学能力。近5年专任教师主持省(部)级教学改革项目9项,市级13项,校课程教学模式改革课程45余门,参加教学改革的人数达52人,占专任教师总数的83.87%。教学改革卓有成效,获浙江省教学成果一等奖1项,校教学成果一等奖1项、二等奖2项,发表教学研究论文72篇。护理学专业教学团队为校优秀教学团队。

(三)注重人文素质培养,促进科学人文结合

护理人文精神是护士从业的精神支柱,它不仅包括护理人员立身从业的规范,也包括对护理价值追求的理性提升,要使护理的人文关怀得以实现,必须在护理教育中加强人文关怀教育[4-5]。护理学专业积极探索贯穿护理教育全程的护理人文教学模式,通过多途径、多形式、多层面开展护理人文教育,形成了从入

学到毕业四年不间断的"认知—感悟—践行"的人文素养培育模式。

1. 专业认知教育促进学生人文关怀理念的建立

新生入学开展始业教育和授服仪式帮助护生对护理职业有较全面而科学的认识,树立起护理职业的荣誉感、自豪感,提高学习护理专业知识的兴趣、主动性和自觉性。在第一学年组织学生参加始业教育、专业认知实践,对护理职业理念和精神、护理工作职责和服务本质、护患关系和医院文化等问题,进行正确认知,帮助学生建立护理人文关怀理念。

2. 形成性教育重视人文素养的多维度整合

依托综合大学的优势,开设多门选修课。学生可根据兴趣在全校公共选修课程中选读法学、社会学、文学、管理学等课程,以拓宽学生的知识面、提高学生的人文素养,更好地适应现代医学模式的改变。优化课程内容,增加人文课程的设置,开设护理美学、思维与沟通、伦理与关怀等人文社科类课程,完善学生的知识结构,以适应现代医学模式的需要[6]。礼仪培训、就业面试模拟训练、暑期送医下乡等活动加强学生的专业人文关怀技能。辩论赛、人文知识讲座、社团巡礼、科技文化节等活动,丰富学生的课余生活,促进身心健康和组织沟通能力的培养[7]。利用绍兴丰富的历史文化资源,学习鲁迅、蔡元培等名人精神、组织参与"风则江大讲堂","杏林讲堂"感受名家风采,培养学生关爱品质、树立社会责任感。

3. 临床实践教育强调人文关怀行为的实践

临床实践是人文知识转化和应用的重要平台,护理学专业重视护生见习、实习期间的人文训练与实践,注重将抽象的人文技能形象化、具体化和可操作化。学生实习前,举办庆祝"5·12"国际护士节的系列活动及医学生授服仪式等活动,培养学生的职业情操。实践教学过程中临床教师积极探索教学方法,有机地将护理人文教育融入教学过程的各个环节和教学内容,包括护理评估过程中的语言沟通、礼仪形象、行为规范,告知义务中的法律要素,诊疗过程中的临床思维能力、护患合作理念和人际交往能力培养等,随时随地随机对学生进行人文素养的教学。

(四)人才培养质量

护理学专业的应用型人才培养模式体现了社会对护理人才素质的基本要求,把传授知识、培养能力和提高素质融为一体,在人才培养上获得了一定的成效。

1.就业质量高

毕业生广受用人单位的欢迎和好评,成为浙江省培养高级护理人才的主要基地之一。《中国教育报》曾先后两次重点介绍我校护生的培养特色。毕业生的就业率均高于96%,2014届毕业生一年后就业率为100%,排名全校第一。专业对口相关度高,为92.35%,居全校第四位。70%以上护生在三甲医院就职,起薪水平居全校第二位。

2.社会满意度高

社会评价最能反映毕业生的整体质量状况,从而客观地反映教育的质量、教学的效果、社会对人才的要求等[8]。根据抽样调查数据显示,毕业生对母校的满意度较高,在校期间掌握的理论知识和基本技能能很快地运用于临床工作中,对母校教学质量、实践技能、学校环境、育人氛围等均较为满意。护理学专业通过走访和召开座谈会等方式,对毕业生的综合素质等方面向医疗机构进行了广泛调查。调查结果显示,各用人单位对毕业生质量也给予较高评价。医疗机构普遍认为,护理专业毕业生政治思想好,专业基础扎实,综合素质高,发展潜力大,作风朴实,爱岗敬业,吃苦耐劳,勤奋好学,富有创新精神和较强的社会适应能力。

3.可持续发展能力强

护理学专业不仅通过课堂教学帮助学生获得相关理论和基础知识,还通过参与形式多样的科研活动、社会实践、学科竞赛等活动,让学生们立足课堂、面向社会、追随前沿。在技能成长方面,学生获首届全国护理专业本科临床技能大赛团体三等奖,首届省大学生护理学科竞赛团体三等奖,在输液等单项操作比赛也纷纷获奖。在第二届省大学生护理学科竞赛中,参赛选手全部获奖。在科研学术成长方面,学生积极参与教师科研项目,促进产学研一体化培养模式形成,最终以实践性科研带动教学,提升学生的综合实践能力,以促进教学质量的提升。近四年来,学生获国家级大学生创新创业实践项目、省大学生科技创新项目、校级大学生科研多项;学生在国内核心及以上期刊发表论文20余篇。

四、结语

应用型人才的培养首先要满足市场需求,尤其是满足直接市场,即考生对于接受高等教育的专业需求。只有满足市场需求的人才培养才是有意义的,因此才谈得上提高质量[9]。护理专业经过十年"三位一体"应用型人才培养模式的探索与实践,提高了护理人才培养质量,在实践教学、人文素质培养和教学改革等方面形成了一定的特色,但应用型本科护理人才培养模式的研究与实践是一项长期而艰苦的工作,在"培养模式的学术性和市场性""学生能力评价体系"和"双师型师资培养"等方面尚需作进一步深入的研究。

参考文献:

[1]孙泽平,漆新贵.新建本科院校如何实现应用转型[J].教育发展研究,2011,31(21):14-17.

[2]郑克勤,刘琼玲,颜文贞,等.以能力为本位构建应用型本科护理学人才培养模式的探索与实践[J].大学教育,2014(12):4-6.

[3]谢晓云,彭忠英,崔小妹,等.基于岗位胜任力的应用型本科护理人才培养模式研究[J].护理实践与研究,2015,12(8):129-131.

[4]李薇,张金华,刘红燕.护理关怀教育的研究现状与实施策略[J].中华护理教育,2010,7(12):542-544.

[5]韩锋玉,李淑文,张宏.护理人文关怀教学模式概述[J].教育,2017(2):78-78.

[6]孙一勤,陈三妹.护理关怀教育的内涵结构与实施策略分析[J].重庆医学,2015,44(3):424-425.

[7]李秀君.人文素质教改在高等护理教育中的发展[J].卫生职业教育,2017,35(8):88-89.

[8]程清洲,杜丹丹,张红菱,等.护理本科应用型创新人才培养评价体系中的要素[J].临床医学工程,2011,18(12):1973-1974.

[9]叶飞帆.论应用型人才培养的市场性和学术性[J].绍兴文理学院学报(哲学社会科学),2016,36(1):45-48+52.

（发表于《绍兴文理学院学报》2017 年第 12 期）

医学生专业素养培育中"人体"元素的探讨与实践

刘文庆 董　梁

摘　要：专业素养培育是培养医学生形成正确生命价值观、良好职业道德、奉献医学的精神、严谨的科学态度和临床思维能力的教育过程，是医学生人文教育的重要组成部分。专业素养培育以"人体"为核心，挖掘人体不同生命形态衍生出的价值体现；以德育教育元素的形式，让医学生产生共鸣，增加认同感，进而达到专业素养培育的目的。在实践的环节中，遗体捐献延伸的多种庄重仪式，可让学生感悟到向死而生的情感升华；人体类课程体系的思政设计，可培养学生的专业道德情操和临床思维能力；人体生命展馆则作为生命文化教育科普基地，为医学生教育带来更深远影响。

关键词：医学生；专业素养；人体；生命文化

医学生是我国医务工作人员的后备军，寄托着医学界的希望和未来，其专业素养与国家医疗机构的服务质量紧密相关，将直接关系到患者生命的安危，乃至整个社会的和谐稳定[1]。随着社会经济、科技的飞速发展，国家的卫生事业已经对医学界高素质人才提出了更高的要求，即：除具备基本的专业知识水平外，还应具备良好的职业道德、严谨的科学态度和无私的奉献精神等专业素养，与医学科学的综合性、实践性、服务性、社会性和科技合一性五大特点相契合[2]。医学高等院校作为医务工作者的摇篮，通过学校历史底蕴、人文环境、思政课程、专业教育和特定活动等方式，在医学生形成完备生命文化素养的过程中占据着不可或缺的地位[3]。"人体"德育教育作为其中重要的一部分，遗体捐献过程体验、"无语良师"教育、人体类课程学习等环节是触发学生感悟生命、敬畏生命，提升学生伦理法纪观念、健康事业责任感和奉献精神的重要途径。

围绕"人体"蕴含的德育元素培育医学生专业素养，是绍兴文理学院医学院医学生人文教育的重要组成部分，对医学生树立良好价值观、促进成长成才和形成良好职业素养等起到不可替代的作用。

一、"人体"仪式和纪念活动诠释生命意义的探讨

(一)学生参与遗体捐献接受全过程,亲身体会大爱无疆的精神

遗体捐献是指自然人死亡后,由其遗嘱执行人或者家属将遗体全部或者部分捐献给相关医学院校或医疗单位的行为,是人体类课程教学以及人体器官移植供体材料的重要来源。近年在各地红十字会的努力下,遗体捐献工作在我国很多地区都取得了良好的发展,全国的器官捐赠率也呈现持续上升的趋势。根据新华社于 2016 年发布的调查结果,近些年我国的遗体捐赠比例有接近 60 倍的增长(从 2010 年的每 100 万人口 0.02 例上升到了 2014 年的每 100 万人口 1.24例)。在再生医学和人造器官还未完全成熟发展的今天,遗体捐献对医学教育和医疗救治等领域有着不可替代的作用,对于我国健康卫生事业的稳定发展具有重大促进意义[4]。而参与遗体捐赠这一生命对话的仪式,便是对医学生进行着无声的生命教育。

绍兴文理学院医学院是省红十字会指定的当地"红十字会遗体捐献接收站",可以接收社会上人民群众自愿捐献的遗体。在遗体捐献接受这一肃穆、庄严的仪式中,学生们会更懂得"给予"与"获得"的辩证关系,养成良好的学习习惯和对待遗体的态度,尊重尸体,亦即是尊重自己[5]。此外,了解到每一位遗体捐赠者背后的故事,学生们将从中体会到生命的美好和他们向死而生的人生态度。在后续的课程中,也将更能够尊重这些志愿者所能给予世界的最后礼物[6]。

(二)追思"无语良师"仪式使医学生深刻感悟生命的价值与内涵

"无语良师",是医学界对捐赠遗体者的尊称。尊重、感恩、奉献和体现生命价值是追思仪式的主题。通过举行这一仪式,学生懂得他们的学习对象是特别的,是蕴含着浓浓情感的"良师",是奉献的欣慰,是尊严的体现,是对学习者的期盼。"无语良师"教会他们在以后的学习和工作中,如何珍爱生命、善待他人[4]。

绍兴文理学院医学院于 2014 年在解剖实验楼旁竖立"无语良师"纪念碑,将所有遗体捐献者姓名镌刻其上。每年清明前夕举行隆重的"无语良师"追思仪式,邀请市委领导代表、市红十字会领导及工作人员、遗体捐献者家属代表、媒体记者,以及学院领导、教师代表和各专业学生代表共同举行默哀和献花仪式,追思和感谢遗体捐献者和家属的无私奉献精神,宣传"无语良师"的大爱壮举,是对所有参与者感悟生命的洗礼,也是向社会弘扬关爱生命、无私奉献优良品质的有效宣传。

二、"人体"类课程体系在医学生专业素养培育中的实践

人体类课程主要包括系统解剖学、局部解剖学、断层解剖学、人体形态学等阐述人体大体结构构成的课程群。这类课程体系大部分是医学生最早接触的医学专业课程,也是学生直观感受、亲自面对"人体"的医学入门知识学习阶段。这个阶段的他们对医学还停留在朦胧阶段,还是一张等待自己和自己的引导者们如何尽情挥洒泼墨的"白纸"。人体解剖学这门古老的学科,正是构架他们医学"鸿篇巨制"的"骨架",是他们顺利进入医学殿堂的启蒙老师。这些课程体系奠定了他们进入医学领域的基础,也使那些隐含于课程体系中的"人体"元素能够最直观地影响他们,教导他们感悟生命意义、珍惜生命的存在[3],培育他们严谨求实的科学作风和理论联系实际的临床思维能力。

(一)大体解剖实验课是培育医学生素养的前沿阵地

人体结构知识是构架医学生专业知识体系的基础。无论什么医学专业都必须学习人体相关的课程,只是课程名称上有所区别。因而,医学生一定要上大体解剖实验课,大体解剖实验室成为师生展开教学教研活动的场所,也是培育学生专业素养的"主战场"。

1.构建生命文化与庄严肃穆相结合的氛围,培养学生严肃认真的学习态度

充分利用"走廊文化",构建如生命的起源、解剖学发展简史、"解剖学之父"——安德烈·维萨里的《人体构造》、达·芬奇与解剖学、遗体捐献告别室的人文宣传等为室外环境;结合实验室内整体标本、骨骼和图片展示,构成内外结合、既庄严肃穆又充满文化气息的实验室整体环境。借助这样的氛围,不仅可改变固存于人们头脑中以往解剖楼枯燥、阴森、恐怖的观念,也可使学生在这样的环境里更加端正学习态度,以严谨求实的精神上好每一堂实验课,做好每次人体实验,逐渐形成严谨的科学态度和求实的工作作风。

2."大体老师"时刻向他们演示着生命、疾病与健康的真谛

"大体老师",也是医学界对捐献者遗体的尊称,是医学生们的实验对象,也正是他们用躯体,让学生们掌握和丰富了人体基本知识,用无私精神深深地感动着一批又一批的医学院校的学子,让学生们去感受救死扶伤的深刻内涵,感受尊重生命、守护健康的责任。"大体老师"用他们每一丝皮肤、每一条血管、每一根神经及每一个器官循序渐进地演示着生命变化的规律、正常到异常的变迁,教导着医学生们在学会知识的同时,如何去发现和解决问题,如何建立临床思维意识,如何去开拓创新,如何理论联系实际等。"大体老师"就这样默默无闻地培养

着医学的未来,为医学生铸就医学大厦之基,为学子们真正成长为人类健康的守护者无私地奉献着自己的一切。

3. 在"尸体解剖"中接受生命洗礼将助益他们从医的一生

从医学伦理学的观点来看,人体的概念是一个由尸体、活体、个体和群体所构成的特殊系统,尸体解剖属于人体实验,因此在利用尸体作为学习对象的同时,加入生命伦理观的教育,使医学生更加敬爱生命,深切感悟"健康所系、性命相托"的意义[7]。尸体解剖是毕业后将成为临床医生的专业必修课,是临床医学专业的局部解剖学的实验操作课。尸体解剖是"大体老师"指导学生们学习人体的过程,他们会"从头到脚"地将自己的生命构成展示在学生面前。尸体解剖的第一课是师生共同接受生命洗礼的"开课仪式",并且在后续的每次解剖前都对"大体老师"默哀后方开始教学活动。这个仪式是让医学生们懂得感恩的回报,是对奉献精神的理解,是不用担心产生医疗纠纷的一次次"手术"试验馈赠的感谢,是一次次体会敬畏生命、大爱无疆精神的洗礼。这种在亲自实践中培育起来的人文精神和职业素养将使他们终身受益。

(二)"人体"元素在课堂上培育医学生专业素养的途径

人体知识是需要不断实践才能学懂弄通的,因而是实践为主体的课程体系。那么,在理论课相对较少的课堂上,如何寻找培育学生专业素养的切入点?理论课的课堂有不同于实验课的优势:人员集中、专注程度高,且容易调动积极性。因而有目的地密切结合课程内容,顺应课堂特点,抓住学生兴趣点,同样可以达到培育学生专业素养的目的。

1. 在古老课程的历史印记中挖掘素养培育的切入点

医学的奠基始于对人体的认知,而对人体的认知始于医生,始于经验医学,故人体科学足够"古老"。西方对人体初步描述记载,始于古希腊名医希波克拉底(Hippocrates,公元前 460—前 377 年);而我国的最早记载始于春秋战国时期(公元前 300—前 200 年)的传统医学巨著《黄帝内经》。古老的学科"故事"多。这些故事来源于一代代解剖学家或医学巨匠的奋斗史,恰当讲好这些伟人的"故事"就是最好的德育素材。让每位医学生通过了解这些伟人的事迹,感受他们为解剖事业的发展,为医学事业的进步,为寻求真理,不畏阻力及艰辛,几十年如一日,默默地奋斗在医学事业第一线的崇高精神和对理想的执着、对事业的忠诚和无私的奉献精神,在情感触动过程中升华自己的思想,珍惜来之不易的学习机会[8]。

2. 事件驱动性质的素养培育切入点

感人的事件最易引起共鸣。医学范围内的事件时有发生,感人的、发人深思的不在少数,甚至广为人知。这些催人泪下的感人事迹会让麻木的心产生颤动,会让淡漠重新点燃激情,尤其对于成长中的年轻人,楷模的烙印会成为标尺,成为树立他们人生观的目标。典型事例,如"天津医科大学创始人、老校长朱宪彝教授为医学事业奋斗一生,死后仍将自己捐献于学生的解剖台上[6]""运送移植器官——迷雾中上演生命接力""警车开道只为运送急救病人""生命守护者:国家授予'不退休医生'称号的绍兴市'医师终身荣誉'获得者裴怿钊说:'在浩瀚医海面前,我还是个小学生'"等等,都是极好的教育素材。但是教师需要适时地、艺术地呈现给学生,才能达到预期的教育效果。"人体"蕴含德育元素层出不穷,如何呈现、要达到什么教育目的是关键。

3. 以专业知识的综合运用培养学生善于钻研、勤于思考的良好素养

医学生学习的人体类课程多数在他们学业的初期,应试教育的烙印还萦绕于脑海。大学学习中,习惯驱使很容易就去套用高中时期的学习方法,这是不可取的。因此,人体类课程学习的过程中,教导学习方法,引导建立专业课程的思维模式,培养综合运用知识的能力,是医学生能否构架好自己的"医学大厦"的关键。人体类课程是医学所有课程的基础,并且与临床课直接交叉,即具体的器官病症、医疗技能或者操作技术等都与人体知识紧密相关。因此,综合运用所学人体知识,广泛联系功能、异常、临床应用等,并结合资料检索与查询、案例分析等手段,可以使学生一步步建立良好的学习习惯,形成评判思维为主的临床思维形式,并初步涉猎科研创新方法,为今后学习与实践奠定基础。

三、利用人体生命展馆建立常规化、辐射性的生命主题教育长效机制

人类的进步带来人们对健康的认识和需求越来越高,而医疗资源不均衡、医疗工作者与健康需求者的认知存在差异等因素,导致医患关系趋于紧张。从单方面来讲,如果医生自身素质得到全面提高,医患关系也会得到极大改善。因此,作为医务工作者的摇篮,医学院校应把生命文化素养的培育贯穿学校办学和医学生培养的全过程。生命文化教育无疑是这个过程的有效途径之一,而建立人体生命展馆是实现这个途径的重要手段。通过精心设计,将认识生命、关爱生命、敬畏生命等生命文化教育主题有机融入人体生命展馆中,使参观者、学习者在徜徉生命神奇、奥妙中,接受生命文化的熏陶[8]。

绍兴文理学院医学院将在原来人体标本陈列馆基础上规划扩建人体生命科学馆,设计已完成,预计2020年完成扩建工程。人体生命科学馆通过16个展区,以教学为核心、以生命文化为主线、以科研为重点,融合解剖学、胚胎学、护理

学、病理学、生物学和生命健康科普文化,力求用严谨的科学思维来诠释人体生命的奥秘和美丽,力争建成面对本校、辐射全市的大中小学生命文化教育和健康科普宣传的重要场所和基地。

参考文献:

[1]杜晓梅.医学生职业道德培养途径初探[J].卫生职业教育,2008,26(2):142
    -143.

[2]胡凯.21世纪医学发展趋势与医学生素质教育[J].中国卫生事业管理,
    2001,17(4):225-227.

[3]洪梅,吴冰,周庆焕,等.生命文化视域下医学生职业精神的培养[J].中国医
    学伦理学,2014(1):70-72.

[4]廖展歌.我国遗体器官捐献困境解析及对策研究[J].中国卫生事业管理,
    2016,340(10):766-767.

[5]肖文剑.浅淡公开追思"无语良师"仪式对解剖学教育的影响[J].继续医学教
    育,2018,32(12):88-89.

[6]王英.无语良师的生命对话——记天津医科大学生命意义教育基地[J].中国
    医学人文,2017,3(6):41-43.

[7]钟震亚,李艳君,田国忠,等.解剖教学融入医学人文教育的思考[J].局解手
    术学杂志,2004,13(6):409,

[8]陈晓佳,郭金华,李林科,等.解剖学实验教学中融入生命文化教育的探索与
    体会[J].基础医学教育,2018,20(5):377-379.

(发表于《绍兴文理学院学报》2019年第12期)

"全程递进"的护理人文教育模式的研究和实践

孙一勤　陈三妹　陈小萍　徐水琴　沈雪艳

摘　要：为提高护理学生的人文关怀能力，护理学专业积极探索本科护理教育的人文素质培育路径。通过优化课程体系、改革教学方法、加强环境育人、促进实践转化等方法，形成"全程递进"的护理人文教育模式，实现了多途径、多形式、多层面的护理人文教学，有效提高了人才培养质量。

关键词：护理；人文；教育模式

护理是为人服务的专业，"以人为中心"的理念是护理学专业最核心的价值。护理人员既要熟练掌握护理科学知识和技能，更要熟知护理人文知识，能理解他人的主观体验、能分析临床情境的复杂、能实施人文关怀照护，这就需要护理人员熟悉心理学、社会学、伦理学、法律等知识，具备尊重生命、敬业慎独、自我成长等基本素质，并能从技术、态度、关系三个层面尊重和关怀病人[1]。因此，培养具有人文精神的护理人才是护理教育的重要目标。

一、加强护理人文教育的必要性

人文素质是人文知识、艺术修养、职业道德、心理素质等综合而成的一个人内在的稳定特质[2]，决定了一个人最基本的世界观、价值观、方法论和行为模式。护理人文精神则是护理人员的职业理性，它是护理人员立身从业的引导规范，并在职业情境中外化为护理人员处理与"自我、他人、自然、社会"互动关系时的态度和行为。对护理专业学生进行人文精神的培养，一方面可以促进学生对护理职业的理解和认识，提高护理专业学生对护理职业价值的认识，另一方面也影响护理专业学生从业后对待病人的态度和行为[3]。因此，加强护理人文教育符合"健康观"视野下的社会发展需求，符合学生自我成长的要求，也符合护理教育发展的趋势。

现阶段的护理教育仍以追求临床技能为主要目标,以护理学科知识教学为主要特征,忽略了护理的人文特性。尽管已经开设了一些人文相关的课程,但是整体的护理人文教育目标不明确、教学形式单一、培养路径不清晰[4],因此需要确立全结构、全过程的护理人文教育的理念[5],探索目标明确、路径清晰、教学多样的护理人文教育模式。

二、教育模式的探索和实践

护理人文教育的本质其实就是"育人"。绍兴文理学院护理学专业以"育人"为总目标,通过优化人文课程体系、改革教学方法、加强环境育人、促进实践转化等方法,积极探索本科护理教育的人文素质培育路径,形成了从入学到毕业"全程递进"、四年不断线的护理人文教育模式,实现了多途径、多形式的护理人文教学。

(一)优化课程体系,完善教学内容

1.构建递进的护理人文理论课程

根据学生的认知发展规律构建三阶段递进的护理人文课程体系。第一阶段,主要设置导学课程,如护理学导论、美学与礼仪,帮助护理专业学生对护理职业有正确认识,提高审美修养,认识护士角色和专业形象。第二阶段,设置伦理和关怀、思维和沟通、护理心理学、护理教育学、护理管理学、卫生法学等相关课程。通过理论知识学习和教师言传身教,帮助学生了解与护理相关的道德、伦理、心理、法律知识,提高学生的沟通、决策、关怀、分析等社会化技能。第三阶段,在前阶段理论学习的基础上,通过临床技能实训和整合性 PBL 课程,训练学生的护患沟通技巧、人文照护等人文实践能力,帮助学生自觉地把护理科学知识与护理人文精神结合起来,提高学生的人文关怀能力和综合素养。

2.构建贯穿全程的人文实践体系

护理学专业构建了"认知实践→教学实习→课间见习→综合实训→毕业实习"的贯穿护理本科教育全程的护理实践体系。第一学年,将早期专业认知实践课程化、规范化,加强学生对护理服务本质、患者需求、医院文化环境等议题的正确认知,促进护理专业学生的职业感悟,帮助学生建立人文关怀理念。第二学年,后续衔接专业相关的教学实习,如基础护理和健康评估的临床见习,培养学生的沟通能力、观察评估能力,促进学生对人性化护理的理解和认同。第三学年的课间见习和"综合技能实训"课程,集中对学生进行临床技能和人文知识的强化训练,增强护理专业学生实习的适应性。在第四年的毕业实习中,全面训练和

考察学生的人文实践能力,提高学生的综合素质。

3.建设护理人文的延展性课程

首先,依托综合大学的人文社科类学科优势,开设多门选修课。护理学专业学生可以在全校性公共选修课中选读社会学、法学、文学、艺术学、管理学等课程,拓宽自身知识面、提高人文素养,更好地适应现代医学模式的改变。

其次,改革思政课程,如在“中国近代史纲要”中增加医学发展史,在“毛泽东思想和中国特色社会主义理论体系概论”等课程中,改革社会实践内容为社区卫生服务发展调研,发挥通识性课程的育人功能。

再次,将德育教育元素整合入各门专业课程之中。授课教师通过寻找护理人文精神元素与专业、课程相契合的关键节点,把职业观、人生观、价值观等层面的正能量元素融入课程,想方设法地去挖掘、引导和渲染学生,帮助学生在习得学科知识的同时,学得更多的为人处世之道。

(二)优化教学方法,提高教学实效

1.借助情景教学促进学生的护理人文体验

利用情景教学实现学生的体验式学习。在教学过程中采用视频教学、图片教学、叙事教学、案例教学等方式,在视频、图片、故事中借助情景注入护理人文知识,将未来可能遭遇的临床人文问题、社会热点关注、病人需求特点等引入课堂,促进学生有关护理人文的直觉体验;再辅以课堂上的临床情景模拟、角色扮演,使学生有身临其境之感[6],把有声有色的护理人文教学融入专业授课当中。

2.通过问题教学激发学生的护理人文思考

利用问题教学实现学生的参与式学习。在整合性 PBL 课程中,将期待学生学习的护理人文议题潜藏在一幕幕递进的案例变化中,并将相关问题通过通俗化的语言和生活场景描述,使之以明喻或者暗喻的方式呈现出来,触发学生思考并从中找得人文相关问题,组织讨论和辨析,使得学生在学习疾病知识的同时习得良性沟通、平等尊重、合作共助、评判思考等人际互动的软能力。

改变单向灌输教学为探究性学习。在理论讲授过程中,穿插启发式教学、任务导向教学以激发学生思考;课后鼓励学生开展自主学习,围绕临床护理问题搜集资料、分析讨论、撰写报告;通过案例分析、护理热点问题的剖析,加强医学伦理、法律法规、临床决策等问题的融入。

3.通过实践教学促进学生的人文精神内化

护理学专业重视护理专业学生见习和实习期间的护理人文训练与实践。临床实践过程中,带教教师积极探索教学方法,有机地将护理人文教育融入教学过程的各个环节和内容,并通过言传身教展示出来,如护理评估过程中的礼仪形象、沟通技巧、行为规范,护理诊断过程中的伦理、法律思考,护理措施落实过程中的同理、共情、关怀,同时要求学生在实践学习中,撰写人文感悟反思。不仅将抽象的护理人文精神元素形象化、具体化和可操作化,加强了护理人文教学与临床实践教学的结合,也促进学生护理人文精神的内化。

(三)建设人文校园,加强人文教育的渗透力和感染力

护理学专业利用绍兴深厚的历史文化底蕴,组织学生学习鲁迅、王阳明、蔡元培等名人"俯首甘为孺子牛""知行合一"的民本思想,培养学生务实、创新、求真的品质。学院凝练"崇德尚医"的院训和"勤学、诚行、精艺、创新"的院风,建设医学名家格言的教学楼文化走廊,设置专门的医学人文书刊阅览角,营造蕴含人文精神的校园氛围,滋养学生心灵。学院创设的以"滋养优秀传统文化,培育医学人文精神"为宗旨的"杏林讲堂",成为学生学习中国传统医学思想、西方医学人文精神和名家医德医风的殿堂,让学生感受名家风采,开拓学生视野,培养学生的护理人文情怀。新生入学开展始业教育和授服仪式,帮助学生树立起职业荣誉感和自豪感;实习前,举办"5·12"国际护士节的系列活动及授帽仪式,让学生感受护理人代代相承的人文精神,培养学生的职业情操。组织学生开展护理礼仪大赛、医学人文英语论坛、沟通情景模拟大赛,提高学习护理人文知识的兴趣性、主动性和自觉性,促进学生护理人文精神的践行。

(四)组织服务学习,促进学生人文关怀的践行

重视在社会实践活动中护理人文知识的应用,促进学生护理人文精神的养成。社会实践主要在假期和周末由学院统一安排,采用专业教师参与辅导、学生自主完成的方式。学生通过养老院志工、社区调研访谈、就医过程体验、病房陪护、护理工作体验等社会实践,以小组或个人为单位形成报告,如社区问卷调查和访谈报告、实践感悟、反思日志等,将自己的心得体悟与同学进行分享,进一步锻炼学生的沟通交流、团队合作能力。

(五)改革评价体系,促进人文实践能力的客观化考核

针对传统护理人文评价模糊、不确定的缺点,改革评价的方式和内容,采用人文要素评价与实践技能评价相结合、形成性评价与终末性评价相结合的方法,对学生的人文实践能力全程进行动态评价。在"基础护理学"的技能考核中,将人文相关要求纳入操作评分;在"成人护理学""母婴护理学"等课程中,要求人文相关考核占有一定比值;在整合性PBL课程中,对学生的现场讨论进行思维、沟

通、合作等人文相关能力的评分,同时关注学生的情感、态度、学习策略等情况,并动态进行比较和反馈;在"综合技能实训"中对学生的人文实践能力采用教师评价、学生自评和学生互评相结合的方式,提高学生的自我认知,切实提高护理人文教育的实效。

三、成效

"全程递进"的护理人文教育模式历经多年探索,在护理学专业的人才培养中产生了良好效益。

1. 学生的专业认同度得到提升

毕业生对专业的认同度高,专业思想稳定,离职率低。职业发展良好,大多数学生走上管理岗位或者成长为专科护士。学校所在地的省级、市级优秀护士,我校毕业生占比 2/3。

2. 社会外部评价美誉度高

毕业生深受用人单位好评,满意度达 93.21%;尤其对本专业毕业生的专业知识水平、人际沟通能力、合作协调能力、实践动手能力、创新能力等认可度超过90%;毕业生在街头抢救受伤老人,展现过硬的护理专业技能和优秀人文素养,受多家媒体报道和社会的好评。

3. 学生可持续发展潜力大

护理学专业学生每年的护士执业资格考试通过率为 100%。近年来,学生在技能和人文并重的首届全国护理专业本科临床技能大赛获团体三等奖,在省大学生护理学科竞赛中多次获得团体和个人奖项。学生近三年获国家级大学生创新创业实践项目 1 项,省新苗人才计划 5 项;学生发表论文 36 篇;30 余学生获各类创业大赛奖项。

四、结语

综上所述,开展"全程递进"的护理人文教育模式实践,在培养"以人为本"的服务理念的护理人才方面取得了一定的成绩,但是护理人文教育模式仍有许多模糊、不明晰的环节。如何更加具体、有形地实施护理人文教育,提高护理人文教育的实效性,仍是一个需要探索的过程。

参考文献:

[1]孙一勤,陈三妹.护理关怀教育的内涵结构与实施策略分析[J].重庆医学,
    2015,44(3):424-425.

［2］刘秀峰，王晓晖.医学生人文素质教育的内涵及实践［J］.文教资料，2018
（17）：153-154.

［3］DEBRA R H. Teaching theoretical thinking for a sense of salience.［J］. J
Nurs Educ,2011,50(8):479-482.

［4］龙苏兰，龙丰云，马玲.护理本科生人文教育现状与对策研究［J］.中国高等医
学教育，2016（8）：28-29.

［5］章新琼.论护理专业学生人文关怀教育的系统思维［J］.卫生职业教育，2018，
36(13):12-13.

［6］杨芳.美国医学人文教育探析［J］.医学教育研究与实践，2018，26(3):474-477.

（发表于《绍兴文理学院学报》2019 年第 12 期）

医学人文教育在医学影像技术专业的探索

姚克林

摘　要: 医学人文教育是医学教育的重要组成部分,关乎我国医学人才的能力和素质的培养,是医学模式转变、医患关系改善的重要举措。将医学人文教育融入临床医学学科的教学中已经成为医学人文教育未来主要的发展方向。本文结合绍兴文理学院医学人文教育的现状,以医学影像技术专业为例,分享医学人文教育如何落地和贯彻于教学实践的一些探索,旨在推进医学人文教育更好地发展。

关键词: 医学人文;医学影像技术专业;课程思政;CBL 教学法;医教协同

医学人文是研究医学源流、医学价值、医学规范与医学有关的其他社会文化现象的学科群[1]。医学教育包含医学科学教育和医学人文教育。开展医学人文教育能够提高医疗队伍整体人文素质,有助于医务人员的医学人文精神、职业价值观和职业态度与医疗行为、医患沟通等能力素质的培养。随着健康产业的发展进步,医疗领域大量装备仪器的更新发展,更需要大量的医学影像技术专业人才投身医疗事业。因此,高等院校更应该加强医学技术性人才的医学人文教育方面的建设。

一、医学影像技术专业医学人文教育的现状

我国医学人文教育的研究始于 20 世纪 90 年代,医学人文精神的研究主要是沿着理论和实践两个方面展开的[2]。国内大多数医学院校开设有关人文社会科学方面的课程比例远低于欧美国家,医学教育仍注重专业知识教育,常以研究生考试和执业医师考试为导向,抓专业基础,忽视人文教育。在医学伦理学和政治思想教育课程中,教学方式简单,教学模式缺乏创新。医学生课堂上被动灌输,又无主观兴趣,缺乏实践,普遍缺乏临床经验和社会接触能力。

晋代杨泉就指出"夫医者,非仁爱之士不可托也,非聪明理达不可任也,非廉洁淳良不可信也"。一个医生既要有扎实的专业技能,更要有良好的医德医风和人文修养。《中国医学教育改革和发展纲要》中指出:"医学研究与服务的对象是人,在医学教育的过程中必须加强文理医渗透和多学科交叉融合,把医德和医术的培养结合起来。"就要求每一位医务工作者在加强医学知识的同时,重视自身医学人文知识的学习。

医学影像技术是一门重应用,实践性强,多学科交叉的临床综合性学科,应该注重个性化的临床操作技能和临床思维的培养,要掌握解剖、病理、生理等基础医学课程,了解内外妇儿科的各学科常见疾病的基本症状和临床诊断,还要掌握 X 线、CT、MRI 等各种大型影像设备成像原理、操作方法,同时更应加强医学人文精神的培养。

二、医学影像技术专业医学人文教育的探索

(一)课程改革,全面融入课程思政内容

2012 年教育部颁布的普通高等院校本科目录中增设了医学影像技术专业。由于专业设置时间较短,在培养方案的制定、课程设置、教材选定等方面都处于探索阶段。原先的影像诊断专业是绍兴文理学院医学重点建设学科,培养系统相对成熟,专业变换后也会遗留一些对新的影像技术专业的干扰。绍兴文理学院的医学影像技术专业是授予理学学位,学生毕业后不参加执业医师资格考试。学校积极帮助学生认清专业定位,早做职业规划,设置临床一线的影像专业医生作为专业辅导员全程指导,帮助了解所学专业的属性、发展、内容和前景,增强归属感和职业认同,提前做好角色体验。有侧重地选择基础医学课程和应用性课程,并将医学人文教育与思想政治教育协同进行。杜治政[3]提出将"人文医学导论(或基础)""医学心理学""医学伦理学""卫生法学""医患沟通与医学社会学""医学哲学""医学史"7 门课程设为医学人文核心课程的建议。大部分医学院校只选用了其中执业医师考试涉及的"医学伦理学""医学心理学""卫生法学",而其他课程开设得很少[4]。绍兴文理学院医学院开设了前面五门课程。医学人文教育贯彻到课程教育的全过程、各环节,把爱国主义教育、人文精神教育、社会责任教育、辩证思维教育细化和融入医学影像技术课程教学。医学人文教育内容大致设置成两个方面内容:第一方面是医学人文课程类教学,包括"医学伦理学""医学心理学""医患沟通学"等核心课程,这是医学人文教育的主要形式,以教师课堂讲授为主,引导医学生持有医学人文精神、人文情怀。第二方面是临床实践

类人文教育,以见习、实验、实习等临床实践,把"医者仁心""大医精诚"等理念早日铭记于心,提升医学人文素养。当然还有良好的校园文化熏陶,风则江人文大讲堂、杏林讲堂,各类社会实践和志愿者服务等内容也是医学人文教育实践的重要拓展部分。医学影像技术专业临床实习是实现学生理论知识向临床技能转化的必经阶段,医学生必须通过重复实践才能掌握大型仪器设备的操作,才能接受医院文化和职业道德熏陶,才能达到专业技能与人文素质并进[5-6]。

课程思政是将思想政治教育目标贯穿在课程教学的各环节,全方位充分发掘专业课程思政教学的资源,构建全课程的育人格局[7]。从医学影像技术专业课程可以看出包含很多唯物辩证、实事求是的科学精神,以人为本、博爱奉献的人文精神,这些思政元素,都是思想政治教育的素材,医学人文教育的重要组成部分。

(二)教学创新,案例教学融入医学人文

医学影像技术传统的教学方法是按照教材顺序,依次讲解影像成像基本原理、检查技术、注意事项、各系统的解剖结构、正常影像表现、异常影像表现、常见疾病的影像特点等。这种灌输式教学,学生被动参与,很难深入理解,学习缺乏积极性和主动性。实践教学中摆放摄影体位、选择摄影条件、图像后处理等也更多的是模仿带教老师操作,缺乏创新和思考。

基于案例的教学模式(Case-based Learning,CBL),通过模拟临床案例,让学生提早接触临床,培养临床思维,学会运用已有知识分析问题,解决问题。CBL 教学还能采用小组讨论,模拟真实案例,锻炼学生沟通能力。比如在如何合理选择影像检查技术的章节,在课堂上采用角色扮演,老师模拟病人,学生扮演医生。给出情景 1:假设一个当地上市企业老总,体检发现肺部有一个 3mm 大小结节,坚持要求做胸部磁共振检查,认为贵的检查就是好的检查。你会怎么解释?通过小组讨论,积极思考,学生一定会掌握各种影像技术的优缺点、适应证;综合选择最优检查,争取患者利益最大化,同时也能加强临床沟通能力,锻炼处理医患关系。情景 2:患者咳嗽、发热 3 天就医,做完胸部 X 线检查,又被建议做胸部 CT 检查,抱怨医生重复检查。你怎么解释?模拟临床真实环境,让学生深入其境,主动思考,在试着回答问题的过程中,掌握了两种成像的不同原理和优缺点,沟通有理有据,辩证的思维,科学专业的精神自然地融入教学过程中,而且令人印象深刻。又比如在讲解 X 线辐射的章节,给出情景 3:一个 8 岁男童外伤后下肢骨折要求摄片,检查时应注意什么?在课堂上分组讨论,答案涉及 X 线防护的原则、措施,对 X 线辐射敏感部位如何防护,还涉及患者知情权等。学

生各抒己见,感受不同角色心理,将人文关怀融入病人辐射防护的细节,为以后步入临床成为有仁心、知冷暖的医生播下种子。在如何与患者沟通、缓解患者检查时的紧张情绪、主动询问病史、解释检查结果、保护患者隐私、尊重与同情等体现医学人文的细节点上都可以做大量的工作,使得人文教育落到实处。当然还有基于问题的教学、三明治教学法、应用微信平台的教学、课堂翻转教学法等不同的教学形式在不断呈现,使得教学过程更加生动,引发学生思考和主动学习。积极开拓网络化人文课堂,展开体验式教学,结合医疗相关事实热点,启发学生参与讨论;重视情景融入式教学,引导培养学生对具体问题的分析、判断、解决能力。

(三)加强师资,杰出校友返校传承讲学

医学人文教育的关键在于教师,充分发挥教师的率先垂范作用有着重要的意义。部分医学专业课程是由附属医院医生作为兼职教师讲授的,他们缺乏系统专业的人文方面的培训,因此需要定期举办医学人文论坛,加强自身人文素质修养。绍兴文理学院医学影像专业已经办学近 50 年,有一大批德才兼备的博士校友,他们每个人的成长成才之路本身就是非常励志的,具有明显的榜样作用。他们经过自己不懈的努力,今天成了影像专业的翘楚,学科的领军人物,成了母校的骄傲。比如杰出校友滕皋军教授从中专毕业到如今成为院士增补候选人的传奇经历,比如众多前辈们如何一步一步成为行业的领军人物,成为大学教授,从自己考取博士到成为博士生导师的精彩人生故事,这些都将潜移默化地感染、激励一代又一代的医学生前行。

绍兴文理学院成立了杰出校友联盟,定期邀请杰出校友回母校为学弟学妹讲学,无论是讲授专业知识还是讲人生经历,这些杰出校友的事迹,真实可信,仿佛触手可及,这些身边的榜样,将引导学生树立正确的人生观、价值观。附属医院成立了名医校友专家工作室,专家们把最新最前沿的医学技术和理念带回母校,也将医学人文的精神带回母校。今天学生坐在台下听,明天的他也有望成为站在台上讲的人。这是校园文化的传承,反哺母校不忘师恩,这也是医学人文精神的一个写照。

(四)医教协同,培养岗位胜任力为导向

根据高等职业学校医学影像技术专业教学标准,医学影像技术专业的培养目标是培养信念坚定,德、智、体、美、劳全面发展,具有一定的科学文化水平,良好的人文素养、职业道德和创新意识,精益求精的工匠精神,较强的就业能力和可持续发展的能力;掌握本专业知识和技术技能,面向卫生行业的影像技师等职

业群体,能够从事 CT、DR、MRI,超声、核医学和介入诊疗等技术工作的高素质技术技能人才。简而言之,就是尽快掌握各种影像检查实用技术,经过实习阶段和上岗前短期培训,就能很快胜任操作岗位工作。相伴随的医学人文教育能够帮助医学生树立健全的人格,在掌握医学技术的同时拥有一颗仁爱之心。21 世纪初,国际高等医学教育领域提出了"岗位胜任力"的概念,它为医学优秀人才的培养提供了重要路径,也为医学人文教育改革提供了新的方向和坐标[7-8]。而医教协同是其中重要的环节。为进一步深化医教协同,学院设立医学教育管理机构,强化对医学教育的统筹管理。同时,加大财力支持和科研的投入,促进现有 7 家附属医院加强师资培训、提升教学和科研能力,开放实验室,保障学校与各附属医院资源共享。为切实加强我院师资队伍建设,在各附属医院和教学相关医院推荐基础上筛选形成由专任教师、校聘兼职教师构成的临床教学师资队伍,满足开展临床教学的实际需要。2019 年医学院聘用 126 名专任教师、1534 名院聘兼职教师(包括院聘教授、副教授、讲师、带教老师)。落实人员职责,明确身份,增强临床一线兼职老师的责任感和归属感,将荣誉与社会责任渗入医学人文教育的实践,促进临床教学更好地开展。

总而言之,医学生的人文素质和专业能力都将直接影响未来社会的医疗服务水平和医患关系。医学人文教育是落实"立德树人"人才培养理念,培养医学生职业精神的重要内容。高等医学院校要结合自身实际,整合资源,将医学人文教育融入教学全过程,医教协同,培养具有创新能力,有人文素养的卓越医学人才,保证医疗事业健康发展。医学人文教育是一个系统的长久的过程,犹如在医学生身上埋下了种子,它将贯穿其成长、成才的职业发展全过程,其成果非一朝一夕可见,却终将在医疗服务的每个细节绽放。

参考文献:

[1]罗银丽,何国栋.住院医师规范化培训中加强医学人文教育的探讨[J].中华医学教育杂志,2019,39(1):27-29.

[2]杨华,王鑫璐,王延海,等.医学人文教育融入超声诊断学 CBL 教学的初步探讨[J].卫生职业教育,2019,37(1):56-57.

[3]杜治政.医学生的培养目标与人文医学教学[J].医学与哲学,2015,36(6A):1-6.

[4]刘虹,沈超.独立建制医药院校人文医学教育教学组织状况调查报告[J].医学与哲学,2015,36(7A):13-18,50.

[5]刘红,何培忠,周进祝,等.医学影像技术专业人才培养的探索[J].卫生职业教育 2018,36(18):146-147.

[6]尹建东,郭文力,陈志安,等.关于四年制医学影像技术专业建设的思考[J].
实用放射学杂志,2016,32(11):1803-1805.

[7]单芳,张薇,周阳,等.以岗位胜任力为导向的医学人文教育路径探索[J].交
通医学,2019,33(2):209-211.

[8]陈明华,张丽,马语莲,等.医师岗位胜任力与医学人文教育改革[J].南京医
科大学学报(社会科学版),2017(5):415-419.

(发表于《绍兴文理学院学报》2019年第12期)

人文素质教育在高等医学教育中的作用研究

黄丹文 胡学建 刘学红 陈小萍 习　正 董钰英

摘　要：加强大学生人文素质教育既是高等教育改革的需要又是促进学生全面发展的需要。应充分认识人文素质教育在高等医学教育中的作用和意义。客观地分析现状，以有效的方式强化医学生的人文素质教育，提高医学生的人文素质水平，一直是我国高等医学教育工作者备受关注的努力方向。

关键词：高等医学教育；人文素质教育；作用

一、高等医学院校人文素质教育的必要性

随着社会的进步和科学技术的发展，人类疾病谱发生了很大的变化，由社会因素、心理因素、环境因素及其行为因素诱发的心脑血管病、精神疾病、肿瘤等非传染疾病的发病率明显上升，人类对健康的定义也发生了很大改变，医学模式也由传统生物医学模式向生物—心理—社会医学模式转变。医学模式的转变要求在重视生物因素的同时，把人的健康问题置于其所处的社会关系中来考虑，要注重对人类生命内在质量的关怀，关注心理、社会和环境因素对人体健康的影响。因此，医学教育也应该顺应医学模式的转变，加强医学生人文素质教育，这就对医药卫生人才整体素质尤其是人文素质提出了更高的要求。要求医学工作者必须具有人文关怀的思想，肯定人文精神和人文关怀对健康的作用。医学人文精神和人文关怀应该在高等医学教育中得到应有的体现。

二、医学生应具有的人文素质

人文素质是指由知识、观感、能力、情感、意志等多种因素综合而成的一个人的内在品质，表现为一个人的人格、气质、修养，是一个人综合素质的重要体现。作为未来的医务工作者，所从事的工作是与人打交道，履行的是救死扶伤的职

责,就必须具备以下几方面的人文素质。首先,要具有基本的人文知识,包括历史、文学、法律、艺术、哲学、道德等知识。其次,要有人文思想。树立正确的世界观、人生观和价值观。既要学有专长,又要有敬业精神。不但要学会做事,而且要学会做人,提高对社会发展规律性的认识,增强自己的社会责任感。再次,要体现人文精神。人文精神是人文素质的核心,泛指人文科学体现出的对人类生存意义和价值的关注。人文精神中追求人生美好的境界,推崇感性和情感体验。着重使一切追求和努力都归结为人本身的关怀。人文精神概括并包容了科学精神,艺术精神和道德精神。最后,具备医学人文素质。医学的服务对象是具有自然和社会双重属性的人群和个人,由此决定了医学不仅具有科学价值,而且具有社会、经济、文化、道德等人文价值,医学生必须强化对医学人文社会性质及医学与社会关系的认识,着眼于树立正确的医学价值观。全面应用心理、社会等医学人文知识和手段,培养学生参与医学诊治过程的能力。因此医学生必须具备社会医学、医学心理学、行为医学、健康教育等专业内容的专业人文素质。

三、高等医学院校人文素质教育的现状

1. 传统专业思想的束缚

由于根深蒂固的传统专业教育思想影响,忽视人文素质教育,表现为:

(1)重专业,轻基础,重科技,轻人文,突出知识的积累,轻视能力的培养。

(2)课程体系不完善,目前医学院校人文素质教育课程设置较混乱,开设的课程门数不多,而且存在一定的随意性。忽视人文教育和提高学生全面发展的素质,以致教学计划中安排的大都是与所学专业课程直接相关的课程,无法满足学生对人文社会学科领域的知识需求,造成医学生的综合素质的缺陷。

2. 教学目的不明确,教育效果不明显

医学应该是一个以有生命的、有心理的、有情感的人为对象的自然学科与人文学科交汇渗透的综合学科。但人文素质教育的内容往往游离于专业教育之外,未能进行有机的整合,显得多、杂、浅,教学双方都存在着一定的随意性和盲目性。一些医学生人文底蕴薄弱,对待人文素质教育仍持敷衍与不以为然的态度,缺乏接受学习人文素质教育的强烈动机。

3. 医学生对人文素质教育重要性认识不到位

部分医学生忽视对人文知识的追求与学习,缺少自觉和主动学习精神,甚至有相当一部分医学生认为人文素质对于医学生没有太大关系。对学校组织的人文素质教育活动存有抵触情绪,抱着"被观众"参与态度。这种置身事外的心

态往往有悖学校开展活动的初衷,无法达到预期效果,尤其是受实用主义的影响,医学生更愿意将主要精力放在专业学习上,忽视自身文、史、哲等人文素质的培养。

四、医学院加强人文素质教育的思考

1.优化课程体系,提高教学内容的针对性

人文素质教育是一个全方位的系统工程。培养医学生不但要具有知识底蕴,而且要树立关爱生命和尊重人权的观念,同时还要强化医学生实际应用能力,引导学生能够恰当处理医疗实践中的具体问题。为此,首先,要适应模式的转要,构建合理的课程体系,在教学内容和课程设置上应对人文素质教育给予倾斜。不但要开设人文社会课程,从整体上营造学生的人格,还要开设相交叉的医学人文素质课。如医学心理学、医学伦理学、卫生法学等课程,为医学生的发展奠定基础。同时树立人文整合的思维模式,使医学人文精神作为一个整体融入医学生的生活和医疗理念中。其次,从人文教育的观念入手,制定适合人文教育的工作方法和措施,研究我国传统人文教育的优势和不足,结合人的价值观、理想观、成就观做合理取舍和调整,确立人文教育的方向,整合人文教育内容,调整人文教育的方法。再次,是课程内容要体现医学专业特点,符合医学人才培养的规律,专业课的教学应寓人文精神于教学过程中,紧密结合医学与人文学科的内在联系,贯穿以"病人为中心"的理念。人文社会课程要结合医学专业特点恰当涉及医疗改革、医患关系、安乐死等相关问题,使人文课程教学与临床实践结合,不但使生物—心理—社会医学模式在教学中得到贯彻,而且能提高人文教育的效果,从而使学生能从不同角度去思考问题,提高学生的人文素质。

2.发挥校园人文环境的作用,营造医学人文氛围

校园人文环境是一门隐形课程,在培养大学生的人文素质中有重要的作用,具有潜移默化的影响。医学名人雕像、名言警句、格言、各种讲座是激发学生学习的动力,演讲、社团活动、书法诗歌是陶冶学生情操,升华学生人文精神的有效载体。特别是开展具有医学特色的校园文化活动,如护士节、医学生誓言、授帽仪式、授服仪式等活动。实践证明,开展丰富多彩的校园文化活动,建设具有浓厚的人文氛围的校园文化,把我国传统中医的"医乃仁术"传统和西方"人本主义"精神结合起来,凝练校园文化精神,使之深入人心,是达到医学人文精神教育目标的有效途径。

3.重视社会实践和临床实践环节,拓展人文素质教育空间

医学教育特点,决定了医学生必须参加课程见习、教学实习、毕业实习过程

及其他社会实践活动。在这些实践活动中,不断进行文化服务意识、医德医风、人际交往能力等方面的人文素质教育是十分必要的。特别是让学生利用自己的医学专业优势,开展社会医疗卫生服务,如"医疗服务三下乡""志工服务""健康教育在社区""义诊服务""社区卫生服务调研"等社会实践活动,使学生接触社会,了解社会,服务社会。这样不但可以培养和锻炼医学生的团队合作精神、人文情怀、社会责任感,而且可以在实践中加深对人生意义的理解和思考,增进对病人和生命的尊重和关爱,从而提高内在的人文素质。在临床实践中,培养学生树立以病人为中心的理念,正确认识和处理医患关系,引导学生正确认识医疗卫生工作存在的问题,指导学生分析问题的实质,牢固树立为人民服务的思想,在临床实践中,唤起医学生的责任意识和人文情怀。领悟医学科学的人文价值,使个人价值在为社会和老百姓的服务中得以实现。

综上所述,加强医学高等院校大学生人文素质教育的最终目的,就是要培养具有坚定政治信仰、优良医德医风、精湛医疗技术、广博人文知识、全面发展的高素质医学人才。

参考文献:

[1]袁卫红,张怡,周起敬.浅议加强医学生人文素质教育的必要性[J].昆明医学院学报,2007(3B):243-244.

[2]张建中,姜怡邓,刘志宏.高等医学教育中加强人文精神教育的探讨[J].西北医学教育,2007,15(6):976-978.

[3]田明,马军.强化医学院校大学生人文素质教育的思考[J].张家口医学院学报,2003,20(2):76-77.

[4]梁海心,何志红.提高人文素质营造人文氛围是缓解医患矛盾的良方[J].中国卫生事业管理,2004(1):54.

(发表于《中国校外教育》2014年第12期)

护理专业中加强人文素质教育若干问题的探讨

陈三妹　王建华

摘　要：论述了护理专业中加强人文素质教育的重要意义，提出了"转变教育观念，更新教育要求；改革课程结构，优化教学内容；建设校园文化，营造人文氛围；加强师资培养，提高整体素质；招收文科学生，宽厚人文基础"等一系列加强人文素质教育的举措。

关键词：护理专业；人文素质；护理教育

1　护理专业中加强人文素质教育的意义

1.1　加强人文素质教育是适应社会发展和促进健康的需要　随着社会发展和人们生活方式转变，人类疾病谱发生了明显的变化。慢性病、老年病将成为21世纪威胁人类健康的主要疾病，同时生活节奏的加快、竞争的日益加剧，人们的心理、精神疾病的发生率也在不断增加。要做好预防这些疾病的健康教育工作和护理好这些病人，仅有高超的护理学专业知识和技能是远远不够的，必须具备丰富的人文和社会学知识才能胜任未来的护理工作。

1.2　加强人文素质教育是促进护理专业自身发展的需要　随着人们健康观念的转变，医学模式已从单纯的生物医学模式向生物—心理—社会医学模式转变，护理学的核心思想也已从以疾病为中心的功能制护理向以病人为中心的整体护理发展，这种转化使护理的服务范围从治疗扩大到预防，从生理扩大到心理，从医院扩大到社区，从个体扩大到社会群体。护士将逐步成为医生及其他保健人员的平等合作者[1]，肩负着促进健康、预防疾病、协助康复、减轻痛苦的重任，要求护理人员能针对每位病人的特殊情况，运用系统的正确的护理方式，消除来自社会、家庭及心理等对身心健康构成威胁的不良因素，促进病人全面康复，这就需要我们培养素质全面、集护理的德技艺于一身的护理人才。

1.3 加强人文素质教育是顺应医疗机构改革的需要 在市场经济体制下，医院引入市场机制，借助改革动力，都在逐步建立公开、公平、有序、竞争的医院内部管理运行机制。加入 WTO 后，医院的市场化进程会进一步加快，"病人选医生、病人选护士"已在不少医院中推行。同时随着职工基本医疗保险制度改革的推行，病人越来越关心自己在就医过程中所能得到的医疗、服务质量。只有不断提高医生、护士的技术水平和职业素质，才能增加病人对医护人员的信任感和对医疗服务的满意度，增强医院的竞争实力。

1.4 加强人文素质教育是为了满足不同病人的多种需要 随着时代的进步，病人的需求在日益增多，加上先进的医疗技术和设备的使用，这既对护士的业务能力提出新的要求，同时又给护士提出越来越多的心理、经济、伦理和法律等问题，当代护士面临着一种高科技与高情感相一致的趋向。要求护士必须具备稳定的心态和良好的人文素质，不仅要具备良好的医学科学和整体护理知识，而且还要有足够的人文和社会科学知识，这样才能真正认识人、理解人和关怀人。另外，我国已经加入 WTO，护理工作中将会更多地接触到不同国籍、宗教信仰和生活习惯的病人（如移民、外籍游客或投资者等），他们在要求给予提供优质专业服务的同时，更要求尊重他们的文化、信仰及生活习惯，这就要求护理人员有更广泛的人文知识，了解多元人类文化，只有这样才能为病人提供高质量的护理。

2 加强人文素质教育的对策

2.1 转变教育观念，更新教育要求 《中共中央国务院关于深化教育改革全面推进素质教育的决定》和《面向 21 世纪教育振兴行动计划》中均提出要普遍提高大学生的人文素质和科学素质，强调人文素质教育的重要性。但长期以来由于受生物医学模式的影响，从学校管理人员到教师，仍停留在"重专业素质教育，轻综合素质培养；重专业知识传授，轻创新能力培养；重成才教育，轻成人教育"的阶段，使素质教育尤其是人文素质教育，还多停留在层面上，而不能深入地、全方位地开展。只有使院校各级管理人员、教师都清醒地认识到时代发展对护理教育内涵和护生素质的要求，推进素质教育的意义，把人文素质教育提到议事日程上来，才能树立新的护理专业教育观念，充分利用学校所有的资源，开辟多种教育途径和渠道，创设人文素质教育的条件和环境；才能让每位教师在每门课程中自觉地注重培养学生的综合能力；才能使专业教育与人文素质教育互相结合渗透,从而使护理教育适应时代前进和健康发展的需要。

2.2 改革课程结构,优化教学内容 武有祯等已对国内 24 所院校三年制专科护理所开设的人文课程进行了统计,结果为各院校开设的人文课程从 1 门到 5 门不等,平均 2.63 门,所占学时数的比例从 1.8% 到 8.4% 不等,平均为 4.2%,所有院校开设的人文课目均偏少,出现课程开设形式不合理、课程设置各校之间不平衡、学科门类不齐全和不科学的情况[2]。要提高护生的人文素质,应科学、合理地增设人文课程,如"护理心理学""护理美学""护理伦理学""文献检索与写作""公共关系学""人际沟通""护理管理学""社会医学""社会学基础""健康教育"等,保证人文课程时数占总课程时数的 15% 左右,在明确培养目标的前提下确定必修和选修课,使学生首先在获取人文知识上得到保障。同时,也应该认识到这虽然补充了学生的一部分人文知识,但新增人文课程,一方面使开设课程门数越来越多,要学生在较短的学制内学完更多的课程,会加重学生的负担;另一方面新开设的人文课程与原有课程之间缺乏有机的联系,使课程安排杂乱零碎,会增加学生学习的难度。对此,我们认为要加强人文素质教育,必须彻底打破原有"普通基础课、医学基础课、专业课"三段式的护理教育课程结构体系,重新构建适应整体护理的护理教育课程体系,挣脱原有课程体系中强调学科知识的完整性和系统性的束缚,加强学科间在逻辑和结构上的联系,使各门课程之间护、医、文互相渗透。已有部分院校做了有益的尝试,提出了"自然科学基础课、人文社会科学课、预防保健课、医学基础课、专业课"五大课程模块,体现了"突出护理、加大人文"的新型的护理课程结构体系[3]。

2.3 建设校园文化,营造人文氛围 校园文化是指主导文化(以第一课堂为代表的学术文化)之外的文化活动与现象,它通过感染、暗示、激励与心理调适等多种功能,改变着学生的情绪、情感、行为规范与生活方式等,它有巨大的教育功能[4]。在构建适合学生人文素质培养的校园文化时,首先要加强校园的人文环境建设,包括校园的绿化和规划、校训与学生行为规范的制定、人文景点的设立、教室和实验室的布置,处处应体现人文的思想,使学生在良好的人文氛围中受到感染和熏陶。我们曾参观某护理学院,该院在模拟病房外悬挂了一幅巨大的油画,那是在一片蔚蓝的大海边,一位长发飘飘的白衣少女拉小提琴的背影。用它代替一个生硬、冰冷的"静"字,结果所有的参观者经过这里就自觉地压低声音、放轻脚步。其次应开设以增加人文学术氛围为目的的第二课堂,如组织开展专题讲座、名片名著欣赏、体育竞赛、时事点评、文艺表演、演讲比赛等,既丰富学生的课余生活又陶冶情操,潜移默化地影响学生,提高学生的文化素养;另外在校内组织各种社团活动,并有计划地组织学生参加社会调查和社会实践,让学生在主动参与中不断增强人际交往与口语表达能力,自觉提高自身人文修养。

2.4 加强师资培养,提高整体素质 一方面要加强对从事人文素质教学教师的培养,提高这些教师的业务水平和教学能力、教学效果。另一方面,我们认为更为重要的是加强对专业教师的人文学科知识的培训。我们在调查中发现,多数护生对护士形象的确立,首先来自于专业教师。专业教师的职业素养往往在护生今后的工作生涯中起着榜样和示范作用,他们的言行举止、职业素养和人格魅力,对学生人文素质教育起着潜移默化的深刻影响。而目前护理专业教师,绝大多数只经过系统的医学、护理专业的教育培养,相对较缺乏或较忽视人文素质的教育。应采取多种方法和手段,如高校教师的岗前培训、有计划地选送教师到高等院校深造、加强国家间的交流、鼓励教师取得第二学位、定期进行任职资格考核等,提高专业教师的自身素养,使护理专业教师不仅具有渊博的护理学理论知识和娴熟的护理操作技能,还具备应有的教育学、心理学、伦理学、社会学等人文科学知识,并能有意识地把人文素质要求渗透到专业课教学中,融会贯通地运用于教学活动,让学生在"润物细无声"中逐步提高人文素养。

2.5 招收文科学生,宽厚人文基础 人文素质不是天生的,而是人文知识的积累和内化的结果。长期以来护理专业只招收理科生,理科生源在一定程度上使护理人文素质弱化从而影响护理人员综合素质的完整性。中学时代是青少年世界观、人生观、价值观、方法论形成的黄金时期,中学的课程设置、学习环境对中学生的人文素质起着关键的作用。文科生在中学阶段的学习及爱好,使其在文学、艺术、历史、地理等学科知识方面有较理科生更为宽厚的基础,因此文科生学习护理专业的可塑性较大,更能体现护理学的人文性。一些院校已经研究证实文科生与理科生在专业知识的学习和实际操作能力等方面无明显差异,证明招收文科学生有其可行性和科学性[5]。我们认为护理专业招收文科生将有利于开展人文学科教学和提高人文素质,对培养科学素质、人文素质俱佳的 21 世纪高等护理人才将会更有利。

参考文献:

[1]Engler M B, Engler M M. Cardiovascular nurse interventionist: an emerging new role[J]. Nursing & Health Care,1994,15(4):198-202.

[2]武有祯,李睿明.专科护理教育人文课程设置探讨[J].九江医学,2001,16(3):61-62.

[3]王士才.护理教育改革的若干思路及探讨[J].中华护理杂志,2001,36(2): 130-132.

[4]林正范.大学心理学[M].杭州:浙江大学出版社,2000:249-257.

[5]黄桂开,贾长宽,周大现,等.护理学专业招收文科类学生的可行性分析[J]. 护理学杂志,2001,16(8):457-458.

（发表于《中国医学伦理学》2002 年第 2 期）

医学生开展临床医德实习的构想

夏瑞明

摘　要：开展临床医德实习是医学生医德教育的一条重要途径，本文提出了开展临床医德实习的时间、内容安排，带教和考核办法等方面的具体设想，并指出要做好临床医德实习必须注意的问题。

关键词：医学生；临床实习；医德实习；医德教育

加强临床实习阶段的医德教育一直是医学生医德教育的一条重要途径，它主要渗透在临床技能实习之中，尚未见有专门的医德实习安排。为此，作者提出对医学生进行医德实习的构想，并就医德实习的时间安排、内容安排、带教方法、考核办法等方面提出具体的设想。

一、构想的提出

随着社会主义市场经济的发展、卫生体制改革和医学模式的转变，医疗行业的竞争日趋激烈，医疗服务的商业化日趋明显。由于受经济利益的影响，医生职业道德观、价值观发生了明显的变化，出现了医患矛盾突出、红包回扣等不正之风屡禁不止、医药收费居高不下、医生看病"见病不见人"等各种医德医风问题[1]。据调查，医务人员服务态度差已经是一个被多数人所认同的问题[2]。因此，加强医疗行业的医德医风建设，已成为新时期卫生事业的重要工作和社会的热点问题。加强医德医风建设须从方方面面抓起，从每个人做起[3]。医学生是医学事业的未来，加强对医学生的医德教育，培养德才兼备的医学人才，让他们带着良好的医德，高尚的情操，全心全意为病人服务的思想，进入医疗卫生行业，将会从源头上促进医院的行业作风建设，也是国家医药卫生事业与人民健康事业发展对高等医学院校的必然要求。课堂教学是医学生医德教育的环节之一。它主要从理论上给学生以教育，而临床实习是医学生真正开始医疗实践的第一步,它不但是一个医学生能否成为一名技艺高超的医生的重要学习阶段,也是一个医学生能否成为一名医德崇高的医生的重要学习阶段[4],是个人医德医风形成的开始,因此,加强这一阶段的医德教育显得尤其重要。而目前对医学生的临床毕业实习的安排重视的是临床各项技能的实习,如对内外科等各临床科室的实习都有明确的时间要求和考核要求,尽管也要求培养学生具有良好的职业道德,但多是笼统的,没有具体的实习时间,因此也就多流于形式,更无法考核。为此,作者提出医德实习的构想,对如何实施临床医德实习提出具体的做法,以期对医学生的培养在医术和医德两方面能齐头并进。

二、构想的实施

1.医学生开展临床医德实习的时间安排

笔者认为,医学生开展临床医德实习的时间宜安排在毕业实习中进行。具体分两个部分。一是集中医德实习,主要安排在医院行风建设办公室、医教科(医务科)、护理部等接受病人投诉、检查医疗质量的科室和部门进行实习,时间以 2 周为宜;二是穿插在各临床科室技能实习之中进行,主要是在临床实习的各个环节中渗透医德实习,因为医院内不同的岗位有不同的医德要求,医学生在各个科室轮转实习时,每个科室均应对他们进行医德方面的教育。

2.医学生开展临床医德实习的内容安排

(1)集中医德实习的内容安排:可以安排学生在相关部门参与受理病人投诉,参与处理医疗纠纷,从病人的种种不满意中吸取教训,改进自己的不足,升华自己的行为和品德。让学生参与医院各种医疗质量的检查和考核,使他们懂得对病人进行规范化诊疗是一名医务人员的基本道德准则,过度检查、不合理用药等不仅仅是医疗技术问题,更是医德的问题。请院内医德好、技术精的优秀医务人员给学生做专题报告,使他们学习有榜样,行动有目标。还可以组织学生进行典型案例的讨论,分析其中存在的医德问题,研究如何提高自己的医德和修养,从而举一反三,达到事半功倍的效果。安排学生学习《执业医师法》等相关的医学法律法规,让学生懂得如何进行依法执业。

(2)穿插在各临床科室轮转中的医德实习内容:请医德高尚、技术精湛的医师做带教老师,从接诊、检查到治疗,每个环节,老师都言传身教,从语气到动作、从检查项目的选择到治疗方案的确定,一切以病人为中心,以病人满意为目标。发扬救死扶伤的革命人道主义精神,全心全意为病人服务,使学生在学习医术中潜移默化地学会医德。

3. 医学生开展临床医德实习的带教方法

(1)集中医德实习期间,固定岗位,不固定带教老师,让学生在相关岗位上参与接受病人投诉,旁听医疗纠纷的处理,参与医疗质量的检查和考核。组织学生听专题报告,开展病案讨论、学习医学相关法律法规等。

(2)穿插在各临床科室轮转中的医德实习,由专人带教,固定老师,不固定岗位,让学生跟着老师在各个岗位上做各种各样的医疗工作,老师在完成临床技能教学的同时,随时对学生渗透医德的内容和要求。

4. 医学生开展临床医德实习的考核方法

医德医风无法像临床知识那样,可以用试卷或技能测试等进行考核,它的目的是培养学生有良好的品德,有全心全意为病人服务的思想,因此,医德实习情况的考核应有别于临床技能的考核,作者认为可以用下列方法。

(1)集中医德实习期间的考核:集中医德实习的目的是提高学生对医德方面的思想认识,高度重视医疗实践中的医德问题,本着这个目标,实习结束,可以让学生写一篇心得体会,作为考核的内容是合适的。

(2)穿插在各临床科室轮转中的医德实习考核:穿插在各临床科室轮转中进行医德实习的目的是让学生掌握在医院各个诊疗环节中如何做一名医德高尚的医生,因此,它的考核可以穿插在临床技能考核中,注意观察学生在技能操作考试中如何体现人性化,如何为病人考虑,等等。如进行体格检查时,是否把冰冷的手伸进病人体内,体检完毕是否为病人盖好衣服和被子,等等,从细微处显示出良好的医德医风。

(3)医德综合考评:可以通过请医院领导、科室主任、带教老师、患者等为实习同学打分的方法进行,从而了解各类人员对该学生医德表现的评价。

三、实施中要注意的问题

1. 领导要重视

医学院校领导和各实习医院领导要高度重视学生的医德实习。要制订明确的实习计划和实习要求,保证实习时间,认真做好考核工作,要把医德的考核成绩作为整个毕业实习成绩的重要组成部分,医德考核不及格,一票否决,这样的学生技能考试成绩再好也不能毕业。

2. 时间要保证

随着经济社会的发展和医学模式的转变,人民群众对医学这一职业的要求越来越高,医学生医德的实习已经不是可有可无,而是非常需要,各实习医院一定要保证学生的医德实习时间。在实习一开始就要做好安排,明确每个学生的具体实习时间,并做好考勤工作。

3.要有专人负责

各实习医院,要有专人负责学生的医德实习,安排实习时间,组织实习内容,做好考核工作,使这项工作有序进行,有效完成。

4.选好带教老师

带教老师直接影响着医德实习的效果,因此选择一个好的带教老师非常重要。选择那些自身医德好、医技高、教学能力强的医护人员作为带教老师,既能言传身教,又能启发学生,帮助学生。这些带教老师工作踏实,具有无私奉献精神,能够把医德教育贯穿在医疗实践的每个环节中,处处不忘对学生进行良好的思想道德教育,将医术和医德同时教给学生。

参考文献:

[1]杨永明.从医疗行业热点问题中探讨医德建设[J].中华现代医院管理杂志,2005,3(6):576.

[2]易松国.普通市民、医务人员及病人对医德医风的评价分析[J].中国医学伦理学,2005,18(3):1-3.

[3]叶国强,李海全.加强医德医风建设须从每个人做起[J].中国当代医学,2005,4(9):62.

[4]秦华东,李传乐,李强,等.在临床教学中的加强学生医德教育的基本途径与方法[J].中国高等医学教育,2005(4):81-82.

(发表于《中国高等医学教育》2006 年第 7 期)

试论护理学专业人才人文素质培养

周　瑾　任光圆　王建华　夏国园　杨　萍　俞爱月

摘　要：现代护理学要求护理人才既要有较强的专业知识，又要有丰富的人文社科知识。通过利用综合性大学多学科优势，从护理人才培养目标出发，有效地进行学科融合和渗透，经过增加人文课程设置、开设各类选修课、加强师资队伍人文素质建设等方法，提高学生的人文素质修养，适应医疗护理服务的需求。

关键词：护理学专业；人文素质

护理工作不仅是一门科学，更是一门艺术，护士则是融知识技术和人文修养为一体的专业工作者。目前，人文社会学知识在工作中的重要性已逐渐得到认可，将人文学科、人文素质和人文精神引入护理教育，使护生同时拥有医学、护理学知识与人文知识，是护理教育发展的趋势。

一、21 世纪护理教育需要护理人才具有较高的人文素质

（一）适应护理模式的转变必须重视人文素质的培养：护理学是一门跨学科的综合性应用学科，兼具自然、社会、人文学特性。随着人口老龄化及心血管疾病、肿瘤等慢性病占主导地位，卫生服务需求模式发生转变，发展社区和家庭护理成为 21 世纪护理发展的迫切需要，护士走向社会和家庭成为趋势。护理教育要适应护理模式的转变，培养学生关注现实、关爱生命、关怀平民的人文态度。

（二）提高护理服务品质必须重视人文素质培养：一方面，国际护理推崇以人为本的护理新概念，经济全球化要求护理工作者具有多元文化和现代护理理论[1]；另一方面，随着社区、家庭护理的发展，留院病人的急、危重症及疑难病增加，护士需要掌握高、精、尖端的护理技术。人文素质教育的关键是培养人文精神，它不仅教给学生人文知识，还促进人文学科的内涵价值——人文精神向个体

身心的内化,这正是人文素质教育的一个重要特征[2]。

二、加强护理学专业人才人文素质教育的对策

良好的个人修养和道德行为、良好的语言表达能力、逻辑思维能力、准确的判断能力、人员间有效的沟通和相互理解是提高护理效果的重要方面[3],也是体现护士及护理专业社会形象的重要方面。为此,我们应切实加强学生的人文素质教育,使其贯穿于高等护理教育的全过程。

(一)增加人文课程的设置:开设医学社会学、人际沟通学、音乐基础、美术作品鉴赏等人文社科类课程,增加教学计划中选修课比例,充分利用综合性大学学科门类多的优势,使学生自由选读法学、社会学、文学、管理学等课程,并对选修学分做了最低限定。这些跨学科的选修拓宽了学生的知识面,使其视野得以开阔,能了解到不同学科、不同课程之间知识的联系和贯通,从而形成学科知识的整体观念,促进其在学习专业课程时知识与思维方式的迁移,提高了学生的人文素养,使之更好地适应现代医学模式的改变。

(二)加强师资队伍人文素质建设:人文教育水平的高低、质量的好坏,师资的好坏是关键。教师的道德品质、修养水平、治学态度、人际交往、言行举止等都可对学生产生无声的影响,使学生在不知不觉中接受教育。因此,教师要重视自身人文素质的提高,学校也要重视、关心教师人文素质的培养。拓宽教师知识结构是提高人文教育师资水平的重要措施,采取进修学习、在职听课等措施,让人文科学教师补习护理学基本知识,不断丰富知识结构;让具有一定人文科学知识的护理专业教师兼职参加人文科学教学,在教学中学习、提高。注重培养具有护理学和人文科学双学位的高层次人才,建设高水平的护理人文教育师资队伍,为实施高质量的护理人文教育提供保障。

(三)营造良好的校园文化:把提高学生人文素质寓于校园文化建设中,潜移默化地影响学生。积极开展辩论赛、人文知识讲座、文艺会演、体育竞赛、社团巡礼、科技文化节等活动,丰富学生课余生活;利用橱窗、报栏和网络等宣传媒体引导学生,在教学区和实验中心等重点学习区域进行文化长廊布置,为护生营造浓厚的人文教育氛围;利用绍兴丰富的历史文化资源,学习鲁迅、蔡元培、周恩来等名人精神来砥砺操守、锤炼意志,组织参与风则江大讲堂知名专家学者的讲学活动,感受名家风采,激发学生勇于探索、敢于创新的精神。同时,加强人文科学类图书馆建设,使学生在课余时间有书可读,让学生在浩瀚的人类文化中受到熏陶,不断促进其心理品质的内化。

(四)组织各种培训和社会活动:充分发挥自身专业优势,引导学生积极投身

社会实践活动,每年举办庆祝"5·12"国际护士节系列活动,积极参加市护理学会举办的相关活动,使学生受到了很好的专业思想教育;组织各种培训和社会活动,如始业教育、礼仪培训、社区卫生服务等提高学生职业素养。暑假安排学生进行1～2周的社会实践活动,积极创造条件并鼓励学生参加青年志愿者服务队等公益活动,深入工厂、农村、市场,访贫问苦,了解社会生活。通过社会实践活动,学生不仅可以了解社会对护理学专业学生素质要求的信息,而且可以发现自己的缺点和不足,增强提高自己综合素质的自觉性和能动性,使学生的爱岗敬业精神在丰富多彩的社会实践活动中得到升华,境界得到提升,责任感、使命感和奉献精神得到强化。

(五)在专业课程中渗透人文教育[3]:突破学科界线使人文教育以渗透方式融进专业课的教育之中。如:在疾病护理教学中,教师除讲授疾病及其治疗、护理外,还注重讲授如何针对患者社会心理进行护理,让学生认识到护理技术与社会的关系、护理技术与人的关系;在讲授人文科学课程时,注意分析、研究护理学领域中的人文社会问题;在护理课程中融入人文精神的科学理论,使学生能较深入地理解和掌握人文知识,达到人文知识与护理学实践"一体化"的目的[4],提高人文教育的实效性。

(六)开展各种专题讲座:专题讲座是补充和拓宽课堂教学的最好途径,既能照顾到知识面,又有助于学生开阔视野,增加人文知识的积累,为人文素质的形成奠定良好基础。充分利用综合性大学自然科学与人文社会科学结合、科学教育与人文教育融合的特点,提高医学生的人文素质。

(七)将人文素质要求纳入考核评价:建立有效、合理的考核评价体系是促进护理人文教育的重要手段。采用课程教学评价考核与实际操行相结合,即与护理操作、临床见习、毕业实习环节的护理行为结合起来进行综合评价考核,体现学生的人际沟通能力、人性化服务能力和医德修养水平等综合素质。教学评价考核可分为笔试、口试,也可以通过资料收集、案例分析、论文撰写、专题调查、社会实践等多个项目进行综合评价。

人文素质的提高是"潜移默化"的过程,其教育是多角度、多方位、多渠道、多形式的,应将人文教育渗透到护理教育的各个环节,贯穿整个护理教学全过程,培养科学精神和人文精神相结合的、高素质护理人才。

参考文献:

[1]宋春燕.美国护理教育的变化及发展趋势[J].国外医学护理学分册,2001,20(6):261-264.

［2］赵降英,郑云飞.医学生人文素质教育模式研究[J].中国医学伦理学,2002 (1):50-51.

［3］黄金月,王慧莲,李洁明,等.中国护理教育发展趋势分析[J].中华护理杂志, 2000,35(6):333-337.

［4］余仙菊.发达国家医学人文教育给我们的启示[J].广西高教研究,2002(1): 109-110,95.

［5］陈莉嘉,徐玉娴,叶志弘.人性化管理对提高护士员工的职业满意度的实践 [J].中华医院管理杂志,2005,21(2):130-132.

［6］严云丽.谈护理的艺术化[J].中华医院管理杂志,2003,19(6):367-368.

（发表于《中华医院管理杂志》2007 年第 10 期）

多元文化视野下人文护理的内涵与实践

赵伟英　沈雪艳　陈三妹　周　萍

摘　要：从多元文化的角度探讨护理人文关怀的内涵及实践，不同的文化背景导致价值观、信仰的不同，对病痛的理解、治疗方式的选择也各不相同。护理人员应该理解社会文化环境对疾病和健康的影响、对疾病治疗的影响，以及护患关系中以病人为主、以人为中心的理念，在护理人文关怀实践中，遵循尊重平等、有效沟通、需求对等和适度关怀的实践原则，使人文精神与医学技术在不同文化间相互渗透与融合，真正实现"以人为本"的护理。

关键词：多元文化；人文关怀；人文护理；内涵；实践原则

护理学是维护、促进、恢复人类健康的学科，既属于自然科学范畴，又是社会科学。现代医学对人体和疾病的认识，由病原微生物向分子水平及更深层次发展，借助于高精尖的仪器设备和药物，脏器功能替代、器官移植、靶向式治疗等无不挑战人类的极限，从生物医学意义上极大地提高了疾病治愈率。然而，生物医学意义上的治愈涵盖了病人的全部需求吗？怎样的护理关怀才是病人所需要的？这些都值得我们深思。病人作为疾病的承载者，具有社会文化属性，不同的文化背景导致价值观、信仰的不同，对病痛的理解、治疗方式的选择也各不相同。生物—心理—社会医学模式的提出，使医学关注人与社会、环境系统层次，要求护理从整体观念出发向人性化、个体化、多元化发展，既满足健康需要又注重生命质量。20 世纪 60 年代美国护理学家 Leininger[1]博士将文化引入到护理学，在护理过程中关注文化的差异，关注社会文化因素对治疗和护理的影响。护理工作中融入人文关怀成为现代护理发展的趋势[2]。现就文化视野中护理人文关怀的内涵及实践原则探讨如下。

1 护理人文护理内涵的发展

1.1 人文关怀 作为中国人价值源泉的儒家思想重视对完善人格的追求和自身能力的全面发展,崇尚以人为本的关怀,包括对人的生命存在和人的尊严、价值的理解和把握,以及对终极理想的追求。《易经》记载,"刚柔交错,天文也;文明以止,人文也。观乎天文以察时变,观乎人文以化成天下"。"人文"是指人为之事。人力所及之事;"人文"几乎涵盖了与人的活动有关的一切社会现象和文化现象。人文关怀是涵盖了生理需求、社会属性需要和自我发展层面的关怀,是对人的生存状况的关切、对人的尊严和价值的维护、对符合人性的生活条件的肯定、对理想人格的塑造以及对人类的解放与自由的追求。有研究认为人文关怀包括 3 种含义[3]:①指人的普遍的人文教养和人的综合人文素质的提高;②指对人的关怀和照顾,"善待一切人,把人当人看";③指把人当作最高价值和终极关怀的对象,即坚持"从人出发,通过人并且为了人"的思想原则。

1.2 护理人文关怀 人文护理是涵盖情感的专业人文关怀。海德格尔从哲学意义上认为关怀包括普通关怀和专业关怀。专业关怀是具有帮助性的、支持性的、关心性的专业行为,以满足服务对象的需要,从而改善人类的生存条件或生活条件,以利于人类社会的生存及发展。Watson[4]强调护理学是一门人性科学,在护理过程中对病人的关怀护理是一种人性和情感的体现,是一种专业性关怀。Benner 和 Wrubel[5]指出关怀是人际活动,护理关怀是护士与病人之间共同努力达到人际协调,护士通过认识病人的独特性,运用各种护理行为帮助他们应对各种压力源,提高应对能力。Leininger[1]提出护理人文关怀是护士能顺应和提供有利于病人和家庭独特文化背景所需要的关怀,能协助、支持和满足病人个体或群体需要,改善其生存状态、健康状况或生活方式的专业性行为或活动,最终达到整体人的健康。张秀伟和姜安丽[6]认为护理人文关怀的本质是以"整体人的生命价值"为本的人文关怀理念体现在专业性关怀行为中,包括理解病人的文化背景、尊重病人的生命价值、表达护士的关爱情感、协调病人的人际关系、满足病人的个性需要 5 个要素。护理人文关怀不仅具有文化属性的特点,也是专业所必需的要求。在护理专业中,护理面对的是具有文化特性的人,专业护士应融合自然科学和人文社会科学知识,用以理解自我和理解他人,理解不同的文化对健康的影响。美国高等护理教育标准把"护士能够提供具有文化能力和文化敏感性的护理"作为标准之一,指出护士应理解不同文化、种族、社会经济、宗教和生活方式的不同表达形式,这些不同表达方式影响人的健康状况和人对健康照顾的反应。护理人文关怀的本质是将"以人为本"的人文关怀理念体现在专业性帮助行为中。

2 文化视野中人文护理的影响因素

随着经济的发展,社会越来越呈现多元现象。多种民族杂居于某个共同的环境中,各民族仍保持本民族的文化特色而呈现出多元文化共存现象。人类学家泰勒将文化定义为:包括知识、宗教、艺术、道德、习俗及包括作为社会成员的个人而获得的其他任何能力、习惯在内的一种综合体。文化影响人们的价值观、信仰、风俗习惯和行为方式[7],影响着个体、家庭、社区的健康信念及行为,影响病人对护理的行自不同的要求及反应,直接影响健康照护的结果。护士应认识到疾病和健康受文化、价值观的影响,社会和文化环境中蕴含多种致病因素。

2.1 不同社会和文化环境对疾病和健康的影响 由于各民族间的地理因素、经济状况、风俗习惯、宗教信仰等文化特征的差异影响着不同个体的价值观,从而形成不同的生命观、健康观和疾病观。这就不难理解,在众多人群中,为什么是这个人病了?为什么是现在?为什么是他得了这种特定的病?为什么是这个特定的器官或组织?为什么出现了这些症状?这中间有着心理与身体,个体、家庭与社会在产生和表达健康和病痛过程中的相互影响。疾病不是一个孤立的事件,通过疾病,自然、社会和文化同时呈现了相关性。医学人类学家认为,疾病的认知、分类、命名、归因、治疗等都受到文化的制约,健康的观念、理论和体验都是社会性传递的文化体系的组成部分[8]。不同的治疗方法也是文化系统的一种,治疗不仅是生理功能的维持与恢复,也是社会文化过程。病人的信念和社会背景可能强有力地影响到其对各种疾病的认知、治疗的过程,如何对待健康以及最终的结果,决定了他们生病或不生病的状态。不同社会和文化环境对疾病和健康有着密切的关联度,与疾病的病因、治疗的方式有关,影响个体健康观、疾病观、生命观和死亡观的形成。

2.2 不同医学文化背景对疾病治疗的影响 近代以来西方生物医学的传播和发展改变了医学体系,形成了西医、中医并存的格局。人类学家认为在影响疾病与健康的社会文化因素中还存在着民间医学,这些既无系统医学理论,又具有民族文化背景的民间医学知识、养生习俗影响着疾病治疗的决策。人类学家凯博文认为医疗体系中可包括 3 个部分:专业的方式、民俗的方式、常人的方式[9]。专业的方式包括从正规医药院校毕业的中医、西医及护理人员等;民俗的方式有草药郎中、正骨师等;常人的方式是指以家庭社区为主的大众医疗,包含个人、家庭、社会网络以及群体的医学信仰与实践等多个层次,是一个外行、非专业、非专家的大众舞台,是疾病最早被感知、界定并处理的所在,也是病人及其家庭做出医疗决策的基础。

医务人员和病人分别处于不同的医学文化体系中,护理人员应理解病人对疾病的理解和决策。疾病是医务人员的定义,而病人对此的认知是病痛、是一种主观体验。医务人员具有疾病知识方面的优势,而病人有的是病痛的体验、大众的知识。某一疾病,从医学的角度需要手术切除部分器官组织帮助恢复健康,而病人的角度希望保持躯体的完整、人性的尊严,转而求助于某些民间治疗、宗教信仰;在治疗方式的选择上,医务人员的理性使他受限于具体的疾病、治疗方案的可行性及各自的利弊,而病人所忧虑的可能是孩子的照顾、经济承受能力、自己的工作等问题。这就是来源于不同群体对同一事件的认知,需要护理人员了解病人所处的情境,解释、翻译专业与非专业医学体系间的差异,充当中介转化的作用,既尊重病人的文化特质,回应和调整护理措施,给予适合的、个性化的护理关怀,又保证有效治疗护理措施的实施。

2.3 以病人为主、以人为中心的理念 提倡"以病人为中心"的医疗服务,主体地位是病人,医疗服务满足于病人的需求。然而,在临床实践场景中病人往往受制于各项医疗护理措施,甚至面临着非人化、失去对身体和环境控制等情况,如身体约束、限制家人探视等。护理人员应该认识到病人维持自身存在的生物性需要和对社会生活条件依赖的社会性需要,生物医学的方式也许能、也许不能处理面临的病情,解释所患的病痛。病人的信仰、对生病的观点最终决定了目前他是不是处于生病状态。在临床实践中,尽可能达到护患之间的一致性,护理人员应该把了解病人对病痛的解释模式作为护理的重要组成部分,并尽量让病人理解护理人员的解释模式,以取得良好的治疗效果。护患之间作为一种契约式的人际关系,护理人员有义务提供技术方面和情感方面的支持,包括为病人提供基础护理、专科护理,还应满足病人和家属人性关怀情感的需要[10]。

是"人"而非"病"处于治疗护理的核心。护理工作的着眼点是人而不仅仅是疾病,其任务除完成治疗疾病的各项任务外,还担负着心理支持、协助康复等任务。护理的目标除了纠正人生理上的变异外,还致力于人的心理社会状态的完满与平衡,在尊重人的需要和权利的基础上,提高人的生命质量。从传统的生物医学模式向生物—心理—社会医学模式的转变,无不反映了医学内部自身的反思。给予病人人性化的照护,强调以病人为中心,满足病人的基本欲望与需求,承认病人的自我决定权力,归根到底是将病人作为整体的人来看待,这也是医学伦理学的原则之一。运用人文关怀知识,一方面可了解病人的文化背景,倾听病人的心声,认识到病人的主观体验和感受,而不是把一个客观的医学现实强加于病人身上,实行机械式的治疗和护理;另一方面可增加护理人员文化的敏感性,提高护理人员的自身素养。

3 护理人文护理的实践原则

护理人文关怀是一种专业的行为,首先是一种提供照顾和帮助的护理行为,其次是对病人的一种情感表达,是一种互动的人际活动。护理人文关怀在不同文化间相互尊重、相互了解、相互融合,使人文精神与医学科学技术两者之间相互渗透与融合,实践和实现"以人为本"的护理最高理念,提高护理服务质量,提高病人的满意度。

3.1 尊重平等的原则 尊重和平等是护理人文关怀的前提和必要条件。从多元文化角度看,任何一种文化都是平等的,没有优劣之分。关怀是一个人尊重另一个人价值观的具体表现。在护理实践中要贯穿以人为本、尊重平等的原则,不仅要认识到不同国家、特定语言或宗教族群的文化和传统,还应认识到疾病和治疗方式作为一种社会文化形式也存在着差异。护理的决策和行为必须建立在满足服务对象的需要和提供相应文化照顾的基础上,尊重病人的选择权。对于有宗教信仰的病人,在不影响他人和治疗的情况下尽可能满足其宗教行为,使病人更能坦然地面对疾病和死亡。

3.2 有效的沟通原则 有效沟通是护理人文关怀的基石。护患之间的沟通具有跨文化沟通的特点,有学者认为临床上每一次护士与病人的接触都是一次跨文化的接触[11],由于双方文化背景的不同,尤其是文化深层结构中的价值理念、伦理道德观念和思维方式等差异,导致交际双方彼此间产生误读和交流障碍。沟通能够了解彼此,缩短文化之间的差异。人类学的观点认为,不应该就疾病论疾病,而应该把它放在人们所处的文化场景中加以分析与理解。在沟通过程中要突破特定文化设定的程式和范围,让双方能最大限度地相互接近和理解,以获得真正意义上的沟通。病人在叙述病痛体验时,既可以表达出病人的思想、情感与认知,还描述出所观察与理解的外部世界。通过叙述将个体的生理过程、文化意义与社会关系连接起来,同时呈现出病人的内在经验与外部世界,有利于护理人员对病人的了解。通过沟通,一方面护理人员把对疾病和治疗专业的解释模式传递转译给病人;另一方面,使病人能够理解专业层面的治疗护理决策,重塑健康行为。沟通是理解病人所处的情境的基本举措,在疾病的病因、治疗方面,与某些特定的社会文化有关,有效沟通是主客体双方相互协商、重构社会行为的过程。

3.3 需求对等的原则 关怀是一种平等互惠的关系,并不是单向的传递,关怀者和被关怀者两者都会付出,也都会有收获。护理人文关怀是以人为本,体现的是对人、对生命与身心健康的关爱,护理人员向病人传递对生命的尊重,通过技术性和情感性的关怀促进病人的健康。而病人对关怀的回应、反馈,在健康理念和行为上向积极方向的转变,可以提升护理人员的自我价值和职业的认同感。在双方的关系中,被关怀者需要获得帮助,看上去处于弱势地位,但关怀者也需要肯定和鼓励,尤其是来自于被关怀者。在临床实践中,护理人员要根据病人的需要,包括生物性需要和社会性需要,提供最适的护理关怀,病人的语气、语调、肢体语言、社交距离、社会支持系统等能反映病人真实的反馈信息。如外籍人员的跨文化护理需求主要表现是重视隐私权、风俗禁忌、饮食习惯、社交礼仪、就医体制及环境等方面[12]。从病人的需求出发给予对应的护理关怀,避免单方面的文化强加。

3.4 适度关怀的原则 所谓适度性,是一种介于"过"与"不及"两端之间的均衡性。在伦理道德关怀之间找到一个比较合理的张力,保持相对平衡的状态,做到行为的恰到好处,既尊重病人的私人空间,又提供必要的帮助。中国传统文化中的中庸、和谐值得借鉴,追求各种相互矛盾的事物和谐统一。强调对立物之间相互依存、相互制约的整体性原则[13]。通过有形和无形的方式来实践人文关怀。首先,在医疗护理环境、各种设施物品中体现人文关怀。有研究表明,护士在环境布置及各种资料发放时对文化的关注及敏感性不足[14,15]。物化人文关怀包括整洁的医院外观建设、合理明确的就诊流程、层次化及家庭化的病房设计、舒适安全的护理用具等,体现"以人为本"这一人性化的理念。其次,在护理规范方面,护患人际互动中规范关系为纽带的关怀是病人得到人性护理的基本保障。"待病人如亲人"长期以来被作为是护理行为的指南,是儒家待人文化的传递,体现了护理的人文关怀,在各类护理法规、制度、工作职责、操作流程等都有所体现。

随着护理理论的发展,护理的概念更广义地体现为具有文化特色的照顾和关怀[1]。护理人员通过树立一种全新的人文关怀理念,用于理解自身和理解不同文化背景的他人,在关爱病人的同时实现自我关怀,重新认识与理解护理学的"人学"本质,实现护理学与人类文化之间的互动,为护理人文关怀注入持续的动力和源泉,拓展人文关怀的深度和宽度。

参考文献:

[1]Leininger M. Future directions in transculture nursing in the 21st century

［J］.Int Nurs Rev,1997,44(1):19-23.

［2］李惠玲.护理人文关怀的基本理论及临床应用［J］.中华护理杂志,2005,40(11):878-880.

［3］王东红.人文关怀视野中的医院发展［J］.医学与哲学,2005,26(8):47-48.

［4］Watson J. Caring knowledge and informed moral passion［J］. Advanced Nursing Science,1990,13(1):15-24.

［5］Benner P,Wrubel J. The primacy of caring:stress and coping in health and illness［M］.Calif:Addison-Wesley Publishing Co,1989:35.

［6］张秀伟,姜安丽.护理人文关怀概念的研究现状与分析［J］.中华护理杂志,2008,43(6):540-543.

［7］胡倩倩.多元文化护理理论在我国的发展现状与思考［J］.护理学报,2010,17(12B):1-4.

［8］徐义强.医学的文化视角:基于医学人类学的理念［J］.南京医科大学学报(社会科学版),2012(1):6-10.

［9］张有春.医学人类学的社会文化视角［J］.民族研究,2009(2):57-66.

［10］许娟,刘义兰,罗健.护理人员关怀能力现状及影响因素调查［J］.护理研究,2009,23(12C):3306-3308.

［11］Marshall J.International and cross-culturalissues:Six key changes for our professions［J］.Folia Phoniatr Logop,2003,55(6):329-336.

［12］朴玉粉,王志稳,吴晓静,等.外籍人员多元文化护理需求调查分析［J］.中国护理管理,2007,7(9):28-30.

［13］田莉.先秦儒家仁学思想与护理人文素质教育的可结合性探讨［J］.中国实用护理杂志,2010,26(4):63-66.

［14］李旭琴,师云山.提高人文素质实现人文护理［J］.护理研究,2010,24(7C):1956-1957.

［15］钱颖,杨丽黎,林爱娟,等.护士多元文化护理能力现状及影响因素的调查与分析［J］.护理与康复,2012,11(9):823-825.

（发表于《护理研究》2014 年第 5A 期）

基于职业情感和能力培养的护理学早期认知实践研究

孙一勤　陈三妹

随着医学模式的改变、疾病谱的变化和健康观念的更新,现代社会对护理人才提出了更高的要求。高等护理教育为适应人才需求的变化,提出应用型护理人才培养模式。该模式追求现实需求基础上的职业实践性[1],其最终目标是使学生获得护理职业领域的核心能力[2]。在核心能力培养的途径上,专业价值观、沟通能力、思维能力和关怀能力是整体胜任力增长的动力和内在源泉[3]。故本院在护生入学早期开展了以"情感和能力为导向,临床情境为载体"的早期认知实践,对学生的职业情感和核心能力进行早期教导和渐进式培养。

1　早期认知实践教学

1.1　教学目的

其目的在于让学生尽早接触临床,感知护理专业的特点、学科内涵及外延;进行关怀能力、沟通能力、思维能力的早期培养;同时帮助学生形成诸如护理文化、工作环境、工作职责等的感性认识。

1.2　教学安排

在新生入学第1学期的中期,进行为期1周的早期认知实践活动。此时护生刚开始"护理学导论""人体形态学"等专业基础课程学习,又恰值对护理职业拥有最初的新鲜感和敏感性时期。实践活动根据教学内容的不同,分阶段在综合性医院和专科医院完成。各医院安排专职临床老师脱产进行带教。带教老师根据医院和科室特点进行具体的教学设计和教学活动组织。

1.3　教学内容

实践教学内容以临床情境为载体,分五部分内容:护理文化、临床环境、工作日程、陪护沟通、评判反思。

1.3.1　护理文化　包含"文化感悟"和"故事共享"两个环节。文化感悟:由带教老师介绍医院的护理理念、护理组织结构、护理人员的基本要求、医院规章制度等。故事共享:带教老师将自己职业生涯中最为感人、最能起正向引导的故事和学生分享及讨论。该环节要求学生撰写"故事共享经历",就故事情节、老师行为、自己的共鸣作评判性思考。通过这一实践环节帮助护生了解护理文化、护理人员应具备的基本素质和内涵要求。

1.3.2　临床环境　包含"环境介绍"和"就诊体验"两个环节。环境介绍:主要结合医院物理场景为护生介绍综合性医院和专科医院环境,让护生了解医院环境的设置及功能,并思考综合性医院和专科医院设置的差异。就诊体验:护生亲身参与就诊或陪同重症患者就诊(从挂号、付费、辅助检查、取药到入院),了解患者就诊流程、导医工作要点,体验患者心情,思考医疗环境和服务流程的优化。要求学生反思自己在就诊和陪同患者的过程中遭遇的情况、实施的关怀行为,形成"关怀日志"。

1.3.3　工作日程　包含"岗位职责"和"非技术性服务"两个环节。岗位职责:跟随临床老师观察病房护士一天的工作日程,了解护士的岗位职责,要求学生思考护理基础知识、基本技能与临床实际应用的关系。非技术性服务:观察护理人员在工作过程中的非技术性服务对护患关系的影响,引导护生树立尊重生命、尊重健康、人文关怀的理念。

1.3.4　陪护沟通　包含"临床陪护"和"社交性沟通实践"两个环节。临床陪护:以护工身份为患者提供非技术性服务,思考医院人性化护理服务和家属的服务需求。社交性沟通实践:护生与患者及其家属进行社交性沟通,学习与患者沟通的方法和技巧,反思自己的沟通行为。

1.3.5　评判反思　包含"评判讨论"和"自我反思"两个环节。评判讨论:组织学生分班分组进行实践活动交流讨论,提出自己的体会、疑问和想法,由专业教师点评。自我反思:学生书写整个实践活动的"反思性总结"。在这个过程中,要求学生如实地、评判地分析实践过程和实践活动对自己的启示,内容可延伸到对护理操作、护理职业、护患关系、人生观、生与死等主题的反思。

1.4　质量控制

1.4.1　根据专业能力要求设计教学　实践活动开展前,学院就实践内容的"核心知识点和通用能力要点"开展多次讨论。在知识点确定后,学院组织专业老师和各附属医院的临床老师就教学方法、教学组织等有关内容开展教学研讨和培训,重点讨论如何在临床护理环境中寻找合适的载体,实化教学中的知识点。

1.4.2　实施正向引导为主的临床带教　实践活动要求带教老师在教学中以教育性、引导性为主，以现实的事例、正向的激励，引导学生树立专业认同感和专业价值观，对一些医疗环境中的负性事件给予客观阐述和分析。

1.4.3　开展多角度的实践动员指导　实践开始之前，护理系召开早期认知实践指导会，组织学生了解医院规章制度、实践学习重点、知识准备、用物安全等，并对学生在实践过程中应注意的仪容仪表、沟通礼仪、医疗纠纷和缺陷的防范等提出相关要求。

1.4.4　实行全程监督的双向反馈　早期认知实践纳入整个培养计划，与学分挂钩，由学校和医院统一管理。实践期间，学校组织专业课老师和教学管理人员到各实践基地检查，及时听取带教老师和实践护生的反馈。

2　早期认知实践结果

2.1　学生实践反思的主题

对实践结束后的学生反思总结进行分析，其主题内容主要归纳于以下 9 方面：(1)感悟到生命的价值和关爱患者；(2)反思人生意义和专业价值的相关性；(3)了解护理工作的内涵，认识到服务的重要性；(4)理解患者和家属的心理需求；(5)分析眼神、触摸、微笑、语言等沟通技巧的使用；(6)思考服务技术、服务流程等问题；(7)体会到专业知识的不足，坚定了学习信心；(8)感受到护士承受的压力，思考改善工作环境和提高护士抗压能力；(9)思考如何保持自己的职业忠诚度。

2.2　教师对学生的评价

教师根据学生的实践成绩进行综合评价，评价结果见表 1。

表 1　教师对学生早期认知实践的评价[$n(\%)$]

项目	优	良	中	差
故事共享	178(3.69)	8(4.21)	2(1.05)	2(1.05)
关怀行为	161(84.74)	19(10.00)	8(4.21)	2(1.05)
沟通实践	107(56.32)	36(18.95)	43(22.63)	4(2.10)
评判反思	87(45.79)	92(48.42)	9(4.74)	2(1.05)
实践总评	84(44.21)	68(35.80)	34(17.89)	4(2.10)

2.3　学生对早期认知实践教学效果的评价

实践结束，向学生发放《护理学早期认知实践教学评价反馈表》190 份，评价结果见表 2。

表2　学生对早期认知实践教学效果的评价反馈（n＝190）

项　　目	明显提高		提高		有变化		没有变化	
	n	%	n	%	n	%	n	%
理解护理工作职责和服务本质	145	76.32	26	13.68	13	6.84	6	3.16
树立专业认同感和使命感	138	72.63	21	11.05	17	8.95	14	7.37
尊重生命和尊重健康	167	87.89	13	6.85	8	4.21	2	1.05
树立关怀理念	151	79.47	25	13.16	8	4.21	6	3.16
学习护患沟通的方式与技巧	133	70.00	34	17.89	17	8.95	6	3.16
了解患者及其家属的心理与服务需求	129	67.89	37	19.47	16	8.42	8	4.22
对临床环境、服务流程的了解	171	90.00	10	5.26	6	3.16	3	1.58
评判地看待职业相关领域问题	146	76.84	23	12.11	16	8.42	5	2.63

3　讨论

3.1　早期认知实践对护生职业情感和能力的影响

3.1.1　有助于护生职业情感的早期建立　临床护士的高离职率一定程度上影响到在校学生专业思想的稳定性，因而引导学生建立良好的职业情感是本实践的主要目的之一。实践结束，教师对学生的反思和讨论进行主题分析，发现主要集中于生命价值、关怀理念、专业前景和价值、患者和家属的服务需求、服务技术、服务流程、护理工作环境等问题。其中爱、尊重、需求、帮助、接受成为主要高频词汇。此外，许多学生体会到专业知识的不足，更坚定了学习的决心；也有学生感受到护士承受的压力，思考如何改善工作环境和提高护士抗压能力，甚至思考如何保持自己的职业忠诚度。个别原有转专业意向的学生也在实践结束的交流会上明确表示，自己将撤销转专业的申请。可见，整个实践活动帮助学生树立了良好的职业观和专业认同感。同时，学生的故事共享经历、关怀日志收集形成了一本关怀心路集，题为《聆听花开的声音》。这资料目前已作为下一届新生的始业教育材料，起到很好的榜样作用。

3.1.2　有助于护生专业核心能力的早期培养　首先，本实践活动的教学原则以引导为主，要求学生以自己的眼光去观察，从自己的角度去分析，确定自己的发展目标，学会质疑[4]，因而在实践过程中学生的评判性思维得到锻炼。实践结果发现学生在反思总结中均能对带教老师的故事分享、关怀行为等进行客观地评判分析，对事例的看法没有一边倒的倾向。其次，实践活动激发了学生创新性思维的火花,例如有学生提出设置服务引导视频;设立护理人员心理调节工作坊;改良护士工作站等。再者,实践过程中学生的沟通技巧得到了实战演练,能力得到了提高,尽管从评价分值可以看到学生的沟通能力还偏弱,但这恰恰符合学生的能力发展层次。最后,学生通过在实践活动中为患者提供非技术性服务、临床陪护等亲身经历,了解患者的心理和服务需求,感知到健康和生命的重要,帮助学生树立了关怀理念。在总结中,就有学生提出在医院中如何设置关怀标识以方便患者,这都是学生关怀行为的萌芽。

3.2 早期认知实践推动了护理实践教学的革新

3.2.1 早期认知实践的创新性分析 本次早期认知实践在模式上实现了目的创新、形式创新、内容创新。实践目的不局限于技术性知识和技能操作的见习,而是以职业情感、沟通能力、关怀能力和思维能力的早期教导为主。实践形式不同于其他参观、调查和访问等松散管理型[5]的社会实践,而是将实践活动与学分挂钩,采用系统化管理,专职临床老师带教。实践内容上以"情感和能力为导向,临床情境为载体",根据护理实践行为所要求的知识、技能、判断力和个人特质的结合[6],创新设置了护理文化、临床环境、工作日程、陪护沟通和评判反思五大模块。

3.2.2 早期认知实践的可行性分析 从实践教学评价结果来看,整个早期认知实践活动得到了学生和临床老师的认同和支持,表明实践活动符合学生的学习需求和能力。在学生缺乏扎实专业知识作为铺垫,同时对一些负性环境因素缺乏免疫力的情况下开展实践活动,是否会产生负面效应曾是实践组织者主要的顾虑之一。因而,如何达到现实的、良性的引导是活动开展前教学研讨的核心问题。学院和各附属医院护理部投入大量精力,组织带教老师进行知识点和临床情景结合的教学设计。实践结果表明只要在实践前做好详实的、充分的和具有针对性的准备,早期认知实践完全切实可行。

3.3 早期认知实践对教师的促动效果分析

早期认知实践活动不仅要求带教老师具备良好的职业素养、娴熟的专业辅导技能、良好的沟通能力,同时还需具备培养专业人才的责任意识和实践育人的教育理念。这都促使带教老师去学习更多的知识,提升自己的人文素养和教学技能。同时,许多带教老师指出与学生进行故事共享的过程,促使自己对自我职业生涯进行回顾和思考,提高了自己的职业认知,在获得职业成就感的同时,提高了自己的职业忠诚度。

综上所述,护理学早期认知实践在帮助护生了解本专业知识的应用领域,引导学生树立专业认同感和使命感,进行早期核心能力的培养中起到了良性的促进作用。实践成功的关键在于整个实践活动的设计、组织和教学的系统性。这种新颖的实践模式是培养应用型护理人才的基础,应固化到护理学专业人才培养教学中,成为应用型护理人才培养的特色环节。

参考文献:

[1]刘刚.本科应用型人才的定位与培养策略[J].职业技术教育,2009,30(4):19-22.

[2]徐少波,叶志弘.护士核心能力概念和构成要素的研究进展[J].中华护理杂志,2010,45(8):764-766.

[3]曹梅娟,姜安丽.护理本科人才培养整体胜任力标准框架模型的构建[J].中华护理杂志,2009,44(6):536-538.

[4]周静,江智霞,何琼,等.专科护士培训体验式教学反思报告会的组织与实施[J].重庆医学,2012,41(12):1241-1242.

[5]王章安,黄宝芹,韦艳华,等.护理核心能力的概念分析[J].中华护理杂志,2012,47(6):562-564.

[6]Papathanasiou IV,Tsaras K,Sarafis P. Views and perceptions of nursing students on their clinical learning environment:Teaching and learning[J]. Nurse Educ Today,2014,34(1):57-60.

（发表于《重庆医学》2015 年第 13 期）

本科护生评判性思维与共情能力的调查研究

蔡晨佳 孙一勤 吴淑敏 陈三妹

摘　要：目的　探讨本科护生共情能力与评判性思维能力的相关性，为提高护生共情能力提供依据。**方法**　应用一般资料调查问卷、评判性思维能力测量表、人际反应指针量表对 199 名本科护生进行调查。采用 Pearson 相关分析法对评判性思维与共情能力的主要变量进行相关分析。**结果**　评判性思维能力均分（282.73±25.97）分、共情能力均分（42.92±9.36）分。本科护生评判性思维能力与共情能力存在一定的正相关性，其中分析能力、开放思想、自信心和求知欲对提高共情能力有重大影响。**结论**　本科护生具有正性评判性思维能力，但共情能力不高，在护理教育中应加强护生分析能力、开放思想、自信心和求知欲的培养，以提高护生的共情能力。

关键词：护生；本科；评判性思维

　　共情（empathy）亦称移情、共感、同理心，是个体由于理解了真实的或想象他人的情绪而引发的与之一致或相似的情绪体验，是个人能以他人为中心，识别和接纳他人的观点并能够亲身体验他人情绪的一种心理过程[1]。护生作为护理人员的后备军，其共情能力的培养越来越被重视[2]。共情能力不仅能帮助护生在患者面前自由表现，更重要的是能提高护生的沟通技巧，与患者建立和谐的护患关系[3]。有研究表明[4]，在临床学习过程中，护生对患者态度及评价最为敏感。故加强护生的共情能力能够更好地理解患者，获得支持，建立良好的护患关系。评判性思维能力是指个体在复杂的情景中，能灵活地运用已有的知识经验，对问题及解决方法进行选择、识别假设，在反思的基础上进行分析、推理，做出合理判断和正确取舍的高级思维方法及形式。21 世纪的高等教育改革要求着重培养护生的评判性思维能力[5]，加强护生对问题的分析处理能力，从而更好地站在患者的角度理解患者，与患者沟通。本研究旨在调查本科护生共情能力和评判性思维能力水平,探讨共情与评判性思维之间的相关性,为提升护生共情能力提供理论依据。现报告如下。

1 对象与方法

1.1 对象

采用方便取样法,选择绍兴文理学院医学院大学二年级本科护生为调查对象。

1.2 方法

1.2.1 调查工具

1.2.1.1 一般资料问卷

包括性别、年龄、护生类别、生源地等。

1.2.1.2 评判性思维量表(Chinese Critical Thinking Disposition Inventory, CTDI-CV)[6]

此量表共 7 个维度,分别为寻找真相、开放思想、分析能力、系统化能力、自信心、求知欲与认知成熟度。共 70 条目,正性条目 30 条,负性条目 40 条。判断及评分标准为:正性条目非常同意计 6 分、同意计 5 分、有点同意计 4 分、有点不同意计 3 分、不同意计 2 分、非常不同意计 1 分,负性条目反向计分。CTDI-CV 总分为 70~420 分,<280 分表示评判性思维能力较弱,280~349 分表示有正性评判性思维能力,≥350 分表示具有很强的评判性思维能力。各维度的分数小于 30 分表示具有负性特质表现,得分 30~39 分表示特质在中等水平,40~49 分表示为正性的特质表现,≥50 分表示为很强的特质表现。本量表各维度和总问卷的Cronbach'S α 系数均在 0.63 以上。

1.2.1.3 人际反应指针量表

采用台湾学者吴静吉和詹志禹依据 Davis(1980)所编的中文版人际反应指针量表(Interpersonal Reactivity Index, IRI-C)[7]评价护生共情能力,该量表共 22 题,分 4 个维度,分别为观点取替、同情关怀、幻想力、身心忧急。"观点取替"指个体能够采纳他人心理观点的倾向,"同情关怀"测量的是以他人为中心的同情感和关注不幸者的行为倾向,"幻想力"测量的是运用想象去体验虚构作品如小说、电视、电影、戏剧中人物的情感和行为,"身心忧急"则是指对他人所处的困境或在紧张的人际背景下产生的以自我为中心的焦虑感和不适感。量表采用Lik-ert 5 级评分,由"不恰当"至"很恰当",分别赋 0~4 分,反向题则相反计分,总分 0~88 分,得分越高说明共情能力越强。本量表各维度和总问卷的

Cronbach'S α 系数均在 0.71 以上。

1.2.2 调查方法

以班级为单位,采用匿名填写的方式集中发放问卷,并当场收回。共发放问卷 200 份,回收有效问卷 199 份,有效回收率 99.5。

1.2.3 统计学方法

运用 SPSS 18.0 统计学软件对数据进行统计学描述、Pearson 相关分析,计量资料采用($\bar{x}\pm s$)表示。

2 结果

2.1 本科护生一般情况

本次调查 199 名护生中男 11 人、女 188 人,年龄 19～22 岁,其中二本生 116 人、三本生 83 人,生源地为城市 15 人、县城 28 人、农村 156 人。

2.2 本科护生评判性思维得分情况

见表 1。

表 1 本科护生评判性思维得分情况($n=199$)

维　度	得　分
寻找真相	36.00±5.02
开放思想	41.12±5.81
分析能力	42.74±4.53
系统化能力	37.59±6.24
自信心	38.46±6.57
求知欲	44.77±6.90
认知成熟度	41.19±4.90
总　分	282.73±25.97

2.3 本科护生共情能力得分情况

见表 2。

表 2 本科护生共情能力得分情况($n=199$)

维　度	得　分
观点取替	11.43±3.61
幻想力	10.70±3.34
同情关怀	10.79±2.35
身心忧急	10.06±4.40
总　分	42.92±9.36

2.4 本科护生评判性思维与共情能力得分的相关性分析

采用 Pearson 相关分析法对评判性思维与共情能力的主要变量进行相关性分析,结果表明,评判性思维的开放思想、分析能力、自信心、求知欲与共情能力的各维度之间存在显著相关,系统化能力、认知成熟度与幻想力呈负相关,认知成熟度与同情关怀呈负相关,寻找真相、系统化能力、自信心与身心忧患呈负相关,其余各维度之间均呈正相关,见表 3。

表 3　本科护生评判性思维能力与共情能力的相关性(r 值)

项　目	观点取替	幻想力	同情关怀	身心忧患
寻找真相	0.336*	0.024	0.029	−0.059
开放思想	0.442*	0.263*	0.183*	0.202*
分析能力	0.440*	0.239*	0.222*	0.030
系统化能力	0.311*	0.003	0.062	−0.105
自信心	0.459*	0.222*	0.247*	−0.039
求知欲	0.397*	0.287*	0.206*	0.054
认知成熟度	0.122	−0.026	−0.070	0.088
评判性思维总分	0.530*	0.220*	0.193*	0.033

注:* $p < 0.01$

3 讨论

3.1 本科护生评判性思维能力现状分析

研究结果显示本科护生的评判性思维能力表现达到正性水平。其中开放思想、分析能力、求知欲、认知成熟度 4 个维度得分均在 40 分以上,表明本科护生在这 4 个维度上表现为正性评判性思维倾向。而寻找真相、系统化能力、自信心得分都低于 40 分,处于中等水平。这 3 个维度分别代表了护生对事物真相的探索精神、临床实践处理问题的能力和遇到困难与挫折时的自我应对能力[8]。这些都极大地影响着护患沟通与护理工作质量。本科护生作为未来护理服务队伍中的重要力量,评判性思维能力能够帮助其正确地判断病情,了解患者的处境,更好地与患者沟通,从而展现良好的形象和专业技能。因此,在护理教育中须重点加强本科护生评判性思维能力中寻找真相、系统化能力、自信心这 3 个方面的能力培养,以提高护生的整体评判性思维能力。

3.2　本科护生共情能力的现状分析

研究结果显示本科护生的共情能力不高,其中身心忧急得分较低,表明护生对患者情绪变化的敏感性不高,不能及时察觉患者心理情绪的变化,从而忽略患者的心理困扰。共情使护士有能力真正地理解他人,并因此促进他人的健康。目前紧张的护患关系现状,迫切需要护士能从患者的角度看待事情,与患者建立良好的互动关系,正确了解患者的感受,为患者提供良好的护理服务。因此,有必要加强护生共情能力的培养,尤其要加强护生敏感性的训练,察觉患者细微动作的变化,更好地了解患者的感受,从而提升服务质量。

3.3　本科护生评判性思维能力与共情能力存在相关性

研究结果显示本科护生的评判性思维能力与共情能力具有相关性,其中观点取替、幻想力与评判性思维的相关性最大。在护理过程中,共情是指护士站在患者的角度上去发现问题,感受患者的情绪变化并分析处理。要在工作中正确认知患者病痛,有效表达自己的理解,首先需要护理人员具备对临床复杂护理问题有目的、有意义的判断、反思和推理能力。评判性思维作为一种思维方式能够加强本科护生的换位思考能力,提升护生对问题的判断、分析和处理能力,从而帮助护生正确感知和识别患者的情绪和情感状况,使护生更好地站在患者的角度去理解患者,并实施护理以缓解患者的疾病苦痛。因此在本科护生共情能力培养的过程中,应关注其评判性思维的培养,通过提升评判性思维能力,进一步提高护生对患者的知觉,对患者疾病的同理体验。

3.4　启示

本研究提示共情和评判性思维作为护患沟通的核心要素,两者是密切相关的。因此,在护理教育中应注意两者的协同培养,尤其需加强评判性思维中开放思想、分析能力、自信心和求知欲的培养,以促进护生共情能力的提升。

3.4.1　加强护理课程规划　注重人文课程与社会技巧等专业训练,重点培养护生开放思想、分析能力、自信心、求知欲,锻炼护生从多角度思考,提高其对患者病情的观察分析能力。

3.4.2　注重换位思考能力的培养　开展疾病体验式实践,增加护生与患者面对面互动的机会,让护生多与患者沟通、互动,增强护生对患者心理变化的敏感性,进一步促进护生站在患者的角度理解患者,对患者的困惑能够感同身受[9-10]。

3.4.3　提供共情教学实例　组织医院见习,鼓励护生走近患者,让护生与患者建立一对一的联系,结合患者个体情况,采取相应的沟通技巧,在实践中加强护生的观察分析能力,理解患者的想法,为患者解决担忧和困惑,进而提高护生的共情能力,以促进护患关系和谐。

参考文献:

[1]覃湘庸.90 后护理本科生共情能力的调查及分析[J].护理与康复,2011,10
　　(6):482-483.

[2]Gibbons C. Stress,coping and burnout in nursing students[J]. Int J Nurs
　　Stud,2010,47(10):1299-1309.

[3]朱芬芬,蔡小红,闻彩芬,等.护理大专生应对方式和心理健康对其评判性思
　　维的影响[J].中华护理杂志,2012,47(5):433.

[4]Fields S K, Mahan P, Tillman P, et a1. Measuring empathy in health care
　　profession students using the Jefferson Scale of Physician Empathy:health
　　provider-student version[J]. J Interprof Care,2011,25(4):287-293.

[5]Kataoka H U, Koide N, Hojat M, et a1. Measurement and correlates of
　　empathy among female Japanese physicians[J]. BMC Med Educ,2012,48
　　(12):1186-1472.

[6]彭美慈,汪国成,陈基乐,等.批判性思维能力测量表的信效度测试研究[J].
　　中华护理杂志,2004,39(9):644-647.

[7]马小琴,姚鑫倩,汪国建.护理本科生评判性思维能力状况及其影响因素的调
　　查与分析[J].护理与康复,2014,13(12):1134.

[8]张英兰.共情应用于护患沟通的效果[J].中华护理杂志,2010,45(12):1111-1112.

[9]Cohen J-J. The separate osteopathic medical education pathway:isn't it
　　time we got our acts together[J].Acad Med,2009,84(6):696.

[10]颜丽霞,张平.产科护士共情能力对工作满意度的影响[J].中华护理志,
　　2011,46(9):898-900.

（发表于《护理与康复》2015 年第 8 期）

在养老机构专业性社会实践活动中提高护理本科学生综合素质的效果分析

陈小萍 范桂红 周　萍 陈三妹 孙一勤

摘　要：目的　分析在养老机构专业性社会实践活动中护理本科学生综合素质培养的效果,探讨建立专业性社会实践活动基地的必要性和措施。**方法**117 名学生随机分为常规活动组和专业性活动组分别开展活动,实施 1 年后进行评价比较。**结果**　2 组护生对自身综合素质评价比较有差异,"学习兴趣""知识掌握""能力提高""再次参加意愿"明显高于常规活动组。**结论**　专业性的社会实践活动更能激发护生学习兴趣,加深对理论知识的学习,提高自主学习能力、人际沟通能力、健康教育能力、独立处理问题能力和合作能力,全面提升护生的综合素质。为进一步推动专业性社会实践活动持久良性发展,建议在养老机构建立专业性社会实践活动基地,在学校与机构之间达成共识,形成合力,加强指导老师队伍建设,增加活动载体,优化实践活动内容。

关键词：养老机构；护生；专业性社会实践；社会实践活动基地

社会实践是高校进行人才培养不可或缺的一个过程,是学校教育的延续和补充,是提高大学生综合素质的重要途径。国外研究[1]证实,参加有教育目的的课外社会实践活动对护生人文素质和能力的培养有很重要的作用。专业性社会实践活动的特点是将社会实践活动与专业性活动紧密结合,其能实现双重作用,即实践中的思想教育和实践中的专业教育[2]。随着我国老龄化进程的发展,以家庭为主的养老模式,逐渐走向社会化服务和家庭相结合的模式,为此,护理的工作场所也不断扩大。这就要求学校扩展教育场所,将从原来课堂教学和医院临床教学扩大到养老院、社区、家庭和临终关怀机构等。为此我们在护理本科学生(简称护生)中开展养老机构专业性社会实践系列活动,构建立体化渐进模式,培养学生为老年人服务的意识,体验老年护理的特点,提高自主学习能力、人际沟通能力、健康教育能力、独立处理问题能力和合作能力,提升护生的综合素质,效果满意,现报道如下。

资料与方法

1.一般资料。在自愿报名基础上选取我院护理系 2007 级、2008 级女生 117 名。将 117 名学生随机分为常规活动组和专业性活动组,常规活动组 57 名,其中 2007 级 27 名,2008 级 30 名,平均年龄(20.50±0.73)岁;专业性活动组 60 名,2007 级 28 名,2008 级 32 名,平均年龄(20.48±0.72)岁。2 组年级、年龄、所学医学护理基础知识水平比较差异无统计学意义,$p > 0.05$,有可比性。选择开展活动的养老机构 23 家,其中国办福利机构 4 家,社会办养老机构 13 家,城乡敬老院 6 家。

2.方法。(1)实践活动内容和方法。常规活动组分成 10 个小组,每个小组相对固定一家养老机构,活动内容主要有探望、慰问老人;与老年人谈心、聊天;打扫卫生等。每 2 周活动 1 次,每次 1 个上午,在此基础上逢元旦、中秋、重阳节等节假日开展文娱活动,总体由 1 名老师负责与养老机构联系沟通。专业性活动组分为 4 个大组,每组相对固定 4～6 家养老机构。活动内容在常规活动组的基础上依次渐进开展基础护理、老龄课题调查、健康关怀和救护培训活动。基础护理活动主要内容为测量血压及为半照顾、全照顾老人进行如洗头、协助翻身、皮肤护理等生活护理,对一般照顾老人提供生活护理指导等。老龄课题调查活动是参与指导老师关于养老机构老年人安全问题的深入走访、调查。健康关怀活动在分析调查资料基础上找出老年人存在的主要安全问题,分析安全认知需求,围绕老年人安全健康教育开展活动,如:出展板和宣传窗,编写老年人安全防护阅读资料,与老年人面对面教育指导。救护培训主要面向护工、养老护理员和老年人进行自救和互救培训,如止血包扎、食物哽噎急救、现场心肺复苏等。每组配备 1～2 名指导老师,指导老师主要由护理系专业教师和省老龄课题组成员担任,负责联系协调、分组计划、培训指导、反馈调整等工作,保证课题调查和社会实践 2 项工作能有序整体完成。活动时间每 2 周 1 次,每次至少半天,其中在暑假再集中活动 2 周时间。(2)评价方法。2009 年 7 月至 2010 年 6 月持续活动 1 年后,针对参与活动的护生进行了调查。采用自编问卷,调查护生综合素质认同评价情况。调查内容包括学习兴趣的促进、知识的掌握、能力的提高和是否愿意再次参加实践活动 4 个维度,共 12 个项目。其中促进学习兴趣维度包括:"提高了基础护理学习的兴趣""提高了老年护理学习的兴趣""提高了临床专科护理的兴趣"3 项；知识的掌握包括"加深了对基础知识的理解""有利于不同学科间知识的综合利用""熟悉了老年护理特点"3 项；能力的提高包括"提高了自主学习的能力""提高了沟通能力""提高了健康教育能力""提高了独立处理问题的能力""提高了合作能力"5 项。每个项目采用 Likert5 分法，按非常赞成、赞成、不确定、反对、非常反对分别赋值 5、4、3、2、1 分，得分越高，说明综合效果评价越高。在活动结束后由专人负责集中发放采集，发放问卷 117 份，回收 117份，回收率 100%。

3. 数据处理。使用 SPSS 15.0 统计软件对数据进行 t 检验分析。

结　果

学习兴趣、知识掌握、能力提高、再次参加意愿 4 项评价专业性活动组与常规活动组比较差异有统计学意义，$p < 0.01$，见表 1。

表 1　2 组护生参加实践活动综合效果评价比较（$x \pm s$，分）

组　别	57	学习兴趣	知识掌握	能力提高	再次参加意愿
常规活动组	57	10.140 ± 3.067	10.180 ± 3.516	17.400 ± 4.535	3.610 ± 1.567
专业性活动组	60	12.230 ± 2.020	12.170 ± 2.323	20.000 ± 3.355	4.270 ± 1.103
t 值		4.380	3.632	3.533	2.616
p 值		<0.01	<0.01	<0.01	<0.01

讨　论

1. 在养老机构开展专业性社会实践有利于学生综合素质的提高。从统计结果可以看出，专业性社会实践组在学习兴趣、知识掌握、能力提高项目评价认同明显高于常规活动组，$p < 0.05$，因在专业性实践活动中护生直面真实的环境，感受老年人的心理及疾病护理需求，了解老年人常见安全问题、安全认知状况和需求，使护生感到自身知识的不足，促发学习的兴趣。健康关怀活动围绕老年人存在的主要安全问题，在老师的指导下她们带着问题主动到图书馆、网上查阅资料，运用所学的知识编写安全健康教育手册、制作展板或卡片，熟记健康教育的内容并在活动前反复演练。整个实践过程中，护生始终处于一个积极主动的学习状态中，锻炼了护生自主学习能力，加深了对理论知识的理解，有利于学科间知识的综合利用，同时也培养了护生的独立处理问题的能力和合作能力。

专业性社会实践也有效地提高了护生的语言表达、人际沟通能力和健康教育能力。在问卷调查、面对面健康安全指导前学生已准备有调查询问、教育指导等相关内容,有话题的切入点并言之有物,老人感到听之有益,提升了护生交流沟通的自信心,获得了健康教育的成就感,形成了良性循环。随着护生与老年人的接触、交流,不仅锻炼了语言表达能力,非语言沟通的能力也大大提高,因在与眼花耳聋、行动不便、心情抑郁的老年人交流和基础护理活动中,促使护生必须不断地运用各种非语言沟通技巧。

2. 在养老机构开展专业性社会实践活动有利于老年护理队伍的建设。调查结果显示,专业性社会实践组护生再次参加活动的意愿较强,$p < 0.01$,因在专业性活动中得到了老人的认同、肯定与赞赏,并与老人建立了良好的感情基础,引发护生对老年护理职业价值的思考。同时通过专业性社会实践使护生了解老年人的特点,熟悉老年护理工作内容,能加快护生老年护理角色的适应,为专业化养老护理队伍的建设打下一定的人才贮备基础。

3. 在养老机构建立医学生专业实践活动基地的必要性与措施。通过组织护生在养老机构一年的社会实践,深切感受到社会实践是一项系统工程,一项由学校、社会、学生共同参与的工程,应该由学校、社会、学生共同来谋划,搭建平台[4]。这次专业性实践活动主要围绕安全健康教育这一课题安排内容,学生参与面也不广,要使实践活动充满活力和持久力,使机构老人更多受益,需建立长效机制,为此,在养老机构建立医学生专业性社会实践活动基地很有必要。建议:高等学校要改变传统观念,本着"合作共建、双向受益"的原则努力寻求地方政府和社会的认可,密切与养老机构的联系,建立医学生社会实践基地,并做到相对固定,长期坚持,这是专业性社会实践活动得以长期开展的基本保障。不断创新专业性社会实践内容、形式和载体,增强其针对性和时效性[5]。建议可将教学计划内实践和教学计划外实践统一起来,纳入学校教学体系和人才培养方案,积极推动护生社会实践课程化建设的实施[6],同时在不同年级侧重相应的教育内容开展活动,随护理专业课程进展而不断深入,服务内容也呈循序渐进式,形成多层次立体化模式。加强实践指导老师队伍的建设,指导老师是决定活动质量的主要因素,因此应充分发挥护理教师的专业优势,组织、鼓励护理专业老师积极参与社会实践指导。同时可尝试在基地中聘请具有一定教学能力、责任心强的护士、高级护理员为兼职指导老师,有利于活动的开展,提高管理的效率,同时也能促进其自身的学习与提高。

综上所述,专业性的社会实践活动内容拓展空间大,形式丰富多样,能充分调动学生学习的积极性,是培养护生综合素质、增强社会责任感、完善人格的重要途径。要使养老机构专业性社会实践形成良性长效机制,应在养老机构中加快建设医学生专业性社会实践活动基地,为此高等学校应寻求地方政府和养老机构的支持,加强指导教师队伍建设,创新基地活动模式,增加活动载体,优化实践活动内容,提升整体效果。

参考文献:

[1]Walton J. The changing environment:new challenges or nurse educators. Journal of Nursing Education,2004,35(9):400-405.

[2]侯辉,桂和荣.大学生专业性社会实践研究[J].淮南职业技术学院学报, 2004,4(4):75.76.

[3]黄桂芳.中国老年护理人才的职业教育[J].丰土会福利,2009(4):28-30.

[4]丁晓华,李承敬.学生社会实践活动与专业实践技能培养[J].重庆科技学院学报(社会科学版),2010(2):159-161.

[5]王趾成,吴鹤明,李卫卫.提高大学生社会实践实效性的探讨[J].石家庄职业技术学院学报,2010,22(1):46.47.

[6]刘张飞.构建大学生社会实践长效机制,增强活动实效性[J].阜阳师范学院学报(社会科学版),2008(1):135-137.

（发表于《中国实用护理杂志》2011 年第 13 期）

护理关怀教育的内涵结构与实施策略分析

孙一勤　陈三妹

随着医学模式的转变,护理不再只专注于疾病护理,而是以"患者的生命品质"为核心,回归以人道关怀为基础的人文主义本质。美国护理学会强调:建立促进健康和治愈疾病所需要的、体现关爱的关系是现代护理实践的 4 个基本特征之一,护士应当从体验患者处境的基础上来护理患者[1]。《美国高等护理教育标准》中也明确要求将人文科学教育纳入护理职业教育中,以体现护理专业人文关怀的本质[2]。由此可见,护理关怀教育是护理教育领域中的一个重要问题。

1　护理关怀的本质

国外多位护理伦理学者对于护理关怀概念进行了阐述。Jecker 与 Self 根据牛津字典的定义指出,关怀包含 2 层意思:(1)指对任一事物的关切所产生的一种操心状态;(2)基于护卫、保护、保障的目的而照顾他人。前者指的是一种主观的关切状态,是一种态度或情感;后者则是指一种保护他人利益的活动,是一种行为或技术[3]。Curzer[1] 则指出关怀包含几方面的善:即工具性的善(提供良好的照顾),同时也具有内存的善(让患者因为关怀的态度本身而感到愉快)。将上述阐述进行分析和总结,可见关怀实际上包含了 3 种意义:技术性照顾、态度性关心、存在性关怀关系。

2　护理关怀教育的内涵

护理比医学更接近人文科学,护理人员是探究和实践"关怀"的学者。护患关系是一种患者与护理人员共同面对疾病时,产生的关怀与被关怀的关系。从护理关怀的要求来看,护理人员应具备尊重生命、敬业乐群、关爱关怀的基本素质,且能对抗功利的商业化倾向。从护理关怀的目的来看,护理人员应能尊重患者权益、维系人际关系、实施技术照顾,护理关怀教育应培养护理学专业学生具备良好的道德观和待人态度,能理解患者的主观体验、觉察患者病情的复杂性,满足患者的需要。

3 护理关怀教育的实施策略

3.1 护理关怀教育的显性课程设置 关怀教育课程是实施护理关怀教育的最基本途径。本研究把关怀能力的培养分为道德观念、人际交往和现象分析推理、护理照顾 3 个方面。因而可将课程知识分为道德/文史/经济知识、现象学—诠释学/沟通理论、护理技术三大知识模块。

3.1.1 道德/文史/经济知识模块 护理关怀教育首先要学习基本伦理学、生命伦理学等原则和概念。伦理学基础知识将增强学生在临床护理中对道德问题的敏感性,使得学生能识别在护理技术之外的道德问题,明白在医疗护理决策背后隐含的道德原则;其次是对历史文化、价值观的冲突、多元文化冲突、经济学与医疗保险知识等的学习。这些知识有利于引导学生思考经济在社会生活中的基础作用,帮助其分析经济、文化为人类本性带来的冲击,从而促进学生对护理实践中涉及的个人、机构与社会价值的独立的批判性思考;再者是道德推理与决策训练:包括逻辑思维训练、临床伦理决策训练等。针对临床护理伦理问题,设计案例进行情景应用训练,培养学生对具体情境与特殊事例的道德知觉,使其能透过情境分析道德规范应用是否合理,从而形成系统的处理方式,增强学生做出合理伦理决策的能力。

3.1.2 现象学—诠释学理论知识模块 本模块包括人文科学的现象—诠释学方法论、心理学、护理礼仪、沟通技巧、审美意识等基本知识。护理关怀除了技术性操作外,还需要通过询问与倾听的沟通技巧来理解患者的主观体验,判断出患者的特殊情况与需求,提供满足患者需要的护理。这就要求培养学生需具备现象剖析能力、心理分析能力、交往礼节、询问与倾听技术,提高学生对患者主观病痛的理解力,能与患者产生移情共鸣,并相互回应,维系一种良好的关怀与被关怀的关系。

3.1.3 护理技术知识模块 护理作为一门技术不仅表现在照顾他人的关怀能力,另一方面它仍然具有从属于技术性治疗的内涵特质,护理人员必须为医师的诊断和治疗提供持续性支持协助。因而护理学专业学生在具备良好的道德关怀理念基础上,也需有娴熟的护理技术,来实现技术性的关怀。因此课程设置应包括基本护理操作技能的训练和临床专科护理技能的综合性应用。

3.2 护理关怀教育的隐性教学活动 诺丁斯的关怀教育理论认为,学生要学习关怀[5],首先需要学会构建自我形象,学习与他人关系的建立,并逐渐把对自身的关怀转向对同伴、周围人的关怀,关注他人、感受他人的需要、根据他人的回应做出关注和动机换位。因此,护理关怀教育除了显性课程设置外,应重视关怀教育环境的营造和关怀教育关系的建立,通过隐性的教学活动,来实现关怀教育。

3.2.1 关怀教育环境的营造 关怀教育强调了环境在道德发展中的重要性,为学生营造有利于关怀教育的环境,将有利于学生关怀行为的形成。可以将关怀理念,通过多途径、多形式的教学方式,与一些隐性课程结合,使学生得到体验和实践[6]。如:(1)开展系列关怀教育讲座:包括护理专业发展史、护理关怀的传承和发展、中外护理人文关怀的差异等;(2)组织开展早期专业认知实践:学生以患者身份参与就诊体验,参与住院患者的陪护体验,观察非技术性服务的作用,与患者开展治疗性沟通,与年长护士进行职业生涯故事共享活动等;(3)组织各种职业情感教育活动:医学生宣誓仪式、护士节授帽仪式、感恩教育、养老机构实践活动、献血活动等。通过各种形式使学生对临床护理现象进行生动的、积极的感知,并在学习中有目的地观察事物,充分地感悟出其中的意义,化经历为经验与体验,提升学生的道德人格。

3.2.2 关怀教育关系中的榜样式关怀教学 诺丁斯认为,关怀教育包括4种教育方法:榜样、对话、实践和认可,其中榜样在关怀教育中非常重要[7],因为一个人的关怀能力和热情在很大程度上依赖于自身以往所体验的关怀经历。作为一名护理学专业的教师应在日常生活和教学中建立师生之间平等、信任的关系,分担共享。生活中,从语言、动作上表现对学生的关爱,在教学中表现出责任、勇气、正义、谦逊、宽容、真诚、利他等价值倾向,对学生起到"潜移默化"的熏陶作用。在这样的关系里,学生不仅可以直接获得关怀与被关怀的经验,还能学习如何接受和给予关怀。

3.2.3 护理关怀教育的多角度评价 护理关怀教育的效果应从多角度进行评价。教师应将学生所反映出的关爱态度、行为与某个阶段末的综合案例考核或护理操作考核有机结合。通过考核实践有效地判断学生关怀能力的发展情况。同时,应建立护理关怀教育的自评和他评机制。通过自评,学生分析自己在关怀实践中的体验,反思、挖掘自身关怀潜能。也可以通过教师、患者、活动成员一起来评估学生的关怀能力[8]。

综上所述,护理学的专业特点在于它是一门对人进行关怀照顾的专业,护理学专业学生不仅需要具备专业知识和技能,更要具备坚实的伦理道德基础。要真正达到"以患者为中心"的医学人文主义理想,使得关怀理念能在护理行动中逐步体现出来。实现关怀关系的健康照护体系,这就要求护理学与其他学科合作,进一步进行护理关怀教育的研究和实践。

参考文献:

[1]Watson J. The theory of human caring:retrospective and prospective[J]. Nurs Sci Q,1997,10(1):49-52.

[2]郭瑜洁,孟萌,姜安丽.护理人文关怀教育发展现状的分析与思考[J].解放军护理杂志,2010,27(17):1317-1319.

[3]Jecker N S,Self D J. Separating care and cure:an analysis of historical and contemporary images of nursing and medicine[J]. J Med Philos,1991,16(3):285-306.

[4]Curzer H J. Fry's concept of care in nursing ethics[J]. Hypatia,1993,8(3):174-183.

[5]Nel N. Educating moral people:a caring alternative to character education[M]. New York:Teachers College Press,2002:359.

[6]李薇,张金华,刘红燕.护理关怀教育的研究现状与实施策略[J].中华护理教育,2010,7(12):542-544.

[7]李姗姗.关怀教育:医学人才培养的深层关照[J].西北医学教育,2012,20(1):3-5.

[8]徐锦江,顾立学,周晓平.探究高等教育护理专业关怀教育路径[J].医学与哲学,2011,32(9):65-66.

(发表于《重庆医学》2015 年第 3 期)

构建国际护生跨文化实践教学体系的行动研究

孙一勤　陈三妹　李　晖　傅文珍　陈　晓　陆瑞光

摘　要：目的　构建护理学专业国际护生跨文化实践教学体系，以期应对逐渐增多的国际交换生的实践教学需求。**方法**　以行动研究法为框架，通过发现问题、制订计划、实施计划、观察效果、反思及进行再计划构建国际护生跨文化实践教学体系。**结果**　从支持组织、师资队伍、教学资源、管理制度4方面构建了院校联合管理的国际护生跨文化实践教学体系。**结论**　国际护生跨文化实践教学体系可以实现对国际护生的教学资源供给，提高护理学专业的教学服务和适应能力，促进护理教育的国际化发展。

关键词：国际护生；教学体系；行动研究；跨文化；实践

随着经济全球化进程的加快，国内医疗市场的日趋国际化，以及全球性护理人力资源的匮乏，给我国护理领域带来了发展的契机和空间，这使得高等护理教育向现代化、终身化和国际化的趋势发展[1]。培养具有国际竞争力的高等护理专业人才，成为高等护理教育者研究与探索的重要课题。为此，许多院校开展了与国外护理高校的教育合作[2]，其中学生交流项目就是有力推动我国高等护理教育改革与发展的重要途径之一。绍兴文理学院医学院自2012年开始接收国际交换生来校附属医院实习。因国内外护理教育理念、临床教学环境、临床实习目标、学生学习方式的差异，对国际护生所开展的实践教学不同于本校学生，但目前国内接收国际护生来华临床实习的院校不多，缺乏可供借鉴的实践教学体系。行动研究（Action Research）是以批判理论为基础，通过研究者和研究对象共同参与式的研究方法，在实践环节中对研究对象进行动态的干预和持续质量改进[6-7]。笔者应用行动研究法进行院校合作的国际护生跨文化实践教学体系的构建研究，现报告如下。

1 方法

1.1 研究设计

研究采用行动研究方法,以发现问题、制订计划、实施计划、观察效果、反思及进行再计划为基础模式[8],通过不断的尝试与反思,改进现有的管理方式,使国际护生的实践教学得到良性发展。实践教学过程中以 2 周为 1 个循环,对发现的问题,提出解决方法,及时调整方案进行下一循环,使得实践教学围绕国际护生的个体情况,保持灵活度和适应性。

1.2 构建国际护生跨文化实践教学体系

1.2.1 行动参与者

包括参与实践教学体系构建的 3 所附属医院教育主管、护理系教学管理人员、临床带教教师、研究者本人、参与学习的国际护生以及提供支持的本校护理学专业学生。

1.2.2 行动步骤

1.2.2.1 发现问题

通过国际护生的实践教学,发现并提出了国内缺乏系统的国际护生临床实践教学体系问题[9]。通过调查研究,发现国内的国际护生实践教学处于零散状态。通过文献研究[10—13],从微观层面分析影响国际护生个体跨文化临床实践的影响因素主要有归属感问题、语言障碍问题、文化意识问题、角色期待问题、安全风险问题,从宏观层面分析欧洲博洛尼亚进程中高等护理教育的一体化框架和芬兰方的教学要求,为两国之间的教学目标匹配、教学评价一致性和学分互认提供指导。如采用学习结果进行资格描述,发展能力本位的资格体系,使用灵活的学分转换系统,实行多方参与的质量评估可以增加不同国家之间的护理教学的理解度和融合,这些研究结果均用于指导国际护生跨文化实践教学体系的构建[14—17]。

1.2.2.2 制定计划

以跨文化护理理论[18]为指导,并通过对国内外国际护理交换生实践教学的研究,提出以院校联合管理为基础,国内外院校学分互换为核心的国际护生跨文化实践教学体系构建方案,明确了其构建内容包括:跨文化实践教学的支持组织体系、师资队伍体系、教学资源体系、教学管理体系 4 个方面。

1.2.2.3　实施计划

绍兴文理学院医学院的 2 所附属医院和 1 所教学医院参与实施实践教学。访学前沟通：专业导师在护生来校前通过电子邮件、SKYPE 等与其进行网络沟通，提供学校和医院相关信息，讨论实践安排计划，安排相关科室和导师，一方面了解护生的学习要求，评估护生的学习能力，为后续管理提供信息，另一方面帮助护生了解两国校园文化和临床护理环境差异。导向周活动：国际护生来访的第 1 周，以文化调适为主，相关导师、支持小组学生和实践伴同一起帮助护生熟悉相关医院、带教老师、学校管理部门、住宿环境、周围生活环境等，重点向护生讲解中国医疗照护体系的现状，医患关系、护患关系现状，与患者沟通中应注意的相关问题以及一些本地的风俗人情等。制定教学计划：在国际护生来校之前，按照国际护生的具体实践目的，确定教学医院，安排个体化的专科轮转计划，根据专科的不同特点制定具体的教学内容和教学大纲，在国际护生来校后，再次进行讨论和适当调整。教学活动实施：国际护生的临床实践教学形式主要以跟班实习为主，学院安排 1 名本校学生担任国际护生实践期间的伴同，跟随固定的带教老师，参与各种轮班，学习各种基础护理操作、专科护理操作、床边病情观察、患者沟通和健康教育等；实习科室定期组织专科相关疾病的全英文业务学习、双语查房、中外比较分析等学习活动，中外学生联合开展护理查房、专科病例讨论，分析不同文化背景下的护患沟通、价值判断、护理决策等问题。

1.2.2.4　观察效果

采用半结构式访谈法收集国际护生参与跨文化实践教学的体会；通过对行动小组的会议记录，分析跨文化实践教学管理模式对教师和学生自身产生的效益。此外，通过第二轮运行实践也评价了体系运行的顺畅程度，验证了体系构建的成效。

1.2.2.5　反思及进行再计划

采用实地考察和网络交流两条途径对实践教学的组织和实施进行动态监控。一是管理小组成员在医院内以访谈、查看、考核等方式进行国际护生临床实践教学督查；二是通过网络交流，收集临床教学过程中出现的问题，及时反馈给带教老师，并提供解决方案。

1.3　教学体系效果评价

采用学生和教师两方面评价。学习效能的评价：各医院根据专科情况，开展讲课、出科考核、操作考核等多种形式对国际护生进行评价，并将考核结果反馈给外方学校，其评价指标涵盖服务态度、学习能力、操作技能、临床反应能力、综合处置能力等。教学模式的评价:国际护生对临床带教教师及伴同学生的相关知识及技能的评价;对教学方法、教学内容、教学组织管理等方面的评价;临床实践结束后,征询交换生国家教师的评价。

2 结果

2.1 国际护生跨文化实践教学体系
见表1。

表1 国际护生跨文化实践教学体系

项目	内 容
支持组织体系	建立跨文化实践教学管理小组:以医学院护理系为主导,联络各医院护理部,建立跨文化实践教学管理小组。管理小组下设专职管理人员,制定相关制度、组织安排教学活动、协调院校关系、监控实践教学质量。各医院护理部负责落实和监控具体临床实践教学工作的开展。教学活动结束后,专职人员负责资料整理与存档。建立多层面跨文化支持组织:帮助国际护生尽快适应新的社会、文化、生活和临床学习环境,设立生活支持小组、专业导师、实践伴同、实践带教、接待家庭5部分。生活支持小组由低年级护理学生组成,帮助国际护生解决刚来校时的生活、住宿、购物、环境等方面遭遇的问题;专业导师由学院内有国外访学经历的护理学专业教师担任,帮助国际护生熟悉专业环境,协调学校和医院的相关事宜;实践伴同由大四的实习同学担任,与国际护生同专科、同带教、同时段、同内容参加实践,在伴同实践过程中,承担国际护生的翻译、学习指导、生活支持等工作;实践带教以医院临床师资队伍为平台,选拔专业素养好、外语水平高、沟通能力强的教师,形成联合型教学团队;接待家庭由实践带教老师在家中接待国际护生,参与中国传统节日庆祝,帮助其了解中国文化
师资队伍体系	在各医院开展国际护生带教老师遴选,通过个人自愿报名、科室推荐、资格审查及主题答辩形式决定人选人员。要求:临床一线工作5年以上,主管护师及以上职称,英语水平四级以上,具有较强的沟通能力、语言表达能力、教学能力及一定的协调和管理能力,有国外访学经历者优先。院校联合组织开展专业导师的国外访学、英语强化及跨文化教学培训

续表

项目	内　　容
管理制度体系	制订国际护生实践教学管理配套制度,包括:国际护生临床实习教学管理制度,国际护生带教老师选拔制度,国际护生进点教育制度,国际护生考核登记制度,国际护生查房制度,国际护生实践教学安全制度,国际护生文化适应支持制度等。通过制度建设,界定院校的权利、义务,教学运行管理,教学质量评估,学生请假,学生差错缺陷管理等一系列实践教学过程中的常见问题处理原则与方法,保证院校有效合作,为国际护生实践的可持续发展提供组织和制度保障
教学资源体系	在教学资源上坚持国际化与本土化有机结合,使用国外原版教材的同时,自主开发临床实践教学双语材料。建设:英文版专科护理常规;英文版日常工作职责和流程;英文版常用标签,如医嘱执行牌、药物牌、床头卡等,以及教学过程中需要的各种仪器、设备、用物均进行中英文标注;英文版授课素材;英文版案例分析资料;英文版查房素材;开放学校图书馆的外文资料库等

2.2　国际护生跨文化实践教学体系的评价

2012 年 9 月至 2015 年 5 月,国际护生跨文化实践教学体系已在本校和参与医院循环运行 3 轮,共完成 5 名国际护生 3 个月以上的临床实践教学。参与的国外学校有芬兰于韦斯屈莱应用科技大学和米凯利应用科技大学。实习科室涉及儿科、胃肠外科、分娩室、手术室、新生儿重症监护中心、康复理疗中心、产科病房、社区健康教育中心、ICU 等多个科室。国际护生学习效能评价结果显示:国际护生思维活跃,学习能力强,接受能力强,独立自主性强,在技术操作层面稍逊于国内学生,但具有较高的人文素养和关怀能力,对不同文化背景下的临床护理兴趣浓厚,表现出较强的文化适应能力。教学模式评价显示:该实践教学管理模式适应国际护生的实践教学需求,在教学过程中发挥了良好的引导和管理作用,各医院的护理教育主管认为国际护生的实践教学任务有助于锻炼护理人才,促进了医院临床护理师资队伍的发展,各医院将进一步精心组织,周密计划,合理安排,以应对未来的国际护生实践教学任务。

3 讨论

3.1 有利于护理教育的国际化发展

本研究清晰了国际护生参与跨文化实践学习存在的问题及其原因,并应用行动研究法通过理论研究、调查研究确定问题的解决方案,制定行动计划,最终构建了国际护生的跨文化实践教学体系。该体系提出的跨文化适应支持管理、教学组织模式以及创新的管理模式,可融入护理教育国际化的进程,提升护理人才培养的创新性和实用性。

3.2 促进护理学专业的发展

应用行动研究法构建的国际护生跨文化实践教学体系,其创新的教学组织、资源和管理模式,能协助临床护理教师有效组织教学,实际解决在实践教学过程中遭遇的问题,切实帮助国际护生参与跨文化实践学习。国际护生跨文化实践教学体系为院校教师、中外教师、中外学生提供了互动交流的平台,这种良好的互动交流对学生、教师参与国际护生实践教学的态度产生积极影响。不同文化背景下教师间、师生间的交流和思想碰撞又催生了新的知识和学习动力,促进了参与者思想的开放和自身成长,这些进步和开放将为护理学专业的发展带来深远的影响。

参考文献:

[1]王娟,蓝宇涛.国际护理人才需求与涉外护理专业人才培养体系建设的研究[J].中国高等医学教育,2012(6):24-25.

[2]王惠珍,魏小雪.我国国际适用型本科护理人才培养现状综述[J].中华护理教育,2014,11(5):391-395.

[3]邓菲菲,魏大琼.国外高职高专护理教育中院校合作的现状及对我国的启示[J].护理学杂志,2015,30(19):75-77.

[4]史崇清,路兰,李勤,等.我国护理中外合作办学的现状研究分析[J].中国高等医学教育,2010(5):42-44.

[5]韩静,王洪侠,沙绍轩,等.护理专业本科生对开展中外合作办学的态度研究[J].中华护理教育,2014,11(9):678-680.

[6]俞琦,严慧,郑丽萍,等.行动研究法对社区护士健康教育能力和高血压患者治疗依从性的干预研究[J].护理与康复,2016,15(11):1022-1025.

[7]英,王天丰.行动研究法对80岁以上脑梗死患者神经功能和IEI常生活能力

的影[J].护理与康复,2014,13(6):552-554.

[8]冯鑫,刘均娥,付风齐.泌尿外科老年患者术后下肢活动依从性的行动研究[J].中华护理杂志,2013,48(9):779-782.

[9]方进博,贺莉,游桂英.国际护理本科交换生心内科临床带教体会[J].护理学报,2012,19(7A):27-29.

[10]Carpenter L J, Gareia AA. Assessing outcomes of a study abroad course for nursing students[J]. Nurs Educ Perspect,2012,33(2) 85-89.

[11]Lee R I, Pang S M, Wong T K, el a1. Evaluation of an innovative nursing exchange programme: health counseling skills and cultural awareness[J]. Nurse Educ Today. 2007,B7(8):868-877.

[122]Myhre K. Exchange students crossing language boundaries in clinical nursing practice[J]. Int Nurs Rev,2011,58(4):428-433.

[13]Edgeeombe K,Jennings M,Bowden M. International nursing students and what impacts their clinical learning: literature review[J]. Nurse Educ Today,2013,33(2):138-142.

[14]Salminen I, Stoh M, Saarikoski M, et a1. Future challenges for nursing education A European perspective[J]. Nurse Educ Today ,2010,30(3):233-238.

[15]Satu K U, Leena S, Mikko S, et a1. Competence areas of nursing students in Europe[J]. Nurse Educ Today,201 3,33(6):625-632.

[16]孙一勤,姜安丽.博洛尼亚进程中的欧洲高等护理教育改革与启示[J].中国实用护理杂志,2014,30(30):76-78.

[17]应晶晶,孙一勤,陈三妹.芬兰护理教育的能力导向特点分析及启示[J].中国实用护理杂志,2013,29(20):24-27.

[18]张凤,耿桂灵.跨文化护理理论在当代护理教育中的应用[J].医学与哲学,2013,34(3A):85-89.

（发表于《护理与康复》2017 年第 9 期）

国内护生证据意识研究的现状

朱红娅 洪成波 孙一勤 徐水琴

摘　要：综述了 20 世纪 90 年代以来国内关于护生法律证据意识的研究情况，为提高护生综合能力、加强实习管理、保障医疗安全、提高护理服务质量等提供理论依据。

关键词：护生;证据意识;现状

随着人们生活、文化水平的提高,病人对医疗护理质量、医疗护理安全提出了更高的要求,用法律来衡量医疗行为及后果的意识也不断增强;另一方面随着医疗卫生服务工作内容、形式、场所的转移,病人对护士综合知识、综合技能、服务态度以及自身角色方面也提出了更高的要求。但是长期以来,护理教学只注重理论和技能的培养而忽视相关医疗及护理法律知识的教育使得护士面临着前所未有的压力,一旦损害了病人利益,很可能引起护患纠纷。因此新时期下对护生证据意识的研究是十分必要的。

1　现状

本文就护生证据意识的研究现状进行综述,为提高护生综合能力、加强实习管理、保障医疗安全、提高护理服务质量等提供理论依据。

1.1　护生证据意识的认知情况

1.1.1　护生缺乏相关的法律知识

国内一些调查显示护生相关法律知识的掌握情况不容乐观,王华芬[1](2002年)调查杭州四年制护生中,三年级回答正确率 51.67%,四年级 60.93%;陈殷钰[2](2004 年)调查 108 名实习护生中,回答正确率 57.09%;蔡仁美[3]调查 100名实习护生中,回答正确率中专占 47.02%,大专占 50.98%;刘慧玲[4](2007

年)调查 82 名护生,回答一点也不熟悉占 65％,熟悉占 12％。

此外,在王文茹等[5]的调查中发现,80％以上的护生不能全面地了解我国医疗卫生法律法规的特点及内容,一半以上的护生不能说出我国目前实施的护理法的名称及发布时间。张景岚[6]对护理本科生实习前护理相关法律知识的现状调查结果显示,有 10.31％的护生对举证责任倒置完全不知;有 23.71％的护生对医疗纠纷与医疗事故的区别不太清楚;对"举证责任倒置的实施时间"56.70％的护生回答错误。金向英等[7]对实习护生医疗证据意识现状调查结果表明,实习前未接受过有关证据问题的系统化法律教育的比例为 64.00％;不知道医疗纠纷中实行举证责任倒置的比例为 50.77％;不知道举证不能的法律后果的比例为 65.72％。可见,护生对实习或工作中将面临的法律问题认识不够明确,这样势必会影响护理服务质量,也很可能诱发医疗纠纷。

1.1.2 临床实践中缺乏证据意识

1.1.2.1 护生的护理记录欠规范

2002 年颁布的《医疗事故处理条例》明确了护理记录是病历的组成部分,是观察病人并为病人解决问题的真实记录,是判定责任的重要依据之一[8]。但对于即将进入临床实习的护生有 57.69％不太清楚书写护理记录的注意事项,甚至有 2.88％的护生对此完全不知[9]。张立杰等[10]对护生护理法律知识的调查结果显示,有 13.6％的护生书写护理文书不够规范且不善核对。此外,因护理工作忙碌、烦琐,护理技能不熟练而导致护理记录不及时;因工作责任心差而导致记录错误或记录不全;因护士证据意识不强字迹不清署名不实,甚至代签而引起证据资料采集不完善等情况,都将对护生实习产生不利影响。

1.1.2.2 护生对自身法律身份认识不清

实习护生是正在学习护理专业的学生,按法律的定义,只能在护士严密的监督和指导下,按照严格的护理操作规程去工作,否则,她的工作可被认为是侵权行为[11]。张立杰等[10]对护生护理法律知识调查结果表明,16.1％的护生对自身法律身份不明确,认为实习时只要不做错就不会有问题,护理操作也不主动请带教老师监督。有调查显示,学生在进入临床 1 个月～2 个月后,有 43％的学生希望能单独工作[12]。这在某种程度上也反映了她们对自己法律身份缺乏清楚的认识。如果护生不知道或不明确自己的法律身份,不能约束自己的行为,一旦发生差铁事故,是要承担法律责任的。

1.2 护生证据意识的相关教育现状

1.2.1 在校期间缺乏相关法律教育

对于护生法律知识来源情况,2002 年赵燕平[13]对基层医院护理人员法律知识掌握情况调查显示,在校期间获得的法律知识仅为 3.5%。陈殷珏[2]于 2004 年调查显示,在校期间获得的也仅为 11.1%。长期以来,在护理教学中有关护理法律知识这一块内容都未得到重视,如现行的护理教学中,中专教育法学课程设置 32 学时,占全部学时的 2.91%;大专教育设置 32 学时,占总学时的 1.68%;本科教育设置为 36 学时,占全部学时 1.07%,且主要教授的科目是"法律基础知识",没有讲授与护理相关的法律知识[14]。再者,配套教材不足,师资力量薄弱,教学形式单一,护生对法律课缺乏兴趣等因素,使护生对法律这块知识的学习成了一个盲点,导致护生法律知识不足、证据意识淡薄,护生在临床实习工作中存在安全隐患。

1.2.2 实习期间缺乏相关法律教育

有调查显示,仅 10.9%的护生认为其法律知识主要来自临床实习[3]。赵燕平[13]对基层医院护理人员法律知识掌握情况调查表明,47.9%通过医院出现医疗纠纷后,医院及科室领导针对涉及法律的相关问题组织学习,从中获得的。可见,医院对护士、护生法律知识的教育并不重视。在临床实习中,因带教老师治疗、护理、教学工作繁忙和教学时间有限,使带教中往往存在只重视技能操作,忽视法律知识教育和证据意识的培养。

1.3 强化护生证据意识现有的对策

1.3.1 加强学习,提高证据意识

护生应加强法律学习,依法行事,在维护病人权益的同时,应学会用法律来约束自己,保护自己。作为医学院校,应购进大量相关的法律法规的图书、资料,多开展法律法规知识的讲座,营造良好的学法氛围,使护生了解与自己将来从事工作密切相关的法律,增强法律意识,增强法制观念和社会责任感。法学是社会实践性及现实性很强的专业学科,仅限于课堂内,很难将理论联系实际,不能达到知识的灵活掌握[15]。因此,在临床教学过程中,不仅要培养护生的操作技能,还应注重法律知识的教育和证据意识的培养。因带教老师是护生临床法律知识最重要传授者,有学者提出了合理选择带教老师以提高带教老师的法律意识,间接培养护生的证据意识。并通过每年规范的岗前培训,增加相关的护理法律法规知识,考核合格者方能担任。切实保障带教老师法律知识的传授和带教监督[6]。

1.3.2　完善课程设置

学校法律教育是一个薄弱环节。万丽红等在 2001 年就提出了将《卫生法规与护理法》纳入护理教学体系的构想。新形势下,学校应大胆改革,针对不同层次的护理法律教育,适当的增加相应的课程和课时数。张秀云等[18]在参照法律法规实施护理管理中提出,将国家有关医疗护理的法律法规,如《医疗卫生法》《医疗事故法》《中华人民共和国护士管理办法》等列入必修课,让护生明确有关法律知识以及工作中潜在的法律问题,以使其更好地进行临床实习。

1.3.3　规范护理记录

护理记录单既是病人病情变化的记录,又是护理工作的实际反映,同时,还是法律的证物和法律调节及裁决的客观证据[19]。在临床教学中,带教老师应给护生认真的讲解规范书写护理病历的法律意义,并能在日常工作中,尽可能多的给予护生机会。也可以适当地增加课时,使护生能及时地了解目前护理文书书写的新变化,掌握最新书写要求 同时,护生在书写完护理病历后,带教老师应及时检查,发现错误及时指出并予更正,帮助护生认识护理文书不得涂改伪造的重要性。

1.3.4　严格执行各项护理规章制度和操作规程

严格做到管理制度化:护理管理人员要对本院的各种护理管理方法进行定期检查,制定科学合理的管理制度,保证护理工作全程中的环节管理,做到有章可循、有据可查,使护理工作走向制度化、规范化的轨道。因护理工作中实际操作与书本大多有区别,所以在护生进入临床工作前应对其操作进行规范化教育。制度为先才能保证护理质量。

2　评价及建议

在现有的调查研究中不难发现,针对证据意识的研究虽然不在少数,但是由于我国各地经济发展不平衡,医疗卫生水平有很大差异,现有的研究只是停留在研究者所在的医院或者高校某一年级;或者有些研究只涉及单一方面的因素,如单一分析教育问题或临床实践问题,没有系统的从医院、学校、护生三方面全面人手,全面调查,全面分析,从而提出较为完善的对策;或者有些虽作了全面的分析,但对策只是提了几点,不够完善等。此外国内对护士证据意识研究相对较多而对护生的研究则相对较少,现有的研究还不能满足我省护理的发展要求,护生往往因为经验不足而更容易犯错,一旦发生医疗纠纷,护生将面临相当困难的处境。从源头人手才是解决问题的关键,因此国内同类研究还是存在一定的局限性。为了服务于我省的护理事业,作者认为调查研究范围应该扩大至全省的主要医院及各大医学院校,这样不但全面而且可以起到相互比较的效果。

为此也提出一些建议:学校应加强护生的法律教育,如法学课可采取灵活多样的教学方案,激发护生对医疗行业法学知识的关注。教师不仅要注重理论知识的传授,更应陈列出相关案例,进行案例分析。并模拟新闻媒体的形式,开展形式多样的知识竞赛、小品表演、专题讨论、辩论会等。这样,有助于护生对法律知识产生兴趣,便于理解,加深印象。在课程设置方面,可把《护士条例》《护士执业管理办法》列入教学课程,也可借鉴国外先进经验,如德国护理基础教育中就设有《与职业相关的法律》、《公民法》两门法学课程,总共 140 学时,占全部理论课学时的 5[14]。此外,在临床实习中,我们不难发现,由于护患沟通不够,导致误会,产生矛盾,甚至引发医疗纠纷的事件不在少数,因此培养护生良好的沟通能力显得非常重要。同时还应注重加强护生对证据的保护意识和学习扎实的专业知识和操作技能等。

总之,在依法治国的社会大背景下,法律素质的教育是不容忽视的。护生不但要增强法律知识学习的自觉性,还要努力提高自身法律素养,做到学法、懂法、守法,用法律来调整和规范日常的医疗行为,使得护理事业能在法律的轨道上健康的发展。

参考文献:

[1]王华芬,沈晓如.护生法律知识的现状调查与培养对策[J].实用护理杂志,
    2002,18(6):74-75.

[2]陈殷钰.对护生法律知识认识水平现状的调查[J].护理研究,2004,18(5A):
    761-767.

[3]蔡仁美.实习护生法律知识问卷调查与分析[J].天津护理,2005,13(1):35-36.

[4]刘慧玲.护生对护理法律知识认识的研究现状[J].家庭护士,2007,5(8A):44-47.

[5]王文茹,高睿,吕爱莉.护理本科生法律法规知识现状调查[J].护理研究,
    2004,18(8A):1348-1349.

[6]张景岚.护理本科生实习前护理相关法律知识的现状调查分析[J].成都中医
    药大学学报,2007,9(1):35-36.

[7]金向英,沈一敏,卜亚利,等.实习护生医疗证据意识现状调查及对策[J].中
    国实用护理杂志,2006,22(7):57-58.

[8]白令梅.加强实习护生法律意识的培养[J].全科护理,2009,7(9C):
    2507-2508.

[9]樊丽丽,来春艳,王海燕.实习前护生法律知识的现状调查与分析[J].华北煤炭医学院学报,2005,7(2):272-273.

[10]张立杰,陆萍静,李勤,李俊崎.护生护理法律知识调查分析[J].吉林医学,2005,26(9):940-942.

[11]李柳茵.护理专业实习生法律意识的现状与对策[J].全科护理,2009,7(9C):2518-2519.

[12]岑桂珍.浅谈护理工作中潜在的法律问题与防范措施[J].全科护理,2008,6(10C):2803-2804.

[13]赵燕平.基层医院护理人员法律知识掌握情况调查分析[J].护理学杂志,2002,17(2):152-153.

[14]周荣慧,陈立.介绍德国护理概况、团体组织与法律[J].中华护理杂志,1999,32(3):183.

[15]陈瑜.高等护理专业开设相关法学课程的构想[J].护理研究,2004,18(5B):933-934.

[16]张粉莲,姚丽丽.强化实习护生法律意识[J].家庭护士,2008,6(1C):265.

[17]万丽红,李津,施齐芳,等.将《卫生法与护理法》纳入护理教学体系繁荣构想[J].护理研究,2001,15(6):353.

[18]张秀云,王庆珍.参照法律法规实施护理管理[J].护理学杂志,2000,15(9):551-552.

[19]周素荷.护理记录中存在的法律问题及对策[J].家庭护士,2008,6(2C):527-528.

（发表于《护理研究》2009年第11期下旬版）

关怀报告在临床见习中的应用

孙一勤　叶志弘　陈三妹

摘　要：目的　帮助护生提高关怀意识和养成关怀行为。**方法**　在护生临床见习期间开展关怀报告书写。**结果**　护生关注的临床关怀情景主要集中于护患关系、照护技术、意外事件、健康宣教、患者境遇、特殊患者六大类别,其反思主题集中于尊重、真诚相待、提供支持、非语言沟通、换位思考、满足患者需求、提供专业帮助、接受对方八大主题。**结论**　关怀报告的书写有助于教师了解护生的关怀认知,强化护生的关怀意识,帮助护生养成关怀行为。

关键词：护理教育;临床见习;关怀报告

护理专业人员的核心素养包含专业技能、专业人文素质及自我成长三方面,而关怀素养则是护理人员应具备的专业人文素质之一。负责美国护理教育的国家护理联盟指出,护理教育的改革应以关怀照护为核心[1]。护理理论家Leininger 认为护理的本质是关怀,引导学生学习关怀照护是护理教师的职责[2],可见关怀教育已成为 21 世纪国内外护理教育所面临的一个重要挑战[3]。为了解护生的关怀态度,帮助护生关怀行为的养成,提高护生的关怀能力,2009年绍兴文理学院护理学专业在护生课程见习阶段开展了关怀报告的书写,收到满意效果,现报告如下。

1　资料

1.1　一般资料

2009 年,四年制本科护生 214 人,男 5 人,女 209 人;年龄 21～23 岁,平均年龄 22 岁;见习时间 14 学时,分 2 周完成。护生见习前,已完成全部医学基础和护理学导论、护理学基础、健康评估、护理美学、护理礼仪等课程的学习,完成部分内科护理学、外科护理学、妇产科护理学等临床专业课程的学习。

1.2 关怀报告的书写方法

在课程见习动员时,由护理学专任教师向护生详细说明书写关怀报告的目的、方法,要求护生在课程见习过程中,根据自己所经历的关怀实践书写关怀报告,其内容主要描述 1 件自己经历的印象最为深刻的关怀事件,阐明自己当时的想法和行为,反思印象深刻的事件对自己的启示和帮助,以及今后在类似事件发生时会采取的行为。课程见习完成后,学生回校上交关怀报告,师生共同分享和评价报告,并给予指导性意见。

1.3 结果

214 名护生医院见习结束后,回校上交关怀报告 214 份,共记录关怀事件214 件。

2 报告分析

2.1 临床关怀项目

护生关注并且进行反思的临床关怀主要集中于护患关系、照护技术、意外事件、健康宣教、患者境遇、特殊患者六类。护患关系事件 48 件,占 22%,主要指护士对患者的称谓和护士遭到患者或家属的指责、拒绝或表扬;照护技术事件32 件,占 15%,包括护士有效提供专业照护、未能及时或正确提供专业照护;健康宣教 21 件,占 10%,包括将健康宣教贯穿于任何场景、发现患者或家属错误行为、面对患者不良心绪;患者境遇事件 60 件,占 28%,护生主要关注的是患者在遭遇躯体裸露、侵入性操作、创伤时的境况;特殊患者事件 42 件,占 20%,主要指传染性疾病患者、新生儿、老年患者、沟通障碍患者的沟通和护理;意外事件11 件,占 5%,包括少女未婚先孕、胎儿夭折、家属死亡等。

2.2 护生反思的关怀主题

护生从不同角度阐述自己在经历关怀事件时所思考和采取的行为,其反思主要可分为尊重患者、真诚相待、提供支持、非语言沟通、换位思考、满足患者需求、提供专业帮助、接受患者八大主题,见表 1。

表1 214位护生反思的关怀主题

主题	内 容	篇数
尊重患者	对患者的想法、情绪、行为、态度及决定给予尊重	28
真诚相待	以真诚态度对待患者	34
提供支持	陪伴患者,提供心理支持	16
非语言沟通	运用眼神、表情、语调、触摸等非语言沟通技巧	23
换位思考	站在患者的立场,理解患者的体验和感受	46
满足患者需求	评估患者需求,提供相应的护理措施	27
提供专业性帮助	提供健康宣教、咨询及协助患者解决问题	19
接受患者	患者说什么、做什么,都不予批判,有礼有节地接受	21

3 体会

3.1 关怀报告在临床见习中应用的意义

3.1.1 关怀报告有助于教师了解护生的关怀认知

关怀报告是在护生以"专业学生"角色进入临床阶段时书写,此时恰恰是护生对各种医疗事件中的人际关怀有初步意识但尚未形成固定模式的时期,对各种事件有自己的看法和评价。关怀报告让护生以报告的方式记录关怀实践的所见所闻、所感所想,通过反思展现护生对关怀事件的认知和思维活动过程。关怀报告可以协助教师站在护生的角度分享护生的关怀经验,从中了解护生的关怀态度,同时帮助教师了解护生对临床实践中的关怀主题所能感知的程度,分析护生对哪些事件已经形成比较成熟的想法、哪些是护生尚未觉察而需要在今后教学工作中引起重视。

3.1.2 关怀报告有助于强化护生的关怀意识

关怀报告促使护生主动分析事件中的关怀含义,帮助护生积累更多有益的关怀经验。同时通过教师对护生撰写的关怀报告给予反馈,以及在护生之间进行关怀报告的分享,能为护生提供情感性支持,协助其理清经验。经过关怀报告的书写,护生表示对负性事件更能采取宽容的态度,更容易发现问题和分析问题,从而学习如何关注他人、感受他人的需要以及如何产生动机的换位等。

3.1.3 关怀报告有助于护生关怀行为的养成

护生通过系统整理和反思自己或临床教师的关怀行为,同时评判其行为是否正确或有效,能为护生在今后的实践中如何提供关怀行为提供指导。同时护生对临床教师正确的关怀行为进行评价,能为护生的关怀行为建立标准,帮助其修正态度与行为,进而尝试新的行动。

3.2 关怀报告对护理关怀教育的启示

关怀报告的书写,是关怀教育改革的一个环节,从护生对关怀事件的描述来看,护生具有良好的关怀态度,但要培养护生具有系统的关怀理论和有效的关怀能力尚需进一步努力,所以应该在关怀课程体系的构建、关怀教学环境的营造、实践教学的组织模式、教育效果的评价等方面进行改革。

3.2.1 以关怀能力的培养为导向纵向构建关怀课程体系

关怀事实上包含态度性的关心关怀、关系性的存在关怀、技术性的照顾关怀,因而在关怀课程体系的构建中应以这三种能力的培养为主线纵向发展课程。以道德、生命、存在哲学知识体系让护生了解生命的意义与价值,学习尊重生命与关怀他人,引导护生了解关怀照护的概念,如爱与真诚、同理与尊重、信任与接纳、满足需求等;以现象学、诠释学、沟通理论体系培养护生对现象的理论剖析能力、心理分析能力、交往礼节、询问与倾听的技术,使其具备与关怀相关的沟通与互动的实践技术;在护生具备良好关怀理念的基础上,以照护技术知识体系培养护生的评判性思维、护理实践技能,为实现技术性的关怀奠定基础。

3.2.2 以关怀能力的培养为导向横向营造关怀教育环境

人文精神的建构是一种"自我体认"过程[4],如期望护理人员在临床工作时展现关怀,必须让其在求学过程中即感受到被关怀,进而学习付出关怀。因此,注意营造关怀的校园氛围,组织护生到医院参与陪护,参与各种社会公益活动、感恩教育等各种活动,通过多问、多闻、多见、多识等多种形式使护生充分地感悟其中的意义,提升护生的关怀能力;建立师生之间平等、信任、互爱的关系,培植同伴友谊,使师生能在长期的互动与对话中建立信任关系,在关怀的情景中共同成长。

3.2.3 以关怀能力的培养为导向组织实践教学

关怀特质的形成需要长时间的熏陶和内化,关怀技能的学习也需要在实践中积累经验,按诺丁斯的观点,关怀教育包括四种教育方法:榜样、对话、实践和认可[5]。因此,在护理实践教学中可以采用角色模拟,以关怀他人为例设计案例,通过角色模拟,引导护生学习他人的关怀行为;采用关怀团体的组建,形成包括护生、教师、师生之间的互动团体,团体中成员彼此倾听与分享,展现接纳、信任和尊重,并通过小组讨论与分享,使师生之间、护生之间的关系更加融洽;此外,还可以采取关怀影片欣赏、关怀文选阅读、关怀日志书写等教学策略。

3.2.4 以关怀能力的培养为导向进行教学评价

目前在教学环节中缺少关怀教育及实践行为的科学评价方法,此外,由于目前临床护士普遍工作繁重,缺乏关怀教育的意识和关怀的系统性理论知识,很难有效地指导护生开展关怀活动。因此,在教学评价中加大对关怀教育评价的权重,一方面建构以关怀能力培养为导向的教学评价体系,另一方面提高临床护理教师对关怀教育的重视程度。

参考文献:

[1]Tanner C A. Reflections on the curriculum revolution[J]. Journal of Nursing Education,1990,29(7),295-304.

[2]Leininger M. Caring:an essential human need[M]. NJ:charles B Slack,1981:3-15.

[3]马芳,宋建华.关怀教育及对护理教育的挑战[J].中华护理教育,2008,5(1):45-47.

[4]余仙菊.扬弃与超越——医学人文教育的重新审视与思考[J].医学与哲学,2006,27(7):69-70.

[5]Nel Noddings. The challenge to care in schools:an alternative approach to education[M]. 2ed. Columbia:Teachers college press, Teachers Co llege, Co lumbia University,1992:177.

（发表于《护理与康复》2010 年第 11 期）

多元文化护理课程自主学习模式的构建与应用

赵伟英 陈三妹 沈雪艳 陈小萍 周 萍 邢海燕

摘 要：目的 培养护理学专业学生自主学习能力，提高人文类课程的教学效果。**方法** 针对教学中存在的问题，在 2011 年构建并实施自主学习模式，以自主学习指南、学生独立认知、小组合作主题探究、教师导学答疑为要素，加强过程管理。**结果** 在对 239 名本科学生调查中发现，学生对教学满意度和自我评价较高，实施后学生的自主学习能力提高（$p < 0.05$）。**结论** 自主学习模式有利于学生自主学习习惯的养成，提高自主学习能力，有利于人文课程知识的学习和内化，也有利于自我可持续发展。

关键词：教育，护理；自主学习；人文课程；跨文化护理

护士应是主动学习者，自我和专业的可持续发展需要护士具备终身自主学习的能力。把自主学习能力作为护理学专业学生的核心能力已成为国际护理教育界的共识[1]。自主学习能力是指运用元认知和客观人力、物力资源高质量地获取和掌握护理服务所必需的知识与技能的能力[2]。当前的教学研究和改革主要集中在"教师如何教"的环节，而忽视了对"学生如何学"的有效指导和监控[3]。本研究构建以学生为主体的自主学习模式，以自主学习指南、学生独立认知、小组合作主题探究、教师导学答疑为要素，加强过程管理，通过护理人文课程"多元文化护理"的教学实践，有效地达到了课程教学目标，提高了学生自主学习能力，其中自我管理、信息能力与合作交流能力的提高尤为明显，收到了满意的效果。

1 自主学习模式的构建

1.1 自主学习指南

依据课程教学大纲，围绕自主学习模式特点，经过校内外专家的论证，制订

学生自主学习指南。明确具体的教学目标、教学内容、自主学习任务、学习方法、作业要求、课程考核标准等。作业以学习报告、小组讨论报告等形式体现。

1.2 独立认知自主探索

学生在明确任务后。独立完成课程知识学习。借助于课程网络平台和教材，也可通过网络、图书馆或求助于教师和同学。掌握课程基本知识点，并对教师预设的问题进行思考和查阅资料，撰写学习报告。在此环节中学生记录独立认知的过程，填写自主学习记录表。

1.3 小组合作主题探究

学生分组，每组 5~7 名，设组长 1 名。主题确定，教师依据教学大纲预先设定若干主题，如中西方文化中的人文关怀；宗教与护理；跨文化沟通与护理；以"跨文化护理""人文关怀""transcultural nursing""transcend culture"为主题词检索中英文文献等。组内商议确定主题，分解任务，每位学生围绕主题查阅资料，进行组内讨论、争辩，对问题进行分析思考，必要时教师进行指导，使学生能更深入、更有效表达自主学习的结果。最终小组将经过多次讨论后成熟的结论形成书面报告，向本班同学和教师展现，进行共享和互相评价，教师也参与评价。

1.4 教师导学答疑

教师以引导辅助的方式帮助学生完成学习。课程开课前集中进行课程导学，介绍教学目标、自主学习的具体要求等。自主学习指南、小组讨论主题是学生学习的基本导向。对学生学习过程中出现的问题以答疑的形式进行指导。答疑采用定期和不定期、集体和个别、面对面和网络答疑等方式。对知识点的重点和难点部分以及学习中存在的共性问题，依据学生情况予以 3 次及以上的集中答疑。

2 教学质量控制

2.1 学习过程的监控

通过定期上交自主学习记录、作业报告等手段监控学生学习情况，强化过程管理。借助于 QQ 群、网站登录等手段进行查访、交流。了解自主学习的过程。自主学习记录表格，包含了对学习前既往知识的评估，学生对照课程教学目标进行自我判断，找出需要解决的学习问题和知识点；制订具体的学习计划，包括学什么，怎么学，何时学，学习目标等；然后是按计划开展学习；最后是对照学习目标进行自我反思、对学习效果做出评价。对学习进程缓慢、学习效果不佳的学生及时提醒、督促。帮助学生合理安排学习时间和进程。

2.2 考核评价的质量控制

以平时考核(占 20%)、小组主题讨论(占 20%)、自主学习报告(占 20%)及理论考试(占 40%)组成多元化考核体系。平时考核评价时间管理、自我管理能力。针对学习报告评价其知识面与知识规整能力、书面表达能力。小组学习着重评价其合作技能、团队精神、沟通能力及信息获取分析技能。理论考试针对课程知识的识记和运用能力。

2.3 课程教学的质量测评

制订课程教学质量评价细则规范教学:教学主管部门、教学督导对教学进行检查、评价,并对学生进行测评。课程结束后学生填写课程教学反馈表;自主学习能力调查表采用林毅和姜安丽[4]编制的护理专业大学生自主学习能力测评量表。包括自我管理能力、信息能力和学习合作能力 3 个一级指标。量表共 28 题,采用 Likert 5 级评分,总分范围为 $28\sim140$,量表的 Cronbach'S α 系数为 0.863,具有较好的信度。评价时间点为课程教学前、课程结束后。课程结束后专人发放自设的教学效果调查表。数据分析应用 SPSS17.0 统计软件包,统计描述计量资料采用均数±标准差,计数资料采用例数及百分比,两组间比较采用 t 检验。

3 自主学习模式的应用效果

自 2011 年 9 月开始实施,对象为本校护理学专业二年级学生(四年制本科),两届学生共 239 名,课程为多元文化护理。共发放问卷 239 份,回收有效问卷 232 份,有效率为 97.07%。学生学习时间为 $57\sim96h$。课程教学前和结束后发放自主学习能力测评量表,得分分别为(87.92±7.54)分和(93.02±7.48)分,两组间差异有统计学意义($t=6.335,p<0.01$)。学生对教学效果的评价见表 1。

表 1　学生对教学效果的评价($n=232$)

调查问题	赞同		不能确定		不赞同	
	例数(名)	百分比(%)	例数(名)	百分率(%)	例数(名)	百分率(%)
对课程教学的满意度	193	83.19	27	11.64	12	5.17
提高信息素养能力	185	79.74	27	11.64	20	8.62
提高时间管理能力	182	78.46	25	10.77	25	10.77

续表

调查问题	赞同		不能确定		不赞同	
	例数(名)	百分比(%)	例数(名)	百分率(%)	例数(名)	百分率(%)
培养团结协作精神	211	90.95	21	9.05	0	0
提高交流沟通能力	201	86.64	14	6.03	17	7.33
提高自我管理学习能力	198	85.34	23	9.91	11	4.74

4 讨论

4.1 有利于养成自主学习习惯,确保教学质量

当前护理专业学生的自主学习能力不容乐观[4-5],这与一贯的"灌输式"教学有关。本组资料显示,实施自主学习模式后.学生的学习任务管理、时间管理、信息素养、学习合作方面得到培养,自主学习能力得到提高。自主学习模式紧扣学生,围绕着如何学习,创设自主学习的环境,激发学生的学习主动性和积极性,培养学生自我调节学习的能力。教师的引导和评价体系的规范作用确保了课程的教学质量,从而达到提高学生的知识认知和学习能力的教学目标,突出学生的主体位置,使护理教育完成了从"以教为中心"到"以学为中心"的转变。

自主学习记录表格既体现了学习的过程,也贯穿了护理程序的理念。从评估、计划到反思,再到学习行为的调整,使学生学会自主学习,养成良好的认知习惯。整个认知过程既是护理程序的实践过程,也是学生元认知的过程[6]。小组合作的主题学习利用同辈学习的特点增加了学生间的互动.既锻炼团队合作能力和学生的表达能力,又激发学生的学习热情[7-8]。教师预先设定与课程结合、与人文结合、与临床结合的主题,确保了学习的深度和广度,又把自主权交给学生使他们有自由探索的空间。同时充分利用网站资源、图书馆资源查阅文献资料,拓宽学生视野,提高学生对信息的分析判断、整合利用能力。学生的转变是教学的出发点和归宿,良好自主学习习惯的养成有利于自我的可持续发展。

4.2 为人文类课程的教学提供了切实可行的途径

人文课程的学习重在于知识的感悟和内化。护理专业本身是由人的天性而决定的照顾为主的一门具有人本性的学科[9],护理的每个过程都表达着人文关怀的情感,时刻体现着对人的生命与健康、权利与需求、人格与尊严的关心与关注,是护理人员自觉的、出自内心的关爱的流露。多元文化护理课程旨在让学生

能够理解护理学专业本质的社会文化属性,从文化角度去理解不同护理对象对健康的认知和需求,并提供人性的、跨文化的健康服务。张旋[10]对护理本科生人文课程教学情况调查显示,传统的教学模式影响学习效果,最主要因素是教学方法与手段。在本组资料中学生对课程的满意度达到83.19%,学生反馈认为该模式形式新颖.让学习者有更多的自由度.在讨论问题和案例时相互声情并茂地争辩引起了情感上的共鸣。人文科学关注的是人的自我认识和意义。作为学生在习得知识的同时更需要内化为一种意识和理念.在讨论、争辩中完成情感的体验。该模式把学生放在核心位置,把说教形式改革为体验与参与形式,引入案例创设情境、组织小组探究,增加情感体验,提高了教学的有效性,为人文类课程的教学提供了值得借鉴的方法。

4.3　自主学习模式的局限性

自主学习模式的教学效果受限于学生的学习能力和课程的知识结构,并不是所有护理专业的课程都适合采用自主学习的学习方式,部分学生在过程中表现为学习主动性欠缺、学习内容比较浅显的情况。另一方面对教师的教学能力和知识结构也提出更高要求,学生知识面的拓宽要求教师有足够的知识储备;在教学能力方面,由以往的以教为主转变为导学为主,要善于发现学生的学习问题,把控学习的质量,做好引导、答疑。

综上所述,学生应成为学习的主人,把一切教育归结为自我教育。在传统的教学模式中学生处于接受者地位,教师教,学生听,对学习养成了被动依赖性。自主学习模式围绕学生的主体地位,重视学生学习的过程,使学生在学会知识的同时学会学习的方法,提高学生的知识水平和学习能力,为今后在专业道路上的可持续发展奠定了基础。

参考文献:

[1]美国高等教育信息素养能力标准[EB/OL]. [2010-08-18]. http://www.ala.org/acrl/files/standards/InfoLit-Chinese.pdf.

[2]姜安丽,林毅.护理专业本科学生自主学习能力的概念和构成研究[J].中华护理杂志,2005,40(2):128-130.

[3]刘均娥,黄金月.调动学生的自主学习能力提高基于问题的学习的教学成效[J].中华护理教育,2010,7(12):563-565.

[4]林毅,姜安丽.护理专业大学生自主学习能力的调查分析[J].南方护理学报,2004,11(11):50-52.

[5]吴瑛,任辉.护理本科实习生自主学习能力现状及影响因素研究[J].护理研

究,2010,24(8B):2078-2080.

[6]杨鸿雁.论元认知与自主学习能力的培养[J].遵义师范学院学报,2012,14(3):98-100.

[7]林岑,刘树麟,刘哲军.护理专业学生自主学习现状及其影响因素调查[J].护理学杂志,2012,27(4):62-65.

[8]王俊杰.论合作学习与护理本科生自主学习能力的培养[J].中华护理教育,2011,8(3):140-141.

[9]赵伟英,沈雪艳,陈三妹,等.多元文化视野下人文护理的内涵与实践[J].护理研究,2014,28(5A):1538-1540.

[10]张旋.护理本科生学习护理专业性人文课程现状调查研究[J].护理学报,2009,16(23):7-11.

（发表于《中华护理教育》2014 年第 9 期）

临床医师要重视医学人文修养

郭航远

临床医生赖以进行工作的基础是医学科学技术,但由于其工作对象是人,因而医学不是一种单纯的科学技术,而是医学科学与人文科学的高度结合体。近年来,由于大量高科技成果被引入临床,使临床医生对医学的人文特性逐渐有所忽视。产生了"高科技与临床医学愈来愈近,医务人员在感情上离病人愈来愈远"的现象。现代医学不乏知识和技术,然而缺的是人文关怀和职业责任。医院当然需要众多的仪器设备和高超的专门技术,但仅此一点是绝对不够的。医生必须理解和重视医学的人文内涵,把它看为自己工作的重要基础。人生体悟和人道精神应该是医生的必备品质,其重要性至少不在医术之下。医生自己必须是一个人性丰满而高尚的人,才可能把病人看作一个人而不只是疾病的一个载体。医学要能真正造福人类,也必须具备仁爱的人文品格。

一、临床医师要树立"不战而屈人之兵"的预防为主思想

临床医生要重视"未病防病,已病防变"的理念,10 个心肌梗死,有 9 个可被预测;6 个心肌梗死,有 5 个可被预防。防病如防敌,"圣人不治已病治未病""上医治未病之病""良医者,常治无病之病,故无病"的思想与孙子"故用兵之法,无恃其不来,恃吾有以待也"的理念是一致的。良医不仅要能治疗已病之病,更重要的是能预防或减少疾病的发生。医院要通过健康体检、专家义诊、康复学校、咨询热线、健康讲座、媒体网络等,积极开展面向公众的健康教育工作,传授健康知识,传播健康理念,提高老百姓的健康意识,承担起三甲医院的保健和宣教职责。继续开展送医送药到农村、社区、企业、学校的工作,动员广大医务人员深入基层开展健康宣教工作。医院要像学堂一样,给病人灌输预防保养知识,将预防的理念渗入到整个医疗过程当中。医学和医务人员要做到三个回归:"回归人文、回归临床、回归基本功"。临床医生要高举"公益、规范、预防和创新"这四面

旗帜。要积极构建预防心血管病的五条防线：防发病：一级预防，防患于未然；防事件：保持动脉粥样硬化斑块稳定，预防血栓形成，预防急性冠状动脉综合征（Acute Coronary Syn-drome，ACS）和脑卒中等可能致残、致死的严重事件；防后果：发生 ACS 等严惩事件后，要及早识别和预防，挽救心肌和生命；防复发：二级预防，亡羊补牢，为时未晚；防治心力衰竭：用最小的代价、最高的服务质量去挽救更多的生命，让重病患者回归家庭、回归社会。

二、临床医师要坚持"慎战""非攻"的适度医疗理念

不要在病人身上做得过多，首先要明确哪些不该做？再思考哪些该做？把应该做的认认真真做好。精心准备，把可能的并发症和风险尽可能事先预测，并加以积极防范。过度的治疗会导致不安全的医疗环境，从根源上导致医患的不和谐，也会导致心脏病学团队道德观和文化的沉沦，负面影响后代的年轻医生和医学生。打仗要用武器，诊疗疾病也需要用利器（手术刀、支架和起搏器），不重视和忽视武器和利器不对，但不能唯武器利器论，打仗也需仁义之师，也需要学哲学、用哲学，何况是作为仁爱之学的医学。选医如选将，"知其才智，以军付之，用将之道也；知其方技，以生付之，用医之道也"。用药如用兵，"药性刚烈，犹如御兵。兵之猛暴，岂容妄发"。"攻守奇正，量敌而应者，将之良；针灸用药因病而施治者，医之良也"。唐朝医学家孙思邈认为"胆大心小，智圆行方"是一个医生必须具备的心理素质和行为准则，在病情不明时要周密观察、谨慎判断，做到"知己知彼"，这种谨慎即为"心小"；一旦掌握病情，认清预后，就要果断决策，大胆用药戈手术，这种果断即为"胆大"；树立救死扶伤的高尚品德即为"行方"；用药和手术"知常知变，能神能明"即为"智圆"。

三、临床医师要做到"认识的与不认识的一样看待"

医学是仁学，医术是仁术，医者父母心。东汉名医张仲景要求医生应"上以疗君亲之疾，下以救贫贱之厄"，而孙子则要求将帅应"进不求名，退不避罪，唯人是保，而利合于主"。医学不是"Sineocrofcure"，而是"Scienceofcare"。对我们所要面对的每一位患者，我们应该满怀同情和关爱，并合理、恰当地应用先进的诊疗技术。儒学的"仁爱"思想与医学的真谛和根本是一致的，"良医"尊奉"仁德"二字，应做到"性存温雅，志必谦恭，动须礼节，举乃和柔，无自妄尊，不可矫饰。"只有医术而少医德者不能冠之以"良医"，更不能称之为"名医""大医"和"儒医"。临床医生应更人性化、理性化、规范化地使用各种先进技术，转变观念和思路，

"变由心生，推动转折"：从疾病终末期救治走向疾病早期预防；从经验医学走向循证医学；从以大医院为中心走向以社区农村为中心，从单学科独行走向多学科联合；从针对疾病走向重视健康。医院要始终把以"病人为中心"的服务理念真正体现在医院管理的全过程中，落实到全院职工的行动上。先进的硬件设施只有与医务人员一丝不苟的诊疗态度、高超的学术技术水平、亲切自然的言语交流、良好的治疗效果相匹配，才能凸现医院高品质的医疗服务。通常流行的提法是"为病人服务""病人是上帝""待病人如亲人"，但这些提法太多感情色彩，反而淡化了医生的职责问题。从医生方面来说，应该带着深厚的感情，千方百计地为病人治病，而从病人和家属方面来说，应该对医生和医学充满信任和信心。医院要不断完善、优化医疗工作流程，实行"门诊革命"，提供安全、便捷、高效的服务；改善服务态度，注重服务细节，倡导"认识的与不认识的一样看待"的服务理念，从病人最需要的地方做起，从病人最不满意的地方改起，减少医疗纠纷，逐步提升医院美誉度，构建相互理解、相互信赖、相互尊重的和谐医患关系。

建树医学人文精神不失为拯救医患关系的一剂良方。医学人文体系的建立，就是要培养出真正合格的临床医生。医学人文应该贯彻到整个医学教育和培训体系中来，甚至需要纳入医师准入制度。对一位临床医生来说，人文精神与悲悯情怀是始终不能缺少的美好品质。临床医生要高扬医学人文精神，倡导和谐健康医学。

（发表于《心脑血管病防治》2012 年第 2 期）

医学人文教育品牌建设

没有边界的文化 没有校门的大学
——绍兴文理学院"风则江大讲堂"

柳国庆 王 一 张 颖

绍兴文理学院"风则江大讲堂"以"感受名家风采、共享学术盛宴"为主旨,以"人文性、学术性、普适性、开放性"为定位,广邀国内外知名专家学者,就哲学与科学、传统与现代、素质与成才、文学与艺术、文化与思潮、经济与社会、中国与世界等重大主题进行演讲和报告。2005 年 10 月创立以来,已成功举办 321 场,受到了广大师生和社会各界的热烈欢迎,形成了独特的校园文化品牌,为繁荣学术研究、活跃校园文化、塑造人文精神、服务绍兴"文化强市"建设做出了积极贡献,被誉为"没有边界的文化没有校门的大学"。"风则江大讲堂"先后被评为浙江省首批高校优秀校园文化品牌、教育部高校校园文化建设优秀成果二等奖、全国优秀人文社科普及基地和浙江省优秀社科普及基地。

一、"风则江大讲堂"的创办思路和定位

2005 年 9 月,绍兴文理学院决定以每年 50 万元的专项投入,着力打造校园文化建设的精品——"风则江大讲堂"大型学术讲座。学校领导认为:"唯有开放、包容方能成就大气。让学生在流动的、开放的文化江河中浸润,多方吸收营养,才能与时俱进,生生不息,使思维与目光如疾风般迅捷而敏锐,胸襟与素养如江水般涵涌而奔放。大学就是要有这种浓郁的学术氛围和人文环境,而丰富的、多科性的学术讲座和报告是这种优良人文环境的良好载体,也是为中外诸多知名大学所证实的有效途径。那些睿智的声音和思想的光芒,能让学生如饮甘霖,从而坚定前行的信念;那些名家的人格魅力和精神风尚,能为学生提供求学和为人的参照和榜样。""风则江大讲堂"的创办是绍兴文理学院进一步繁荣学术研

究、活跃校园文化、塑造人文精神、服务"文化强市"建设的重大举措,有利于推进素质教育,提升人文素养;有利于营造优良校风,引导学子健康成才;有利于提升城市的文化品位,建设学习型城市。从倡议设立、专题调研、专家邀请到首场报告会的筹备,学校主要领导和职能部门负责人竭尽睿智,亲力亲为,于是有了大讲堂"人文性、学术性、普适性、开放性"的科学定位,有了"感受名家风采,共享学术盛宴"的主题口号,有了以"风"字为原型、蕴意自由开放的大讲堂徽标,有了首场演讲的精彩纷呈。紧接着,第二讲、第三讲、第四讲……直至三百余讲,一股浓厚的学术之风激荡在风则江畔。

一所现代大学,"得大楼易,得大师难;得一二大师易,得百家之师难。""风则江大讲堂"的创办,既依托绍兴深厚的文化背景和历史底蕴,又突破地域限制,放眼全国,以高阔的格局和开放的姿态进行运作,站在了一般普通地市级高等院校难以企及的起点上。学校举办方清醒地认识到,大讲堂的生命力和影响力取决于主讲嘉宾的学术地位和演讲内容的独创性。大讲堂在创办之初就确定了"五湖四海、广邀名家"的思路,要求主讲嘉宾必须是本领域内的全国知名专家,同时要具有较高的演讲技巧能吸引人。主办者想尽千方百计,在全国乃至国际范围竭诚邀请各界名家,形成了"领导请专家、教师请专家、专家请专家、上门请专家"四种模式。功夫不负有心人,一批批享誉海内外的专家学者相继光临大讲堂。诺贝尔文学奖得主莫言、帕幕克,著名作家王蒙、梁晓声、黄亚洲,政治学家俞可平,法学家江平、胡建森、郑成良,教育学家张楚廷、李培根、徐辉,美学家陈望衡、上仓庸敬、江海洋,历史学家阎崇年、姜义华,地理学家葛剑雄,语言学家崔希亮,物理学家何祚庥、龚昌德,经济学家张军、史晋川、华民、曹和平、尹伯成,著名学者李君如、许纪霖、万斌、吴中杰、廖可斌……一位位声名赫赫的专家学者咸集于此,使得大讲堂风生水起,大气满城。主办者坚持品牌战略,使得大讲堂能经久不衰,受到广大听众的热烈欢迎和高度评价。

二、"风则江大讲堂"的运作模式和方法

为了最大范围地让广大师生和市民知晓讲座信息,调动他们参与大讲堂的积极性,从而使大讲堂实现可持续发展,学校党委宣传部竭尽心智,积极筹划,主动出击,与相关部门和社会媒体通力合作,及时全面地对大讲堂进行了宣传和推介。在大讲堂开讲伊始就精心设计了徽标,推出了专题网站,全面发布大讲堂的有关信息;主动联系绍兴市门户网站"中国绍兴",在该网站的"热点专题"栏目中添加了大讲堂的链接并公告每期信息;经常邀请《绍兴日报》《绍兴晚报》、绍兴电视台和广播电台的记者就市民关注的演讲主题不定期地进行公告和宣传,为"风

则讲大讲堂"造势助威;在各大校区的主干道显著位置摆放大讲堂讲座信息展板,校内各宣传窗都张贴有讲座海报,各个校区和图书馆大厅的电子显示屏及时公告大讲堂信息。这些全方位立体式的宣传,使得"风则江大讲堂"的名称和讲座信息迅速在广大师生和市民中传播开来。同时,精心组织好每次专家讲座,使学生和市民享受到前所未有的"学术盛宴和文化大餐,"从而迅速提升了大讲堂的美誉度。一位光临"风则江大讲堂"演讲的学者有感于热烈的讲座现场氛围,即兴作诗:"吴越胜景风则江,誉满东南大讲堂,树人传统承鲁迅,独立精神循嵇康。"为了确保"风则江大讲堂"的流畅运行,主办者在不断探索中形成了一套较为完善的工作机制。前期,千方百计联系和邀请主讲嘉宾,商定合适的演讲主题,提前制定每月讲座计划,安排好接待工作;讲座时,既重视做好现场的布置、摄影、摄像和录制工作,还创新形式,综合运用现代媒体手段开通网上直播,使师生和市民足不出户便可观看讲座,而且在听讲人数过多时开设分会场提供电视直播;在后期,制作讲座视频上传至大讲堂网站供更多师生点击观看,整理讲座录音形成完整的文字稿,经过反复统稿、校对后,定期汇编专辑,还选择讲座精粹制作光盘资料。整理讲座精要刊登于《绍兴文理学院报》向社会发行,定期汇编讲座内容出刊《风则江大讲堂》专辑。《风则江大讲堂》(一套共三辑)由中国社会科学出版社正式出版发行,省内高校、政府机关的领导和一些社会名流纷纷来电索要并给予高度评价。与此同时,学校党委宣传部为了丰富和挖掘大讲堂内涵,满足听众要求,不断以征文、调查等多种形式向听众征询意见建议,不定期地将优秀征文刊登于校报、杂志上,形成了与广大师生和市民听众的良好互动。同时,发挥高校的智力优势,积极组织和调动校内资源对大学讲座文化进行研究和探讨,为大讲堂发展奠定理论基础;还外出学习考察,学习和借鉴北京大学、中国人民大学、北京师范大学、复旦大学、南京大学、武汉大学等知名高校的校园讲座以及上海图书馆讲座、浙江人文大讲堂等社会品牌讲座的成功经验,注重开拓创新,拓展"风则江大讲堂"的运作思路,不断提升大讲堂的整体水平。

三、"风则江大讲堂"的效应及启示

十五年四季轮回、岁月流逝,"风则江大讲堂"犹如一朵永不凋谢的思想之花,灿烂绽放在风则江畔的巍巍学府;犹如一条永不枯竭的文化大河,浸润了越来越多求知若渴的心灵。"风则江大讲堂"在众多师生心中已成为一座学术丰碑、一个文化品牌。正如一位教授所说:"如果说未名湖因为诗歌而出名,三角地因为思想而出名,清华园因为学术而出名,那么'风则江大讲堂'无疑是因为文化而出名的。独立的思想,独到的分析,独特的视角,让讲座成为学术阵营的前沿;

精心的选题，费心的准备，耐心的回答，为讲座增加了厚重感。""风则江大讲堂"对加强校园文化建设、营造优良校风学风、建设"文化强市"起到了十分重要的作用。

第一，浓厚了校园学术氛围，开辟了学校通识教育的有效途径。"风则江大讲堂"使学校的学术文化氛围更加浓厚起来，使学生享受到从来没有的学术大餐、思想盛宴，获益匪浅，一门门大学问流动于这三尺讲台，叩响文化的深谷，激荡出久久不息的回声。有开篇令人侧耳者，有愈深入愈觉得别有洞天者，更有余音绕梁三日不绝者；博大精深的思想在这里交锋，儒雅洒脱的气质在这里氤氲，言谈举止间，智慧与美丽的种子已悄悄播撒。正如学生们所言，专家们的演讲"蕴大智慧于微小题材，寓大见识于身边事物，融大幽默于闲话家常"，"使我们真正感受到什么才是大家，什么才是学术，真是精彩啊！""是的，我爱'风则江大讲堂'。爱文学的文采精华，爱人物的跌宕起伏，爱人生的博大精深，爱生活的丰富多彩，爱细节的幽默深邃……"

第二，营造了良好的校风学风，有力地促进了学生成长成才。大讲堂开设以来，受到了学生发自肺腑的热烈欢迎，学生对大讲堂表现出前所未有的热情。讲座经常爆满，很多学生提前一个小时就来占座，只能容纳 500 人的铁城科教馆常常挤了 700 多人，座无虚席，甚至过道、出入口处都无立足之地。专家们的精彩演讲引发了学生浓厚的学习兴趣。每次讲座，学生情绪之高涨、所提问题之专业，令多位主讲嘉宾赞叹不已，"想不到文理学院的学生提问水平这么高！学风这么好！"元培学院的一位学生这样写道："风则江大讲堂对我来说是一碗心灵鸡汤，带给我的是知识，是财富，是人文精神，是人生感悟！'风则江大讲堂'对我来说又是一位良师益友，让我在知识的海洋中找到了方向，在喧嚣的红尘中守住了一片宁静，在大学的坐标系里发现了自己的点，在漫漫的求学路上找到了知音！"开讲至今，已有近 18 余万人次现场聆听了大讲堂报告，10 余万人次观看视频直播，网络视频点播超过 20 万人次。

第三，推动了学习型城市建设，提升了绍兴城市品位。"风则江大讲堂"创办伊始，学校领导就提出了"大讲堂要向广大市民开放，为绍兴文化强市建设服务"的指导思想。十五年来，大讲堂始终坚持开放性原则，免费向全社会民众开放。学校党委宣传部积极筹划，主动与社会媒体沟通联络，及时全面地向社会公众宣传大讲堂，使得"风则江大讲堂"的名称和讲座信息迅速在广大市民中传播开来。绍兴市委市政府相关部委局办和一些企事业单位的领导干部成了大讲堂的常客，学校的内部刊物《风则江大讲堂》是许多机关干部和普通市民的珍藏之物。绍兴市委市政府的机关刊物《绍兴通讯》专栏"越州大讲堂"长年转载"风则江大讲堂"的内容，供机关干部学习。浙江省教育厅内部参阅《今日择报》对大讲堂进行了专题报道，省教育厅主办的《高校思想政治工作研究》从 2007 年第 1 期开始开辟专栏，陆续刊登"风则江大讲堂"的讲座内容。《人民日报》《光明日报》《文汇报》《浙江日报》《今日浙江》《钱江晚报》《绍兴日报》和人民网、新华网、中国新闻网、凤凰网、中国高教研究网、新浪、网易、腾讯、搜狐等媒体，纷纷对"风则江大讲堂"的经验做法和名家讲座进行了内容刊发或专题报道，引起了良好的社会反响。浙江省教育厅曾这样评价"风则江大讲堂"：如果要在众多的高校中甄选举办各类系列学术讲座的典型范例，绍兴文理学院的"风则江大讲堂"可以毫无争议地名列其中。风则江大讲堂之典型何在？一、品位高。大讲堂突出"精品"理念，主讲人的水平和声望使其品位达到了超乎寻常的水平，一所普通地市级高校能够取得如此成效，具有非常重要的示范意义。二、影响大。大讲堂采用现代传播理念和技术，把握事前、事中、事后三个环节，将文化影响力突破时空阈限，弥散于校园并渗透到社会，发挥了大学文化对社会文化建设应有的引领作用。三、运作顺。大讲堂从学校领导到具体组织者，从报告人到听众，从场地到技术，从制度到经费，形成了一种非常顺畅的运作机制，为大讲堂的可持续发展提供了重要保障。

"风则江大讲堂"的成功，归因于从中央到地方对高校人文素质培养的新要求和我校加强内涵建设的理念；归因于学校高度重视，每年专项经费投入，对此浙江省社科联的一位同志连声感叹："大手笔，气魄非凡，你们的胆略和雄心值得我们好好学习"；归因于绍兴这座历史文化名城，有着深厚的文化积淀和名士大家，也为大讲堂的开设提供了深广的背景和高水平的起点；归因于广大学子求知若渴，使得大讲堂形成了校园文化的一个热点、亮点；归因于社会媒体和公众的关注与支持，使得大讲堂茁壮成长；也要归因于学校党委宣传部等部门的积极筹划，通力合作，使得大讲堂运作顺畅。

哈佛大学校长艾略特曾指出，"一所大学之所以能取得很高的地位，不但因为它是高科技和拔尖人才的摇篮，还在于它向政府部门提供了专门知识，向大众提供了讲座，把大学送到了人民当中。""风则江大讲堂"成就了一种没有边界的大文化，成就了一所没有校门的大学堂。时间抹不去经典，知识和情操已经薪火相传。"风则江大讲堂"必将秉承着学术的传统，开拓精神的境界，激荡思想的浪花，传承文化的品牌，光前裕后，继往开来！

以文化人　崇德尚医

——绍兴文理学院医学院打造医学人文教育品牌

温多红　张　颖

"夫医者,非仁爱之士不可托也。"提升医学生人文素养,承载着社会对医学发展和医学生培养的期盼。绍兴文理学院医学院党委依托绍兴历史文化和校园人文环境,多途径、多形式、多层面开展医学人文教育,提高学生思想品德、人文修养和职业素质,把学生培养成有灵魂有温度的医学专业人才,形成了"理论教学和临床实践相贯通、环境育人和实践育人相结合、从入学到毕业五年不断线"的医学人文教育特点。

◎ 力倡"卓育英才"教育理念

学院总结凝练了"崇德尚医"院训和"笃学、诚行、精艺、求新"院风。"培养卓越护医师、护师,是学院的永恒追求。"学院倡导"卓育英才"理念,在临床医学专业"2.5＋2.5"校院一体化教育教学模式基础上,设立"卓越医师养成班"和"卓越护师班",设立导师制,由医院专家和学院专业教师担任。毕业生深受用人单位好评,平均就业率97％以上。

◎ 优化医学人文课程体系

"先成人后成才。"聆听张亚军老师"人体运动学"课程后,康复类172班学生戴艳璐在《"课程思政"学生课堂随感》上记下"老师课堂上的一句良言"。学院优化人文教育课程体系,开设"心理健康教育""医学心理学""医学伦理学""医学史与医学哲学"等医学人文类课程。同时,把"课程思政"理念融入2018人才培养方案修订,做到"课程思政"教师、课程、教学过程"全覆盖",实现知识传授与价值引领的有机统一。

临床实践为人文知识转化和应用提供了平台。临床教师千方百计将人文教育有机融入病史采集、诊疗过程等教学环节和教学内容。学生在绍兴四大医院开展志工活动,医疗卫生实践服务团坚持 21 年走进嵊州市里南乡进行爱心医疗和健康宣传。

◎ 积极推进医学人文教育

医学教育仪式能潜移默化地强化医学生对医护工作的认同感、使命感和荣誉感。"面对'无语良师',我们不只是恭敬更是感恩。"第 70 个"5·8"世界红十字日之际,绍兴市"无语良师"纪念碑在学院落成。学院每年举行"无语良师"缅怀活动、"向无语良师致敬"开课仪式,医学生授服及宣誓仪式、护生授帽仪式等。百年办学纪念活动中,设立"无语良师"爱心基金,师生党员自愿捐款近 6 万元。

优秀师长和校友出色的人生阅历和深刻的人生感悟,是医学人文素质教育的生动教材。学院为此开设了"医路人生——导师面对面"、"业界精英进课堂"、"教授/博士论坛"和"院长、书记讲座"等系列讲座。

◎ 打造医学人文校园文化

"愿你我的医学之路,伴以人文润色。"临床医学 131 班学生周佳虹动情地分享着聆听"杏林讲堂"的体会。人文讲座是医学生养成人文素质的文化大餐。为培养"仁爱""理达""廉洁淳良"的医务工作者,学院于 2014 年开办了医学人文主题系列讲座"杏林讲堂",开讲近 5 载,讲座 23 场,场场满座。

"入芝兰之室,久而不闻其香,即与之化矣。"学院着眼全面性、传承性、长效性,构建具有专业特色的人文环境。教学楼大厅铭刻的"崇德尚医"院训和"笃学诚行 精艺 求新"院风,编写《杏林讲堂讲演录》《医学人文教育读本》《绍兴历史名人人文思想读本》等,开展学长助长计划、孝德文化教育、人文经典阅读分享会等活动,都在勉励学生成为"大医生"。

五年不断线,让人文精神浸染了每个医学生的血液;成效贵坚持,学院医学人文教育结出硕果。2015 年学院的医学人文教育做法和成效得到教育部临床医学认证专家的好评。临床医学专业首届"2.5+2.5"毕业生质量喜人,2017 年全国临床执业医师资格考试实践和笔试通过率均高于全国平均数,在 159 所本科医学院校中排名第 25 位;毕业生考研率和录取高校质量逐年提升。学院 2013—2014 年度获评浙江省教工委"三育人"先进集体,连续四次获评校"三育人"先进集体。2 个项目获立项 2017 年绍兴市高等教育教学改革课题。2 名学生分获校第十二届"卓越奖学金"一等奖、第十三届"卓越奖学金"入围奖。医学人文教育品牌活动受到中新网、浙江新闻、绍兴日报等媒体报道。

◎ 思考与愿景

学院以《绍兴文理学院关于加快建设新时代医学教育教学改革若干意见》为准则,坚持立德树人为根本任务,构建"三全育人"大格局。

一是坚持立德树人,积极探索利用地方综合性大学的学科优势和地方文化资源加强医学人文教育,融思政教育、专业教育、职业精神培养为一体,推动人文教育和专业教育有机结合。

二是实施"课程思政"提升工程、"通识课程"建设工程和"思政课程"教学质量提升工程,建立本-研互动、线上-线下互动、课内-课外互动的"一体化"课程思政体系。

三是充分发掘专业课程中蕴含的思政教育资源,充分发挥专业教师的育人主体作用,形成"课程门门有思政,教师人人讲育人"的良好氛围,实现专业课教学与思想政治理论课教学紧密结合、同向同行的育人格局。

四是推动名医大家上讲台、下临床、带实验、授技能,将课程思政和专业思政贯穿于有灵魂的卓越医学人才培养全过程。

五是以医学人文品牌建设为依托为载体,实现学生思想政治教育和培养职业精神的融合,培养学生珍爱生命、大医精诚的救死扶伤精神。

不忘医者初心　爱洒里南百姓

——爱心医疗服务团送医下乡二十二年

顾玲玲　席德科

里南乡古称礼义乡,位于浙江省绍兴市嵊州市西南部,距离市区 26 公里,全乡区域面积 93 平方公里,现有 14 个行政村、208 个村民小组,共 4671 户、12896 人,年人均收入不到 4000 元,为绍兴市重点扶贫乡。里南乡群山连绵,地广人散,山多路险,交通十分不便,经济较落后,百姓缺医少药,素有"嵊州西藏"的之称。自 1998 年以来,绍兴文理学院医学院与校"大学生爱心医疗社会实践基地"——嵊州市里南乡进行结对合作,一同开展"医驻心巢,爱洒里南"的社会实践活动。至今已累计义诊 6700 余人,发放调查问卷 5000 余份,坚持送医下乡二十二年,被当地百姓亲切地称为"绍兴来的好医生"。活动多次受到共青团绍兴市委和共青团浙江省委的表彰,成为浙江省暑期大学生社会实践的品牌活动。

一、愿景和设想

建设健康浙江健康绍兴的必然要求。健康是促进人的全面发展的必然要求,是经济社会发展的基础条件,是民族昌盛和国家富强的重要标志,也是广大人民群众的共同追求。习近平总书记在全国卫生与健康大会上指出,没有全民健康,就没有全面小康。要把人民健康放在优先发展的战略地位,加快推进健康中国建设。党的十九大报告提出实施乡村振兴战略,强调必须始终把解决好"三农"问题作为全党工作的重中之重,"三农"问题是中国社会改革的焦点问题,农民的健康问题又是解决"三农"问题的核心所在。离开了人的因素,农业无从发展,农村无从建设。社会主义新农村建设需要健康的人,更需要激活农村发展动能,培育新的经济增长动力。身体健康情况的好坏往往是农民家庭生活是否幸福的风向标,是建设健康中国的重要一环。

服务绍兴嵊州南乡社会发展的现实需要。 随着经济社会迅猛发展,越来越多的里南乡的剩余劳动力转移到城市务工。随着农民大规模外出打工,农村出现了大量的留守人群,包括留守老人、留守妇女、留守儿童等。在生产生活、受教育和安全保护等方面存在很多的问题和困难,已经严重影响农村经济社会健康发展。里南乡目前医疗设备不足并且陈旧简陋,人员状况和床位设置也不容乐观。乡镇卫生院高级卫生技术人员也十分短缺,对许多突发性意外事件的患者均不能及时进行现场抢救,且对"预防""保健"两大板块常常心有余而力不足。为全面建成小康社会、夺取新时代中国特色社会主义伟大胜利,实现中华民族伟大复兴的中国梦汇聚磅礴青春力量,医学院决定组建绍医青年爱心医疗服务团,积极响应团省委、团市委关于大学生暑期"三下乡"的号召,在实践中践行"崇德尚医"的院训精神,结合医学生的特色和实际情况,开始送医下乡的实践活动。

培养"崇德尚医"优秀医学生的有效途径。 暑期"三下乡"社会实践活动作为促进大学生素质教育,加强青年学生思想政治工作,引导学生健康成长、提升学生实践、创新能力的重要途径,一直备受各高校的重视。对于当代大学生而言,积极开展暑期"三下乡"社会实践活动既是延伸课内教育至课外的一种方式,也是大学生服务社会的一种良好形式。对绍兴文理学院医学院来说,开展送医下乡活动,是践行"修德求真"校训和"崇德尚医"院训的具体行动,有利于培养学生的医者仁心,提高学生的临床技能,为成为"下得去、用得上、留得住"的基层优秀医护人员打好思想和业务基础。

二、做法和特点

(一)健康里南:关注医疗健康,义诊温情接力

初心易得,始终难守,二十二年的里南下乡行,是翘首以盼,是如约而至。为提高嵊州市里南乡村民防病治病意识,传播健康知识和理念,义诊、送医送药、救护培训、健康宣教等活动的开展,二十二年间从未停歇。在义诊活动的开展中,绍医青年爱心医疗服务团协同绍兴文理学院附属医院的医疗专家每年组织实践服务团来到嵊州市里南乡,在用药、保健、饮食方面指导老人,并嘱咐其注意事项,志愿者也会为老人量血压,介绍防病养生知识,将健康理念传递给老人。坚守初心,是我们砥砺前行的心灵支持;勇于担当,是我们争做时代新人的目标追求。

为让当地村民及时了解义诊活动、了解自己的身体状况,我们积极在前期开展宣传活动。医疗服务团的志愿者积极配合专家开展服务,专家们也立即投入

到了工作中。每位前来就诊的村民都表示享受到了优质的医疗服务,也感受到了专家和志愿者的温暖与关怀。

义诊活动提供了面对面、零距离的医疗服务,专家们根据各位老人的不同病症提出合理的诊疗建议耐心回答村民提出的健康问题,进一步增强了村民的健康保健意识。通过活动,绍医青年爱心医疗服务团的成员们充分展现了绍医青年脚踏实地的精神品质和勇于奉献的奋斗姿态,在服务社会的实践中不断成长进步。

(二)温情里南:青春伴夕阳,温情洒里南

热心志愿活动,温情常驻身边。二十二年温情里南行,变的是一代又一代志愿者的面孔,不变的是他们真诚温暖的笑容;变的是一年又一年里南乡的村貌,不变的是村民温情的热忱。二十二年,我们努力弘扬中华民族敬老爱老的传统美德,每年都坚持前往敬老院探望、慰问老人,帮助他们进行基础的身体检查,给他们带去温暖。每年我们也为里南乡中心小学的学生们送上书籍和学习用品,用事先准备好的贴纸等装饰美化他们的寝室,希望能给那里的孩子们创造一个温馨舒适的生活环境,度过一个欢乐的童年。

为弘扬中华民族敬老爱老的传统美德,绍医青年爱心医疗服务团前往嵊州市里南乡敬老院探望、慰问老人,给他们送去关爱和温暖,带去慰藉与幸福。

成员们设立两个站点为老人们量血压,向他们介绍高血压的危害并利用自己的专业知识叮嘱老人们要坚持用药、清淡饮食。

同时,成员们送上事先为老人们准备好的低糖八宝粥、高钙低脂牛奶,希望为老人送去一份温暖,关怀老人们孤寂的心灵。除此之外,成员们还为老人表演了精心准备的节目,一首首经典的老歌,赢得了老人们的掌声,活跃了现场氛围。

老吾老以及人之老,幼吾幼以及人之幼,爱心医疗团的成员们每年来到里南乡中心小学学生寝室,都会展开彻底的清洁工作。为了给孩子们创造一个更加美丽舒适的生活环境,成员们就用事先精心准备的壁纸、墙贴装饰了洁白的墙面。同时每年爱心医疗团的成员们都会留下学习用品、急救包等,仔细地在明信片上写下了温馨的祝福和一些生活的小常识,希望他们能拥有一个欢乐而有意义的童年。

(三)最美里南:深入调研,心系基层,共绘美丽绍兴

二十二年,绍医青年爱心医疗服务团队依据时政热点积极策划紧跟时代新风的活动,例如五水共治、垃圾分类宣传、建设美丽乡村等活动。我们不断结合时代要求,以习近平总书记系列讲话精神为引领,在实践中体现个人价值和青年力量。从基础调查到街巷走访,我们为村民普及时政知识,提出合理建议,不断

以实际行动为里南乡的建设"添砖加瓦",为美丽绍兴的建设共同奋斗。

积极开展调研活动,围绕农村老年人生活及社会支持系统现状的目标,展开问卷调查,了解农村老年人的物质生活现状,精神生活现状,身体、医疗状况以及社会支持系统现状。在调查中了解到农村老年人的生活质量一般,社会支持系统存在着不足。通过本次调研推出解决措施,呼吁广大群众和政府的关注及改善,以此促进老年人的生活水平提高。

今年绍医青年爱心医疗服务团队积极响应"乡村振兴"战略,前往何家坞民宿进行实地调研。为打造"醉"美里南的总体目标,里南乡党委、政府积极引导扶持民宿旅游和乡村生态休闲旅游发展,投资开发何家坞民宿旅游,努力实现农村产业兴旺发展。在调研过程中,我们也发现医疗短缺、宣传不到位等各种因素制约了里南乡的发展,但我们相信,推进乡村振兴,我们在坚持,里南在努力,前景很光明。

三、收获和设想

爱心医疗服务团的队员们通过亲身经历,了解了里南乡的医疗卫生状况,村民的患病疾苦,并同时增强了作为一名医务工作者的光荣感、责任感及使命感。社会实践中,队员们体察疾苦、扶贫帮困,有助于弘扬社会公德,培养职业道德,激励青年学生成长进步,拓展综合素质。医疗服务团队员们在医生的细心指导下进行了实践操作,这让许多成员得到了实战的机会,提高了自身的实践动手能力,使成员们认识到自身存在的不足,促使今后加倍努力钻研。在缺医少药的山区,大家深深感触到这里更需要医德高尚、业务精湛的医务工作者,立志要为山区的医疗卫生事业贡献自己的一分力量,为农民的健康贡献自己的青春和智慧。下一步的工作设想是:

一要进一步优化活动准备。前期及时落实各项资料、材料,包括各类宣传单的设计与制作,救护培训、安全宣讲资料等。加强与里南乡政府沟通,进行创新活动策划,号召更多专家、人才送医下乡。

二要进一步加强队伍建设。吸引医学院各专业人才(实践经验、知识涵盖全面丰富),增强服务水平。要求全体绍医青年爱心医疗团的成员们重新回顾救护理论知识,并利用道具进行量血压,手部、腿部包扎,CPR 训练等,熟练自己的操作技能,以便更能得心应手,取得实效。

三要进一步完善实践活动。扩充医疗义诊的涵盖项目。针对当地留守老人较多的情况,引导他们参加各类积极健康的社会活动,丰富老年人的精神文化生活。同时,组织志愿者定期走访、慰问老年人,为他们排解忧愁。

无语良师:大师无言 大爱无疆

方志红

医学院是绍兴文理学院下属规模较大的二级学院,其前身是浙江省绍兴卫生学校,迄今已有102年的办学历史。2000年3月,浙江省绍兴卫生学校并入绍兴文理学院组建医学院。长期以来,学院高度重视遗体捐赠工作,加强制度建设和条件保障,积极开展以"大师无言 大爱无疆"为主题的医学人文教育,取得了良好效果,已经成为校园文化建设的一个特色品牌。

医学院最早从1997年绍兴卫校办学期间,就通过绍兴市红十字会向社会公开遗体捐献登记和接收工作,截止2019年12月31日,登记在册人数达100余人。成功接收捐献26例,遗体主要用于全日制本科医学专业学生教学与科研。

为更好弘扬"人道、博爱、奉献"的红十字精神,促进遗体捐献工作健康发展,根据浙江省红十字会、浙江省卫生计生委《关于加强遗体、组织捐献管理工作的通知》有关规定,2016年5月,绍兴文理学院医学院与有关部门签订了《遗体捐献合作协议书》,被列为省级5家遗体捐献接受单位之一,也成为绍兴市唯一的遗体捐献定点接受单位。医学院十分重视队伍建设,选派多名工作人员多次参加浙江省红十字会组织的遗体捐献工作培训。

为了进一步促进遗体捐献工作规范管理,学校着力加强制度建设,先后制定了《绍兴文理学院医学院遗体捐献管理规程(试行)》《绍兴文理学院医学院遗体捐献工作流程》等规章制度,成立医学院遗体捐献工作领导小组,学院一把手亲自担任组长,相关分管领导担任副组长,规定工作职责、接收流程和档案管理等制度。学院决定由办公室主任专人负责志愿登记、档案管理和遗体捐献联络接待、文化宣传等工作,并保持24小时通讯畅通。

学院着力加强基础设施建设,为遗体捐赠创造了良好条件。医学院设立专用的遗体处置室、宣传接待厅,配置遗体防腐台、空间消毒和通风等设备,加大实验室建设与投入,加强人员和设施建设,规范捐献接受工作,接受社会监督,提高捐献接受服务质量。按照接收站的基本要求积极开展接收场地建设工作,2016年6月,医学院与绍兴市殡仪馆签订《殡仪合作协议》,在遗体冷藏、车辆接送、遗体处置、遗体告别场所等建立良好的合作关系,为开展遗体捐献工作创造了良好的条件。

学校十分重视医学人文教育,积极开展了以"大师无言 大爱无疆"为主题的系列校园文化建设活动,致力于培养医学生"人道、博爱、奉献"的思想品德和职业情操。

一是建设"无语良师"纪念广场。2017年3月,学院利用自筹经费6万余元,精心选址,在学校南山校区3、4实验楼之间的空地建设绍兴市遗体、器官、角膜捐献纪念广场,设立了"无语良师"纪念碑。2019年10月,在绍兴市红十字会的大力支持下,投入12万元用于"无私奉献"雕塑建设。"无语良师"广场建成以来,每年清明节前后组织师生,邀请遗体(器官)捐献登记志愿者代表、遗体(器官)捐献者家庭代表,举行"无语良师"缅怀纪念活动。以此表示对"无语良师"的尊敬和缅怀,不但为开展当代大学生政治思想道德建设提供了有效载体,而且也号召更多普通市民冲破封建观念影响,为医学教育事业发展作出自己的贡献。

二是开展"局部解剖学"开课仪式。"感恩奉献·敬畏生命——向无言良师致敬"成为了首次进入解剖实验室进行深入的系统解剖课堂学习的临床医学学生必修课,在"局部解剖学"课程组老师的带领下,医学生向躺在冰冷实验台上的"无言良师"致敬,他们用自己的躯体告诉医学生人体的真实结构,教会医学生每一束肌肉的走行、每一条血管的搏动、每一根神经的分布、每一个器官的定位。课程组老师不停地告诫大家,生命是复杂的,要有敬畏之心,要用一生的努力去关爱生命,促进健康,要求医学生恪守"健康所系,性命相托"的医学誓言,满怀一颗敬畏之心学习研究,不断有夯实自身的专业基础,为医学的发展做出自己的贡献。

三是开展"无语良师"纪念缅怀活动。2017年5月11日,医学院联合绍兴市红十字会开展绍兴市"无语良师"纪念碑落成暨生命关爱缅怀纪念活动,绍兴市人大副主任、市红十字会会长丁晓燕,副市长顾涛,我校党委副书记唐和祥,校党委委员、院党委书记柳国庆,市红十字会党组书记、执委会主任、副会长郑杰等领导和嘉宾,以及绍兴市遗体(器官、角膜)捐献者家庭代表、志愿捐献登记者代表、捐献协调员代表、生命关爱志愿服务队队员、学院师生代表等近百人参加活动。顾涛副市长在讲话中指出,立碑不仅为捐献者家属提供一个寄托哀思的场所,也让后人对捐献者的奉献精神有一个瞻仰纪念的地方;纪念碑的落成不仅表达了我们对"无语良师"的无限崇敬,更是通过立碑来进一步宣扬他们的高尚行为,弘扬他们的大爱精神,让更多的爱心人士加入到登记者和捐献者行列中来,在全社会倡导尊重生命、无私奉献、崇尚科学、移风易俗的社会新风尚,弘扬"人道、博爱、奉献"的红十字精神,展现公民崇高的社会道德风范,促进社会主义精神文明建设。正是因为"无语良师"的付出和奉献,医学生才可以更全面、更直观地学好医学知识,更深刻地感悟救死扶伤和仁心仁术的内涵。医学生们将怀着无比崇敬和感恩之心,刻苦学习,不忘初心,救死扶伤,不辞艰辛,为祖国医药卫生事业的发展和人类身心健康奋斗终生。

四是创立"无语良师"爱心基金。2017 年 12 月,为纪念百年办学,医学院全体师生、广大校友自发募捐 6 万元,用于资助和慰问经济困难的遗体捐献者家属,表达全院师生和广大校友对献身医学教育事业的无语良师及其家属的感恩之情,践行"崇德尚医、医者仁心"的办学理念。

学院充分发扬"无语良师"精神,作为一个校园文化载体积极开展党建与大学生思想建设,凝练文化特色,"以文化人　崇德尚医——依托校园人文环境,打造医学人文品牌"入选首批全省高校党建特色品牌,学院还获得了浙江省高校先进基层党组织、浙江省教育系统"三育人"先进集体等荣誉。

【延伸阅读——无语良师的故事】

"无语良师"也称"人体老师",是医学界对志愿捐献遗体者的最高称谓。传道授业的无语良师,虽然不言不语,却铮铮诉说着生命的圣洁和奉献的高尚。

遗体(器官、角膜)捐献登记志愿者代表冯莉女士来自绍兴文理学院附属医院,也是我院护理学专业 1985 届校友。她说,"当一个人的生命走到最后,能够把自己的身体捐献给社会做出最后的贡献,是一件幸福、圆满的事"。她发出倡议,号召更多的人加入遗体(器官、角膜)捐献队伍中来,重燃他人的生命之火,为医学教育事业发展和守护人类健康做出自己的贡献。

器官(遗体)捐献者家属代表金雪瑶女士,讲述了她父亲捐献角膜、公公捐献遗体的大爱故事,她的母亲及一家三口共同登记遗体捐赠的心路历程。她认为,遗体(器官)捐献是为医学、为他人奉献,是生命的一种延续,是社会的大爱。她希望用自己和家人的行动影响他人,让更多的人加入到捐献队伍中来。

2017 年 5 月 22 日下午,一场特殊的告别仪式——93 岁离休干部王培孔同志的遗体告别暨捐献仪式在医学院解剖实验室庄重举行。王老一生任劳任怨,无论在哪个工作岗位上,都兢兢业业,勤劳简朴,为人诚恳,为官清廉,为了党和人民的事业,倾其心血,无怨无悔,在群众中享有较高威信。离休以后一如既往地关心绍兴经济社会发展,关心医学事业。他编印健身手册,热情为老年人健康服务,他亲笔写下题为《无偿捐献遗体》的诗作:"上甘岭上身作土,泸定桥下体未还。而今葬骨比高贵,不惜万金风水选。世上本无鬼与魂,只缘神话似成真。来世之说传万代,谁是阴阳轮回人。盛世无处不美景,头白鸳鸯比翼飞。人人皆求身体健,医学滞后怎如愿。惊闻剖教供材难,多少遗体化作烟。人死气随春风去,愿为医学数据添。"

2017年10月16日上午,通过绍兴市越城区红十字会,医学院从校附属医院接收了一例遗体。遗体为我校退休教工陈世荣老师,退休前先后在我校后勤处、计财处工作。陈老师为人正直,工作兢兢业业。陈老师去世前住在校附属医院的ICU病房,按照老人生前的遗愿,去世后不通知亲朋好友,不搞遗体告别仪式,家人就在ICU病房简单的遗体告别后,老人以一种安静而有尊严的方式离开。医学院全体老师深深为老人这种奉献精神所感动,纷纷在教工QQ群、微信群开展悼念活动。校党委委员、医学院党委书记柳国庆悼念:"陈世荣老师的遗体捐献给了医学院,最后奉献医学教育事业。无语良师,大爱无疆,泽惠学子,令人动容,令人钦佩!陈老师一路走好!"

2018年11月28日,通过新昌县红十字会,学院接收了因癌症去世的王仁刚同志。54岁的王先生没有子女,离异后一个人生活,3年前,王先生查出得了癌症。据王先生的外甥章先生介绍,王先生是个乐观豁达的人,得知自己的病情后,他坦然接受,并提出死后捐赠遗体的想法,以尽微薄之力。王先生选了绍兴文理学院医学院,因为想离家近一点,也算为家乡的医学研究做点贡献。

2019年2月23日,学院通过嵊州市红十字会接收了一位百岁老人的遗体,也是接收年龄最长的一位"无语良师"。早在20年前,安甫老人就有了遗体捐献的想法,他写信给浙江大学医学院,表达了捐献遗体供医学科研用的愿望。2017年,听说绍兴文理学院医学院也能接收遗体捐献,安老一家义不容辞地答应捐献给家乡的医学院校用于医学研究,为人民的健康事业做出最后的贡献。

26位"无语良师"的背后都是一个个感人的故事。正因为他们的无私奉献,大爱无疆,让医学生们掌握和丰富了人体基本知识:虽无谆谆教导,但却润物无声;虽无循循善诱,但却鞠躬尽瘁。每一次的缅怀与追思都是学子们心灵的一次洗礼,他们会用真情来追思良师,不负良师所托,扎实掌握医学知识,勤练临床技能,为祖国医学事业做出自己的贡献。

医学人文教育制度建设

绍兴文理学院院长办公室文件

绍学院办发〔2020〕7号

绍兴文理学院院长办公室关于印发《绍兴文理学院
关于加强"仁心仁术"医学人才培养的若干意见》的
通　知

各二级学院、部处、直属单位：

　　《绍兴文理学院关于加强"仁心仁术"医学人才培养的若干意见》已经 2020 年第 4 次校长办公会议讨论通过，现印发给你们，请遵照执行。

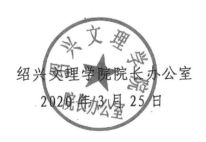

绍兴文理学院院长办公室
2020 年 3 月 25 日

绍兴文理学院关于加强"仁心仁术"
医学人才培养的若干意见

为深入贯彻落实中共教育部党组《关于学习贯彻习近平总书记给在首钢医院实习的西藏大学医学院学生重要回信精神的通知》（教党〔2020〕15号）文件精神，进一步加强医学教育改革与发展，为社会培养更多"仁心仁术"医学人才，结合学校实际，制订本意见。

一、指导思想

以习近平新时代中国特色社会主义思想为指导，巩固和深化"不忘初心、牢记使命"主题教育成果，进一步强化立德树人，坚持"仁心仁术"的育人导向，推进课程思政，不断深化医学教育改革与发展，努力提升我校医学人才的培养质量，为地方健康卫生事业作出更大的贡献。

二、基本原则

（一）坚持"仁术兼修"

进一步加强德育教育和医学人文教育，弘扬"修德求真"的校训和"崇德尚医"的院训精神，探索具有医学特色的课程思政建设规律，努力营造"课程门门有思政、教师人人讲育人"的良好氛围，引导学生珍惜学习时光、练就过硬本领、锤炼实干精神，到祖国最需要的地方去实现人生理想。

（二）强化"知行合一"

以医学生岗位胜任能力为重点，进一步完善临床医学专业"2.5+2.5"等校院一体化教学改革，不断创新学生的培养模式，全面提高师资队伍建设水平，不断提高教师的教育教学能力，努力提升学生的临床思维能力和专业技术水平。

（三）深化"医教协同"

建立健全与各附属医院的医教协同工作机制，在高层次人才培养和引进、学科建设、科研申报、学术资源、实验平台、师资培训、教学改革等方面实行资源共享，互助合作，开辟医学教育新途径，实现学生早临床、多临床、反复临床，不断提高人才培养质量。

三、主要举措

（一）强化"仁心仁术"人才培养

坚持德育为先，培养具有仁心的医学人才。探索"仁术兼修、知行合一"的地方综合性大学医学人文教育模式。精心组织"业界精英进课堂"活动，融思政教育、专业教育、职业精神培养为一体，推动人文教育和专业教育有机结合。成立学校医学人文教育研究中心，建设医学人文教育实践基地。加强课程思政"金课"建设。以此次疫情防控斗争中广大医务工作者（尤其是广大校友）为榜样，编辑《"校友'抗疫'风采录》，组织校友讲师团，教育引导学生践行医者仁心。继续组织好"医学生宣誓"、"5.12授帽"、"无语良师"纪念等活动，着力培养学生"珍爱生命、大医精诚"的救死扶伤精神，引导医学生将预防疾病、解除病痛和维护群众健康作为自己的神圣职责。坚持能力为重，培养具有仁术的医学人才，努力提升学生的临床思维能力和技能水平。积极开展"学院教师下临床、临床教师进课堂"活动，进一步推进"双师双能型"教师队伍建设，助力学生职业能力的培养。

（二）加大全科医学人才培养力度

高质量做好第一届临床医学专业定向培养生的招生和人才培养方案制定等工作，加强全科医学方面的人才引进，精准对接基层卫生人才数量需求与岗位要求，加快培养"小病善治，大病善识，重病善转，慢病善管"的全科医学人才。加强教育引导，促进医学类硕士和本科毕业生更好地面向基层就业，守护人民群众的生命健康。

（三）加快新医科教育教学建设

积极贯彻 OBE 教育理念和"新医科"内涵建设新要求，加快医学教育由"以疾病治疗为中心"向"以促进健康为中心"转变，推进以器官-系统为中心的基础医学课程整合，探索基础-临床的深度融合，推动医科与工科、理科等多学科交叉融通，信息技术与医学教育融合，充分利用人工智能、大数据、虚拟现实等现代技术在医学教学和管理中的优势，加强新医科建设研究。推进医学院 CBL、PBL、翻转课堂等教学模式改革，积极开展仿真虚拟项目建设与教学，努力拓展教育资源，不断提高教育教学水平。结合教育部"卓越医生"教育培养计划 2.0 要求，优化"卓越医师"、"卓越护师"等培养方案。以临床医学专业认证终期验收、护理专业认证、医学影像学新专业建设和医学检验技术市级重点专业建设等为抓手，强化专业和学科建设，推进省级一流专业和一流课程建设。积极构建预防、诊疗、康养等服务生命全周期健康全过程的、有地方综合性应用型高校特色的医学人才培养体系。

（四）推进医教协同工作机制

建立医教协同管理专门机构，健全医教协同工作机制，建立医学院和附属医院领导定期会商机制，建立双方业务管理干部互任机制，强化医教协同管理能力，在高层次人才引进和使用、学术资源、科研平台、技能实验室和师资培训等方面实行资源共享，实行基础学科与临床学科的对接融合发展，在科研成果、学科竞赛等方面实行互助合作，在临床医学专业"2.5+2.5"校院一体化培养模式基础上，探索医学影像学专业和医学检验技术专业校院一体化培养模式。

四、工作要求

一要提高思想认识。习近平总书记给在首钢医院实习的西藏大学医学院学生的重要回信，充分体现了总书记对医学教育的高度重视和悉心关怀，为我们办好新时代医学高等教育、培养高素质医学人才指明了前进方向，提供了根本遵循。我们要把学习贯彻习近平总书记给在首钢医院实习的西藏大学医学院学生重要回信精神作为当前一项重要工作，坚持立德树人，加强顶层设计，进一步提高医学人才培养质量。

二要加强组织领导。学校成立专门领导小组，由分管校领导任组长，宣传部、教务处、医学院负责人任副组长，学生处、研究生处、人文社科处、校团委、马克思主义学院和医学院领导任组员。领导小组办公室，办公室设在医学院。

三要细化工作举措。各相关部门特别是医学院要根据本方案精神，细化学习贯彻的举措要求，结合今年学校的重点工作，进一步加强医学教育改革，加强师资队伍建设，强化医教协同，努力实现人才培养各项工作的新发展。

四要营造良好氛围。进一步加强宣传，把学习贯彻总书记回信精神的好做法、好感悟、好案例、好成果及时进行宣传报道，营造良好氛围，进一步提升我校医学人才培养的知名度和美誉度。

绍兴文理学院院长办公室文件

绍学院办发〔2018〕78 号

绍兴文理学院院长办公室关于印发《绍兴文理学院关于加快推进新时代卓越医学人才培养的若干规定（试行）》的通知

各二级学院、部处、直属单位：

经学校同意，现将《绍兴文理学院关于加快推进新时代卓越医学人才培养的若干规定（试行）》印发给你们，请遵照执行。

绍兴文理学院院长办公室

2018 年 12 月 31 日

绍兴文理学院关于加快推进
新时代卓越医学人才培养的若干规定（试行）

为贯彻落实全国教育大会、全国卫生与健康大会和全省教育大会精神，落实《国务院办公厅关于深化医教协同进一步推进医学教育改革与发展的意见》（国办发〔2017〕63号）和《关于加强医教协同实施卓越医生教育培养计划2.0的意见》（教高〔2018〕4号）要求，进一步推进我校医学教育改革发展，提高医学人才培养质量，结合学校实际，制定本规定。

一、指导思想

以习近平新时代中国特色社会主义思想为指导，贯彻党的教育方针和卫生与健康工作方针，坚持把医学教育和人才培养摆在学校发展的重要地位，遵循"学生中心、产出导向、持续改进"的理念，以专业认证和学位点建设为抓手，发挥综合性大学的学科优势，深化医教协同，开展符合"新医科"建设要求的人才培养体系改革，全面加强德医双修的素质能力培养，切实提高医学人才培养质量，为地方卫生健康事业发展提供强有力的人才和智力支撑。

二、工作目标

到2021年,临床医学专业顺利完成认证整改并取得优良成绩，着力推进省一流专业建设；护理学专业力争通过教育部专业认证并取得优良成绩，获得专业硕士学位点授予权。到2022年，临床医学专业硕士学位点顺利通过国家教指委专项评估。基础医学学科成为绍兴市重点学科，推动基础医学学术硕士学位点培育。医学检验技术专业获批市级重点专业，康复治疗学专业通过学士学位授予权评估，开设医学影像学新专业，加强医学紧缺人才的培养。构建以临床医学为龙头，护理学为基础，医学影像为特色，康复治疗学和医学检验协调发展的专业体系。

三、主要举措

（一）进一步更新教育理念。提高对 OBE 教育理念和"新医科"建设内涵的认识；更新人才培养理念，加快医学教育由"以疾病治疗为中心"向"以促进健康为中心"转变；深入推进以学生自主学习为导向的教学方式方法改革；深化医教协同，加强学生职业能力培养，提升学生促进健康和解决临床实际问题的能力、批判性思维能力、信息管理能力以及终身学习能力。

（二）进一步深化医教协同。遵循医学教育规律，体现综合性大学医学教育的特殊性；设立医学教育管理机构，强化对医学教育的统筹管理；争取与绍兴市卫健委共建医学院，集聚全市优质医学教育资源，进一步提升办学能力和水平，更好服务区域卫生与健康事业发展；实行医学院和附属医院领导交叉任职制度，各附属医院相关业务科室负责人兼任医学院各系、部主任或副主任，实行医教融合。把直属附属医院建设纳入学校发展整体规划，全力支持各附属医院的三级医院评审工作；充分发挥附属第一医院国家住院医师规培基地建设在临床实践教学、研究生培养、住院医师规范化培训及临床带教师资培训等方面的示范辐射作用；协助附属诸暨医院、附属中心医院、附属上虞医院和附属嵊州医院等健全教学机构、加强师资培训、提升教学和科研能力；各附属医院要把医学人才培养作为重要职责，处理好医疗、教学和科研工作的关系，加大人财物和教学科研精力投入，保障人才培养质量。

（三）进一步深化教育教学改革。把思想政治教育和医德培养贯穿教育教学全过程，充分发挥临床教师在教书育人、提升医学生职业素养中的主导作用，推动人文教育和专业教育有机结合，引导学生将预防疾病、解除病痛和维护群众健康权益作为自己的职业责任；按照医学类专业教学质量国家标准与专业认证和新医科建设要求，优化专业人才培养方案；推进以器官-系统为中心的基础医学课程整合，探索基础-临床的深度融合；推动医科与工科、理科等多学科交叉融通，信息技术与医学教育融合，充分利用人工智能、大数据、虚拟现实等现代技术在医学教学和管理中的优势；大力推行小班化教学，积极开展 CBL、PBL、翻转课堂等教学模式，积极开展仿真虚拟项目建设与教学，加强线上线下探究式课堂教学，力争 30%以上的课程能使用在线开放课程教学、45 岁以下的教师均能开展在线课程教学，在教育部"五大金课"项目和省教育厅 "互联网+教学"项目申报中取得好成绩；增加综合性、设计性实验比例，强化学生科研、创新能力的培养；完善临床医学专业"2.5+2.5"校院一体化培养模式，推进本科教学全程导师制和研究生教学"导师组"制度；以护理学留学生全英文教学为起点，进一步推进国际化教育。

（四）进一步重视医学人文教育。坚持立德树人，探索利用地方综合性大学的学科优势和地方文化资源加强医学人文教育，强化"杏林讲堂""无语良师"等医学人文品牌建设。精心组织"业界精英进课堂"活动，融思政教育、专业教育、职业精神培养为一体，推动人文教育和专业教育有机结合，实施"课程思政"提升工程，建立本-研互动、线上-线下互动、课内-课外互动的"一体化"课程思政体系，着力培养学生"珍爱生命、大医精诚"的高尚医德。

（五）进一步强化医学学科建设。充分利用附属医院学科学术资源，培育和凝炼学科方向，强化学科团队建设，打造 1-2 个在同类院校中有影响力的学科团队；制订《医学院教师科研提升和振兴实施计划》，鼓励专兼职教师积极申报高层次科研项目和学术成果奖项；推进医学院基础医学部与生命科学学院合作，共同培养硕士研究生；鼓励教师积极参与地方医疗和生命健康产业企业的合作，共用共享优质实验和学术科研资源。

（六）进一步加强师资队伍建设。加强师德医德建设，全维度打造师德医德高、能力强的教师队伍；坚持"外引内养"，重点引进高水平学科带头人和海内外优秀博士，选派教师赴国内外知名高校访学进修，鼓励教师报考博士；加强"双师双能型"队伍建设，大力推进"基础教师下临床，临床教师进课堂"和基础教研室与临床科室结对活动；做好临床教师的评聘工作，加强临床教师的教学质量管理，将临床教师纳入学校统一管理，打造一支资源共享、专兼职相结合的高素质的临床教师队伍；发挥医学院教师教学发展中心职能，大力开展以教学能力提升为核心的师资培训，提升各附属医院兼职教师的教学能力；加强硕士生导师队伍建设，做好硕士研究生导师遴选与资格复审工作，鼓励导师多出高水平科研成果，以"绍兴文理学院"为第一单位署名的教学、科研成果奖励统一纳入学校奖励体系。

（七）**进一步加强实验室建设。**进一步加大对医学实验室建设的投入，改善医学科研中心的实验条件。加强医学虚拟仿真实验中心和 OSCE 建设；启动动物实验房建设；做好实验室开放，保障学校与各附属医院资源共享；积极探索校企实验室共建共享；建立与各附属医院实验室共享机制。

（八）**进一步提高医学教育的经费投入。**继续加大对医学实验室提升改造投入。落实好临床医学专业硕士研究生规培，临床医学专业认证整改，"2.5+2.5"校院一体化教育教学，护理学全英文教学、专业认证和申请专业硕士学位授予权等专项经费；加大对康复治疗学、医学影像学新专业建设的投入；加强对直属附属医院二期建设的投入；进一步强化二级管理，赋予医学院更多的财务和经费使用自主权。各附属医院加大对医学教育经费的投入，切实改善教学条件。

绍兴文理学院文件

绍学院发〔2014〕253号

绍兴文理学院关于
加强临床医学教育综合改革的若干意见

为了贯彻落实《教育部 卫生部关于实施临床医学教育综合改革的若干意见》（教高〔2012〕6号），深化我校临床医学教育综合改革，全面提高人才培养质量，特提出如下意见。

一、指导思想

深入贯彻落实教育规划纲要和医药卫生体制改革意见，遵循医学教育规律，推进临床医学综合教育改革，发挥综合性大学的办学优势，着眼于医学教育发展与医药卫生事业发展的紧密结合，着眼于人才培养模式和体制机制的重点突破，着眼于医学生职业道德和临床实践能力的显著提升，全面提高医学人才培养质量，为发展医药卫生事业和提高人民健康水平提供坚实的人才支撑。

二、主要措施

（一）学校赋予医学院在教学、科研及专业与学科建设、师资与管理队伍建设、学生管理、国际交流、机构设置以及经费投入等方面相应的办学自主权，以适应地方综合性大学中发展医学教育和培养医学人才培养的特殊要求。

（二）临床医学专业试行"2.5+2.5"校院一体化教育教学模式是立足我校实际，加强应用型医学人才培养的创新实践。全面落实学校制定的《临床医学专业"2.5+2.5"校院一体化教育教学实施方案》，以提高人才培养质量为中心，着眼于提高临床教师的教育教学积极性，着眼于构建临床医学专业人才培养的长效机制，着眼于建立学校和附属医院的良性互动关系，努力构建院校一体化的长效管理机制。

（三）加强自然科学、人文科学和社会科学的教育，为医学生的全面发展奠定宽厚的基础。加强医学与其它学科的资源共享、学科交叉融合。加大教学改革力度，加强医学人文教育和职业素质培养，推进医学基础与临床课程整合，完善以能力为导向的评价体系，严格临床实习实训管理，强化临床实践教学环节，增加基层实习，实现学生早临床、多临床、反复临床，培养医学生关爱病人、尊重生命的职业操守和解决临床实际问题的能力。充分运用"风则江大讲堂"等教育资源，着力培养医学生的人文精神。

（四）学校附属医院要积极承担和完成临床医学教育教学任务，在推进"2.5＋2.5"校院一体化中发挥示范作用。学校制定《附属医院教育教学业绩考核办法》，把附属医院完成教育教学任务的业绩纳入对医院和医院领导年度业绩的考核范围。

（五）制定临床教师队伍建设规划，完善临床教师编制管理办法；严格临床教师教学职务的聘任制度，把教学能力与水平作为聘任教师专业技术职务的重要条件；加强对临床教师的培训，提升临床教师教学能力和水平，鼓励建立临床与基础相结合的教学团队；建立稳定的临床教学管理机构和队伍。稳步推进附属医院临床教师兼评学校教师职称的工作。

（六）落实学校制定的《绍兴文理学院临床教学基地管理实施办法》，建立附属医院、教学医院、实习医院和社区卫生服务基地等多层次的临床医学教学基地，探索不同类别基地的体制机制建设，确保人才培养质量。高度重视附属医院的建设和管理，把附属医院教学、科研建设纳入学校发展整体规划，整合资源，加强指导和支持。大力加强社区和公共卫生等基层实践教学基地建设，增强医学生对人民群众的感情和基层防病、治病的能力。

三、保障机制

（七）成立绍兴文理学院临床医学教育教学工作领导小组和临床医学专业指导委员会，切实加强对临床医学教育的领导和指导。

（八）进一步完善医学教育的管理层级和运行机制，理顺治理关系，切实加强医学教育的统筹规划、宏观管理、资源投入和师资队伍建设。充分发挥医学院统筹、协调和管理医学教育的功能，促进医学院与附属医院、临床医学专业与医学相关专业的统筹协调发展。

绍兴文理学院

2014 年 12 月 31 日

绍兴文理学院医学院文件

绍学院医〔2014〕49 号

医学院"大医大德，大德大爱"主题医学人文教育活动实施方案

为深入贯彻落实党的十八大精神，积极培育具有以社会主义核心价值观为统帅的医学生医学人文精神，用社会主义核心价值体系引领医学生全面发展，牢牢把握医学生的思想脉搏和思想政治教育的主动权，科学地引导医学生的价值取向，学院决定在全院开展"大医大德，大德大爱"主题医学人文教育活动。为确保此项活动的实效性和长效性，结合学院实际，特制订本实施方案。

一、活动背景及意义

"健康所系，性命相托"，医学的崇高使命决定了对医务人员道德品质的特殊要求，要求医务人员不仅要有丰富的医学理论知识和精湛的医疗技术，而且应该具有以社会主义核心价值观为统帅的医疗卫生职业精神。社会主义核心价值观的培养要从医学生开始抓起，要适应社会转型期大学生思想多样性、差异性和多变性的特点，遵循医学生发展成长的特殊规律，突出医学人文、伦理教育，注重医德和人文精神的养成，科学地引导医学生的价值取向，努力使学生成为医术精湛、医德高尚的优秀人才。

作为医学院校，注重培养学生的人文关怀精神，有助于学生深刻理解医学的人文内涵，提高学生对医学社会价值、道德价值的判断能力以及医学行为的抉择能力，从而更好地把握医学技术的正确发展方向，让医学永远造福人类。针对当前医学人文精神所面临的严峻形势，结合社会需要和自身实际，系统性、全方位、立体式地以"大医大德，大德大爱"为主题，培育和践行医者使命下的社会主义核心价值观为主线实施医学人文教育，为大学生思想政治教育做出实践探索。

二、活动的内容和要求

1．开展日常思想政治教育活动

在日常思想政治教育活动中，以"5.25"、"10.10"为契机，以"我爱我"为主题积极开展生命教育活动，如"与心灵相约 与健康同行"心理知识宣传、"5.25-我爱我"心理健康承诺、"释放压力、放飞心灵"团体心理辅导、"心海拾贝"心理电影展等，让学生在生命教育活动过程中感受到生命的尊严、生命的价值、生命的可贵，树立"生命至上"的价值观。

加强新生入学教育和服务，开展给新生家长一封信、送给新生开学礼物等活动，让学生在优美的校园环境、人性化的服务和指导中感受到社会、学校、老师、同学及亲人的各种关爱；在中秋节、端午节等中国传统节日到来之时举行慰问活动，为困难同学们派送月饼、粽子等，让广大学子在异乡仍能感受到浓浓的情谊；在元旦，为困难生送棉被，解同学的燃眉之急。

积极开展国家新资助政策宣传教育活动，帮助家庭经济困难的学生解决实际困难，让他们感受到国家、学校给予的支持和关爱。除开展常规的助学、资助活动外，坚持为特殊困难学生发放寒暑假车票补贴、慰问身患重病的学生、为家庭临时经济困难学生和特殊困难毕业生发放临时补贴，第一时间为经济困难学生送去关爱，让每一位困难学生在学校大家庭里感受到温暖；通过感恩励志教育大会、诚信教育等活动加强对家庭经济困难学生的感恩、励志、诚信教育活动，引导他们树立自立、自强的精神。

开展培育和践行社会主义核心价值观系列教育活动，如进德修业——大学生道德情景剧创演、奋斗的青春最美丽——优秀青年进校园、"我为核心价值观代言"道德实践、我们的价值观我们的中国梦——精彩课堂网上展播等活动，引导医学生深入理解社会主义核心价值观的丰富内涵和实践要求，把社会主义核心价值观作为个人的价值追求、精神支柱和道德规范，从而树立远大目标，更加科学地规划大学生活。

2．加强日常行为规范教育与制度化建设

除了引导学生遵守日常规范和各类制度外，酝酿出台《医学人文精神培养行为守则》及《医学院学生义工服务管理办法》等文件，将学会关爱、服务社会等行为作为医学院学生的重要评价指标，构建和谐大爱的文化环境。通过开展一系列的日常教育活动使学生深刻理解到医学人文精神中"仁爱"的必要性，如开展"我爱生活、我爱阅读"的读书月活动，在读书过程中让大学生们寻找"爱"的源泉，体会"爱"的重要性；开展以"爱为核心"的学习习惯、文明礼仪习惯、卫生习惯等日常行为规范养成教育活动，让学生在日常行为交往过程中认识到爱学习、爱他人、爱文明、爱环境的重要性，提高学生爱的认识和担当爱的责任。

3．加强校园主流文化建设

加强校园主流文化建设，充分发挥主流文化的爱心作用。大力提倡学生社团活动与专业学习相结合，通过组织学生参与自己感兴趣的医学实践活动，培养和拓展学生的专业素质、人文素养和综合能力。如：学生红十字会倾情打造的"无偿献血"志愿服务、急救培训与急救知识竞赛等活动；医学生义工联合会营围绕关爱、责任等主题，开展的导医项目；青年志愿者管理中心与绍兴市福利院签约开展的"夕阳爱心工程"、与孤儿院签约开展的义务家教和关爱服务、与绍兴市多家旅游风景区签约开展的导游和义诊服务、救灾赈灾志愿服务项目、与育才学校开展的"青春守护"特殊儿童关爱志愿服务项目等等，在与"患者"的接触中深化专业知识学习，锻炼实践动手能力，积累病例知识，同时深切感受疾病给人带来的苦痛、理解生命的尊严和意义，在具体的实践中学会关怀病人、服务病人，使人文情怀和道德修养得到提升。

组织获得各类奖助学金的学生进行回馈社会、服务社会的感恩、爱心活动，以感恩之心回报学校、回报社会、回报祖国。

以感恩节、父亲节、母亲节、重阳节等节日为契机，举办以"孝敬、感恩、关爱"为主题的各种教育活动，以多种形式表达感恩之情，开展非医学专业学生与医学专业学生的联合交流活动以及师生之间的联谊活动，让学生学会与亲人、同学、老师之间分享爱。

4．拓展和丰富教学教育活动

积极拓展医学专业教学教育活动，优化专业课程，每年寒暑假开展走出校园，进入医院、工厂、社区、农村等进行实践教学见习活动，提高学生的动手操作能力、与人沟通能力、医疗工作管理能力及心理适应能力，让学生在专业教学教育活动中具备爱的综合素质；积极开展专业技能竞赛等活动，如护理知识技能竞赛、医学检验知识技能竞赛、医学专业知识技能竞赛、医学基础知识技能竞赛等，培养学生的创新意识和创新能力；切实加强医学科学知识教育，帮助学生做好职业发展规划，让学生树立"大医必有大德，大德必有大爱"的医学价值观；继续做好医学生宣誓仪式、5.12护生授帽仪式等具有较大影响力的专业思想教育品牌活动，通过活动开展，帮助学生更深了解和热爱自己的专业，稳定学生的专业思想，激发学生学习兴趣，不断促进学生自己主动想学、好学的良好学习氛围；继续开展杏林讲堂，以"滋养优秀传统文化、培育医学人文精神"为宗旨，通过举办以传播中华传统医学文化、中外文学经典精华、现代西方人文精神和中外名家医德医风为主要内容的系列讲座，进一步弘扬中华传统医学文化，培养学生汇通文理、博采古今、敢于担当、关怀众生，努力成为医术精湛、医德高尚的优秀人才。

5.积极开展社会实践服务活动

开展党员帮扶实践教育活动。开展"党员责任区"、"党员示范岗"等党员实践性活动，采取"一帮一、多帮一、结对子、党员联班"等形式，党员深入到班级、寝室，开展献爱心送温暖活动，让爱的接力棒在帮扶中传递。学生党支部还可将入党积极分子、预备党员的日常培养实践放到社区、社会福利机构开展，让积极分子和预备党员们在实践中体验为人民服务的真谛，将爱心在更多的人中进行传递。

开展暑期"三下乡"社会实践教育活动。进一步创新"三下乡"活动方式、丰富活动内容、拓宽活动领域，注重把"三下乡"活动与学生的专业背景、兴趣爱好紧密结合起来，提高学生的知识运用和实际动手能力。继续赴嵊州市里南乡开展大学生医疗卫生实践服务活动，将"爱"的精神传递到医疗卫生实践中，让"爱"的能力在传递中升华为服务生命、服务社会、服务国家的实际行动。

开展志工服务。继续积极参与绍兴市人民医院、绍兴第二医院、绍兴市妇保院、绍兴文理学院附属医院志愿服务在医院工作，倡导医学生参与门诊导医、诊区秩序维持、协助患者自助挂号、讲解就医流程、协助患者打印病例和检查单、控烟劝阻、患者陪聊等志愿服务工作。在利用专业知识服务民众的同时使医学生锻炼能力、提高专业技能，培养医学生奉献、友爱、互助、进步的志愿服务精神，体现当代青年的时代风貌和精神风貌，同时增强医学生的实践能力和创造能力。

三、实施步骤

1．宣传发动阶段。2014年11月，制定出台"大医大德，大德大爱"主题医学人文教育活动方案，召开会议进行动员部署，通过各种方式开展宣传工作。

2．组织实施阶段。2014年12月至2015年11月，相关部门根据任务分配，结合实际情况，制定相关实施方案，组织开展相关主题鲜明、形式多样、扎实有效的教育实践活动。

3．总结提高阶段。2015年12月，进行活动的全面总结，对照活动目标和要求，检查各项活动的完成情况，及存在的问题和努力方向，明确下一步相关工作机制建设的主要内容。

四、组织管理及保障措施

1．加强组织领导。为保证活动的顺利开展，学院成立"大医大德，大德大爱"主题医学人文教育活动领导小组。组长由党委书记担任，副组长由党委副书记担任，成员由活动各相关部门负责人组成。领导小组下设办公室，具体负责全院主题教育活动的日常工作，指导主题教育活动的开展。

2．加强统筹协调。全院上下要深刻认识"大医大德，大德大爱"主题医学人文教育活动是事关全局的工作，是一项系统工程。要形成党委统一领导，各部门密切配合、分工负责、通力合作、协调一致地推进主题教育各项活动。要善于将主题教育活动同贯彻落实上级有关文件精神，同学院当前的中心工作和日常工作结合起来，以各项实实在在的工作业绩来落实主题教育活动的成效。

3．加强舆论宣传。整合学院宣传资源，广泛深入地宣传开展"大医大德，大德大爱"主题医学人文教育活动的重要意义，充分激发广大师生的参与热情和积极性。在院报、校园网、微信、微博等相关宣传阵地开设专栏、专网、专题，及时报道活动开展情况，大力宣传好的做法和典型，充分发挥舆论引导作用，营造浓厚活动氛围。加大与社会媒体的联系，积极报送活动的相关新闻，努力扩大主题教育活动的社会影响力。

4．加强成果转化。要高度重视主题教育活动的成果转化工作，将活动开展过程中的各项新思路新举措及时转化为相关工作的新体制新机制，并及时融入到日常工作中，使活动成果日常化规范化制度化，确保主题教育活动总体目标的实现。

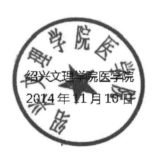

绍兴文理学院医学院

2014 年 11 月 15 日

绍兴文理学院医学院

绍学院医〔2020〕4 号

医学院进一步推进"课程思政"建设的实施方案

（2020-2022）

为深入学习全国教育大会、全国高校思想政治工作会议以及新时代全国高等学校本科教育工作会议精神，根据《中共中央国务院关于加强和改进新形势下高校思想政治工作的意见》、教育部《关于加快建设高水平本科教育全面提高人才培养能力的意见》和学校《关于实施"课程思政"行动计划的通知》要求，为进一步推进我院的"课程思政"工作，促进思政教育和专业教育的有效融合，确保思政教育落到实处、取得成效，提高学院整体思政工作水平，达到学校提出的三个"百分百"全覆盖，结合实际特制定医学院进一步加强"课程思政"建设的实施方案。

一、指导思想

全面贯彻习近平新时代中国特色社会主义思想，落实全国高校思想政治工作会议精神，坚持社会主义办学方向，落实立德树人根本任务。深化学院课程思政教学改革，充分发挥各门课程育人功能，形成各类各门课程协同育人格局，把思想政治工作贯穿教育教学全过程，实现知识传授、能力培养与价值引领的有机统一，提高人才培养质量。

二、总体目标

通过 3 年的改革和建设，构建较为完善的课程思政教育教学质量持续提升的有效机制，凝练出我院课程思政的核心和特色。着重加强师德师风建设，引导教师自觉地将思政教育，特别是人文-哲理融入到专业课程教学；强化思想理论教育、人文精神和价值引领，充分发掘和运用各学科蕴含的思想政治教育资源，建设一批充满德育元素、人文精神、价值引领的专业课程。2020 年起，启动课程思政示范课程建设、示范课堂建设和课程思政授课比赛等系列活动，构建具有医学人文特色的课程思政教育体系。

三、基本原则

（一）坚持顶层设计

根据学院课程思政教学改革工作总体目标，遵循思想政治工作规律、教书育人规律和学生成长规律，特别是社会主义核心价值观和医德医风建设对医学院教学教育工作的引领作用，在原有的市级医学人文教育成果奖的基础上，进一步提高全体教师对课程思政工作认识，提高教师将思想政治教育融入各类课程的教学能力，明确课程育人目标、优化教学方案、健全评价体系。

（二）坚持改革创新

积极开展课程思政教学改革试点工作。引导教师将思想政治教育工作融入各类课程教学，推进现代教育技术在课程教学过程及教学资源建设中的应用，促进信息技术与教育教学的深度融合，形成以学生为主体、教师为主导的教学系统结构性变革，教学方法和手段的改革要为课程思政目标服务，努力实现思政元素全面融入人才培养全过程。

（三）坚持分类指导

突出前瞻性、可行性和协同性要求，注重统筹专业课、基础整合课、临床教学课、医学人文课和素质拓展课的育人作用、前 2.5 与后 2.5，实习生、研究生等，明确各类课程思政教学改革思路、内容和方法，分类分步有序推进工作。

四、主要任务

（一）提高教师的课程思政意识与能力

转变教师重知识传授、能力培养，轻价值引领的观念，通过开展"一师、一课、一表和一案"工作，评选优秀"课程思政"案例等方式，引导广大教师树立"课程思政"的理念，以思想引领和价值观塑造为目标，带动广大教师既要当好"经师"，更要做好"人师"；充分运用教研室讨论、老教师传帮带、教材教案编写等手段，开展思想政治教育技能培养；教师发展中心、新医科教育研究所要充分运用入职培训、专题培训、专业研讨、集体备课等手段，强化课程思政教学改革工作，让广大教师能利用课堂主讲、现场回答、网上互动、课堂反馈、实践或实习教学等方式，把知识传授、能力培养、思想引领融入到每门课程教学过程之中，把思想政治教育元素和思想政治教育功能融入课堂教学各环节，全力推动以'课程思政'为目标的课堂教学改革。

（二）提升思政元素融入课程的措施

1.加强专业课程的思想价值引领

在专业课教学过程中，找好课程与德育的结合点，开展"课程思政"教学设计，把价值要素及内涵有机地融入到原有的课堂教学中，重点培育学生求真务实、实践创新、大医精诚的精神，培养学生踏实严谨、吃苦耐劳、追求卓越等优秀品质，使学生成长为有理想、有道德、有温度、有情怀的医学人才。将价值导向与知识传授相融合，明确课程思政教学目标，在知识传授、能力培养中，弘扬社会主义核心价值观，传播爱党、爱国、积极向上的正能量，培养科学精神。将思想价值引领贯穿于教学计划、课程标准、课程内容、教学评价等主要教学环节，培育一批思政功能明显的示范专业课程。

2.用富含思政元素、现代教学方法塑造现有课程

(1)优化人文教育课程体系，开设医学人文类课程，把医学人文与课程思政有机结合，在传授知识、培养能力同时，充分运用医学科学史、医学家等蕴含的思政素材，充分挖掘其科学人文精神，进行价值引领和品格塑造。

(2)在理论课继续推进思政工作的同时，要不断挖掘实验课的思政元素。本学期以人体解剖学(医学院无言良师)实验课、基础护理学实验课开始，探索实验课的课程思政工作经验，在下学期向其它实验课推广。

(3)对实习学生和研究生加强课程思政，建议各附属医院和实习医院安排1-2周时间进行医德实习，由德高望重的医师负责开展以医德缺失案例为基础的带教，学生要写心得体会；在临床各科室实习期间要强化医德的考核，是否具有同理心，是否注重操作细节，是否体现对病人的人文关怀。

(4)继续开展"杏林讲堂"、"医路人生——导师面对面"、"业界精英进课堂"、"教授/博士论坛"和"院长、书记讲座"等具有医学特色的系列讲座，重点强化医德医风、科学素养、创新意识、人文关怀、生命健康和职业素养教育，增加学生学习的乐趣和情感认同，提高对本专业的认同感和自信心。

（三）完善教学质量评价体系

在课程建设、课程教学组织实施、课程质量评价体系建立中，注重将"价值引领"功能的增强和发挥作为首要因素；在教学过程管理和质量评价中将"价值引领"作为一个重要监测指标。从源头、目标和过程上强化所有课程融入德育教育理念，并在教学建设、运行和管理等环节中落到实处。在课程教学大纲、教学设计等重要教学文件的审核"知识传授、能力提升和价值引领"同步提升的落实程度；在示范课程的遴选立项、评比和验收中设置"社会主义核心价值观的引领"或"德育功能"指标；在课程评价标准（含学生评教、督导评课、同行听课等）的制定中设置"价值引领"观测点。

（四）工作安排

1.扎实开展"课程思政"的讨论和培训活动

本学期开学初，尽管在新冠肺炎疫情下，还是要开展"课程思政"讨论，邀请相关专家、学者结合疫情对"课程思政"进行专题辅导和深入解读，加深教师对"课程思政"的内涵、目标及原则的理解，促进教师将思想教育贯穿于教育教学全过程。至少每学年各系（部）召开 1 次"课程思政，立德树人"专题研讨会或视频研讨会，开展 1 次课程思政讲座培训活动，重点对融入课程课堂教学的思政教育元素如何与专业知识有机融合。对于实习学生的课程思政，通过暑假期间，开设课程思政工作坊(或视频会议)的形式，将附属医院科主任及其主要带教医生进行课程思政的培训。

2.实施"课程思政"教学设计活动

按照方案要求，各系（部）每学年至少开展 1 次以上教师参加的示范观摩听课；每学期以教研室为单位开展课程思政集体研讨、备课活动，着重围绕"备内容、备学生、备教法"，发挥团队合力，凝聚智慧，提升课程思政教学效果，不断总结经验，优化做法，深化落实"三全育人"教育理念。

3.建设一批课程思政示范课程

推出一批在全院具有引领作用、育人效果显著的示范课程。各系（部）每年度遴选 1~2 门课程作为课程思政示范课程建设向学院推荐，每门课程思政示范课程的小组成员不少于 2 人。课程思政示范课程验收主要标准如下：修订课程教学大纲。新教学大纲须确立价值塑造、能力培养、知识传授"三位一体"的课程目标，并结合课程教学内容实际，明确思想政治教育的融入点、教学方法和载体途径，评价德育渗透的教学成效，注重思政教育与专业教育的有机衔接和融合；根据新教学大纲制作能体现课程思政特点的新课件（新教案）；提供教学改革典型案例和体现改革成效材料，本课程开展课程思政改革中的典型案例（含视频、照片、文字等多种形式）；本课程学生反馈与感悟，以及其它可体现改革成效材料。进一步加强对实习生和研究生的管理育人，带教老师对实习生和研究生的医德育人，专业示范引导，考研辅导等，全方位地推进实习生和研究生的教学质量。

4. 遴选一批课程思政优秀教师和临床带教医生

完善课程思政育人评价体系，教研科、教学督导办在听评课中要体现育人评价元素，使德育元素成为"学评教"的重要内容；开展"我最喜爱的教师"评选活动，选树一批以德立身、以德立学、以德施教、以德立德的课程思政优秀教师和临床带教医生。

5. "以赛促教"推进课程思政工作

各系（部）每学年负责建设 1~2 门课程思政示范课，每学年开展 1 次以上本部门教师参加的示范观摩听课比赛，进行评比，对获奖教师给予奖励，同时又要组织全体教师开展教学观摩、研讨活动，达到"以赛促教"目的。通过教学(包括临床实习床旁带教)观摩、研讨，不断提炼融入课程课堂专业教学的思政教育元素，不断改进教学内容和方式方法，从而凝练医学专业相关课程的思政特色和核心思想。

五、保障措施

（一）加强组织领导

成立医学院课程思政工作领导小组，夏瑞明、葛建荣任组长，张剑任执行组长，金坚强、陈三妹任副组长，各部门、系、中心负责人为组员，下设办公室，由俞朝阳任办公室主任，顾睿南任办公室副主任，统筹推进全院课程思政教学改革工作。

（二）加强协同联动

加强同院办公室、教研科、学生科、团委、各系部、中心等相关部门工作联动，明确职责，协同合作，推动"第二课堂"、"第三课堂"建设，确保课程思政教学改革进一步推进，充分发挥育人功能。

（三）强化工作考核

建立科学评价体系，定期对课程思政工作实施情况进行评价，使各门课程思想政治教育功能融入全流程、全要素可查可督，及时宣传表彰、督促整改。把教师和临床带教医生参与课程思政教学改革情况、带教过程中渗透思政元素和课程思政效果作为教师考核评价、岗位聘用、评优奖励、选拔培训的重要依据；临床带教医生则是重要参考；改革学生课程学习评价方式，把价值引领、知识传授、能力培养的教学目标纳入学生的课程学习评价体系。

（四）完善激励机制

学院设立专项经费，将思政工作纳入学院教学改革项目，通过项目建设的形式对课程思政工作提供资助，为课程思政工作有序推进提供保障。

六、本实施方案自颁布之日起施行，由院新医科教育研究所负责解释。

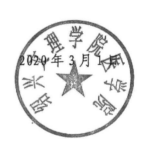

2020 年 3 月 1 日

医学人文教育媒体报道

让医学教育人文起来

董碧水

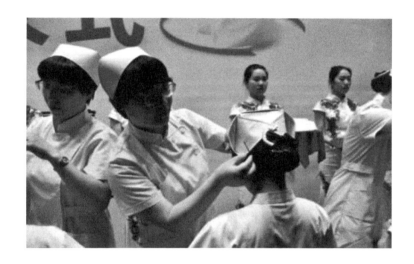

浙江省第五届大学生护理大赛不久前落幕。绍兴文理学院以 3 个一等奖、3 个二等奖和最佳组织奖，获得了参与 5 届赛事以来的最好成绩。

事实上，让绍兴文理学院医学院副院长陈三妹欣喜的不止于此。作为衡量临床医学专业学生培养质量的"黄金标准"，绍兴文理学院医学院毕业生的执业医师考试通过率，已连续 8 年高于全国 15 个百分点之上，在全国 157 所医学院校中位居前列。

10 年来，护理学专业学生在全国护士执业资格考试中，通过率均达 100％。用人单位对临床医学本科毕业生的调查显示，绍兴文理学院医学院毕业生"思想道德品质""敬业爱岗精神""人文素质修养"等三项指标的满意度，分别达到 100％、95.83％和 95.84％。

对此，陈三妹认为，这是学院长期坚持医学人文教育结出的硕果。

绍兴文理学院医学院的前身是创办于 1917 年的绍兴福康医院护士学校,已有百余年历史。该院医学人文教育模式的探索则始于 2008 年。

绍兴文理学院副校长柳国庆认为,医学是为人服务的专业,医学人文精神是医务人员立身从业的内在心理规范,在诊疗过程中外化为医者处理与病人互动关系、解决医疗决定及诊治相关问题的态度和行为。"因此,培养具有人文精神的医学人才是医学教育的一个重要目标。"

为此,根据学生认知、学习规律,绍兴文理学院为医学生构建起包含"医学导论""医学伦理学""医学心理学""医学史与医学哲学""人际交往和医患沟通"等课程在内的医学人文课程体系,引导学生从历史和哲学视角理解医学、医学人文的核心价值,指导学生处理临床中的人文伦理,在临床典范学习、病历书写、医患沟通中,提升学生的人文技能。

如"局部解剖学"举行"感恩奉献·敬畏生命——向无语良师致敬"开课仪式。在妇产科学习中,开展"给妈妈写一封信",学习感恩、尊重生命。"思想道德修养与法律基础"则被整合为医学与哲学、医学与社会、医学与伦理、医学与法律、医学与宗教、越医的医学精神、医学生的品德修养等 7 个与医学相关的专题。

实践中,学院还以医教协同平台为支撑,采用影视、叙事、案例等方式,在教学中注入学生临床可能遭遇的医学人文议题、伦理道德困境、社会关注热点等,进行情景模拟、角色扮演,让抽象的医学人文教学形象化、具体化,加深学生对"以人为本"医学模式的认知与体会。

在绍兴文理学院医学院看来,随着医疗服务从"以疾病为中心"向"以健康为中心"转变,医务人员需要掌握的不只是医学技能,更要有熟知的人文知识。

如今,历经 12 年探索的医学人文教育模式,已融入绍兴文理学院医学院医学类人才培养全过程,受益学生超过 3000 人。据介绍,在绍兴文理学院医学院,学生志愿服务的注册率是 100%。学生们利用专业特长组建的爱心医疗服务团,坚持 21 年赴偏远的嵊州里南乡送医送药,上门诊疗。

以文化人的医学人文精神,浸染进每个医学生的血液。

(发表于《中国青年报》2020 年 2 月 10 日第 5 版,中国新闻网、新浪网、人民号、中国智库网(国务院发展研究中心)、养生保健指南杂志社、中国医护服务网、广东教育网、湖北广播新闻网等三十多家媒体全文转载)

绍兴文理学院探索医学人文教育创新模式：让医学生更有温度

□记者　徐添城　通讯员　周　晶

武汉黄陂方舱医院内的一个"爱心小屋"，这些天成了当地医院患者经常光顾的地方。水果、点心、生活用品……来自绍兴的援汉医务人员将购置的一些物资，集中放置在医院一角供患者们自取自用。

"我们的'爱心小屋'会尽可能满足患者的需求，让他们在医院也能感觉到温暖。"活动发起人之一、来自绍兴文理学院附属医院的医护人员胡芳琴说，"因为这些小举动，患者们的情绪逐渐变好，他们更加信任我们，也能以更积极的心态配合治疗了。"

"用医学温度去感染患者，这是我们培养当代医学生的一条核心理念。"绍兴文理学院医学院副院长、护理学教授陈三妹对此十分有感触，对医学校友们在武汉抗疫一线上的人文关怀举动，她连连点赞，"医学，确实比其他任何学科都更需要强调人文关怀。"

陈三妹说，医学作为一门"为人服务"的专业，在知识传授和技能教学之外，最不可忽视的就是对学生人文素质的培养。为了培育更有温度的医学生，近年来，绍兴文理学院通过创新教学模式，让医学院教师和思政课教师"联席授课"，在提升医学生专业素养的同时，培养其"医者仁心"的人文情怀。而作为人文知识转化和应用的重要平台，临床实践成了每位学生走近真实患者的第一步。

连日来，正在指定医院参加规培的该校医学院学生徐善静，在值班时接收了一位确诊的新冠肺炎患者。在保障自身安全的前提下，她积极协助导师完成了相关诊疗工作。"每天穿着厚厚的防护服，为了患者争分夺秒，进行无微不至的照顾，确实是很不容易。但当患者治愈出院时，看着他们的笑脸，我觉得一切都是值得的。"

　　像徐善静这样主动放弃假期,奔赴一线的医学生在绍兴文理学院还有不少。从课堂到讲堂,从教室到科室,这些医学生们自觉承担起这份"逆行"的担当,成为战疫一线的重要力量。

　　绍兴文理学院医学院负责人表示,接下来,绍兴文理学院将进一步深化理论教学和临床实践相贯通、环境育人和实践育人相结合的教育模式,在培养医学生的思想道德、人文修养和职业素质上进下探索经验。

（浙江新闻客户端 2020 年 3 月 2 日）

有妙手更要有仁心
绍兴文理学院推进医学人文教育创新

□浙江在线3月2日讯(浙江在线记者　徐添城　通讯员　周　晶)

武汉黄陂方舱医院内的一个"爱心小屋",这些天成了当地医院患者经常光顾的地方。水果、点心、生活用品……来自绍兴的援汉医务人员将购置的物资,集中放置在医院一角供患者们自取自用。

"我们的'爱心小屋'会尽可能满足患者的需求,让他们在医院也能感觉到温暖。"活动发起人之一、绍兴文理学院医学院毕业生胡芳琴说,"因为这些小举动,患者们的情绪逐渐变好,他们更加信任我们,也能以更积极的心态配合治疗了。"

为了培育更有温度的医学生,近年来,绍兴文理学院通过创新教学模式,让医学院教师和思政课教师"联席授课",在提升医学生专业素养的同时,培养其"医者仁心"的人文情怀。而作为人文知识转化和应用的重要平台,临床实践成了每名学生走近真实患者的第一步。

(《浙江日报》2020年3月2日第6版,人民交通网、高校信息网、杭州网全文转载)

仁术兼修　知行合一

绍兴文理医学院致力探索人文教育模式

□本报通讯员　孙和晴

"一等奖3个,二等奖3个,并获最佳组织奖。"近日,浙江省第五届大学生护理大赛圆满落幕。绍兴文理学院医学院获得了参与5届赛事以来的最好成绩。带队教师陈三妹说,比赛充分展示了护理专业学生的人文素养和专业能力。让陈三妹欣喜的还不止这些,作为衡量临床医学专业学生培养质量的毕业生执业医师考试,该院已连续8年通过率高于全国平均水平15个百分点以上,在157所医学院校中位居前列。

绍兴文理学院医学院依托地方历史文化的深厚积淀和综合性高校的人文学科优势,经过10多年的探索,逐步建立和完善"仁术兼修、知行合一"的医学人文教育模式。校方多途径、多形式、多层面开展医学人文教育,将环境育人和实践育人相结合、理论教学和临床实践相贯通、从入学到毕业5年"不断线"。

综合性大学具有医学人文教育的丰富资源,各类人文讲座就是医学生提升人文素养的文化大餐。全国优秀校园文化品牌"风则江大讲堂",以推进大学生素质教育、促进学生全面发展为目标,邀请了300多位大家为医学生献上学术盛宴、文化大餐。医学院创设的"杏林讲堂"以"滋养优秀传统文化,培育医学人文精神"为宗旨,一批知名学者莅临学院,与学生畅谈医学人文价值,解读苍生大医精神,探讨医护工作者的人文素养。医学院还聘请知名校友担任客座教授,邀请他们来院开办讲座,编印校友访谈录,引导医学生树立崇高理想,拓宽知识视野,提高人文素质。

同时,医学院十分重视各类医学人文教育活动,从新生授服仪式、医学生宣誓仪式,到"无语良师"缅怀仪式、护士节授帽仪式,再到毕业生宣誓仪式,把每一项活动都做得充满仪式感,在潜移默化中强化医学生对医护工作的认同感、尊严感、使命感和荣誉感。

人文教育离不开学生自身的体验和感悟。医学院教师柯瑞君近日正在抓紧时间修订《花开有声》《医路繁花》《医路拾锦》等 3 本书,书中全部是医学生的作品,包含了他们的人文体悟,有早期接触临床的心得,有实习心路历程,也有医学人文案例的反思,等等。

"爱心承诺"是绍兴文理学院的一项校园文化品牌,每年毕业生离校前向母校承诺捐赠一笔款项用于资助家庭经济困难的学弟学妹。2017 年,医学院师生还自愿捐款近 6 万元设立"无语良师爱心基金",表达对那些遗体捐献者的感恩,感谢他们对医学事业的无私奉献。

此外,医学院学生的志愿服务注册率达到 100%。学生们利用专业特长组建爱心医疗服务团,坚持 21 年赴偏远地区嵊州里南乡送医送药;深入村庄、农户,讲解医疗卫生常识,普查地方常见病和流行病……

（《浙江教育报》2019 年 12 月 9 日第 3 版）

李兰娟、郑树森院士"特殊回信"勉励
绍兴文理学院师生

□记者　顾蓉佳　通讯员　何伟峰

4月17日,绍兴文理学院医学院收到一封来自李兰娟院士和郑树森院士的"特殊回信",他们写给绍兴文理学院医学院师生的亲笔题词:"仁术兼修 知行合一"。

3月初,绍兴文理学院医学院2017级"卓越医师班"学生给李兰娟院士写信。信中表达了作为家乡医学学子,对李兰娟奋战一线抗疫精神的崇高敬意,也表达了作为未来医者,将不忘使命以仁心仁术保卫人民健康的决心。院士夫妇的"回信"在医学院师生中引起热烈反响。

这已经是李院士第二次给绍兴文理学院医学院"回信",今年3月,在抗疫一线的李院士对绍兴文理学院医学院教师金欣博士在疫情防控中作出的贡献给予了充分肯定,并勉励更多的高校教师能发挥专业优势,团结合作,为祖国抗疫尽一份力。

医学院党委书记夏瑞明表示非常感动。他表示,医学是一门追求至真至善至美的科学,医学教育需要培养医学生追求真理的科学精神,提高医学生悬壶济世的人文情怀,更需要激发医学生心怀家国的责任担当。李兰娟院士和郑树森院士的寄语,对于我们强化立德树人,培养仁心仁术的医学生;面向基层需求,培养胜任力强的全科医生;扎根绍兴大地,培养服务健康绍兴建设的生力军意义重大。

"李兰娟院士和郑树森院士的题词饱含深情,语重心长,不仅是院士夫妇厚德载医、民生至上的人生写照,更体现了对绍医师生的谆谆教诲和殷切期望。她希望学院每一位师生牢记院士夫妇的嘱托,以院士夫妇为学习的榜样,崇德尚医,追求卓越。"医学院副院长陈三妹说。

　　医学院临床医学专业陈家琦同学说，"仁术兼修，知行合一"是李兰娟院士和郑树森院士对我们医学生的深刻勉励，我们应该践行"仁义"，掌握"医术"，不断"求知"，身体"力行"。医学院护理学专业程潇琦同学表示，作为护理专业的一名学生，只有练就仁心仁术，做一名有温度的医者，方能达护理之标准，谋患者之福利。我们会从前辈手中接过蜡烛，也必将点亮每一位需要我们的人。

（浙江新闻客户端，2020-04-21）

战"疫"迎"春"：在培育和践行"仁心仁术"里收获感动和成长

金坚强

疫情是一场大战役，是一场大考验，也是每个人淬炼成长的大熔炉，更是我们见证中国特色社会主义制度优越性的生动一课。在这场没有硝烟的战斗中，广大医护人员白衣执甲，逆行而战，彰显救死扶伤的人道大爱，展示"仁心仁术"的高尚情怀。作为医学师生的一分子，我们亲历这一特殊时期，谨记总书记"回信精神"的勉励，感动于两位院士的题词，更为身边校友的"逆行"喝彩，为同学们践行誓言、收获成长而欣慰。

总书记的两封回信

习近平总书记2月21日给正在北京大学首钢医院实习的西藏大学医学院学生回信，3月15日又给北京大学援鄂医疗队全体"90后"党员回信，并在回信中再次深刻地指出，"青年一代有理想、有本领、有担当，国家就有前途，民族就有希望。"这两次密集回信，一在疫情吃紧的关键时刻，一在决战完胜的重要时刻，都事关疫情防控和青年的使命担当，而且特别针对青年和医学生，应该说，总书记的回信用情真、用意深，既是对两所大学青年学生的勉励，也是对全国广大医学生和战疫一线医护人员的鼓励，更是给全国的青年上了一堂"特殊"的思政课，为全国的青年学生进一步校正了人生的航向标。

两封回信后，我们迅速组织了学院团员青年进行认真的学习。"回信精神"鞭策我们进一步牢记立德树人初心，强化"仁心仁术"培养，引导医学生以"健康中国"为己任，只争朝夕，不负韶华，以实际行动践行医学生誓言，让青春在党和人民最需要的地方绽放绚丽之花。

两位院士的题词

3月初,我院2017级"卓越医师班"学生给李兰娟院士写信。信中表达了作为家乡医学学子,对李院士奋战一线抗疫精神的崇高敬意,也表达了作为未来医者,将不忘使命以仁心仁术保卫人民健康的决心。4月17日,我院收到李兰娟院士和郑树森院士给全体师生的亲笔题词:"仁术兼修 知行合一"。题词在师生中引起热烈反响。学院夏瑞明书记表示非常感动。他说,医学是一门追求至真至善至美的科学,医学教育需要培养医学生追求真理的科学精神,提高医学生悬壶济世的人文情怀,更需要激发医学生心怀家国的责任担当。副院长陈三妹表示,两位院士的题词饱含深情,语重心长,不仅是院士夫妇厚德载医、民生至上的人格写照,更体现了他们对绍医师生的谆谆教诲和殷切期望。我院临床医学专业宋家瑶同学表示,在前不久写给李兰娟院士的信中,每一位绍医学子都表达了对李院士的由衷钦佩和感激之情,崇拜英雄,应不弛于空想,不骛于虚声,成为一名医术精湛、医德高尚、心怀天下、情系群众的好医生将是我毕生的追求。

榜样的力量

前段时间,一张跨越百年的医患鞠躬礼在网上热传,被誉为"最纯真的鞠躬,最深情的还礼"。照片中的主角就是我省唯一入选全国"一线医务人员抗疫巾帼英雄谱"的我院99届护理班校友、校附属中心医院(绍兴市中心医院)大内科护士长曹玲玲。据了解,照片中的小男孩因发热住进了绍兴文理学院附属中心医院(绍兴市中心医院),经核酸检测是阴性后于2月22日出院。护士长曹玲玲按惯例送病人出门,刚打算挥手告别,小男孩突然回头向她鞠了一躬,曹玲玲立马还礼向他鞠躬。这一温馨的场面刚好被拍摄下来。这一独特的医患之间"无声"的人文"语言",在疫情严峻的形势下暖人心脾。

我院01级医疗仪器设备管理及维护专业校友何旭峰,在疫情防控期间,为调度防控物资,连续奋战29天,终因过度劳累不幸去世。近日,共青团中央、全国青联追授他为第24届"中国青年五四奖章"。

大年初一,浙大邵逸夫医院送出首批5位医疗专家奔赴湖北武汉疫情前线,其中医护人员中年龄最小的一位就是我院护理093班的毕业生——沈枫锋。

丁秀莹,2010届校友,她不计小家为大家,硬是放下了才两岁的儿子,剪下了一头秀发,作为省抗疫医疗队第二批队员毅然出征武汉,她说,"人这辈子,总得做一件有意义的事情,我认为,这就是。"

据不完全统计,我院有百余位校友奋战在抗疫的最前线。

同样的感动,还有我们的学生。绍兴文明网以"白衣接力,两代人的抗疫故事"为题报道了我院校友黄燕萍和她的女儿临床医学 173 班朱明了同学母女放弃休假奋战在一线的抗疫故事。我院首届 39 位临床医学专业硕士研究生他们放弃休息,或顶岗,或参与导师抗疫科研,或利用所学争做志愿者。各专业同学或捐款,或制作疫情防护宣传片,或坚守家乡志愿服务,以实际行动,不负总书记"仁心仁术"期望,弘扬"崇德尚医"的院训精神,践行着医学生的誓言,锤炼医德品行,彰显"绍医"形象。

身边的榜样是最近距离的镜子,是最有力的鞭策,也是最直接、最好的教育。在这场"大考"里,"绍医"人做出了奋力前行的"最美"姿态。

(微信公众号"浙群辅导员",2020 年 4 月 30 日)

李兰娟院士夫妇用这8个字,勉励绍兴文理学院师生

胡安娜

4月17日,绍兴文理学院医学院收到一封题有"仁术兼修 知行合一"8个大字的"特殊回信"。"这信正是中国工程院院士李兰娟、郑树森夫妇的亲笔题词。没想到他们会在百忙之中给咱们学生回信。"收到书信,医学院党委书记夏瑞明心情激动。"两位院士的寄语,对于我们培养仁心仁术的医学生,培养面向基层需求、扎根绍兴大地、服务健康绍兴建设的生力军意义重大!"

学生向李院士致信

两位院士的这封"特殊回信"与3月初绍兴文理学院医学院 2017 级"卓越医师班"全体学生寄出的一封信有关。学生们在信中表达了家乡医学学子对李兰娟院士奋战一线抗疫精神的崇高敬意,以及作为未来医者"不忘使命以仁心仁术保卫人民健康"的决心。

夏瑞明告诉记者,2017 级"卓越医师班"的学生对李兰娟院士有着特殊的情愫。"去年在杭州举办的第三届世界生命科技大会上,我和李兰娟院士有过一面之缘。李院士穿着朴素,上台发言简单而深入人心,让人倍感亲切。今年春节期间,在全民抗疫之时,李兰娟院士不顾重灾区的危险,毅然带领团队一路逆行。她那张摘下口罩后有着深深印痕的脸庞,她为分离病毒、研究治疗方案、研制疫苗而每天仅休息 4 小时的事迹,在我们每一位学子心中烙下了深刻的印记。""卓越医师班"学生李佳乐说,全班同学都想通过书信的方式向李院士传递内心的崇敬和感动。

"当我们了解到您是绍兴人的时候,我们为能在您生长过的城市学习而倍感荣幸。自入学以来,我们就感受到了学院对医学人文的重视,而您对科研事业认真负责的态度,您在危机时刻那种奋不顾身的精神,激励着我们要更加努力地学

习知识,锻炼技能,注重医学人文滋养,成为像您一样优秀的医者。"学生们在信中这样写道。

"特殊回信"鼓舞人心

记者从绍兴文理学院了解到,这是李兰娟院士第二次给学校医学院"回信"。今年3月,在抗疫一线的李院士对绍兴文理学院医学院教师金欣博士在疫情防控中做出的贡献给予充分肯定,并勉励更多的高校教师能发挥专业优势,团结合作,为祖国抗疫尽一份力。

这些日子,院士夫妇的寄语在绍兴文理学院师生中反响热烈。

"'仁术兼修 知行合一'是两位院士对我们医学生的深刻勉励,我必定践行'仁义',掌握'医术',不断'求知',身体'力行'!""卓越医师班"学生陈家琦说。

医学院临床医学专业学生宋家瑶说,院士夫妇是她学习的榜样,成为一名医术精湛、医德高尚,心怀天下、情系人民的好医生,将是她的毕生追求。

"作为护理专业的一名学生,只有练就仁心仁术,做一名有温度的医者,方能达护理之标准,谋患者之福利。我们会从前辈手中接过蜡烛,'点亮'每一位需要我们的人。"医学院护理学专业学生程潇琦说。

"李兰娟院士和郑树森院士的题词饱含深情,语重心长,不仅是院士夫妇厚德载医、民生至上的人生写照,更体现了对医学院师生的谆谆教诲和殷切期望。"绍兴文理学院医学院副院长陈三妹说,医学院的每一位师生,都将牢记李兰娟院士夫妇的嘱托,以院士夫妇为榜样,崇德尚医,追求卓越。

(《越牛新闻》2020 年 4 月 22 日)

绍兴文理学院"四措并举"全力培养"仁心仁术"医学生

从 2008 年开始,学院依托综合性大学的学科优势和地方历史文化资源,遵循医学教育教学规律,坚持"仁术兼修、知行合一",强化医学人文教育,为社会培养了 12000 余名医学人才。近日,学院师生认真学习习近平总书记给在首钢医院实习的西藏大学医学院学生和北京大学援鄂医疗队全体"90 后"党员重要回信精神,结合学校实际,高站位、全方位、多举措加强医学教育改革和发展,努力为社会培养更多"仁心仁术"的医学人才。

一是坚持立德树人,切实加强医德教育和人文教育。学校秉持"立德树人"理念,切实加强对医学生的医德教育和人文教育。医学人文教育模式得到教育部临床医学专业认证专家的充分肯定,获绍兴市高等教育优秀成果一等奖。近日学校专门制定出台《绍兴文理学院关于加强"仁心仁术"医学人才培养的若干意见》,要求进一步弘扬"修德求真"的校训和"崇德尚医"的院训精神,积极探索具有医学特色的课程思政;专门成立学校医学人文教育研究中心,在附属医院建设医学人文教育实践基地;精心组织好"业界精英进课堂"活动,融思政教育、专业教育、职业精神培养为一体,推动人文教育和专业教育有机结合;编辑《校友"抗疫"风采录》,组织"抗疫"优秀校友事迹报告团;精心组织"清明节缅怀无语良师""5·12 护士节授帽仪式"和"医学生毕业宣誓仪式"等品牌活动,培养学生"珍爱生命、大医精诚"的救死扶伤精神,将预防疾病、解除病痛和维护群众健康作为自己的神圣职责。

二是强化知行合一,提升医学生的岗位胜任能力。学校高度重视医学生临床思维能力和临床技能的培养,取得了显著成效。临床医学专业毕业生参加全国执业医师考试通过率连续 8 年位居全国医学院校前三分之一,2019 年 11 月在浙江省第五届大学生护理竞赛中荣获 3 个一等奖(共 6 个)。今年学校将全面实施《绍兴文理学院关于加快推进新时代卓越医学人才培养的若干规定》,提升医学生的岗位胜任能力。一是进一步完善临床医学专业"2.5＋2.5"校院一体化教学改革,实现学生"早临床、多临床、反复临床";二是积极开展"基础教师下临床、临床教师进课堂"活动,加强"双师双能型"队伍建设;三是以省"十三五"教改项目和省一流课程为抓手,推进和深化 CBL、PBL、翻转课堂等教学模式改革,加强仿真虚拟项目建设与教学,提高教育教学水平;四是成立医教协同办公室,健全与附属医院的医教协同工作机制,在学术资源、实验平台、师资培训和教学改革等方面实行资源共享、互助合作,进一步提高临床教学水平和人才培养质量。

三是突出面向基层,加大全科医学人才培养力度。学校长期坚持"面向基层、服务基层"的方针,为区域卫生健康事业培养了一大批"下得去、用得上、留得住"的医学人才。今年将面向基层医疗单位,加大全科医学人才培养力度。一是适应绍兴卫生事业发展需要,将首次招收 30 名临床医学专业定向培养生,精准对接基层卫生人才需求,加快培养"小病善治,大病善识,重病善转,慢病善管"的全科医学人才;二是扩大临床医学专业硕士招生数到 75 名,比 2019 年增加 82.9%,通过政策激励引导考生攻读全科医学方向;三是加强教育引导,促进临床医学毕业生更好地面向基层就业,守护人民的生命健康。

四是加强组织领导,改革创新狠抓落实争创新业绩。为加强医学教育的改革和发展,学校成立专门领导小组,由分管校领导任组长,宣传部、教务处、医学院负责人任副组长,学生处、研究生处、人文社科处、校团委、马克思主义学院和医学院领导任组员,领导小组办公室设在医学院。学校将把学习贯彻习近平总书记回信精神和贯彻"新医科"内涵建设新要求结合起来,加快医学教育由"以疾病治疗为中心"向"以促进健康为中心"转变,推进以器官-系统为中心的基础医学课程整合,探索基础－临床的深度融合,推动医科与工科、理科等多学科交叉融通,加强信息技术与医学教育融合,重视新医科建设研究。学校将以临床医学专业认证终期验收、护理专业认证、护理学硕士点申报等为抓手,进一步强化专业和学科建设,加强高水平学科带头人和优秀博士的引进,加强"双师双能型"师资队伍建设,努力实现人才培养工作新发展,提升我校医学人才培养的知名度和美誉度,为地方卫生和健康事业做出新贡献。

（浙江省教育厅网站,2020 年 4 月 3 日）

绍兴文理学院医学院注重仁术兼修
护理大赛再创佳绩

　　浙江省第五届大学生护理大赛近日落幕,绍兴文理学院医学院共摘得 3 个一等奖(全省共 6 个)、3 个二等奖,并获得最佳组织奖。"这是学校参加五届赛事取得的最好成绩,无论是奖项数量还是奖项层次都有大幅提升。"带队老师陈三妹说。

　　近年来,绍兴文理学院医学院以人文教育引领专业教育,仁术兼修,做到环境育人和实践育人相结合、理论教学和临床实践相贯通,从入学到毕业五年不断线。

　　医学院的"杏林讲堂"以"滋养优秀传统文化,培育医学人文精神"为宗旨,邀请知名学者与学生畅谈医学人文价值,探讨医护工作者的人文素养等,给学生以精神启迪。举行学生宣誓仪式、无语良师缅怀仪式、护士节授帽仪式等,增强学生对医护工作的认同感、尊严感、使命感和荣誉感。聘请知名校友担任"客座教授",邀请优秀校友来院开办讲座,引导学生崇德尚医,拓宽知识视野,努力成为仁术兼修的医护人员。

　　"医者仁心,医学类专业比其他专业更要注重'德'的培养,然后才是'术'的提升。"绍兴文理学院医学院有关负责人说,该院已连续 10 年保持护士执业资格考试 100％通过的纪录,连续 8 年毕业生执业医师考试通过率高于全国 15 个百分点以上,尤其是医学人文部分的考核成绩,甚至超过了一些知名医学院校。用人单位对该院临床医学本科毕业生"思想道德品质"满意度达 100％,"敬业爱岗精神"满意度达 95.83％,"人文素质修养"满意度达 95.84％。

　　(《绍兴日报》2019 年 11 月 23 日第 2 版,中国健康世界网全文转载)

用大爱诠释医者仁心　用行动彰显使命担当

绍兴文理学院医学院百余位校友奋战在抗疫最前线

□记者　潘秀玮

日前，一张医患互致鞠躬礼照片在网上热传，被誉为"最纯真的鞠躬，最深情的还礼"，全国各大媒体纷纷给予报道。绍兴文理学院医学院副院长陈三妹偶然在朋友圈里获悉此事，看到"曹玲玲"三个字，不由得想起该校医学院1999届护理51班的毕业生"曹玲玲"，而陈三妹曾经教授过她"内科护理学"。而令人振奋的是，和"曹玲玲"一样，今年奋战在抗疫最前线的该校毕业校友居然达到100多位。

绍兴文理学院医学院党委书记夏瑞明说，"这一个月来，我的心一直被这样的故事温暖着，感动着。我为我们有这样的学生自豪。在这次抗击新冠肺炎疫情的战斗中，绍兴文理学院医学院的毕业生们冲锋在前、英勇奋战，用自己的行动很好地诠释了'崇德尚医'的院训，用人文关怀和专业力量践行着救死扶伤的崇高精神。他们是不折不扣的疫情防控'硬'力量，更是疫情防控的'暖'力量。"

"我们的毕业生有的奔赴到了武汉抗疫的最前线，有的在隔离病房担负着治病救人的使命，有的在为抗疫后方保障物资供给，有的捐钱捐物全力支持抗疫工作。"夏瑞明介绍，"我们的医学生看到医院发出支援武汉的通知后，很多人第一时间报名。"

据了解，大年初一，浙江大学医学院附属邵逸夫医院送出首批5位医疗专家奔赴湖北武汉疫情前线，其中一位就是绍兴文理学院护理093班毕业生——沈枫锋，作为邵逸夫医院感染科护理主管护师，他是这次邵逸夫医院驰援武汉的医护人员中年龄最小的一位。丁秀莹是绍兴文理学院附属上虞医院（上虞人民医院）ICU主管护师，也是该校2010届护理学专业毕业生，年轻的她不计小家为大家，硬是放下了才两岁的儿子，剪掉一头秀发，作为浙江省抗击新冠肺炎紧急医疗队第二批队员毅然决然地出征武汉。出征前，丁秀莹说，"人这辈子，总得做一件有意义的事情,我认为,这就是。"

徐小奇、陈炳,这对校友夫妻,在绍兴文理学院附属第一医院(绍兴市人民医院)隔离病房的走廊上,隔着厚厚的防护服,两人需要"请问你是谁"才能确认彼此的身份,一个简单的拥抱后又匆匆分离,各赴工作岗位。监控拍下了这一幕让无数人流泪。

据不完全统计,目前绍兴文理学院医学院共有 43 位校友驰援武汉,抗击疫情;63 位校友在全市各区、县(市)医疗机构的一线隔离病房内抗击疫情,还有 12 位校友奋战在为隔离病人服务的影像学检查岗位;更有无数的校友捐钱捐物助力抗疫,有的甚至献出了生命。前不久,坚守岗位 29 天,不幸去世的何旭峰,也是该校医疗仪器维修专业 04 届毕业生,这位 80 后是浙江省医疗器械有限公司的一名维修工程师,他以抗击疫情大局为重,关键时刻挺身而出,主动请缨第一时间蹲点口罩生产厂家调运防疫物资,连续 29 天奋战在防疫供应保障最前线,最终因连续作战、过度劳累不幸倒在了工作岗位上,年仅 39 岁。

"仁术兼修,知行合一",在百年办学的历程中,绍兴文理学院医学院一直倡导人文教育,提倡德医双修。绍兴文理学院副校长柳国庆表示,立德树人,医学生比其他专业更要注重"德"的培养,医者仁心,首先要培养学生"珍爱生命、大医精诚"的高尚医德,然后再是专业技能"术"的提升。此次疫情需要医者的仁心仁术,需要医者的人文精神光辉。绍兴文理学院医学生的良好表现为学院"仁术兼修,知行合一"育人模式提供了最有说服力的注脚。

(《绍兴晚报》2020 年 3 月 3 日第 4 版)

一线医务人员抗疫巾帼英雄谱

曹玲玲

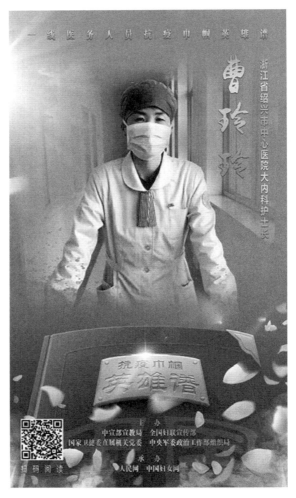

曹玲玲,1981 年 5 月生,中共党员,浙江省绍兴市中心医院大内科护士长。

新冠肺炎疫情发生后,中心医院成立了三个感染病区,曹玲玲第一时间主动报名,当时她的身体状况不符合条件,但她认为自己是共产党员责无旁贷,于是一边坚持服药,一边深入感染三病区开展工作,从物资、药品、器械的申领,到人员的安排,再到院感知识、专科知识的培训,事事亲力亲为。她深入隔离病房,为病人提供护理,为护士提供指导,仍冲在最前面。

（曹玲玲系我校护理专业 1999 届毕业生）

何旭峰，你是好样的

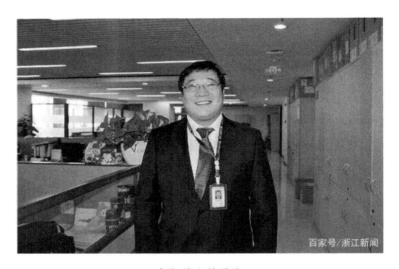

何旭峰生前照片

青山不语，二月寒凝。

2月23日清晨，绍兴市殡仪馆追悼厅内，满满的花圈簇拥着哀思。大厅上方悬挂的照片里，依然是那张熟悉的笑脸。

何旭峰，省国贸集团所属英特集团医疗器械公司的维修工程师。2月20日凌晨，何旭峰的呼吸心跳骤停，此时的他已在防疫医护物资保供一线连续奋战29天，累计调运防护口罩681万只。

他，才39岁。

◎ 29天昼夜奋战

2月20日6时45分，英特医疗器械副总经理吴佩平接到电话，获悉何旭峰去世的消息，心一下沉到谷底。

直到现在，吴佩平还缓不过劲来。闭上眼，脑海里总会浮现出带着何旭峰等人打篮球、夜爬玉皇山的画面。"他 2006 年进的公司,是我招进来的。每天笑呵呵的,人胖墩墩,做事勤勤恳恳……真是太突然了!"吴佩平眼眶一红,哽咽起来。

作为执行全省医用口罩、防护服调令计划的主力军,英特公司肩负着保障防疫物资供应的重要任务。1 月 22 日,何旭峰主动请缨,代表公司蹲点位于绍兴的振德医疗用品股份有限公司,作为第一线操作员,负责收集、装运、发送医疗物资给省里统一收储调配。

整整一个月,英特公司核心抗疫团队处于连轴转的状态。工作群里,何旭峰每天"打卡"。防疫物资的品种、数量天天在变,不变的是"打卡"时间,几乎都集中在晚上八九时之后,有时甚至是凌晨。

2 月 19 日,英特物流运输部驾驶员王德辉临时替班,来与何旭峰搭伙。"那天晚上在厂区门口见到何旭峰招手,我看他气色不太好,眼睛有些浮肿。"王德辉回忆说,初次见面的两人站在一起聊天,何旭峰一直喊累,可等到防疫物资从厂里出来,他又最先冲了上去。

当天晚上 7 时多,身体不适的何旭峰开车回到位于柯桥区平水镇剑灶村的父母家,这已经是近期难得的一次早归了。父亲热好了晚饭,何旭峰却一点胃口都没有,躺在床上只想休息。

这一次,他实在太累了。"旭峰是个做事一板一眼的人,每次停车都是笔直笔直的,这次他却停歪了。"何旭峰的父亲告诉记者,发现儿子不对劲,家人连忙打 120 将他送往医院急救,但终究无力回天。

◎ 调运 681 万只口罩

每天上午 8 时多,英特物流运输部驾驶员周立涛会从杭州开车到绍兴,何旭峰则早早就在厂门口等待。为了随时与厂家沟通和确认供需信息,两人常常一等就是一整天。每天傍晚,厂家一出货,何旭峰要把每一类产品梳理清楚,然后和司机一起将一件件防疫物资搬到车上。

"除夕夜,何旭峰是跟我一起过的,顾不上与妻子孩子团聚。"周立涛说。

所有的辛苦,何旭峰默默扛着。"女儿给我准备的明天午餐,牛奶、面包、零食,品种齐全。"1 月 28 日,何旭峰在微信朋友圈中"炫耀",满屏的笑脸表情。

因为疫情,省经信厅驻振德公司干部李永伟和何旭峰有了交集。李永伟告诉记者,尽管厂家一直在加班加点赶制口罩,可由于人工、原材料、上下游供应链等各种原因,每天生产情况变数太多。大家心里都装着一份必须完成省里口罩调令任务的责任感,压力很大。

李永伟眼里的小何,热心、厚道,工作负责。有一次来了个特别急的调令,要为即将出征的省医疗队配好防护物资,厂里加班加点配好近 30 万只口罩待出运,原本拟次日装运,但因情况紧急,大家齐上阵连夜进行装箱、装车,一直干到凌晨三四时才装妥,运回省公司仓库。

根据英特公司统计,29 天里,何旭峰累计从绍兴调运医用外科口罩 396.5 万只、医用普通口罩 284.6 万只、医用防护服 1480 件等。

◎ 球友心中的"坦克"

"他怎么可能走呢?"至今,何旭峰的很多篮球队队友都不敢相信这是事实。"在篮球场上,我们叫他'坦克',擅长打后卫,有时候客串下小前锋,像重型坦克一样碾压着对手。"队友阮杰说。

从赛场到工作,"坦克"的靠谱有口皆碑。在公司,何旭峰负责售后维修,同事们来找他帮忙,他从不拒绝,经常一个电话就忙到半夜三更。老同事魏海说,单位布置的任务只要交到他手上,每次都是不折不扣完成,毫无怨言。

这次,"坦克"主动请缨,大家一点也不意外。

"作为一名党员,'坦克'出马,一个顶俩。"曾与何旭峰一同参与过援川任务的裴国华回忆,2008 年汶川地震灾后重建期间,他们不远千里 3 次开车从杭州前往青川,不分昼夜运送医疗物资和安装医疗设备,并和援川队伍一同开展技术培训,后来还收到了青川县卫生局发来的感谢信。

2009 年甲型 H1N1 流感大规模流行时,他不顾被感染风险,毅然前往嘉兴市第一人民医院传染病房,帮助安装监护仪设备;在平阳乡镇安装医疗设备,一干就是一个多月;在绍兴陶堰卫生院,他抢修机器一干就到凌晨三四时……

没想到,这一次出征,好同事、好队友"坦克"再也回不来了!

(何旭峰系我校医学院 2004 届医疗仪器及维护专业毕业生)

(浙江新闻 2020 年 2 月 24 日。何旭峰被追授为第二届"绍兴青年五四奖章")

选择了,就要勇敢去爱

绍兴文理学院附属医院　胡芳琴

亲爱的霄:

　　十二天前,妈妈突然告诉你即将出征武汉的消息时,你瞬间惊愕了,随后轻轻抱住了我:妈妈,没事的! 我知道你同意了,但是妈妈第一次发现你凝重的表情,我也知道你担心了,当妈妈从后视镜里看你追随的目光时,止不住掉泪了,宝贝,妈妈答应你一定保护好自己,结束战斗一定去北京看你!

　　当天晚上,飞机降落在武汉天河机场,机场里满眼都是从全国各地支援武汉的医疗队,妈妈行走其中,深感重担在肩,唯愿武汉加油、中国加油!

　　第一次,进舱,洗手衣、防护服、隔离衣、口罩、帽子等,一套下来,足足半小时,尽管妈妈有 20 余年传染病房工作的经历,还是觉得忐忑不安! 可是,当妈妈真正面对这些患者时,我忘了他们是具有很高传染风险的特殊患者,妈妈只记得他们需要我们的帮助! 唯愿患者早日康复,疫情早日控制!

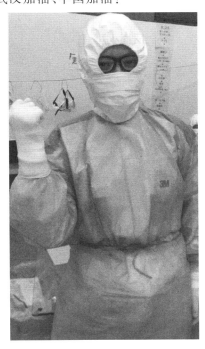

　　每一次,持续 6 个小时的工作时间,护目镜口罩让妈妈的脸起了水泡捂出了痱子,留下色素,镜子中的妈妈好丑啊! 但宝贝一定不会嫌弃我,一定还是你眼中那个爱臭美的妈妈!

　　在这个特殊的日子里,有一群和妈妈一样的人,依然奔赴疫区,逆风而行,去捍卫生命!

　　亲爱的霄,尽管你没有选择可以直面救

死扶伤的职业,但是妈妈同样希望,选择了就要去爱,勇敢去爱,只有那些自信勇敢的人,才会活出越来越精彩的世界！犹如在炎炎夏日仍淡淡开放的荷花,在白雪皑皑时努力绽放的梅花！

　　亲爱的宝贝,明天起妈妈将接受更艰巨的任务！抱抱妈妈,有爱我的你们,将是妈妈最强大的后援！等着妈妈胜利归来！

（胡芳琴系我校医士专业 1992 届毕业生）

（《浙江教育报》2020 年 3 月 2 日）

为了心中的大爱

□金华日报记者 朱 翔 通讯员 何丽佳

疫情就是命令,防控就是责任。1 月 25 日,接到医院要组建留验站突击队的通知时,义乌市第二人民医院骨科护士长丁瑜瑾没用太多时间考虑,也没有征求家人的意见,毫不犹豫地在第一时间报了名。最终,她成为首批进驻留验站的护士,参与新型冠状病毒感染的肺炎阻击战一线工作。

工作初始,丁瑜瑾心里也曾有过一丝担心,毕竟上有年迈的父母,下有年幼的孩子。但是,作为疫情防治一线人员,疫情不允许她有太多时间分心,必须时刻集中精力。丁瑜瑾认真学习掌握防治指南、强化个人防护,同时积极配合医院各部门进一步做好各方面的工作。从接待人员、健康教育、安排入住,再到院感防控、洗手、穿脱隔离衣,以及区分污染物、半污染区、清洁区……整个流程,丁瑜瑾和同事都是从无到有,一步一步摸索,不断整改,不断完善。

"忙,忙,忙……"从接待第一位病人开始,给病人送饭、加餐、检测生命体征、定时测量体温、消毒等,一轮下来,丁瑜瑾抬头发现已经是子夜一点了。平均下来,留验站的医护人员每天要走 30000 步以上。为了能给医学观察者送上热腾腾的饭菜,丁瑜瑾几乎都是用跑的——早上送餐时不小心在台阶上摔倒,她顾不上疼痛,坚持把早饭送完;等回到工作站时,她才发现膝关节处疼痛剧烈,乌青一大片。"我们努力去做好我们能做的,希望给予他们家一般的温暖。"丁瑜瑾说。

"站在一线,我一点都不害怕,因为很光荣。作为医务人员,穿上那身衣服,那就是我应该做的。"丁瑜瑾平静地说,因为日常的工作量很大很辛苦,医院考虑想把他们替换下来,但都被拒绝了。"作为第一批进留验站的人员,我们最清楚流程中存在缺陷,我们可以更好地理顺,让后面的同事做得更加顺利。"

医院要组建医疗救治专业支援队伍时,丁瑜瑾也是第一个主动报名参加。她坚定地说:"当医院需要我的时候,我一定会站在第一线。这是我们的专业,我们责无旁贷,我们有责任履行医务人员的职责,义不容辞,义无反顾。"

哪有什么岁月静好,只不过是有人负重前行。医护人员是孩子的父母,也是父母眼中的孩子,可是身为医者,为了心中的大爱,他们舍小家为大家,一直坚守在岗位,奋勇向前。

(丁瑜瑾系我校护理学专业04届毕业生)

(金华新闻客户端,2020年2月6日)

方舱医院的绍兴"爱心小屋"

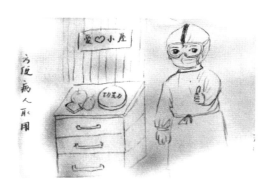

寿卫青　作

这几天,一幅手绘漫画"走红"武汉黄陂方舱医院。漫画里是一个简易的"爱心小屋",来自浙江绍兴的第三批驰援武汉医疗队队员们,拿出了自己带来的饼干、水果、牛奶、巧克力等等,由病患按需取用,补充营养、舒缓情绪。

◎ 舒缓焦躁情绪　注入必胜信心

2月9日下午,绍兴第三批驰援武汉医疗队的43名医护人员正式出发,次日凌晨抵汉。经过短期培训,2月15日,他们与浙江队其他医护人员一起进入武汉黄陂方舱医院开科收治病人,主要负责A厅的135名轻症患者。

记者了解到,这家方舱医院位于武汉市黄陂区,由体育馆改建。每天傍晚,有患者还会自发地起来锻炼身体,跳跳广场舞、打打太极拳。"每天都要观察患者的病情,有的患者虽然病症不重,但内心焦虑、紧张,我们也需要对他们进行心理疏导。"在电话里,绍兴文理学院附属医院副主任医师胡芳琴告诉记者,由于舱内病房是开放式的,一名患者如果情绪焦躁,容易影响到一群人。因此缓解患情绪,成为医护人员的一项重要任务。

医护人员们发现,大部分病患都渴望医护人员给予他们信心。为此,绍兴的医护人员们每次去查房时,都会特意和病患多聊几句"感觉怎么样? 有没有舒服一点? 不担心,身体状况正在好起来,治疗手段也在多起来,你很快会好起来。越是积极配合治疗,好得越快……"

值得一提的是,此次绍兴第三批驰援武汉医疗队中,有 4 名来自绍兴市第七人民医院的心理咨询师。他们除了开展常规的护理工作外,也给舱内一些特殊的患者做专业的心理疏导。

◎ 收集"心愿菜单"建起"爱心小屋"

那么,目前舱医内的医疗情况如何? 对此,胡芳琴告诉记者,患者对医院总体现状是满意的,"可能生活上的一些需求一时难以满足。"就在这两天,细心的绍兴医疗队收集了患者的一些"心愿菜单"。根据这份"心愿菜单",大家你拼我凑,在方舱内建了一处"爱心小屋",尽自己最大努力满足患者的需求。

"有些老人想吃水果,有些男性患者好多天没刮胡子比较难受,还有些学生坚持学习,却没啥营养品补充。"绍兴医疗队的护士钱瑾瑜说,回到酒店,大伙儿就把自己房间里的水果、牛奶以及其他生活用品收集起来,第二天由上班的医护人员带至方舱医院。

来自绍兴的"爱心小屋"建起来了,怎样让病患们了解到这个信息、按需取用呢? 绍兴医疗队的寿卫青会画漫画,就在同事的防护服外面手绘了"爱心小屋"的图样,方便患者及时表达诉求、及时满足"心愿"。就在昨天一大早,一位患者终于用上了剃须刀,刮去了留了近半个月的胡子。"让家里都放心,我在这里有绍兴的医生照顾着,喏,这不还吃着他们送来的水果,跟在家一样!"一位老人边吃水果、边和儿子在电话里聊着。

"看着那 135 张床上安静睡着的人,我不太敢穿着防护鞋套走近他们,生怕走动声在这空旷的体育馆会刺耳。希望他们能休息好,养足精神打赢这场持久战!"入夜,来自绍兴护士马添洋在自己的记事本里写道。

(胡芳琴系我校医士专业 1992 届毕业生,寿卫青系我校临床医学专业 2010 届毕业生,钱瑾瑜系我校护理学专业 2000 届毕业生)

(《绍兴日报》2020 年 2 月 18 日)

"我在 ICU 工作 26 年了,不去前线去哪里?"

——记高春华护士长

认真地给每一副护目镜涂上防雾剂,高春华一刻都没有空着,转身又仔细地检查起同事的防护用品穿戴,温柔的声音里满是关切。

"来,转身我看下。"

"进去前自己都对着镜子再检查一遍哦。"

"好,可以了,注意安全,加油!"

随后她戴帽子、口罩、护目镜,穿防护服,走进隔离病房,作为浙大一院重症监护室护士长,她抢救病人的同时还需要管住现场医生护士的安全。

疫情当前,这位参与过 H1N1 甲流、H7N9 禽流感和非洲埃博拉救治任务的白衣天使,和自己的团队一起,义无反顾地逆行隔离病区,投入到危重症患者的救治中。

◎ 我毕业就在 ICU 工作了 26 年了,不去里面,我去哪里?

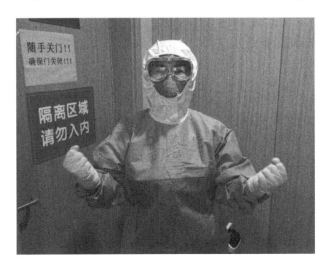

"滴滴滴"呼吸机发出警报声。

"停停停,病人咯血了,快!"穿着严密的防护服,高春华的眼睛却时刻紧盯着监护仪,稳住转运车,紧急开始抢救!

"好了,好了。"一场精密的配合后,患者的生命体征逐渐平稳,医护人员快速将他送进转运通道。

这惊险的一幕发生在前几天的一个晚上,高春华正和同事们护送一位转运来的危重症患者到之江院区 ICU。

常人眼中几层楼的距离,在高春华他们看来,却步步惊心、险象环生。危重症患者的病情捉摸不定,变化往往就在一瞬间,转运途中会遇到什么,根本无法预估。

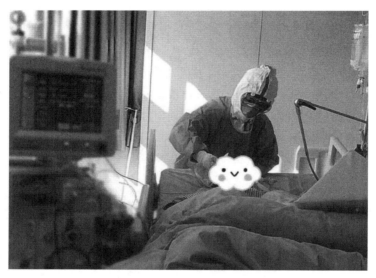

高春华在监护室护理病人

接送新入院危重患者,护送患者做检查、做治疗,尽管这样的转运已经有过好几次了,每一次的预案都已经很详细,但有着多年重症病人转运经历的她深知:现场远比预案凶险,这样的转运需要她。

好在是有惊无险,晚上 9 点多转运顺利结束,而高春华的工作远还没结束,"今天出来还算早的,我马上要跟蔡主任去汇报工作,一些工作还要细化。"

她的严谨和尽责,同事们都看在眼里。"刚接收病人的那天,高老师从早上 7 点多一直忙到第二天凌晨 3 点多才休息。"ICU 护士李星杰告诉我们,最神奇的是,4 个小时后,他又在工作区见到了高春华,精神满满。

可他不知道的是,高老师不是超人,她只是习惯于把自己的柔软藏于内心,把坚强展示给他人。有一次护送一位突发消化道出血的患者去做血管造影,就在检查室外等待的片刻,她就这么坐着睡着了,而在病人检查结束前,她突然惊醒,这片刻的休息仿佛为她注入了新力量,转身又投入到工作中。

◎ 快节奏的监护室,护理也要有温度

的确,从 7 点起床一直忙到深夜,这是高春华最近 20 多天来的日常状态。1月 23 日,收到通知:之江院区可能作为集中救治医院收治全省重症及危重症患者,高春华和同事就忙开了。彼时的之江院区 ICU,病床、设施设备都还没到位,按照计划它原本将于春节后才投入运行。紧急启用,无异于快速"垦荒",高春华和同事们在 3 天时间内完成了院感分区、仪器设备调试、流程制定、人员培训等工作。

1 月 27 日,之江院区 ICU 收治了第一个危重症患者,重症监护室就这么"开科"了,高春华的战疫真正打响。"特殊时期,我们这是『凑拢班子』,监护室节奏又很快,不能有任何差错。"为了这句话,她每天除了睡觉,其他时间几乎都在隔离病区。早上 7 点半到科室后,仔细查看前一晚的病历记录,把每个人的病情了然于胸。

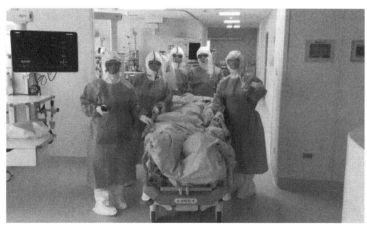

"17 床,可能要插管。"

"22 床,已经拔管了,要关注精神状况。"

随后进行的院内专家组视频会诊,只要有空,高春华就会去参加,了解记录每个病人的病情进展。"我们每天有大量护理工作需要护士去做,要了解病人当下的状态是怎么样的,掌控全局。"

等到听完病情分析已经是中午了，匆匆吃完午饭，就进入隔离病房了。

"病人要上 ECMO 了！""来了来了！"对那些最危急的患者，高春华会给予更多的精力，给他们无微不至的关心，"除了疾病带来身体上的苦痛，他们的心理也非常需要关照，护理也是有温度的。"尽管病房的事琐碎复杂，在她的管理下却井然有序。"你叫别人做，你得自己去做，最重要的是通过自己的体验，发现问题、解决问题。"

监护室护士盛运云告诉我们，高老师在日常工作中就是个很细腻的人，"比如阳光从窗帘缝中照进来，这些危重病人可能会不舒服，但又不能用语言表达，她会让我们去特别关注。"

让大家印象深刻的还有，ICU 里有一位皮肤感染的病人，都是高春华拱着腰亲自为他换药，每一个动作都要注意消毒，预防感染，整个操作下来，她有时候腰都直不起来。在大家眼中，无论是日常工作还是在这次疫情中，她"永远站在离患者最近的地方"。

◎5 年前的记忆遥远而深刻

戴好口罩和护目镜，穿上防护服，走进隔离病房……这熟悉的一套动作，一下子就把高春华的思绪拉回到 5 年前。2015 年，同样也是 1 月份，她受命于危难之际，远赴西非利比里亚抗击埃博拉疫情。

关于埃博拉的记忆，已经很遥远的，但正是有过这种经历，这一次面对新冠肺炎疫情，她也有很多心得，"关键细节一定要做好，否则就会暴露出很多问题，引发一连串的反应。"她常常和同事分享，一定要调节好自己的心态，工作时要考虑全面，"很多人焦虑是因为面临不可控因素，考虑全面就可以把这些因素降到最少。"

关于埃博拉的记忆，还有一封被编入中小学生爱国主义教材的家书。"国家的强大需要每一个国人的奉献""人总要有点精神的""任何时候团结合作都是工作制胜的法宝"，这是当年出征时，高春华写给儿子的一封家书，转眼 5 年，当年面临小升初的儿子，如今已经在读高二了，马上就面临高考。

对儿子，她始终存有愧疚，"以前陪他的时间太少了，现在他长大了，我这个一天到晚不着家的老妈，他也不需要我陪了。"说出这句话的时候，她虽然语气很平静，但心中定有千般滋味，而对儿子的期望也很简单：做一个正直的人，人品要好！

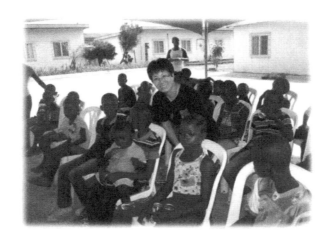

2015 年利比里亚，高春华抗击埃博拉

◎ 业务管理两手抓，这位大姐姐不一般

毕业后就在浙大一院监护室工作，过去 26 年，高春华几乎将心思全都放在了工作上。目前她手下共负责管理 110 余名护士，ICU 护士上班最重要的就是监护病人，当然除了这些常规工作，高春华还尽量去挖掘每个人的擅长之处，开发潜能、发挥特长，"这一次我们有 19 个年轻主力在之江院区监护室，还有去到武汉前线的。"说起团队的凝聚力和战斗力，她又情绪高涨。

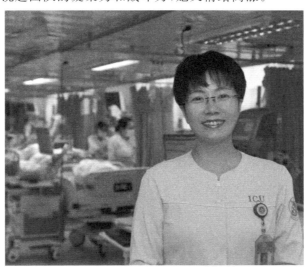

"高老师属于埋头苦干型的,哪怕是教训我们也是很温柔的。"盛运云告诉我们,高春华有一种"别样的严厉",对新入职的同事,尽管已经通过考核能独立操作了,但她还是会站在边上观察、纠正,如果谁犯错了,她也会一肩扛下来,然后再耐心地指导应该怎么做,怎么做到更好。"她让我们把她当成大姐姐,我们大小事都会找她商量,都很信任她。"

除了管理,高春华在业务上也有很多自己独到的想法。在 ICU 里上治疗很容易,但撤治疗却是最难的,经过数次尝试,她成功地在国内率先推行 ICU 机械通气患者的早期运动,改善病人预后和床位周转率,目前浙大一院监护室的平均住院日在 6 天左右,从全国来看都是很短的。她的这套方案既有利于患者康复,也有利于科室运转,得到了很多同行的认可。

这篇文章的写成,断断续续叨扰了高老师好几次,但无论什么时候,她都给人一种"打满鸡血"的感觉。26 年如一日,"这就是一种情结吧!"高春华说。

(高春华系我校护理学专业 1994 届毕业生)

(高春华荣获中华护理学会 2020 年"杰出护理工作者称号")

(浙江大学医学院附属第一医院网站,2020 年 2 月 28 日)

五年不断线！这所学校用人文精神浸染每个医学生的血液

"夫医者，非仁爱之士不可托也。"提升医学生人文素养，承载着社会对医学发展和医学生培养的期盼。绍兴文理学院医学院依托绍兴历史文化和校园人文环境，多途径、多形式、多层面开展医学人文教育，提高学生思想品德、人文修养和职业素质，把学生培养成有灵魂有温度的医学专业人才，形成了"理论教学和临床实践相贯通、环境育人和实践育人相结合、从入学到毕业五年不断线"的医学人文教育特点。

◎ 力倡"卓育英才"教育理念

"培养卓越护医师、护师，是学院的永恒追求。"学院倡导"卓育英才"理念，在临床医学专业"2.5＋2.5"校院一体化教育教学模式基础上，设立"卓越医师养成班"和"卓越护师班"，设立导师制，由医院专家和院专业教师担任。毕业生深受用人单位好评，平均就业率97％以上。

◎ 优化医学人文课程体系

"先成人后成才。"聆听张亚军老师"人体运动学"课程后，康复类172班学生戴艳璐在"'课程思政'学生课堂随感"上记下老师课堂上的一句良言。学院优化人文教育课程体系，开设"心理健康教育""医学心理学""医学伦理学"等医学人文类课程。同时，把"课程思政"理念融入2018人才培养方案修订，做到"课程思政"教师、课程、教学过程"全覆盖"，实现知识传授与价值引领的有机统一。

临床实践为人文知识转化和应用提供了平台。临床教师千方百计将人文教育有机融入病史采集、诊疗过程等教学环节和教学内容。学生在绍兴四大医院开展志工活动，医疗卫生实践服务团坚持21年走进嵊州市里南乡爱心医疗。

◎积极推进医学人文教育

医学教育仪式能潜移默化地强化医学生对医护工作的认同感、使命感和荣誉感。"面对'无语良师'，我们不只是恭敬更是感恩。"第 70 个"5·8"世界红十字日之际，绍兴市"无语良师"纪念碑在学院落成。学院每年举行"无语良师"缅怀活动、"向无语良师致敬"开课仪式，医学生授服及宣誓仪式、护生授帽仪式等。百年办学纪念活动中，设立"无语良师"爱心基金，师生党员自愿捐款近 3 万元。

◎打造医学人文校园文化

"愿你我的医学之路，伴以人文润色。"临床医学 131 班学生周佳虹动情地分享着聆听"杏林讲堂"的体会。人文讲座是医学生养成人文素质的文化大餐。为培养"仁爱"、"理达"、"廉洁淳良"的医务工作者，学院于 2014 年开办了医学人文主题系列讲座"杏林讲堂"，开讲近 5 载，讲座 23 场，场场满座。

"入芝兰之室，久而不闻其香，即与之化矣。"学院着眼全面性、传承性、长效性，构建具有专业特色的人文环境。教学楼大厅铭刻的"崇德尚医"院训和"笃学诚行 精艺 求新"院风，编写《杏林讲堂讲演录》《医学人文教育读本》《绍兴历史名人—人文思想读本》等，开展学长助长计划、孝德文化教育、人文经典阅读分享会等活动，都在勉励学生成为"大医生"。

五年不断线，人文精神浸染了每个医学生的血液；成效贵坚持，学院医学人文教育结出硕果。2015 年学院得到教育部临床医学认证专家的好评。临床医学专业首届"2.5＋2.5"毕业生质量喜人，2017 年全国临床执业医师资格考试实践和笔试通过率均高于全国平均数，159 所本科医学院校中排名第 25 位；考研率和录取高校质量逐年提升。

（《教育之江》2019 年 4 月 1 日。中华健康网，2019 年 4 月 3 日全文转载）

崇德尚医
绍兴文理学院医学院喜迎办学 100 周年

□记者 孙　良

一个世纪的岁月,因传道与授业,传承与弘扬,变得流光异彩。

12 月 23 日,绍兴文理学院医学院举行办学 100 周年庆典活动,上午 9 点,医学院百年办学碑记和院训石揭碑仪式在南山校区举行,10 点,医学院办学 100 周年纪念大会隆重召开,上百名校友齐聚一堂,一同见证医学院的这一历史性时刻。

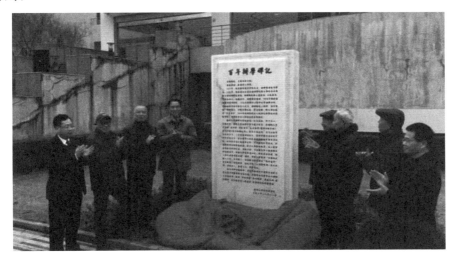

绍兴文理学院医学院百年办学碑记

百年艰苦创业,百年砥砺前行。从 1917 年福康医院护士学校成立,绍兴医学教育肇始,到 2000 年绍兴卫校并入绍兴文理学院组建医学院,医学教育步入跨越式发展新阶段,绍兴文理学院医学院的前生今世,始终坚持改革创新,勠力同心,苦练内功,办学质量与综合实力稳步提升,形成了"崇德尚医"的院训精神与"艰苦奋斗、爱岗敬业、勤勉务实、追求卓越"的优良传统。

栉风沐雨,百载弦歌不绝;悬壶济世,杏坛薪火相传。新办卫生事业管理、护理学、临床医学、医学影像技术、康复治疗等本科专业,人才质量显著提高;护理学获批省重点学科和重点专业,临床医学以优良成绩通过教育部专业认证,临床医学硕士点圆梦在即;附属医院等基地发展迅速,成人医学高等教育持续发展,司法鉴定中心通过国家级认证认可……百年树人,百年收获,成绩斐然,声誉鹊起,两万余名医学院校友躬行绍医精神,医者仁心,泽被世人,开创了绍医传奇,书写了绍兴医学教育的宏伟篇章。

绍兴文理学院党委委员、医学院党委书记柳国庆表示,新时代下,绍兴文理学院医学院将进一步弘扬"崇德尚医"的办学精神和优良传统,修德固本,勤学博研,下得苦功夫,求得真学问,努力培养出一代代"大医精诚"的医护人员。

医学院学生何竺阳特别感恩学院的求知环境与人文氛围,她告诉记者,自己将谨记"崇德尚医"四字院训,铭记"健康所系、性命相托"的誓言,保持悲天悯人的情怀,做一名有灵魂有温度的医学生,和一名有灵魂有温度的未来医者。

记者了解到,百年庆典期间,绍兴文理学院医学院将陆续开展"无语良师缅怀纪念活动,校友书画、摄影作品展,'双下沉、两提升'校友进医联体义诊"等一系列庆典活动。

(浙江新闻客户端,2017 年 12 月 23 日)

承传统创辉煌
浙江绍兴百年医学院召开纪念大会

□见习记者 吴　平

23日，绍兴文理学院医学院办学100周年纪念大会在浙江绍兴召开，多名校友再次相聚母校，重温记忆。在会上，绍兴文理学院医学院党委书记柳国庆坦言，百年以来，一代又一代师生秉承独特的校园精神，艰苦创业，求真务实，开拓创新，实现了学校一次又一次新的发展。

从1917年福康医院护士学校成立，到1952年合并成为浙江省绍兴卫生学校，再到2000年绍兴卫校并入绍兴文理学院组建医学院，绍兴文理学院医学院实现了从中专到大专到本科的"三级跳"，并逐渐走在浙江省内同类高校前列。

"百年艰苦创业，百年砥砺前行，积淀和凝结成一种宝贵的校园精神。"其中，在爱校荣校、精诚合作的团队精神方面，柳国庆表示，不管在什么时代，医学院的广大师生始终坚持追求真理、悬壶济世的职业理想，勤奋学习和工作，共同营造了一种爱校荣校、团结协作的优良传统，使学校始终充满着团结和谐、蓬勃向上的正能量。

据了解，截至目前，绍兴文理学院共为社会培养了近2万余名毕业生。其中，有教书育人、悬壶济世60年的裴怿钊，有志存高远、勇攀科学高峰的滕皋军，有敬业爱岗、扎根基层的全国医德标兵王锡江等，还有更多优秀学子扎根基层，默默奉献，诠释着"艰苦奋斗、爱岗敬业、勤勉务实、追求卓越"的绍医精神。

"中国特色社会主义进入新时代，健康中国建设对医学教育提出了新使命和新要求。"在柳国庆看来，浙江绍兴文理学院要继往开来，开启新的百年医学教育的新征程。同时，他表示，要弘扬"崇德尚医"的院训精神，坚持"卓育英才"的育人理念，积极推进教育教学改革，以办好临床医学"卓越医师养成班""卓越护士养成班"为抓手，全面提高人才培养质量，为社会培养更多有灵魂有温度的医学生。

　　据悉,在活动当天上午还举办了浙江绍兴文理学院医学院办学百年碑记和院训石揭牌仪式以及无语良师缅怀纪念活动等,并全天举办校友书画、摄影作品展。

(中新网浙江新闻,2017 年 12 月 23 日)

致敬生命　绍兴文理学院成立
"无语良师爱心基金"

□浙江在线记者　孙　良　通讯员　周　晶

近日,绍兴文理学院医学院在"百年办学"纪念活动上致敬生命,成立"无语良师爱心基金",用于资助和慰问经济困难的遗体捐献者家属。

"无语良师"是医学界对遗体捐献者的尊称。因为"无语良师"的付出,初登医学殿堂的学生可以更加直观地了解人体的基本形态结构,更好地学习和掌握人体解剖基本知识;也因为"无语良师"的奉献,医学生可以更深刻地感悟救死扶伤的含义和仁心仁术的内涵,从而为成长为合格的医生打下坚实的基础。

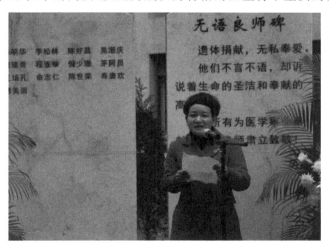

遗体捐献志愿者代表冯莉女士与绍兴文理学院"无语良师"纪念碑

在绍兴文理学院的"无语良师"纪念碑上,一个个闪光的名字背后是逝者庄重的决定——将自己的器官、遗体捐献出来。因为他们不平凡的决定,或让器官衰竭患者重获新生,或让身处黑暗的人再见光明……施教无言,奉献大爱,"无语良师"用自己的身躯,铸就了医学生成长的基石,为医学事业发展做出了巨大贡献。

在百年办学之际,绍兴文理学院医学院在广大师生和校友中发动捐款倡议,专门设立"无语良师爱心基金",旨在宣传弘扬捐献者"人道、博爱、奉献"的精神,资助和慰问经济困难的遗体捐献者及家属,弘扬"捐赠光荣、奉献无价、感恩永恒"的社会正气。全院师生和广大校友积极捐款,首次募捐已超过5万元。

记者了解到,绍兴文理学院医学院于2016年被列为省级5家遗体捐献接收单位之一,遗体捐赠登记在册人数已达74余人,共有15位市民通过绍兴市红十字会向医学院无偿捐献遗体。截至目前,医学院共完成8例遗体捐献的接收工作,多于过去十余年之和。

（浙江在线绍兴频道,2017 年 12 月 25 日）

感恩奉献，敬畏生命
医学院学生肃立追思"无语良师"

吴中杰

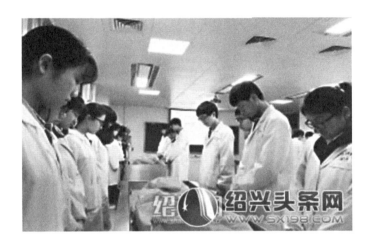

□记者 许程丽

"他们用自己的躯体告诉我们人体的真实结构，教会我们每一束肌肉的走行，每一条血管的波动，每一根神经的分布，每一个器官的定位……"昨天，绍兴文理学院医学院 2016 级临床医学专业 30 余位学生，在解剖课堂举行一场特殊的开课仪式。在医学院解剖教研室主任刘文庆饱含深情的话语中，学生们围站在一起，感恩悼念面前普通而又不平凡的"无语良师"。

"无语良师"又称"大体老师"，是医学界对遗体捐赠者的尊称。在医学院，临床医学专业学生必须接受基础医学的学习，人体解剖是其中最为重要的一部分。遗体捐献者用他们的躯体，让学生们直观了解人体基本知识，他们无疑是医学学生的"良师"。

刘文庆告诉记者，在我国，因为每年捐献遗体数量太少，因此"无语良师"的缺口挺大。以绍兴文理学院医学院为例,每年至少需要 8~10 具人体标本,但我市一年能提供的数量仅有 1~2 具。

正是因为人体标本可贵,也更显示出捐献者的伟大。刘文庆告诉记者,在每学期的解剖课开课前,师生们都会向遗体捐献者默哀致敬。医学教育离不开人体标本,没有他们,学生们不仅无法完成课业,更无法成为一名合格的医生。

"这样的开课方式,让我们对'无语良师'充满敬意和感激,我们愿以感恩、谦恭、敬畏之情,去面对每一次学习,用一生的努力去关爱生命,促进健康。"2016 级新生张静告诉记者。

绍兴文理学院医学院的前身是绍兴卫校。早在 1997 年,绍兴卫校已联合市红十字会开展遗体捐献登记和接收工作。2016 年,经过浙江省红十字会审批,这个医学院列入省级 5 家遗体捐献接受单位之一。

截至目前,市红十字会登记在册的遗体捐献志愿者 60 余人,成功接受捐献 8 例。今年已接受一位绍兴大爱市民的捐献,捐献的遗体主要用于全日制本科医学专业学生教学。

目前,绍兴文理学院医学院正在为"无语良师"们立碑,以此表示对"无语良师"的尊敬和缅怀,同时也号召更多市民冲破观念束缚,为医学事业发展助力。

（《绍兴晚报》2017 年 4 月 5 日）

做好结合文章　培养有温度的医学生

校党委委员　医学院党委书记　柳国庆

医学的研究对象是人,医学教育不仅要重视专业知识和技能的传授,更要引导学生树立"以患者为中心"的理念,培育敬畏、关爱、呵护生命的人道主义情感。医学院"课程思政"工作必须紧密围绕培养有灵魂的医学生这一目标,坚持思政课程、综合素养课程和专业核心课程"三位一体"的格局;切实加强医学人文教育,培养学生深厚的人文素养和"医者仁心"的情怀;强化"大思政"工作导向,发挥实践育人和文化育人的功能。

医学院在暑期已经完成了关于医学人文教育和专业人才培养的系列论文,将在《绍兴文理学院学报》专栏刊出;申报了绍兴市教改课题"地方综合性高校医学生医学人文教育的模式构建和路径研究"和"基于应用型人才培养的"阶梯递进"式人文护理课程体系构建研究"等。我们认为,医学院的"课程思政"工作重点在于做好"结合"的文章,着眼点在于培养有灵魂、有温度的医学生。一要体现特色。要充分利用绍兴名人文化和越医文化资源,依托综合性高校人文学科的优势,着力构建具有特色的医学人文教育课程体系,增强"课程思政"的实效性。二要着力创新。巩固主渠道:实现医学人文教育"全程化",将敬畏生命、预防疾病、解除病痛、医者仁心等融入医学生培养的全过程。做强主阵地:创新整合医学人文教育课程体系,实现人文核心课程整合、人文教育与专业教育融合、显性课程与隐形课程结合,提升学生的人文素养。体现"三早":创建以形成性评价为主的考核评价方法,对学生的学习态度、学习行为、学习能力和学习效果进行连续性评价,推进医学人文素养早认识、早实践、早养成。下一步我们将着力加强五个方面工作。

一是完善优化课程体系。做好 2018 版人才培养方案的修订:要整合原有医学人文核心课程,使之更科学合理;增设"绍兴名人人文思想研究""医学史和医学哲学专题"等人文课程,体现绍兴元素和学校人文学科的优势;强化实践教学环节,科学设计医学人文教育的元素和考核要求。要着眼医学人文核心课程整合、人文教育与专业教育融合、显性课程和隐形课程结合,构建具有学校特色的医学人文课程体系,形成若干创新教材。

二是加强师资队伍建设。成立医学人文教研室,吸纳学校人文和社会科学的优秀教师,附属医院、教学医院资深临床医生,建立一支基础和临床、专兼职相结合的师资队伍,完善师资培训制度,把医学人文教育真正落到实处。

三是改革教育教学方法。采用问题导向、标准化病人、情境模拟、叙事医学等教学方法,培育医学生的医患沟通技巧、跨文化交流能力、同理心等人文素养。利用"E-Learning""爱课程"等网络资源平台,实现开放性、互动性教学;强化实践教育,引导医学生将人文知识应用于临床实践,真实感受人文关怀。

四是完善考核评价体系。逐步形成一套以学生为中心、以能力为导向,形成性评价为主的考核办法,重点考核学生的沟通能力、职业道德、同理心等,培养医学生的分析及处理问题的能力。

五是加强医学文化建设。加强教学楼、书院的医学文化建设,营造育人氛围;继续办好"杏林讲堂",引领学子"崇德尚医";出刊《卓育英才——校友访谈录》《医学人文教育读本》等,进行医学人文通识教育;深化"5·12"国际护士节、医学生宣誓仪式和缅怀"无语良师"等医学人文活动,强化职业责任感荣誉感,让人文精神浸染每个医学生的血液,培养有灵魂、有温度的医学生。

(《绍兴文理学院报》2017 年 10 月 25 日第 2 版)

让人文素养浸染每个医学生的血液

——我校医学人文教育特色显著

□本报记者　玥　彤

11月12日,国家医学考试中心公布了我校2014年执业医师资格考试学科成绩分析报告。在医学人文部分考核中,我校考生的平均分、单科成绩分,以及记忆、理解、应用等各层面分析数据,均普遍高于全国154所医学院校考生的平均分。另据调查,用人单位对我院2010—2014届临床医学本科毕业生"思想道德品质"满意度达100％,"敬业爱岗精神"满意度达95.83％,"人文素质修养"满意度达95.84％。

问渠哪得清如许,为有源头活水来。为了培养医学生的仁爱、理达、廉洁淳良、仁恕博爱精神,让人文素养浸染每个医学生的血液,学校和学院多途径、多形式、多层面开展医学人文教育,初步形成了环境育人和实践育人相结合、理论教学和临床实践相贯通、从入学到毕业五年不断线等特点,在培养医学生的思想品德、人文修养和职业素质方面成效显著。

◎ 渗透性：环境育人与实践育人相结合

"入芝兰之室,久而不闻其香,即与之化矣。"学校十分重视利用历史文化名城丰富的人文资源开展人文教育。校园的道路以越地先贤的名字命名,树人路、元培路、建功路、建人路、成章路、竞雄路……交错蔓伸,处处流淌着人文思想和名士精神。学校从2010年开始探索书院制改革,学生公寓以先贤的名字命名为阳明书院、文澜书院、仲申书院、羲之书院等,充分发挥育人功能。医学院则利用宣传窗、展板、文化墙等载体,构建具有医学专业特色的育人环境。教学楼大厅两侧铭刻的"崇德尚医"院训和"笃学 诚行 精艺 求新"的院风,引领全院师生以"崇德"为育人理念,严谨治学,刻苦钻研,精益求精,掌握专业技能,加强自身修养,努力成为一个"大医生"。教学楼、实验楼,以及附属医院为实习生专设的教学楼"文化走廊",挂着希波克拉底、孙思邈、南丁格尔、白求恩、吴阶平、林巧稚等古今中外医学大家、教育家的肖像和格言。学院重视行政楼、财贞楼文化建设,展示了我院近百年的办学史和知名校友的风采。

学院积极开拓第二课堂,让学生在社会实践中践行"医者仁心"的理念。大学生爱心医疗服务团连续17年利用暑期赴嵊州市里南乡等偏远山区,走访敬老院,陪老人聊天,为老人量血压、测脉搏,讲解饮食禁忌、常见病预防和急救常识;走访留守儿童之家,陪孩子们做游戏、做作业;深入村庄、农户,分发宣传资料,讲解医疗卫生常识,普查地方常见病和流行病。大学生志工服务团成员利用周末、假期在3家附属医院、妇保院、中心医院等医疗卫生机构提供志愿服务,协助患者挂号,讲解就医流程,陪患者及其家属聊天。学院先后举办了六届"校红十字青少年救护技能大赛",推动现场救护普及和生命关爱工作,弘扬"人道、博爱、奉献"的红十字精神,在校园和社会上产生了良好效果。学院发动百余名医学生亲手种下50棵杏树,勉励医学生以古代名医董奉为楷模,学习高尚医德,培养仁爱之心。

◎ 专业性:理论教育和实践教学相贯通

只有把人文教育融入专业教育,才能持续发展并产生成效;只有注重躬行实践,医学人文的种子才能扎根学生心灵,结出丰硕成果。

学院坚持第一课堂强化医学人文教育。在课程设置上,专门开设了医学人文类课程,如"心理健康教育""医学心理学""卫生法学""医学伦理学""医学人文学"等,借此培养医学生"医者仁心"的人文情怀。专业教学始终贯穿着医学人文教育,教师不仅传播专业知识,更与学生共同求真、向善。诚如"组织学与胚胎学"课教师张金萍教授所言,"医学院培养的是未来的医生,他们肩负治病救人的重任,不仅要有精湛的医学技能,更需要恪尽职守的职业修养和悲天悯人的人道情怀"。学院紧密结合医学专业特点改革"思想道德修养与法律基础"课的教学,将该课程分为7个专题,包括医学与哲学、医学与社会、医学与伦理、医学与法律、医学与宗教、越医的医学精神、医学生的品德修养,由医学院教师和思政课教师"联席授课"。由3家附属医院主要领导主讲的"形势与政策"课,紧密结合当前医疗改革发展形势和医院院史,对学生进行医德医风教育,收到了良好效果。郭航远院长撰写的《生命沉思录》《医学的哲学思考》等医学人文著作和我院组织编写的《医学人文教育读本》(第一辑),深受医学生欢迎。

课堂上学习的各种人文知识和技能仅仅是人文教育的起点,临床实践才是人文知识转化和应用的重要平台。医学院十分重视医学生见习、实习期间的人文训练与实践,注重将抽象的人文技能形象化、具体化和可操作化。"后2.5年"在附属医院的教学过程中,临床教师积极探索教学方法,千方百计将医学人文教育有机融入各教学环节和教学内容,包括病史采集过程中的语言沟通、礼仪形象、行为规范,医生告知义务中的法律要素,诊疗过程中的决策思维能力、医患合作理念、人际交往能力培养等,随时随地随机对学生进行人文素养教学。在临床教学环节,充分利用临床带教老师的优势,选择关注度高的人文教学实例,在查房和实践教学过程中,结合具体病例开展人文教学,让学生切身体验医学人文在临床医疗中的作用和意义,培养医学生"以患者为中心",理解病人身心特点、充分保护病人隐私的理念。在临床实践操作技能培训和考核中,设置人文关怀分值,以考核医学生的人文关怀意识和技能。

◎ 持续性:从入学到毕业五年不断线

人文教育贵在坚持,成效也在坚持。从新生入学始业教育到毕业教育,从每周一次"风则江大讲堂"到每月一次的"杏林讲堂",从聘请校友为校外导师到不定期的校友访谈,学院坚持不懈地对学生进行医学人文教育,五年不断线,就是为了让人文精神浸染每个医学生的血液,让"悬壶济世"的理念伴随他们一生。

学院十分重视各种医学教育仪式,它们能潜移默化地强化医学生对医护工作的认同感、尊严感、使命感和荣誉感。每年9月在为医学生单独举行的开学典礼仪式上,所有医学新生都在医学前辈的领誓下,将右手放在左胸前庄严宣誓,决心为祖国医药卫生事业和人类身心健康奋斗终生。宣誓结束后,由医学前辈为医学新生代表穿上象征衣钵相承、薪火相传的白大褂。每届学生"局部解剖学"开课前都会举行主题为"感恩奉献·敬畏生命——向无言良师致敬"的仪式。在场师生对"无言良师"默哀致敬一分钟,表达敬意与感激;老师告诫医学生要恪守"健康所系,性命相托"的医学誓言,在学医、从医之路上要满怀敬畏之心。每年6月份举行"医学毕业生宣誓仪式",在他们即将离开母校、踏上医护工作岗位的时刻,再次重温医学生誓言,牢记作为一个从医者的光荣使命和崇高责任。

综合性大学具有医学人文教育的丰富资源,各类人文讲座是医学生养成人文素质的文化大餐,润物无声,直抵心灵。创办于2005年10月的"风则江大讲堂"以推进大学生素质教育、促进学生全面发展为目标,诺贝尔文学奖获得者莫言,作家王蒙和梁晓声,历史学家姜义华,《百家讲坛》主讲人于丹、阎崇年,医学专家樊代明等纷至沓来,265场精彩演讲犹如文化大餐,深受学生欢迎。创办于2014年3月的"杏林讲堂"以"滋养优秀传统文化 培育医学人文精神"为宗旨,以中华传统医学思想和文化、中外文学经典精华、现代西方人文精神和中外名家医德医风为主题,着力于培养医学生汇通文理、关怀众生的人文情怀。张大庆、张继禹、彭裕文、胡大一、黄钢等 14 位知名学者莅临学院,与学生畅谈医学的人文价值,解读孙思邈的苍生大医精神,探讨医护工作者的人文素养等,深受欢迎。

医学院办学已近百年,优秀校友自强不息的奋斗精神、出色的工作业绩和深刻的人生感悟,是进行医学人文素质教育的生动教材。学院充分利用优秀校友的成功案例,对医学生进行职业理想教育和人文素质教育。聘请知名校友担任"客座教授",邀请优秀校友来院开办讲座,引导医学生树立崇高理想,拓宽知识视野,提高人文素质。新生始业教育、医学生"授服仪式"、护生"授帽仪式"、学术活动月、就业指导服务月、社团文化节、讲座、论坛、社会实践……医学院里的多个场合,都活跃着一批学有所成、事业有成的校友的身影。《医学院报》和医学院网站开辟了"校友访谈""校友风采"专栏,不定期刊出校友事迹,激励和引导广大医学生奋发进取,见贤思齐。

(《绍兴文理学院报》2015 年 11 月 26 日第 9 版)

为医之道　仁心仁术

——医学院人才培养坚持人文素养和技能实践两手抓

□ 本报记者　苗　欣

　　宁波一场关于"救人好姑娘"的全城搜索将医学院 2010 届毕业生刘丽兰推到了公众视野之中。11 月 1 日,医学院分党委专门指派吴剑平副书记、她当年的班主任岳文燕老师和辅导员赵华老师来到宁波鄞州人民医院,将一捧鲜花献给了 2 年前毕业的学子、该院护理部的护士刘丽兰。一个月前,她路遇一场车祸,挺身而出、果断沉着地为一位生命垂危的老人进行心肺复苏,以过硬的专业能力为老人赢得了珍贵的时间,在抢救完后,她捐助了 500 元默默地离开,引起省内和宁波媒体的全城搜索。

　　医学院分党委书记叶访春在采访中对记者说,这段时间我们一直在关注刘丽兰事迹的报道。对她的爱心表现,作为老师,我们感到很欣慰;对她高水平的施救技能,作为母校,我们感到很骄傲。她的优异表现,很好地诠释了作为一名医务工作者的神圣和作为一名青年大学生的美好情怀。叶访春书记说,刘丽兰事件的出现其实也是偶然中的必然。长期以来,医学院在人才培养过程中始终坚持两手抓,一手抓人文素养教育,努力使学生具备成为医者所必需的仁爱之心;一手抓实践技能训练,使学生掌握过硬的技术。

◎ 一份情怀:用心浇灌学生的医者仁心

　　面对单位的嘉奖、老师的表扬和媒体的盛誉,刘丽兰显得十分腼腆和害羞,这位 1987 年出生的小姑娘在采访中一再表示,我只是帮了一点忙而已,并没有做什么了不起的事情。她说,这要感谢母校 4 年的培养,正是学校老师的谆谆教诲和医学前辈的言传身教,才使得她在突发事件前毫不犹豫地选择施救,也正是在校期间严格的技能训练和操作考核,才让她更有底气上前给老人做心肺复苏。

　　"护理美学""思维与沟通""多元文化与护理""护理伦理学"……这些都是刘

丽兰就读的护理专业学生的必修课。从新生始业教育、课程设置到人文关怀专题讲座,护理专业构建起了一张细密的人文素养教育网络。"这些都让我们获益匪浅。"护理专业 104 班冯媚燕说。

但除了课程设置上加强学生人文素养教育外,医学生宣誓仪式、护生授帽仪式,是医学院近几年来对学生进行医德教育的有效载体。"作为医学院校,必须注重加强学生的医德教育,从而使学生深刻理解医学的人文内涵,提高对医学社会价值、道德价值的判断能力以及医学行为的抉择能力,从而更好地把握医学技术的正确发展方向。"学院吴剑平副书记说。因此,对医学院学生而言,宣誓仪式是医学生步入医学殿堂的第一堂课,护生授帽仪式是护生走上实习岗位前的最后一次医德教育课。"我们希望通过宣誓仪式和授帽仪式,把誓词化成对学生执业水平的一种激励、一种提升、一种保障;化成一种道德力量,无形地影响和约束学生的言行,激励大家做高素质医学生,塑造医护工作者的美好形象。"学院团委书记赵华说。

自 2004 年以来,每一个踏入医学院的新生在入学后均参加医学生宣誓仪式。仪式上,医学前辈为新生代表穿上象征着衣钵相承、薪火相传的白服。全体医学生将右手放在左胸前,跟着医学前辈大声宣读《医学生誓词》。而在大三下半学期,在走上实习岗位前,护理专业学生又要经历难忘的护生授帽仪式。"当我身着洁白护士服在'平安夜'的庄严乐曲中,从护理前辈手中接过象征'燃烧自己,照亮他人'的蜡烛,庄严而神圣地接受护理前辈们授帽时,内心充满神圣和庄严,我告诉自己一定要以自己的真心、爱心、责任心对待我所护理的每一位病人,把毕生精力奉献给护理事业,从此踏上救死扶伤的人生道路。"回忆起授帽仪式,护理 094 班王福同学的心情依旧激动。

除了医学生宣誓仪式、护生授帽仪式外,医学院的"志愿者服务"活动也已经成了学院进行人文教育的一个品牌。目前,学院注册志愿者有 1283 人,占全院学生人数的 80%,各类志愿服务队 5 支,年人均服务时数 60 小时,建立了 12 个服务基地,打造了医疗卫生下乡服务、红十字志愿服务、社区志愿服务、帮贫济困志愿服务、志工志愿服务、赛会志愿服务等品牌志愿服务活动。学院分党委书记叶访春说,我们开展的志愿者服务是一个双向受益的活动,不仅奉献病人,而且发挥了学生的专业所长,有助于提高他们的实践技能。

◎ 一种能力:着力培养学生的实践技能

除了敢于挺身而出外,刘丽兰只有凭借过硬的专业技术才能为受伤老人从死神手中赢得时间。刘丽兰的技术水平在医院有口皆碑。宁波鄞州人民医院护理部主任姚红梅在采访中说,丽兰在医院工作的两年中,工作十分踏实,专业技术又过硬,多次受到病人的表扬,两次受到护理部嘉奖。最近的一封表扬信是今年1月30日收到的,信中对刘丽兰"一针见血"的专业技术、和蔼可亲的护理态度给予了积极的肯定。然而正如刘丽兰所说,这一切都离不开她在大学阶段接受的扎实的职业实践能力教育。

"第一次为了上班起得很早,心里不免会觉得有些不适;第一次在医院里穿着白大褂,心里不免会有些激动;第一次带着好奇的心走进病房……"这段文字节选自09级护理学生在参加专业认知实践活动后的心路集《聆听花开的声音》。这本薄薄的小册子记录了护理09级学生在专业认知实践活动中的所见、所感,记载了无数个触动他们心灵的故事。护理0903班陆燕菁这样写道:"曾经的我为了那天使的光环和白衣的风采而选择了护理这个专业。但现在才知道自己更是选择了一份沉甸甸的责任。"

而专业认知实践仅仅是整个实践教学中的第一步。据该专业负责人陈三妹老师介绍,护理专业制定的是能力培养的全程"渗透"方案,全面创新了实践教学模式,让学生从入学时即接触临床,并不断增加临床实践的时间,通过"教、学、做"的一体化,培养学生的职业能力。第一学年认知实践,激发学生的职业感悟;第二学年的基础护理技能操作和护理评估的临床实习,养成学生的职业意识;第三学年"课堂-病房一体化"的教学,培养学生的职业认同,养成职业习惯;第四学年毕业实习,提高学生的综合能力。

为提高学生实践能力,护理专业还自编了一套实践教学教材,老师们根据自己的实践教学经验整理编辑了《护患沟通案例分析手册》《冲突协调案例》《护理人员沟通用语及行为案例示范》《成人护理1》实验指导手册等,多达9本。

在刚刚结束的第四届浙江省大学生职业生涯规划大赛中,护理104班冯媚燕同学的作品《拾起爱》获得全省本科研究生组职业规划类一等奖。她说,获奖得益于平常学习中对护士这一职业的认知和能力实践,学院对实践技能的培训非常重视,每学期期末均安排了医院见习,大三还安排了多次的课间见习,很好地在实践中提升了自身业务素质水平。

作为省级重点学科和省级重点建设专业,护理专业还积极开展教学改革,主持省级教改课题2项,市级、校级教改课题6项,省级教材建设1项。另有9门专业课程为校级课程教学模式改革课程,2门专业课程为校课程学习团队建设项目。"本科护理学专业应用型人才培养模式的构建与实践"获校教学成果一等奖,目前正在积极申报参加省里的评比。

刘丽兰,仅仅是医学院护理专业众多学生中的一个个例。近年来,护理专业在人才培养中成果丰硕,2008 年以来,护理专业毕业生参加全国护士执业资格考试,通过率 100%,就业率达 100%。多人次在浙江省高等学校学生护理职业技能大赛中荣获一、二、三等奖。2011 年,获全国首届护士(英语)执业水平技能竞赛专业知识一等奖。正如冯媚燕所说:"刘丽兰的行为是我们学习的榜样,我们都希望能用自己的力量去挽救更多的生命,去实现自我的人生价值。"

(《绍兴文理学院报》2012 年 11 月 5 日第 1 版)

附 件

附件 1：

近五年市级及以上教育教学改革项目一览表

序号	课题名称	主持人	立项部门	时间
1	"6E"引导,体悟行结合——地方综合性高校医学人文教学模式创新与实践	孙一勤	浙江省教育厅	2019 年
2	系统解剖学("互联网＋教学"优秀案例)	董梁	浙江省教育厅	2019 年
3	"双轨合一"下创新型临床医学专业学位硕士"三站式"培养新体系的建立与实践	陈佳玉	全国医学专业学位研究生教育指导委员会课题	2019 年
4	新医科背景下"绍兴文理学院凯普班"建设	刘晓瑜	浙江省"十三五"省级产学合作协同育人项目	2019 年
5	靶向创新型人才培养的基础医学综合实训数字化建设	陈佳玉	浙江省"十三五"省级产学合作协同育人项目	2019 年
6	青年教师生物医学实验教学技能培训	刘学红	教育部产学合作育人项目	2019 年
7	"双轨合一"下临床医学专业"四站式"创新型人才培养体系的建立	陈佳玉	绍兴市教育局	2019 年
8	基于基础临床整合型 PBL 案例教学-技能培训-学科竞赛三位一体的临床医学教学模式研究	张　剑	浙江省教育厅	2018 年
9	基础医学多学科融合型创新性实验体系的构建与实践	陈佳玉	浙江省教育厅	2018 年
10	基于 Mini-CEX 提高实习学生临床实践能力的教育体系构建	傅永平	绍兴市教育局	2018 年
11	W-PBL 与探究式教学法相结合在基础医学综合实训中的应用研究	陈佳玉	绍兴市教育局	2018 年
12	翻转课堂并 PBL 混合学习模式下以临床外科导向的局部解剖学教学改革研究	董梁	绍兴市教育局	2018 年
13	以团队为基础的自我导向性学习在情境浸润式护理实训中的应用	潘一楠	绍兴市教育局	2018 年
14	基于任务驱动的"O2O混合式"教学在《常用中药与药膳》的探索	张华芳	绍兴市教育局	2018 年

续表

序号	课题名称	主持人	立项部门	时间
15	基于最终治疗目的探索翻转课堂在作业治疗临床教学中的应用与研究	张颖	绍兴市教育局	2018 年
16	浙江省精品在线开放课程:系统解剖学	刘文庆	浙江省教育厅	2017 年
17	医学虚拟仿真实验教学中心建设及运行机制的研究与探索	俞樟森	绍兴市教育局	2017 年
18	地方综合性高校医学生医学人文教育的模式构建和路径研究	柳国庆	绍兴市教育局	2017 年
19	基于应用型人才培养的"阶梯递进式"人文护理课程体系构建研究	陈三妹	绍兴市教育局	2017 年
20	基于 TBL 的线上线下混合式教学法在《医学生物化学》教学中的应用	刘丽华	绍兴市教育局	2017 年
21	基于"雨课堂"开展医学遗传学课程混合式学习的实践研究	金 欣	绍兴市教育局	2017 年
22	《全科医学概论》教学课堂中 PBL 理念的植入与效果分析	方 舟	绍兴市教育局	2017 年
23	基于 SPOC《生殖健康与优生》混合式教学的设计与应用研究	冉 娜	绍兴市教育局	2017 年
24	绍兴市精品课程:性保健教育	冉 娜	绍兴市教育局	2017 年
25	绍兴市精品课程:生殖健康与优生	张金萍	浙江省教育厅	2016 年
26	CBL 与 LBL 相结合在临床医学专业医学免疫学教学中的应用	张建华	浙江省教育厅	2016 年
27	五年制本科临床医学专业的社区卫生实践教学模式构建与实践	陈三妹	浙江省教育厅	2016 年
28	基于学科整合的《PBL 护理教程》课程教学模式改革	孙一勤	浙江省教育厅	2016 年
29	CBL 和 TBL 相结合在临床分子诊断学教学上的应用与研究	丁志囡	绍兴市教育局	2016 年
30	《母婴护理学》基于在线学习的混合式教学实践探索	李 晖	绍兴市教育局	2016 年
31	地方高校临床医学专业课程整合体系的构建与实践	张金萍	绍兴市教育局	2016 年
32	以学习团队形式在《成人护理学》开展综合性设计性实践的应用研究	徐水琴	绍兴市教育局	2016 年
33	基于 e-learning(Sakai)教学平台的线上/线下混合学习的应用研究	俞朝阳	绍兴市教育局	2016 年

序号	课题名称	主持人	立项部门	时间
34	绍兴市精品课程:成人护理学	徐水琴	绍兴市教育局	2016 年
35	临床医学专业人文素质培养的课程教学实践——基于《思想道德修养与法律基础》课程分类差异化教学的改革	黄鹏红	浙江省教育厅	2015 年
36	基于 2.5＋2.5 院校一体化的临床医学专业建设的实践与改革	黄丹文	浙江省教育厅	2015 年
37	基于"以临床问题为导向"的神经系统形态-功能-临床的课程整合研究	葛建荣	浙江省教育厅	2015 年
38	医学生社会主义核心价值观教育的创新实践	温多红	绍兴市哲学社会科学规划评奖领导小组办公室	2015 年

附件 2：

附件 2-1　近五年学生参加省级及以上竞赛获奖一览表

序号	竞赛名称	主办单位	获奖等级	获奖学生姓名	获奖时间
1	浙江省第十届大学生医学竞赛	浙江省大学生科技竞赛委员会	二等奖	王书炜、焦青川、胡腾、黄江峰	2019
2	浙江省第十届大学生医学竞赛	浙江省大学生科技竞赛委员会	三等奖	潘洁、车浩、徐善静、辛悦	2019
3	浙江省第十届大学生医学竞赛	浙江省大学生科技竞赛委员会	三等奖	杜玲娜、方倩倩、谈诗颖、邹佳军	2019
4	浙江省第五届大学生护理竞赛	浙江省大学生科技竞赛委员会	一等奖	俞思铭、周楚、徐菲超、江悦	2019
5	浙江省第五届大学生护理竞赛	浙江省大学生科技竞赛委员会	一等奖	钟倩、叶静、舒吉莹、徐梦玉	2019
6	浙江省第五届大学生护理竞赛	浙江省大学生科技竞赛委员会	一等奖	余小妍、郑丽娅、顾绮、苗佳飞	2019
7	浙江省第五届大学生护理竞赛	浙江省大学生科技竞赛委员会	二等奖	孙余燕、祝成、沈婷、李若娴	2019
8	浙江省第五届大学生护理竞赛	浙江省大学生科技竞赛委员会	二等奖	张佳宇、徐叶杉、蒋叶佳、凌颖雯	2019
9	浙江省第五届大学生护理竞赛	浙江省大学生科技竞赛委员会	二等奖	梅佳丽、朱瑾夕、陆琪、梅莉萍	2019
10	第五届浙江省"互联网＋"大学生创新创业大赛	浙江省教育厅	二等奖	许逸岚、邓芳婷、单梦莹、程潇琦、凌丽倩、钱淑婷、何子懿、黄舒婷、钱沁清	2019
11	浙江省第十六届"挑战杯"大学生课外学术科技作品竞赛	共青团浙江省委	二等奖	袁佳莹	2019
12	浙江省第十六届"挑战杯"大学生课外学术科技作品竞赛	共青团浙江省委	三等奖	寿平波	2019
13	第二届浙江省大学生乡村振兴创意大赛	浙江省教育厅	三等奖	周春兰、毛桑秧、周雨涵、周婧、谢汉钦、苑紫阳、张倩	2019

续表

序号	竞赛名称	主办单位	获奖等级	获奖学生姓名	获奖时间
14	浙江省大学生职业生涯规划大赛	浙江省教育厅	二等奖	楼恩哲、朱明了	2019
15	"创青春"浙江省第十一届"挑战杯·萧山"大学生创业大赛	浙江省教育厅	铜奖	何竺阳、沈佳蓓、马海棋	2018
16	"创青春"浙江省第十一届"挑战杯·萧山"大学生创业大赛	浙江省教育厅	铜奖	卢俊倩	2018
17	"农信杯"浙江省大学生乡村振兴创意大赛	浙江省教育厅	三等奖	许逸岚、陆琪、张烨帆	2018
18	第四届浙江省"互联网＋"大学生创新创业大赛	浙江省教育厅	铜奖	陈佳祎、项婷婷	2018
19	第九届全国高等医学院校大学生临床技能竞赛(华东赛区)	教育部医学教育临床教学研究中心	团体三等奖	钱蒙婷、张敏、楼亦锜、蒋斌	2018
20	浙江省第九届大学生医学竞赛	浙江省大学生科技竞赛委员会	三等奖	宋冰洁、骆华刚、宁乐、李娅铃	2018
21	浙江省第九届大学生医学竞赛	浙江省大学生科技竞赛委员会	三等奖	陈约瑟、成嘉妮、吴泽华、李宁	2018
22	浙江省第九届大学生医学竞赛	浙江省大学生科技竞赛委员会	三等奖	钱蒙婷、张敏、楼亦锜、蒋斌	2018
23	浙江省第四届大学生护理学竞赛	浙江省大学生科技竞赛委员会	二等奖	王汤慧、沈佳蓓、唐棋	2018
24	浙江省第四届大学生护理学竞赛	浙江省大学生科技竞赛委员会	三等奖	戚佳鑫、王伟伟、孙诗诗	2018
25	浙江省第四届大学生护理学竞赛	浙江省大学生科技竞赛委员会	三等奖	朱雨群、徐慧玲、戚伶俐	2018
26	浙江省第四届大学生护理学竞赛	浙江省大学生科技竞赛委员会	三等奖	包方鸶、严茵、姚张鹏	2018
27	"天瑞杯"全国运动康复专业学生技能大赛	教育部普通高校体育教学指导委员会、中国康复医学会体育保健康复专业委员会	二等奖	岑木英、龚子悦、程鹏、金兴宇	2017

续表

序号	竞赛名称	主办单位	获奖等级	获奖学生姓名	获奖时间
28	第八届全国高等医学院校大学生临床技能竞赛（华东赛区）	教育部医学教育临床教学研究中心	团体三等奖	朱灿、詹盈盈、张杭、戚佳玲	2017
29	第二届全国护理专业本科临床技能大赛	教育部医学教育临床教学研究中心	三等奖	唐燕芬、周陈莹、徐秋燕、金维娜	2017
30	浙江省第八届大学生医学竞赛	浙江省大学生科技竞赛委员会	一等奖	朱灿、詹盈盈、张杭、戚佳玲	2017
31	浙江省第八届大学生医学竞赛	浙江省大学生科技竞赛委员会	二等奖	张越、胡晓康、杨培帆、王金萍	2017
32	浙江省第八届大学生医学竞赛	浙江省大学生科技竞赛委员会	三等奖	孙洲贝、童亮、戴智睿、陈焕臻	2017
33	浙江省第三届大学生护理学竞赛	浙江省大学生科技竞赛委员会	二等奖	杨艇、王铮、吕静、朱晶晶	2017
34	浙江省第三届大学生护理学竞赛	浙江省大学生科技竞赛委员会	二等奖	金铭、丁凤娣、高利娜、张巧宇	2017
35	浙江省第三届大学生护理学竞赛	浙江省大学生科技竞赛委员会	三等奖	唐燕芬、周陈莹、徐秋燕、金维娜	2017
36	浙江省第三届大学生护理学竞赛	浙江省大学生科技竞赛委员会	三等奖	周央央、宁慧芳、冯佳园、李月婷	2017
37	"体彩杯"首届浙江省大学生体育产业创新创业大赛	共青团浙江省委、浙江省体育局	铜奖	张亚楠、刘磊、潘会龙、李元松	2016
38	第七届全国高等医学院校大学生临床技能竞赛（华东赛区）	教育部医学教育临床教学研究中心	团体三等奖	林黎明、朱思梦、张珺蓓、郑琳	2016
39	第四届全国大学生基础医学实验设计大赛	教育部医学教育临床教学研究中心	一等奖	林敬铨、高梦丹、童亮、张金一	2016
40	浙江省第二届大学生护理竞赛	浙江省大学生科技竞赛委员会	省级三等奖	汤魏佳、梁文娜、周力、郑培培	2016
41	浙江省第二届大学生护理竞赛	浙江省大学生科技竞赛委员会	省级三等奖	倪春晓、高雨萍、徐佳斌、吴家佩	2016
42	浙江省第二届大学生护理竞赛	浙江省大学生科技竞赛委员会	省级三等奖	王莹莹、朱佳好、方坤媛、董梦雅	2016
43	浙江省第二届大学生护理竞赛	浙江省大学生科技竞赛委员会	省级三等奖	葛雨欣、严燕琴、黄欢欢、黄文瑶	2016

续表

序号	竞赛名称	主办单位	获奖等级	获奖学生姓名	获奖时间
44	浙江省第七届大学生医学竞赛	浙江省大学生科技竞赛委员会	三等奖	林黎明、郑沛栋、王帅、陈珊珊	2016
45	浙江省第七届大学生医学竞赛	浙江省大学生科技竞赛委员会	三等奖	朱思梦、郑琳、张璐、张建华	2016
46	浙江省第七届大学生医学竞赛	浙江省大学生科技竞赛委员会	三等奖	张珺蓓、叶猛飞、张怡婷、章宇辉	2016
47	第六届全国高等医学院校大学生临床技能竞赛(华东赛区)	教育部医学教育临床教学研究中心	团体三等奖	钱俊文、魏文龙、寿梦娜、孙皓月	2015
48	首届全国护理学本科临床技能大赛	全国高等医学教育学会护理教育分会	全国三等奖	陈琴、骆雅琴、段姝姝、许红叶	2015
49	浙江省第六届大学生医学竞赛	浙江省大学生科技竞赛委员会	二等奖	钱俊文、孙皓月、寿梦娜	2015
50	浙江省第六届大学生医学竞赛	浙江省大学生科技竞赛委员会	三等奖	郑风雨、余先、林黎明、朱思梦	2015
51	浙江省第六届大学生医学竞赛	浙江省大学生科技竞赛委员会	三等奖	吕淑敏、金一炳、宋峻岭、段人桦	2015
52	浙江省第一届大学生护理竞赛	浙江省大学生科技竞赛委员会	省级三等奖	骆雅琴、夏烨香、许红叶、张晶晶	2015
53	浙江省第一届大学生护理竞赛	浙江省大学生科技竞赛委员会	省赛第二名	陈琴	2015
54	浙江省第一届大学生护理竞赛	浙江省大学生科技竞赛委员会	省赛第三名	骆雅琴	2015
55	浙江省大学生职业生涯规划大赛	浙江省教育厅	三等奖	邵俊	2015

附件 2-2 近五年学生省级及以上科技创新项目一览表

序号	项目内容	项目级别	立项时间	主持人
1	脂筏介导的 ECRG4 抗弥漫性大 B 细胞淋巴瘤发生发展的作用研究	国家级大学生创新创业训练计划项目	2019	楼恩哲
2	原花青素对 TCP 磨损颗粒诱导的骨细胞焦亡(pyroptosis)的影响及机制研究	国家级大学生创新创业训练计划项目	2019	金晶晶
3	贝源魔鬼弧菌的分离、鉴定及其致病机制研究	国家级大学生创新创业训练计划项目	2019	宋家瑶
4	TRX 对 COPD 的治疗作用及对 TLR4/NF-κB 的干预机制相关研究	国家级大学生创新创业训练计划项目	2019	周杰栋
5	超灵敏荧光探针,捍卫舌尖上的安全	国家级大学生创新创业训练计划项目	2019	许逸岚
6	SPBZn 纳米诊疗剂用于 MR 引导的乳腺癌光热治疗研究	浙江省大学生科技创新项目	2019	寿平波
7	ErbB4/Cdk5/Drp1 信号通路在 Aβ 诱导线粒体损伤中的作用机制研究	浙江省大学生科技创新项目	2019	赵鳗娜
8	新生代流动人口幸福感及提升策略研究	浙江省大学生科技创新项目	2019	陈炜倩
9	慢性心力衰竭患者健康自我管理行为的影响因素研究	浙江省大学生科技创新项目	2019	黄 洁
10	脂筏介导的青蒿多糖抗弥漫性大 B 细胞淋巴瘤的作用及机制研究	国家级大学生创新创业实践项目	2018	蒋盼若
11	姜黄素对大鼠脊髓损伤中 TGF-β-SOX9 信号通路干预的机制研究	国家级大学生创新创业实践项目	2018	袁佳莹
12	细胞焦亡(pyroptosis)参与调控 TCP 磨损颗粒诱导的假体周围骨细胞(osteocyte)损伤研究	国家级大学生创新创业实践项目	2018	万烨东
13	脂筏介导的 ECRG4 抗弥漫性大 B 细胞淋巴瘤的作用及机制研究	浙江省大学生科技创新项目	2018	谢佳庚
14	细胞焦亡(pyroptosis)参与调控 TCP 磨损颗粒诱导的假体周围骨细胞	浙江省大学生科技创新项目	2018	万烨东
15	纳米 CeO$_2$ 对 Aβ 诱导的 AD 细胞模型抗氧化治疗效果研究	浙江省大学生科技创新项目	2018	许逸岚
16	白藜芦醇调控 mTOR 信号通路对脊髓损伤的研究	浙江省大学生科技创新项目	2018	周静莹

序号	项目内容	项目级别	立项时间	主持人
17	姜黄素调控 PPARγ 介导的信号通路对大鼠脊髓损伤修复的研究	国家级大学生创新创业实践项目	2017	林敬铨
18	骨细胞（osteocyte）在低频超声治疗假体周围骨溶解中的作用研究	国家级大学生创新创业实践项目	2017	胡露琦
19	姜黄素调控 PPARγ 介导的信号通路对大鼠脊髓损伤修复的研究（一等奖）	国家级大学生创新创业实践项目	2017	林敬铨
20	骨细胞（osteocyte）在低频超声治疗假体周围骨溶解中的作用研究	浙江省大学生科技创新项目	2017	胡露琦
21	姜黄素激活 PPARγ 蛋白对大鼠脊髓损伤的修复作用机制研究	浙江省大学生科技创新项目	2017	林敬铨
22	基因定向育种的新型产酶菌株粗酶液提取虎杖中白藜芦醇的研究	浙江省大学生科技创新项目	2017	杨祎彬
23	慢性压迫背根神经节对 TRPV1 功能上调的作用	浙江省大学生科技创新项目	2017	陈秀灵
24	牛磺酸对大鼠睾丸扭转/复位后生精细胞凋亡与 Cx43 蛋白表达的影响	国家级大学生创新创业实践项目	2015	张建华
25	流动儿童生存质量、父母教养方式、社会支持及其相关性研究	国家级大学生创新创业实践项目	2015	李 亚
26	灯盏花素对青春前期大鼠睾丸缺血再灌注后生殖细胞凋亡与 Caspase-3 蛋白表达的研究	浙江省大学生科技创新项目	2015	吕晓晓
27	浙江省内城镇居民膳食营养与健康的现况性研究	浙江省大学生科技创新项目	2015	蔡安娜
28	浙江省康复医学机构设置现状调研	浙江省大学生科技创新项目	2015	李晓樱

附件2-3 近五年学生发表论文一览表

序号	发表时间	期刊名称	论文题目	作者
1	2019.06	The Journal of Toxicological Sciences	Acute hepatotoxicity of multimodal targeted imaging contrast agent NaLuF4：Gd,Yb,Er-PEG/PEI-FA in mice	陈 远
2	2019.02	annals of anatomy-anato-mischer anzeiger	Resveratrol can inhibit Notch signaling pathway to improve spinal cord injury. (JCR 三区 2019 年 IF 2.241)	张宋欧
3	2019.04	Frontiers in Molecular Neuroscience	Combinational Treatment of Bio-scaffolds and Extracellular Vesicles in Spinal Cord Injury（JCR 二区 2017 年 IF3.902)	王熹芝
4	2019.03	Cellular and Molecular Neurobiology	Curcumin Can Improve Spinal Cord Injury by Inhibiting TGF-β-SOX9 Signaling Pathway（JCR2 区 IF：3.811）	袁佳莹
5	2019.12	Stem Cell Reviews and Reports	Combined bioscaffold with stem cells and exosomes can improve traumatic brain injury（JCR2 区 IF：4.697)	袁佳莹
6	2019.08	解剖学报(一级)	炎症反应在细胞焦亡和动脉粥样硬化形成间的作用	王熹芝
7	2019.11	Advanced Healthcare Materials	Zn^{2+} doped ultrasmall Prussian blue nanotheranostic agent for breast cancer photothermal therapy under MR imaging guidance（SCI I 区,IF=6.27)	寿平波
8	2019.05	中国应用生理学杂志(一级)	原花青素对磷酸三钙磨损颗粒所致小鼠颅骨溶解的干预作用及其机制	林 琨
9	2019.09	中国病理生理杂志(一级)	原花青素减轻 TCP 磨损颗粒诱导的骨细胞氧化损伤	金晶晶
10	2019.12	Toxicology	Keampferol alleviated acute alcoholic liver injury in mice by regulating intestine tight junction protein and butyrate receptors and transporters（JCR 二区、2017 年 IF 3.265）	陈 静

续表

序号	发表时间	期刊名称	论文题目	作者
11	2019.09	社区医学杂志	综合幸福感量表在流动人口中测评与应用	李万娇
12	2019.02	中国妇幼保健（核心）	留守儿童生存质量、社会支持、家庭教养方式及其相关性研究	周春燕
13	2019.09	广东医学（核心）	甘草次酸的肝靶向应用进展	梁俊杰
14	2019.11	中国病理生理杂志（一级）	大黄酸可通过抑制 NF-κB 通路抑制 DLBCL 细胞 OCI-LY8 凋亡*	胡施炜
15	2019.07	中国应用生理学杂志（一级）	2-12 烷基-6-甲氧基环己基-2,5-二烯-1,4-二酮（DMDD）抗弥漫大 B 淋巴瘤的作用及机制	洪　凯
16	2019.03	心理学进展	流动人口幸福感及与生存质量的相关性研究	陈炜倩
17	2019.05	中职本科	护生参与学科整合性 PBL 课程的学习体验	许黎黎
18	2019.05	中国应用生理学杂志（一级）	杨芽黄素对前列腺癌细胞凋亡的影响及其机制	王　瑜
19	2018.05	中华医学杂志	大蒜阿霍烯抗胃癌的作用及分子机制研究	蒋盼若
20	2018.06	中国应用生理学杂志（一级）	Smac 类似物 Birinapant 抗肝癌的作用及相关分子机制	蒋盼若
21	2018.07	Annals of Anatomy	Role of AMP activated protein kinase signaling pathway in intestinal development of mammals	孟晓芳
22	2018.09	Neural Plasticity	Beneficial effects of Resveratrol-Mediated Inhibition of themTOR Pathway in Spinal Cord Injury	周静莹
23	2018.10	Frontiers in Neuroscience	Inhibition of NF-Kb signaling pathway by resveratrol improves spinal cord injury	徐璐瑶
24	2018.03	Psycho-oncology	A meta-analysis of the efficacy of cognitive behavior therapy on quality of life and psychological health of breast cancer survivors and patients	叶猛飞 周静莹 杜康慧

续表

序号	发表时间	期刊名称	论文题目	作者
25	2018.03	Acta Biochimica et Biophysica Sinica	Gastroprotective mechanisms of kaempferol against ethanol-induced gastric ulcers in mice	李沁辰
26	2018.07	中国应用生理学杂志（一级）	TCP磨损颗粒通过氧化应激调控假体周围骨溶解	刘坚荣
27	2018.10	解剖学报（一级）	c-Jun氨基末端激酶介导的细胞凋亡和自噬参与调控磷酸三钙磨损颗粒诱导的假体周围骨细胞死亡	陈　洋
28	2018.09	中国运动医学杂志（一级）	氧化应激参与调控TCP磨损颗粒诱导假体周围骨细胞凋亡和自噬	邬珊珊
29	2018.02	解剖学报（一级）	PERK-eIF2α-ATF4信号通路参与调控TCP磨损颗粒诱导的假体周围骨溶解	陈岳良
30	2018.03	中国应用生理学杂志（一级）	磷酸三钙磨损颗粒诱导小鼠假体周围骨细胞损伤研究	严嘉琦
31	2018.01	中国运动医学杂志（一级）	姜黄素调控Wnt信号通路治疗脊髓损伤研究进展	张宋欧
32	2018.06	中国中西医结合杂志（一级）	姜黄素抑制TGF-B信号通路对脊髓损伤修复作用的研究进展	高梦丹
33	2018.06	解剖学报（一级）	神经烯醇化酶与中枢神经系统发育、损伤修复的研究进展	周静莹
34	2018.10	生理学报（一级）	炎症反应中toll样受体对NHE家族蛋白的调节	车　浩
35	2018.04	中国应用生理学杂志（一级）	白扁豆多糖对人胃癌细胞凋亡的作用及其机制	蒋盼若
36	2018.03	中药材（一级）	白藜芦醇及其类似物对乳腺癌防治的研究进展	龚泽华
37	2018.12	中国医学影像技术（核心）	超声微泡携基因在肝脏疾病中应用进展	席佳达
38	2017.11	现代预防医学（核心）	农民工子女心理健康与社会支持、教养方式关系的结构方程模型研究	范亚男
39	2018.12	解剖学杂志（核心）	肝动脉来源伴腹腔干多分支变异一例	叶莹鹏
40	2018.11	中国妇幼保健杂志（核心）	留守儿童生存质量、社会支持、家庭教养方式及其相关性研究	周春燕

续表

序号	发表时间	期刊名称	论文题目	作者
41	2018.10	解剖学杂志（核心）	右肾副肾动脉来源变异一例	蒋盼若
42	2018.08	解剖学杂志（核心）	STAT3信号通路在胚胎神经系统发育中作用的研究进展	吴淑芳
43	2018.03	神经解剖学杂志（核心）	自噬在中枢神经系统发育、老化和损伤中作用的研究进展	潘　洁
44	2018.04	护理与康复（核心）	综合性医院护士创伤后应激障碍的现状研究	葛雨欣
45	2018.08	中国当代儿科杂志（核心）	Duchenne型肌营养不良基因治疗研究进展	董奇超
46	2018.10	基础医学与临床（核心）	以BRAFV600E为主的分子标志物联合检测对甲状腺乳头状癌预后评估的应用价值	李　婕
47	2018.10	基因组学与应用生物学（核心）	香露兜叶提取物抗氧化与辐射效应影响	陈新蕾
48	2018.03	医学信息	慢性压迫背根神经节对TRPV1功能作用的研究进展	陈秀灵
49	2017.03	VIRAL IMMUNOLOGY	Immunoreactivity Analysis of the Nonstructural Proteins of Human Enterovirus 71	陈旭燕
50	2017.04	NANO	Synthesis and characterization of folic acid labeled upconversion fluorescent nanoprobes for in vitro cancer cells targeted imaging	黄　明
51	2017.06	Biomed Res Int	mTOR signaling pathway", a potential target of curcumin in the treatment of spinal cord injury	林敬铨
52	2017.10	Acta Biochimica et Biophysica Sinica	Gastroprotective mechanisms of kaempferol against ethanol-induced gastric ulcers in mice	李沁宸
53	2017.01	营养学报（一级）	锌对TCP颗粒诱导骨细胞损伤的保护作用研究	赵旭波
54	2017.03	中国运动医学杂志（一级）	低强度脉冲超声对TCP磨损颗粒诱导的假体周围骨细胞损伤影响研究	胡露琦

续表

序号	发表时间	期刊名称	论文题目	作者
55	2017.03	中国运动医学杂志（一级）	PI3K/Akt 信号通路在磷酸三钙磨损颗粒诱导小鼠颅骨溶解中的作用	张雨笛
56	2017.06	中华物理医学与康复杂志（一级）	姜黄素联合重复经颅磁治疗脊髓损伤后中枢神经性疼痛的研究进展	张金一
57	2017.10	高校化学工程学报（一级）	定向筛选纤维素酶高产菌株提取虎杖中白藜芦醇的研究	杨祎彬
58	2017.11	解剖学报（一级）	PERK-eIF2α-ATF4 信号通路参与调控 TCP 磨损颗粒诱导的假体周围骨溶解	陈岳良
59	2017.04	解剖学杂志（核心）	腹腔注射丹参注射液和血栓通注射液对大鼠睾丸扭转复位后 caspase-3 蛋白表达的影响	杨　斐
60	2017.02	中国老年学杂志	浙江省农村老年人睡眠质量及其影响因素	叶猛飞
61	2017.07	中国实用护理杂志	创伤后应激障碍与护士心理资本的相关性研究	金秋霞
62	2017.08	中国实用护理杂志	学习资源特征对护生移动学习意愿的影响分析—基于技术接受模型的视角	倪春晓
63	2017.10	中国实用护理杂志	综合性医院护士创伤后应激障碍的现状研究	葛雨欣
64	2017.02	中国康复	浙江省三级综合性医院康复医学科设置现状调查	李晓檬
65	2017.04	卫生职业教育	失能老年人生活质量及社会支持体系应对分析	郑培培
66	2017.07	中国乡村医药	罕见股内侧外松性软纤维瘤 1 例超声表现	杜圣富
67	2017.08	社区医学杂志	全科医师规范化培养对临床医学学生就业的影响与对策	张维镇
68	2017.11	全科护理	PICC 置管肿瘤患者带管回家的护理问题及对策研究	冯佳园
69	2016.12	社区医学杂志	浙江省农村老年人养老意愿的调查研究	王莹莹
70	2016.07	医药卫生	透射电子显微镜在评价四氯化碳诱导肝纤维化模型中的应用	严佳凤

序号	发表时间	期刊名称	论文题目	作者
71	2016.02	医药前沿	大肠癌的病因研究进展	杜圣富
72	2016.07	浙江医学	偏执行型首发精神分裂症患者大脑左侧额叶CT值研究	程祖胜
73	2016.08	医药导报	大肠癌的相关因素和早期症状研究进展	杜圣富
74	2016.11	护理与康复	农村社区老年慢性病患者自我效能与生命质量的调查研究	陈芦芦
75	2016.11	中国性科学	绍兴市某高校大学生生殖健康知识调查及分析	张建华
76	2016.12	中国性科学	绍兴市某高校大学生生殖健康知识调查及分析	张建华
77	2016.02	营养学报（一级）	牛磺酸对青春前期大鼠睾丸缺血再灌注Cx43蛋白表达的影响	张建华
78	2016.02	解剖学杂志（核心）	大鼠睾丸Cx43蛋白表达的加龄变化	陈珊珊
79	2016.04	绍兴文理学院学报	Nrf2/ARE通路与器官缺血再灌注损伤	周佳虹
80	2016.04	中华男科学杂志（核心）	灯盏花素对对青春前期大鼠睾丸扭转复位双侧睾丸的保护作用	吕晓晓
81	2016.03	中国药理学与毒理学杂志（一级）	姜黄素抑制NF-kB信号通路对脊髓损伤修复作用的研究进展	高梦丹
82	2016.03	中国运动医学杂志（一级）	姜黄素对脊髓损伤修复的研究进展	林敬铨
83	2016.05	中国病理生理杂志（一级）	PPARs介导脊髓损伤修复的研究进展	林敬铨
84	2016.03	神经损伤与功能重建	肿瘤坏死因子-α与脊髓损伤的研究进展	赵梦滢
85	2016.06	营养学报（一级）	异补骨质素对磷酸三钙颗粒诱导骨溶解抑制作用	宣仙君
86	2016.02	中国继续医学教育	在五年制临床医学专利中开展和国际接轨的医学遗传学课程教育的实践与思考	连瑞明
87	2016.09	中国妇幼保健	绍兴市哮喘患儿家庭因素对其哮喘控制状况的影响研究	陈莎莎

续表

序号	发表时间	期刊名称	论文题目	作者
88	2016.01	重庆医学	绍兴市哮喘儿童控制状况与家庭功能的相关性研究	黄红飞
89	2016.11	中华护理杂志（一级）	远距居家照护的研究现状和发展策略思考	倪春晓
90	2016.05	护理研究	健康相关居住环境风险对老年患者出院后康复的影响	倪春晓
91	2016.10	社区医学杂志	农村老年人不同居住模式养老情况比较	董梦雅
92	2016.02	中国妇幼保健（核心）	流动儿童生存质量及其与父母教养方式的相关性研究	陈　琴
93	2016.12	社区医学杂志	浙江省农村老年人养老意愿的调查研究	王莹莹
94	2015.12	中国病理生理杂志（一级）	蛇床子素对 TCP 磨损颗粒诱导小鼠颅骨溶解的影响研究	王　青
95	2015.08	护理与康复（核心）	本科护生评判性思维与共情能力的调查研究	蔡晨佳
96	2015.10	Biomedical Refports	Flos Albiziae aqueous extract and its active constituent quercetin potentiate the hypnotic effect of pentobarbital via the serotonergic system	叶猛飞
97	2015.12	养生保健指南	中国高等院校康复医学类专业设置现状探讨	张信波
98	2015.12	国际检验医学杂志	市售奶粉亚硝酸盐添加剂的检测	陈　瑜
99	2015.04	社区医学杂志	医学生控烟态度及行为的调查研究	毛何晴
100	2015.08	社区医学杂志	医学生吸烟行为及其影响因素研究	史　兵
101	2015.08	中国妇幼保健（核心）	流动儿童社会支持状况及其影响因素研究	漏蒙雅
102	2015.10	中国妇幼保健（核心）	流动儿童生存质量与社会支持的相关性及影响因素研究	李　亚
103	2015.08	中国妇幼保健（核心）	流动儿童父母教养方式及其影响因素研究	许红叶
104	2015.06	解剖学杂志（核心）	右侧胸肌变异一例	林黎明
105	2015.06	解剖学杂志（核心）	右肾周围多血管变异一例	章静怡

续表

序号	发表时间	期刊名称	论文题目	作者
106	2015.05	中国病理生理杂志(一级)	蛇床子素对 TCP 磨损颗粒诱导小鼠颅骨溶解的影响研究	王 青
107	2015.10	Int Orthop	Inhibition of osteolysis after local administration of osthole in a TCP particles-induced osteolysis model	吕淑敏
108	2015.10	科技视界	浙江省中老年居民饮食习惯于健康状况的研究	陈 怡
109	2015.08	解剖学杂志(核心)	开展组织学与胚胎学"看图说话"竞赛,提高学生综合能力	周佳虹
110	2015.09	中华男科学杂志(核心)	丹血通注射液对大鼠睾丸扭转复位后的保护作用	杨 斐
111	2015.09	中华实验外科杂志(核心)	不同药物对青春前期大鼠睾丸缺血再灌注损伤的保护作用的比较	张建华
112	2015.08	中国病理生理杂志(一级)	不同药物对青春前期大鼠睾丸扭转复位健侧睾丸的远期影响	杨 洁
113	2015.06	营养学报(一级)	牛磺酸对青春前期大鼠睾丸缺血再灌注损伤的保护作用	张建华
114	2015.06	医学信息	大学生网上评教态度调查与分析	章静怡
115	2015.09	中国妇幼保健	1987—2011 年我国围产儿先天畸形发病情况分析	陈珊珊
116	2015.06	中医学报	葛根素对东莨菪碱致小鼠恐惧记忆障碍的作用及脑内 SOD 和 MDA 的影响	万刚玉
117	2015.04	食品安全导刊	葛根素对慢性应激引起幼鼠空间记忆障碍的改善作用综述	单晓琼
118	2015.07	今日健康	帕罗西汀与阿米替林治抑郁症致嗜睡和失眠的 Meta 分析	虞洁妮
119	2015.01	管理观察	基于五项修炼的大学生创业失败原因探讨	单晓琼
120	2015.10	中国实用护理杂志(核心)	基于 Calgary-Cambridge 沟通指南的情景模拟教学对护生沟通能力的影响	余红江
121	2015.09	中国实用护理杂志(核心)	农村社区老年慢性病患者自我效能与自我护理能力的相关性研究	郑 燕

续表

序号	发表时间	期刊名称	论文题目	作者
122	2015.09	临床超声医学杂志	口服声学造影剂经直肠充盈超声诊断乙状结肠息肉1例	龙　煜
123	2015.04	医药前沿	巨大骶骨部脊索瘤1例超声表现	王　玲
124	2015.01	职业与健康	高脂高糖低蛋白构建大鼠非酒情性脂肪肝模型的实验研究	王　玲

附件 3：

绍兴文理学院抗击新冠肺炎一线校友名单

（不完全统计）

（一）46 位校友驰援武汉

1.校附属第一医院（绍兴市人民医院）ICU 专科护士，护理学专业 11 届毕业生樊巧玲；

2.校附属上虞医院（上虞区人民医院）ICU 主管护师，护理学专业 10 届毕业生丁秀莹；

3.校附属嵊州医院（嵊州市人民医院）责任组长、主管护师，护理学专业 02 届毕业生胡嘉宁；

4.杭州师范大学附属医院急诊重症监护室副主任护师、护理学专业 97 届毕业生潘勇莉；

5.邵逸夫医院感染科护理主管护师，护理学专业 13 届毕业生沈枫锋；

6.复旦大学附属中山医院心内科副主任，医士专业 94 届毕业生黄浙勇；

7.陕西省南郑县人民医院 ICU 护师，护理学专业 13 届毕业生李娜；

8.浙江大学医学院附属第一医院呼吸内科主管护师，护理学专业 10 届毕业生苏晶晶；

9.杭州市富阳区第一人民医院主管护师，护理学专业 05 届毕业俞智敏；

10.杭州市富阳区第一人民医院血透室护师，护理学专业 07 届毕业生俞昉；

11.杭州市临安区中医院重症监护室主管护师，护理学专业 06 届毕业生周琼；

12.宁波市鄞州第二医院消化内科护师，护理学专业 14 届毕业生杨郁；

13.绍兴市人民医院神经外科副主任护师，护理学专业 97 届毕业生孙剑虹；

14.绍兴市人民医院胃肠外科主管护师，护理学专业 10 届毕业生徐海霞；

15.绍兴市人民医院神经外科护理组长、主管护师，护理学专业 03 届毕业生毛亚娣；

16.绍兴市人民医院神经外科副护士长、副主任护师,护理学专业94届毕业生屠苗娟;

17.绍兴市人民医院神经内科副护士长、主管护师,护理学专业00届毕业生罗国英;

18.绍兴市妇保院妇科护士长、副主任护师,护理学专业98届毕业生余亚君;

19.绍兴市妇保院妇科护师,护理学专业08届毕业生施王芳;

20.绍兴市妇保院手术室副护士长、主管护师,护理学专业08届毕业生张春华;

21.绍兴市中医医院神经内科主管护师,护理学专业09届毕业生陈宴;

22.绍兴市中医医院手术室主管护师,护理学专业08届毕业生何淑敏;

23.绍兴市第七人民医院老年科护士长、主管护师,护理学专业03届毕业生唐志仙;

24.柯桥区中医医院急诊科主管护师,助产班98届毕业生肖英;

25.诸暨市中医院重症医学科主管护师,护理学专业05届毕业生陈燕君;

26.绍兴文理学院附属医院急诊科主管护师,护理学专业01届毕业生钱瑾瑜;

27.绍兴文理学院附属医院感染科副主任医师,医士专业92届毕业生胡芳琴;

28.绍兴文理学院附属医院感染科主治医师,临床医学专业10届毕业生寿卫青;

29.浙江大学医学院附属第一医院急诊科主管护师,护理学专业06届毕业生阮萍;

30.浙江大学医学院附属第一医院肾移植病房主管护师,护理学专业10届毕业生杨秀彦;

31.浙江大学医学院附属第二医院心内科护师,护理学专业16届毕业生屠敏敏;

32.浙江大学医学院附属第二医院血液科主管护师,护理学专业10届毕业生陈海燕;

33.浙江大学医学院附属第二医院ICU主管护师,护理学专业04届毕业生王萍;

34. 浙江大学医学院附属第二医院骨科主管护师,护理学专业 12 届毕业生周梦婷;

35. 浙江大学医学院附属第二医院 ICU 护士,护理学专业 19 届毕业生卢俊倩;

36. 邵逸夫医院急诊科护师,护理学专业 17 届毕业生黄文瑶;

37. 邵逸夫医院急诊科护师,护理学专业 14 届毕业生陈骆瑶;

38. 浙江省人民医院心胸外科主管护师,护理学专业 12 届毕业生邱利红;

39. 浙江省人民医院眼科主管护师,护理学专业 10 届毕业生黄宁宁;

40. 绍兴市人民医院重症监护室副主任护师,护理学专业 99 届毕业生俞建娣;

41. 绍兴市中医医院手术室主管护师,护理学专业 08 届毕业生何淑敏;

42. 绍兴文理学院附属医院神经外科主管护师,护理学专业 98 届毕业生单雅娟;

43. 嵊州市人民医院急诊科副护士长、主管护师,护理学专业 02 届毕业生周丽;

44. 上海中医药大学附属曙光医院外科主管护师,护理学专业 06 届毕业生王金梅;

45. 邵逸夫医院 ICU 护师,护理学专业 16 届毕业生何珊;

46. 贵州遵义正安县人民医院感染科护士,护理专业 2018 届毕业生安雪。

(二)65 位校友进入隔离病房

1. 浙大四院负压病房护士长、主管护师,护理学专业 11 届毕业生侯冠华;

2. 绍兴市人民医院影像放射科技师,影像技术专业 98 届毕业生陈炳;

3. 绍兴市人民医院小儿内科副护士长、主管护师,护理学专业 98 届毕业生徐小奇;

4. 福建省宁德市闽东医院(福建医科大学附属闽东医院)骨科主管护师,护理学专业 05 届毕业生赖玉婵;

5. 浙江大学医学院附属第一医院感染科主管护师,护理学专业 10 届毕业生孙丹萍;

6. 浙江大学医学院附属第一医院 ICU 副主任护师,护理学专业 1994 届毕业生高春华;

7. 浙江大学医学院附属第一医院血液科护师,护理学专业 10 届毕业生严佳丽;

8. 浙江大学医学院附属第一医院肝胆外科护师,护理学专业 17 届毕业生陈思涵;

9. 浙江大学医学院附属第一医院心内科护师,护理学专业 17 届毕业生何洁;

10. 浙江大学附属第一医院综合监护室组长、主管护师,护理学专业 06 届毕业生黄晓玲;

11. 杭州市红会医院 ICU 主管护师,护理学专业 08 届毕业生徐玲;

12. 杭州临安区人民医院重症监护室主管护师,护理学专业 09 届毕业生陆天奇;

13. 宁波市第一医院胃肠外科护师,护理学专业 10 届毕业生蔡泽君;

14. 慈溪市人民医院骨科主管护师,护理学专业 10 届毕业生苗玲玲;

15. 嘉兴第一人民医院康复科主管护师,护理学专业 06 届毕业生郑茂;

16. 嘉兴市第一医院风湿康复科主管护师,护理学专业 10 届毕业生苗国芳;

17. 嘉善县第一人民医院纪委书记,放射专业 93 届毕业生俞炳根;

18. 台州市中心医院主管护师,护理学专业 03 届毕业生苏雪红;

19. 温州附属第二医院护师,护理学专业 10 届毕业生叶小秋;

20. 瑞安市人民医院感染科主管护师,护理学专业 08 届毕业生陈丽敏;

21. 乐清市人民医院肿瘤科护师,护理学专业 17 届毕业生陆露;

22. 义乌市第二人民医院骨科护士长,护理学专业 04 届毕业生丁瑜瑾;

23. 绍兴市人民医院乳甲科主管护师,护理学 12 届毕业生沈玲萍;

24. 绍兴市人民医院泌尿外科护士长、副主任护师,护理学专业 98 届毕业生钱满飞;

25. 绍兴市人民医院关节脊柱护理组长、副主任护师,护理学专业 98 届毕业生王海平;

26. 绍兴市人民医院护士长、主任护师,助产班 93 届毕业生王玲欢;

27. 绍兴市人民医院感染科主任,医士专业 93 届毕业生李明辉;

28. 绍兴市人民医院全科病房医生,医士专业 91 届毕业生钟雷;

29. 绍兴市人民医院神经外科护师,护理学专业 08 届毕业生徐志静;

30. 绍兴市人民医院眼科主管护师,护理学专业 01 届毕业生魏敏;

31. 绍兴市人民医院眼科主管护师,护理学专业 07 届毕业生张丽丽;

32. 绍兴市人民医院 ICU 护师,护理学专业 17 届毕业生徐灵灵;

33. 绍兴市人民医院儿科主管护师,护理学专业 11 届毕业生姒秀荚;

34. 绍兴市人民医院心内科主管护师,护理学专业 03 届毕业生徐春芳;

35. 绍兴市人民医院重症医学科主管护师,护理学专业 10 届毕业生王佳;

36. 绍兴市人民医院乳甲科主管护师,护理学专业 96 届毕业生李铃芳;

37. 绍兴市人民医院中医/老年科副主任护师,护理学专业 95 届毕业生林莉;

38. 绍兴市人民医院中医/老年科主管护师,护理学专业 96 届毕业生汪东英;

39. 绍兴市人民医院骨科主管护师,护理学专业 08 届毕业生孙倩;

40. 绍兴市人民医院眼科主管护师,护理学专业 03 届毕业生黄晓娣;

41. 绍兴市人民医院门诊预检主管护师,护理学专业 96 届毕业生丁静;

42. 绍兴市人民医院心内科主管护师,护理学专业 08 届毕业生邓妮娜;

43. 绍兴市人民医院心内科主管护师,护理学专业 97 届毕业生丁志华;

44. 绍兴市人民医院心内科护师,护理学专业 07 届毕业生谢晓晓;

45. 绍兴市人民医院骨科副主任护师,护理学专业 97 届毕业生黄勇丽;

46. 绍兴市人民医院骨科主管护师,护理学专业 00 届毕业生林莉丽;

47. 绍兴市人民医院骨科主管护师,护理学专业 08 届毕业生倪菲菲;

48. 绍兴市人民医院心内科副主任护师,护理学专业 94 届毕业生谢伟萍;

49. 绍兴市人民医院乳甲科主管护师,护理学专业 97 届毕业生董钰英;

50. 绍兴市人民医院泌尿外科护师,护理学专业 15 届毕业生何秀秀;

51. 绍兴市人民医院泌尿外科主管护师,护理学专业 02 届毕业生谢少琴;

52. 绍兴市人民医院骨科主管护师,护理学专业 97 届毕业生凌琳;

53. 绍兴市人民医院骨科主管护师,护理学专业 12 届毕业生冯丹;

54. 绍兴第二医院肿瘤放射科护士长、副主任护师,护理学专业 98 届毕业生徐国英;

55. 绍兴中医院感染科护师,护理学专业 17 届毕业生相钰莹;

56. 绍兴文理学院附属医院急诊病房护理组长、主管护师,护理学专业 98 届毕业生杨贵儿;

57.上虞人民医院综合外科主管护师,护理学专业10届毕业生阮华燕;

58.诸暨市中医医院消化内分泌科护师,护理学专业14届毕业生赵佳慧;

59.嵊州市人民医院感染科副主任护师,护理学专业97届毕业生钱华飞。

60.浙江大学医学院附属第二医院耳鼻咽喉科护师,护理学专业08届毕业生朱连娣;

61.宁波市鄞州区第二医院耳鼻咽喉眼科护士长、主管护师,护理学专业06届毕业生胡宏蕾;

62.台州医院ICU主管护师,护理学专业10届毕业生黄雯丹;

63.余杭区第一人民医院心内科主管护师,护理学专业08届毕业生吕琴;

64.上虞人民医院关节运动医学科主管护师,护理学专业04届毕业生章燕;

65.温州医科大学附属第一医院监护室护师,护理学专业10届毕业生程佳佳。

仁术兼修 知行合一

——地方综合性高校医学人文教育模式研究

柳国庆　孙一勤　陈三妹　　主编
黄丹文　陈小萍

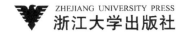

ZHEJIANG UNIVERSITY PRESS
浙江大学出版社

目 录
Contents

风则江大讲堂

杏林讲堂

风则江大讲堂

中国人文文化的现状

梁晓声 *

（2005 年 11 月 17 日）

我先朗诵一首台湾诗人羊令野的《红叶赋》：

> 我是裸着脉络来的/唱着最后一首秋歌的/捧出一掌血的落叶啊/
> 我将归向，我最初萌芽的土地/风为什么萧萧瑟瑟/雨为什么渐渐沥沥/
> 如此深沉漂泊的夜啊/欧阳修，你怎么还没赋个完呢/我还是更喜欢那
> 样一首诗/御沟的水，缓缓地流啊/我啊，像一叶载满爱情的小船/一路
> 低吟着/来到你的面前！

首先声明一点，朗诵此诗，非为邀宠，非以此赋美化自己。乃因这一首诗，暗含着我所认知的人类文化的那一种深沉的自觉性。我是将它当成人类人文文化的自觉性之生动自诉来朗诵的。不管时代如何沧海桑田，社会怎样变化多多，我的眼始终能够看到人文文化的那一种自觉。它是我的信仰，我的宗教，它是永远无法被彻底解构的。那一种自觉，无论在中国还是外国，它始终固守着，存在着……

关于人文文化、关于文学的话题，我个人认为，它只适合我面对我的学生讲，或者适合我在"鲁迅文学院"面对业余作者讲，或者我和编辑们讨论的时候涉及这话题。我觉得作为一个文学从业者，我不可以把我个人的文学观点不断地、反复地、有时令人嫌恶地在大庭广众中一再强调。因为现在是一个多元化的时代，对文学的理解肯定也以多元为好。一个人过分强调自己所理解的文学理念的话，有时可能会显得迂腐，有时会显得过于理想主义，甚至有时会显得偏激、狭促。而最主要的是我并不能判断我的文学理念，或者说我对文化现象的认识是否接近正确。

---

* 梁晓声，当代著名作家，北京语言大学教授，中国作家协会理事。

人不是越老越自信，而是越老越不自信了。这让我想起数学家华罗庚举的一个例子，他说人对社会、对事物的认识，好比伸手到袋中，当你摸出一只红色玻璃球的时候，你判断这只袋子里装有红色玻璃球，这是对的。然后你第二次、第三次连续摸出的都是红色玻璃球，你会自以为是地得出一个结论：这袋子里装满了红色玻璃球。但是也许正在你得出这个结论时，你第四次再摸，摸出一只白色玻璃球，那时你就会纠正自己："啊，袋子里其实还有白色的玻璃球。"当你第五次摸时，你可能摸出的是木球，"这袋子里究竟装着什么"，你已经不敢轻易下结论了。因此我在课堂上，除非我经过多年的思考，认定某种结论是错的或者对的，才有勇气对我的学生说"那不对"或"是那样的"。大多数情况下，我都用商榷的语气说："老师是这样认为的，供你思考。"因为我们每个人的认识都是有局限性的。

我们到大学里来主要是学知识的。其实"知识"这两个字是可以，而且应当分开来理解的。它包含着对事物和以往知识的知性和识性。知性是什么意思呢？只不过是知道了而已，甚至还是只知其一，不知其二。同学们从小学到中学到高中，所提高的其实不过是知性的能力。老师把一些得出结论的知识抄在黑板上，告诉你那是应该记住的；学生把它抄在笔记本上，对自己说那是必然要考的。理科和文科有区别。对理科来说，知道本身就是意义。比如说学医的，他知道人体是由多少骨骼、多少肌肉、多少神经束构成的，在临床上，知道肯定比不知道有用得多。

但是文科之所以复杂，乃因它不能仅仅停止在"知道"而已。尤其在今天这样一个资讯发达的时代。在从前的年代，资讯没有今天发达，书籍是有限的。老师把自己知道的通过讲述的方式传达给学生，学生记下来才算自己学到了。但现在不一样，比如说我在上"中外电影欣赏评论"课时，就要捎带讲到中外电影史；但是在电影学院里，电影史本身已经构成一个专业，一部电影史可能要讲一学期。学电影史意味着什么呢？也就是说我可以不创作，可以不评论，可以不详谈表演、导演、摄影，我的专业只是讲其发展过程。而现今，权威的电影史就在网上，你按三个键，一部电影史就显现出来了，还需要老师拿着电影史划出重点，再抄在黑板上吗？

因此我讲了两章以后，就合上书了。因为我每星期只有两堂课，对同学来说，这两堂课是宝贵的，不是说我的课讲得重要，而是我的课时太少。现在许多知识只要点几个按键，就可以从网上调出来。所以我们更要强调"识性"。我们知道了一些，怎样认识它？我们又怎样通过我们的笔把我们的认识记录下来，而且使别人在阅读的时候，能有新收获？这个过程应该说对中文学子的要求是不低的。本学期开学以来,同学们都想让我讲创作,但是我用了三个星期六堂课的时间讲"人文"二字。有同学非常不解,举手说:"人文我懂啊。"我说:"那你谈谈对人文的理解?""我认为人文,典型的一句话就够了——以人为本。"你能说他不知道吗? 如果我问你们,你们也会说"以人为本";如果下面坐的是政府公务员,他们也知道"以人为本";若是满堂民工,只要其中一些是有点文化的,他也会知道人文就是"以人为本"。那么我们大学学子是不是应该比他们知道得更多一点呢? 除了"以人为本",还能告诉别人什么呢? 尤其是学中文的,若不解决好这个问题,那么其他一切阅读在我看来都会领悟肤浅。

如果我们看一下历史的话,5 万~3 万年以前,人类还处在蒙昧时期,那时人类进化的成就无非就是利用了火,发明了最简单的工具、武器;但是到公元前5000 年的时候已经很不一样了,那时出现了城邦的雏形、农业的雏形,有一般的交换贸易,而这时只能叫初级文明史,不能叫文化史。我们学中文的同学如果现在还不能把文明和文化区分清楚的话,也就白学了。

文化史,在西方至少可以追溯到公元前 3500 年,那时出现了楔形文字。有文字出现的时候才有文化史,然后就有了早期的文化现象。从公元前 3500 年再往后的一千年内,人类的文化都是神文化,在祭祀活动中,表达对神的崇拜;到下一个一千年的时候,才有一点人文化的痕迹,也仅仅表现在人类处于童年时期的想象。其想象力中开始出现神和人类相结合生下的半人半神的人物。那时的文化,整整用一千年时间才能得到这么一点点进步。

到公元前 500 年时,出现了伊索寓言。我们在读《农夫和蛇》的时候,会感觉不就是这么一则寓言吗? 不就是说对蛇一样的恶人不要有恻隐吗? 甚至我们会觉得这个寓言本身的智慧性还不如我们的"杯弓蛇影",还不如我们的"掩耳盗铃"和"此地无银三百两"。我们之所以会有这种想法,是因为我们不能把寓言放在公元前 500 年的人类文化坐标上来看待。公元前 500 年出现了一个奴隶叫伊索,我们知道这点,但是要对这一点有所认识,我个人认为这是人类人文文化开始苏醒的体现。可能有人会反对,我就要考虑我这个观点对吗? 当我认为对的时候,我才有勇气讲给大家听。

想一想,公元前 500 年的时候,有一个奴隶通过自己的思想力争取到了自己的自由,这是人类史上第一个通过思想力争取到自由的记录。伊索的主人在世的时候曾经问过他:"伊索,你需要什么?"伊索说:"主人,我需要自由。"他的主人没有回答他,那时他不想给伊索自由。伊索内心也不知道自己能不能获得自由。他经常扮演的角色也只不过是主人有客人来时,给客人讲一个故事。伊索通过自己的思想力来创造故事,他知道若做不好这件事情,他决然没有自由;做好了,可能有自由。也仅仅只是可能。因此当伊索得到自由的时候，已经40多岁了，他的主人也快死了，在临死前给了伊索自由。

当我们这样来看伊索、来看伊索寓言的时候，我们会对这件事，会对历史心生出一种温情和感动。这就是后来为什么人文主义要把自由放在第一位的原因。在伊索之后才出现的苏格拉底、柏拉图、亚里士多德，师生三位都强调过阅读伊索的重要性。在伊索出现的时候，就是公元前600年左右，怎样认识人类的人文文化？我也在想这个问题，把它放在西方文化史上，怎么看待它？我们都知道西方文化的构成三要素中包括基督教文化，为什么基督教文化在西方这么重要？我个人把它确立为人类文明史中相当重要的人文主义事件，当我这样确立时，我要找我的同行教授们问他们："我有这个想法，你们同意吗？"有的老师说："这我还没有想过。"有的老师说："这我要想想。"我不能确定我这样认识就是对的，但我认真想过，至少可以提供给你们。我之所以这样认为，是因为在耶稣出现之前，人类是受上帝控制的，上帝主宰人类的灵魂，主宰我们死后到另一个世界的另一种命运。教会是这么宣传的。但是到耶稣时就不一样了，耶稣不是高高在上的神了。按另一种说法耶稣是"人之子"。就是说从前人类对神文化的崇拜（这种崇拜最主要体现在宗教文化中），到耶稣这里，成为人文化，耶稣已经变成了人之子，他是人间的一位普通女子生下的一个人。这相对于神文化、上帝崇拜是一种很大的进步。即使耶稣是虚构出来的，也表明人类在思想中有一种要摆脱上帝与自己关系的本能，要为自己创造另一个神，才发生了宗教上的讨伐。这个世界上的事有时是要以流血的征战的方式来摆平的。最后在没有征服的情况下，主流宗教说"好吧，我们也承认'你们的神'"。既然你们要一个这样的关于精神的统领者，当时的教会也终于默认了。因为流血已不能征服人类需要一个平凡的"神"的思想力。

我们在分析宗教的时候，将会发现基督教义中谈到了战争，提到如果战争不可避免，获胜的一方要善待俘虏。关于善待俘虏的人类理念一直到今天都是人类文明的体现之一，这是全世界的共识。人类没有颠覆这一点，而是继承了这一理念。还有，获胜的一方有义务保护失败方的妇女和儿童俘虏，不得杀害他们。这是什么？这是早期的人道主义。基督教义中还提到富人要对穷人慷慨一些；要关心他们孩子上学的问题，关心他们之中麻风病人的问题。后来，萧伯纳也曾谈到过当贫穷存在时，富人不可能按自己的想象过上真正幸福的日子。这意味着什么呢？萧伯纳指出，请考虑一下，无论你富到什么程度，只要城市中存在贫民窟，在贫民窟里有传染病，当富人不能用栅栏把这些隔离开的时候，当随时能看到失学儿童沦为乞儿的时候，如果那个富人不是麻木的，他肯定会感到他的幸福是不安全的。萧伯纳这个观点和基督教的提法是一致的。

我今天突然想到一个问题：英国、法国都有很长时间的历史了，但我从来没有接触过欧洲的文化人所写下的对于当时王权的郑重的文化歌颂。但在孔老夫子润色过的《诗经》里，亦即风雅颂：风指民间的，雅是文化人的，而颂就是记录中国古代的文化人士对当时拥有王权者们的歌颂。这给了我特别奇怪的想法，我们是文化人士，回想文化人士的前身，和王权发生过多么取悦的关系，为什么会那样？看来西方还是有理由感激古罗马。古罗马镇压了斯巴达克的奴隶军，我们为此而伤心，为斯巴达克被钉在十字架上而难过；但古罗马在那么早的时期已经形成了三权分立。每个人都可以通过其信任来选举其代表人物，就关系到国计民生的事来表明自己的态度，展开讨论。在那样的时候，也没有出现过对恺撒或屋大维歌颂的诗句。而《诗经》里却存在，因为我们那个时候的封建社会没有文明到那种程度。贝多芬的《英雄颂》是为拿破仑而作的；但拿破仑一旦称帝，他在贝多芬心目中便不再是英雄。

被王权利用的宗教会变质，变质后就会成为统治人们精神生活的方式，因此在 14 世纪时出现了贞节锁、铁乳罩。当宗教滑到这一步，可以看到宗教从最初的人文愿望滑到了反人性。在这种情况下出现的《十日谈》挑战了这一点，因此我们才能知道它的意义。我们不必告诉别人应该怎样看《十日谈》，但我们自己应该知道《十日谈》的意义在这里。再往后，出现了莎士比亚、达·芬奇的时候，情况又不一样了，我们会困惑：今天讲西方古典文学的人都会知道，莎士比亚的戏剧中充满了人文主义的气息；按照我们现在的看法，莎士比亚的戏剧都是帝王和贵族，如果有普通人的话，也不过是仆人，而仆人在戏剧中又常常是可笑的配角，怎么能说充满人文主义呢？要知道在莎士比亚之前，戏剧中演的是神，或是神之儿女的故事。而到莎翁这里，毕竟人站在了戏剧舞台上。正因为这一点，它是人文的，针对神文化的。

因此我们由人类的文化史看到一个现象，一向在舞台上真正占据主角的必然是人上人，而最普通的也是最大多数的庶民要进入文艺，需经过很漫长的争取。不经过这个争取，只能是配角。在同时代的一幅油画《罗马盛典》中，最中间是苏格拉底，旁边是亚里士多德、阿基米德等，将所有罗马时期人类文化的精英都画入一个大的盛典里，而且是用最古典主义的画风把它画出来。在此之前人类画的都是神，唯有神才配那样自信、那样顶天立地。而现在人把自己的同类绘画在盛典中，这很重要。然后才能发展到 16—17 世纪的复兴和启蒙时期。我们今天看雨果作品的时候，看《巴黎圣母院》，感觉也不过是一部古典爱情小说而已，但也许会忽略了这样一个情节：卡西莫多被执行鞭笞的时候，巴黎的广场上围满了市民,以致警察要用他们的刀背和马臀去冲撞开他们。雨果写到这一场面的时候是怀着嫌恶的,他很震惊,为什么一个我们的同类在受鞭笞的时候,有那么多同类围观,从中得到娱乐?这在动物界是没有的现象。在动物界不会发生这样的情景:一种动物在受虐待的时候,其他动物会感到欢娱。动物不是这样的。但人类居然是这样的。人文主义就是要叩响此一点。

"文化大革命"时我已经读过一些书了,我对文学的深刻影响所怀的感激,也许是现在的年轻人无法体会的。新中国成立以后的十几年间,由外国翻译过来的文学作品不像现在这样多,是有限的一些。一个爱读书的人无论他借或怎么样,总是会把这些书都读遍的。自然我已经读过了屠格涅夫的《木木》,已经读过了雨果的《悲惨世界》,已经读过了托尔斯泰的《复活》,还读过了他的一篇短篇。很多研究托尔斯泰的人常常会忽略他的短篇《午夜舞会》。屠格涅夫的《木木》和托尔斯泰的《午夜舞会》给我以非常深的印象。

屠格涅夫的祖母是女地主,有庄园的。他跟祖母的关系一直不好,他认为祖母是一个性格乖戾的老太婆。有一次祖母带着他到庄园的时候,看到庄园里有一个高大的又聋又哑又丑的看门人。由于又聋又哑又丑,他已经成为仆人中地位最低的一个。没有人跟他交往,就连仆人也不愿跟他交往。他养了一只小狗叫木木。当女地主出现的时候,小狗第一次看到她,冲着她吠了两声,并且咬破了她的裙边。屠格涅夫的祖母生气了,命令把小狗处死。这是主人的命令,又聋又哑又丑的高大仆人没有办法。可想而知那个人没有亲情、没有爱情、没有友情,只有与那只小狗的感情。但他并没有觉悟到也不可能觉悟到要反抗要维护他最起码的人权的程度。他最后只能含着泪在小狗的颈上拴了一块石头并抚摸着小狗,然后把小狗放到河里看着小狗沉下去。

其中有一个细节,就是当他抚摸小狗并拴石头的时候,"木木"并不知道主人要干什么,依然以充满依赖的眼光那么温柔地看着他。屠格涅夫写了这样一条狗,而契诃夫笔下则有了那样的文字:好人面对着狗的目光时都会害羞。这意味着什么呢?只有狗望着人的目光是那样的信赖。而人和人之间有时不能达到那样。

还有托尔斯泰的《午夜舞会》,讲的是托尔斯泰那时候是名军官,在要塞做中尉。他爱上了要塞司令美丽的女儿,两个人已经谈婚论嫁。午夜要塞举行舞会,他和小姐在要塞的花园里散步,突然听到令人心悸的哀叫声;原来在花园另一端,司令官在监督对一个士兵施行鞭笞。托尔斯泰对小姐说:"你能对你的父亲说停止吗?惩罚有时体现一下就够了。"但是小姐不以为然地说:"不,我为什么要那样做?我的父亲在工作,他在履行他的责任。"年轻的托尔斯泰请求了三次。小姐说:"如果你将来成为我的丈夫,对于这一切你应该习惯。你应该习惯听到这样的哀叫声,就跟没有听到一样。周围的人们不都是这样吗?"确实周围的人们就像没有听到一样,依旧在散步,男士挽着女士的手臂是那样的彬彬有礼。而托尔斯泰吻了小姐的小手之后说:"那我只有告辞了,祝你晚安!"当他背过身走的时候,他又在心里对自己说:"上帝啊,我怎么可以做这样一个女人的丈夫,不管她有多么漂亮!"如果说这影响了我的爱情观的话,也是可以说的。以后无论我遇到多么漂亮的女人,如果她的心地像那位要塞司令官的女儿,或者像包法利夫人那样虚荣,她都蛊惑不了我。那就是文学对我的影响。

我从北京"大串联"回到哈尔滨时,中学母校走廊里挂满了大字报。我的语文老师是地主家庭出身。她在讲课文中的地主(《暴风骤雨》里节选的一段)的时候说:"其实,地主并不全是你们想象中的那么凶恶,而且有些地主的土地也是节衣缩食攒下钱一亩一亩买来的。""文化大革命"一开始,许多同学马上贴出大字报。大字报一出来,结果地主家庭出身的、曾被划为右派的语文老师被推到决然与革命对立的立场上去了。我走在母校走廊时,从厕所里面出来一个人,她被剃了"鬼头",脸已经浮肿。她一手拿着笤帚,一手拿着水桶,我看出是我的语文老师。我不是她最喜欢的学生,但我那时的反应就是退后几步,深深地鞠个躬并说一声:"老师你好!"她愣了一下,我听到小桶掉在地上,她退到厕所里面哭了。多少年以后她在给我的信中说:"梁晓声,你还记得当年那件事吗?我可一直记在心里。"这也只能是师生在那个年代的曲折的情感表达而已。那时我中学的教导主任大冬天在操场里扫雪,没戴手套,并且也被剃了"鬼头"。虽然她离我很远,但我可以看到她。我走过去主动跟她打招呼:"宋老师,我大串联回来了,也不能再上学了。谢谢你教导过我们,我给你鞠个躬。"这是我们仅能做到的。但在那个年代这对人很重要。可能有一点点是我母亲教育我的,但是书本给我的更多一些。

正因为这样,我再来看那些从前读过的名著时,我内心会有一种亲切感。大家读《悲惨世界》的时候,如果不能把它放在那个时代的文化背景里来思考,那么我们还为什么要纪念雨果这位已经死了一百多年的人?他通过《悲惨世界》那样的一些书,在人类文化中举起人文主义的旗帜。他的这些书是在流亡的时候写的,连巴黎的洗衣女工都舍得掏钱来买《悲惨世界》。书里面写的那个冉·阿让,完全可以成为杀人犯,当冉·阿让把主教家里那些银盘子、银烛台放在自己袋子里的时候,他的手中拿着一个钢钎,他的目光一直看着睡在床上的米里艾主教,月光照在老人光秃的头上,老人的脸上;老人睡得是那样的安详。而冉·阿让心里想:"如果那个头颅动一下或他想坐起来的时候,我将运用手中的钢钎。"这就是他当时的想法。但是老人一直酣睡着,冉·阿让也确实弄出了响声。我们不知道米里艾主教是真睡着还是假睡着。当他醒来时,仅有的财产被偷光了。而米里艾主教说:"这些东西原本就是属于他们的。穷人只不过把原本属于他们的东西从我们这里拿走了。没有他们根本就没有这些。银盘子是经过矿工、银匠的手才产生的。"这思想就是讲给世界上众多的公仆听的。正因为雨果把他的思想放在作品里面,于是对法国的国家公仆们也会产生影响。我们为此而纪念他。《悲惨世界》和《基督山伯爵》是不一样的,《基督山伯爵》是讲述复仇的故事,而《悲惨世界》是传播信仰。人道精神能使人类变得高尚。我们今天读它的时候应该感激它的价值。

我们在看当下的写作的时候,应做出一种判断,那就是我们的作品中缺失什么? 也就是以我的眼来看中国的当下文化中缺什么? 我们在经济方面落后于西方多少年,我们要补课。要补上科技的一课,要补上法律意识的一课,也要补上全民文明素质的一课。但是你们听谁说过我们也要补上文化的一课吗? 好像就文化不需要补课。这多么奇怪,难道我们的文化真的不需要补课吗?

五四时期,前人进行人文主义启蒙的时候,西方的人文主义已经完成了它的任务。也就是说在我们的国家进行初期"人文"启蒙的时候,西方的文化正处于现代主义思潮的时期。他们那时可以为文学而文学,为艺术而艺术,为形式而形式,甚至他们可以玩一下文学,玩一下文艺,因为文学已经实现过了它的最高价值。尽管五千余年中我们的古人也说过很多体现宝贵人文思想的话,其中比较有名的如:"民为贵,君为轻,社稷次之。"这使"人文"达到了一种很高的境界,可它没有在现实中被实践过。当我们国家陷入深重灾难的时候,西方已经在思考后人文主义了:关于和平主义,关于进一步民主,关于环保主义,关于社会福利保障。当我们在1949年建立共和国的时候,冷战使我们和以上文化发生了间隔,使我们全部的文化体现为斗争的文化。当年我们有过不斗争的文学吗? 十几年的书籍都是这样,就连儿童文学也是这样的。我读小学的时候看过四川的一部话剧,讲的是一个叫刘文学的少先队员在辣椒地里发现一个七十多岁的老地主在偷辣椒,刘文学要把他扭送到大队部去,老地主再三恳求他,他始终揪住其不放,被老地主掐死了。这部话剧的上演告诉我们,阶级斗争是如何残酷地存在着。

当我们在文化方面是如此的极端,发展到"文化大革命"也就必然怎么斗都有理了。在两百年间,西方已经向他们的民众进行了一代一代相当成功的人文教育。西方的人文主义已经奠定了社会大文化的基础。那么"文化大革命"结束已经二十几年了,这一课不需要补上吗? 有多少人认为需要补上这一课? 这也是我对学生讲课的一个动机。我和两位老作家去法国访问,当时下着雨,一辆法国车挡在我们的前面,我们怎么也超不过去。此时作为中国人,会想:我真倒霉,我们在前边就好了。我们跟法国司机商量着如何超车,后来前面的那辆车停下了,那辆车的司机跟法国司机交谈了一会儿,就把车开到了路边。他说一路上他们的车一直在我们前面,这不公平,他说车上有他的两个女儿,他不能让她们觉得这是理所当然的。我当时羞愧不已啊!我突然悟到公平思想在人的头脑中能达到多高的高度。

前几年我认识了一个德国博士生古思亭,她给我名片的时候,我说她的名字好美啊。外国人能把汉语学到这样的程度是相当不易的。那天她说来晚的原因是发生了一点小情况。一位中国同学请她吃饭,当时她在一个小餐馆里等面,那位同学找到她后,也叫了一碗面。后来那位同学说这个地方不安静,打算换个地方吃饭。而古思亭说:"我们已经叫了面了,现在走的话是不对的。"而那位同学却问她:"交钱了没?"她说还没,那位同学就说:"那我们赶紧走吧。"等两人走到半路,古思亭对她说:"要是面好了,而我们却走了,这是很不礼貌的。我得赶紧回去把钱交了。"从中我们可以看出"人文"也经常体现在日常小事中。

"人文"在高层面关乎国家的民主、公平、正义;在最朴素的层面,我个人觉得,并不总体现在学者的论文里。也不要把"人文"说得那么玄奥,不要使人感觉到"你不说我倒还明白,你一说我反而不清楚了"。其实"人文"就在我们的寻常生活中,就在我们人和人的关系中,就在我们人性的质地中,就在我们心灵中。这些都是文化教养的结果,是文化的自觉性的结果。这也是我们学中文的原动力,而且是我们传播文化的一种使命。我最想说的就是这些。

自由提问

学生:梁老师,你好!欢迎你到绍兴来。我认为一个作家只有用他的生命去感悟去发现,才能写出最经典的东西。从这个意义上来说我觉得你的亲情小说是你作品中的经典,是你的代表作,而不是你的成名作《雪城》。这是我的看法。你能不能告诉我你的邮箱地址,我有一些人生的困惑想向你请教。

梁教授:我没有手机,也不上网,当然也就没有邮箱地址了。有记者曾经问我最近在写什么?我说在写散文。在当今小说家中我肯定算写散文很多的,大概有200余万字。写散文和杂文与名利没有太大的关系。一篇散文不可能使你的名就有了附加值,也不可能减少它,只是发表了而已。有时一篇文章要发表,得限制在3000～4000字以内,超过了就不能发表在报上。我有时还愿意自己的散文发表在报上。我希望多数的人来看它。我在写这类散文的时候,能得几百元稿费。我写了那么多有关底层人们生活和命运的散文,为的只不过是体现文学的某种价值,比如抚慰愁苦之人心的价值。

以我的眼看来,我们还能够从满纸的铅字中看到一点关于底层人命运的刊物是越来越少了。我希望我的文字与底层人们的命运保持着一种关系。如果没有这种关系，对于我，那写作变成什么了？变成我写作无非是为了给人们提供茶余饭后的消遣。我都这把年纪了，那我可以不写作了。我卖墨字可不可以呢？我的墨字还是可以卖钱的。文学的意义已萎缩到了最小的程度。但对我来说，再小那也得有。我的一系列亲情小说，也是为此点而写的，写的都是底层亲情。

学生：梁老师您好，最近我身边发生了一件事情，让我很困惑。我的一个熟人做免费义务家教，去教贫困家庭的小孩，当她走进那个家庭的时候，发现和她想象的完全不一样。那家人很有钱，但还是要她免费去教他们的小孩。当我知道这件事情的时候，我劝我的那个朋友应该坚决拒绝这份工作。但是她因为种种的利益关系，还是打算继续教下去。

梁教授：什么样的种种的利益关系？方便说吗？因为如果你不谈到这一点，我们不能判断这一事情的真相，因此就不能妄加评说。

学生：因为她做这个事情是在一个社团安排下的。

梁教授：我明白了，那个社团希望她去义务教学，而那家人其实并不是穷人。那我们应该理解为是这样的事情：她跟这个社团发生了某种关系，这社团要求她到那里去义务教书。

学生：对，但是她之前并不知情，她并不知道。

梁教授：等一下，同学，稍微打断你，你的这个表述，不要把我们误导向另外一种情况，就是现在很多说自己是穷人、要求免费家教的，其实家里并不穷。并不是一概如此，只是你碰到的一种特殊的情况。那社团肯定要和你这位同学发生某种利益关系的吧？

学生：没有，其实那个同学家里条件也不是很好，她完全是出于爱心去做这件事情的。我对她也比较了解，她不会因为某些利益而去。其实她今天也坐在这里，我希望您能给她一些建议，或许她能够听进您的话。谢谢！

梁教授：非常好，亲爱的女孩，不要因为我们居然在生活中碰到了类似的事，而认为生活变得何等虚伪。不要这样去看生活。和生活中另外的一些欺骗相比，这什么都算不了。这件事你碰上了，坚持下去。教完。它给你一个机会，去熟悉、知道城市的这样一个人家；并且你还进一步了解，为什么不穷还要这样。并且甚至不要怀着一种耿耿于怀的心情想，你不要以为我是二百五才受你骗；你并且要认真教他的孩子。既然你无所图，那对你不构成什么大的损失。而且时间也不会很长，坚持一周末一次就完了。要是哪天不愿意，找个理由就行了，这件事不值得我们在这里郑重其事地作为一个困惑来谈。

学生：梁老师，谢谢您的建议，其实我的想法跟您是一样的。

梁教授：噢,你就是那个女孩?

学生：是的,其实不是坚持到学期末,只要坚持一个月就可以了。就是一个星期一次,而且对我来说,这不算是很大的欺骗。这个社团也只是学校的一个爱心社,是不收社费的,是完全义务地为社区服务,我一个人被分配到一个社区主任家里去教他的女儿学英语。也许只是那个社区主任想占便宜吧。起先我也觉得有点不公平,要一个比较贫困的人去教一个富人家的小孩,还是义务的,她家有几居室,还有私家车。但是后来我想通了。

梁教授：我再问你一个问题,这家人的孩子是男孩还是女孩? 这孩子怎么样?

学生：女孩,很可爱,而且很聪明。每次去上课时,都是她母亲开车来接我。

梁教授：你看,你还坐着免费的私家车去教学呐。我明白你的话了,请坐下吧。我给你的建议是,你是中文系的同学吗? 你何不把你的经历写成一篇东西呢。就写写你所认识的这么一个家庭的不失可爱的女孩,尤其是她的妈妈,尤其是你第一次坐她的私家车的内心感受,把所有你的这些感受写下来。这个过程,比你们中文系的同学,用散文笔法,用网络笔法,写某一天的感伤、某一天的忧郁、某一天的小情绪要好得多。可能在这个过程中你会总结出来某一种你对人生的体会,对人世间的看法。

这里要谈到中文系的写作,我对我的学生们说,中文系不是培养作家的专业。我不要求我的学生一定要创作文学作品。若有的同学喜欢,那我就有义务来看。但是我支持中文系的同学进行校园内容以外的写作。我为什么支持这一点呢? 因为在这种写作的过程中,你好像生出了你心灵的、情愫的、意识的触角,你把你的触角伸到了学院的院墙以外,你和院墙以外的人世间发生了关系,你在感受这种关系。而且当你要把你的一篇东西写好的时候,你还要问自己,为什么写它? 这时你就找出了一种意义。这个过程,是人和文学最温暖的一个过程。

你们实际上是被现行教育伤害了的一代。由我的眼是这样来看的,你们由小学到初中到高中被训练为只凭记忆能力来参与竞争的人。而我们知道,人的大脑是有那么多潜力的。这些另外的潜力没有人刺激,让它生动起来,让它能动起来,表达出来,是一种退化。因此甚至在大学里也常常变成这样:如果老师不在黑板上写什么的话,学生不在自己的笔记本上抄什么的话,似乎就没有教与学。而我对此感到困惑,有些教与学是不需要这样抄来抄去的。

我的一个新的研究生是一个农村女青年。她写了几首小诗,那么腼腆,那么不好意思、没有自信地说:"老师,我看别人都写小说了,而我就是上初中、高中的时候写过。现在只能写小诗了,我觉得我退化了。"我鼓励她,让她继续写,但是一定不要写那些校园内的所谓浪漫的小感觉。我要求她：如果她的目光不能超越校园；那么转过身，回过头，看她来自于那个家乡。像牛一样重新来咀嚼，看看能不能咀嚼出什么对她的情感而言有滋味的东西。后来她写了一篇《山上的家园》：清明节的时候，爷爷奶奶葬在山上，大伯婶婶葬在山上——农村有些地方还实行土葬。那是一个地下"家园"。父亲怎么带着她去上祖坟，她一开始怎么不愿意接近那样的"家园"，父亲对她说了些什么话，等等。她从那一天感受到很多很多，因为她不久就要到北京来上学。我看完以后非常感动。在这个过程中，她和自己的亲人们——活着的和死去的亲人们之间——建立了一种血缘的、心灵的、呼应的联系。当她找到这一种关系的时候，每一行字，读下来都是真情实意，一下子就超越了我们的学生刊物上那些"啊，我的眼泪啊！啊，我的失恋啊！啊，我的白马王子啊……"的层面。我本想回去的时候跟她说，但是我还是忍不住在来之前打了个电话给她。那时她在图书馆，我对她说，你的这篇东西，写得很好，它感动了老师，要把它发表在我们的刊物上。你的进步是让老师吃惊的，你看，你能行！我们说"能行"，要体现在这个层面上。

学生：梁老师您好，我经常看到这样一种现象，就是很多我们中国的传统文学和世界名著如《简·爱》等，在超市里都是称斤卖，无人问津；而高居畅销书排行榜的却是一些韩国的作品。这两者是一种鲜明的对比。另外一个问题是我在网上看到了一张图片，就是在中、日、韩三国的成人礼上，日本和韩国的孩子都是穿着他们传统的服饰，而中国的只不过是一种象征性的宣誓。我想问的问题是，在这样一种社会环境下，我们的人文教育该何去何从？我们应该怎样重新审视中国的一些古老的思想精髓，传统文化如何面临现在这种，在我看来是一种比较尴尬、悲凉的境地？

梁教授：我曾问我的学生——某某书或某某影片看过吗？有人回答，不喜欢看。我说：以后，我决不允许在我的课堂上听到这样的话语！

在中文的课堂上，我们不是根据你喜欢看什么电影才放什么电影。我们是根据你作为一名中文系的大学生，应该看什么电影，必须看什么电影，才决定放什么电影。你既然学着，这就是一个专业。书也是这样，中文系以外，大学以外我不去管。而且我们要分清楚出版的现象、写作的现象和文学的现象，这是不尽相同的现象。商业的触角也会伸到出版的现象中来。你刚才谈到《简·爱》，如果我们读《简·爱》，仅仅当成一个爱情故事来读的话，今天来读这样的小说，又由于翻译文体的沉闷，可能就会觉得还不如看琼瑶的小说，看韩国青春爱情小说来得轻松。但是后一种读本没有前一本书中的价值。

想一想，把《简·爱》放在那个时代的英国，有一个小女人，她对书中的男主人公说,你以为我丑、我矮小、我没有气质,我就没有心灵吗?我就没有爱的权利吗?我跟你是一样的人!这时我们看到"简"这样的一个小女人,她要求平等的爱情的那种呼声和尊严,是多么的强烈。只有在这种情况下,她才能够在男主人公失去了财产、庄园被烧毁、自己也失明的时候,依然回来和这个男人结合。因为她的爱和男人的财产没有关系。当从前在文学作品中说爱情就是一种交易时,我们会觉得那是对爱情的一种亵渎;但是今天我们似乎已经"进化"到了、"聪明"到了、"明白"到了:爱情只不过是一种交易么!是因为这样了,爱情才变得没"意思"了。我们要问我们中国人,爱在我们这里真的就是这样了吗?只有这个时候,我们才知道《简·爱》这本书的深意。

至于韩国的小说,因为我没有读过什么他们在近当代有价值的文学作品,没法评说。他们的影视,除了极少数一部分,大多数就其内容来说,不就是琼瑶的韩国版么?不就是又来了一回么?而且是我们中国人自己炒的。我们在看电视时,听到那些韩国小青年小女子不断说出甜蜜爱情的话语时,如果我们百看不厌,甚至非常痴迷,是不是变得二百五?我们的父母把钱交来让我们读大学,我们却连这点提高都没有吗?我们不能够改变某些事情,但是我们不能够不对某些事情抱有清醒的认识。因为我们是大学学子,我知道、我明白、我不会被蛊惑。这是我们最起码的学中文的意义……

(根据录音整理并已经作者确认。整理:梁如洁、李思静、戚莹莹)

理念变革与大学生创新成才

余潇枫 *

（2006 年 2 月 16 日）

主持人对我的介绍还不够精彩，我下面来一个精彩的自我介绍。我这个名字很好，为什么呢？有一次，曾经担任我们人文学院院长的金庸教授来到浙江大学做演讲，演讲之后很多同学拿着他的书，排队要他签名。他看见我的名字之后，马上就说我这个名字很好，是个武侠人物的名字，马上拿出笔来给我签字：潇枫，潇是玉树临风，枫是霜叶醉人。

学习文化从哪里开始呢，应该从名字开始。我这个名字从出生到现在一共改了三次，为什么要改名字呢？根据弗洛伊德理论研究：一个人的名字在一辈子当中要被人家呼唤三万到五万次，每一次呼唤都是对你潜意识的刺激；每一次刺激都是对你潜意识的开发。假如你把自己的名字起好了，那么一生当中会有三万到五万次的刺激和开发，即使没有创新能力也会被激发出来。

一、教育是什么

好，我们转到正题——理念变革。我们先从大学生的创新成才教育讲起。你们每个人都在学校里面接受了十几年的教育，从小学、中学到大学，那么你们现在能不能用一句话来概括一下教育？教育是什么？教育就是你毕业五年或者八年，甚至是十年之后还留在你脑子里的那些东西。教育并不是现在上课讲的东西，也不是现在我讲的东西，而是十年以后还留在你脑子里的东西。如果十年之后，你们还记得我今天讲的东西，那我就是教育家；如果你们忘记了，那我今天就是空气振动。那么十年后还能留在你脑子里的是什么东西呢？两个：第一个是理念，是对世界、社会、文明、文化总体上的认识，是一种核心的价值观理念；第二个是在具体的学习过程当中形成的思维方法。

---

* 余潇枫，浙江大学公共管理学院教授，哲学博士、博士生导师。

我本科学的是工业自动控制,在这个阶段我训练了逻辑思维;后来又去读了个哲学博士,这个阶段则是训练人文学科的思维;出来之后,我搞政治学、伦理学、文化学、管理学等,培养社会科学的思维,所有这些都是思维方式方法的变化。所以,教育的核心就是理念加方法。我希望大家今天晚上听过我的演讲之后,能有一个到两个理念受到冲击,有所变化,即使你在方法上只受到一点点启示,那收获也是很大的。不过希望这个收获十年以后还在。所以,教育是十年以后的东西。

我们现在已经在对教育进行反思了。我们以前的教育就是老师讲、学生听,老师黑板上写、学生记,老师出考题、学生背书。这是对教育最大的误解。而实际上教育的核心是两个字:引出。教育是通过营造一种氛围把你的创造力引出来或者说是激发。

我们每个人走进教室,都是希望来接受点什么的。中国教育最落后的地方就是我们把脑袋当成麻袋,一进教室就把麻袋打开,希望最好的教师讲最好的课,用最好的教材,记下最好的知识,然后又一麻袋给背出去了,没有消化,没有理解;出去了没几年,知识陈旧了;没几年,知识遗忘了。所以,我们要把观念改过来,脑袋不是麻袋,而是发电机,通过老师的激发,引出点东西。

教育的核心是训练思维方法。一辈子有没有时间把自然科学学遍?没有,只能学自然科学的一个专业。有没有可能把人文科学学遍?没有,只能学人文科学的一个专业。有没有可能把社会科学学遍?没有,只能学社会科学的一个专业。我们每个人不可能用一辈子的时间把所有的知识都学完。很有幸我本科学的是自然科学,博士读的是人文科学,现在搞的是社会科学,花的时间并不是很多,关键在于学习思维方法。接下来我用最少的时间把三大学科的学习方法给大家作一介绍,希望对你们能有所启发。

自然科学的学习方法很简单,概括起来就是两个字:前思。什么是前思?就是向前思考,不断地追问是什么。我们现在来思考一下:这是什么?是桌子。向前思考:桌子是什么?是木头。木头是什么?是植物。植物是什么?是生物。生物是什么?是分子结构。分子结构又是什么?是原子结构。原子结构是什么?是粒子结构。粒子结构是什么?是微粒子结构。微粒子结构又是什么?正在研究。所以自然科学就是不断地向前思考、追问,打破砂锅问到底,还问砂锅在哪里。

大家不要笑,其实每个人一生下来,都是天生的自然科学家。但是我们的教育把我们的"前思"给扼杀了,我们的家庭把我们的"前思"给扼杀了,我们的社会把我们的"前思"给扼杀了。小孩最喜欢问的问题就是"爸爸妈妈,我是从哪里来的?"爸爸妈妈很高兴地说:"你是爸爸妈妈生下来的,你的眼睛像爸爸,鼻子像妈妈。"小孩又问了:"你们是哪里来的?"爸爸说:"我是爷爷奶奶生下来的。"小孩又会问:"爷爷奶奶是哪里来的……"于是大人一个巴掌在屁股上拍下去,"自己玩去"。一个伟大的自然科学家就被扼杀了。春节我在火车上看见一个小孩第一次坐火车,高兴得手脚不停地动,一个劲地问爸爸:"爸爸,我在哪里啊?"爸爸告诉他:"傻瓜,你在火车上。"小孩又问:"爸爸,火车在哪里啊?"这时旁边有个叔叔,看上去很有学问,可能是个知识分子,他告诉小孩:"小朋友,火车在宇宙的银河系的太阳系的地球上。"所有答案全部给封杀了。没想到儿童就是天生的自然科学家,听后一点也不生气,接着问叔叔:"叔叔,宇宙在哪里?"这位叔叔从来没想过。我就开玩笑地说:"宇宙在你的心里。"于是小孩很茫然:火车、地球……都在外面,为何说宇宙在我的心里呢?

向前思考是人的天性,我们每个人都是自然科学家的材料,要成为自然科学家就得前思。教育是什么? 教育是引出。引出是什么? 就是老师少说学生多说。哈佛大学的老师坐的是圆桌,学生与老师坐在一起,学生可以随便说。像我们的学生举手发言很辛苦,但是在耶鲁大学,老师的桌子是最低的,学生的桌子从第一排开始,一排比一排高,所以举手发言很容易。他们就是创造一切条件让学生多发言。礼堂也一样,像哈佛大学肯尼迪政府学院的礼堂每个角上都放有直立的话筒,这样发言就很容易,不像我们的礼堂,发言很困难。

自然科学的学习方法是前思,那么人文科学的学习方法是什么呢? 是反思。就是反过来思考,哲学专门是反过来思考的。哲学家和科学家去打猎,打到几只野鸭。等到烤好可以吃的时候,科学家告诉哲学家野鸭的营养功能,并让他吃;但哲学家坚持不吃,他说:"我在思考人是否有权利吃它? 在这个问题没想清楚之前,我不吃。"哲学的反思很傻吧! 现在我们来互动一下,这是什么? 这是桌子。我们不再问桌子是什么了,我们要问为什么这个叫桌子,不叫椅子。这听起来也很傻,但这很重要。反过来思考,方的是桌子、高的是桌子、圆的也是桌子,也就是说,桌子的形态可以很多,但桌子的概念只有一个? 桌子的形态是可以改变的,但桌子的概念是不变的? 也就是说,桌子的形态是暂时的,但桌子的概念是永恒的? 那么是先有桌子概念后有桌子,还是先有桌子后有桌子概念? 这跟鸡生蛋、蛋生鸡的道理是一样的。

所以人文科学的思维方式是反思。当我们在做任何一件事情的时候,如果停下来问一下,为什么要这样做? 那么哲学思考就开始了。现在讲一下哲学,哲学家不在课堂里,不在书斋里,而在生活中。生活中经常有这样的学生来找我,他们课也不上,书也不读,就是问自己:"我为什么要读书?"这就是哲学思考的开始。我一听很高兴，就说："哇，我们面前出现了小哲学家。"很多同学都有这样的情况，从小到大都是父母要自己读书，而不是自己要读书，于是他们很困惑。这时我就让他们不要读书，赶紧去玩。结果他们没去玩，因为读书已经变成习惯了。

最后是社会科学。社会科学的思维方法是三个字：当下思。不问桌子是什么，也不问为什么叫桌子而不叫椅子，而问桌子有什么用，这就是当下思。如果桌子的腿断了，不问什么原因断的，也不问为何是这条腿断不是那条腿断，而问该怎么办，找砖头把桌脚垫起来。

我们中国的心理学多是理论心理学，浙江大学的心理学是工业心理学。而国外的心理学在研究车间的墙上涂什么颜色使工人劳动 8 小时不会感到疲劳，办公室里的灯多少瓦，灯光的亮度能满足人的需要。我经常走访企业，看到有些企业家的办公室里有 2 米长的老板桌，我就跟他们讲："你们这就不懂心理学了，谈生意时你的气派很大，人与人之间的距离很远，这生意还谈得成吗？"根据心理学研究，人与人之间谈话时的距离决定效果，人与人之间的距离大于 2 米，会产生疏离感和陌生感。所以我建议他们在老板桌旁边放张小圆桌，如果要谈生意，就把客人请到小圆桌边上来谈，小圆桌上放两杯茶，人的距离要小于 2 米，生意成功率就大。如果两个人之间的最近距离小到 0.45 米，人身体的警报器就叫起来了，人就紧张了。我上课的时候，如果老是走到某个同学的旁边，那位同学就要说了："老师，你为什么老是走到我旁边？"但当两个人站在小于 0.45 米的距离上，如果能长时间相处、警报解除的话，那么这两个人的关系就不一般；如果一个男性和一个女性能长时间处在小于 0.45 米的距离，那么这两个人的关系更不一般，至少是同学关系。你们到外面去，怕传染禽流感什么的，根据国际规定，传染距离是 1.5 米，只要你与传染源保持 1.5 米的距离，就不会被传染。

心理学研究心理问题，社会学研究社会问题，如社会群体、社会组织、社会变迁。企业效率太低了，员工就下岗，下岗后社会不稳定了，再就业，上岗的时候岗位不够了，就搞社会保障，社会保障没有钱，就国家出一点，企业出一点，个人也出一点。现在我们浙江省很多人就不出钱，让企业家自己看着办，加班还是加工资你自己决定，"我是打工的，我不要休息，我希望每天都工作，能多挣点钱回去买房子，我保险也不要买"，于是政府就强制要买保险。这就是社会学研究的当下问题。

政治学也是一样。美国的政治科学课题是四岔路口上放几个警察最好，一要维持交通秩序，二要体现国威，三要最省纳税人的钱，他们的研究非常具体。我在耶鲁大学图书馆门口看到一个胖警察，就好奇地问他这个地方能不能进去。

他说可以。我再问他站在这里干什么。他指了指后边的墙角说："去年恐怖分子在这里扔了个炸弹，没有炸掉，于是今年我们轮班在这里看守。"我就想，美国的警察怎么这么笨，今年炸弹应该扔那边去了。其实原来警察执行的是形象工程，以消除公民们的恐惧心理。瑞士、丹麦等国家研究什么样的警察管理交通秩序最好，后来发现女警察管理交通比男警察效率要高，尤其是漂亮的女警察，因为司机觉得人格得到了尊重，都好好开车，交通秩序得到了很好的改善。

所以，大家在学校里要把自身的学习升华到理念和方法。碰到任何难题，先前思，再反思，再当下思。

我这里有一张哈佛大学校园的图片。在哈佛大学，本科生是没有专业的，所以现在我们浙江大学的一年级和二年级所有科目全部打通，三年级、四年级才选专业，因为现代社会要培养有文化又文明的学生。你们的校训很好，"修德求真"，"修德"就是培养文化人，本科生不需要专业，研究生才需要专业。在哈佛大学，一年级的学生住在老校区，感受哈佛的校园文化。哈佛大学的草坪一年四季都是绿的，是没有人踩的；而在中国的许多学校，草坪即使是好的，也是因为旁边有很高的栏杆，如果没有栏杆，草坪被踩的问题始终解决不了。哈佛的草坪之所以不被踩，是因为它改变了理念。它在铺草坪之前先修路，把路口与路口之间、房子与房子之间最近的路先修好，然后开始在路与路之间铺草坪，所以它的路都是斜的。一下雨雪，人总是想走得快一点，而最近的路已经修好了，所以草坪就不会被踩了。

一个理念的转变，就把看起来不能解决的问题解决掉了。我在哈佛商学院花了三个月的时间研究管理，发现世界上最高层次的管理。不是车间管理，不是流程管理，不是财务管理，也不是资金管理，不是人力资源管理，不是债务管理，而是理念管理。理念一转变，许多不能解决的问题很快就解决了。

大学生也一样。今年正月初五，两位副校长问我们几个教授：浙江大学教学改革应该怎么改？我说现在学生都是被动学习，所以改革的方向就是把被动学习改为主动学习，还要把主动学习改为创新学习。那么怎么让学生创新学习？应该给他们提供平台。比如现在大学生喜欢打游戏，我们应该鼓励他们打游戏，先搞一个游戏大赛，再搞一个学校网络变革设计大赛，让他们全都来设计网络，再把考试变为以游戏的形式出现，考试题目由游戏大王来设计，最后教学改革成功了，坏孩子全都变成好孩子了。在美国，有所学校的一个中学生很调皮，但电脑水平很高，在星期天把学校所有老师上课的教室与老师的名字都换掉了，结果所有授课老师都走错了教室。然而，校长把这个同学叫去之后只说了两句话：第一句是你小子很聪明，第二句是建议他能不能用他的聪明为学校做点好事。这个学生后来成了苹果机的创始人。如果当时按照中国的教学规定,把他开除或留校察看等,一个苹果机的创始人就没有了。所以我们要长远地看创新,要改变理念。

二、创新型社会

我们现在为什么这么强调创新型人才?因为我们进入了一个新的社会——创新型社会。现在是中国几千年以来创新发展最好的时期,到处在搞开发建设,我今天在文理学院参观,感觉好极了。高等教育的大跃进在这个时期充分地体现出来了。德国有个教授到浙江大学来参观,我们经济学院的教授告诉他中国这几年发展多么快,最后很谦虚地说这里面有很多水分和泡沫,德国教授却说:"给我们点泡沫吧!"因为泡沫多说明底下主流还是大的。

我们回顾一下 20 世纪的这 100 年。20 世纪上半叶,发生了两次世界大战,那时的竞争方式是军事竞争,谁的力量大谁就是老大。后来人们认识到,依靠军事力量能够达到的目的靠经济力量也能够达到,依靠军事力量达不到的目的靠经济力量也能达到,于是军事的竞争转变成了经济的竞争。随后许多国家又发现,哪个国家科技发达,经济发展就快,于是国家与国家之间的经济竞争转变为科技的竞争。后来许多国家又发现,哪个国家拥有的创新人才多,哪个国家科技就发达,于是到了 20 世纪末,国家之间的竞争从经济的竞争到科技的竞争,再到创新人才的竞争,最后变为教育的竞争。于是许多发达国家,特别是还有许多发展中国家饿着肚子勒紧裤腰带搞教育,提出了国家教育先行的发展战略。而我们国家还是经济先行的发展战略,所以我们国家差发达国家一个历史台阶,我国国民教育的投入到 2010 年才能达到韩国 1985 年的水平,你们能坐在这么明亮的教室里听课,真是天之骄子。中国的国民教育投入是世界倒数第二,非常落后,俄罗斯、英国、法国、美国都进军中国的教育市场,这么大一个教育蛋糕,一块一块地被外国吃去,我心里很着急,希望这个蛋糕能给我们自己吃。

农业社会用一句话概括是以原生性资源为基础,以种植业为主要生产方式,以劳动力和土地为主要生产要素的社会。什么叫原生性资源?如天生的土地、海水、空气,以及人刚生下来时的脑袋。所以农业社会就两大要素最重要,即土地和劳动力,谁掌握了土地和劳动力谁就掌握了财富和权力。而到了工业社会,资源由原生性资源转变为再生性资源,产业从种植业转为了制造业,社会生产要素由土地和劳动力转变为资本和商品,谁掌握了资本和商品谁就掌握了权力和财富。在工业经济的挑战下,农业经济没有招架之力。

21 世纪,我们迎来了知识社会,经济直接同知识相关,叫知识经济。知识经济以智力资源为基础,产业性质也变成了创新力。在我们国家,社会最重要的生产要素仍然是两个,但不是土地和劳动力了,而是知识和人才。所以 20 世纪 50 年代一位著名的管理学家说,在知识社会,无产阶级不重要,资产阶级也不重要,因为无产阶级和资产阶级是工业社会的概念,我们迎来的是知识社会,起主导作用的是经过大学教育的智产阶级。这是非常有远见的观点,在知识社会,最重要的生产要素是知识和人才,谁掌握了知识和人才谁就掌握了财富和权力。

在知识经济的挑战下,工业经济无招架之力。在工业经济社会,有庞大的工厂,庞大的销售网,庞大的市场,everything is big;在知识经济时代,微软公司只有几幢楼,楼里只有些小房间,房间里有几台电脑和几个工程师。微软公司的固定资产是通用汽车公司的四分之一,但是它的市场占有率是通用汽车公司的四倍。也就是说,在农业经济时代,财富是自给自足的,工业经济时代财富是上升的,而在知识经济时代则是加速上升的。你们别说比尔·盖茨很牛,我在哈佛听到这样一个故事:比尔·盖茨出了一本书叫《未来之路》,他的数学教授专门买了他的书去看,看完之后在哈佛大学举行了一个讲座叫"从《未来之路》看比尔·盖茨",狠狠地批评比尔·盖茨,说他有知识没文化,在哈佛读了两年书就去办公司了,虽然公司办得很成功,但是如果他继续把后两年读下去,他的这本书不会写得这么差。这就是批判精神。

三、创造性理念

知识社会要求知识和人才成为社会最重要的生产要素,这就是创新型社会为我们提供的普遍条件。我们要在知识社会中提出创新的理念。在这里,我给大家提出一个非常重要的命题,这个命题是作为我的专利奉献给大家的,叫作"未来具有无限的可能性"。

许多同学说未来之路是有限的,因为我们的时间是有限的,精力是有限的,生命是有限的。事实的确如此,但你眼睛一闭,世界在瞬间进入你脑海,什么都是无限的,所以我们在思想和理念上要相信无限可能性。我们学校要加快发展,就要建设一个无边界的校园,要把有形的围墙打掉,同整个中国、整个世界共同发展。

未来具有无限的可能性,是创新的第一个思想前提。如果你不相信未来具有无限的可能性,那还怎么创新啊!举个例子。月亮、太阳与地球的相互吸引,常常会引发自然灾害。最近有个美国科学家发表一篇文章,说 21 世纪人类最大的任务是减少自然灾害,火山、海啸、地震都与月球对地球的引力有关,所以 21 世纪人类应该向月球发射火箭,炸毁月球,从而减少自然灾害。这在美国引起了轩然大波。钱江潮之所以这么壮观,也是靠月球的引力。以前每年都有人被卷走,因为大家都有个理念就是潮水到了岸边就会退去,没想到钱江潮不退回去,"哗"一下就上来了,所以现在你去观潮的话,有 50 米安全线。有科学家研究,月球的引力可以让地球的旋转速度每年都减慢,再放大到几亿年以后,地球的旋转就是零速度,再过几亿年,地球就是负速度,那太阳不是从西边出来了吗?可见未来具有无限的可能性。

几亿年太遥远,说近一点的。地球形成后一段时间内,任何生物都是没有眼睛的。最早有眼睛的是三叶虫,它的背壳上有两个硬的凸出,是感光点,在感光点的基础上进化成了眼睛。几万年前的古人类,每个人都是三只眼睛,《西游记》里有个人物叫杨戬,武功比孙悟空还高,三只眼,他的三只眼是哪里来的呀?是从古人类的模板中来的。三只眼睛后来进化成两只眼睛。现在这个时代,我在学校走进教室上课,发现第一年有 1/4 的学生患近视眼,第二年有 1/2 的学生变成近视眼,第三年是一片反光镜照上来。科学家研究表明:200 年以来,由于读书的增加,近视眼的增加,人类两眼瞳孔之间的瞳距在慢慢缩短。古人类有三只眼睛,后来变成两只眼睛,现在瞳距缩短,我们为未来人类展望一下,未来人类会有几只眼睛啊?两只眼睛要聚焦,生物遗传有个原则叫最简单原则,近一点,近一点……最后变成一只眼睛,这一只眼睛看出去就是焦点。

有的同学说几万年太远了,那我讲得近一点。哈佛大学法学院有位教授上课时说,同学们,你们在座的很多都是法学方面的高才生,我提个问题:美国在 30 年内整个国家取消所有监狱,会怎么样?哈佛大学有个特点,哪个学生上课举手把老师问倒了,考试成绩肯定是 A,哪个同学提出的问题老师能够回答,那是 B,哪个同学老是不提问题,有不及格的可能。所以同学们举手很积极。

回到上面那个问题。有些同学反对老师说:"哪里有贫穷,哪里就有犯罪,30 年以内美国不可能消除贫穷,所以不可能消除犯罪。"有的同学说:"老师你懂不懂能量守恒定律?为什么有犯罪?因为人能量不守恒,能量有余。能量有余没地方去,干什么呀?犯罪!"有的人说:"老师你懂不懂医学?美国医学家到监狱里对重刑犯进行基因调查,每个人有 23 对染色体,第 23 对染色体是 XX 的为女性,是 XY 的为男性。结果发现大多数重刑犯第 23 对染色体的 XX、XY 后面多了一个 Y。"那么也就是说,多了一个 Y 的人先天基因遗传就具有攻击性。你在马路上走撞到一个普通人,"对不起",没事情了;撞到多一个 Y 的人身上,那么正好成为他的攻击目标。

而老师就说:"同学们,当你认为一件事情不可能的时候,接下来就是一串不可能的理由。"我说第一排第一个同学,你以后可以拿诺贝尔奖,你肯定会说这不大可能吧;我说左边这个女同学,你以后会当校长,绍兴大学校长,可不可能呀?开个玩笑是不是? 所以说,当你认为一件事情不可能的时候,自然而然就会有不可能的理由。

后来,那位老师说:"同学们,我把我的要求改一改,加上'假如',假如 30 年以后美国社会要取消监狱,你们这些高才生可以做哪些事情?"人很奇怪,一假如就放松了,一放松就自由了,一自由创新的思想就产生了。你们注意噢,没有自由是没有创新的。一把枪放在脑子里,叫你创新、创新、创新,你会不会创新啊?没有枪,没有人管你,你在洗澡,泡在浴缸里,暖洋洋的,放上鲜花,播放音乐,创新就出来了。有些同学说:"很简单,我们向美国总统递交国是报告,叫美国总统 30 年内什么也不要做,只做一件事情——拉平贫富差距,30 年以后整个社会一样贫富了,就没有人犯罪了。"有的人回答:"我们应该多办娱乐设施,让人们到哪里都可以玩,到了单位有活动中心可以玩,回到家里有社区活动中心可以玩。马路上每隔 500 米就设一个可以玩的地方,挂一个牌子'for free'。把多余的能量给玩掉。"同学们七嘴八舌,一口气提出许多建议,还有同学用高科技来解决:"很简单,把所有的监狱全部拆掉,每个罪犯都戴一个铁镯子,卫星定位,走到哪里都会被看见。刑期满了就把铁镯子解掉。"还有同学说:"多办学校,一座学校胜过十座监狱。当一个国家学校足够多的时候,监狱就越来越少了。假如还有两座监狱去不掉,把它翻牌,第几监狱改成第几学校得了。""假如"的情况下,同学们就都有了创新思想。

所以人生未来之路,第一个目标:要敢于面对不可能的情况。什么叫不可能? 记下五个字:不可能=机会。创新的最大机会就在"不可能"三个字中。当你面对可能性的机会时,地球上 67.5 亿人都是你的竞争对手;但是当你首先面对不可能的时候,地球上 67.5 亿人都是你的顾客,因为你首先开创了纪录。

大家知道,世界上航空公司竞争很激烈,大打价格战,生意越来越萧条。欧洲有个小伙子没事干,他说我来办一个新的航空公司。所有人都反对,说"你傻了"。小伙子买来空中客车,拆去内座,自己设计了一种新的只有二十几个座位的布置,可以睡觉,可以体育锻炼,可以开会,可以把日常生活和办公的功能都放到飞机上。研制出来以后,飞机场场爆满,要提前三个月预定。他就是抓住了别人认为的不可能,从而成功。

大家都知道马戏团,现在有电视、电影、计算机了,没人看马戏了。加拿大太阳马戏团,全球连锁的,进行了改革。以前马戏团全是动物,现在许多动物变成了保护动物，所以他把动物演员减少，请了很多名艺人做演员，编成一个故事来演戏，在故事当中稍微出现几只猴子、鸭子之类，结果小孩要看，大人也要看，因为整台马戏是一个故事了。

所以我们要敢于面对不可能，不可能是最大的机会所在。然后我们的人生要把不可能变成可能，把可能变为现实。变为现实还不够，我们还要通过我们的努力把现实变成生命的意义与价值的永恒。因为人是一种精神动物，最后要得到精神的满足，才是理想的生活。

未来具有无限的可能性，于是我们可以推出第二条命题——一生可以活几次？

一生至少可以活两次。有的人说："一生一世就是一次嘛。"我说不是。未来之路有无限的可能性，我们至少要活个两次三次的。有什么样的想法就有什么样的做法，有什么样的做法就有什么样的活法，要改变活法只要改变做法就行了。有思路才有出路，改变想法就是改变活法的开始。

我给几个学生上课，我上课很简单，考试也很简单，每个人上台演讲三分钟，讲好之后我给成绩。结果有个学生上台演讲了三分钟，三分钟里活了三次。他说："我是浙江大学的高才生，因此毕业之后一定要找个好单位，天南地北的好地方我都去——这里的天南地北就是天津、南京、上海、北京；好地方好工作找到了，就努力工作，认认真真找个好对象，生个好儿子，当个好爸爸，然后当个好科长、好处长、好厂长，最后在杭州火葬场找个好位置。"

这么讲了一分钟，然后他说："同学们，难道我一辈子就这样实实惠惠、庸庸碌碌地过吗？不！现在的大学生太讲究实惠了。招聘的时候，要看条件好不好、有没有房子、有没有车、有没有电视。我既然是浙江大学的高才生，就要立壮志，树雄心，我要抬起头，挺起胸，踏出国门走向世界，我要留洋学，娶洋妞，生洋娃，住洋房，开洋车……"

正好两分钟，然后他又说："同学们，难道我一辈子都给洋人打工吗？不！"我去美国之前，我们45个大学同学，15个在美国。有个同学回来了，我问美国怎么样，他说美国的物质生活，一句话三个字：没说的；美国的精神生活，一句话三个字：不如你。我就奇怪了，我说你物质生活没说的，有两幢房子、三辆汽车，老婆不工作，两个孩子，精神生活怎么会不如我？他说，我脑子里面每天都有阴影——我是高级打工者，哪像我们国家，到处都是主人翁的姿态，潇洒自如。我到美国之后，才发现他说的没错，打工的感觉十分强烈；我在自己的国家，学习时是学习的主人，工作时是工作的主人，什么都没有时我是国家的主人——人民。现在有的大学生，只有一个理想就是出国，但目的并不是很清楚。有个同学从上海到纽约之后讲了这样一句话："我从上海来到了纽约,完成了从猿到人的过渡。"原来他在中国过的是原始人的生活,这句话把他崇洋媚外的思想彻底地、淋漓尽致地表现出来了。第三分钟这位同学说："我既然是浙大的高才生,我当然要出国留学。但是我来自农村,我父母都是农民,面朝黄土背朝天,一分钱一分钱省下来给我读大学。国外学成之后我要坚决回国,建设家乡的现代化,建设祖国的现代化。"讲完正好三分钟,全场热烈鼓掌。我给他打了个优,再加一个五角星。

三分钟里面获得三次重生,体现了什么道理啊? 一生可以活几次,关键是你确立什么样的核心价值观,价值观将指导你的一生。

我们有句话叫"天下文章一大抄,抄来抄去有提高",抄文章没关系,关键是你抄的时候要提高。别人说"上帝面前人人平等",我改了个词叫"上帝面前人人聪明"。未来具有无限的可能性,上帝面前人人聪明。我们要讲创新,首先要相信自己就聪明得很,连鲁迅先生笔下的阿Q都认为自己很聪明。这是创新很重要的一个素质。

很多企业家听了我的课说:"余教授,你讲的课真好。我听后很感动,晚上回去想想还很激动,第二天早上起来又一动也不动。"我说:"既然感动激动了怎么不动动呢?"他说:"余教授,我告诉你我的一个特点,我这个人就是太笨了。"我就问他:"你承认不承认我是你的老师?"他说:"当然承认了,一日为师终身为友啊。"我说:"好,你承认你是我的老师,那我告诉你,从此之后不许说这个字——'笨'。"你们在座的也一样,你们今天听了我的课,从此之后不许说自己"笨",哪一方面不行就换一个字说说,应该说"这方面我还没有开发"。当你说"笨"的时候,创造力的闸门就"啪"地关掉了;当你看到"没有开发"的时候,创造力的闸门没有关,开发一下就行了,什么时候开发,什么时候创新就出来了。我说:"你会不会打麻将啊?"他说:"会的。"我说:"你生下来的时候会打麻将吗? 为什么现在麻将打得这么好啊?"这个能力怎么来的? 开发出来的。

四、创造性教育

上帝面前人人聪明,那么怎样把自己聪明的素质发挥出来呢? 再回到教育。我们要推广创造性教育,要从我做起,从现在做起。你先检查:自己哪一方面的学习没有创造性? 你们学校哪个教学环节不符合创新的要求? 你们可以要求改革。你们校长已经表态了。哪个部门不改,你们可以直接写信给校长,他来改。

创新要有体制改革。中国现在处在一个从高智力型社会向高智能型社会过渡的阶段。高智力型社会培养的人才是记忆人才。农业社会,老年人最有知识,老年人把自己的经验告诉年轻人,年轻人记住了。所以农业社会时代,教育很简单,就是上课记笔记,下课抄笔记,考前背笔记,考完全忘记,教育处在一个低水平的重复中。现在的小学生也没太大改观,真苦啊。报纸上介绍:有个爷爷对小学生讲,爷爷小时候给地主放牛,没时间读书;你现在条件这么好,好好读书吧。结果孙子跳起来:"爷爷,我要放牛,我不要读书。"放牛多开心啊,在大自然的环境中。现在小学生上学不是背书包的,是用拉杆箱拉着书本上学的,导致许多学生是被赶着去上学,读书是赶鸭。

上课是填鸭,老师把笔记从书上抄到黑板上,学生把笔记从黑板上抄到簿子上。老师的笔记从哪里来? 是从老的参考书里抄来的。老的参考书从哪里来? 是从更老的书上抄来的。有一次我讲课讲完了,三个学生不走,我问有什么事,她们说:"你讲课讲得很好,我们那个老师讲得不好,他拿出来的讲义不但发黄,还是发了霉的。"我说:"我们江南雨季比较多,杭州专门有梅雨天。你们有没有注意这个'霉'是新'霉'还是老'霉'呀?"同学说:"肯定老'霉',都已经发黑了。"如果老师拿那么老的教材来上课,我认为同学们要拒绝听课。因为现在大学生20%的知识一出校门就折旧了,知识是在不断更新的,老师还拿这么老的讲义来教,学生自己还能行啊?

有个中科院院士到各大院校去讲课,到了中国人民大学、中国科技大学,或者南京大学,狠狠批判填鸭式教学。同学们纷纷鼓掌,院士说出了同学们的心声。在一所大学,院士狠狠地批判填鸭式教学后,学生没有鼓掌。院士非常奇怪:中华人民共和国国土上居然有没有填鸭式教学的学校! 后面有个同学懒洋洋地举起手来。院士问他:"你们是什么式的教学?"没想到那位同学拿起两只手放在嘴边说了声:"我们是喂——猪!"比填鸭式还要糟糕!

读书是赶鸭,教学是填鸭,考试是烤鸭,一直考啊考,直到烤焦为止。有的作弊手段叫人难以预料。女同学帮男同学代考,男同学帮女同学代考……把清朝年间科举考试的所有作弊手段都用起来了。教务处长跟我讲:"余教授,除了复印机没拿到教室,其他所有作弊手段都用上了。"还有创新的,用高科技。女同学穿一身连衣裙,大腿上绑个 BP 机,监考老师好不好去查看的? 最关键的是,考试过后,一只只都是南京板鸭,不会提出问题,不会发现问题,不会解决问题,不会创造问题。

这种教育体制要彻底地批判、淘汰,于是世界高等教育界进行了革命,从高智力型走向了高智能型,大家注意这个"能"字,能力啊。市场经济中,靠的不是文凭,靠的是水平。没有水平,就是有博士学位,也要给没有博士学位的人打工,因为他有水平。

高智能型人才的培养要注意两方面的问题：第一，学校要有设备和条件。某高校计算机系的一个学生和浙江大学一个学生同时毕业，来到杭州某单位。计算机坏掉了，科长说你们给修一修。某高校毕业的同学说："科长，我进行了三年计算机方面的学习，可从来没有打开过计算机的壳。"浙江大学的学生打开机子，一下子就修好了。你们到浙江大学计算机系去看一下，宿舍里都有两三台"赤膊"机，没壳子的，电线拉来拉去，这个地方看足球，那个地方玩游戏，学生对里面的硬件软件都清楚。

能力培养是要有条件的。我有个同学在医科大学当教授，他告诉我，对医科大学的学生而言，能力更加重要，因为他们毕业之后要给病人开刀。为了提高学生动手能力，他们用狗做实验，后来没钱了，改用兔子做实验，又没钱了，改用荷兰鼠。这些小动物也没有了，就改用麻雀，"麻雀虽小，五脏俱全"嘛。麻雀抓不到了——麻雀还是益虫，医科大学的学生就在草坪上养了几百只青蛙，拿青蛙做实验，四人一组。我同学在浙二院实习的时候，我问他实习医生是怎么当的。他说很简单，一个晚上给三个阑尾炎病人开刀。我说我以后如果开刀，绝对不要你们这样的实习医生开。为什么？因为白天给青蛙破肚皮，晚上来破我人的肚皮，人道主义变成蛙道主义啦。培养能力没有基本的条件是不行的。

因此培养高智能型人才：第一，要有条件；第二，需要我们积极响应。有了条件之后，不响应的话也没用的。三个人一组做实验，其中两个对另一个人说："你来做，晚上楼外楼请你吃饭。"一个人把实验做完，三个人拿一样的成绩，两人能力没提高。所以能力的培养要靠自己响应，甚至可以自己去创造。现在有些学校不反对休学创业，我认为这就很好。

中国的高等教育正在从高智力型向高智能型转变，而发达国家则是从这个阶段走向高创造型阶段。

创造性学习有三个台阶：第一，基础知识；第二，模仿创造；第三，直接创新。创造性人才的教育特色就是一句话：边学习，边模仿，边创造。把这三个环节联系起来，在学习的时候就模仿，在模仿的时候就创造。这样，你肯定会成为一个创新型的人才。

我的一个同学，1977年一进大学申请免修数学，期末的时候写论文，题目是"论数学手册中的若干错误"。另一个同学1977年一进大学就英文免修。我还有一个同学，他数学也没有免修，英语也没有免修，经过三年创新性的学习，一跃成为全班第一。他很有水平，他学英语怎么学的？他报纸都不看，就是学教材，教材最经典。他把三套教材全都学完后，才开始看报纸。每年假期回家，记英语单词 1000 个以上——我们很多同学都有体会,放假时一包书背回去了,开学时原封不动地背回来。有一次我们都到上海实习,平时劳动结束后我们到上海大世界玩,而他却在上海图书馆学外语,四年不到,他成为到美国麻省理工学院留学的大学生之一。所以我们要改变一个理念,以前是努力、努力、再努力,刻苦、刻苦、再刻苦,现在要创造、创造、再创造。假如不创造,别人就会追上来。要努力,就要创造性地努力。

其实我们中国大学生很聪明,关键是没有创新意识。那么在中国落后的教育体制下,创新型人才能不能脱颖而出?答案是肯定的。关键是同学们自己要树立创新意识。假如没有创新意识,生活就很死板;假如有创新意识,生活的每一分钟都是创新的最好时机。

五、创造性实践

我们的人生要确立目标。我给大学生上伦理学课,其中有个作业,就是每人必须要给自己设计一个墓志铭。有些同学就会问:"我还年轻,正处于青春年华,干吗要墓志铭呢?"其实,人生的起点不在过去,人生真正的起点是在未来。假如明天死亡,这墓碑上会写什么东西?这墓志铭恰恰就是人生真正的起点,把墓志铭设计好,然后反过来,每十年设计一个小目标;到了大学,每一年一个小目标;然后把所有的小目标串起来,直达墓志铭的目标,这样的人生效率是最高的。这就是说:人生的起点在未来,从未来走向未来,这种人生就是创新的。我们以前的人生是趋势外推,加一天减一天,减一天是昨天,加一天是明天,这种模式叫农业经济模式。现在是知识经济时代,要未来反求。我们未来的目标是什么,反求出今天做什么。

作为人才的目标,我提出一个很好的口号,即要做"领袖型战士",脚踏实地干实事,但是我们的素质要是领袖型的。因为人生一辈子总有几个机会过来,过来的时候,你要把你的素质发挥出来,机会就来了。

要创新,还要有独立的人格。人格如果不独立的话,依附于别人、依附于历史,如何创新?我提出人有五"格":第一是体格。如果肥胖,叫肥胖型人格,胖的人性格很明显,人比较开朗,容易交往,朋友很多,火气很大;而瘦的人就叫作瘦弱型人格,这种人难以交往,朋友少——只有两三个,这两三个就是生死之交,很孤独,很孤僻,眼睛很深邃特敏感;而不胖不瘦的人就叫作斗士型人格,这种人很有勇气,有创造力,顽固,往往虚心接受,坚决不改。第二是性格,性格分内倾还是外倾。第三是品格,一个人没品格就不是人。第四是资格,比如说公民资格。

第五是规格,以前几品官出去坐怎样的轿子,都有规格。体格、性格、品格、资格、规格这五"格"加起来就是人格。整合起来的人格就是"价值的自我",把社会的价值转化为自我的理念和信念,人格就凸显出来了。

创新型人才还要学会交往。有时看半小时书,还不如大家互相商量、互相激发。交流是激发创新的一个非常好的平台。现在的大学生,交往都是被动的。一回家,火车上坐的全都是大学生,但是你看看我,我看看你,谁也不开口说话。其实只要一个人开口说第一句话,整个旅途就非常愉快了,交流也就形成了。现在的大学生是不想交往,没有交往的理念;想交往的又不敢交往,敢交往的又不会交往。所以大家要注重人际交往。

另外还要学习多学科知识。千万不要在大学的时候就把自己限制在一个非常窄的知识领域之中。什么知识都要学一学。我们以前培养的是Ⅰ型人才,一门学问一学到底;现在社会需要的是Ｔ型人才,在几个知识领域都能发展;而我是Ⅱ型人才,一块是理工科的知识,一块是文科的知识,现在又横向发展。大家要朝Ⅱ型人才发展——转变人才的理念,使人才培养模式从Ⅰ型到Ｔ型,再到Ⅱ型。

最后我想提醒的是:创新同境界是直接相关的。假如人生没有境界,一味谋求功利,为了眼前的利益、鼻子底下的利益,那是不行的。

我们要确立我们的目标,要培养独立人格,要重视人际交往,学习多科知识来实践创新,当然具体内容是非常多的。有些人听过我的讲话,问我:"余教授,你能不能讲得具体点?"我问怎样的具体法。他说:"你能不能告诉我,明天我要做什么?"我马上给他提出了中华人民共和国从来没有人提出过的很伟大的建议,今天奉献给大家。我问他:"你口袋里有没有钱?"同学就在想:"现在教授怎么一开口就是钱呢?"我说:"钱不要多,一元有没有?"他说:"一元肯定有的。"我说:"那你用这一元钱到校门口买一个本子,在这个本子上写上四个字'一日一创',记下每天的创新点是什么。假如这个本子记完了,还不是创新人才,你来找我,我再告诉你第二个主意。"没想到学生偷懒,忙问:"余教授,快告诉我们第二个主意。"第一个主意都没去做,就问第二个主意? 我只能说:"第二个主意就是再拿一元钱,再买个本子。"

创新就是永远保持那颗童心,永远保持对世界的好奇,永远像小孩那样不断探寻,永远保持对未知领域的探究。而我们永远要支持身边有创新性的人,这样,一个国家、一个民族、一个学校、一个个人才能更好地发展。我在哈佛大学的书店,看到一个大人带着一个不会走路的小孩进来,大人翻书去了,小孩没事做,也爬来爬去自己翻书去了。要是在中国,营业员肯定会说:小朋友,不要把书弄掉。而那些营业员看到这种状态，不但不去赶，反而很欣赏地看着他，然后我用相机留下了那一刻。

下面留点时间给大家提问，谢谢大家！

自由提问

学生：余老师，您好！非常感谢您精彩的演讲。我的问题是：您刚才提到创新精神，但是创新会受到各种条件的限制，比如家庭、社会环境等，我想知道，如何能突破这种限制？如果有些限制暂时无法突破，该怎么办？谢谢！

余教授：这个问题很好！创新有阻碍，创新有风险，是正常的；正因为有阻碍，才需要创新。所以创新的第一个创新就是解构阻碍。要创新，学校不同意，家长不同意，beyond 这些不同意就是创新的第一个必要环节。告诉大家一个命题：创造无边界。任何边界都是人为的，若认为有边界，说明创新还没到家，真正的创新就是突破阻碍。

我给大家举个例子，禅宗想让人感悟生命，让你知道下一分钟你就要死了，这一分钟你怎么办？也就是说死已摆在面前，必然的，那么怎样的死法也要创新一下。可以无奈地死去，也可以哈哈大笑地死去。

禅宗故事讲得很极端，我们讲一个身边的例子。麻省理工学院一位教授，读了博士当了教授，然后下海，在企业里办了一个研究所，赚了钱，年纪大了，想回到麻省理工学院教书。他找到院长，说："我回来当教授，只有一个条件，就是不拿工资。"他成为麻省理工学院第一个不拿工资的教授，他教学非常认真，他的一个理念是学生必须要实习，让知识得到应用。他让学生到他原来工作过的公司实习。实习之后，他问学生："怎么样？实习有没有效果？"第一个博士跟他讲："我们都这么熟悉了，我跟你讲实话吧。这三个月简直是浪费时间，浪费青春。"教授问："怎么回事呢？给你安排了什么工作呢？"博士说："因为是你介绍我去的，他们就给我安排了一个非常舒适的工作，就是对电子产品做检查，坐在一个地方，拿一个仪器，量电阻，好的放这边，不合格的放那边。这是中学生都会做的事情——低水平重复，本来三个月我可以看多少书，查多少资料，做多少实验。"教授连连道歉："I am sorry！I am sorry！我没有给你安排好岗位，我下次会注意。"第二个学生迟了一个星期才回来，教授首先向他道歉，说工作没给你安排好。这个学生问："什么意思啊？"教授说："是不是浪费你的时间了？"学生说："没有啊。"教授很奇怪，问："你做什么工作啊？""量电阻啊。""量了多长时间？""三个月。"教授就问："那你有什么收获呢？"学生说："老师，我在测量电阻的时候，就在想，为什么这个电阻是好的，那个电阻是坏的？所以一下班，我就从废弃堆里抓了一把电阻回家,三个月来的全部晚上,我就做实验,研究为什么这个电阻是坏的。现在我已经搞出了一个研究报告,要求厂里全面改革生产流程,提高生产质量。经理跟我讲,一毕业,就到他厂里去,给我最高待遇。"然后学生拿出报告给教授看。教授非常震惊,以后每届新生入学,首先就讲这个故事。

可见,创新并不在天边,创新就在身边。如果你把量电阻看作浪费青春,那么它就是浪费青春;如果你把量电阻看作搞伟大的创造的时机,那么伟大的创造就开始了。所以,你这个问题很好,我只能原则性地回答你:阻碍往往就是你进行创新的机会,解除这个阻碍,创新也就开始了。谢谢!

学生:余教授,您好! 在您的创新道路上,您进行过哪些创新? 可不可以跟我们分享一下? 谢谢!

余教授:很多同学问我,为什么一开始学自然科学,之后又学哲学。我曾在农村插队落户,有一次劳动之后我没回家,坐在田中央,看夕阳西下,我就在思考:我的人生怎么过? 我当时最大的理想就是考上大学。我很喜欢哲学,考大学的时候,我就想报哲学。但我在报纸上读到一个消息:世界哲学领域,凡是不懂科学的哲学家往往靠边站,懂科学的哲学家占领讲台;我又想 21 世纪是科学的世纪,所以我为了学好哲学,就要先学好自然科学,因此我报了自然科学。可是很遗憾,我现在自然科学没学好,哲学也没学好,碰到自然科学家就谈哲学,碰到哲学家就谈自然科学。我从哈佛大学回来,在浙江大学五个学院开了六门课,工商管理学院、经济学院、法学院、人文学院、竺可桢学院……有一次在人文学院开座谈会,常务副院长向校长作介绍的时候,说这个是哲学教授、那个是心理学教授……介绍到我的时候说:这是一个什么都搞的教授。大家都笑,在大学里,什么都懂就代表什么都不懂。我马上反唇相讥:你们谁能告诉我,马克思是什么教授? 哲学教授? 社会学教授? 政治学教授……我说我是浙江大学青年马克思主义者。

学生:余教授,我想问一下:您作为一个成功男士,能取得这样的成功,是什么东西在一直激励着你呢? 您成功的诱因是什么?

余教授:这个"动机"问题,其实最好回答了。我的动机其实就是创新,我今天的主题就是创新,我这个人就是喜欢创新。有人说人生的理想是 money——这个层次也太低了,有的是 happy,不错。创新创得好,物质回报也有;创不好,也有精神回报。我认为没有比创新能带来更多 happy 的东西了,人生最大的追求应该把自己的人性偏好实现出来。但是创新基本上是所有人都具有的精神潜质。对我来说,创新是最起码的。只有创新才有动力。我对我们浙江大学的"求是"校训作了新解:以真理为信念,以天下为己任,并提出"求是"要从"求非"开始。

我最后还有三句话,办一个学校三句话够了:第一句话,请一批名人;第二句话,养一批怪人;第三句话,出一批奇人。一个学校没有名人来,没有老师能作怪,我们的学生怎么可能出奇人呀?谢谢。

(根据录音整理并已经作者确认。整理:梁如洁、戚莹莹、杨鹏辉)

鲁迅精神的当代意义

吴中杰 *

（2006 年 3 月 23 日）

　　我今天到这里来讲鲁迅，有点班门弄斧的味道。因为鲁迅是绍兴人，你们都是绍兴文理学院的学生，对鲁迅应该比我还熟悉。我对鲁迅一直非常敬仰，对鲁迅的研究从 50 年代写学年论文和毕业论文开始，到现在 50 多年了，无论是鲁迅被推崇的时候，还是被人贬低的时候，我对鲁迅一直是很敬仰的。所以今天谈谈我的一些想法，虽然大家不一定会赞同。

　　近来有些人对鲁迅有这么一个评价——鲁迅不如胡适，特别是讲鲁迅人品方面不如胡适那么宽容。我觉得这跟事实也不太符合。2003 年我到台湾东吴大学做了一个学期的客座教授，刚好碰到 SARS 流行，也不好到处乱跑，只好坐在学校里看书，看一些内地看不到的书。我发现那边的人虽然总的来说对胡适很尊敬，但是对胡适的批评也很多；有些意见跟我们恰恰相反，但却有事实根据。比如我们这里推崇他，认为他在"雷震案"中斗争很坚决，但是实际上并不是这么回事。我觉得要作比较的话，鲁迅和胡适对中国的新文化都有很大的贡献，在人品人格上也各有优点。但问题是看怎么来衡量，用什么标准来衡量。

　　我是根据这样的标准来衡量的：观察社会问题上的深刻性，这是很重要的；在社会斗争上，为人处世上，"骨头硬"，这很要紧。我一直很佩服、敬仰鲁迅，是因为两点：一是他对中国社会问题观察得很深，他的杂文、小说，包括他的学术著作也写得很深；二是他的骨头很硬。用这两点与其他人相比较，我更喜欢鲁迅，我对鲁迅的评价也更高一些。

第一，学术问题

　　胡适的学术研究范围比鲁迅广，他写《中国哲学史大纲》，最早用西方的新的

---

　　* 吴中杰，我国著名的文艺理论家，复旦大学教授，博士生导师。

哲学观点来写;还写《中国白话文学史》等。但是他的特点是什么书都写半本,太忙了,后半部没有时间写,《中国白话文学史》也是写了上册,《中国哲学史大纲》也是写了上册。他的著作现在看起来已经只剩下历史价值,没有现实意义了。现在人们研究哲学史不会去参考他的书,从哲学史上讲,冯友兰后来者居上,写得比他好;文学史方面,后来写得好的人多得很。但是鲁迅那部《中国小说史略》,一直到现在也没有人能超过。当然从资料上讲,鲁迅毕竟写得早,有很多人超过了他,个别论点也有超越他的,但从全书讲,到现在还没有人能够超越。"大跃进"时北京某高校编了一本《中国小说史》,提出要超越鲁迅。口号很好,人总要超越前辈,不能老跟在后面走,但实际上却超越不了。鲁迅《中国小说史略》我们现在还在用,还在参考,因为他的有些判断到现在还有价值;而后来的一些小说史,人们早就忘记了。

文艺作品上,胡适是开风气的,比如在新诗、剧本等方面,但是艺术价值都不是很高。他的新诗起了开风气的作用,功不可没,但是他自己也讲:好像小脚女人放脚一样,慢慢地放出来,旧体诗的风气依然很重,现在没有什么太大的艺术价值了。而鲁迅五四时的小说,说实话,一直到现在,还没人能超过,所以说鲁迅的东西写得比较深。我不否定胡适,1955年大规模批判胡适,但那是政治批判,很不足取;但是也不能反过来说他好得不得了。鲁迅也是开风气的人,小说创作方面他是开风气的;只是他的新诗写得并不好,虽然比胡适的新一点,但他的散文诗《野草》到现在还没有人能超过;杂文到现在也没有人能超过。没有人超过他也不是好事情,但是至少可以说明他的艺术成就、学术成就非常大。这点我非常佩服鲁迅,而胡适却不如他。

第二,骨头硬

我刚才讲到,佩服鲁迅的另一个原因,是因为他在社会斗争中骨头很硬;而胡适更像中国传统知识分子,喜欢跟官方联系。最突出的例子是人们喜欢用来赞扬他具有道义精神的"雷震案",在我看来,这恰恰暴露了他很大的软弱性。

什么是"雷震案"?淮海战役之后国民党面临全面崩溃,当时有些人希望国共两党隔江而治,斯大林的意见也是叫毛泽东不要打过去。胡适当时的判断也是江南能够保得住,他提出一个口号叫"文化反共",准备在上海创办《自由中国》报,后来解放军打了过来,就没有办成。到台湾后,他们办了《自由中国》半月刊,胡适是发行人,雷震是社长。雷震是蒋介石手下的一个干部,蒋介石搞旧政协的时候,他是旧政协的秘书长,官也做得很大。雷震办《自由中国》的目的是要"文化反共",提倡自由主义。蒋介石到台湾后还要搞专制,雷震就批评了蒋介石。

凡是搞专制的人有个特点，就是不允许别人批评，所以雷震受到了打压。然而《自由中国》还是反抗，要揭露蒋介石专制的东西——反对蒋介石违宪连任总统，反对一党专政，想要成立新党……结果蒋介石把《自由中国》封掉，把雷震关起来了，这就是"雷震案"。

现在人们赞扬胡适在"雷震案"里的表现，实际上是不了解详情。我在台湾看到一些材料，他们对胡适在"雷震案"里的表现非常不满。这是一个讲"民主"的地方，怎么能把雷震抓起来？这件事在美国朝野也引起震动。大家希望胡适能够出面跟蒋介石斗争，把雷震保出来。可胡适始终不敢，他写信给蒋的副手陈诚和教育部门的另外一个主管官员，希望他们能够出面缓和一下，希望蒋介石不要把雷震放到军事法庭处理，而是放在民事法庭处理。可见，他表现得相当软弱。所以台湾人认为，胡适始终没能敢跟蒋介石决裂，软弱得不得了。

李敖对胡适崇拜得不得了，写了《胡适传》，但他也讲到胡适这个人首先心太重。《李宗仁回忆录》里也说胡适太爱惜自己的羽毛，怕损伤了自己。的确，胡适不像鲁迅保护学生那样敢站出来直接跟当权势力斗争，两者比起来骨气就差远了。所以对于当前的一些"鲁迅不如胡适"的看法，在资料的运用上很有些错位。就我在台湾所见到的资料看，台湾学界对胡适的软弱性批评很多。

鲁迅能有这样的骨气，我觉得已不完全是脾气问题，同他的生长环境可能也有关系。鲁迅自己也讲到"会稽为报仇雪耻之乡，非藏垢纳污之地"——这是绍兴人的光荣。这句话是明朝王思任讲的，鲁迅多次引用，我觉得这跟鲁迅的思想见解有关。鲁迅体现的是现代知识分子的骨气。

我这么做比较，主要是想说明：在中国要有像鲁迅那么有骨气、对社会有那么深刻的见解的人是不容易的。在这两点上，老实说，我还没有看到有人超过他；我也是在这两点上，对鲁迅很佩服。

今天我就从两个部分与大家交流对鲁迅的理解和认识：第一个是知识分子的独立性问题，第二个是文学创作的自主性问题。

第一部分　知识分子的独立精神

这里，首先要厘清的问题是：什么是知识分子？我们常常有一种误解，以为有一定的文化知识就算是知识分子。其实没那么简单。知识分子当然要有知识，这是毋庸置疑的，但有知识不一定就是知识分子。知识分子还要具有两个品格，第一要有强烈的社会责任感，第二要有独立精神。这样知识分子才能成为一个积极的社会群体。

中国现代的知识分子跟古代文人有什么不同呢？如果单是讲社会责任感，

中国古代文人的社会责任感一向是很强的。从屈原的"长太息以掩涕兮,哀民生之多艰",到顾宪成的"风声雨声读书声,声声入耳;家事国事天下事,事事关心",无不表现出一种以天下为己任的胸怀。但是,要说到独立精神,古代文人就比较欠缺了。因为中国长期处于封建专制主义的统治下,"普天之下莫非王土,率土之滨莫非王臣",大家都是皇帝的臣民,所以学成文武艺,只能货与帝王家。他们总有一种挥之不去的依附思想。大多数文人依附于庙堂,后来也有一些人依附于商家。那时的文化人叫作士,缺乏独立性,而被人所养。一提到士之被养,我们就会想到战国时期孟尝君、信陵君等豪门的"养士"之风——他们养了许多文士和武士、鸡鸣狗盗之辈,为己所用。但我们这里所说的士之被养,含义要广泛得多。在封建专制主义的统治之下,所有的士其实都是被庙堂所养,包括孟尝君、信陵君们自己,一到不被君主信任时,就只有被杀或逃亡,命运也就很惨了。既然士为庙堂所养,自然也要为庙堂服务,决定了士们只有依附,他们的整个思想都是围绕着庙堂的利益而转的。其中志向大、自视高的,就是要做王者之师,做君王的师父,教导怎么治国;一般的也总想弄个大官小官当当,都是为君王服务。这是当时的条件造成的。

现代知识分子情况就不一样了,到五四时期,情况就有了变化,知识分子有了自己的独立性。

一方面是大学的相对独立性。当时的大学有国立的、私立的和教会办的,后两种政府很难插手,就是国立大学也有相对的独立性,蔡元培主政的北京大学就是如此。蔡元培也是绍兴人,是绍兴的光荣。蔡元培在北大大刀阔斧地改革。北大的前身京师大学堂是把当官的请去做教师,基本上是官员的养成所。水平高的教师并不受欢迎,当官的即使课教得再差,哪怕不来上课,学生也是欢迎的,因为有这个老师以后,做官混饭碗不成问题了。这个毛病被蔡元培革掉了。蔡元培请专职的教师做教授,外面来的政府官员最多只能做兼职讲师。后来有人争论,说鲁迅到北大做讲师,是不是他水平不够,或者是关系不是很好。其实鲁迅是蔡元培的同乡,关系不错,水平也很高,就是因为他是教育部的官员。鲁迅做教育部官员也是蔡元培当教育总长时请去的,但是既然到教育部当官员了,来北大只能当讲师,做兼职讲师,不能做教授。

在这一点上,我们现在做得不如那时候。不知道你们这里怎么样,我们那边的一些学校还是喜欢请当官的来做教授。在我退休之前,复旦大学找我们几个老教师讨论关于复旦如何争取成为世界一流大学的问题。他们都提了很多意见,我只提了一条。我说美国哈佛大学不是一流大学吗?我们要学学哈佛的长处。基辛格当年是国家安全事务助理、国务卿,原来是哈佛大学的教授,与校长是很好的朋友。基辛格从国务卿退下来之后,跟校长讲想回来做教授。按照中国人的想法,国务卿给我们做教授,不是很好嘛?况且原来也是我们的教授,跟校长也是老朋友。可是校长说,我不要你做教授了,因为过去你能够全心全意指导学生,现在做了国务卿回来,一天到晚想着明天晚餐前发表什么演说,后天午餐会发表什么演说,哪里有心思上课?我说复旦大学要是真的想创一流大学,要把哈佛大学的这种精神学一学。

蔡元培校长聘请人,不管新派旧派,只要学问上好就行了。新派胡适、陈独秀等,旧派黄侃等,连出卖同盟会的叛徒刘师培也请了,因为觉得刘师培有学问。我听我的老师讲——我的老师的老师就是黄侃——黄侃每次上课前,都要"骂"一通胡适。蔡元培任校长的时候北大是这么一个自由的学风,有独立性,不同意胡适的观点就可以"骂"胡适。学生两面都听听,再发表自己的观点。

一方面是大学有它的独立性,另一方面是文化市场的发展。这可以从上海一些文人看得出来,包括鸳鸯蝴蝶派。鸳鸯蝴蝶派的倾向现在也在被重新评价,有些倾向并不是很好,但是他们利用了文化市场,走市场化道路。自由撰稿人靠自己的文章生活,只要市场上有人买他的杂志书籍,就可以生活了,用不着跟政府发生关系。这一点我倒觉得很有独立性,是新的。

大学的相对独立和文化市场的发育,为现代知识分子的产生提供了物质基础,经济上有独立性以后,思想上也就有了独立性。于是在新文化运动的催化下,就产生了具有独立精神和自由思想的中国现代知识分子群体。想当初五六十年代的时候,知识分子没有独立性,是被控制的,只能听上面领导的。现在呢,上面如果压迫你,就是到自由市场上做生意,照样能活得很好。复旦大学外语系有个教师认为系里对他不公平,辞职不干了,到外面到处上课,拿的钱比在学校里做教师还要多。但是这在我们那时是不可能的,在古代社会里就更加不可能。

独立精神和自由思想是一种时代文化精神,这种精神不但体现在新文化战士身上,而且也体现在同时代其他正直的学者身上。一些看起来比较守旧的、正直的知识分子,也讲这些。比如自称"思想囿于咸丰同治之世,议论近于曾湘乡张南皮之间"的陈寅恪,在为王国维所写的纪念碑铭中就特别强调:"先生之著述,或有时而不章。先生之学说,或有时而可商。唯此独立之精神,自由之思想,历千万祀,与天壤而同久,共三光而永光。"可见,独立思想几乎已成为整个时代的文化精神。

最充分地体现这种时代文化精神的是鲁迅。他不但在五四时期反对传统思想时,表现出这种独立精神与自由思想,而且在新文化运动退潮之后,许多新文化人士与权力者妥协甚至支持权力者的时候,他仍旧坚决维护自由思想的原则,与旧势力进行搏斗。最突出的表现是 1925 年"女师大事件"中对被压迫学生的支持，和 1926 年"三一八"惨案后对枪杀学生的暴虐者的抗争，最后他自己也被迫离开北京。这些都不是个人恩怨，而是站在现代知识分子的立场去谴责执政者的暴行。

当时有人认为，鲁迅长期在教育部当官，却又要反对这个政府机构行政长官的政令，这显得非常矛盾，于是加以讽刺道："其实一个人做官也不大要紧，做了官再装出这样的面孔来才可叫人有些恶心。"但我觉得实际情况远非如此简单。鲁迅在民国元年进入教育部是应教育总长蔡元培的邀请，协助他实行新的教育主张，后来政府变动而他却一直留任，那是为了饭碗问题——但在张勋复辟时期他曾辞职以示抗议；而作为教育部的一个官员，仍能保持自己的独立精神和自由思想，敢于揭露教育当局乃至政府执政者的反动嘴脸，坚决与之斗争，那就显得更加难能可贵。因为作为官员，本是受着上级政令约束的，和大学教师不一样，若表现出自己的独立精神和自由思想，就要冒很大的风险。

1925 年女师大学潮中，教育总长章士钊在"呈请执政将周树人免职"的呈文上，提出的理由就说是"又该校务维持会擅举该员为委员，该员又不声明否认，显系有意抗阻本部行政，既情理之所难容，亦法律之所不许"，所以执政府马上照准。而鲁迅的答辩书中，也没有说他作为部员，在法律上是可以抗阻本部行政的。他之所以能够打赢官司，只是由于章士钊这位政法专家兼逻辑学家竟疏忽了一项逻辑要素，在呈文中倒填了日子，所以为鲁迅所驳倒："查校务维持会公举树人为委员，系在八月十三日，而该总长呈请免职，据称在十二日，岂先预知将举树人为委员而先为免职之罪名耶？"当然，这与当时的司法还有相对独立性，平政院还能够据理判案有关，否则，下级是很难告赢上级的。

鲁迅作为一名教育部官员，敢于抗阻本部行政，支持被压迫的学生；后来又公开直斥政府执政者的暴虐行为，确实是需要极大的勇气的，更加显出他的骨气，令人佩服，这不是矛盾而是难能可贵。而那些比较自由的大学教授们，却还在帮权力者说话，两者真是不可同日而语。

鲁迅能持此独立精神是有思想基础的，与他早期所接受的西方哲学和文学的影响有关，特别是尼采等人的个性解放思想。他的行动并不是盲目的行动，而是以个性主义为基础的。

在上述斗争实践的基础上，鲁迅对知识分子的社会职责问题做了进一步的思考，提出了深一层的看法。1927 年 10 月 25 日，他在上海劳动大学做过一场题为《关于知识阶级》的演讲，其中着重说到知识分子与权力者的关系，以及知识分子在社会斗争中应有的态度。鲁迅说："知识和强有力是冲突的，不能并立的；

强有力不许人民有自由思想，因为这能使能力分散。""然而知识阶级将怎么样呢？还是在指挥刀下听令行动，还是发表倾向民众的思想呢？要是发表意见，就要想到什么就说什么。真的知识阶级是不顾利害的，如想到种种利害，就是假的，冒充的知识阶级；只是假知识阶级的寿命倒比较长一点。"知识阶级和权力是冲突的，知识阶级追求真理，权力追求利益。真正的知识阶级想到什么就要说什么，而中国这种知识阶级特别少，所以在社会斗争中基础力量不够。

鲁迅后期同情和支持共产党，依我看，在很大程度上，是他前期抗暴思想的延续。在广州，他目睹了国民党新军阀对共产党人和革命青年的疯狂屠杀；到上海后，又亲身受到国民党当局的压迫和通缉。这不能不引起他的反抗，对受迫害的学生和共产党很同情。所以虽然他对当时共产党的某些举措其实并不很赞成，但是，为了支持被压迫者，他还是参加了一些活动。例如，共产党在 1930 年 2 月组织中国自由大同盟，中共中央想借助鲁迅的声望，希望他也能做该盟的发起人，就派与鲁迅接近的党员冯雪峰去联系。据冯雪峰回忆，鲁迅并不赞成这种做法，认为一成立马上就会被解散，不能起什么实际作用，但他还是答应参加。他的名字原来是排在下面的，到发表出来时，却升到第二名了（第一名是郁达夫），这当然引起了当局的注意，于是就有浙江省党部呈请通缉"堕落文人鲁迅"之事。既然如此，他只有用硬功夫来对付。鲁迅的骨头是最硬的，他决不会在压迫者面前屈服。直到逝世前不久，国民党当局通过鲁迅一个旧日的学生与他联系，说是可以解除通缉令，但希望"预先得到先生的谅解"，却被鲁迅所拒绝。他写信回复道："我的余命已经不长，所以至少通缉令这东西是不妨仍旧让他去的。"鲁迅的性格，也是绍兴人的性格——硬到底。

接着，在 1930 年 3 月，鲁迅又参加了中国左翼作家联盟，而且也应邀成为它的发起人之一。但他对这个组织也并不看好，在当月 27 日致章廷谦信中即说："梯子之论，是极确的，对于此一节，我也曾熟虑，倘使后起诸公，真能由此爬得较高，则我之被踏，又何足惜。中国之可作梯子者，其实除我之外，也无几人。所以我十年以来，帮未名社，帮狂飙社，帮朝花社，而无不或失败，或受欺，但愿有英俊出于中国之心，终于未死，所以此次又应青年之请，除自由同盟外，又加入左翼作家联盟，于会场中，一览了荟萃于上海的革命作家，然而以我看来，皆茄花色，于是不佞势又不得不有作梯子之险，但还怕他们尚未必能爬梯也。哀哉！"这就是说，鲁迅之所以参加这个组织，还是出于爱护和培养青年之心。虽然他对左联有自己的看法，但当这个组织受到压迫，它的成员被捕、被害时，他仍要站出来抗议、斗争。但正因为本来就有这样的思想分歧，后来鲁迅和左联的分歧很大就不足为奇了。

当然，鲁迅后期思想也有很大的变化。正如他自己在《三闲集·序言》中所说："我一向是相信进化论的，总以为将来必胜于过去，青年必胜于老人，对于青年，我敬重之不暇，往往给我十刀，我只还他一箭。然而后来我明白我倒是错了。这并非唯物史观的理论或革命文艺的作品蛊惑我的。我在广东，就目睹了同是青年，而分成两大阵营，或则投书告密，或则助官捕人的事实！我的思路因此轰毁，后来便时常用了怀疑的眼光去看青年，不再无条件的敬畏了。"又说："我有一件事要感谢创造社的，是他们'挤'我看了几种科学底文艺论，明白了先前的文学史家们说了一大堆，还是纠缠不清的疑问。并且因此译了一本蒲力汗诺夫的《艺术论》，以救正我——还因我而及于别人——的只信进化论的偏颇。"

但是，他独立自由的个性主义思想并没有同时轰毁。虽然鲁迅此时已从进化论转向阶级论，而阶级论必然要走向集团主义，但他仍时时保持自己的见解。在1928年"革命文学"论争中，他就反对"革命文学家"们的思想意识至上论，而同时强调文艺的审美性；反对超越时代论和虚假的理想性，而坚持文艺的现实性。所以，左联成立以后，鲁迅与那些领导人时常发生矛盾，也就并不奇怪了。左联成立之后，他对那些过激措施也很不满意，不参加这些活动，也不理会反"作品主义"的论调，而坚持用自己的笔参加战斗。甚至，在立三路线占共产党内统治地位时，当时中共中央实际负责人李立三约鲁迅谈话，援引法国作家巴比塞为例，要鲁迅公开发表宣言，拥护共产党当时的政治主张，也为鲁迅所拒绝。他回家后，对陪同谈话的冯雪峰说："要我像巴比塞那样发表一个宣言，那是容易的；但那样一来我就很难在中国活动，只得到外国住起来做'寓公'，个人倒是舒服的，但对中国革命有什么益处！我留在中国，还能打一两枪，继续战斗。"他顶住了，用现在的话讲是：党中央的指示他也不执行。这就需要有自己的个性和见地，他顶得有道理。

左联一些领导人也时常攻击鲁迅，从"花边文学"的讥笑，到"调和派"的诬蔑，花样简直层出不穷，以至于鲁迅曾说，他要横站着战斗，以防"战友"们从背后射来的冷箭。如1936年的论争。我们后来都在"两个口号"的方面做文章，特别是"文化大革命"时期。其实我认为，鲁迅和周扬的矛盾不只是两个口号的矛盾，而是两种思想文化的矛盾，他最后对于周扬等人的鞭挞，只不过是矛盾的总爆发而已；而周扬等人却从来不认为自己有什么错，只是说年轻的时候对鲁迅不够尊重罢了。周扬讲这句话也只是因为鲁迅的地位很高，而事实上1949年以后，周扬打击过多少作家，他又尊重过哪个作家呢？有没有从鲁迅那里得到过教训？他说他生过两个癌症，一个是肺癌，一个是30年前被鲁迅骂，但是他始终没有意识到自己错在哪里。

　　鲁迅和周扬之间既不是个人矛盾，也不仅是两个口号的论争，而是两种思想两种文化的矛盾。周扬的思想是：我是领导，你就得服从我，我尊重你鲁迅把你摆着做样子，但是你反对我就不行。而鲁迅的思想是个性主义，他强调作家个性独立、自由，所以对左联许多"左"的东西，他就不执行。比如左联反对"作品主义"，大家可能会感到奇怪：作家联盟为何会反对作品？我却很有体会：在"文化大革命"前我们要多读点书、写点东西都不行，他们认为教师不读书也能教人，同样，不用写作也可以成为作家。而鲁迅则认为作家不写作怎么能成为作家，和他们格格不入。一边是要求别人绝对服从自己的领导，另一边则是坚持知识分子的独立精神和自由思想，所以冲突是不可避免了。鲁迅一生都很坚持知识分子的独立思想，而这一点不仅中国古代文人缺乏，现代文人也缺乏，现在有许多文人有了名气之后，就想弄个政协委员、人大代表等当当。做官做得好当然也是一种成绩，但是作为知识分子，必须要有自己独立的思想。

　　当然，一个人不可能完全不受时代环境的影响，不可能没有思想上的局限，鲁迅也不例外。比如，1931 年"九一八"事变之后，他在就"日本占领东三省的意义"问题所做的《答文艺新闻社问》中说："这在一面，是日本帝国主义在'惩膺'他的仆役——中国军阀，也就是'惩膺'中国民众，因为中国民众又是军阀的奴隶；在另一方面，是进攻苏联的开头，是要使世界的劳苦群众，永受奴隶的苦楚的方针的第一步。"这后一部分意见，把侵略中国东北看作是侵略苏联的开始，显然站不住脚。其实这种说法原是苏联为了自己的利益而创造出来的，当时为中国共产党所接受，甚至提出"保卫苏联"的口号，这也影响了鲁迅。正是在这种观点的影响下，鲁迅于次年还写了《林克多〈苏联闻见录〉序》和《我们不再受骗了》，为苏联的贫困和专政辩护。在今天看来，其中有些意见显然不符合实际，但在当时有这样的看法却并不奇怪。因为 20 世纪 20 年代末至 30 年代初，资本主义世界正经历着一场严重的经济危机，而第一个社会主义国家的建立和发展却给人们带来了希望，整个世界的知识阶级都在向左转，个人主义文学大师罗曼·罗兰和纪德，都向往苏联，为苏联辩护。他们是到苏联参观，看到了某些真相之后，才开始有所怀疑，有所批评——纪德因看到街上全都挂着斯大林的画像，每个地方人们都发表着一样的意见，就发表了《从苏联归来》，却引起"左"派文人的围攻，其中包括罗曼·罗兰；但等到 50 年后罗曼·罗兰本人的《莫斯科日记》发表出来，人们才知道，原来他本人也有批评意见，只是生前不愿公布而已，到死后才发表。所以鲁迅对苏联的赞赏，包括有时对专制主义也讲好话，是不奇怪的。他有些判断经不起时间的考验，应该说是错的，但后来他也改变了观点。

鲁迅本有两次访问苏联的机会。许广平的《鲁迅回忆录》中说鲁迅怎样倾向于去苏联,其实许广平没有说实话,这也难怪,因为她这本书是在 1959 年写的,那时候讲鲁迅对苏联有看法,那可不得了。我们学校有个教授王造时,属于倒霉的一类。他是救国会"七君子"之一,其余六个,除李公朴、邹韬奋去世,其他四人都在北京做高官,只有王造时在复旦大学当教授。因为苏联曾经同日本达成协议:苏联承认"满洲国"是一个国家,而日本承认外蒙独立,都把中国的利益作为交换条件。救国会就发表了一篇文章《致斯大林大元帅的一封信》,对苏联表示了一点意见,由王造时执笔,其实是大家一起讨论的,后来责任就都落在王造时的身上,他被打成右派,命运很惨。可见当时是不能也不敢对苏联有意见的。

我是在其他文章中看到有关的实际情况的。苏联邀请鲁迅有两次:第一次是在 1932 年,高尔基邀请鲁迅去参加苏联第一次作家代表大会,鲁迅那时很向往苏联,本来准备要去的,但临时右脚神经痛,接着又因母病赴北平探亲,没有去成;第二次是在 1935 年,中国驻共产国际代表团团长王明发电报,叫宣侠父邀鲁迅去苏联,宣侠父又请胡愈之冒着生命危险,秘密潜回白色恐怖下的上海邀请鲁迅。鲁迅表示不愿意去,原因是在上海还可以起点作用,国民党最多把我枪毙了,但他们不敢!若去苏联,就不便于及时在国内发表文章,不能与蒋介石反动政府进行针锋相对的斗争,发挥不了战斗作用。鲁迅还说,他从报上得知斯大林正在搞肃反扩大化,他在这种时候去,也不合适。胡愈之尊重鲁迅本人的意见,只好只身又回到香港。这是金城在回忆胡愈之的文章中写到的,胡愈之自己也谈到过这件事。可见这时鲁迅对苏联的看法已有转变,对斯大林的专制主义已比较反感。鲁迅是有自己的独立思想的。鲁迅一生都坚持知识分子独立自由的思想,是非常可贵的。

第二部分　文艺创作的自主意识

这和上面的内容是相联系的,知识分子要有独立自由的思想,反映在文艺创作上,就是要有自主意识。

说到文艺创作问题,人们很容易将鲁迅与"遵命文学"的口号联系在一起,好像鲁迅是"遵命文学"的倡导者。这是一种宣传力量导致的误解。

不错,鲁迅谈到他在《新青年》时期的小说创作时,的确曾经说过:"这些也可以说,是'遵命文学'。"但这语气很有点勉强,而且带有某种调侃意味。所以鲁迅接着在后面做出解释:"不过我所遵奉的,是那时革命的前驱者的命令,也是我自己所愿意遵奉的命令,决不是皇上的圣旨,也不是金元和真的指挥刀。"而宣传的人只讲了前面一部分,后面就没说,搞政治的人也就抓住这句话,说鲁迅是主张

"遵命文学"的。

我说他语气勉强,且有调侃意味,不但从这段话本身可以读出,而且还有其他材料可作旁证。这就是鲁迅在《〈农夫〉译后附记》中所说的话:"今年上半年'革命文学'的创造社和'遵命文学'的新月社,都向'浅薄的人道主义'进攻,即明明白白证明着这事的真实。""乖哉乖哉,下半年一律'遵命文学'了,而中国之所以不行,乃只因鲁迅之'老而不死'云。"可见鲁迅所说的"这些也可以说,是'遵命文学'",显然是针对着新月社和创造社的"遵命文学"而来的,是一种调侃,一种反讽。后来的人为了强调文艺必须服从政治的需要,不管鲁迅说话的语境,抽取出来,作为鲁迅所提倡的创作口号了。

鲁迅说:"凡对于以真话为笑话的,以笑话为真话的,以笑话为笑话的,只有一个办法,就是不说话。于是我从此不说话。"何况鲁迅已死,他也无从说话了。

但如果查阅一下鲁迅著作,我们就会发现,鲁迅是一向主张创作的自主性的。在北平时期,鲁迅就反对配合形势去写作,他说:"即使是真的文学大家,然而却不是'诗文大全',每一个题目一定有一篇文章,每一回案件一定有一通狂喊。他会在万籁无声时大呼,也会在金鼓喧阗中沉默。"在广州,鲁迅也说过:"好的文艺作品,向来多是不受别人命令,不顾利害,自然而然地从心中流露的东西;如果先挂起一个题目,做起文章来,那又何异于八股,在文学中并无价值,更说不到能否感动人了。"他反对出题目做文章,反对人家下命令,所以怎么可以说他是"遵命文学"呢? 直到晚年,临死前,他在《论我们的现代文学运动》中还说:"我们的创作也常现出近于出题目做八股的弱点。"这里说的是左翼文艺运动的情况。看得出他是一直反对"遵命文学"的。

最重要的,而恰恰是大家不太提起的,是1927年12月鲁迅在发表《关于知识阶级》的演说之后不久,又在暨南大学做的演讲《文艺与政治的歧途》。在这里,鲁迅开宗明义就说:"我每每觉到文艺和政治时时在冲突之中。"冲突的原因,在于文艺和政治的趋向不同:"政治是要维持现状,自然和不安于现状的文艺处在不同的方向。""政治家最不喜欢人家反抗他的意见,最不喜欢人家要想,要开口。"而到了19世纪以后,出现了反抗的文艺,就和政治不断地冲突起来。"政治想维系现状使它统一,文艺催促社会进化使它渐渐分离;文艺虽使社会分裂,但是社会这样才进步起来。文艺既然是政治家的眼中钉,那就不免被挤出去。"可见文艺与政治是处在冲突状态的,政治要安定,文艺要提出问题,这样才能促使前进。

有人说,鲁迅在这里是指革命文艺与反动政治的冲突,而革命文艺与革命政治是统一的,相互促进的。其实不然,这并非鲁迅的原意。鲁迅说的是文艺与政治本身的冲突。所以他接着就分析革命成功之后的情况："这时，也许有感觉敏锐的文学家，又感到现状的不满意，又要出来开口。从前文艺家的话，政治革命家原是赞同过；直到革命成功，政治家把从前所反对那些人用过的老法子重新采用起来，在文艺家仍不免不满意，又非被排轧出去不可，或是割掉他的头。"政治革命家在革命取得成功之前，对文艺革命家提出的问题是很赞成的，对于旧的统治者的那一套是不满意的；当他取得权力以后，他又把旧的统治者那一套搬来自己用，那么文艺家又会提出一些新问题，政治家就要对他们进行压制，甚至把他们的头割掉。鲁迅讲，政治跟文艺本身就处于冲突之中。鲁迅说文人的使命就在于批判，在于发现新问题，而不是歌颂现实，所以文艺不满现实是正常的。在鲁迅看来，批判是文学的根本使命，只有高举批判的旗帜才能促使社会进步。鲁迅对现实是不满意的，所以那些假设鲁迅会歌颂现实的话，不符合鲁迅的原意，而是迎合了权力者的需要。

鲁迅的思想是一贯的，到了 30 年代，鲁迅深化此项命题的研究，又提出了"帮忙文学"和"帮闲文学"的概念。1932 年 11 月 22 日，他回北平探望母亲的时候，在北京大学做了一场演讲，题目就叫作《帮忙文学与帮闲文学》。鲁迅认为，中国文学可以分为两大类：廊庙文学和山林文学。"廊庙文学，这就是已经进入主人家中，非帮主人的忙，就得帮主人的闲"，用现代话讲起来，就是"在朝"的文学；山林文学则是"下野"的文学，"这一种虽然暂时无忙可帮，无闲可帮，但身在山林，而'心存魏阙'。如果既不能帮忙，又不能帮闲，那么，心里就甚是悲哀了"。

所以说中国人做官意识很强。现在中国社会包括我们学校——复旦大学也是一样，做官意识很强。当年美国总统里根想到耶鲁大学讲话，耶鲁大学不要他去；英国首相撒切尔夫人想到牛津大学去讲话，人家也是不要她去。人家是真正的高等学府，像我们复旦大学老是争取职务高的人来讲话，越高越好，这就办不成世界一流大学，毛病就在这里。这也是中国的通病，现在如此，过去更是如此。所以鲁迅说这些人是"帮闲文人""帮忙文人"。"帮忙文人"是帮政府的忙，帮皇帝做诏令，用现在的话讲是起草文件，像蒋介石的秘书陈布雷，是帮忙文人；帮闲文人就是帮主人消闲的，帮不了大忙。中国古代的文人不安于帮闲的位置，很多是只能帮闲帮不了忙，其实都想帮忙。

鲁迅用这个观点来观照文学史，就找出许多具体的实例，他认为很多都是帮闲文学。《诗经》中有几篇是用于侑酒的，也就有帮闲的成分；屈原的《离骚》，"却只是不得帮忙的不平"，屈原是楚国大夫，以为应该帮忙出主意，却不得重视，所以说《离骚》是不得帮忙的牢骚；司马相如以辞赋见长，以辞赋见长的人往往都是帮闲,被"俳优蓄之",像唱戏的人一样,也是一个帮闲的,汉武帝并没有看上眼,有时候抬举一下也只是要他做帮闲文学。但他不满于这种待遇,"他常常称病,不到武帝面前去献殷勤,却暗暗的作了关于封禅的文章,藏在家里,以见他也有计划大典——帮忙的本领,可惜等到大家知道的时候,他已经'寿终正寝'了"。纵观中国文学史,鲁迅认为:"不帮忙也不帮闲的文学真也不太多。"所以有人做世界文学史,称中国文学为官僚文学,鲁迅说"看起来实在也不错"。

当然,鲁迅并不想在杂文和演讲里系统书写中国文学史,只是为了揭露现代帮闲文人而探索其历史渊源。正如他自己所说:"'发思古之幽情',往往为了现在。"讲古代之事来讽刺现实,说古是为了道今;或者,如马克思在《政治经济学批判·导言》中所说:"人体解剖对猴体解剖是一把钥匙。"也就是说对现代社会的了解,有助于对古代社会的了解,知今又有利于说古。

鲁迅是在观察现代文坛上帮忙文学和帮闲文学之后,从这个角度,去观照古代文学,才对古代文学有更深入的理解。从这里可以看出,读书不能成为书呆子,但是不用功不行,还要了解社会情况,通过对现代的了解,有现实感,反过来去了解古代文学,能够看得更加清楚。鲁迅能够对古代文学看得这么深刻,是因为他有现实感。他讲"帮忙文学""帮闲文学",好像讲的是文学史上的事,实际上讲的是现实。当时很多人一旦有一定的名气以后,就忙着跟权力者拉关系,忙着谋一定的位置。胡适也是这样,他后来做到了国民大会的代表,甚至当别人反对蒋介石当总统时,蒋介石提出让胡适来竞选总统。胡适刚开始也有点那个意思,后来看看苗头不对——蒋介石怎么可能会把总统让给他做? 当然就退出来了。所以这样的文人骨气在哪里? 我对胡适有些不大佩服的地方,也就在这里。

鲁迅对当时文坛的剖析,我只想举一个例子来加以说明。20 世纪 30 年代中期,有所谓"京海之争",先是"京派"作家沈从文撰文奚落"海派"文人,接着,"海派"文人苏汶撰文还击,于是引起了一场热烈的争论。鲁迅当时写了一篇不满千字的短文《"京派"与"海派"》,却把问题说得很清楚。他说:"籍贯之都鄙,固不能定本人之功罪,居处的文陋,却也影响于作家的神情,孟子曰:'居移气,养移体',此之谓也。北京是明清的帝都,上海乃各国之租界,帝都多官,租界多商,所以文人之在京者近官,沿海者近商,近官者在使官得名,近商者在使商获利,而自己也赖以糊口。要而言之,不过'京派'是官的帮闲,'海派'则是商的帮忙而已。但从官得食者其情状隐,对外尚能傲然,从商得食者其情状显,到处难于掩饰,于是忘其所以者,遂据以有清浊之分。而官之鄙商,固亦中国旧习,就更使'海派'在'京派'的眼中跌落了。"这种剖析,入木三分。两派骂来骂去,实际上,"京派"是官的帮闲,"海派"是商的帮忙,都没有自己的独立位置。

鲁迅讲文人要有自己的独立意识,写作要有自主意识。现在有人说鲁迅脾气大,骂这个骂那个。我觉得,主要是要看他骂得有没有道理。鲁迅 30 年代有一些文章,是阶级观点之争,但是很大的一部分,他是对文人依附思想的批判。其要害就在于批判这些文人没有独立意识,要么向官府靠拢,要么做商人的帮闲。他把问题看得很透。所有这些,实际上还是在讲知识分子的独立精神,讲文艺创作的自主性,我想这是鲁迅精神的精髓所在。

而许多推崇鲁迅和非难鲁迅的人,都忽视了这一点。特别是一些激进人物,抓住鲁迅的只言片语进行批判,不管他当时讲话的语境如何。反对来反对去,最后反对掉鲁迅的个性解放、独立意识、创作的自主权。这使我想起了恩格斯对黑格尔那段有名的论述:"不论哪一个哲学命题都没有象黑格尔的一个著名命题那样引起近视的政府的感激和同样近视的自由派的愤怒,这个命题就是:'凡是现实的都是合理的,凡是合理的都是现实的。'"

作家没有自己的见解是绝对写不出好作品的。《阿 Q 正传》,不管你同意它的观点也好,不同意它的观点也好,你都不能够否认它的深刻性;托尔斯泰主义,你赞成也好,反对也好,它是托尔斯泰自己的观点。凡是伟大的作家,都有自己的观点,都有独立精神。

自由提问

学生:吴老师,您好!胡适先生信仰实用主义哲学,陈独秀、李大钊先生信奉社会主义,巴金先生信奉无政府主义,像他们都是信仰西方的某一门哲学。以我的目光看,只有结构主义和先秦儒家没有被具体地体系化。学生思想浅薄,希望吴老师能指教我鲁迅的精神来源。谢谢!

吴教授:你刚刚提出的问题是鲁迅精神思想的来源,我觉得鲁迅思想更多地受到现代思想的影响。尼采对他的影响特别大,当然西方反抗性的浪漫主义诗人对他的影响也比较大,这可以从 1907 年他在日本写的两篇文章看出来,一篇是《文化偏至论》,一篇是《摩罗诗力说》。《摩罗诗力说》介绍了西方的摩罗诗人,也就是那些反抗诗人,拜伦、雪莱等,这些人的思想中也具有个性主义思想。受尼采思想影响的不仅仅是鲁迅,五四的时候受尼采影响的人有一大堆,胡适、茅盾、郭沫若、陈独秀都看过、翻译过尼采的一些作品。尼采的学说有两个要点:一是超人学说,超人学说实际上是个人主义发展的极端,是个人主义哲学;另一个是重估一切价值,一切传统都要重新估价。这些思想打动了他们的心。鲁迅在日本的时候,经常看尼采的《查拉斯图拉如是说》,吸取了很多东西,但是他不像另外一些人标榜某些思想,他有时候不明白讲出来,实际上他受尼采的思想影响比较大。鲁迅是很现代派的,受了西方一些现代思想的影响,他的《野草》艺术上现代派思想很重。直到现在,我们的先锋艺术派作品都没能超过《野草》。《野草》的思想意识也就是西方现代思想的一些东西。

学生:吴老师您好,鲁迅毕生的精力都致力于国民灵魂的铸造,同时他在文学方面也有着非常精深的造诣。然而即便如此,伟大的人物还是与诺贝尔文学奖无缘。我认为近代中国我们在自然科学方面是落后了,但是在文学方面,我们始终不缺乏这方面的人才。那么为何诺贝尔文学奖与我们堂堂中国人无缘?我想知道中国人离诺贝尔文学奖还有多远?谢谢!

吴教授:鲁迅曾经被提名为诺贝尔文学奖候选人。当时一位瑞典人来中国考察,他认识刘半农,与刘半农谈起要提名鲁迅争取诺贝尔奖。当时鲁迅已经到广州,刘半农在北京,刘半农叫鲁迅的一个学生写信给鲁迅讲这个事情。鲁迅的书信里还保留着讲这件事情的信,他说感谢半农给他提名,但是自己不配,梁启超也不配,只要看看自己翻译的作品《小约翰》,就知道《小约翰》的水平就比他的高。他说他对诺贝尔奖并不看重,得了奖对中国也并没有什么好处,我们跟世界的现代文学也还有一段距离;没得奖他喜欢写什么就可以写什么,得了奖如果写不出好的东西,则是对不起大家,写官样文章、翰林文字则没有什么意思。所以他有一封信是专门辞谢别人提名他拿诺贝尔文学奖的。

我认为鲁迅的态度很好,现代有很多作家诺贝尔情结太重,都是冲着奖来的。老实说,现在得"茅盾奖"什么奖的未必是好作品,好的作品未必能得奖。西方的奖项,包括诺贝尔奖,也不是很公正的。理科奖或许比较公正,因为它有一个统一衡量的标准;文学奖的意识形态很强,另外审美情趣不同,所以很难有公正性。

诺贝尔奖情结太重不是好事。一个好的文学工作者,应该面向读者、面向老百姓,能够为老百姓说话,能够很深地写出中国社会的现实状况,这是作家的责任,得不得奖是另外的问题。中国作家诺贝尔情结这么重,更加得不到诺贝尔奖,就好像我们写作文时,老师喜欢什么我就写什么,作文还能写得好吗?所以我赞成鲁迅的看法,不要把诺贝尔奖看得太高。西方有很多真正有见识的人,比如萨特,得了诺贝尔奖他不去领,他说,我是主张和平的,诺贝尔是造火药的、杀人的,我要你这个奖干什么,这才成为萨特。只有一些没有出息的作家,是冲着奖去的。中国的评奖不是很公平,国际上的奖可能好一点,但是也不一定公平,他们有他们审美情趣的偏见。假如我们的作品要面对中国的老百姓,首先要讲实话。所以也牵涉到巴金讲真话的问题,当然对巴金也有很多非议。有人说巴金先生讲真话讲的是小学生水平,我觉得巴金讲的真话的确是有局限的,他也没有讲真话讲到底。但是无论如何,他在"文化大革命"结束时提出讲真话的要求,我觉得还是很难得的。要讲真话,要使我们中国的老百姓能够听得懂,使他们能够喜欢,对中国的现实能够起作用,作家应该首先考虑这些问题,而不是把得奖放在首位。

外国的一些作家,像海明威,他得了奖还说他要钓鱼,他觉得钓鱼比领诺贝尔奖重要;要是中国作家的话,早就跑着去领奖了。后来美国大使只好代海明威去领奖。美国还有一个作家得奖以后,他要弄院子,美国大使只好跟他的老婆联系,结果想了个办法:作家有一个女儿,特别受这位作家喜欢,他老婆怂恿她的女儿去北欧玩,女儿一撒娇,他没办法只有去了。所以,你看,他们不把诺贝尔奖放在眼里,这些作家才能成为世界级的作家。中国的作家老是在追求奖项,怎么还能够写得好?这是我的看法。

学生:吴老师您好!作为鲁迅故乡学校的一位学生,我想问:您这么推崇鲁迅,请问您是怎么身体力行的?我们作为学生应该怎样发扬鲁迅的这种精神?请您用通俗的语言来解答一下。谢谢!

吴教授:实际上这里有两个问题,一个是问我怎么身体力行。我尽量学习鲁迅的精神,虽不能至然心向往之。学习鲁迅精神,在复旦是经常碰壁的,我当过"反革命","文化大革命"结束之后我被平反了。所以我学习鲁迅是碰了一鼻子灰,但是我觉得鲁迅独立的精神、自由的思想还是要学的,这是知识分子的灵魂。我也想保持一点知识分子的独立思想。

另一个问题,同学们作为知识分子,有两点是应该保持的。一个是要有社会责任感。年轻人要玩,是很正常的,但是我们的国家、我们的社会,我们要把它弄好。"文化大革命"结束后80年代的大学生社会责任感要比现在的强,随后又有点低落了。拿文艺上讲,具有社会责任感的东西很少了。这些应该说跟社会思潮有关。我们现在的一些体制,是引导知识分子脱离现实、脱离社会的,过去拿政治来压,现在拿经济来引诱。不要说你们学生,在大学教师中也有很多人在追求基金、奖金……知识分子如果眼光都盯着那儿,社会责任感哪里去了?我在复旦看到了这些,我也公开写文章提出了批评。实际上大家不是真正在做学问,而是围着政策所圈定的范围在跳舞。我觉得这不是我们应该做的。大家还是要从自己的社会责任感、独立思想出发,做社会要求我们做的、我们应该做的事情。我希望能够唤回80年代知识分子的社会责任感。我相信在现代潮流的推动下,我们同学、我们知识分子不会老是沉醉在那些发嗲的文章、网络游戏里的。

鲁迅对中国的问题看得很深,另外社会责任感强、独立意识强。我想这些才是鲁迅的精神所在,这也是我推崇鲁迅的原因。我想我们要学的也是这些东西。

学生：吴老师您好！您今天演讲的题目是"鲁迅精神的当代意义"，但是现在社会上普遍流行的一种说法，就是说鲁迅精神对我们当代的指导意义正在下降，毕竟鲁迅离我们这个社会已经太远了。而且我记得上次李敖去复旦大学的时候曾经提到，我们现在还抱着鲁迅的大腿，已经落伍了。我想问吴老师您对这种观点是怎么理解的？对李敖这句话有什么想法？谢谢！

吴教授：其实我刚刚讲的一些话也回答了这个问题，社会上对鲁迅的一些非难、一些批评，我们要看他批评得对还是错。鲁迅不是没有缺点的人，他自己也讲他经常解剖别人，但是更加无情地解剖自己，那是因为他自己有缺点才解剖自己的。

但是鲁迅的一些基本精神对当代还是有意义的。我们现代也真是缺少这个东西，所以才有当代意义。鲁迅已经死去70年了，还有当代意义，这不是可喜的事情，而是可悲的事情。鲁迅自己也讲批评时弊的这些话应该跟时弊一起灭亡。如果社会进步了，他的这些话就无效了；但鲁迅的一些话没有过时，说明鲁迅这些话的深刻性、超前性，另一方面也说明我们社会的滞后。就像官本位思想，封建社会是这样，现在还是这样。所以鲁迅讲独立意识还是有现实意义的，这不是可喜的事情，这是可悲的事情。但是现实如此，没有办法。从这一点讲，鲁迅的话是没有过时的，但是并不表示鲁迅的每一句话都没有过时。

我觉得最主要的是很多人缺少了鲁迅的精神，包括现代一些知识分子，还是喜欢跟权力结合，不是为民请命，不是坚持真理。当然现代有一些人也能够坚持真理。所以我的看法：关键是你对鲁迅精神的理解是什么。坚持鲁迅精神并不是那么容易，因为要抛弃掉很多利益。听话才能提职、得奖，不听话就没有了。鲁迅是光复会的老革命，要做官的话关系也多得很。但他要坚持真理，当然要付出代价。鲁迅开始在教育部里做官，后来出来做了教授，后来是自由撰稿人。从这一点讲，鲁迅反而没有过时，要学习、要坚持很不容易，因为这是要付出代价的。

学生：吴老师您好！我想继续刚才那位同学的问题。吴老师讲的是鲁迅精神的当代意义，我想问的是鲁迅作品所提出问题的当代意义。李敖对鲁迅好像感觉一直不太好。他说鲁迅从头到尾一直都是愤怒，鲁迅这种愤怒的感觉是一种很粗俗的感觉；他说鲁迅一直没有提出解决问题的方法，他没有这个思想，也没有这个力量，作为一个思想家，他还不够格，他的思想是单一的。说实话，作为鲁迅的追随者，这些东西我很难接受。我就想请老师谈一谈您对李敖这一观点的看法。谢谢！

吴教授：李敖有他的长处。我佩服李敖骨头硬的特点，他骂蒋介石、蒋经国，骂李登辉、陈水扁,把主要的当权者一直骂下来,台湾学界的大人物他也都骂了——当然台湾还有他骂的余地。但不一定骂得都对,只是我觉得他敢于反抗国民党、民进党的专制统治,这点我是很佩服的。

他的狂有时候也有一定的语境,但他有时候也狂得有点过分了。他到复旦讲学的时候,我们一个社会学系的教授责问他:"李敖先生,你讲五百年来中国的白话文第一名是李敖,第二名是李敖,第三名还是李敖,请问根据是什么? 第二,你讲你李敖超过了鲁迅,请问根据是什么?"李敖顾左右而言他,不敢正面回答。

当然那位教授也缺乏一点幽默感,这种话怎么能够认真对待呢? 其实要讲骂人什么的,李敖做得比鲁迅更加过分。我怀疑李敖有没有认真看过鲁迅的全集,李敖骂鲁迅,有些批评根本不符合实际情况。所以他到复旦,被当堂提问,就回答不出了。因为他讲的都是狂妄的话,叫他具体分析他肯定不行了,所以李敖的话不能当真。

李敖讲的话,有些可以原谅。他是在被打压的时候讲出来的。他在国民党监狱里被关了很多年——蒋介石把他关在监狱里。他是历史学家,写了本《蒋介石研究》,把蒋介石的丑事都罗列出来发行,蒋经国把他抓了起来。因为李敖有一些小兄弟,所以他的书已经发行得很多了。他本事大得在监狱里都能写出《蒋介石研究》第二册、《蒋介石研究》第三册……他能够通过地下渠道到外面去发行,搞得蒋经国一点办法也没有。这是李敖的本事。他在高压情况下搞惯了,所以把自己吹得很厉害,贬低人家,所以他的话不怎么可以当真。

有人说李敖不是真正的学界人士,他是公共知识分子,是媒体知识分子。但我还是始终对李敖抱着几分同情,他被这么打压下来,监狱都坐了好几次,没有被冲垮。但是他讲鲁迅的话我们不要当真,他有时候本来就是胡说八道的。

最后,总结一下:鲁迅的基本精神就是知识分子要有基本的社会责任感,要有独立的精神,要有自由的思想。独立的精神、自由的思想体现在文艺创造上不是遵命文学,而是要有作家的自主意识。我认为鲁迅的基本精神还很有现实意义,值得我们学习,而且也不容易学得好。鲁迅有他的缺点,有判断的失误,有时代的局限,我想这些是次要的,当然我们也要正视,不要去回避。刚才讲鲁迅的基本精神,有当代意义,我们还是要认真地学习、努力地学习。

(根据录音整理并已经作者确认。整理:杨鹏辉、梁如洁)

从战士到院士

樊代明[*]

（2006 年 4 月 21 日）

一、我的童年，我的中学

"从战士到院士"，题目其实只有一半，实际上院士依然是战士，是科技上的战士。我想通过自己的经历，把我与大家相似的童年，相似与不太相似的过去，和大家进行交流。不是让同学们走我曾经走过的那些弯路，而是让大家通过看我的弯路，多走一些直路（short way），借此很快地达到自己的目的。

我出生在重庆市郊的一个小山村（small village），离市区大约 75 公里。谁都说自己的家乡好——我曾经有两次机会直面腾格尔，腾格尔先生这样描绘他的家乡：蓝蓝的天空，清清的湖水，还有姑娘、白羊，那就是天堂——我说，你那不叫天堂，像你这样的天堂到处都是，如果去看看我的家乡，现在是翠竹青青，松涛阵阵，流水潺潺，鸟鸣声声，那才是天堂。

可是如果我们把历史倒回去四十多年，比如说回到 1960 年，情况就完全不一样了。我的童年，我 6 岁左右时，是一个怎么样的童年呢？我的童年给我的体会就是吃不饱、穿不好、没钱用。

为什么吃不饱呢？1960 年，对中国人来说，是新中国成立后的第一场灾难。全国大面积的干旱，再加上苏联逼债，中国人没有粮吃，全国就有不少人饿死，浙江也有人饿死。那个时候，我们家一共八口人，我们四个兄妹——后来成了六个兄妹——加上我叔叔、奶奶，全靠我爸爸妈妈一天挣的工分（那时不叫工资）生活，在农村做活，一人一天八分钱，他们两口子一天一毛六分钱。那个时候的苞谷籽——玉米，四分多一斤，就是他们两个干了一天只能买四斤苞谷籽，共有八个人吃。所以老是觉得吃不饱。

---

[*] 樊代明，中国工程院院士，第四军医大学教授，博士生导师。

为什么穿不好呢？那时候国家给每个公民发 3 尺布票，没有衣服买。那时候哪有成品衣服！每人只发 3 尺布票，再去买 3 尺布。3 尺布能做什么呢？能做一条短裤；第二年再买 3 尺布，做下半截，一条裤子就有了。等一件衣服要两年，四年才有一套衣服。这不是说谎，像我这个年龄的人都知道，中国穷啊！记得我读三年级的时候，上珠算课，其他同学都有算盘打，而我没有，我们家买不起算盘，我只能等同学们下课后再打。为这事我回家跟我妈闹，我妈正好生我的小妹妹，全家和亲戚一共给她准备了 20 个鸡蛋。我妈给了我 10 个，叫我提到街上卖，卖的钱买算盘。我提去了，可是山路很滑，八岁的小孩，我一不小心摔倒，所有的鸡蛋都打碎了，我的算盘没有了。我就哭着回家跟我妈说了，我妈叫我把剩下的 10 个鸡蛋拿去卖，于是我才有我的算盘。这就是我的童年，那个时代在我幼小的心灵里就是这么个表现，这么个体会。

之后开始上初中，那时候我们全县只有六所初中，考上初中那可了不得，算是知识分子了啊！我考了全县第一，于是被送到第六初级中学上学。学校离我家有 30 华里路，那时我 11 岁，要从我家赶到学校上学，星期一到星期六在校读书，星期六晚上再一个人走 30 华里路回家，天早就黑了。星期天我还要帮家里做点事，下午要把粮食背到 30 华里外的学校的粮站卖掉，卖掉粮食后再买粮票。记得当时我们学校发给每人两种粮票：70% 是大米，细粮，30% 是苞谷面，粗粮。现在大家吃苞谷面觉得好高兴，叫你天天吃试试？

因为吃不饱，我就用自己的大米票跟粮站站长的儿子换苞谷票，一斤换三斤，这样我就可以吃饱了。但这样还不行，因为我没有油水啊。那时候文化革命来了，每人发一个毛主席像章。我记得用唯一的一枚主席像章换了 17 斤苞谷票。换给粮站站长儿子时，我跟他说："开大会时，你一定要还给我，平常你就拿去。"结果有一次开大会，他不给我，我就露馅了，所有同学都戴着像章，就我没戴。一查，我把主席像章换苞谷票了，那还了得！于是叫我当场给毛主席请罪。我饿，没办法换的，最终我请了罪，眼睛里含着泪水，就是没哭出来。好在老师还是保护了我。

这只是那个时候的一些点滴。所以我只有发奋努力地学习，从小学一直到中学毕业，除了唱歌和体育，其他的考试我都是全年级第一。那个时候我有怎样的世界观呢？——就是努力学习，跳出龙门，至少要当一个乡长。乡长有饭吃啊，那时候乡长的工资是 18.5 元，老师的工资是 16.5 元，我起码要当个乡长。

正当我努力学习，努力实现乡长梦的时候，中国的第二次灾难——"文化大革命"来了。我们十五六岁时不在校学习，到农村去。全中国几千万这个年龄段的知识青年，被叫到农村去接受贫下中农再教育。什么是再教育？16 岁的小孩,被要求与农民同吃同住同劳动,天晴下雨都一样。因为我家本来就在农村,我不需要上山下乡,只要回乡跟我爹干农活就行。记得17岁的我,一天要挑100斤粪,18岁就挑120斤;要走15华里路挑红薯去卖,然后再挑120斤的苞谷籽回来。同学们想想,我也是个很不错的人,我是重庆市第一中学(四川省一亿人口办的高级中学)的第一名,凭什么叫我去挑粪! 但没办法,这就是历史,你碰到了就得这么做。

二、从戎

正在我不知道前景是什么的时候——乡长梦也没了,结果解放军来招兵了。我家属富农,是专政的对象,但我硬缠硬磨,找到招兵的,说我一定要去。他们看我这么坚决,那个连长就跟公社书记说:“我要在你们这个公社招兵的话,第一个就招樊代明。”英明啊! 我不知道那个连长现在在哪里,但是我知道了伯乐是多么重要。

终于当上兵了,但是我当兵的那个地方不太好。先从我们家坐上汽车,路不太好,一天后到了重庆;然后再换上闷罐火车,三天后到了西宁;再换成汽车,坐七天到了格尔木;在格尔木又坐上汽车,七天后到了拉萨;这时还没到目的地,再坐三天汽车到了亚东(中国的西南边陲),一路上多辛苦啊! 越往西越不行,到了西部根本连一棵树都没有。我记得走了十来天的时候,看到唐古拉山有一棵树,我就抱住它大哭了一场,多么亲切啊! 戈壁滩上一望无际,根本看不到天边,全是小石头,解放军就住在上面。那条路上没有方便的地方,要方便时,男兵女兵都下车,男的在车的一边,女兵在另一边,解决后上车再走。

到了亚东,地方还好,但三面都是敌人,我们只有一个山沟可以通过。过去以后,三面都是敌人。首长告诉我们:“你们到这儿为国站岗,要是打起仗来,守是难的,退是不行的,怎么办? 战争一打响你就端着枪往前冲,打死一个够本,打死两个赚一个。”我说解放军都发展到这个时候了,怎么打起仗来还必死无疑啊!

然后就开始分兵了。由于我在西藏军区的时候,有一个小的举动,是什么呢? 当时我们新兵驻扎在军区外面,里面在放电影,新兵同志很想去看,军区大院层层封锁,就是不让进。那个电影叫《花儿为什么这样红》,我也不知道花儿为什么这样红,就想进去看看,但进不去。我们炊事班长说:“你新兵谁去看了《花儿为什么这样红》,回来我奖励。”我说:“我试试!”我到炊事班拿了个塑料网兜,装了两个大萝卜,五根葱,唱着歌就去闯了。闯到军区大院门口,一看见那站岗的,马上就说四川话:“老乡还没有下岗啊!”他一听,警惕性马上就下降了——

他觉得我认识他,他问我:"你是谁?"我说:"我是首长的炊事员,今天正好看电影,我给他做饭,吃过以后让首长看《花儿为什么这样红》。"站岗的说:"我怎么不认识你?"我说:"我昨天才调来,你当然不认识了。""快进!快进!"进去了,我就知道了花儿为什么这样红。出来后把萝卜和葱原样提回炊事班,交给炊事班长。他为了奖励我,煮了两个鸡蛋,我吃一个,他也吃一个。

由于有这个举动,大家认为我比较睿智、聪明,于是在分兵的时候,我被分到了特务连。到特务连就是当特务,就是要深入敌后,把敌人的事情弄清楚,说不定还抓一个回来。可是要当特务,那可是摸爬滚打各种苦都要吃尽,也有可能把你扔到山上,什么都不给你,让你自己找吃的。但是这锻炼了我的意志。

我的那个故事也传到了卫生队队长耳朵里。卫生队可是知识分子成堆的地方,他们需要这样的青年,于是就和特务连连长"打"起架来。最后因为卫生队队长给团长看过病,就赢了,把我调到了卫生队。

我们的连队驻扎在哪里?4800公尺的高山上,终年积雪,半年吃不上蔬菜,气温零下40多度。由于严重缺氧,即使站在那个地方,就相当于在平地上挑50斤的担子,天天挑。60度水就开了,因为气压很低。我在那里站岗,零下40多度我要怎么站?里面穿绒衣绒裤,再套棉衣棉裤,再穿皮大衣,再戴雷锋戴的那种帽子,再戴一个墨镜,再穿大头鞋,再扛枪,那不成圆的了吗?一次两个小时,我站在那个地方还必须认认真真。住的是一个坑道,睡得倒是不错,是鸭绒被,卷成一个口袋,下头扎起来,人从口袋里装进去,上头一系,还戴上帽子。一个一个摆在那里,要是敌人进来,很好拣啊!我们全班只有一个闹钟,没有手表——谁买得起手表啊。我们就数,那钟摆跟墙上滴的水滴正好是合拍的,我大概数多少滴就知道该去换岗了。最主要是文化生活特别单调,中央人民广播电台离得太远听不到,西藏人民广播电台听得到但听不懂,对面敌人的广播听得懂但不能听。所以我们就讲故事,你给我讲,我给你讲,从班长开始到最后一个。故事就那么多,没的讲了,于是就打牌,到最后也不想打牌了,因为人严重缺氧打不赢。

站了两个月的岗以后,我正式工作了。做什么工作呢?到饲养班喂猪。我本来是重庆市第一中学的第一名,是高才生,清华、北大要不要去我还考虑考虑呢,竟然让我去喂猪?但是也不能不喂,那时历史叫你喂猪你就去喂猪,我想要做就做好。我就想:这个猪啊,厉害!到寿终正寝的时候,全身都贡献于人民,连排泄物都贡献于人民,欺负它干什么?我就好好喂,但是我想总要给个指标——怎样算是喂好了呢?卫生队长给了我一根棒子,说这就是指标。什么指标呢?我去看了十几个猪栏,有十几头猪,猪栏比较矮。由于上个饲养员没好好地喂养它们,所以这些猪长得跟狗一样。它们白天会翻出来,自己到外面去找吃的,晚上又回到这里来睡觉。卫生队长说:"你喂,只要你用那个棒子把猪打不出来的时候,你就达到目的了。"我就狠狠地喂,给它们调节生活。喂了三个月,结果相当不错,所有的猪都跳不出来了。还有一件可喜的事情,我们喂了一头母猪,但是我们的猪栏里没有公猪,它出去不知跟谁相好,回来生了 10 个儿子。由于这种质量和数量的变化,我得到了很好的评价,被提升为炊事员——喂人。

在支部大会上,卫生队长叫我表态,说:"樊代明,叫你当炊事员,你有什么想法?"我说:"没什么想法,我会像喂猪那样做饭。"于是我就开始做饭了。但是做饭跟喂猪不一样:猪是 no response,喂人人有 response,有反应。

我首先要解决开水问题。上一届的人没有解决开水问题,要喝点开水都困难,洗脚水、洗脸水也都没有。我怎么办?我把那个很大的煤油桶拿来,挖一个洞,把里面洗干净,加满水,把柴火堆在下头加热——那地方的原始森林有的是柴火。天天有滚滚的、热热的开水,一下解决了温暖问题。

同志们说:"好同志!温暖解决了,可还没有解决饱啊。"于是我开始用心做饭。想方设法调节伙食,比如说上一届的炊事员,新鲜蔬菜来了,他就加肉来炒,一下子两种刺激;我呢,今天给吃新鲜蔬菜,明天给吃肉,这样的话两次的饭都很好吃。大家都不太喜欢吃黄豆,我就给他们调节,油炸黄豆、煮黄豆、卤黄豆;等他们吃得习惯了,我就磨豆腐,油炸豆腐、麻婆豆腐等。还有包子,给我两张皮,我能用两只手同时做成两个包子;还有生豆芽。雪山上生出豆芽是很难的,因为它也缺氧,要怎么生呢?两条:一,你得先把黄豆炒炒,快要蹦出来的时候就可以了;二,可以加热,加点水。水里一定不能有油,有油肯定要烂芽,生不出来。终于豆芽生出来了,雪山上生豆芽成功了,这是樊代明的发明,于是《解放军报》登了一篇报道,我的名字第一次出现在了《解放军报》上。

由于工作成绩比较突出,我光荣地加入了中国共产党,又被提升当卫生员了,就是做端屎端尿、打饭打菜、剪指甲、测体温的工作。

三、立志学医

本来我不想学医,但是两件事情使我决定了将来一定要当一个好医生。一次,一个 18 岁的战士,来自四川省三台县,跟我一起入伍的。一天早上他剧烈地腹痛,腹胀如鼓,频繁呕吐。医生却诊断不出来,还认为他是想泡病号饭。一直到下午,病人连粪便都吐出来了,才知道是肠梗阻(Intestinal obstruction),肠子不通,都吐了出来。这时才向 400 公里以外的驻军医院求救。那边赶快派救护车来,跑了一半左右路程的时候,我们告诉他们:"你们不用来了,我们的战士已经牺牲了!"他死之前紧紧地拉住我的手说:"樊老乡,我好想我的妈妈啊!"一个18岁的小孩子,作为一个战士,没有血洒疆场,而由于医生的误诊失去了生命,长眠于雪山,想见自己的妈妈却没有见到。当天晚上,该我值班,我用白单子把他盖上,卫生队没有停尸房,为了防止老鼠咬坏烈士的遗体,我背着枪,提着煤油灯,给他站了一晚上的岗。一些战士去伐了些树,锯成一段一段的,给他做棺材。第二天,那个战士睡在那个木头的棺材里,被埋掉了。当时我在想:一个医生的水平就是一个个病人的生命。

第二件事情是甘肃省的一个老兵在雪山上当了六年兵,那人心脏跳得很快,不然就会缺氧。时间长了,心就衰弱了,他就下来了,也是我护理他。一天早上我去看他,他说:"小樊,我好想吃一点新鲜蔬菜啊!"我听到这样的要求,马上出去找新鲜蔬菜,漫天遍野一尺多厚的白雪,到哪里去找?我找啊找啊找,好不容易在老百姓的牦牛棚下找到了两株野菜,赶快拿回来,打一个鸡蛋烧了汤给他送去。结果我看到满地是血,白单子已经把他盖起来了,我看他已经不需要了,碗一下子就掉到地上了。

这不是电影,而是事实。队长说:"小樊,我将来一定送你去学医,眼泪救不了我们这些战士的生命!"非常幸运的是我确实被第三军医大学录取。临行前我到烈士陵园去看了这两位战友,举起右手,郑重地宣誓:我现在学医去了,我一定好好学习,做一个好医生,绝不会再让这些无辜的生命白白地死去!

车子按照原来方向的反方向,向重庆进发。当汽车爬到了唐古拉山的时候,我回首在西藏的生活,想了很多。我想我这一辈子怎么这么苦,童年这么苦,到西藏来又受磨难,浪费了很多很多本该用来学习的机会,划不划得来?我觉得划得来。这一辈子苦一点,有一些艰难,会铸就你的世界观,将给予你毅力,这是人生最大的财富。以后我出国,或受各种各样的冤屈,都没有任何问题,我都能顶得住。所以站在那里,我作了一首诗:

雪压昆仑车颠颠,风舞黄沙扑尔面。醉出半杯送别酒,回望山城开心颜。

来到重庆,当年"文化大革命"还没结束,我们上大学还要去学农、学工、学军。我本来就是军人,还叫我去学军,但是没有办法,只能去。我们回到了课堂,就要把所有的时间用到学习上。譬如,军医大学规定十点必须上床睡觉,这是纪律。我睡上铺,就用被子把头蒙上,打着一个手电筒背单词,背解剖学名词,别人也不知道。我的伙伴们都进入梦乡了,我还在背。而且我背英语单词时,一下背20遍,正着背过去,再反着背过来,背完以后觉得可以了,就把词典撕掉,不留余地。我每次回家也是这样。我们家到重庆大约2个小时,每个暑假回去3天,然后回来,那么大一个学生宿舍,就我一个人在那里学习,别人都度假去了。

又比如,学英语时没有阅读资料(reading material),也没有 tape record,怎么办呢? 老师也找不到,又没有资料,我就到外文书店去,一看有《毛泽东选集》,英文、德文、日文的都有,于是我就都买回来,对着看,我的姑父是解剖学教授,我有困难时就向他求教。这样对着看,确实有很大长进。

又比如,我们那里要学中医,要学针灸,我一般都不去。为什么呢? 我只有这么点时间,叫我学中医、针灸,我将来又不干这个,却还要考试。上课之前还要排队,每次排队我走最后一个,走到半路的时候就悄悄回来了,躺在自己的床上,看自己想看的书。至于针灸啊中医啊,把同学的笔记拿来一抄,绝对过关,60 分够了。

现在很多课程都不应该拿来给大家上——浪费大家生命。美国哈佛大学的校长 40 年前就说:"同学们,我们很对不起你们,我们教给你们的知识可能过了 10 年以后,一半是错的。"同学们说:"凭什么教给我们错的?"他说:"但是同学们,我们现在不知道哪些是对的,哪些是错的。"所以我就躲在寝室里,把八个蚊帐都放下来。辅导员来了说:"樊代明,怎么不去上学啊?"嘿! 我说这个辅导员水平就是高,所有蚊帐都放下来了,他怎么知道我的床铺有人? 原来我的鞋在下面。

我就这样努力地学习,我当时只知道要抓紧点滴时间。我写过一首诗来描绘这种感觉,就像我们练习打靶的心情:树上宿鸟未鸣,耳边寒风正紧。老天洒雨洗程,晨雾伴我练兵……

我的理念是:要么就做好,要么就不做;要么不去学,要学就学得最好。由于这样努力地学习,我参加"文化大革命"后中国第一批硕士研究生考试,报考中国第四军医大学张学云教授的研究生的 29 人中,我考得第一名。我是怎么考的呢? 对于老师出的中文题,我只要能用英文回答,就绝不用中文回答,老师一看这个学生了不起。

复试遇到了麻烦:答普通题可以,但是答显微镜的题困难。老师就头疼了,他先问我:"你毛选读了多少?"我说读了一篇。"读了一篇,那没什么嘛。"我马上就说:"不是,我全都读了。"我说的是五卷都读了。他又看了看我的成绩,说:"将来我们招研究生要招水平高一点的。"意思就是我的水平低。我们 29 人中,三个人进了复试,前面两人是老同志,我在后面。我觉得我的考卷 80% 是正确的,因为我姑父是解剖教研室的教授,去之前他带着我看了三天。结果前面两人看不懂,一边看一边动显微镜,把载玻片上的东西移到别的地方去了,肌肉成了黏膜,黏膜成了肌肉。他们不懂,我懂,老师一看原来是这样的。但是没办法判定,就说三个人都不算分,我多吃亏——本来我在他们前面的。但是其他考试我还是第一名,所以就被第四军医大学录取为当年的研究生。那时候成为研究生不容易,全国不超过一千名。

我提前一年研究生毕业,在跟同学们拍毕业照时,我已经是英雄人物了,就站在同学们中间。之后,我的三年博士课程用两年完成;在国外两年的博士后课程,我用一年完成,然后回国。这就把时间挤回来了。

读研究生的时候,本来我是重庆人,想在重庆生活,过得好一点;但是要到西安去,要离开家乡,人生地不熟,心里就难受。同学、家人、老师来送,我又感到非常荣耀——那时考个研究生很不容易。在火车站,我又作了一首诗:

车鸣撕碎心,别后不尽情。孤身攀秦岭,采花献亲人。

同学们给我鼓掌是对我的鼓励,其实我的思想境界并不高。那时候还只是认为读研究生起码比当乡长要好一点,还是为了做出成绩光宗耀祖;没有把自己的命运、自己的付出与国家、民族相联系,老是想到就业,成不了大事。事实上人要有雄才大略,要想得高看得远。

四、艰苦而充实的日子

到了西安。那时候"文革"刚刚结束,各种事业还没有恢复。老师给我提供的是一个十二平方米的实验室,还有总价值不到六百元的实验设备,现在都成了古迹古董了;不像现在,我已经搞出了几千平方米的实验室,设备已经价值几千万,这是一点一点积累起来的。

我还没有毕业的时候,提前一年去当驻院医生,跟老医生一起值班。这可麻烦了,他们看病人、值班,我也看病人、值班,但是我知识面不够,病人发烧我也发烧。有一天早上老师查房,要我汇报病人病情,我汇报不准确,老师又说了:"将来我们招研究生要招水平高一点的。"这是第二次说我了。这话听起来是好笑,说到身上可难受了,不过我不恨老师,我觉得他好,就为这一句话我奋斗了三十多年,人有时就为了一句话。我再告诉大家另外一句话,我在西藏当卫生员的时候,考试从来都拿一百分。但有一个星期六,我睡懒觉,老师来查岗,查到我了。他一吹哨子我心里就着急,想赶快下去,结果一下去就踩到他的头上,他气死了。他说了一句话:"温暖的被窝是埋葬年轻人的坟墓。"从此之后我不再睡懒觉,一睡懒觉醒来就觉得我是睡在坟墓里。

胃癌,这是一个非常常见的病。每三分钟就有一个中国人死于胃癌,中国死于此病的人数最多。在国外,人家不做这个研究,因为他们的胃癌发病率很少,我在国外要做这个研究,他们说不,因为这是中国人的事。从那时开始,当我看见一个个骨瘦如柴、痛不欲生的人，一个个壮志未酬身先去的人，一个个白发人送黑发人的时候，我就觉得这辈子要当好消化内科医生，主要是在胃癌方面做点事情。

我开始行动了，可做起来非常困难，没有什么条件。但是我遇到了一个好老师，我的老师今年87岁，他就像父亲一样，领着我们走，扶着我们爬，扛着我们上。一辈子遇到一个好老师很重要。我现在能记住两个老师：一个是读小学时的老师，一个是读研究生时的老师，他们对我都非常严格。好到什么程度呢？1990年，我因一篇论文而被美国的十所大学邀请去做学术报告，但是我的英文不行。我的老师说，你把各个部分写出来，我给你念，念完你就照着背。我从西安背到北京，从北京背到美国，到十个大学演讲，每次都赢得阵阵掌声。但是有一点，人家问问题我听不懂——当然现在没问题了。当时我的老师装了起搏器还没有拆线，帮我做这件事情，这老师多好啊！

当我研究生的研究工作到了非常紧张的时候，我的妻子在重庆生产，大出血；我的岳父又给我发电报说骨折了。我买不到坐票，提了个马扎坐在两节车厢中间回到了重庆。守了我妻子三天，她基本上转危为安了。我说我要回去，她说为什么，我说家里小孩有你养着，我那个细胞没人养就死了。我就回来了，他们也非常理解我。

我给大家讲一讲困难，因为大家今后都会遇到各种各样的困难。我的太太本来是在新疆当兵，当时我们大学毕业时部队有关负责人要把我留下，按说她也应该留下。但是那时候风气不太正，不留她。我说我们是夫妇，我是研究生，她是大学毕业，怎么只留我不留她呢？对方说你们还不算夫妻，不留。我说怎么样才算夫妻，他说你们要拿到结婚证。我们就去领结婚证——当时我们才谈了半年对象，还没有深入了解，但是不领证她就走了，为了爱情，"一切皆可抛"，我们就去领证了。我们结婚后去找那个负责人，结果他说弄错了，留下来的不是我的夫人，而把别人留下了。我当时气死了——组织的关怀就是这么关怀的吗？

但没办法，我的太太回去了。小孩才五个月要我来养，一个男同志要带五个月的小孩，难度可想而知。我也请了一个保姆，把我所有的钱都给她了，叫她把孩子带好就行。但是晚上保姆回她自己那里，小孩跟我睡。每天晚上要喂四次奶，我就把牛奶瓶放在锅里，小孩刚睡下又要吃，一个晚上吃四次。我很辛苦，第二天老打瞌睡。这还不算，白天她也占我的时间。小孩爱哭，怎么哄呢？我发现了一点秘密：她特别喜欢撕纸。所以我找了一大堆草纸，她在那里大片撕小片，小片撕再小片；我又找来一个大盆，放些热水在里面，让她游泳。游一会儿她哭，肯定是水凉了，再加热。最后她又哭，只好用第三套办法：把小孩用背带牢牢捆在我的背上,一边读论文,一边读英文,一边摇,女儿既幸福又听话。所以我女儿最后也读了医学,在第三军医大学的学员辩论赛中第一名、演讲第一名,这个和我当时的处理办法有关系。

带小孩很辛苦,很麻烦,特别是小孩生病的时候。有一次女儿高烧到41度,我给她做全身检查没发现什么问题。最后她一哭,外耳道流脓了,我就知道她内耳道肿了。我给她处理了一下,她不哭了。之后我要上急诊,小孩怎么办? 我就把孩子抱到院长家里,对院长夫人说我女儿病了,我要上急诊,你帮我看小孩。结果院长说这样是不行的,另外派人去上急诊,让我回家看小孩去。

太太要调过来还是非常困难。报告打到总部后,一直批不下来。有一天总后来了个中将调查工作,我们的校长是少将,和他在里面谈话。我想冲进去反映我的情况,可是进不去,外面有站岗的,我想这是小菜一碟,看《花儿为什么这样红》我都进去了。这时候送开水的来了,我马上拿过来说:"小同志我送进去。"他说你是谁,我说是总后下来的。然后我进去了,马上跟中将说:"首长,我想汇报一个问题。"这可把少将吓坏了。首长倒是挺好的,他说:"小同志你有什么问题跟我的秘书说,晚上我给你解决。"我就跟秘书说了这个事情,秘书晚上就跟首长讲了,首长当时就拿起电话跟北京讲:"樊代明是知识分子,应该优先办,你们慢慢出文件,这里直接调。"最后把我太太调来了。这位首长从西安回到重庆,三天以后就宣布退休,你们看我抓得多紧。所以有的时候机会是稍纵即逝的,走到这一步还怕什么?

五、为中华强大而努力

由于这样刻苦努力地学习,1983年我参加了世界卫生组织在中国的留学生考试,以专业和英文全部第一的成绩考上了,被送到东京国家癌症研究中心学习。因为我搞的是胃癌研究,当时世界上美国和日本的癌症研究中心是最好的,我就到那里学习。坐上飞机,我两个感觉:第一,日本怎么这么发达;第二,我过去对日本的感觉都是骑着高头大马拿着指挥刀杀人的,结果一看他们个子都矮矮的,日本姑娘都是罗圈腿,可是居然能把国家搞上去,我们中国怎么回事?

到了东京以后,感觉日本人整体上都瞧不起中国人。我在那里学习了三个多月却不让我上实验台。我心里非常着急,但我老师对我比较好。有一次我请一个日本人吃饭,日本人酒量基本上不行,他一喝就喝醉了,之后跟我吵。我说他有什么了不起,他也说我有什么了不起。他说你们中国大学生到这里来不就是端盘子、扫厕所、背死人吗? 日本人死了,从楼上背出尸体都是中国人去做的。

他说你到这里三个月了还没做出什么事嘛！我说三个月来不让我做事，你怎么知道我做不出来事？我想小日本真是太欺负人了，我们的长辈可以用小米加步枪打败侵略者，我们这代中国人就不行了？没那事，等着瞧！

一个国家要强大，必须自己强大，光吼没有用，难道不是吗？日本杀了我们那么多的中国人，南京大屠杀一次就三十万。非常遗憾的是，他们给我们的战争赔款，我们竟然没要。不要白不要，想刽子手立地成佛是不可能的。他们的小学课本上不是倒过来说侵略中国是为了大东亚共荣，是来帮助我们的吗？那个小泉他可不小啊，一而再、再而三参拜靖国神社，我们能拿他怎么办？叫也罢，吼也罢，中国人只有自己强大了才能遏制住它。所以我就好好学习。

我的大老板对我很好，开始让我上实验台。我用了不到半年的时间，把人胃癌的单克隆抗体做出来了。当时全世界都在做，他们费了很长时间没做成，我做成了。这下可不得了，日本的《药业时报》就给我报道了整整一大版，四幅彩照加上文字描述。我们第四军医大学西京医院的名字第一次出现在日本的报纸上，光荣啊！那天晚上，我的老板请我吃饭，那人又喝多了。他说："中国人还是有了不起的。"

日本某大学的一个人让我去帮他做事，钱还要多一点，我说我不去，我要回去了。我凭什么给你做？中国人在国外做出成果来，是可以多拿一点钱，但是外国人最后以十倍甚至一百倍的价钱卖给了中国人，那不是让我们的党和人民越搞越穷吗？

回国后，我们没有实验室，条件很差，组织上只给我八千元钱。怎么办呢？我去买老鼠，没钱就用自己的工资去买。老鼠真是可贵，有时候用它做实验做出来的东西是世界上没有的，就成为中国人的本钱了。所以有时候下面办不成事情，我就骂那些科长、处长："你们这种做法连一只小老鼠的贡献都不如。"没有实验室，就到人家的实验室去做，人家做的时候我们不能做。有次我们到某个科室做实验，我们在二楼，他们把一楼锁了，我们下不来，就从二楼往下跳，我跳没有问题，特务连出身；可我的学生一跳就骨折了，可见非常辛苦。

一段时间之后，我们把人胃癌的单克隆抗体做出来了，比日本那个还好。当天下午我就在全院大会上做学术报告，最后我说："中国人得到它了，这是好东西，得到它等于永远得到了它。只要液氮罐不破就能得到它，里面负190多度，细胞不会死。"第二天，为了庆祝，我带着课题组的人骑车到西安的郊外去野炊，下午回来一边骑车一边吹着口哨。但到了我的实验室门口，看到我的技术员站在那里脸拉得很长。我问怎么了，他说："樊医生，出事了。"我说："是不是液氮罐破了？"他说就是。阶级斗争、人为破坏啊！得此教训，以后我就锁两把锁，密码只有我知道，要同时两个人进去才行，所以二十多年过去了都没再出这种事情。中国人有一些劣根性：在国外的话，你跑前面，我按照你的方法比你跑得更前面；中国人不这样，我水平不如你，你跑前面了，你前进了，我就把你拉回来，让你跟我一样。再不行就告状，告得你天昏地暗。

既然坏了，我们只能重整旗鼓，再努力地干、拼命地干，包括春节等节假日不休息。大年三十的早上，老婆叫我去买肉。我查完房发现研究生把课题做错了，就带着他重新做，做到下午三点，上街才发现，三十下午去买肉是绝对没有的，全是鞭炮。我只好去病号灶切了三斤肉回家做了一顿年饭。

工作是要付出的，比如我从来没有送过女儿上学，一次都没有。但她不怨我，她现在自立能力非常强，有问题都自己解决。我告诉大家一个故事：她上学时，路上被人拦住要钱。我给她的一点钱都被人拿走了，连午饭都没钱买了，但是她没告诉我。有次钱被抢以后，人家还跟她打架，一个冰块砸到她后脑勺。她自己跑到 CT 室，说："阿姨，我爸爸叫樊代明，我妈妈叫刘彬，我叫樊欣。我今天被人砸了，你帮我看看有事没有。"阿姨说："没事。"她说："没事你不要告诉我爸爸妈妈，我自己解决。"于是放学以后，她组织了第四军医大学的一帮大哥哥姐姐们去打群架，结果群架打得太厉害，动刀子了，把对方的嘴给"延长"了一些。老师找来要开除我女儿，开除就没有书读了，我女儿吵起来："开除有什么了不起？他不对，我就是把嘴巴给他延长了一点嘛。"以后这个人还不错，经过教育进了驻港部队。前年来我们家，我女儿说："我要不把你的嘴巴延长一点，你绝对进不了驻港部队。"我跟老师说不要开除，事出有因，我们把她转移一下。就这样一连转了三次学，我女儿才高中毕业读了大学。这就是痛苦，要完成一件事情就是要苦一点。

通过大家的努力，我们的工作取得了非常大的进展。1994 年在洛杉矶召开的世界卫生大会上——这是一百多个国家参加的上万人大会，克林顿总统在我们的论文集的第一页上写了祝贺词，好莱坞的明星都来表演——我的学生拿着五星红旗绕场一周，代表中国的青年知识分子领奖；我自己以中国人的身份做了唯一的一次报告，讲完以后我看到当时看不起我的人也在为我鼓掌。可见要做就要做得像回事。

1990 年我去国外交流的时候，发现分子生物学非常重要。于是 1991 年我又到比利时鲁文大学学习，这所大学有六百年的历史。比利时只有九百万人口，却有一个诺贝尔奖获得者；比利时有两个核能发电站；比利时的一个药叫吗丁啉，从中国拿走六个亿。我在比利时，大使馆的同志说："樊代明，咱们要努力啊！中国人口比人家多十三亿，到现在还没有人拿到诺贝尔奖啊！"一个国家如果没有创新，跟着人家走，那将是一个落后的民族，就要挨打。不仅大国要欺负你，小的国家也要欺负你,越南不是也来欺负了吗?我们一个留学生为了挣学费,为人家打工,到一家卡拉 OK 厅帮人家放唱片。越南人去了,日本人去了,中国人也去了。一个越南人给他写了个"6",意思是 6 号歌曲,拿过来就变成了"9",放 9 号歌曲是中国歌曲。越南人认为我们是欺负他,就像放国歌放错一样的道理,大打出手,要炒掉这个中国人,结果就炒掉了。

我不是妄自菲薄,浩如烟海的医术中有几个解剖学名词是我们中国人命名的呢?就像临床上数以万计的检查中,有几个是中国人做出来的呢?就连血尿便三大常规都是外国人发明的。这样就要挨打了,想怎么打就怎么打,难道不是这样吗?炸你大使馆,炸你不商量;撞你飞机,撞你也不商量,就是这个情况。所以要努力,要努力学习。我们这代人总要争气啊!

两千年以前,全世界只有两个最富的国家,一个是罗马帝国,一个是中国的汉朝。那时候中国的汉朝以西安为都,中国的 GDP 占了全世界 GDP 的 37%,强大不强大?以后逐渐地落后了,一直到三百年前中国还是强大的,三百年前,我们的 GDP 跟美国、英国、法国差不多,都是 600～700 美元。可是后来的三百年间,当第一次工业革命——蒸汽机加纺织工业创造了一个伟大的英国的时候,中国这头雄狮没有惊醒,我们在睡觉;当第二次工业革命——内燃机加化学工业创造了一个强大的德国的时候,我们还在睡觉;当第三次工业革命——计算机加电子工业创造了一个伟大的美国的时候,我们还在睡觉,还没搞清楚。现在我们的 GDP 是上了一点,从人均 600 美元到了 1000 美元,可是日本、美国都是我们的数十倍。现在美国的财富占了全世界的 1/3,它的军事力量是前十五个国家的总和,所以它才这么嚣张。

这个问题要怎么解决呢?途径是中国人努力学习,发奋学习。所以我回国以后,又继续努力地工作。我对我的研究生们讲:"你们必须分秒必争,科学上只有第一没有第二,第二等于最后。"人生就像跑步一样,要跑就要冲前头,跑在中间早晚要吃亏。就像我的一个研究生,春节要休假,我让他工作做完再走,他坚持要休假。休完假回来继续做,做出来个好东西,要我请客。我先在网络上查,查基因库,结果五天前已经被人做出来了。我当时非常生气——中国人还这么穷,过节却过得不少,过春节先用一个月准备,再过一个月的春节,再回味一个月,好事全跑掉了。如果他不回家,提前几天做出来,他就成了世界第一;现在这样子啥也不是,白做了很多年。当晚我还是请他吃了饭,没有一个人说话,坐在那里都非常难受。

我对我的研究生要求比较严格。我的研究生的房间,前面是黑板,上面写着毕业倒计时还有多少天。每天都写一句英文让他们记住,比如"Rome was not built in a day."冰冻三尺非一日之寒,罗马不是一天建成的。还有个"No Chinese speaking area",就是指不能说中文,要说中文就必须让别人听不见,否则就到外面讲。就得这样逼。

我要求我的教授、讲师台下一定要准备充分,不能草草上场。有些老师说他们的课有一半人在打瞌睡,我说:"只有一个人打瞌睡,那是学生的问题;如果一半的人打瞌睡,那肯定是老师的问题。"我这人上课从来都是看最后一排,如果最后一排的人在跟我交流,其他人在打瞌睡或者说话我也已经看得很清楚了。我讲话从来不看稿子,自己想着讲,讲清楚了就行,这就是讲师的水平。什么叫讲师?把简单的问题用简单的话讲清楚叫讲师。什么是教授?把简单的问题说得很复杂,那就是教授。什么是院士?把简单的问题说得更复杂,那就是院士了。当然,这只是趣话。关于研究所培养的事情我现在不讲,就是促进他们发展。

通过努力,我们节节攀升。我们的学科现在是国家级重点学科;实验室是国家级重点实验室;我们的团队是全国首批唯一的创新团队,每年国家向这个团队资助120万元,三年360万元,我去答辩三年又给360万元;现在我手里可以批的科研经费有两千多万,每年还在不断增加。

现在我们的学科里有17人是从国外回来的,都是哈佛大学、耶鲁大学、牛津大学出身。我把美国、英国、法国最好的东西拿来结合在一起,在临床上用处非常好,现在主要是做微创治疗。外科医生做一个,我们可以做13个;外科医生一天挣2万,我们能挣7万,而且最后效果也比较好。国家给消化内科的钱,每三块钱中一块九被我们科拿来了。每在国外发表三篇论文,两篇是我们科发表的;我这个专业,全国一共五个"总理基金",四个在我们科,国家长江学者特聘教授一共三个,全部在我们科。现在我们正在建十九层的大楼,花1.5亿元,将来我们这个学科一年的总收入就1.5亿元,明年建成以后就可以搬进去。我们只有三十几个人,不需要做手术,而靠微创治疗。

我们基本上每个月在国际上发表两篇论文。在亚太地区的会议上,我的报告得了一个奖,是世界上拿这个奖的第三人;我曾经当过中日、中欧国际会议的主席。由于我拿了那个奖,人家把我的论文退回来让我加一点英文和日文的参考文献,然后刊登。我说不加,要登就登,不登拉倒,因为他们没有我做得好,最后他们还是给我登了。这个领域一共有78篇论文发表,有61篇是我发表的,我不如他们吗?去年在加拿大蒙特利尔,全世界一百多个国家开会,上次我是做大会报告,这次成了主席——140多个国家参加的会议,非常荣耀!所以要做就把事情做好,我想着我们的后盾是中国,越做越有劲。

我现在大致上先后64次出国,去过31个国家,美国十几次、日本十几次了。

去年一年就出去七次，今年已经出国三次了。我的学生出国也是四五万美金一年的待遇，我出去可能还会高一点，三四十万人民币。应该说国外对个人的发展更为有利，但是我的学生好多都回来了，为什么一定要回来呢？我想，中国人的前途要靠我们中国人自己来创造。恩赐是有限度的、有代价的、有条件的。如果大家一定要问：我为什么要回来？为什么要这样拼命地干？我想，是为了中国的少年儿童不再有我那样痛苦的童年，为了让老少边穷地区那些病人不要无辜地死去，为了让世界医学书籍上多一些中国人的数据和结果，更主要的是不再让洋人看不起咱们中国人！

自由提问

学生：樊教授您好，我想问您从小吃那么多苦，是什么使您克服了种种困难的？谢谢！

樊教授：有一个法国人，从一个穷人的孩子变成了法国富豪之一。临死的时候，他说："我要死了，但是不能把致富的经验带到棺材里面去。我要把它写出来，再存 100 万法郎在银行的保险柜里。我死以后谁能猜中这句话，一百万法郎就给他。"共有 48561 个人写信去，最后这 100 万法郎被一个九岁的小女孩得到了。48561 个人，有的说要节俭，有的说要奋斗，有的说要创新。人家问这个 9 岁的小女孩，她说："你怎么拿到的呢？"小女孩这样回答："由穷变富要有心，要有'野心'、雄心、决心。我想最主要是要有'心'。有了这个'心'，而且你确实是为这个心奋斗，总有一天会实现梦想。"她说："我的姐姐经常把她的男朋友带回来，他长得非常漂亮，于是我就经常跟他玩。我姐姐很着急，就经常对我讲：'你不要有这样的野心！你不要有这样的野心！'结果我就把它填上去了。"她认为有"野心"就可以达到目的。这个小女孩拿了 100 万英镑，又通过她的努力，成了她准姐夫的妻子——这个结果是我自己编的，前面都是正确的。

学生：樊教授您好！我是法学院公共事业管理专业的学生，我想问一下：您是怎么看待当前中国的医疗保健状况的？谢谢！

樊教授：当前医疗界有一股风，就是对医生不太公平的情况。应该说医生是一个很好的职业，连范仲淹都讲过："不为良相，便为良医！"那就是说医生是最好的第二职业，第一个是治国安邦，第二个就是为民解除痛苦。可是现在呢？当然不排除少数医生不讲良心做错事的情况，但是大多数的医生是做好事的。中国的医生用世界上 1% 的资源治好了 20% 的疾病，他们无私奉献，在 1% 到 20% 之间这么大的一块，是靠他们没有节假日、没有礼拜天做出来的。

我们中国的投入只有 1%，美国将近是我们的 150 倍。投入少，而人民群众的需要很高。第一,政府必须要解决投入问题,要增加投入。比如说过去的冠心病、心肌梗死,现在最好的方法要几万,没有这样的条件就不能这样去要求;第二个要压低一个医生需要治疗的病人数,压低小病变成大病的概率。比如说,我一年要治疗 7 万病人,假如我培养 500 个医生呢? 500 个医生治疗那 7 万个病人,不就压下来了吗? 很多疾病到晚期才来治,需要的费用就更多了。一个癌本来几百块钱可以治好,但是拖到晚期,几万块钱都可能治不好!

另外媒体对医生也不公平,医生成了弱势群体。病人到医生那里看病不是消费,消费是什么? 拿多少钱买多少东西叫货真价实的消费。但是你能拿钱买命吗? 你说一个人的命值 10 块钱,给你 10 快钱,你给我把他救回来,救不回来就是你的问题,或者给你 5 块钱救半条命? 不行。1% 的希望,我们要付出 100% 的努力,100 条命,我若只救回来一条,那剩下的 99 个的家属都要跟我打官司啊!

还有一点,大型的仪器设备不让我们开,将来如果让我去举证,自己举证吗? 逼得医生也没有办法。所以究竟怎么解决这个问题,我觉得只有政府行为才行,不然最后受害的还是病人。所以要解决看病难、看病贵的问题,要加大政府的投入,加强社会的保障措施,才能最终解决这个问题。

这个问题我一下子讲不完。昨天在浙江大学,单单这个问题我就讲了一下午,所以没有那么多时间来讲。但是有一条:病人是需要医生的,医生也是需要病人的,总有一天这种医患关系会在自然的状态下恢复到原状,谁也抵挡不住这个潮流。谢谢大家!

学生:樊教授您好! 我是药学专业的学生。现在我妈患了一种病,但因为要我上学,我是三本的学生,学费很高,我妈住院的话就要花很多钱,所以她放弃了,目前还一直拖着。从我身边的亲人来看,都是因为钱的问题,小病不看拖成大病来不及看。现在中央也提出了建设社会主义新农村,构建和谐社会,但是目前农村的医疗设施还很落后,你觉得中央该采取什么措施让更多贫穷的农民在医疗上得到更好的保障? 谢谢!

樊教授:其实,这个问题我刚才已经回答你了。一个月之前,我在给中央部分领导干部讲保健的时候,讲了三个关于消化内科的问题,最后一个讲的就是你刚才所说的。

一是要加大投入,比如说群众出一点,政府出一点,没病的人少出一点,让得病的人用,这样医疗就没那么贵了;二是要重预防和早期治疗。这样就可以解决问题,但是总而言之这是非常难的问题,所以中央提出要建设社会主义新农村也包括这块内容,但是这是一个长期的问题。我希望你们家能够尽快通过各种方法走出这种困境,但是对于医生来说,我们解决不了这个问题,也希望社会不要把政府的这个问题说成是当医生的没做好! 谢谢你!

学生:樊教授您好! 我想问一下:您当初在学生时代是怎么学习英语的? 我们现在学英语好像老是记不住单词。不知道您有什么好的方法,给我们介绍一下。谢谢!

樊教授:第一,要明确学英语是为了什么。当你在老外面前丢了很多很多丑的时候,当你要把自己的成功公诸于世界遇到困难的时候,当你要把世界先进的技术引入自己工作中的时候,当你发现英语对你而言是那么重要的时候,你的英语学习将会有很大动力,不然完全是为了应试,最后是没有什么好的结果的。第二,要结合自己的工作,要大胆讲英语,有一句话说:不要脸才能学好英语! 所以我希望我的学生们能站在大操场上大声地念,尽最大努力地念。我深信只要明确了学英语的目的,有种韧劲,没有一个人学不好英语。至于究竟怎样才能学得好,这是一个非常大的课题,不同的人是不一样的。比如说我家里,我的英语学得还好,而我太太和我女儿怎么学都学不好。谢谢你!

学生:樊教授您好! 我是大一的,学医的。我想问一下:您学医的最大感受是什么?

樊教授:学医的最大感受:好辛苦啊! 但是很值得。

学生:樊教授您好! 我是医学院学影像的。我知道您是消化内科的专家。我想问:如果今后我们走上工作岗位,从事的不是专业领域的职业,而是全科方面的职业;而且国家现在也在花大力气改进农村医疗保健,如果我们以后去基层的话,您觉得我们的前途和将来是怎样的状况?

樊教授:现在我们缺少的就是全科医生、能处理普通问题的医生。像美国的"地段医院"是很有前途的,所以我希望你如果有这个志气的话,就可以从事这方面的工作,这是大有前途的。谢谢!

学生:刚才樊教授提到大学生应该把自己的前途和国家命运联系在一起,我们文理学院的学生都知道,前几天校报上有篇文章报道的是外国语学院的一名学生自愿服务西部,到贫困地区去支教的事迹,在她刚要出发的时候,父亲意外去世,但最后她还是毅然去了西部。我想问一下樊教授:您对现在大学生自愿服务西部是怎么看待的? 怎样激励更多的学生服务西部? 谢谢!

樊教授:我首先讲讲志向的问题。一个人眼界、心胸一定要开阔。常言道:海比地大,天比海大,人的心比天大。眼睛看到什么地方,脑子想到什么地方,结果可能就会到达什么地方;如果把范围缩得很窄,将来就成不了大器。但是无论在哪个地方工作,都要看自己的出发点,看自己想要到达什么样的境界。

我曾经在接待美国明尼苏达州一个学校校长时,跟他讲:这个世界并不公平,有的地方工业很发达,经济很发达;有的地方很落后。但一个地区怎样才算发展呢?犹如一壶水烧到了95度,另外一壶才40度,同样一捆木材,放到95度的水下烧,再怎么烧也就到达100度;但是如果放到40度的水下烧,起码会增加30度,这就类似于一个人能力的体现。

所以说要看你想的是什么。我觉得西部是大有可为的,现在的落后是暂时的。但是我们为人一辈子究竟是要实现什么呢?就看你如何想了。有个人看见三个人在砌砖,就问那三个人:你在干什么?第一个人回答:我在砌砖。第二个人回答:我在砌砖,一天可以拿到一美元,可以过日子。第三个人说:我不是在砌砖,是在建教堂。第三个人最后成了美国第五大建筑公司的总裁。做同样的事情,抱负不一样,最后的结果是完全不一样的。

所以同学们一定要心大。心有多大,做的事情就有多大。我举个例子,一个故事,是大家都很了解的牛顿万有引力。有个人名叫约翰,60岁的时候死了,上天了,上帝说:"你来干吗?你没有成绩啊。"他说:"我任劳任怨,勤勤恳恳,我也是有成绩的啊,再说你又没给我机会。"上帝说:"那你回去吧。"他回去后,上帝给他扔了一个苹果,他拿起来就吃了;再扔一个,又吃了;扔第三个的时候,他说吃饱了,就扔了出去,最后砸到了牛顿,由此牛顿成了万有引力的发现者。可见普天之下到处都是机会,毛主席闹革命还要到最穷的地方呢。主要看你是不是有心人,是否把自己这捆木材放在应该烧的地方,我希望你们成为后者。

我给大家延伸一点。大家会问,如果遇到困难怎么办?所有的人天天都在遭遇困难,首先要有乐观的态度,把事情看得好一点。什么是乐观呢?一束玫瑰花,乐观的人看到刺中有花,悲观的人看到花中有刺。所有的事情都是一样的,关键是要从乐观的方面看,这是战略。在战术上,一定要有自己的思想,包括在人文社会。四只小熊要过一个山庄,这个山庄有许多老虎,老虎不放小熊过去,四只小熊就采取了四种办法:一只小熊去打老虎,死了;第二只小熊趴在那里没动,没过去;还有一只小熊后退回去了,当然也没过去;只有一只小熊绕着走,最后过去了。所以遇到了困难,第一要以乐观的态度来对待,第二要有策略地绕过它。谢谢!

(根据录音整理,未经本人审阅。整理:梁如洁、王勇龙、赵天)

现代医学的发展与伦理挑战

黄荷凤[*]

（2006 年 5 月 25 日）

21 世纪是在座同学们的世纪，因为我看在座的都非常年轻。

21 世纪世界有三大前沿科技，第一是生命科学，第二是信息科学，第三是新材料技术，包括纳米科学和纳米技术。在过去的两个世纪里，三大前沿科技是什么呢？19 世纪，是细胞、进化论和能量守恒，20 世纪的三大科技前沿是 DNA、相对论和量子力学。也就是说这三个世纪里面离我们最近，可以摸得到脉搏跳动的科技前沿都和生命科学相关，而且都是排在第一位的。

那么，现代医学科学研究在研究些什么东西呢？关于医学方面，目前大家比较关心的是以下几个问题：

第一，人类基因组、蛋白组研究和生物治疗。

第二，干细胞和再生医学研究。

所谓再生医学就是把细胞变成组织、变成器官这么一个科学。比如说我想制造一个器官（皮肤），现在是利用干细胞来制造，制造出来的皮肤对那些烧伤病人可以直接使用，不用再植皮。病人的烧伤面积本来就非常大了，难道还要从他好的皮肤上挖下来一块补上去么？

现在的帕金森综合征，症状是年纪比较大的人手不停地发抖、脖子不停地摇，这时候把干细胞变成神经细胞，直接打进脑子里，就可以治疗这个疾病。又比如说，糖尿病是由于体内没有胰岛素引起的，现在的治疗方法是直接体外给病人胰岛素，但我可以把干细胞注射到病人体内，这个干细胞会全部定向分化成胰岛细胞，可以分泌胰岛素，这样就不需要天天打针了。这个医学科技目前是非常

---

　　* 浙江大学教授，主任医师，博士生导师。

前沿的,如果说得过一点的话,我可以直接用干细胞做一个肝脏、心脏,这样病人就可以随时移植,不需要等待活体捐赠肝脏或心脏了。使用捐献器官,一方面是难,还可能发生免疫排斥。如果一个人做了肝脏移植,他就要终生用药物进行免疫抑制。免疫抑制以后,这个人的抵抗力就很低,很容易得病。如果用干细胞技术的话,就可以解决这一系列问题了。

第三,克隆技术(ART)。

大家可能听到过第一个克隆事件,就是克隆羊多利的诞生,也许多利这个名字比任何一个国家的总统都要有名。克隆技术现在非常轰动,轰动到 WHO 来讨论它,甚至是安理会来讨论它。讨论它干什么呢?要禁止克隆人。生命科学已经危险到这个样子或者说它进步到这个样子了,这是难以想象的。也就是说以后的生物,尤其是哺乳动物,不再需要有性繁殖了,可以用克隆技术进行无性繁殖。

第四,社会医学。

现在社会医学非常吃香。社会医学目前的亮点有四个方面:HIV、吸毒(要加重研究的问题)、肥胖、肿瘤。减肥运动目前在我们国家有点盲目,有些非常瘦的小姑娘也在减肥。

第五,特种医学。

特种医学现在有两块是非常明确的,一个是航天医学,一个就是军事医学。

下面讲一讲生殖医学。生殖就是人类繁衍,是人类一个永恒的主题。我刚才讲的这些技术,都是由生殖医学发展而来的。为什么这么讲呢?下面我解释一下。

第一,ART 技术。一个人的生育发生问题了,想通过医疗办法帮助怀孕,这个技术在英文上叫作 ART。artificial 是人工的,然后 reproductive(生殖的),technology(技术),把它们最前面三个字母拿出来组合到一起就叫作 ART。

ART 是什么东西啊? ART 是一门艺术,生殖怎么会变成一门艺术呢?第一个事情就是把女性的卵子取出来,放到实验室,在实验室里让其和精子结合,变成一个胚胎,也就是变成一个人,然后把这个胚胎放回到子宫里面去,这个技术叫 IVF 或者叫体外受精胚胎移植技术。这样出生的小孩,叫试管婴儿,因为这个婴儿是在试管里面受精的。

第二,ICSI 技术。全国甚至全世界都有一些没有精子的人,但是从他的睾丸里面可以找到一个或两个精子,这种精子叫它自己受精是不可能的。我们就通过显微注射,在显微镜下把这个精子直接打到卵母细胞里面,它就受精了。实际上这个技术就是克隆的前身,相当于把一个精子打进去,就是把一个细胞核打进去,也就是把 DNA 转移进去了。这就是克隆的前身,这个技术现在广泛地被运用,目前临床上就是这么做的。

第三,PGD 技术。这是一个非常有发展的技术——遗传病诊断技术。也就是说在试管里面受精的那个胚胎,比如说它是 8 细胞或 16 细胞,我可以在显微镜下拿出一个细胞去做检查,看它是否有病,是不是血友病、糖尿病、色盲等,是男还是女? 这太简单了,一下子就做到了。

第四,是 Freezing 技术。这同样是一个非常伟大的技术,什么叫 Freezing呢? 就是把在试管里受精的胚胎冷冻起来,然后等到想怀孕的时候,再移植进去,怀孕生出这个孩子。这在生育时间上会有一个选择和调控,年纪轻的时候留下优秀的胚胎——年纪大了,染色体就容易异常,容易畸形——但是你不想现在就生孩子,因为你可能是个模特,可能是个演员。我曾经把一个胚胎放了 8 年,移植进去怀孕了。那是她 8 年以前的孩子,那么这个孩子你说他几岁? 你们看哪一个学科能够把人的脏器给冻起来,比如说肾脏、心脏或肝脏,更不要说一个人了。哪一个成功过? No,nothing at all! 但是我这里就有,所以说很多人要跟我合作,就是想搞冷冻技术的研究,OK! 可以接受,这样的话,我的研究范围、思路就会越来越广。

第五,Cloning 技术。妇产科在治疗不孕不育症方面的发展造就了克隆技术。先把这个细胞拿出来,再把精子打进去,其实这就是核移植的技术。

第六,Embryo Stem Cells 技术。干细胞是怎么来的呢? 一个胚胎发育到一定的时候,就会由一团细胞发育成一个人。这团细胞我们叫内细胞团,把这个细胞团取出来繁殖,而不让它定向分化成内胚层、中胚层、外胚层,这就叫干细胞。人们想象当中,要把它定向分化,最后不是分化成一个人,比如说全部分化成神经,某人神经断了以后,就可以拿它来接;全部分化成骨头,某人骨头差一段了,就可以给他接骨。这叫作定向分化技术,是人们想象的,接下去的就是在座的你们要做的研究了,在座的同学们可能会做出比我们更突出的成就。

下面我再来讲讲人类基因组计划。这个计划是 2000 年开始的,在 *SCIENCE* 上发表了一篇文章,全世界把人类 46 条染色体都分掉了,这样就造成了一个染色体基因组。我们中国分到了 1‰ 的任务,这个 1‰ 也是在 *SCIENCE* 上发表了文章。从 2000 年起,人类的生物科学进入了基因时代,叫 Genomics Comes of Age. 这个是美、英、日、法、德和中国科学家历经 13 年的共同努力,才做成的一个事情。实际上就是绘制了一个图谱,我的图谱跟它一样吗？对照一下，肯定有碱基对的差异，这叫基因多态，可两个都是正常的，所以说人类的基因组也走到了一定的路上了。基因最后要发挥功能，是要靠蛋白质去发挥的，不是用药物去发挥的。蛋白质就是从基因翻译过来的，所以说接下去我们就到达蛋白组学时代了。

我们先来复习一下孟德尔遗传学，我是外行，我所讲的孟德尔遗传学就如我刚才讲的血友病，如果基因携带了疾病，并通过染色体恒定地遗传下去了，这就是遗传性疾病。但是同学们肯定知道：有的人家里没有遗传病，但是生个孩子却有病，生出来就有，这叫先天性疾病，跟遗传病有点不同。

先天性疾病，比如说是物理的、化学的、生物的这些因子造成了 DNA 的变化，比如说它多了一条、少了一条或者是移位(1 号移到 2 号位，2 号移到 3 号位，染色体物质都在的，但是它断开了重新拼接起来了)了。我们现在更进一步了，DNA 的序列没有发生改变，但是 DNA 的修饰过程发生了变化。我们说一般基因突变的生物大多数都被自然淘汰掉了，它一定会死掉，也就是说一个人要流产了，医生就不要保胎儿，流产就让它流下来，而且一定会流下来，保也保不住，因为它本身就是畸形的。有个别生出来了，那就可能会有 Dance 综合征，身体健康但是脑子不健康，这样生出来的孩子危害就更大。在我们国家大概发生率是 1/1000，我们国家每年都要耗资 50 个亿在 Dance 上面。这是染色体异化，是在极低功能下生存的，我们是正常状态生存。

现在有个概念叫作表观遗传学。所谓表观遗传学，就是测他的基因，一点都没有改变，但是他的基因比如说甲基化、组蛋白的纤化，包括他的基因应激发生了改变，可是这些变化是测不出的。这些变化可能会导致一些遗传学的改变，同时把这个遗传带到下一代，就是创造了一个病并遗传下去。这些病是由于环境的影响造成的，包括我们人手一部的手机。我有个博士生在做这个研究，做出来的结果表明：使用手机对胚胎是有影响的。

再一个问题就是人为什么会生癌？事实上一个人在他出生的时候就注定要生癌的，现在还没生，到了一定时间他就生了，这叫迟发性疾病。还有一种叫蛋白结构差异，也就说是他的蛋白没有错，但是他的蛋白构形发生变化了。比如说一个球裹型的蛋白，现在散开来把中心体暴露了，体内本来没有这个抗原，现在自身产生抗体去攻击这个通过蛋白异常折叠以后的抗原，最后得了一个病，可能就是免疫性疾病，这个就叫蛋白折叠病。现在人类对疾病的研究如心脏病什么的，已不是最前沿的了，所以说，现在要申请国家自然科学基金，搞蛋白晶体是非常容易得到的，但是也非常贵。

英国的科学家维尔穆特从 1996 年开始研究克隆技术，制造了一个宠物叫多利,他的文章是在 *SCIENCE* 上发表的。我们看看他这个多利是怎么做出来的。从多利遗传上的母亲身上取一个乳房细胞,然后把这个细胞的核取出来,再从另外一只羊身上得到一个卵母细胞,并把这个卵母细胞的核去掉,然后把乳房细胞的核放进去,最后通过电融合使它变成一个胚胎。这个胚胎再放到一个绵羊的子宫里面去,最后生出来的就是多利,跟它的母亲是一模一样。实际上卵母细胞、子宫都不是它母亲的,但是从遗传学角度看它们是一模一样的,也就是它没有父亲了。这个多利羊现在在哪里,你们知道吗? 死了,为什么死了,怎么死的? 它是安乐死的。为什么要安乐死? 它太痛苦了,它有太多的疾病,它 6 岁就死了。一只羊正常大概可以活 18 年左右,那就是它的寿命只到 1/3 就夭折了,这说明了什么? 说明它的遗传信息是不完整的。我们经常会发现一些表观遗传的疾病,尤其是在人身上。比如一个人个子非常大,但是他智力非常低,医学上叫作 pws 综合征,这就是表观遗传病。这个基因突变,就是医学上经常说的克隆会造成巨型动物。

我们再来看看这一张图,这是一只阿富汗小狗。这只狗是从另一只狗的耳朵上取了细胞,通过克隆技术造出来的。这篇文章在 2004 年的 *NATURE* 上发表的。他的拥有者就是韩国的科学家黄禹锡。大家可能已经知道现在黄禹锡已经什么都没有了,教授没了,主任没了,还被起诉了,听说现在要宣判了。但是他的调查报告上是这样写的,除了这条狗以外,其他都是假的。那么为什么有了克隆羊以后,这个克隆狗威力还那么大呢? 据说狗一年只有两次发情期,所以它只有两次排卵期,而且狗的卵母细胞和蚕卵一样在显微镜上是看不见的,是盲操作的,所以我觉得黄禹锡还是掌握了核心技术的。

那么这里就把几个伦理问题提出来了,黄禹锡犯了什么错误呢? 他是造假,他造的不是狗的假,他造的是干细胞的假。他说他得到了 11 个有病原的干细胞,最后查出来都是假的。一开始说他用了实验室女生的卵子,这是违背伦理原则的。他的克隆胚胎文章是登在 2006 年的 *SCIENCE* 上,现在已经被完全撤掉了。这只狗被美国的 *TIME* 杂志评为 2005 年最重大发明之一。还有个教授也非常有名,叫夏德,来自美国匹兹堡大学。美国是最早成功研究干细胞的国家,但是布什总统下令坚决反对做干细胞,这是指要从人的胚胎里面取出干细胞的。

在德国的话两细胞就可以成为一个人,两细胞是不能任意处置的,除了可以冻起来,所以他们的实验室是很忙的,第二天一起来就要去看两细胞有没有冻起来,而在我们这里是可以不要去的,你把细胞爱怎么处理就怎么处理,可这都是人啊。在我们这里还可以做人工流产呢,不要说才几个细胞。这个夏德也是这样,他从美国来到韩国,听说 *NATURE* 和 *SCIENCE* 这两本杂志中有两篇文章都是夏德写的,还听说黄禹锡英语不太好,篓子也是从这里捅出去的。最后夏德宣布与黄禹锡分道扬镳,其实那时候他们是有共同利益的。现在夏德一点事情都没有,他已经回美国去了。黄禹锡可就惨了,现在他是名誉扫地,什么都没有了。

下面再讲一下干细胞。干细胞被 SCIENCE 评为 1999 年世界十大科技之首,当年排在第二位的是人类基因组学,所以基因组学叫得非常响。最后评下来干细胞排在人类基因组前,有关它的文章也是发表在 SCIENCE 上,所以说这些研究都是非常厉害的研究。胚胎干细胞是这样的,一个卵子和一个精子,受精以后变成一个胚胎,然后这一团将来就变成一个个体,而这团细胞拿出来体外培养的话,我们想象当中把它培养成血细胞,白血病人就可以拿它来治疗;我们想象当中想把它培养成神经细胞,比如有神经系统的疾病就可以拿它来治疗;想象当中把它培养成肌肉——刚才你们的王院长告诉我,韩国有很多下肢瘫痪的残疾人在轮椅上站不起来,他们就期望黄禹锡给他们做出干细胞,给他们治疗,让他们的神经重新恢复。很多病人投了很多钱,但是这件事情居然是假的,他们太愿意相信这个事情是真的了,他们希望自己国家的这个科学研究走到世界的最前沿,也希望他们的疾病能得到治疗。

中国政府目前非常支持这个研究,尤其是韩国在这方面出了问题以后,中国加大了这方面的研究。我们"863"干细胞项目投入两个亿,你们想想一个项目两个亿,一个大学是花了几个亿造起来的?

干细胞是在美国得到首次分离、建成第一个人类胚胎干细胞系。2005 年韩国科学家黄禹锡领导的研究小组,首次在世界上培植出了与受伤者或病人基因相匹配的 1 株胚胎干细胞系,这项研究对治疗性克隆有很大意义。据调查有两株是真的,其余的全是假的。这种心态其实都是一样,我们都希望亚洲在这方面的研究能领先。但是后来发现他什么都是假的,现在就剩下一条狗是真的了。

但是干细胞也是存在问题的,多利是以 0.4% 的成功率成功的。这么低的成功率,要多少个卵母细胞?我们的卵母细胞是没有地方来的,中国有法律规定不能无缘无故做卵子捐赠。

有一次我在浙大的讲堂里面讲课,我说没有卵母细胞做研究,有几个女生当时就站起来,说她们愿意提供。但是我们国家规定,这是违法的,是不可以的。我们现在的卵母细胞都是自己想办法,比如多卵受精了,这是一个畸形胚胎,我们把里面的三个胚胎挖掉,卵母细胞多下来后我们拿来做实验。比如有一些卵母细胞没有成熟,不可以用,我们就把它体外培育成熟后拿来用。

其实干细胞没有想象的那么好。到目前为止,比如,第一是肿瘤不可控性,第二是移植免疫的问题,干细胞做研究还是会有排斥的,第三是干细胞污染的问题,第四是细胞移植的不可控。举一个非常简单的例子,比如心肌梗死,我们就用干细胞在治疗。我们希望干细胞注射以后,能定向发展成心肌,在梗死的部位带上补充心肌。为什么要定位在心肌?为什么要变成心肌的细胞?有没有机制?我们有没有掌握这种技术呢?没有。所以这里还有非常多的问题要研究。

超出我们的想象,这里有非常多的伦理问题,非常超前。

我们来看看诺贝尔,他是一个化学家,他最主要的贡献是做硝化甘油,就是炸药。由于他的炸药,爆发了第一次世界大战、第二次世界大战。他从来没想到过因为他的研究发明会死这么多人。

诺贝尔奖是奖励做科学研究的人,主要是奖给生理学或医学,当然现在也有和平奖、文学奖等等。我们不能从头到尾看这些诺贝尔奖获得者,那就看看近五年的诺贝尔生理学或医学奖获得者。首先我们看 2001 年的三个诺贝尔生理学或医学奖获得者,他们用一个线虫,做了一个非常简单的基因蛋白的合成模型,他们主要的贡献是控制细胞循环。

2002 年的获奖者,也是三位,英国的一位,美国的两位,他们是做"细胞凋亡"的。大家知道程序性的细胞死亡是一种生理现象,现在细胞凋亡的现象在医学、生命科学的领域被广泛地接受。

2003 年是两个合作的科学家一起获得了这个奖,一个美国的一个英国的。他们的研究成果叫"MRI",是磁共振,在临床应用,我相信绍兴很多医院都有。我去年到圣佛朗西斯科的 UCLF 大学,有一个教授给我讲课,他就说"MRI"是他发现的,但是诺贝尔奖不是他获得的。这个发现是不是跟他有关系,我不太清楚。

2004 年获奖的两位科学家是做气味感受器的,这两个获奖者是师生关系,女的是学生,她在实验室里做这个研究,做出的研究非常优秀,甚至比她的导师还优秀,但是诺贝尔奖是他们共同获得的,这里也就存在着一个伦理问题。我们有些学生在这个实验室里做一个实验,之后被分配到别的地方了,他开始说了,我是全国第一个做什么东西的人。如果你这样讲,人家会看不起你的。因为这个成果不是你的,而要归于你原来的实验室,要归功于你原来的老师。事实上这个女的后来做得非常优秀,但是诺贝尔奖他们一起获得,因为第一个 idea 是她的老师给她的。

2005 年的诺贝尔生理学或医学奖获得者是研究幽门螺杆菌的两个人,一个是病理学家,一个是消化道医生。马歇尔上个月在浙大讲学,他发现胃炎病人总是有一条条干状的东西,不知道这是什么,认为是细菌。全世界人都嘲笑他,萎缩性胃炎怎么会跟细菌有关系？他说当时只有一个人支持他,让我们猜那个人是谁,我们说支持你的肯定是你的 wife,他说"Yes!"。他的爱人支持他搞这个工作,最后是临床医生给他证实的。沃伦给他治疗,获得了成功,两人同时获得了诺贝尔奖。

现代医学的发展让人惊讶,诺贝尔奖还是在颁发给那些经典的医学。这里也存在着一些经典医学和现代医学伦理问题的经纬差别。

伦理是一种贡献与渴望索取相斗争的道德体系。医学伦理是一门非常重要的学科,在中国有很长一段时间内被忽视了。我们知道纳粹最早的一些实验在人体上进行,非常残忍。包括日本,在我们中国人身上做细菌实验,我们义乌还有一个团在跟日本打官司,因为很多人都是给日本的细菌实验致残的。

现在生物医学伦理的热点问题有：

第一,死亡的标准:脑死亡的伦理。我们中国一般说心肺衰竭、没有血压、没有脉搏、呼吸也没了就叫死掉了,在外国是脑死亡才算死亡。判断死亡的标准不一样,也有着伦理问题。

第二,安乐死。某些人得了疾病治愈不了,非常痛苦,他愿意去死。但是这也是不可以的,如果医生给他开药帮助他死掉,就是谋杀。所以讨论来讨论去实行安乐死的国家非常少。

第三,器官移植。器官移植是国际上攻击我们中国的最大的一个问题,他们攻击我们的器官来源于犯人,来源于死囚等等。我不敢说哪些是,哪些不是,但是这一定是个原则性的问题。

第四,基因工程。一些基因产品马上就可以用到治疗上了,或者有一些新的农业产品投入市场,比如以前的草莓只有一点点大,现在有的像苹果那么大。我告诉你们,美国人从来不吃基因产品,他们把新产品全部出口,因为他们不知道基因产品吃进去会怎么样。还有基因药物,全世界只有中国审批了一个基因药物,准许上市。

第五,人工生殖。有人不能生育,精子都没有了,上帝说你还是不要有后代吧,你应该绝种。但是我说你生一个,你就生了。这个伦不伦理,我也不知道。

第六,人体实验。如果说黄禹锡在实验室里面取了卵子,那他就是不伦理的,因为在实验室里面做多少有点强迫的意思。

第七,人工流产。在北美看不到人工流产室,因为很多人反对人工流产。如果她怀孕了,胎儿就是一个生命,必须要生下来。我在澳大利亚的时候,看到一个人做 B 超,医院居然给她做三个小时。医生说一定要看清楚这个小孩子心脏有没有问题。他检查这么仔细原来是要给这个小孩开刀,就是给胎儿做手术。

这个小孩没生出来,在母亲的子宫里面就要给他做手术,然后放回去,让他长大,再生出来。目前的技术,胎儿做了手术是没有疤痕的。

第八,干细胞和克隆。刚才已经讲过了。

总之,我们的医学伦理要遵照赫尔辛基宣言的四大原则:公正、尊重人格、力求使受试者最大程度受益和尽可能避免伤害。

实际上我们的临床药物特多。我在 SCIENCE 上看到一篇文章,说的是我们的一种治疗 HIV 的药物,在病人身上使用却没有经过病人的同意。

我们现在的一些医学发展,像克隆羊、克隆狗、克隆人等等都存在着伦理问题。克隆羊刚才给大家讲了,维尔莫特教授现在也受到了起诉,说他的理论剽窃了一个印尼科学家的观点,而且他把那个人逼走,不让其在那个单位了。他说你这个亚裔人的聪明才智怎么可能超过我这个英国人呢?我想他只要等着,若干年后就会有诺贝尔奖,但是现在看来是不可能了。

假如有克隆人,那么人类进化就可以是单性生殖了,同时家庭也就解体了。有了克隆人以后,生育不是原来的生育,家庭也不是原来的家庭,社会也肯定不是原来的社会。没有人可以继承我的,我就这样一个个克隆下去,还会有克隆犯罪等。克隆人的问题是非常多的,所以现在不允许克隆人。

但是中国的态度还是比较暧昧的,中国的政策是不支持,不赞成,不承认,不接受。如果态度坚决的话就坚决反对,坚决不接受。别人都是 100% 地反对,如果有的话可以判处五年徒刑。

还有人造器官,如果干细胞可以造起一个个的器官,最后就可以造出一个人来了。还有代孕,如果说某人没有子宫了,她的胚胎可以让人家去怀孕,生出来的小孩有三对父母亲:给他胚胎的是遗传学上的父母;给他怀孕的,是生物学上的父母;抚养他的是社会学上意义上的父母。我们中国是承认社会学意义上的父母,养过了就是父母。

我今天就讲到这里吧,谢谢大家。

📖 自由提问

学生: 您能谈一下变性技术对伦理的挑战吗?谢谢。

黄教授: 变性术没有一个特别的定义,我个人认为变性术不对社会造成任何危害,同时他在遗传学上不发生任何关系,所以我认为是可以接受的,包括同性恋,这只是一种个人行为,不影响社会,不影响别人,而且在遗传学上不改变任何东西。实际上同性恋也可以有自己的孩子。

大家只要知道克隆技术就好了。比如我是个同性恋,对方也是女性,从我身上克隆一个胚胎,从她身上也克隆一个胚胎,然后把这两个胚胎,一个做成干细胞,一个养在干细胞上面。然后干细胞会长到胚胎里面去,最后产生的人是一个嵌合体,这个嵌合体的人说不定还是很聪明的。所以变性也好,同性恋也好,不会影响社会,不会影响遗传。只要他不影响别人,只是他自己的行为,都是可以的。谢谢。

学生:双性人的出现是怎么一回事? 您对伦理的看法是怎么样的? 谢谢!

黄教授:从医学的角度看,不存在双性人,他只是遗传学上的性别被歪曲了。本来 XY 是个男孩子,但是他可能是雄激素的受体有了缺陷,所以表现出来是男性的女性化。他有乳房发育,社会上把他当一个女孩子在养,但是事实上他的染色体是男性的。所以这种病人的性腺在腹腔里一定要取出来,否则将来会癌变的。他的性别可以由他的社会性别来决定,比如他被别人认为是个女性,就会向往自己变成女性。这样我们把他的性腺激素切掉,改变为女性的激素,他就有女性的体貌了。所以他遗传学上是男性,社会学上是女性,我们定标准的时候只能以一个标准去要求他,不能称他为两性人。

学生:黄教授,我想问一下,遗传病能不能通过基因来治疗,把他引进一个,去掉一个。谢谢!

黄教授:你很有思维的头脑噢,这就是我们做的"knock-out,knock-in"试验。把病态的基因去除掉,把好的基因给他整进去,这就叫作基因操作,可以诞生一个正常的生命。不包括人类,因为人类目前是不可以进行基因操作的。我们无法控制人类基因操作以后会怎么样,如果人人都想操作基因让自己美丽一点,也许人人都成了一个面孔。那么这就不是人类,人类的面孔就是要千差万别的。我们已经在动物身上做这个试验了,比如糖尿病的模型,我们把糖尿病的基因整进去,出来的那个老鼠是一个糖尿病鼠,这是"knock-in"技术;假如一个糖尿病人,把这个基因拿出来,叫"knock-out"技术。实际上对动物已经可以这样做,但是人类因为一些伦理问题还不能这样做。谢谢。

学生:黄教授您好,我是经济与管理学院会计专业大四的学生,我现在注意到这样一种现象:虽然现在计划生育技术和生殖技术迅速发展,但是大中城市里还是有不少年轻人加入了"丁克家庭"的队伍。您对这样的现象怎么看? 这种现象对我们的社会发展有何影响? 谢谢。

黄教授:对"丁克家庭"我是持赞成态度的,但是要看怎样的背景。比如目前我们中国的人口压力还是非常大。人口到了土地承受的极限,再增多,我们就没饭吃了,所以在中国有"丁克家庭"不足为奇。但是非常遗憾"丁克家庭"往往都是一些高智商、高学历的家庭,这是一个比较悲哀的事情,因为一些遗传背景比较差的人小孩倒很多。有些国家是不鼓励"丁克家庭"的,我今天坐在绍兴讲这样的话,假如我坐在俄罗斯就不讲这样的话了。大家知道俄罗斯的出生率是呈直线下降的,普京为这个事情是发总统令要求提高人口出生率。我支持"丁克家庭",只是遗憾那些高智商高学历的人没有生育。当然也有不识字的父母生很聪明的孩子,本人是杞人忧天了。谢谢!

（根据录音整理,未经本人审阅。整理:梁如洁、杨鹏辉、王勇龙）

论传统文化与现代人文精神

王云路 [*]

（2006 年 6 月 6 日）

　　刚才的开场白让我大吃一惊，可能有一些夸大其词。我就是搞古代汉语的，也就是在汉语史方面，比如知道古代的语言是什么样子的，词是怎么解释的，这只是雕虫小技。我已经听过介绍，来这里作讲座的学者、教授、专家已经很多，有三十多位，他们中间有很多是浙大的学者，浙大的名嘴，还有来自全国各地的一些专家。我跟他们比可能是"小巫"，但是我可以将自己的一点想法跟大家一起探讨。

　　今天我讲的题目是"论传统文化与现代人文精神"，那么，传统与现代是怎么结合的？有什么样的联系？现在我们主流宣传的是什么？在中国、在世界都很流行的观点是什么？我们主张什么？我们主张和谐。我虽然搞的是传统的东西，但现在也想时髦一下，来谈谈"和谐"。但是这个时髦的"和谐"是有很深的根底的——就是现在中国人讲的"和谐"，世界都在讲的"和谐"，那么这个"和谐"的根底在哪里？根源在哪儿呢？

　　处于中国传统文化里的我们可能感觉不太明显。大约在九几年，有一次我去加拿大参加学术会议，在哥伦比亚大学。学校的东亚系有几座很漂亮的小楼，建筑很别致，很美，小楼前边的草坪上有五块石头，上面写了五个字，跟我们的传统文化相关的五个字——仁、义、礼、智、信。而且据说石头是从山东孔子的家乡搬来的，很不容易。这就是说在他们眼里孔子是圣人，是了不起的哲学家，了不起的思想家，了不起的教育家。在他们的眼里，在世界人眼里，中国的孔子是非常了不起的。我们的传统文化在世界上影响最深、能够作为代表的应当就是孔子的观点。我们传统文化的核心"和"在孔子的论述里也非常多。

---

　　[*]　王云路，浙江大学教授，古典文献学博士，博士生导师。

一、传统文化的核心：和

古人说："和实生物,同则不继""人皆知有用之用,而莫知无用之用也""在其内而忘其外"。这几句都是古人的原话,但是跟我们现在最流行的主张、观点是一脉相承的,这里所说的"和",就是和谐。传统文化的核心和真谛就是"和"。

这里要注意,"所谓同也,安得为和?"就是说"同"与"和"不是一回事。为什么呢? 因为"和实生物,同则不继","同之不可也如是"。

1.和与同异乎

《晏子春秋·内篇谏上》里,晏子是个非常睿智、机敏的思想家、外交家,故事非常多。《晏子春秋·内篇谏上》:

> 无几何,而梁丘据御六马而来,公曰:"是谁也?"晏子曰:"据也。"公曰:"何如?"曰:"大暑而疾驰,甚者马死,薄者马伤,非据孰敢为之?"公曰:"据与我和者夫?"晏子曰:"此所谓同也。所谓和者,君甘则臣酸,君淡则臣咸。今据也,君甘亦甘,所谓同也,安得为和?"公忿然作色,不说。

意思是说,晏子劝谏国王的时候,大臣梁丘据驾着马车飞奔而来。国王问晏子:"这是谁呢?"晏子回答说是梁丘据。国王问:"你怎么知道?"晏子说,大暑天打马奔驰,不顾马的劳累,马劳累过度就会死去,轻则也会受伤,会这样做的一定是据,别人不敢这样做。国王说:"梁丘据和我是'和'的吧?"晏子说,他跟你是"同"。所谓"和",臣和君是不完全一样的,臣能够起辅助作用;而现在这个据,君王说"甘"他也说"甘",就是所谓"同也","安得为和?"所以,"同"与"和"是不一样的。

2.和成百物

古人已经把"同"与"和"的关系说得非常清晰,"同"与"和"不是一回事,那为什么要讲究"和"与"同"呢? 古人已经有很多这方面的论证了,《国语·郑语》记载了史伯对郑桓公说的一段话:

> 去和而取同。夫和实生物,同则不继。以他平他谓之和,故能丰长而物归之;若以同裨同,尽乃弃矣。故先王以土与金木水火杂,以成百物。是以和五味以调口,更四支以卫体,和六律以聪耳,正七体以役心,平八索以成人,建九纪以立纯德,合十数以训百体。……声一无听,物

一无文,味一无果,物一不讲。王将弃是类也而与剸同。天夺之明,欲
无弊,得乎?

这里讲君王往往是要"同"而不要"和",因而去掉了"和",要了"同"。史伯的主要
观点是主张要"和",所谓"和实生物,同则不继"。"同",相同,就不会生出新的事
物来了。他举到的例子是"以他平他谓之和",恰如其分地在一起是和,这样就能
够使万物生长;若以同比同,同上加同,就没有任何价值了。

3.五味五音之和

关于晏子论"和"的记载还见于《左传·昭公二十年》:

> 齐侯至自田,晏子侍于遄台,子犹驰而造焉。公曰:"唯据与我和
> 夫!"晏子对曰:"据亦同也,焉得为和?"公曰:"和与同异乎?"对曰:"异。
> 和如羹焉,水、火、醯、醢、盐、梅,以烹鱼肉,燀之以薪。宰夫和之,齐之以
> 味,济其不及,以泄其过。君子食之,以平其心。君臣亦然。君所谓可
> 而有否焉,臣献其否,以成其可;君所谓否而有可焉,臣献其可,以去其
> 否,是以政平而不干,民无争心。……"

上边的例子也是讲"和"的。我们强调音乐有五音,会唱歌的就要求五音齐全。
我读硕士学位的时候,我们寝室住有三个同学,一个上海人,一个杭州人,还有
我。这个上海同学说她是女中音,杭州女同学自称女高音。她们问我是什么音,
我说我是女走音,女走音就是五音不全,唱一个声调老要走音。汽车紧急刹车时
发出的声音非常刺耳,五音很和谐地搭配到一块儿才悦耳,才能发出美妙的声
音,一个音调不能构成乐章,不会悦耳也绝不会余音绕梁。

"物一无文",如布的线条构成美丽的图案,如果不是五色和谐,就不会有悦
目的色彩。同理,构成文章的经纬单一的话,就不成文章。"味一无果",大自然
是非常和谐的,我们吃的果实,都有各自的特色,搭配起来都非常和谐,绝不是单
调的味道,如果是一个非常刺激单一的味道,人们往往不能一下子就适应。这就
是说,和谐才能生出万物,如果单是"同"就不会生长万物了,以果为例,"同"的
话,就不需要这么多品种的果实了。

下面讲人体跟各种道德观念的结合,也是说"和"与"同"的关系,我们主张要
"和"而不是要"同"。这里我为什么把古人的话都举出来呢?因为我们现在最时
髦的话、最流行的观点实际上是源于古人的。我们经常讲"要和国外接轨","要
跟世界接轨",实际上真正应该怎么接,根源应当在我们的古人这儿。

经常是一段时间流行一样东西。去年流行韩国电视剧《大长今》,居然会有

一些少女拿着《大长今》的演员剧照到美容院、医院,说要把她做成那个样子,要长今的神情,要长今的神态。这崇拜达到何种地步了。可惜我没有看《大长今》。哈日哈韩,对西方的更哈得不得了。

实际上,世界上其他国家的人对中国古代文化还是很景仰的。我几个月前在美国待了一段时间,感觉外国人对中国传统的东西非常景仰,中国学者在外国,比如美国,待得越久越爱国,在国内可能会说一些牢骚话、过激的话,但是一出去都充满了爱国心,至少我所接触的好多是这样的。有一个多年前出去的学者,把咱们的国旗一直带着,当斯坦福大学开运动会没有挂中国国旗时,他提出抗议,校长说我们没有中国国旗,他说:“我有,我拿给你吧。”这些小事让我感触非常深。所以我们在学别人的东西时,不能忘了自己的根本的东西,我举例子就是想说明这一点,就是和谐的观点是我们的祖先提出来的。

下面再举个例子讲讲五音和谐是怎么来的,如《左传·昭公二十年》:

> 声亦如味,一气、二体、三类、四物、五声、六律、七音、八风、九歌,以相成也。清浊、大小、短长、疾徐、哀乐、刚柔、迟速、高下、出入、周疏,以相济也。君子听之,以平其心,心平,德和。……今据不然,君所谓可,据亦曰可;君所谓否,据亦曰否。若以水济水,谁能食之?若琴瑟之专一,谁能听之?同之不可也如是。

这里讲了君臣关系,君说好,臣也说好,君王说否——“否极泰来”的“否”——臣也说否,就没有意义了。君王说不好,而事实上其中有好的方面,臣就应该见机行事,把好的方面指出来,除掉坏的方面,这样就会很和谐。这里同样以音乐来作比喻,“声亦如味”,声和味一样,酸甜苦辣咸加到一块儿,烹出来的肉才好吃;而“一气、二体、三类、四物、五声、六律、七音、八风、九歌”合起来才能组成音乐。古人对音乐的众多的描写词,也都是与此对应的,“清浊、大小、短长、疾徐、哀乐、刚柔、迟速、高下、出入、周疏,以相济也”,这样构成美妙的音乐,“君子听之,以平其心,心平,德和”。

这里还提到,“若以水济水,谁能食之?”白开水也好喝,但若一味喝白开水,就没味了,所以我们要有各种不同口味的饮料。“若琴瑟之专一,谁能听之?同之不可也如是。”单单一个调就不悦耳了。实际上,平常的小事大事万事万物全都是“和”,即和谐。现在已经是夏天了,绍兴的景物非常好,万物蓬勃,树木花草没有两个是一样的,虽然有些基本风格差不多,但根本上都不一样,这构成了一个多品质的、不单调的“和”,与单调的“同”就不一样了,这是由自然法则决定的。

4. 物贵和而不同

我们的老祖宗早已经提出要"和"而不要"同"。

《旧唐书·郑惟忠传》：

> 理有违而合道，物贵和而不同，不同之和，正在其中矣。

《晏子春秋》：

> 景公见梁丘据曰："据与我和。"晏子曰："此同也。和者，君甘则臣酸，君淡则臣咸。今据也，君甘亦甘，所谓同也，安得为和？"是以济盐梅以调羹，乃适平心之味；献可否而论道，方恢政体之节。俟引正而遵度，故曰物贵和而不同。

此段最后说的"物贵和而不同"，就是孔子所说的"和为贵"，"和为贵"的观点一直延续到现在。"文化大革命"期间强调"斗"，"与天斗其乐无穷，与地斗其乐无穷，与人斗其乐无穷"。如果说是叫人们去抗争灾难，抗击困难，与他人一起奋斗，从这个角度分析，是对的，但也是很不全面的，因为从自然环境、基本的人文素养、公德等角度，不应该是"斗"而应该是"和"。大禹治水之所以成功是采取了与自然和谐的策略，利用了水的规律，堵塞是不行的，只有按规律办事，才能与大自然和谐相处。从中可以看出，自然规律也要求是"和"而不是"同"，更不能像"文化大革命"时候的"斗"。

5. 政治的最高境界是和

刚才提到的古人的观点里就强调政治的最高境界是"和"。

我再举几个例子。我在杭州看到一个广告牌，写着"和文化公司"；还有一种酒叫"和酒"；杭州有一家房地产公司"坤和公司"，"坤"是说地，他们强调地要和，所以叫"坤和"；还有广告是这样写的："智慧中国，和成天下"，就是说要用"和"来成就天下、治天下、平天下。

《礼记·中庸》：

> 喜怒哀乐之未发，谓之中；发而皆中节，谓之和；中也者，天下之大本也；和也者，天下之达道也。致中和，天地位焉，万物育焉。

人们的喜怒哀乐正常地表达出来叫作"和"，"和"是"天下之达道也"，"达"，通也，畅也。

《论语·学而》："礼之用，和为贵。"和谐是治理国家、治理社会最根本的捷径，古人都知道这一点。如果和谐，天地就会处在适当的、应当的位置上，万物就会蓬勃生长,这是古人的观点,也是《论语》里的话。在"文化大革命"时,大家批判"和为贵",那时候我们还小,以为"和为贵"是讲和气,认为不能讲和气,要阶级分明,敌我分明,要斗,这种理解本身就是错误的。

为什么要讲"和为贵"呢?《周书·天官》讲道:"庶政惟和,万国咸宁。"庶民是指百姓,一切政事唯有"和",如果达到了"和"的境界,万国才会安宁。古人的观点非常清楚。

古书上也曾这样记载:"宗伯掌邦礼,治神人,和上下。"宗伯是掌管邦国礼仪的官,要治理人和神的关系,上至神下至百姓,就是自然和社会的关系,要"和上下",要和谐。

我们说政治的最高境界是和谐,这句话出自哪里大家知道吧?《岳阳楼记》写道:"政通人和,百废俱兴。"政事是通达的,人是和谐的。现在一些碑文里讲到政府功德时也会用这句话,古人早就认识到这点了。《礼记·乐记》记载:"夫歌者,直己而陈德也。动己而天地应焉,四时和焉,星辰理焉,万物育焉。"说明只有四个节气"和"了,万物才能生长得好,才能繁盛。《左传·昭公二十一年》:"仲尼曰:'善哉! 政宽则民慢,慢则纠之以猛。猛则民残,残则施之以宽。宽以济猛,猛以济宽,政是以和。'"《左传》里还讲到了"刚柔相济",处理好礼和法的关系,礼和人的关系,就能产生"和"——和谐。汉代仲长统也曾说过:"和谐,则太平之所兴也。"所以我们提出和谐是政治的最高境界。

6. 美是一种和谐

美是一种和谐,比如绍兴的许多建筑非常美,我们会说是和谐。建筑上对称是一种美,但对称不是唯一的美,和谐也不一定是对称的,但和谐总是美妙的。

《文选·宋玉〈登徒子好色赋〉》:

> 天下之佳人,莫若楚国;楚国之丽者,莫若臣里;臣里之美者,莫若臣东家之子。东家之子,增之一分则太长,减之一分则太短;著粉则太白,施朱则太赤。

这里讲到一种美。人长得漂亮有很多种,如男性刚毅,女性端庄或温柔妩媚,丹凤眼瓜子脸,各种说法都有。有些美能让人说出美的具体内容,比如说这个人浓眉大眼,鼻梁高挺很有特色,还有一些是说不出来什么地方美,就感觉非常美,这种美在哪里呢? 为什么说不出来呢? 这就是整体美,五官在脸上和谐地搭配,就是一种美。

我读大学的时候,有一个讲古典文学课的老师,他经常要我们欣赏古文,并且要像流行歌手唱歌时候一样,把眼睛闭起来欣赏。他在讲六朝文学的时候,讲着讲着就会把眼睛闭起来,接着他不说了,就让我们想象。我们看他陶醉的样子,就知道他已深深地陷入其中了,沉浸在那种语言美之中了,因为他感受到了语言的魅力展现出来的意境美。人的美也是这样,如果要变成《大长今》剧照中的样子,可能容貌像,但是没有那种神态、神韵是没有用的。一个人的美是内外结合的,是处于"和"的状态下的。

大概是 2004 年,美国《福布斯》杂志选出全球百大最有权势的女性,第一位是美国国务卿赖斯。赖斯是一个黑人,我们在这里不评论她其他方面如何,但赖斯确有其特色之处。赖斯出生在伯明翰有色人种最受压抑的地方,但是她在母亲的教导下,觉得不能认为自己的境界达到和白人平起平坐就行了,应当做得更好;白人花一分努力能达到的,她应该花十分努力去达到,能够想到的,就努力去做,就能成功。就是在这个信念的指引下,她才能够到达现在的地位。关于她的事情很多,记载也很多。她没有因为是黑人就低人三分,没有因为是黑人就把自己漂白,变成一个白人的样子。其实一个人的强,不在于容貌。当内心得到充实之后,美就会显现出来,会自然流露。所以我们不会觉得赖斯丑吧?因为她有自己的内在气质。

现在有很多人去做美容,这也无可厚非,"爱美之心,人皆有之"。但是为什么不弄成黑头发黄皮肤,一定要弄成白皮肤黄头发呢?因为美国人是这样,西方人是这样,所以我们一定要去学。其实我看这不一定妥当。

大千世界是丰富多彩的。我去一所学校参加博士答辩的时候,遇到一位 60 多岁的老先生,他非常先进,早就选择住在郊区了。他说周末会自己开车去度假;如果看到女性穿着露肚脐眼的服装,会觉得没什么。他说:"我不会赞同,我不会这样做。但是别人这样做也无可厚非。"我说:"你这观点真先进。"他说,既然是"和",各种现象就都可以存在。

我觉得真正意义上的美,其实就是一种"和谐"的美,而不应该刻意追求某个方面的"同"。齐白石画虾是非常成功的,他说:"学我者生,似我者死。"一味地模仿是没有前途的,学画虾要学他画的神韵,而不应学他的一笔一画,开始是学画形,之后就要达到这个境界;不单是模仿,而是要学最本质的东西。

7. 人与自然和谐——天人合一

董仲舒很早就强调过"天人合一",其实更早时候的许多书中已经含有这个观点了。我这里引的是董仲舒的例子。《春秋繁露·阴阳义》:

> 天亦有喜怒之气,哀乐之心,与人相副,以类合之,天人一也。

《人副天数》：

> 天以终岁之数，成人之身，故小节三百六十六，副日数也；大节十二分，副月数也；内有五脏，副五行数也；外有四肢，副四时数也；占视占瞑，副昼夜也；占刚占柔，副冬夏也；占哀占乐，副阴阳也；心有计虑，副度数也；行有伦理，副天地也；此皆暗虑著身，与人俱生，比而偶之弇合，于其可数也，副数，不可数者，副类，皆当同而副天一也。

古人认为自然、上天是很神奇、很美妙的。一些奇异的自然现象不能理解的时候，古代的人们觉得冥冥之中有一个主宰，觉得天和人一样，有生命，所以"天亦有喜怒之气，哀乐之心，与人相副，以类合之，天人一也"。认为天的哀乐之心与人相配，相对应：人有 366 个关节，跟一年 366 天相对应；大的关节 12 根，和 12 个月份相对应；人有五脏，跟五行相对应；人有四肢，与四时相对应；人视觉上的亮和暗，与昼夜相对应；人性情上的刚和柔，跟冬夏相对应；人的哀乐，和阴阳相对应；人心的谋略，跟度数相对应；仁、义、礼、智、信等伦理跟天地相对应。董仲舒说天上的东西和人身上的东西都是能够相配合的，所以天人是相连的。这是最早细致描写天人合一的文字。

自然界中的一些现象，其实有一些还真是没办法解释。加州大学的一位老师很信奉基督，他把自然现象、人的现象都归结为基督的力量。在美国，除了法以外，宗教的力量是非常强的。这位老师讲冥冥中的一切都是基督安排的；我们的传统文化中没有这个观念，但是我们说天与人有着非常密切的联系。这就是仁者、智者跟自然界的关系，古人也已经说得非常多了：

《论语·雍也》："子曰：'知者乐水，仁者乐山；知者动，仁者静；知者乐，仁者寿。'"

《论语·里仁》："子曰：'不仁者不可以久处约，不可以长处乐。仁者安仁，知者利仁。'"

"约"，俭约、贫寒。不仁的人就会受不了生活上贫寒的状况、政治上的穷途末路，也不可以长久地快乐，否则就会得意忘形；能够安贫乐道的，只有仁者。"仁者安仁，知者利仁"，聪明的人会在仁里获得好处。

（1）自然界的和谐。

一次我到新加坡时，那边的导游跟我说："你们中国地这样大，相比之下，新加坡确实非常小，在这里没有四季变化，我们一直穿一个季节的衣服；你们飞雪时能穿大衣，很难想象你们穿上大衣、戴上别致的帽子，会有多少风度。这些在我们的现实中全都没有，只能存在于想象中。"人人都有一个"从变"的心理，希望发生变化。

《尔雅·释天》:"四时和为通正,谓之景风。"四季变化和谐,才属于正常的天象。百花齐放,是自然界的春天;百家争鸣,是学术界的春天。人类文化的春天,应当是和谐的。比如春秋战国时候,山东齐鲁有一个"稷下学派",在那里各种流派都可以纷争,绝不是一家之言——一家之言就不会有发展了。北大能成为北大,也是因为蔡元培做校长时,能广纳各方面的学者。如果只有一种单调的学术,就不能成为现在的北大了,就是因为他有海纳百川的气魄,才能成就北大。

(2)人与人的和谐。

《礼记·乐记》:

> 不使放心邪气得接焉,是先王立乐之方也。是故乐在宗庙之中,君臣上下同听之,则莫不和敬;在族长乡里之中,长幼同听之,则莫不和顺;在闺门之内,父子兄弟同听之,则莫不和亲。故乐者,审一以定和,比物以饰节;节奏合以成文。

这里讲的是人的和谐,君臣之间要和敬,长幼之间要和顺,父母、兄弟姐妹间要和亲,总之强调的都是要"和",要和谐。

《论语·子路》:

> 子曰:"君子和而不同,小人同而不和。"
>
> 樊迟问仁。子曰:"居处恭,执事敬,与人忠。虽之夷狄,不可弃也。"
>
> 子贡问曰:"何如斯可谓之士矣?"子曰:"行己有耻,使于四方,不辱君命,可谓士矣。"

《礼记·儒行》:

> 礼之以和为贵,忠信之美,优游之法,慕贤而容众。

古代关于"和"的论述非常多,这里就不多举例了。构成自然是这样,构成一个社会也是这样。我将其归结为一点:和谐是自然、社会的最高法则。传统文化的根底是和谐,现代主张的精神是和谐,传统与现代是合为一体的,这就是传统文化最根本的东西。所以要有现代人文精神,就必须学习传统文化。

二、如何学习中国传统文化

怎样学习传统文化? 其实传统文化也是一个很抽象的东西。

1. 有用与无用

大家知不知道古书中哪里讲到了有用跟无用的关系？《庄子》讲到了：有一个人给人家洗衣服，天天洗，洗多了手就要开裂，他就自制了一种药。后来他把这个药卖给了别人，别人学了药方，卖给了国王，这个药就发挥了更大的作用——水军把药涂在身上，与敌军打仗的时候，能保证身体不受伤害，能在水里顺利前进，最后取得了胜利。这种药就变成了对侵占别的国家、保卫自己的国家都有用的药。同样一种药，发明的那个人还要给人打工，帮人家洗衣服；另一个人却变成了万户侯，获得了很大的利益。

这就取决于看问题的眼光了，这也是小用和大用的问题，但小用、大用跟有用、无用还不一样。无用是怎样的呢？老子讲过，庄子也讲过——古人很了不起——无用的东西是最有用的东西。

我在报纸上读到一封"知青"读者的来信，作者讲到他是一个知识分子，"文化大革命"的时候下乡支援农村的建设，他们这些"知青"读大学的机会非常少。这个作者是"知青"中的一员，后来成了作家。为什么"知青"这一辈人成为科学家、化学家、数学家等科学方面专家的非常少，倒是作家出了一批？因为他们没有条件接受高等教育，但是农村苦难的生活对他们思想、观念的影响是比较大的。作家写出来的不是科学文章，不是发明创造，而是对人的生存状况的反映，对人生的感悟，对生命的理解。生活教育了他们，生活给他们的东西也是无形的。而科学家需要知识，需要技能。

但是，凡是能成为"大家"的人，不光要有知识，有智慧，有技能，有本领，还要有一种东西，就是"无用"的东西，就是传统文化。文史哲看起来是无用的，比如要制造一个茶杯，文史哲解决不了问题，但是它对人一生的发展可能会起到至关重要的作用。成为一个大家，必须有这种深厚的功底。

这是古人的观点。孔子说过"君子不器"。一方面说要成大器，一方面又说"君子不器"，这是辩证的。怎样理解"不器"呢？就是说真正的君子是有气度、有胸襟的人，不是小工匠、小技工，具体做事的人，要用圣贤的气度、圣贤的智慧去管理社会、管理世界。传统文化主要是从胸襟上、气度上、性格上对人施以影响。

《庄子·人间世》说：

> 人皆知有用之用，而莫知无用之用也。

《庄子·外物》：

> 惠子谓庄子曰："子言无用。"庄子曰："知无用而始可与言用矣。天

地非不广且大也,人之所用容足耳。然则厕足而垫之致黄泉,人尚有用乎?"惠子曰:"无用。"庄子曰:"然则无用之为用也亦明矣。"

《淮南子·诠言》:

> 有智而无术,虽钻之不通;有百技而无一道,虽得之弗能守。

有具体的技能,但是没有一个统领的主旨和思想观念就不能真正地把握好。其实这两个观点,用在研究方法上更重要。

2. 精神的作用

《管子·内业》:

> 夫道者,所以充形也,而人不能固。其往不复,其来不舍。谋乎莫闻其音,卒乎乃在于心;冥冥乎不见其形,淫淫乎与我俱生。不见其形,不闻其声,而序其成,谓之道。

什么是道?道就是像神灵一样玄的东西,是人所不能固定下来的。人的思想、修养、观念也是这样,但它会影响人的一辈子。

精神的作用,其实有一些是我们能够感受到的。有这么一个例子:一个人去住旅馆,又来了一个人。那个年代可能生活条件挺艰苦的,所以两个人一个房间。睡到半夜,后到的那个人大呼"我闷死了,难受死了,快要憋死了,你快把门窗打开"。先到的人正想开灯却没电了,就赶紧起来摸窗子在哪里,摸到窗玻璃以后却怎么也推不开。后到的那个人还在使劲喊着"不行了,憋死了,快开窗透气"。先到的人赶紧抓把椅子往玻璃上砸去,"哐当"一声,玻璃碎了,那人才安静下来,说"现在舒服了,能透过气来了",然后就睡了。第二天起来一看,打碎的原来是面镜子。你们说这是不是精神的力量?可见精神的力量非常强。

这样的事情其实生活中也非常多。我想到我的孩子小时候的一个例子,能够说明语言的力量。语言会使人在心里产生一种意象,一种创造性。我孩子小的时候,有一次外面非常冷,他生病了,要去医院。我们想用一个像北方的大斗篷一样的东西把他包起来,让他躲在里面。他非常恐惧,不肯进去,只是哭,我们只好把他抱了进去,去了医院。第二天,他还是不肯进那个斗篷。我姐姐在旁边说"小鸟进窝了",孩子马上破涕为笑,高兴地爬进去了。因为他把这个黑黑的斗篷看作鸟巢,把他自己想象成小鸟,产生了一种很美的感觉,就很高兴地爬进去了。你们说语言的力量大不大呀?这可以说成是语言的力量,也是精神的力量。

杭州有西湖十景,其实这十景是历史的积淀。"苏堤春晓",苏堤——地点,春晓——场景,可以想象:春天的早上,苏堤的鸟鸣声,苏堤的雾气……一个很美妙的境界;"南屏晚钟",可以想象到古刹、钟声、晚霞……在这些特定的场合,只有四个字就能显现出一种意境。如果没有这些名字,西湖十景会是什么样子呢?人们都慕杭州西湖景色之名,我想这些景确实也非常美,历史沉淀也非常深,但是这些名字的作用是不可低估的。还有"花港观鱼"、"柳浪闻莺",鱼像碎金子一样在游动,人在水边、花丛中去看这种景象;柳叶像浪一样翻舞,在这里可以听到鸟声,确实很有动感,像小品文一样,创造出一种意境。如果没有这些名字,可能美感要逊色一点。西湖边原来有家照相馆,叫"二我也"。许多人都说这个名字真美,和杭州的美景一样。拍出来的照片像真人一样,是第二个我,所以叫"二我也"照相馆。

语言能创造出一个意象,在人的头脑中再现。这其实也是精神上的作用。这些东西的作用其实都是非常大的。

3. 学习的境界

那么怎么学习呢?我觉得《论语·雍也》里一句话非常好:

子曰:"知之者,不如好之者;好之者,不如乐之者。"

若真想学一样东西,最高的境界是喜欢它,沉醉其中。第一步,要爱好它,第二步,在其中享受。这样的境界才是学习的最佳境界。古人的"头悬梁,锥刺股",完全是为了追求功名利禄。这种学习,不是一种创造性的劳动,不能像孟子说的"养我浩然之气",这样最多成就一种小器,一个匠人,不可能成就"大家"。最高的学习境界是享乐其中,能感受到快乐。

学习跟教育的关系非常密切,讲到学习就有一个教育的问题。潘光旦说现在中国的教育有这么三个范围:一是平民教育和义务教育,目的是普及、识字,普及教育是完全需要的,这种教育能给人基本知识的教育;二是职业教育或技能教育,我们平时说的技校、专科,大概都是这一类的;三是人才教育,人才教育充其量是培养一些专家和文官,文科培养出一些文官,理工科培养出一些专家。

这些在潘光旦看来还不是真正的教育,跟"做人之道"还离得很远,但这三个教育都是很重要的。他所说的"做人之道"的教育,就是圣贤的教育,可能不是在学校里能够完成的。学校里传统文化的教育、文史哲方面的教育,还是初步的;真正能感受到并且影响生活的,还要靠自己。

那种教育是一种什么样的境界?《论语·先进》中有种非常快乐的境界:

子路、曾皙、冉有、公西华侍坐。子曰:"以吾一日长乎尔,毋吾以也。居则曰：'不吾知也！'如或知尔，则何以哉？"子路率尔而对曰："千乘之国，摄乎大国之间，加之以师旅，因之以饥馑，由也为之，比及三年，可使有勇，且知方也。"夫子哂之。"求，尔何如？"对曰："方六七十，如五六十，求也为之，比及三年，可使足民。如其礼乐，以俟君子。""赤，尔何如？"对曰："非曰能之，愿学焉。宗庙之事，如会同，端章甫，愿为小相焉。""点，尔何如？"

从这里可以看出老师和学生之间的关系是非常好的。子路、曾皙、冉有、公西华跟孔子坐着。要上课了，孔子说："你们能不能说一下自己的志向？不要以为我年长，就认为我都是对的，你们随便说好了。"子路说了他要当什么，孔子笑笑，然后问"求！尔何如？""赤！尔何如？""点！尔何如？"他们都非常率真，孔子的教学相长的境界，在这里描写得非常生动。

他的生动还在这一段：

鼓瑟希，铿尔，舍瑟而作，对曰："异乎三子者之撰。"子曰："何伤乎？亦各言其志也。"曰："莫春者，春服既成，冠者五六人，童子六七人，浴乎沂，风乎舞雩，咏而归。"夫子喟然叹曰："吾与点也！"

一个学生在鼓瑟，孔子在跟他们对答的时候，这个学生还在鼓瑟，并没有很严肃地恭敬坐着，还是可以干他自己的事情。先生让他说话了，他就停下来，放下瑟，站起来回答："我跟他们的选择是不一样的。"孔子说："没有关系，每个人都可以有自己的观点。"这个学生说："我想过从容的恬淡的生活，回归自然。"孔子说："我赞同你的观点，我跟你是一致的。"一个快乐的教学，一个能反映他对生活的看法。孔子的学生有的想当大官，有的要率兵打仗，有的是当一个小的官吏，各种志向都有。孔子也赞同那种回归自然的方式。这是一种教育方式，也是一种性情的体现。

教育要达到塑造一个人性格的境界，那么把一个人的境界最好地提高起来的方式，就是要身心和谐。其实和谐包括人与人的和谐、人与自然的和谐、人与社会的和谐。国家要和谐，自然要和谐，人本身也要和谐。身心和谐，一个最好的体现就是要快乐。钱锺书是一个了不起的学者，他写的东西，最能代表他的特色的，我认为不是《管锥篇》，而应该是《围城》，这是最能反映他性情的。钱锺书《论快乐》："一切快乐的享受都属于精神的，尽管快乐的原因是肉体上的物质刺激。"对牛来说能找到草就是快乐；对一个三岁小孩来说，他能捡到一个好看的贝壳就是最大的满足；猪吃饱了也会感到一种快乐，会发出哼唧哼唧的声音。对于成年人来说，身心和谐的状态，会令他感到满足。这种快乐，钱锺书认为是物质变精神，虽然是身体上的物质刺激，但快乐却是属于精神上的。

如果你想研究一个东西，可能过程非常辛苦，但是最后达到目标的时候，你会感觉很快乐。刚才我讲到《论语》里的话，学习最好是能从"好之"到"乐之"，喜欢它，才能达到和谐的境界。

我想举几个例子说明人的能力唯有在身心和谐的情况下，才能发挥到最佳水平。看看运动员，无论是象棋、围棋类的，还是竞技场上的，凡是能达到和谐状态的，就能发挥好，得到意想不到的效果。我们考试的时候也会有这样的感觉。

新西兰野生动物保护中心，有头小非洲狮病了。请了很多兽医专家，都没办法治好，所以中心就向社会征集办法。许多专家献出了自己的方法，但都没有达到效果。一个 12 岁的小姑娘提了条建议，她说："只要每天摸摸它，它就会好的。"她为什么提出这个观点呢？她说她生病的时候，她妈妈就每天爱抚地摸她，之后她就好起来了；她家小狗生病了，她也摸它，小狗的病也好了。好多人对她的建议不以为然，但这也是一个没有办法的办法，所以中心就每天爱抚地摸摸小狮子，结果，小狮子真的奇迹般地好起来了。这就表明：人和动物都是一样的，都需要精神上的作用，就如治愈疾病一样，爱抚能使身心和谐，达到最好的状态。

瑞士的钟表是非常有名的，那里有个很专业的钟表匠，据说他做的钟表能精确到千分之一秒的误差，相当精确。后来罗马教皇把他抓到监狱里，但不让他闲着，还要他制造钟表。他自己也想把钟表制作好，但是连十分之一秒的误差水平也达不到了，再怎么努力也做不好。等他从监狱里出来以后，他又能制造出非常精确的钟表了。这说明身心和谐很重要。

4. 著名学者或成大器者都有深厚的传统文化功底

中国著名学者或成大器者都有深厚的传统文化功底，中国的"大家"没有不懂传统文化的。

下面这个例子就能说明这一点。清华大学校长梅贻琦说："须知体育之目标，不单是造就几个……选手、奖牌……也许可以说在此之上，还有发展健全人格的一个目标。"体育可能会让人觉得是一种技能的训练，但其对人毅力、品格的塑造是非常有用的，所以他不简单地把体育看成是技能的训练，而是强调精神的作用，也就是对人的塑造作用。

也正因为梅贻琦有这样的见识，所以才有他那个很著名的观点——"所谓大学者，非谓有大楼之谓也，有大师之谓也。"他认为真正的大学应该看有多少个大师，而不是有多少幢大楼。像全球著名的哈佛大学，它的教学楼很古老，很旧，看上去很一般，却是培养世界顶尖人物的地方，是全世界第一流的大学，因为它有一流的大师。许多名校能容纳很多的奇才、怪才，并给他们一定的发展空间，让他们最终都成为人才。所以大师对大学来说是很重要的，一所大学的标准是要有许多大师，有真正的学者，不能仅仅用大楼来实现。

耶鲁大学的宿舍楼每年都轮流维修，但并不是将原来的建筑全部更新，而是保持刚盖时候的样子，维持那种历史感。我们国家就缺乏这种例子，我们会把旧的全部拆掉，然后全部建成新的。费城是美国一个很古老的城市，是《独立宣言》的起草地。要去这个起草地，得经过一条马路，这条马路边还保存着当时的椅子，还有一间博物馆，里面放着一个大钟，象征当时起草时的情景，如果游客要进去参观得经过一项严格的身体检查，从而防止对里面陈设的破坏。有些古老的东西一旦破坏就很难再恢复了。由此可见，美国虽然历史很短，但它对历史的保存却很好。我国在这方面做得很不够。

前些日子我去福州参加答辩，然后去了林则徐的故居，在那里我所见到的东西令我对他很钦佩。我们只知道林则徐是一个在收缴、销毁鸦片上很了不起的人，但我们不知道他的学问、修养、书法也是很出名的。我在其中见到了林则徐写的对联："读书静坐各得半日，清风明月不用一钱。"在林则徐六十多年的生命中，他在15个省当过官，其中在新疆待了3年，他对当地坎儿井的建设、土地的整治都有很大的贡献。他的文学功底很好，他写的一些安民告示都显示出深厚的文学功底。因为他有一定的文学功底，有一定的胸襟，所以现在很多地方都有他的纪念馆、他的塑像——一个人光有知识是不行的，还要有伟大的胸襟，有一颗爱国心。林则徐既有文静幽雅的一面，又有刚劲勇猛的一面。

杨振宁、李政道要是没有传统国学根底，是绝对不行的。杨振宁的父亲是一个有名的数学教授，在杨振宁很小的时候就为他请了一个家教，主要教杨振宁《论语》《孟子》，还要他在两个星期内将《孟子》背会。这些对他日后的成长，对他成为一个伟大的物理学家，是有重大影响的。所以当他知道原子弹是中国自己制造的时候，会躲到厕所里哭，这体现了他深厚的民族感情。

有些民族的东西看似无用，却是一个民族经久不衰的根基。人们做过牧羊犬的实验，将一只从未接触过羊群的牧羊犬赶到羊群中间，它就会马上负起保卫羊群的责任。谁教它这个本事的呢？这是牧羊犬遗传下来的品质，因为牧羊犬的先辈这样做，以致在小牧羊犬中留下印象，就此影响了小牧羊犬的观念。

绍兴是出师爷的地方，温州瑞安是出数学家的地方，又是商人非常多的地方，"一方水土养一方人"，这是地方文化的积淀，是不知不觉中传下来的。有些事靠现代技术还没法解释，但人在精神上传承下来的文化，祖辈留下来的印记，一定能显现出来，从意识中表现出来。

　　那么能够传下来的民族的东西是什么呢？看得见、摸得到的东西除了实物以外，就是文献。所以传统文献对保存传统文化的精髓很有用，我们要学中国传统文化，就应该看古书。

　　我举一个李敖的例子。李敖的"敖"可以说有"游玩"的意思，我想也预示着他的特点是"傲气十足"，但他确是非常了不起的人物，无论褒贬如何，可以肯定一点——作为中国人，他还是有强烈的民族精神、民族感情的，这一点是不能忽视的。当他想来大陆的时候，他说了这几句话：

　　　　不是怀乡，没有乡愁；不是近乡，没有情怯；不是归乡，没有衣锦；不是黛玉，没有眼泪。

　　第一句"不是怀乡，没有乡愁"，出自余光中的《乡愁》："小时候，乡愁是一枚小小的邮票，我在这头，母亲在那头；长大后，乡愁是一张窄窄的船票，我在这头，新娘在那头；后来啊，乡愁是一方矮矮的坟墓，我在外头，母亲在里头；而现在，乡愁是一湾浅浅的海峡，我在这头，大陆在那头。"李敖用现代人的一首诗来表达了自己的乡愁。"不是近乡，没有情怯"，出自"近乡情更切，不敢问来人"。下面这句出自"衣锦还乡"，最后一句出自《红楼梦》。这几句话都是有来历、有出处的。李敖到复旦演讲的时候还说了一句话："天不生仲尼，万古长如夜。"如果没有孔子，那么万古都是长夜。无论一个人有多么了不起，他还只是个人，如果没有传统文化功底是不行的。

　　余秋雨现在也是个热门人物，虽然对他褒贬不一，但他确实是一个非常有才华的人，确实很有文化功底。

　　如果没有传统文化功底，想成为一个有创造性的人是不可能的。有些人的数学功底非常深，如建筑学家梁思成，历史文化功底也非常深。无论是哪一方面的大家，他的成就有多大，都是有一定的传统文化功底的。这些看起来都是无用的东西，但"以其无用"才能成就大家，这就是我想说的话。

　　5. 中华民族的复兴和人的强大

　　中华民族的富强和繁荣不仅是经济上的、军事上的，更深层次的应该是文化上、文明上的。华夏文明应该也可以为人类文明做出更大的贡献。现在因为国力强盛，中国政府出资跟世界一些有名的大学合办孔子学院，这就是一种文化传播、文化宣扬。中国的文化应该走向世界，就像浙江省很早就提出要建设成"文化大省"一样。浙江有充足的历史文化，如吴越文化、良渚文化、余姚的河姆渡文化等，一直到明清时代，整个历史都是一部丰富的文明史，浙江有资格说成为"文化大省"。同样，在世界上，中国也应当在这个方面有所发展，军事上的强国、政治上的强国固然重要,但还是要抓紧文化方面的建设。

一个人的强大,不仅是专业上的和技能上的,更深层次的应该是人格上的、气度修养上的。当学问到达一定境界后,看的就是胸襟气度了。

忘了谁说过这句话,人的竞争分为三个方面:年轻的时候,看技术、基本功,看水平;到知天命、年岁大(50 岁或 60 岁)的时候,就看人格了——其实人的竞争达到一定程度后就不看水平了,因为水平高低之分已经不明显,真正的高下只能从人格上分出来了,这是"无用"的学问给人的影响——再后来,无形的又会变成有形的,就是身体上的比拼了,到一定年龄的时候,老学者已经不多了,这个时候拼的就是身体了。

就这样,从有形到无形,再从无形到有形,人有这三个阶段的竞争。最后一个阶段的竞争其实也与精神有关,因为人的健康、长寿与身心和谐密切相关。我非常佩服一位老先生,虽然我没见过他,但我觉得他很了不起。他叫周有光,我没有买过他的书,只是偶尔看过他的一些文章。他的文章简直"惜墨如金",一句话就能说明一段的内容,非常精练,高度概括。他现在一百多岁了,他的眼光是世界型的,他对整个世界格局的看法、对自然现象的看法,都非常让人吃惊。小到汉语拼音、语言文字,大到金融、电脑、世界战争的分析,都相当精彩。他能这样高水平、高质量地活着,确实达到了一种非常和谐的状态,一种身心统一的和谐。

三、人文素养的和谐——读书

王国维曾经说读书有三种境界:第一境界,"昨夜西风凋碧树,独上高楼,望断天涯路";第二境界,"衣带渐宽终不悔,为伊消得人憔悴";第三境界,"众里寻她千百度,蓦然回首,那人却在灯火阑珊处"。这是大家非常熟悉的三种读书境界。而我现在想讲的一种境界,我认为才是更高的境界——九方皋相马:

《列子》曰:秦穆公谓伯乐曰:"子之年长矣,子姓有可使求马者乎?"伯乐对曰:"良马可以形容筋骨相也。天下之马者,若灭若没,若亡若失,若此者绝尘弭辙。臣之子皆下才也,可告以良马,不可告以天下之马也。臣有所与共担纆薪采者,有九方皋,此其于马,非臣之下也。请见之。"穆公见之,使行求马。三月而反报曰:"已得之矣,在沙丘。"穆公曰:"何马也?"对曰:"牝而黄。"使人往取之,牡而骊。公不悦,召伯乐曰:"败矣!子之所使求马者,色物牝牡尚弗能知,又何马之能知也?"……伯乐曰:"若皋之所观,天机也。得其精忘其粗,在其内而忘其外。"

马至,果天下之马也。

秦穆公对伯乐说:"你年纪大了,你的后人中有没有可以像你一样能够寻求好马的人呢?"伯乐说:"中等的好马可以从马的骨架和外貌中看得出来,天下真正的千里马是看不见、摸不到的,真正的寻马不可言传,只可意会。我的子孙都是下等人才,看不了好马。我有一个朋友,叫九方皋,他相马的本事不比我差。"秦穆公见了九方皋,让他去相千里马。过了三个月,九方皋回来说:"我已经找到了千里马,在沙丘这个地方。"秦穆公说:"是什么样的马呢?"他说:"是黄色的母马。"秦穆公叫人去看那匹马,发现与九方皋说的完全不一样,颜色也不对,雌雄也不对。秦穆公不高兴,召见伯乐说:"坏了,你找的相马人,连毛色都分不清楚,雌雄都不知道,又怎么会看出千里马呢?"伯乐说:"像九方皋这样的人,看到的是天机,天机不可泄露。"九方皋看到的是最本质的东西,得到了最精华的东西,忘记了最肤浅的东西,观察到的是马内部的东西,而忘了它的外表。等马牵回来之后,发现果然是一匹千里马。这就说明对于万事万物要看其内在的东西,不能只看外表。九方皋相马,不在乎外在的东西,外在的东西谁都能看得出来。

看人也一样,不能光看一个人的外貌就评价一个人,应该看内在的东西,而内在的东西有时是说不出来的,却是可以感知的。这也是读书的境界。要达到这个高境界,应该说是不可言传,只可感悟。这是我认为读书应当达到的境界,享受于其中,才能感悟到更深的东西。

胡适用白话文讲读书:"为学要如金字塔,要能广大要能高。"这说明读书要处理好"精"与"博"的关系,要有宽基础、厚根基。

刚才我说到非常佩服周有光,这里我引用几句他的话:"语言使人类别于禽兽,文字使文明别于野蛮,教育使先进别于落后。"讲了语言、文字、教育的作用,这些东西非常重要,但我认为还要加两点——要读书,要交友。因为"读书使人睿智,交友使人升华"。

读书,要向古人学。古代的文献有非常精彩的内容。郑板桥曾讲过文章结构和内容的关系,讲得非常好:"删繁就简三秋树,领异标新二月花。"三秋时候,树叶凋零,只剩下树干和主枝,就像文章的结构不能支脉太多,他用"删繁就简三秋树"来比喻文章结构。文章的意思要怎样呢?"领异标新二月花",就是要标新立异,在其他花还没开的时候就开了。内容上的新异和结构上的精干,要读这样的东西。凡是能流传到现在的东西,确实经过了千锤百炼。所以要读书,要学习古代文学。

交友,是现代人必不可少的,要向现代学。古人说:"德不孤,必有邻。"要交好朋友,好的朋友确实能使人的品位提高,使我们拥有很好的品性,逐步达到圣贤的高度。

所以,要读好书,交好友。今天讲的内容比较零散,不好的地方请大家多多指点。

互动交流:

学生:王教授您好!刚才您引用了李敖的一句话,我对李敖的看法非常复杂,不知道该怎样去学习他的东西,您对他的个人生活方面是怎样看的?

王教授:李敖是一个非常聪明、非常复杂的人。他在清华大学演讲的时候,讲台是椭圆形的,他就说:"我不喜欢这种讲台,因为我为了要照顾到听众,我的头就要像电风扇一样摇来摇去。"他有许多话是非常机敏的,在生活中,我想他应当也是一个很丰富的人,各种需求、各种行为、各种观点,他都可以标新立异,他是这种人。但这种行为,我认为是很容易受到褒贬不一的评价的,很难下结论。如果从中国传统观念上说,我们肯定强调要"忠贞",这一点毫无疑问,一个人的品格应当这样。现在我们很喜欢学西方,但是西方很多普通人在这个方面还是相当谨慎的,并没有我们平时道听途说的那么随意。但是一个人的个人生活不是那么容易评判的。张大千是一个了不起的画家,他的才能、灵感、创作的源泉可能跟他的生活有联系;李敖的性格,李敖的精神,可能就决定了他在各方面都要有特色,追求标新立异。但是就我个人来说,我是很不喜欢的。作为青年人,在这方面都应该是严肃的,这样比较好。

学生:王老师您好!您今天讲的题目是"论传统文化和人文精神",我想问一下:就我们现在的人而言,对中国传统文化到底继承得怎么样?再进一步说,大学校园里,比如中文系的学生,他们又继承了什么?对于这个现状,我想听您谈一谈看法。

王教授:其实传统文化包括各个方面,言行举止都包括在内。我孩子的一个中学同学,她爷爷是浙江大学的教授,对她影响很深。她要到我家来玩的时候,发了一个短信,说:"令尊令堂在否?"我儿子就回答了一句:"鄙爹鄙娘在。"他不是不会说"家父家母",但是他的感觉是"我怎么一跟她说话,就要费思量,费琢磨?"然后他就故意说"鄙爹鄙娘在"。这说明人们就算在说话的过程中,文化的东西还是要的。

一次我们开全国性的学术会议,提到清代学者王念孙,乾嘉学派的代表人物。他的儿子叫王引之,继承了父亲的学问,在其著作《经义述闻》中经常讲到从父亲那里学到的东西,所以他经常说"家大人曰"。学术会议上,谈到王念孙、王引之父子时，就有一个老先生说王念孙怎么说，王引之怎么说，家大人怎么说。其实王引之说"家大人"，就是说自己的父亲，王念孙和"家大人"是同一个人。我们这位老先生搞古汉语的，竟然会这样错。

这说明用现代汉语的时候离不开古汉语，我们平常说话离不开古汉语。这也是继承传统文化的一种，不是说只有拿起古书看，才叫继承传统文化。平常生活中的言行举止都离不开古文化，当你运用得当时，就能显示出你的修养，运用不当时就会出笑话。

我再举一个亲身经历的例子。浙江一个教古汉语的老先生，给我丈夫写了一封信说："听说内子出了一本书，可否赐我一本？"他是教古汉语的，所以会用"内子"这个词。但是"内子"只能是丈夫对外谦称妻子的时候才能用，所以我万万不能给他这本书，如果给了，那关系就不对了。

传统文化修养就包含在语言的各个方面。这些东西是无形的，亦是有形的，都是有联系的。所以不只中文系的同学要学，其他系的同学也要学。政协原主席李瑞环是木匠出身，但这并不等于他没有国学根底。相反，他的国学功底很深，往往在讲话时能恰到好处地用到一些古汉语。所以说国学是人人都用得着的，古汉语的运用可是一门学问，用得好能产生很好的效果。

那么现状怎样呢？到现在为止，有电脑与手写、繁体字与简体字两个问题。有人说："我们现在可以用电脑。"但电脑代替不了手写，许多场合必须用手写。关于繁体字和简体字，台湾学者在美国成立了一个社团，前些日子到我们这边来访问，他们忧心忡忡地说："大陆不要繁体字，都要简体字了，能行吗？传统文化不是都没有了吗？"有些学者讲到："我们现在有条件、有能力用简体而认繁体。"就是说繁体字要认识，不能丢失，但要运用简体字。这也是我们保存古代典籍的重要方面。尤其像我搞的这个专业，如果取消了繁体字，就有许多东西说不清楚，没办法解释清楚了。

所以说现状是：我们比较重视传统文化，但是断层也比较严重，大家应当共同努力，加强这方面的建设。谢谢！

学生：王教授您好！我是英语系的学生。我们有很多外教，他们在课堂上都跟我们讲英美文化，我觉得自己在思想上有种被他们同化的感觉。有时候很矛盾，我很想很好地继承中国的传统文化，并且发扬光大，可是他们的文化很影响我的思想。举个例子，应聘的时候，他们讲如何着装，都是讲他们自己国家的习惯，中国有没有关于面试的时候应如何着装等传统文化呢？我脑子里好像一点印象都没有。所以我想问一下：如何在课堂上处理好接受西方文化和学习继承好中国传统文化的关系？谢谢！

王教授:这位同学能够提出这个问题,我觉得非常不容易。一次我参加国际学术会议,与会的学者全用汉语讨论问题、讲问题,完全变成了汉语的国际会议。然后一名中国学者发言时,是用英语讲的。我问他为什么不用汉语讲,他说有些问题用汉语说不明白。我感觉很气愤。后来有个老师对我讲:"什么事情都应该坦然对待。"但是我认为真的应该提倡民族的东西、传统的东西,这绝不是不面向世界。比如温州瑞安的孙诒让,是清末大学者,他的外语非常强,自己办学校,引进一些外国的教学方式、经商方法,成了近代史上在很多方面都有创造性贡献的人物,但是他的国学根底非常深。他不主张"闭关自守",反而学了很多外国的先进的东西。我想我们应当也有这个观点。至于外教在课堂上讲的东西,是应当听的。但是一个人是否成才的决定时间是在 8 小时之外,也就是说对于课堂之外的时间的利用,更能够决定成才与否,如果利用得好,知识面会很广。上课老师讲的,一定要好好听,课外可以自学中国古代传统文化方面的东西。谢谢!

(根据录音整理,已经本人审阅。整理:梁如洁、杨鹏辉、卢明锋)

人文精神与人文素质

廖可斌 *

（2006 年 9 月 30 日）

一、何为人文素质

现在的中国人跟西方人相比，最大的差距在于人的素质，特别是人文素质。最近媒体上讲得也很多，说中国人有时候的言行举止实在太糟糕，太不像话，简直不可思议。比如最近有份报纸就说："不论你到欧洲、美洲还是非洲，还是东南亚，没有一个地方的人的行为习惯会像中国人这么糟糕。"

中国人的科学素质也还需要进一步提升。科学素质主要是一个知识体系。与科学素质相比，人文素质更复杂，它不仅是个知识体系，还是一个实践体系，更是一个价值体系。这就是说只要知道有关科学的知识，基本上就具备了科学素质。但对于人文素质来说，就算了解了一些有关人文素质的知识，知道了一些知识，没有好的习惯，没有好的精神，没有好的思想观念也是不行的。因为人文素质更重要的是实践，一定要把自己所学到的知识、道理贯穿到言行举止中去，把这些变成自己的习惯，从举手投足中表现出来，就是把理论和实践融为一体，这样才有意义。

人文素质还是一个价值体系，跟科学素质不一样，它有不同的判断标准。科学素质基本上有唯一的标准，有唯一的结论，而价值是主观性的。哪个对，哪个好，每个人的观点都不一样，所以有时候会变得很复杂。人文学科主要是文学、历史、哲学、宗教和艺术，这些东西的作用是间接的，不明显的，但实际上难度又是最大的，要真正做好、研究好是非常不容易的。比方说要改变一个人的科学素质、身体素质在我看来不容易，但相对来讲还是比较容易的。比如医生说你缺少维生素 E，那只要补维生素 E 就行；如果你身上有什么病毒，打点抗生素基本上

---

* 廖可斌，浙江大学教授，文学博士，博士生导师。

也能把这病毒消除。当然要改变人的身体素质还是不容易的,因此医学是个很奥妙的东西;但与改变人的科学素质相比,就容易多了。而与改变人的科学素质、身体素质相比,改善人的人文素质又是最难的。你如果想改变一个人的观念、行为习惯,谈何容易,这不是用一些课本知识就能改变得了的。

到现在我们也不清楚,为什么在同一个环境中成长的小孩,有些会很有责任心、进取心,而有些小孩却会走歪路。这到底是在哪一个环节上出了问题?医学上的问题可能查得出来,科学上的问题也能查得出来,比方说是平面几何还是立体几何学得不好等等。可人文素质就很难,要找出问题出在哪里,要怎么补这个缺陷都很难。因此要改善人文素质是最难的,研究人文素质也最难。举个例子说,何振梁先生是为申办2008年北京奥运会做出重大贡献的一个人,他对2008年北京奥运会的最大担心是中国人的素质。中国需要奥运会,因为如果一个国家要有大跨越的发展,要真正变成一个全球性的国家,就一定要举办一次奥运会。比如1988年的汉城奥运会,就标志着韩国成为中等发达的新型工业化国家;1964年的东京奥运会,标志战后的日本走到了世界的前列;1972年的慕尼黑也举办了奥运会,标志着德国第二次世界大战后走到了世界的前沿。因此奥运会对一个国家来说有非常重要的意义。

何振梁先生在演讲中讲到他对北京举办奥运会有点担心,他不担心场馆建设,不担心北京的交通、气候、安全,以及比赛的安排组织,虽然中国人没有操办过这么大的事,会有点困难,但这些事情我们都有信心做好。他最担心的是人的素质,因为这些是无处不在、无时不在的,是很难监控的。要改变起来也很难在短期里见效,虽然表面上可以起一点效果,但还是可能在不经意的地方出问题。比方说一个人问路,我们能不能给予他礼貌的帮助。就算是在比赛的组织安排、安全等方面出问题也是出在人的素质上面,也许是因为一个人对他负责的事没有责任心,而是抱着一种侥幸心理,自欺欺人。所以我认为现在人文素质的欠缺是中国最严重的问题。

我认为人文素质包括三个方面:(1)人文知识;(2)人文修养;(3)人文精神。三者之间的关系是:人文知识是人文素质的基础。我们通过人文知识明白一定的道理,与人文知识相比,重要的是人文修养,但更重要的是人文精神。现在我发现有一种错把人文知识当作人文素质的情况。有些人错误地认为,如果专业知识学得好,又懂一些其他方面的知识,就有很好的人文素质了。这是不对的,这只能证明这个人有很好的人文知识。另外一种观念是,有很多学人文学科的同学想当然地认为自己是学人文学科的,自己就有很好的人文素质。这也是不对的,你只不过是学了一些人文的知识。这就是错把人文知识当成人文素质了。

我在浙江大学时,总是有些理工农医学科的朋友跟我说:"廖院长,我们是有知识没文化的人,你们才是有文化有素质的,我们要向你们学习!"刚开始听到这话时,我还笑笑,可听多了,我就开始怀疑了:第一,他们是不是真诚的;第二,即使他们是诚心的,那这些话是不是真实的。我觉得他们大多是开玩笑,不一定是真诚的;而另一方面我觉得他们即便是真诚的,也不一定是真实的。我们人文学院的教师也不一定就具有较高的人文素质,以至于曾出现过这样的说法,人文学院的老师最不人文,法学院的人最不懂法,管理学院的人最不懂管理。我觉得这话在一定程度上也是有道理的,人文学院的老师、学生也不一定比管理学院的老师、学生人文素质强,因为他们可能只是学了点人文知识,并没有把这些人文知识转化为他们自己的思维习惯、行为准则。所以知识不等于文化,文化不等于思想,思想不等于境界,那么知识也就不等于素质。你只有把知识和做人做事结合起来,通过读书明理,把道理转化成自己的行为准则那才叫文化。

什么叫文化,就是把知识转化成思维习惯和行为准则,你身上就会有种书卷气息,有了这种好的修养,那你才叫有文化。如果我们不仅有知识,还有比较好的教养,这就很难得了,但还不够。就像别人说你是个好人,但你没有自己独立的思想。这个思想不一定是什么高深的思想,如果是你自己思考出来的,就是你自己的思想。就像马克思说要将人类所有的知识都再检验一次,我没有检验过的,没有认真思考过的,就不算数。一定要经过自己思考,认为是对的才接受,那就变成我的想法了。我们也可以把很多想法组合之后成为自己的思想,所以有思想比有修养更难。我们在座的有很多好人,他们有知识、有修养,但不一定有思想,而有思想的不一定有境界。境界指的是在有知识、有修养、有思想的基础上有一种更超脱的人生态度。他既了解现实生活,同时又对现实生活保持一定的距离。前面所讲的知识、修养、思想可以通过一些努力达到,但如果没有一定的人生阅历的话,就可能很难达到这种境界,所以境界是一种更高的要求。

二、人文主义精神的历史发展

人文精神是人文素质的灵魂、核心。有一份报纸说,我们中国人去国外旅游丢了中国人的面子,因为中国人旅游的习惯不好。国庆旅游黄金周即将到来,有人就倡议,要进行一次文明旅游的教育,要改变一些不良的习惯,特别是要改变出国旅游的不良习惯。可奇怪的是,第一,倡议不是提倡一种精神,而仅仅注意到外在的行为习惯;第二,仅仅是讲了在国外不要丢脸,没讲在国内应该怎么样,更没说平时应该怎么样。这还是中国人讲面子的思路,如果你仅仅是为了讲面子,怕丢脸,那是永远都做不好的。而且如果仅仅是停留在习惯的层面上,而不深入到思想观念的层面,这个问题就不能得到根本性的解决。我认为人文精神是人文素质的灵魂、核心,我们必须深入到这个层次,才能解决根本问题,才能真正改变中国人的人文素质。

人文主义精神中的"文"字本意是"花纹",引申为"痕迹""现象"。"人文"指的就是人生活的痕迹或现象,这是"人文"的本意。中国古代早就有"人文"的概念,最早出现在《周易·贲》卦:

> 小利有攸往,天文也;文明以止,人文也。观乎天文,以察时变;观乎人文,以化成天下。

所谓"人文"就是人类生活的现象;天文是天上的现象,日月星辰,风霜雨露,这是天文学研究的对象。人文就是人的现象。这个世界在空无一人的时候,就只是一个自然界,只要有人的痕迹出现,就有了人文,这是中国古代的"人文"概念。中国古代的"人文"概念跟现在我们所说的"人文"概念有相通之处,但又不是一回事。我们经常使用古代的某一个词来翻译西方的某个概念,词跟概念可能有点关系,可往往不是一回事。

我们现在用的"人文"概念直接来自于西方的 Humanism 这个词。这个词由两部分组成,前面是"人",后面是"主义",合起来就是"人的主义"。这个词出现在公元 14 世纪到公元 16 世纪的欧洲文艺复兴时期,如果从英汉字典里去查找它的意思,会发现它被解释为人本主义、人道主义、人文主义。我认为这三个释义实际上反映了 Humanism 这个词的历史发展变化。

Humanism 之人本主义

Humanism 最初的意思是人本主义或曰人的主义。在文艺复兴运动时期的含义是"人本主义"或曰"人的主义",是针对神的主义或神本主义——"以神为主"或曰"以神为本"的主义而发的,这就是人本主义。

当时为什么要提倡人的主义呢?因为西方文明是"两希传统",一个是希腊传统,一个是希伯来传统。希腊传统以德谟克里特、毕达哥拉斯、苏格拉底、柏拉图、亚里士多德等的学说为代表。希腊文明比较像中国文明,主张讲知识、讲理性、讲道德,认为通过多学知识,可以提高一个人的理性水平,有了理性水平后,道德水平就能提高了,不相信唯一的神。奥林匹斯山上有很多神,但没有唯一的神,这是希腊文化。希伯来文化是另外一种传统,从耶路撒冷这个地方诞生,他们相信唯一的神,他们认为其他的神都要排除,只能相信唯一的神。耶路撒冷是三大宗教的发源地。希腊文化在公元前 6 世纪到公元前 4 世纪达到高峰,接下来是罗马文化。罗马文化一方面继承了希腊文化,一方面又有所发展变化。在公元前 3 世纪到公元 3 世纪达到了高峰,西罗马帝国就是罗马帝国的最后一个王朝,在公元 476 年灭亡,西方就正式进入了希伯来文化主导的时代。

大家都知道耶稣是被钉死的,他在公元初就出生了,但在几百年的时间里,基督教都被压制着,后来基督教和罗马帝国联盟,慢慢地变成占主导地位的基督教文化。基督教文化从公元 4 世纪到公元 14 世纪占统治地位,它的特点是认为人是微不足道的,非常渺小的,将一切荣耀、权力都归神,就是以神为本。在修道院、教堂等地方,他们借着神的名义开展活动,权力都掌握在教会手里。一切荣耀、权力都归神,实际上就是归到教会。所以当时的教会既是政治权力机构,又是大财主,实施残酷的剥削、压迫,同时他们也很堕落、腐败,所以公元 4 世纪到公元 14 世纪的中世纪是个非常时期。

在公元 14 世纪后,文艺复兴运动开始,倡导恢复希腊文化的传统,强调以人为本,用“以人为本”的主义来针对“以神为本”的主义,强调人的权力、地位,所以当时就提出了 Humanism 一词。经过文艺复兴运动和 17—18 世纪的启蒙主义运动,“神压迫人”的问题基本解决了。现在基督教在欧洲是一种类似中国儒教的文化传统,虽然有影响,但在日常生活中对人的控制基本没有了。前一段时间英国做过一个调查,问英国人最崇拜的偶像是谁,结果基督被排在 40 多位。在 19 世纪末尼采提出“上帝死了”,由此也可以看出,现在神对人已经不重要了。在欧洲经常去教堂的基本上是中老年妇女,青年妇女很少,信教的坐在前面,不信教的站在后面,有很多男青年或老头子都是陪着女朋友或老太婆来的,他们宁愿站在后面也不要坐在前面。我在法国、意大利看到的情况大都如此。傍晚教堂钟声敲响的时候,出去的基本上都是中老年妇女,基督教的影响已经不大了。

现在基督教影响最大的是美国,他们对基督教迷信得很厉害,特别是美国总统布什,他是个虔诚的基督教徒。他发动美伊战争,除了争石油,争取美国的国家利益之外,还有个动机就是要基督教文明战胜伊斯兰教文明。现在世界上宗教意味最浓烈的是美国,最让我吃惊的是信基督教最厉害的居然是华人,其中有很多是学理工科的,奇怪的是这些人都是有知识的人,他们却很容易走到这样的路上去。

Humanism 之人道主义

自 18 世纪以后,在全世界范围内,特别是在欧美,神压迫人的问题已基本解决了,但现在出现了新的问题。随着工业革命的出现,随着生产技术水平和人的物质生活水平的提高,现在不是神压迫人,而是出现了"人压迫人"的问题。是谁压迫谁呢?是富人压迫穷人,是男人压迫女人,健康人压迫残疾人或病人,壮年人压迫老人和孩子,白人压迫有色人种,强大国家或战胜国的人压迫弱小国家或战败国的人及俘虏等。

到了 18 世纪以后,这些问题凸显出来。那能不能说这些问题在 18 世纪以前不存在呢?当然不是!这些问题早就存在,但当时最主要的问题是神压迫人的问题,所以当时提倡要把权力从神那边夺过来,要以人为本。一旦神压迫人的问题解决以后,随着生产水平、文明程度的提高,原来一些人们不怎么在意的问题,现在变成了人们无法容忍的问题。比如说男人压迫女人、杀俘虏,可在这之前都认为杀俘虏是应该的,现在人们就会想这么做到底对不对?有没有问题?这时 Humanism 强调的是人人平等,即把每个人都当人,即"人道主义"。

Humanism 之人文主义

到了 19、20 世纪,随着物质生产水平和文明程度的进一步提高,在欧美,人压迫人的情况也基本解决了。现在主要的问题是人类自己创造出来的科学技术和物质财富在极大地造福人类的同时,也对人类造成了巨大的压力和威胁,即人自己压迫自己,也就是所谓"异化"。"异化"是西方哲学里的一个概念,马克思《1844 年经济学哲学手稿》(巴黎手稿)里说,人的本质力量对象化后,变成一种异己的存在,不再受人的控制,反过来构成对人的控制、危害和威胁,这就是"异化"。

以汽车为例,它在给人们带来极大便利的同时,造成能源消耗、环境污染、交通事故、交通拥堵、购车修车停车压力等等。尽管如此,我们也不能否认汽车的好处,不能否定汽车,但也不能否认它确实给人类带来了极大的麻烦。世界上没有只有好处而没有害处的事情。

为什么现在讲人文主义会越来越多,我认为这与 20 世纪科学技术的两大突破有关,它们促使人类更深入地认识和思考科学技术水平的提高和物质财富的增加给人类社会生活带来的负面影响:核技术和核武器的发明、基因技术的进展。它们在极大地造福于人类的同时,也给人类的生存带来极大危险。我们实际上生活在火药桶上,面临着巨大的潜在威胁。

科学技术水平的提高和物质财富的增加加剧了竞争,使人们的生存压力增大,生活越来越模式化、程序化,失去了人的正常思想、正常情感、正常人格、正常人际关系。人变得越来越非人,人类的生活变得越来越不像人的生活。我觉得一些思想家特别伟大,比如狄更斯在他的《双城记》里写道:我们现在收获的是物质,失去的是精神;收获的是财富,失去的是文化;收获的是性,失去的是爱情。当时是英国的工业革命开展得如火如荼的时期,他就总结出人类生活发生的变化,人慢慢地变成跟动物没什么区别。爱因斯坦在 50 年代的时候写了一封信,这封信是写给 5000 年以后的人类的,他说我们这代人仅仅是在交通与信息方面超过了前人,而在其他很多方面我们已经愧比前人,比如人的修养、人的品德、人与人之间的关系。这的确是值得我们思考的问题。

举个例子,在某居民楼,居民在半夜三更听到自己住宅楼上有人在叫喊,可以说是怪叫,他们就报了警,之后才发现是某个公司在那房子里面做"成功培训""励志培训",培养所谓的"团队精神"。而所谓的"成功培训""励志培训"的误区,就是片面强调适应现实,提倡没有自己独有的思想、情感,做完全模式化、程序化的人。所谓的"阳光男孩"、Aggressive 女孩,好像是只要有恒心,什么事都能做到,其实是要人不择手段,这样就什么都能做得到。最可怕的不是有人这么做,而是社会普遍认为这是正常的,是值得羡慕、提倡的。人怎么可能没有消沉、发怒?怎么可能只要尽力,就可以把不可能变为可能?我们应该知道拿得起放得下,如果拼命咬住不放,那不是变成胡搅蛮缠了吗?天空既有晴天,也有阴天;既有风和日丽,也有雷电交加。聪明的人并不是不消沉,而是知道如何摆脱消沉;并不是不发火,而是知道什么情况下才该发火,发了火后该怎么挽回。一个人如果连生气、发火都不会的话,那这个人肯定是不正常的了。我不是提倡发火,但一个人至少应该有正常的情感,如果你对着一个人讲什么他都没反应,你说这个人是不是有问题?为什么会出现这种情况呢?就是因为现在竞争非常激烈,竞争激烈是因为物质财富的增加,每个人都一味地索取。

财富比较少时,大家拼命地去追求财富,这是可以理解的。人们都盼望大家有了财富后就会注意自己的修养等精神方面,现在看来在相当长的时间里不是这样。人的欲望跟知识一样,它是用自己已有的东西去想象自己还没有的东西。通过自己知道的东西去了解自己不知道的东西,他知道得越少,那他知道自己不知道的东西也会越少;他知道得越多,那他知道自己不知道的东西也就会越多,财富亦然。农民会说毛泽东可能天天在吃红烧肉,因为他们不知道外面有更多享受的东西,他以为吃红烧肉就很了不得了。我们发现那些财富越多的人越要跟别人攀比,他不满足,想要得到更多的财富。

在过去交通、信息没有这么发达的时候,我们能自得其乐,生活在平静的乡村,安居乐业。现在信息太发达了,不管世界哪个角落发生什么,我们都能通过媒体知道,我们称之为地球村,这更加剧了竞争。我们因为比较而竞争,因为要竞争所以我们只能去适应这个社会的套路,所以现在我们变得越来越为现实环境所左右。因此现在强调的是"人文主义"。

"人文主义"的含义是强调人类要像人那样生活,人应该有正常的思想、正常的情感、正常的人格、正常的人际关系。中国古代的"人文"概念与当代"人文主义"的概念达到了某种程度的契合。前面我提到中国古代的"人文主义"概念与现在所讲的 Humanism 不是一回事,但有相通之处,现在反而是相吻合了。因为我们讲的"人文"就是人的现象,人的生活要像人的生活,人的现象要像人的现象。

三、当代人文主义精神的主要内涵

人文主义精神的内涵是不断发展变化的,不同时代有不同的人文主义精神。现在提倡的人文主义精神既要继承传统人文主义精神的遗产,也要有新的发展,赋予它新的内涵。

当代人文主义精神主要应该有如下内容:

第一,在天地之间要重视人类,珍重生命,并延伸到珍惜动物,保护人类的生存环境。要以人类为中心,而不是以物为中心、以神为中心。这是"人本主义"的精神遗产。

在西方这个问题已经基本解决,但在中国这个问题解决得还不够理想,我们还非常缺乏这种意识和精神,如"撞了白撞""泼熊""虐猫"、见死不救、有意碾死人、污染企业等。

有些人认为:现在我们为了发展付出一定的代价,是没有办法的事情。这种思想逻辑到现在仍然存在,实际上是根本没有把人的生命、健康放在第一位。就好比现在的年轻人比较冲动,觉得国家之间矛盾太多,太麻烦,就支持打仗,但他们没有想到打仗会带来巨大灾难,因为敌方也会反击。人的生命是最重要的,能够避免战争就要尽量避免,要充分运用政治智慧、外交智慧去解决这些问题,要尽可能找到一个大家都能够接受的方式来解决问题,时时刻刻要以人为本。

第二,整个人类要像人那样生活,像人那样地相处。要有生活保障,要人人平等,不受神权、政治强权、科技强权、军事强权、财富强权的压迫,构成马克思所说的"自由人的联合体"。这是"人道主义"的精神遗产。

这个问题对世界来讲也没有完全解决,对中国来讲更没有解决。不仅做到人人平等的条件还不具备,关键是缺乏这种意识和精神。一是因为中国具有两千年的专制主义传统,等级森严,人是有等级的、人本来就不平等的观念根深蒂固。另一原因与中国的文化有关,中国的文化具有相对主义传统,认为凡事都是相对的,自然也就认为人人平等只是一种理想,在现实当中是不可能的,结果是没有基本的信仰,没有伦理底线。因为在现实生活中很难做到人人平等,所以就很难真正相信人生而平等的基本理念。

第三,每个人要像人那样生活。人与动物相比,最根本的特点是能反思,能思考。能反思、能思考的才是人,不能反思、不能思考的就不能算是人。法国哲学家笛卡儿说:"我思故我在。"也就是说,我不思考,则我作为一个人等于不存在。人在多大程度上能反思、能思考,就在多大程度上是人。每个人能反思能思考的能力是不一样的,因此每个人在多大程度上算是人也是不一样的。

因此,判断一个人是否具有人文精神,是否具有较高的人文素质,就要看他是否能独立思考,是否有自己的思想,是否有自己的价值标准,是否有自己做人做事的原则,是否有独立的人格,是否有独立观察、分析、判断、选择、表达、坚持的能力。自己是完全随大流,浑浑噩噩呢,还是在自己的意识主导之下言论和行动,是否能对自己的一切言行负责。只有做到这样,才是人的现象、人的生活。

自己经过认真思考认为对的,即使千万人认为不对,我也要认为对;自己经过认真思考认为不对的,即使千万人认为对,我也要认为不对。像马克思那样,要用自己的头脑,将人类所有的知识再检验一遍,决不盲从任何东西;像孟子所说的那样:"虽千万人,吾往矣。"意思就是虽然千万人不去,但我还是要去,但如果我认为不该去的,我就不去。这样才是最典型的人,最高水平的人。我们虽然达不到这样的水平,但我们要时时刻刻保持清醒的头脑。所以我们一定要有自己的主见,在自己的思想主宰下生活。

第四,这一切的前提,是他是否具有反思、反省的能力,是否对自己有清醒的认识。一切思考从反思自我开始。如果连自己是谁、自己是怎样的一个人都不清楚,就谈不上深入思考别的问题,认识别的事物。西方谚语说,人最首要的问题是"认识你自己";中国有谚语"人贵有自知之明"。虽然中西文化有着很大的差异,但在最高水平上面都是相通的,都能达到一种共鸣。所以会反思的人才会思考,会反思、反省的才是人。

只有通过不断反省,才能认识到自己是什么,由此上升到认识人是什么,才能对人性有深刻的洞察和把握。才能意识到人既有向善的理性,也是一个血肉之躯,有七情六欲,有阴暗卑污的一面,人既不是神,也不是动物。

知道自己是什么,由此上升到认识人是什么,才能争取像人一样地生活,把自己当人,既不把自己当神,伪装高尚;也不把自己当动物。人的很多言行,别人管不着,法律制度也管不着,主要靠自己管自己。不能因为别人会怎么看,法律制度是否管得了而确定自己该做不该做,该怎么做,而应该依据自己到底怎么看,自己认为该做不该做,该怎么做。中国人如果不在这些问题上好好思考的话,那中国人的人文素质永远都提高不了。有的人说用法律解决这些问题,可人的行为是无限的,而法律是有限的;法律是相对固定的,人的行为是不断变化的,上有政策下有对策。

当我们知道了自己是什么,人是什么,才能知道别人是什么,才能把别人当人,既不把别人当动物,也不把别人当神,才能理解别人,尊重别人。现在有人说中国人的修养不好,人文素质不好,他们不注意别人的存在,不管别人的感受。我觉得中国人的根本问题在于没有意识到自己的存在,我的意思是中国人没有主体理性精神的独立自觉,没有真正意识到自己是一个独立的人,要对自己的行为负责。自私自利是动物的本能,如果人也只知道自私自利,那和动物有什么区别呢?所以外国人到中国看到一些现象后就很奇怪,比方在机场、车站等地方,中国人在撞到人后居然会没有感觉,连对自己的身体都没有感觉,还是挺着胸往前走。这样的人就是没有意识到自己的行为,没有反省精神和反思能力。

中国人现在素质不高,集中体现为自私自利,不为他人着想。因此人们在呼吁提高素质时,往往强调要注意到他人的存在,其实关键在于没有意识到自我的存在。人们也许会说,现在的人已够自私自利了,难道他们还没有意识到自我的存在吗?其实现在的人们自私自利,只是按照一种接近动物的本能习惯进行,算不上是主体理性精神的独立自觉。

如果对自己的独立存在都没有感觉,就决不会意识到别人的存在,就决不可能理解别人,尊重别人;只有充分意识到自我的独立存在,才会真正意识到别人的存在,才会为别人着想。

总之,人的本质是"会反思的动物"。只有会思考的人才像人,只有思考的生活才像人的生活,才是符合人文主义精神的生活,而思考必须从反思自我开始。衡量一个人的人文精神和人文素质高低的主要标准,就是看他是否具有独立人格,是否具有独立观察、分析、判断、选择、表达、坚持的能力。决定一个人是否具备人文精神和人文素质的关键,在于他是否具有反省精神,能否真实地认识自己,有自知之明,并由此达到对一般人性的深刻洞察,然后做到理解他人,尊重他人。

人文精神和人文素质在很大程度上体现为主体理性精神的独立自觉、反省、自知之明和理解能力。

四、当代中国人为何特别需要加强人文素质的培养

下面分析一下为什么当代中国人的人文素质如此之差,为什么特别需要加

强人文素质的培养。我认为有以下几个原因：

第一，中国传统文化信奉"人性善"，信奉自然主义、享乐主义，与西方基督教文化信奉"原罪"、提倡忏悔不同。我们这种文化传统有好的一面，使中国人精神疾患较少，但也因此缺乏反省精神。

中国人相信"人性善"，相信人性本来是善的，你不善是不应该的，每个人都应该追求善。所以古人认为，人人都可以成为尧舜那样的圣人。这样的倡导在古代是有效果的，特别是在物质比较贫乏的时代农业文明时代，人们必须尽量控制自己的私欲。

西方文化是建立在"人性恶"的观念基础上的，认为人应该时时刻刻对自己的"恶"有清醒的认识，时时刻刻注意忏悔。西方这种伦理也是有效果的，相比来说，在当代社会讲人性善的实际效果好像差了一点，讲人性恶倒比较适应现在的环境。因为现在的物质财富太丰富了，人们很难控制自己的欲望，这时人性恶的特征表现得更明显，要人们向善发展就比较困难了。可见中国古代"人性善"的伦理设计的有效性已经在减弱，所以现在中国出现了很多问题。中国人相信"人性善"，对人性抱有充分的信心，因此做事就比较随便。因为相信人性是善的，就更有自信，走起路来大摇大摆，说起话来也很大声，对什么都很随便。

第二，中国的专制传统导致中华民族主体理性精神严重缺乏。中国历来实行专制政治，这是历史的选择，专制有它的必然性和合理性，有它的好处，但后果也非常严重，贻害无穷。它扼杀了整个民族的思考能力，养成了整个民族不思考的惰性，使整个民族的人文精神和整体素质大大降低。

过去认为中国古代是封建社会，实际上这不是事实。马克思在总结欧洲历史的时候，认为有五个阶段的发展模式：原始社会、奴隶社会、封建社会、资本主义社会，将来就应该发展到共产主义社会，共产主义社会的初级阶段是社会主义社会。但他说亚洲的发展历史与西方的五个阶段的发展模式很不一样，他自己也不很了解，就笼统地把它称为"亚细亚模式"。当时马克思对这个问题的研究非常严谨，但后来有些人硬说中国与西方一样有五个阶段，可实际的中国并不符合。

中国曾经有过封建社会，"封建"的意思是：分封一个王在那里建立一个相对独立的王国，在人、财、物、军权方面有相对的独立性。西方的城邦制就是封建，慢慢地演化成现在的联邦制等。中国事实上在秦以后就不再是封建社会了，不再是分一个王建立一个独立王国了。中国在秦以后是大一统的中央集权的君权专制国家。专制的好处是能维持一个庞大的国家，能控制局面。但是也有害处，因为专制政治与独立思考天然对立，它最害怕民众思考。长期的生活经验告诉每个人,在专制政治之下,独立思考没有用处,没有一个渠道让人们思考的成果转化为制度和现实。独立思考只会给思考者带来麻烦,思考无用,思考只会给自己带来灾难,久而久之,人们就养成了"羊群心态",什么事情都追随大流,丧失了自我。主体理性精神未能充分独立自觉,缺乏自觉、自省、自律、自尊,缺乏独立观察、思考、分析、判断、选择、坚持的能力。

第三,中国近代个性解放运动的特殊历史背景与其特定走向,造成了对"个人主义"的片面理解。没有经过主体理性精神的充分独立自觉,只强调个人的要求和权利,忽视个人的自尊和自律。

第四,近代以来科学崇拜、物质崇拜风尚导致人文主义精神的失落。

科学技术的进步导致物质生活高度丰富,加上交通、信息传播的方便,信息过剩,刺激了人们对物质的追逐。

就每个个体而言,人日益物质化,于是欲望膨胀,专注于向外索取追求,无暇内省,失去了正常情感、思维、趣味。就人与人之间的关系而言,人对物的竞相追逐造成了彼此之间关系的紧张;人对物的过分关注导致人与人之间的疏离与隔阂,不能相互理解沟通。比方说,我们因为工作而忽视了家庭,可其实无非是为了追求名利,追求物质条件的改善,为了这些利益上的追求连爱情也不要了,为了名利什么都可以舍弃。这些都不是正常的人的生活现象,都是物质利益反过来影响、制约了人的生活。

第五,当代中国人人文素质缺失在日常生活中的具体表现。

当代中国人人文素质的缺失,在日常生活中有一个具体表现,那就是很少用欧美人常用的四个词:谢谢你、对不起、没关系、尽管说。用英语说就是 thank you、I'm sorry、you're welcome、no problem。这四个词在世界其他地方都经常可以听到,只有我们中国人很难说出来。

举个例子,我在哈佛大学的路上走,可那儿人行道很窄,如果有人想从你身边超过去,他就会说"Excuse me"。按照我们中国人的观念,大路朝天,各走半边,你走你的,我走我的,大家都不会影响到对方,用得着说 sorry 吗? 我们仔细想想看,真的没关系吗?

如果我在这边走,旁边一个人从我身边大步流星地走过去,当我不存在似的,你说我心里是不是多少会有点想法? 如果你对我说了"Excuse me",那就是你意识到了我的存在,我也受到了尊重,那我心里还是有点高兴的。说了以后又怎么样呢? 换了我们中国人可能会这么认为:我又没叫你说,谁叫你说了? 你这么对我说了也不会给我带来任何实际好处,我如果没有任何表示,你又能把我怎么样? 大家还是各走各的,你也不用对我说,我也不会回应你。但真的没有什么关系吗？

人家对你表示了善意,你如果回了他一句"no problem",那他会觉得他的善意得到了回应,他心里也会舒服一点。如果每个人每天都能这么舒服的话,那人们就会慢慢地向好的方向发展,会越来越多地关注生活中的细节。

中国人经过这么长时间的不太文明的生活,一直生活在一个相当恶劣的生活环境里面,我们每个人都缺乏自省、自尊、自律意识,也不尊重甚至没意识到别人的存在和别人的感受,久而久之我们的内心已经被磨得相当粗糙,我们已经非常习惯这种糟糕的行为环境。如果你对别人表示出善意,还有些人根本不理解你的善意,反而会觉得很奇怪,或说你这个人傻。

第六,一个人如果没有反省精神,没有思考能力,就不可能具有较高的人文精神和人文素质,就没有创造力、战斗力;一个民族如果缺乏反省精神、缺乏独立思考能力,也不可能具备较高的人文精神和人文素质,不可能具有较强的创造力、战斗力、竞争力。一个民族要有自知之明,"知耻近乎勇"。

我们经常说日本人不反思,有人研究过,日本人跟欧洲人是不一样的,欧洲是讲"罪感文化",他们认为什么是有罪的,什么东西是不对的,在分清对错之后,他们才决定什么事该做什么是不该做的,他们有是非善恶、有罪无罪之说;而日本是讲"耻感文化",他们认为有面子的就是对的,反之就是不对的。例如他们认为打中国是有面子的,他们就会这么去做。

暑假时我到满洲里,看到在日本人曾经屠杀中国人的遗址有很多日本人在参观,我敢说他们绝大多数人肯定认为他们的先辈很了不起。结果那位导游跟我说:"是的,百分之八九十的日本人都认为他们的先辈们了不起。"

我曾经在莫干山碰到几个德国人,真的令我十分感动。在德资企业里工作的德国人,到那里去度假,还带了他们的小孩,那个小孩有很多玩具,可玩具里就是没有枪。我跟小孩子的母亲说,我们中国的小孩有很多玩具枪,你怎么不给孩子买枪呢?那个母亲说:"我不让他们接触枪,就是要他们从小就知道枪不是好东西,战争不是好东西。"

听了这话以后我真的非常感动,我们经常批评日本人不反思,但我们中国人自己是不是反思了呢?我们是不是也是有面子的事就去做,没有面子的事就不做?我们在批评日本人的时候也要反思一下自己。我有个日本的朋友,他告诉我,日本原来是没有国歌的,现在用《君之代》作为日本的国歌,每次学校开学唱国歌的时候,不论是家长还是学生都会起立,但我的那位朋友以及他的孩子坚决不起立。他说日本军人是唱着《君之代》侵略中国、侵略亚洲的,这个歌有罪,他不承认这是国歌,就不站起来。现在敢不站起来的人越来越少了,但是这个教授就是保持着自己独立的思考和判断,我们每个中国人做得到吗?

五、如何利用人文学科提高人文素质

自我反省是提高人文素质的关键,因此要加强人的反省精神,而不是相反。我们在座的各位应该明白什么是应该做的,什么是不应该做的。不要认为有面子的就去做,没有面子的就不做,仅仅是为了面子的缘故,那样不能从根本上解决问题。我们现在应该尽量提倡反省、独立思考的人文精神,这是提高人文素质的关键。

一个人是否具有反省精神,是否具有独立思考、观察、分析、判断、选择、表达、坚持的能力,这是衡量一个人人文素质的主要标准。我们应该注意培养这种能力,创造有利于整个民族特别是青年一代独立自觉、独立思考、自由表达的环境。我们大学里的老师要允许同学们敢于思考,敢于分析,敢于批判,敢于有不同的意见。

文学、艺术对培养人文素质非常重要。我自己是搞文学的,在现代社会可能文学不怎么被看重,搞文学的不像搞经济、法律的,更不像学理科、工科的人那样可以去赚很多钱。好像搞这个学科好处不多。但是到现在为止我从没感觉文学不重要,而且我现在年纪越大越感觉文学重要。我们中国人人文素质很差的原因很多,但是其中一个重要的原因就是中国人不重视文学、艺术。陈寅恪指出,认为中国人重"义"不重"利"是误会。中国人重伦理关系、重政治、重功利,对学术、文学、音乐、美术本身兴趣不大,而这些恰恰是要引导人们自我反省的。在二三十年代的时候,陈寅恪就相信中国人将来会发挥经商的天赋。原来认为中国人不会经商,现在中国人经商的天赋不是表现出来了吗?以前世界上经商的人怕犹太人,现在怕温州人。温州人特别会经商,中国人特别会经商。陈寅恪先生说要中国人富裕是有可能的,但是要使中国人真正像古希腊、罗马人那么爱好文学、艺术、学术,永远也没有希望。

国外那些著名的博物馆,有很多中国人去参观。但他们并没有真正地去看那些雕塑、那些绘画,而且去过一次以后,不会再去了。他们只是到此一游,满足一种虚荣心,为了有一种夸耀的资本,可以对他的朋友吹我到过罗浮宫,到过纽约大都会博物馆,看过蒙娜丽莎,看到过断臂维纳斯。现在中国社会上很多人爱花、爱书法,但不是爱艺术,而是把这个当作一种投资,看中它们的经济价值。而欧洲人到博物馆里去,不是去了一次就不去了。那里他熟悉得不能再熟悉了,他带着自己的孩子不断地去。因为这些绘画都是反映人的某个特殊的瞬间,某个最富有表现力的场面。人有时候多么痛苦,有时候多么矛盾,有时候多么可爱,有时候多么丑陋。文学艺术的作用就是帮助人们反省自我,一次又一次地寻找、重温做人的感觉。

音乐对提高人的素质很有好处,可以帮助人不断地反省自我,听音乐就是听自己。如果你内心世界非常贫乏、非常简单,你听音乐是听不出什么东西的;如果你内心世界比较丰富,你就能听出音乐里面的含义来。音乐可以帮助你进一步反省自我,进一步丰富你的内心世界,进一步反省你的人生。比如说音乐里面有时候是回旋徘徊,有时候是一往无前;有时候是高亢,有时候是低沉;有时候压抑,有时候明朗;有时候大起大落,有时候舒缓流畅;有时候光明,有时候晦涩,这些不就是人性、人生的写照吗?一个内心世界非常丰富的人,对人生有非常深厚的体验,去听音乐心灵就会随之跌宕起伏。

读小说也是这样。读小说就是看别人是怎么生活的,别人怎么生活是一面镜子,反过来看自己的生活。小说里人物的命运这么悲惨,性格那么复杂,人生的选择那么艰难,因为一个小的失误就可能造成一个严重后果,造成一个悲剧,现实人生中的事不也是一样吗?

文学、艺术就像一个光束,照亮了人性的暗处。光束能照亮的一块是人性里面有限的一块,在旁边还有大量的暗区。那些高明的艺术家就是要剖析我们人性里的盲区,把它照亮,把它展示出来,使我们清醒地知道这些暗区的存在,知道人性是多么复杂,然后让自己保持警惕,让自己的意识不被潜意识支配,不要做自己后悔都来不及的事情。

历史让人们产生历史感,了解人类曾做过什么,从而更深刻地洞察人类的本质,尊重历史。对宗教产生和存在的原因、作用,应该有理性的认识。宗教有利于我们更深刻地理解人生。过去认为宗教歪曲事实,认为是对事物本质的歪曲,是精神鸦片,没有什么价值。现在我们对宗教的认识可能深化一点,知道宗教之所以产生,之所以存在,并不仅是这个原因。宗教帮助我们反省人性,让我们有一种安全感、归宿感、超越感。比如,有人认为没有另外一个世界存在,再怎么作恶都不会受到报应,他就肆无忌惮;有人这辈子受了很多苦,还坚持做一个好人,希望来世得到认可和承认,宗教就给他一个精神支柱。

📚 自由提问

学生:我觉得现在的大学教育过于注重专业培养,忽略了人文素养的培养。比如,我是学英语的,文学、历史、地理这些课我们是没有的。廖教授您怎么看待这个问题,针对这个现象您对我们有什么建议?

廖教授:这个问题确实存在,从小学到大学,学校对一些实用技能的培训非常重视,但对综合素质的培养却不够重视。我觉得环境、制度只能一步一步地改变,同学们应该自己对这个问题引起注意,在自己能够解决的范围里面作一些弥补。你可以把自己的专业学好,然后有意识地多读一些书,多读一些文学、历史、哲学方面的书;多想一些问题,增强自己的思考能力、分析能力、表达能力、理解能力。我看到一些人,搞理工科的,也有一些是搞社会科学的,到了社会上真正能够有出息的,真正有凝聚力、向心力,能够起领导作用,能够做出一番事业的,都是综合素质比较好的人。所以你应该有意识地去读一些书,想一些问题。要比别人好,只能比别人付出更多的努力。

学生:廖老师您好,在很多民风淳朴的地区,他们的人文精神、人文关怀是很浓厚的,但是如果用西方的标准去看他们的话,那是格格不入的。这种现象请问廖老师怎么解释?

廖教授:你讲的情况是存在的。在一些比较偏远、落后的地方,在前些年还存在的一些原始部落里,好像人情味很重,人与人之间的关系好像也很好,但是我认为这种关系经不住财富和现代文明的冲击,是靠不住的。一方面我们要吸收它里面比较有益的成分,但是仅仅满足于那种状态是不够的。我们要改变我们的现状,不是要回到那种状态里面去。我们要在每个人独立自觉的前提下创造人与人之间相互理解、相互尊重的现实,而不仅是依赖一种出于本能的自然而然的关系。独立自觉地去形成人与人之间比较和谐的关系,这个才比较可靠。

有些人认为我们现在的年轻人素质比较差,好像道德品质在下降,认为老一辈好得多,这个看法我不完全同意。我认为经过近些年的发展,中国人的人文素质总体上还是在长进的。在竞争意识、平等意识、多元包容意识等方面,我们年轻人比老一辈好多了。老一辈人对竞争都不太能接受,平等的意识更模糊,他们认为等级是正常的。宽容的意识也不够,他们总认为什么是对的,对于其他东西就不能理解。现在的年轻一代在平等、宽容、竞争方面有进步,但是在责任意识、自律意识、助人意识方面确实做得不好,有些地方在退步。

在环保意识方面,我就亲眼看到有些老人随地吐痰,把垃圾倒在马路上。因为他们几十年的生活都是这么做的,已经习惯了,根本没有环保观念。所以我们要改变这种状况,绝不能发思古之幽情,好像回到老一辈,回到那种原始的状态去,就可以了。那是靠不住的。

学生:廖教授您好,首先非常欢迎您来到绍兴文理学院。刚才在您演讲中,我了解到当今的美国是一个宗教信仰非常热的国家,而中国人大都信仰马克思主义。在现实当中我们中国人的整体人文素质跟美国比还是相差甚远。我的问题是:宗教信仰对整体人文素质有没有影响?有的话具体体现在哪里?谢谢!

廖教授:这个同学提的问题也是很多朋友在反思中国文化的特征、反思中国人的一些毛病的时候经常会想到的一个问题。不少人认为,中国人有这些毛病,大概是因为中国人没有宗教的传统。中国人是有人文主义的传统的,和希腊文明差不多。我觉得要提高一个人的素质、一个民族的素质肯定有多种渠道,解决这个问题的根本出路是要文化多元化。要达到这一步有多种路可以走,我们政策放宽一点,有些人会信仰宗教,相信宗教有它的好处,也有它的坏处。还可以挖掘中国传统文化资源中合理的成分,中国文化传统中有的内容和古希腊文明比较接近,讲以人为本,讲独立自主。所以中国古代讲人贵有自知之明,要自我反省,要独立思考。

过去在不了解的情况下,盲目地崇拜马克思主义是不对的。但是现在我们又走到另一个极端——在不了解的情况下粗暴地否定它,也是不对的。马克思主义的一些基本原理是极其深刻的。比如说这个社会无非是在追求效率、追求公正,最好的社会是既能有效率,又有公正。在效率最差的时候,我们会特别强调效率;效率达到一定程度,财富达到一定程度以后我们就要讲究公正。过去的资本主义更多的是讲究效率,马克思主义正是针对当时的社会过分讲效率而不讲公正才出来讲公正,这完全是合理的。

我们现在要提高中华民族整体素质,增强中华民族独立思考能力,我觉得各种资源都要用。主要有三种资源:马克思主义的资源、中国传统文化的资源、西方文明的资源。其实马克思主义也是西方文明里面的资源之一,但是因为现在它对中国的影响比较大,我们单独把它列出来。我认为问题不在于走哪条路,而在于愿不愿意走路;问题不在于选择哪种资源,而在于能否真正吸取各种资源,并且独立思考。思想资源是越丰富越好。这些人从这个渠道达到目标,那些人从那个渠道达到目标,不一定所有中国人改信教了才能达到这个目的。

(根据录音整理并已经作者确认。整理:杨鹏辉、梁如洁、俞泽文)

快乐源于心

张应杭[*]

（2006 年 10 月 12 日）

　　"快乐"的话题可以从很多角度来思考，今天我想从国学的视阈来讨论快乐尤其是我们今天为什么不快乐这个问题。

　　从学术界的研究现状来看，应该说这个话题还是受到相当一批专家学者关注的。2003 年，一个外国记者在《华盛顿邮报》上发表过一篇文章，当时产生的影响非常大。他说："中国人在盘点进入新世纪后国人在精神领域内的成就时，突然尴尬地发现，在当下流行着一个词。这个词在 2003 年首先出现于高校中，后来在社会上也非常流行，它叫'郁闷。'"如果用大白话来说，郁闷就是不快乐。所以我们的问题就是：今天我们为什么不快乐？或者说，为什么郁闷？

　　经济学家在思考：是不是我们太穷了？所以经济学界经常在讨论一个话题，叫"幸福指数"。其实，在我看来，幸福是没有指数的；如果有的话，那到底是人均年收入 2000 美元幸福，还是人均年收入 5000 美元幸福，抑或是人均年收入 10000 美元才是幸福的？至少从我的研究背景、学术感悟来看，我认为它说不清的。我身无分文但我可能非常快乐，我腰缠万贯但也可能极度郁闷。所以我经常说经济学界讨论的"幸福指数"话题可能缺乏学理的依据。

　　社会学家说郁闷是必然的，因为我们正处在社会转型时期。在他们看来，中国正处在从计划经济走向市场经济、从单一走向多元的一个时代。所以人们一定会有某种程度的无所适从。正像流行歌曲唱的那样："不是我不明白，实在是这世界变化快。"所以社会学家告诫说，一定要明白我们必然是郁闷的，因为我们处在一个多变的时代。

　　但是，我觉得社会学家的结论也值得商榷，道理很简单：孔、孟和老、庄所处的时代也是一个转型的时代，而且那时候的转型力度比现在还要大。用孔子的

---

　　[*]　张应杭，浙江大学马克思主义学院教授。

话来说是"礼崩乐坏",一切都在瞬间发生变化,周天子的权威不再,周礼的权威不再,人们一下子面临"诸子蜂起,群雄并据"。中国现在至少没有像当时一样转型得那么迅猛。但是,孔、孟并没有郁闷,他们"安贫乐道",快乐得很。老、庄更不郁闷,比如在庄子的《逍遥游》里,哪里能看到他有一丝一毫郁闷的影子? 相反,他快乐无比,而且他仿佛随处都可以体验到快乐。他看到鱼在水里自由自在地游,就情不自禁地吟出"鱼之乐也"。他的好朋友惠子问他:"你又不是鱼,你怎么知道鱼快乐呢?"他反问道:"你又不是我,你怎么知道我不知道鱼的快乐呢?"在这里,我们看到的是一个快乐的哲人。虽然他经常穷得揭不开锅,要向邻居借米,但当人家说他贫穷的时候,他不高兴地回敬道:"我贫虽贫,但并不穷。"由此,我认为转型时期不一定郁闷,不一定不快乐。

政治家们或者说是当政者告诉我们,"一旦我们的理想——建设有中国特色的社会主义现代化实现了,一旦我们在 21 世纪崛起了,那个时候的国民可能就快乐了"。但是,如果把快乐只寄希望于未来的东西,那么现在的我们怎么办? 当下的我们怎么办? 如果我们只有因为明天的,甚至有时还有点虚无缥缈的未来的梦才能获得快乐的感觉,那么今天和当下的我们又怎么获得快乐呢? 所以这个说法也是值得商榷的。

那么,问题究竟在哪里呢? 以我的专业背景,或者说以我自己这些年来思考这个问题的感悟而言,我认为问题在于我们的心。我觉得是我们的心出了问题,所以我们今天的话题叫"快乐源于心"。

为此,我将以国学为背景,从儒、道、禅的角度,也就是我们经常说的中国文化的"三教九流"中的"三教"为视阈,和绍兴文理学院的各位同道来讨论这个话题。当然,我很希望在这个讨论过程中有互动,有批评,甚至有很尖锐的反对意见。

我想从三个角度来阐述"快乐源于心"的道理,或者说解决为什么我们今天会郁闷的问题。我将以我的知行感悟试图解决经济学家解决不了、社会学家无法解释、政治学家也不能给出一个令人非常满意答复的这一人生重大问题。

一、以儒家的观点而言,快乐源于仁爱之心

从字的结构来看,儒家之"儒"是单人旁一个"需要"的"需",如果从说文解字的角度来剖析,它是孔子关于"人的需要"的学说。这或许就是孔子当年创立儒学时想要解决的核心问题。但对于这个问题是否已经解决,我有点悲观。我觉得"人的需要"这个问题至今也没有得到很好的解决。

既然儒家的"儒"字告诉我们,它所研究的是人的需要,那紧接的问题就是:

人需要什么？诚然，人需要很多东西，比如衣食住行的需要，饮食男女的需要，财富的需要，趋利避害的需要等等。但是在孔子看来，人真正需要的不是这些东西，而是人的美德，一个没有美德的人，就不配称为人；如果一个人只是自私、利己地活着，那他就是一个小人。孟子说得更直截了当，说那简直就是个禽兽，最多是穿着衣服的禽兽，称之为"衣冠禽兽"。

去年我教过一个美国留学生，是来自加州大学的一个姑娘。在西方文化的背景下受教育的她不太理解中国人的很多理念。比如有个问题她问了我很多遍："为什么你们中国人老是谴责兽性，人难道不是兽吗？人难道不是 animal 吗？"

的确，达尔文的生物进化论早就证明了人是从动物进化过来的一个物种，所以自私自利、贪婪好色是人的天性。当然这是对的。其实，孔子也承认这一点。老夫子就说过"吾未见好德如好色者也"。因为好色是天性，而喜好美德却是需要后天培养的。可见，儒家从来是承认人有好色、自私、利己、贪婪等天性的。

但是，中国文化和西方文化一个最大的区别在于，儒家认为好色、自私、利己、贪婪不是人性，而是人的天性，人恰恰是要超越这些东西才称之为人，才有人的尊严；西方文化则认为人就是动物，所以它认为自私、利己、贪婪、好色这些东西就是人性。对古希腊人而言，人就是直立行走的动物。当然，后来他们发现这个定义不够严谨，因为鸡鸭也是直立行走的，所以亚里士多德说最完整的"人"的定义是"人是直立行走的、不长羽毛的动物"。这就是西方文化对"人"的定义。比如克林顿好色，但没有影响他当总统，因为这就是人性，关键在于他有没有违反游戏规则，有没有犯法，有没有为他的情人莱温斯基牟取私利，有没有干扰独立检察官斯塔尔的司法调查，有没有说谎话做伪证；如果没有，照样可以当总统，因为好色是人性。但这在中国是不允许的。一个好色的人是不可以做领导人的，因为在中国文化背景下，这恰恰是要超越的东西，一个有德行的人必须自觉地超越这些本能的东西。

儒家之所以要强调美德，不仅是因为没有美德的人不能称其为人，而且更因为美德能带来快乐。所以孔子有句名言说"仁者不忧"，一个仁者是没什么好忧虑的，他不郁闷，很快乐。孔子还有句话叫"君子坦荡荡，小人长戚戚"。我们很熟悉这句话。它的意思是说，君子很快乐，他非常坦荡，只有小人才一天到晚算计着他的那点蝇营狗苟的东西，自私、利己、贪婪、好色的冲动朝朝暮暮搅乱着他的心，所以他才不快乐而郁闷。

今年我在学院研究生复试中，出了一道很简单的题目："美德为什么美？"我说谁先答出谁就先过关。结果令我很失望，没有一个很令人满意的答案。其实，孔子已经在《论语》中说得非常清楚了;孟子在《百家争鸣》中,也用雄辩的语言洋洋洒洒地解释得非常清楚。美德之美是因为它能带给我们快乐,所以成语有"助人为乐"一说。可见,我们今天之所以不快乐,在儒家看来,一个很重要的原因是我们丢失了一个人之所以为人的最根本的东西——美德。为此,我们呼唤它,希望它回归。因此在孔子诞辰 2555 周年的时候,我们在曲阜举行了一个隆重的祭孔大典。

为什么要祭孔?这在中国共产党的历史上是从未有过的。我们知道今天的主流意识形态是马克思主义,这是西学中对中国人而言最有影响力的一家,它解决了中华民族的独立问题。但在谋求民族复兴的过程中,我们发现只有西学是不够的,于是我们开始关注国学。以孔孟之道为主流的国学现在非常热门,所以我们举行祭孔大典。海外媒体对此事的报道非常热烈,他们说这透露出了一个新的信息,今天的中国大陆开始关注和复兴国学。

我认为,儒家文化中对我们现代人最有意义的东西就是强调德性,一个没有德性的人不配称为人。所以,如果你没有德性,那是不是该郁闷,是不是该内疚,是不是该不快乐呢?可见,儒家给出的答案很简单,人是因为德性而快乐的。但今天的我们却听不懂或者读不懂圣人教诲,我们更多关注的不是德性,而是比如财富之类的东西。现在流行一句非常错误的口号,叫"财富人生"。我认为这是错的,是很糟糕的人生理念。事实上,人有财富不一定会快乐,财富不一定会恰当地体现人的价值。

有一次我们学校有个女博士生分会举行辩论赛,请我当评委。刚好我那段时间比较空,于是很开心地说:"好啊,正好让我领略一下你们女博士生的风采。"因为当评委是要点评的,所以我说你们最好事先把辩题告诉我,也好让我有所准备。于是学习部的两个女博士生就对我说:"张老师,决赛正方辩题是'干得好比嫁得好重要',反方是'嫁得好比干得好重要'。"听完之后,我苦笑着说:"我拒绝出任你们的评委。这个问题有什么可辩的呢,你们是中了流行文化的毒了。试想,一个博士生,国家培养了你那么多年,你却去嫁个老头,做一个全职太太,每天醒来就看看这个老头有没有咽气,如果没有,就想方设法地折腾他,巴不得他早点咽气,好继承他的遗产。这是什么逻辑,什么德行啊?"我拒绝出任评委的原因是这个辩题没有可辩性,抽到"干得好比嫁得好重要"的队一定赢,反方一定输。

这就是我们被"财富人生"这一流行文化"中毒"的一个表现。其实,流行的东西不一定对,像感冒病毒、"非典"、禽流感不都流行过嘛。今天的我们很缺乏对社会病毒的免疫力。我们总错误地认为拥有财富就拥有了一切,但当我们发现我们的美德在沦丧的时候、我们的德行在迷失的时候,即便我们拥有财富,也会失去财富比如一个败家子他会因为败德而使家产挥霍殆尽，他的人生根本不可能快乐！

所以，我们要回归传统，至少要懂得圣人的教诲中所体现出的做人、做事的智慧。儒家的智慧强调的是美德的智慧。一个拥有德性的人，心灵世界是充实的；一个拥有德性的人，就有动人的魅力，能够感动别人。

今天的中国非常强调"德治"。这实际上是中国共产党在新的时代条件下执政的一个非常重要的治国理念。它意味着我们比以往的任何一个时期都更强调"德"在一个人成就其人生价值过程中的必要性和重要性。否则，哪怕你再有钱，你也只是个有钱人而已；你再有才，也只是个聪明人而已。

我在给企业家培训的时候，经常说："并非任何人都可以成为企业家，很多做企业的人从头到尾都只是个生意人而已，或者说只是个有钱人而已；而且他一定做得很辛苦很累，甚至经常怀疑自己的追求究竟有什么价值。但一旦你拥有了一份美德，并且因为这份美德而赋予自己一种责任感、一种使命感，那么你才是一个真正的企业家，才会体验到企业家的快乐人生。"

可能大家都看到了前不久的报道，浙江大学的一位校友给浙江大学捐赠了几个亿的资产。他捐钱的理由非常简单：他在浙江大学读书期间，深受一个充满爱心的辅导员的人格与德性的感染。当时他就想如果以后有钱了，一定要报答这位辅导员老师，要报答这所培养他的学校。所以当媒体在采访他的时候，当浙江大学的校长接见他的时候，当当年那个辅导员满脸幸福地领着他在校园里重温当年大学时光的时候，你能想象得到他此时是一种怎样真正快乐的境界！我带着总裁班的一批学员参加了这个捐赠仪式，事后问他们有什么感想。总裁们几乎毫无例外地表示当时非常感动。我说："我希望你们不仅仅是感动，希望你们回去后还有行动，这样你们就不仅仅是个有钱人，而是个真正有幸福感的企业家。"

但是，今天我们经常忘记这一点。在企业家中，我们更多看到的是蝇营狗苟、假冒伪劣、坑蒙拐骗等等。事实上，他们不快乐，即便他们拥有再多的钱，他们也只是穷人，穷得除了钱什么都没有。

当然，不仅仅是企业家群体，官员群体也一样存在着同样的迷茫和困顿。现在被查处的贪官为数不少，说到底也是因为他们错误地理解了人生快乐。他们以为有了财富，买得起别墅，在境外银行里有了存款就是快乐。结果他们发现自己并不快乐。我进浙江大学时，有一个同事他后来从政，做了很大的官，甚至是副省级干部的候选人，后来被纪委"双规"了，因为贪污。在案子了结后我去看他，他告诉我："说来你不信，我在被'双规'后，反而很踏实地睡了个安稳觉。"他说,他一直在想自己总有一天会出事,所以虽然有很多钱,但他因心事重重而不快乐。

众所周知,公务员的工资跟大款、老板、投机分子比起来,其实是不怎么样的,因此他们往往就觉得很不服气。凭什么啊?我智商不比你低,学位不比你低,相貌不比你差,能力也不比你差,凭什么我就拿那么点钱?既然这样,那你请我办事当然要给我好处了。但权钱交易的事做多了他会恐慌,他会害怕东窗事发。于是,他会想就此打住。但当他后来想打住的时候,却发现这根因果链条已经割不断了,就算你不想要,他们也会给你,因为你必须不断地为他们办事情,已经停不下来了。由此,他的人生注定不快乐。

事实上,不仅仅是企业家和官员这两个群体,社会上还有很多方方面面的群体都被我们现今流行的这一"财富人生"观所误导。所以,我们必须超越"财富人生"的现状。也许是我们穷怕了,也许是在确立市场经济过程中我们确确实实感受到了金钱所具有的魅力,所以今天才会有如"钱不是万能的,但没有钱是万万不能的"之类的口头禅流行。这其实折射出一种非常不好的心态。在这种心态下,我们风雨兼程,来去匆匆,为名为利,那样的人生会快乐吗?答案显然是否定的。今天甚至包括大学教授这个群体,也被这一流行文化所误导。有人说大学教授是"老板",因为他们也钻到钱眼里去了。曾有媒体报道有一位教授用自己招收博士生的权力做金钱交易,当被查处的时候才悔不该当初。实际上他们正是在无形中被"财富人生"这样一种观点所迷惑。可见,这在今天已经成了一个普遍性的、很有穿透力的、流行着的人生谬误。

记得有一次我被邀请到一所小学去讲授《三字经》。因为他们的校长看了我在电视台《名家论坛》中讲到的《三字经》节目,很有感触也很认同。他告诉我现在的孩子真的需要像《三字经》中所承载的仁义之德的教化。他们校长跟我说了一件事情:一个三年级的孩子竟然在校园里放高利贷。借给同学五元钱,同学明天还的话就是六元,到后天就成七元了,再后天就成八元了。那个孩子还花钱雇了两个高年级的跟班,如果有同学不还钱的话,就揍他们,他们的名气还很响呢!据说,当校长去和那个孩子的父母沟通的时候,他的父母还很得意,说难得孩子这么小就有经济头脑!我真想对小孩的父母讲:"他算计同学,你们很得意,但有一天如果他算计你们呢?你还得意吗?我想,那时做父母的除了郁闷,显然不会有其他心情。"

可见,从儒家来看我们的人生究竟需要什么的问题是一个大问题。其实,在座的各位同道也必须思考这个问题:你到文理学院来究竟需要什么?以后走向社会你又需要什么?你能不能和流行的却不是你需要的东西保持距离?所以,关于人需要什么、人拥有什么东西才最有尊严感的问题,我觉得儒家的智慧对现代人是很有启迪的。的确,儒家的很多思想永远消失在了历史的长河中,那些我称之为"死"的东西,但儒家思想中还有很多"活"的东西,那些是我们民族代代相传的,是炎黄子孙在理解生命价值的过程中非常珍贵的东西,这其中德性的理论就是这样一个很有价值的东西。

重要的还在于,孔夫子主义今天在海外很流行,新儒学思潮被西方学者称为是今天影响西方社会的三大思潮之一。新儒学说的就是孔夫子主义在现代的意义。它表明西方人在经历了那么多年的迷惑与困顿之后,突然发现在心灵世界中有一个东西的培植是非常重要的,这就是德性。于是,德性伦理在西方成为一个主流话语。对于美德、德性的重要性,认同度最高的当然就是孔孟。我们知道在孔孟之道那里,一个没有德性的人甚至不配称其为人。可见,德性的重要性已经无以复加了。这一点很多西方学者都是承认的,因此也才有孔夫子主义在西化的流行。

我认识的一个挪威教授曾经撰文说,我们西方人一直没找到人的尊严是什么。最初我们认为人的尊严是"人是宇宙的中心",很有尊严。但后来发现这是错误的。因为哥白尼发现"太阳才是宇宙的中心"。在当时,这个打击太大了,人怎么就不是宇宙的中心呢? 太阳中到底有什么东西使得人类围绕着它转呢? 或许哥白尼也觉得这一论断会打击西方人的自尊心,使人尊严扫地,所以直到他快死的时候他才发表了这一学说。后来布鲁诺为了维护这一学说的真理性,甚至献出了生命。这就是我们经常说的"为真理而献身"。这是一个科学的真理,人本身的确不是宇宙的中心。

慢慢地西方人接受了这一事实。于是,继续寻找人的尊严是什么的问题。后来发现了人是万物的灵长,在万物进化中人最高,所以觉得很有尊严。但又有一个科学家叫达尔文,说人是从猴子进化而来的。当时也引起了很大的轰动,有人甚至当场质问达尔文:"你说你的爷爷,还是你爷爷的爷爷是猴子?"达尔文回答说其实这没什么好羞愧的,所有人的祖先都是从猴子进化来的,这不是什么有失体面的事情。这个观点当然是科学真理,所以也逐渐被接受。

西方人第三次找到人的尊严是理性。学者们普遍认为,虽然人是从猴子进化而来的,但人毕竟已经不是猴子,因为人有理性,而猴子只有本能。然而,有个心理学家叫弗洛伊德,他说理性太不可靠了,它只是冰山一角,人更多的是本能,从本质上讲人和猴子是一样的。这些本能包括性的本能、求生的本能、趋利避害的本能等等。

西方人的尊严在受到这三次重大的打击之后,始终没有缓过劲来。这个挪威教授感慨地说,在这种迷惑中,我们突然就找到了东方哲学,找到了孔孟之道。孔孟之道在寻找人的尊严方面从来没有过西方思想家那样的迷惑,它直接就把人的尊严建立在人有美德、人有德性的基础上。除非我们发现在人的世界以外的另一个世界中也流行着这样一种美德,才可能有损人的尊严。但至今我们没有发现这样一个存在,只有人才有美德,才有德性。可见,美德之美就是因为它能够体现出生命最本质、最尊严的东西。所以,一个自私的人是不快乐的,而一个超越自私的人是快乐的。

比如雷锋,如果我们读他的日记,就会发现他非常快乐,因为他做好事,所以他快乐。我有一次和我女儿说,你上学的时候坐公交车,因为是在起点站,总有位置坐,但当有人需要你让位的时候,你装作睡觉或在看风景而没有看到他们的需要,故意不让座,你体会一下内心的感受。或者下一次有人需要你让座的时候,你让给他们,从别人一句简单的"谢谢"或是一个感激的眼神里,体会一下你那时的心境。后来她写了一篇作文,受到了老师的特别表扬,她说她在后一种心境中体验到了快乐,而在前一种心境中体会到了内疚、不安。

这实际上就是一种人之所以为人的尊严带给人的快乐,它使人有一份超越自私、利己、贪婪、好色等天性的德性,这是人之为人最珍贵的东西。我们不应该失去它,为此,现在我们呼唤美德的回归。政府倡导"德治",也正是在强调美德的回归。

简而言之,儒家认为我们不快乐是因为我们动了小人之心,算计那些不该算计的东西,蝇营狗苟,患得患失。培养一份仁爱之心才是我们的快乐之道。可见,"快乐源于心",在儒家看来就是培植一份仁爱之心。比如对父母的孝心,看到他们欣慰的眼神,你快乐;对同学的关爱之心,看到他们感激的眼神,你快乐;甚至是对陌生人的友善,在他由衷的一声"谢谢"中你也会感觉到快乐。相反,如果你自私、利己,凡事只想到自己,那么你会觉得不快乐。

这就是儒家关于如何获得快乐的思路。

二、从道家的思路看,快乐源于自然平和之心

从道家的思路看,不快乐是因为我们不自然。老子有一段名言:"人法地,地法天,天法道,道法自然。"在道家看来,一个自然的人是快乐的。老子虽然也处在转型时期,但他是快乐的,因为他没有刻意地勉强自己。比如他不做周王朝的史官,这在今天相当于国家图书馆馆长的位置。周王朝没落了,周天子腐败了,做官不自然了,他觉得我为什么要为了一份虚荣心而委屈自己继续混迹官场呢?

于是他辞官不做,骑青牛出关去了。因为老子不做官就不能骑马了,所以我们在史书或者画上见到的老子往往都是骑一头牛。他快乐是因为他自然。

庄子也是快乐的。楚国的国君让他做宰相,他拒绝了,没有为了那份虚荣心而去做官,因为楚国的国君是个暴君,就是他气得屈原跳江的。在他的王朝做宰相注定是郁闷的,所以庄子拒绝了楚王的使臣,说:"你还是让我做一个快乐自由的人吧。"我们读他的《逍遥游》,会发现庄子真的是非常快乐的。

陶渊明也很快乐。他本来是一个县令,但正如毛泽东诗句"陶令不知何处去,桃花源里可耕田"写的那样,他后来辞官不做了,因为他发现当时官场黑暗:要鱼肉百姓,要阿谀奉承,要为五斗米折腰。因此他辞官不做,才有了后来的"采菊东篱下,悠然见南山"。"悠然"是一种快乐的境界。因为自然,所以悠然;也因为自然,所以坦然;因为坦然,才能心中释然;因为心中释然,才能悠然,才有悠然自在的人生体悟。

对照道家的道理,今天的中国人郁闷、不快乐,很多情况下是因为我们不自然。包括在大学校园中,我们其实有很多不自然的想法在折磨内心。我有一个研究生,很优秀的一个男生。有一次,他在情人节的时候很郁闷地跑到我家来,跟我说他很郁闷:"张老师,你看,我相貌也不差,又是浙江大学的研究生,那些本科同学一个个的都找到女朋友了,我怎么就没有呢?"我听了之后,数落了他一通:"亏你还是我的研究生呢,'道法自然'懂不懂? 爱情这个东西又不是刻意强求的。如果你为了排遣郁闷,就随便找个女孩子谈朋友,你会开心吗? 那是爱情吗? 没有就没有好了,没有爱情不也很坦然吗? 你可以自由自在地看看书或逛逛西湖。"这实际上反映了我们今天的刻意心态,刻意地为爱而爱那就不自然了。大学里最自然的就是读书,我不知道大家是不是接受这个观点。大丈夫事业未成,何以谈恋爱? 为什么要那么刻意呢? 当然,当爱情自然发生了也是很美好的,爱情有时就是一个缘分问题,两颗心彼此认同、彼此交融,那是非常幸福的事情。但如果刻意了,仅仅为一份虚荣心去爱,或者仅仅是为了一种跟别人的比较心去爱,那么,我认为,这往往就是人生不快乐的一个根源。

其实,现在很多校园里的悲剧就是因为我们不自然。浙江大学的一个硕士生把杭州商学院的一个本科生杀了,他的理由很简单:"我是浙江大学的,你是杭州商学院的,我是硕士生,你是本科生,你一切都得听我的。"这个女孩子后来表示了一点反抗的意愿,他在暴躁之中拿水果刀把人家捅死了。后来做司法鉴定,证明这个人没有精神障碍。谁规定本科生就一定要听研究生的? 谁规定杭州商学院的就一定要听浙江大学的? 这个想法太不自然,这种人生态度就是悲剧的必然缘由。

前不久我们学校学工部还处理了一个学生，家里虽穷但却很勤奋、很好学的一个学生。但是他为了一份虚荣心，为了国庆长假时能带自己远道而来的同学游玩杭州时下馆子体面一点，让同学觉得自己混得不错，居然去偷自己同学的钱，而且连偷几个寝室。事实上，穷不是体不体面、有无尊严的原因。我们能选择很多东西，却无法选择家境，无法选择父母。如果一个人的心态错了，为人处世不自然、刻意了，他的人生就非出问题不可。

所以在今天的大学校园里，我也竭力主张对大学生进行国学文化中道家思想的教育。我们应该懂得老庄"道法自然"的人生智慧，时刻提醒自己要有一种不刻意的人生态度，那我们就一定是快乐的。

道家讲的自然，按照我的理解，至少有三个层面上的自然对我们今天追求快乐人生是有启迪意义的：

1. 自然地对待自然。今天我们的很多行为对自然界是不自然的，破坏了自然的平衡。比如三峡水库，我一直是反对派，当然我人微言轻，没人理睬我。我的导师也是反对派，他主要研究道家哲学，他觉得这对自然生态而言可能会是一种巨大的灾难。今年我去重庆讲课，当天就逃回来了，我没法住那里，因为干旱的原因宾馆里只供应两个小时的水，而供水的时候我在上课呢，这样的宾馆怎么住啊？我告诉他们，你们等着吧，明年重庆也许就发大水了。为什么呢？因为自然生态的平衡已经被破坏掉了。这是人与自然关系中，我们今天面临的全球性问题！现在有多少东西是不自然的，比如氟利昂对臭氧层的破坏。现代人的生活方式中很多东西对自然平衡都有破坏。这也就是为什么我们城里人见不着蓝天白云、听不到鸟语花香的缘故。人与自然那种天人合一的和谐景象仿佛只在古人的诗文里才能见到了。所以我们必须学会自然地对待自然，否则我们注定不快乐。

2. 自然地对待别人。道家的自然哲学告诉我们：你不能说自己的存在是自然的，自己的想法是自然的，而别人的想法就是不自然的。这是错误的。要保持怎样一种跟人相处的伦理态度？道家告诉我们，必须自然地对待别人。也就是说要学会换位思考，你的想法是自然的，别人的想法也是自然的；你对这个财富的欲望是自然的，别人对它的欲望也是自然的；你对这个机会想把握住的想法是自然的，别人对它的想法也是自然的。很多时候我们需要有一种团队精神，必须自然地对待别人，不能刻意地因为是别人的想法就忽视它，就要想方设法地鄙视它，甚至阻碍它、干扰它，如果那样做那你就是一个缺乏团队精神的人。

今天全球都需要这样一种自然心态。现在的世界很不安定，地区冲突也很多，我觉得从文化上讲，一个很重要的问题就是我们缺乏大自然那般厚德载物的包容性。大自然多自然,让牡丹花开着,让荷花开着,也没见它把狗尾巴草消灭了,它让所有的花一起绽放。我们今天是不是对所有的别人,对所有的别的文化,对所有的不同的价值观和意识形态,都应该有一种包容性呢?这其实是和谐社会的一条基本法则。

3. 自然地对待自己。我们不仅要自然地对待自然,不仅要自然地对待他者,还要自然地对待自己。这也是人生的快乐之道。我们今天不快乐通常是因为不自然,也就是对自己过于勉强,过于刻意,甚至因不自然而败坏德性。那样的人生当然不快乐。

也就是说,我们要经常反思一下"自然"地对待自己的问题,反思一下我们的行为是不是自然的。当然,我觉得必须向大家澄清一个问题,这个问题对正确理解道家的智慧是很重要的。在道家看来,有两种自然:一是自然界的自然,比如水往低处流是自然,要让水往高处流是很费劲的;二是人类社会的自然,比如人往高处走,是人的自然。可见,"自然"不应该成为我们懒惰的借口,不应该成为人生不思进取的借口。

道家的"自然"给我们提供的是这样一种智慧:人在往高处走的时候不要刻意、不要勉强,更不要胆大妄为。它让我们在实现生命理想的过程中,能保持那样一份心性中的自然淡泊,云淡风轻。其实,在很多情况下,保持美德、拥有一份操守、面对诱惑能有一份定力的很重要的一个生存智慧,就是"自然"。如果我们刻意了、勉强了、胆大妄为了,那我们可能因此而付出代价。所以道家提出了自然哲学的世界观,我们应该从积极的意义上来理解道家智慧里的这一"道法自然"的法则。

现在很多西方学者把老庄的智慧称之为"无为而治",认为老庄主张的是无为的智慧,新道家在西方的兴起就是因为它主张自然无为,它明确提出"无为才能有为"的人生哲理,他们甚至提出了一个口号:No thing! 当今中国市场经济在蓬勃发展,但我经常提一个观点,在我们今天这样的一个发展过程中,是不是也应该守一份"自然无为"的立场?今天我们为什么要讲科学的发展观呢?因为我们有很多的发展本身并不科学,破坏着自然法则来谋求一时一地的发展,那就是不科学的。

比如企业,有多少企业曾经风风火火,但是说垮就垮了。我们浙江大学的校友曾做了一个很大的企业——"巨人"。做软件曾经做得很大,但后来垮了。"巨人"的垮台其原因当然很多,也很复杂,但是其中有一条是不自然,"巨人"公司的发展理念按照我的专业背景来看,其实是不自然的。"巨人"的名字,叫叫也就罢了,如果真以为自己是巨人,结果反而把自己的优势丢掉了。比如做软件是他的优势,当时的说法"北方正,南巨人",北大的方正、南方的巨人,软件做得都非常好。但他觉得做软件很辛苦,研发软件等投入的工作量很大,而且当时的竞争异常激烈,他眼红当时的房地产是那么能挣钱,眼红当时的保健品,觉得简直一本万利:一点营养素加红糖水就敢说是鳖精,大棚里随便种出来的西洋参便敢说是美国威斯康星州的西洋参,利润高得惊人。但就在他四面出击、大展拳脚、大有作为的时候,一个房地产项目上的资金链就让他彻底地破产了。

我经常举例说,其实"巨人"应该学学大西洋彼岸的同行,人家也是做软件的,做得那么好,还叫"微软"。事实上,比尔·盖茨是美国新道家的一个代表人物,他对老子的"道"推崇备至,一次他在接受记者采访时曾幽默地说:"如果人可以选择国家,可以选择年代,我愿意做两千五百年前的中国人。"记者问他为什么。他说:"那样我就有机会成为老子的学生了。"

可见,比尔·盖茨的成功是因为他是自然的,他的企业发展是自然的。从他的传记里,我们知道,他是在哈佛大学读二年级的时候注册的公司,后来他放弃学业了,为什么呢?因为他觉得继续读书不自然。他原来想一边读书一边做软件开发,但后来发现两者不能兼顾,就毅然决然地放弃了那么好的大学学位。他的父母、老师都劝他,他的一位老师甚至劝他:"年轻人不要怕吃苦,无非是晚上少睡点觉,把学位和公司都做好。"盖茨的回答是,晚上不睡觉是不自然的。大自然有白天有黑夜,白天是干活的,晚上就是睡觉的,要不大自然为什么不把晚上取消掉,二十四小时有太阳明晃晃地照着大地? 一个洋人竟然有这样一种感悟真是不简单。可见,盖茨虽然哈佛大学都没毕业,但他把事业做得那么好,哈佛大学也以他为荣。我不是劝大家都要放弃学位去开公司,而是希望大家能感悟到自然的智慧,这一智慧的实质是有所不为。我们今天有很多生活方式不自然,包括从西方传进来的夜生活,我始终觉得纳闷,这种生活有什么好? 没文化的人才会觉得夜生活好,半夜三更不睡觉折腾自己。今天为什么现代都市人普遍处于亚健康状态? 甚至出现过劳死? 我看其中一个很重要的原因是生活方式不自然。

这就是道家自然哲学对现代人的智慧启迪。一个洋人能以他的智慧来感悟老子的智慧,中国人往往却不懂得这其中的大智慧。这是非常令人惋惜的事。我们知道当年国家主席胡锦涛访美的时候,第一站就到盖茨的别墅里住了一个晚上。一国元首显然不是住不起美国的国宾馆,这是一种姿态,一种对盖茨做事做人理念的肯定姿态。所以,我们今天强调人与自然的和谐之道,强调科学的发展,其实就是自然的发展,因为不自然的急躁冒进,显然没有可持续发展性。

如果作点比较的话,我们可以说儒家讲快乐源于心,是一份仁爱之心、美德之心,那么道家给出的快乐之道,就是一份自然平和的心,它主张不要浮躁,不要急功近利。但是,今天的现实往往让我们感觉到,我们离道家讲的那种智慧已经很遥远了,人们风雨兼程、来去匆匆,甚至连洋人的口头禅"Come on!Come on!"我们也娴熟地挂在嘴边。其实,在很多情况下我们需要有一份自然平和的心,尤其在学业上。我经常对我的研究生讲"学业之功,在乎自然",哪有突击一下通过一场考试就行了的?哪有靠一点投机取巧就能把学业做好甚至做出名了的?那是不可能的。这实际上恰恰表明我们不懂得自然的智慧。

因自然而坦然,因坦然而当然,因当然而悠然。这就是道家给出的快乐之道。

三、佛家认为,快乐源于一颗空灵的心

佛家也给出了快乐的答案,这个答案就是拥有一颗觉悟的心。释迦牟尼为什么在 29 岁的时候出家?很简单,他的一个朴素的念头就是他觉得生命充满着痛苦,他必须探索一种使人能"化烦恼为菩提"的学说,它解决郁闷、痛苦的问题。人生苦海无边,但佛说可以回头是岸。怎么回头呢?

佛家的智慧认为:人必须去觉悟一个叫空灵的境界。以《心经》的话说就是"色即是空,空即是色"。它的要义在于劝谕世人,看空一个东西,人就有了灵性。我经常举《西游记》的例子,孙悟空原来不叫孙悟空,叫孙行者,在天上管天马。但他很郁闷,觉得怀才不遇,自己这么有本事,玉皇大帝也太将自己大材小用了,所以他大闹天宫,后来被玉帝赶走了。到了花果山他更郁闷了,毕竟在天上做惯了快活神仙,所以脾气很大,小猴子见到他一个个都躲得很远。为了排遣郁闷,他就跟玉帝叫板,称自己为"齐天大圣",意思就是"我跟你天上的玉皇大帝一样"。挑战天帝权威的结果是后来玉帝借佛祖之手把他压在山下,500 年不许见天日。这下孙猴子就更郁闷了,整天骂骂咧咧。就在百般郁闷之中,他碰到了唐僧。这位唐僧是个高明的僧人,他不像玉帝那样只靠打压,他首先给这个猴子讲了菩提老祖为什么给他起法号叫"悟空",意思是期待他的觉悟之心,要看得空,官大官小都能实现人生价值,天上就一个玉帝,你妒忌他是愚痴的。现在有本卖得不错的书叫《孙悟空是个好员工》,我碰到那个作者,对他说:"你没讲到点子上。孙悟空在天界和花果山怎么没成为好员工?为什么到了唐僧这个团队里才成为好员工?因为唐玄奘让他悟空了。孙悟空不仅自己'悟空'了,兢兢业业,历经九九八十一难也没有难住他,还带动了团队里像猪八戒那样自私利己、贪婪好色、虚荣爱说谎、缺乏团队精神的成员一起觉悟。"这里关键的一个东西就是唐僧

让孙猴子"悟空"了。这就是佛门空灵的人生智慧。

佛教传到中国，其教义非常复杂。唐僧的原型人物唐玄奘当年从印度取回来的经书，堆满了大小雁塔。但禅宗却把万千佛经的道理概括得很简单，千言万语一个字——空。禅宗里有个"一指禅"的故事：一个老和尚人称一指禅师。因为很多郁闷的人找老和尚排解，老和尚总举一手指头对那些人说要看"空"。做生意挣不到钱的人经过老和尚指点后就很快乐地走了，因为他们懂得了钱这东西生不带来死不带去的道理。生不了孩子的人来找老和尚，老和尚跟这些人讲："有孩子无非有两种可能——有出息，远离你为君王效命去了；没出息，整天在你眼前晃，不是更郁闷吗？所以没有孩子也好，还是随缘吧。"这些人也高兴地走了。科举考试没考上的人去找老和尚，也高兴地回去了，因为老和尚让他懂得"功名总被雨打风吹去"的道理。老和尚的一个徒弟学师父的样子，当人家问他"禅是什么"时，他常常也故作高深地举个手指头。师父知道他不懂，为了启发他的觉悟，有次趁他举手指的时候，一刀把小和尚的手指剁了。旁边的人都很惊讶：师父干什么那么残忍啊。但是这位小和尚却觉悟了，快乐地对师父说："师父，我感谢你，你用一种残酷的方式让我悟到了什么是真正的空。刚刚还有手指的，现在没了，这就是空了。"

我们要有这个小和尚的觉悟。我们失去了一些东西，但也得到了一些东西。小和尚失去了一个手指头，得到的却是做人的道理。我们经常会失去很多东西，比如，我们在座很多人的中学同学可能现在已是小老板了，虽然我们失去了做小老板的机会，但得到了学习的机会，把自己的专业功底打好了，自有用武的时候，"天生我材必有用"。所以我们要敢于"失"，敢于看"空"发财机会。又比如国庆长假，人家都在玩，我用这七天做我自己愿意做的事情，我很快乐。因为我虽然没有娱乐没有休闲，不像现在流行讲休闲人生，但我能超越它，能看"空"它，把自己沉浸在自己专注的、执着的那份学业上。那种精进正是佛门主张的一种人生的大智慧，这显然是人生真正的快乐之道。

当然，佛门主张一种"空"的人生观，但也不是主张把所有的东西都看空，那是不可能的，而是指要有所看空。在佛门智慧看来，只有能够看空应该看空的东西，对真正执着的东西才能够有所执着，所以佛门也讲精进。佛门为什么敲木鱼？意思就是要人精进，要向鱼学习。佛家认为，鱼在众多生灵中是最精进的一种存在，猫、狗、马都会打盹，而鱼不睡觉，所以佛门主张敲木鱼，也就是说该精进的地方就要非常精进。佛门晨钟暮鼓中的早课晚课也是一种精进，这种精进是建立在看空红尘世界的很多诱惑、对很多东西能够不动心的背景下的。只有这样才能对应该精进的东西有所精进。

禅里有很多故事讲的都是这个道理。有一个故事想必是大家都很熟悉的：一个老和尚带小和尚下山，突然天降大雨，道路泥泞不堪，有个年轻美貌的女子裹着小脚穿着裙子，行走很不方便。老和尚看看小和尚，小和尚看看老和尚，最后是老和尚二话不说，撩起僧袍抱起年轻女子走过这段泥泞不堪的道路到了一个凉亭里躲雨。小和尚觉得师父不对，又不好意思说，于是，一整天闷闷不乐的。老和尚知道启发小和尚的时机到了，于是便问："刚下山的时候不是很快乐的吗？是不是心中快乐的火苗被那场雨给浇灭了？"小和尚回答说："我快乐的火苗是被师父今天的一个行为给浇灭的。"师父说："我的什么行为啊？"小和尚说："师父今天犯了出家人的'色戒'，看到人家小姑娘漂亮，抱抱也好。"师父说："那是早上的事了，我早把它放下了，你到现在还把它放在心里！"小和尚顿时感到羞愧难当，觉得境界就是不如师父高。其实，师父并没有因为美色而动心，他只是助人为乐，只是出于一种要帮助别人的慈悲心，至于那个人是小姑娘还是老太太已无关紧要。而小和尚实际上是动心了，觉得小姑娘年轻漂亮，所以师父抱了人家以后他就郁闷了，觉得自己年轻力壮，应该让自己抱啊。师父直接点破了他的心结所在，从而使小和尚最终觉悟了。

也是因此，佛门禅宗一派，就像少林和尚，酒肉可以穿肠过，因为他没有动心；但如果他动心了，就算没有吃酒肉，也是吃了，那就是罪过。我的一个美国学生不同意这个说法，他说："不对，在我们看来，思想是不犯罪的，想想总是可以的。"我说那是你们西方人的观点。在中国的佛家看来，想想也是不行的。因为想了，就代表已经动心了，在"求不得"的时候很痛苦，就会丧失快乐。重要的还在于想多了，想久了，当你觉得机会成熟了，觉得可以神不知鬼不觉的时候，你就会照着这个想法去做。比如上面讲的那个故事，如果师父不在身边，小和尚肯定会去抱那个姑娘，而且理由很冠冕堂皇，"我在做好事"，其实已是犯戒。所以佛家认为对不该动心的东西不动心，你反而快乐，反而轻松自在。

有个成语叫"心事重重"，那就是不快乐的表现。我经常告诫我的学生，要学会放下很多东西，就像禅宗六祖慧能师父讲的故事那样：一个人远道而来求道，慧能师父见他时说"放下"。那个人把身上所有的东西比如见面礼比如包裹比如雨伞都放下了，师父还说"放下"。那个人傻眼了，说："师父，我已经两手空空了，你还让我放下什么？"师父闭目养神不理他了，其实慧能是要考考他的悟性。那人回去想了一个晚上，第二天早上小心翼翼地跟师父说："师父您是不是要我放下那颗急于成名、急于得道的执着心？"师父点头称是。我们今天恐怕也需要放下这样一颗太执着、太急于求成的心，欲速则不达，更何况很多东西本就是不应该动心的。

经常听到一些 20 世纪七八十年代的大学毕业生聚会时感慨地说,今天大学的学习风气不如我们那个年代,那时候的风气跟现在完全不一样。我在想为什么会不一样呢。因为他们那个年代很单纯,他们觉得那么多年时间被耽误了,既然读书就要一门心思地读书,社会上所有的东西不会对他们产生太大诱惑,更何况那时的社会也不像今天这样充满诱惑,那时让他们动心的东西也很少,所以我们能够比较专心致志地学习。而今天,在这样一个充满诱惑的时代,我们能不能静下心来,专注于自己的学业,而不是急于求成,不做那些不该做的事?这也许是每一个当今大学生要扪心自问的问题。其实,只要我们在学业上精进不已,我想我们一定会或者说迟早会有所成就的。这既是一种快乐之道,更是一种人生的成功之道。

可见,佛门给出的快乐之道跟儒道两家不同,它主张"放下"。按照天台宗的倓虚和尚的话说就是:看破、放下、自在。第三个境界"自在"就是快乐的境界。可以肯定地说,不同的人要看破、放下的东西是不一样的,但是,人必须学会看破、放下的道理却是一样的。比如,作为学生,要看破、放下的东西就是财富。我觉得,在今天这个知识经济时代里迅速崛起的中国,尤其需要我们有精深的专业知识作为安身立命的东西。在学习阶段,我们应该看破、放下很多跟专业学习无关的东西;如果我们放任着自己"打牌玩游戏不累,谈恋爱不睡,喝酒不醉,考试不会",这样的生活、学习态度能行吗?

在今天大学校园里的教授们也要看破、放下很多东西,比如财富。比如我接触的那些 MBA 和 EMBA 的学生都是有钱人,但是作为教授,我的心态很平和,他们腰缠万贯,但我努力使自己学富五车,以自己的知识和智慧使别人认同和尊重我。因此,我必须要看破那些财富的东西,才能得到别人的尊重,也才能成就自己的价值。所以,佛的智慧不是由烧香拜佛拜出来的,而是因觉而悟获得的。其实佛本身就是"觉"的意思,觉悟"空"观的境界,觉悟"色不异空,空不异色,色即是空,空即是色"的道理。这样的人生自然能化烦恼为菩提。

这就是佛家给出的快乐之道。

四、结论

儒家说,快乐在于有仁爱之心,"仁者不忧",拥有美德;道家说,快乐在于自然,"道法自然",在于有一颗自然平和的心;佛家说快乐在于有一颗觉悟的心,觉悟什么呢?就是悟"空"。这就是儒、道、禅给出的快乐之道。它与今天我们追求的诸如财富的快乐、功利的快乐、肉体上的快感等不同。虽然我们是用通俗、简单化的语言来解释儒、道、禅给出的三个层面上的"快乐源于什么"的解释,但我们依然可以从中感受到它们智慧的精深。所以,我们今天来研究国学,研究儒道禅,不是复古主义,也不是发思古之幽情,而是通过对古人那些依然活着的智慧的领悟,从而为自己的安身立命、为自己的做人做事提供一种智慧启迪。

如果要做个总结的话,大致上有两个结论值得我们特别强调:

(1)今天我们必须强调对国学智慧的合理吸取。如果说鸦片战争以来我们的主流文化是主张向西方学习的话——而且这个学习也很有必要,甚至包括学习西方学说中最伟大的成果马克思主义,因为它解决了中华民族的独立问题——那么,我们今天是不是应该在继续主张向西方学习的过程中,还有一个向传统学习的任务?我认为答案是肯定的。

因此,作为中国的大学生,如果对国学一无所知,对儒、道、禅里的智慧,包括快乐之道的智慧一无所知的话,那无论如何是说不过去的。古人讲:"一心只读圣贤书,两耳不闻窗外事。"那显然是讲过头了。但是,如果今天我们反其道而说"一心就是不读圣贤书",我觉得也是同样过分了。记得我在做一个读书的专题节目时说过这样一个观点:在如今的网络时代,如果我们只学会上网、只会看报纸的话,那么我们的人生是残缺的,尤其是作为一个大学生,我们的学养就是欠缺的。所以我的口号是:"有书真君子,无'读'不丈夫。"有书才是君子,我们不但要有书,还要有圣贤书,而且"无'读'不丈夫",不读圣贤书就成不了大丈夫。我们现代人很有必要把阅读圣贤书当成是一种生活方式。因为圣贤书中的智慧能让我们提升生命的境界,能增强我们的幸福感。

现在海外舆论称中国涌动着一股国学的思潮,民众开始重新认同自己的传统了。我在绍兴文理学院也感受到了这种氛围。绍兴是一个非常有国学底蕴、非常有国学文化背景的城市,而且文理学院对这方面也非常注重。事实上,这些东西是指引我们如何做人的大智慧。

这是我的第一个结论,希望大家都能认同。当然,这不是复古主义,而且我们也回不到古代,我们还是在现代的语境中生存和生活着。但是,现代人显然可以从古人的智慧中学习如何做人,因为这是一份流传了几千年的文化遗产。它能流传就说明它有生命力。这就是传统文化的力量。正如在前面的演讲中展示的那样,哪怕只从快乐之道的角度来看,或是从怎样摆脱郁闷心境的角度来看,我觉得读古代圣贤书也能找出很多答案。

(2)在"学而时习之"中,体验人生的快乐。这是孔子《论语》中的名言。"学而时习之",就是学圣贤的道理,学儒、道、禅的智慧,读《论语》,读《道德经》,读《金刚经》,目的在于真正打造一种圣贤人格,一种自然飘逸的人格,一种金刚不坏之身,那可不是"学"就能完事的,还得有"习"的过程。"习"的本意就是行动,而且我们要把它看作一种快乐之道。

我们现在很多人对快乐的理解是错的。我的一个学生曾对我说:"张老师,汉字是非常形象的。"我说:"是啊,汉字是象形文字,那你能不能举个例子啊?"他说:"比如'快乐'这两个字多形象啊!很快就过去的'乐'叫'快乐'。"我差点被他说懵了,但是我随即意识到他的理解是片面的。于是,我告诉他:"很快就过去的'乐'叫'快感',而不是'快乐'。"

有些快乐是很快就会过去,但有一种快乐不会,那就是"学而时习之"的快乐。我1979年在上海华师大读书,学中国哲学,我当时就觉得越学越快乐,大学生活实在是太美好了。今天中国的发展机遇多好啊!今天中国的年轻人是多么生逢其时啊!但是我们往往把快乐理解错了,把快乐理解成了快感,那当然很快就会过去。一些校园诗人甚至无不伤感地写道:快乐如闪电,而痛苦犹如漫长的雨季。我总觉得很奇怪,我们有什么理由说人生的痛苦就如同漫长的雨季?我想一个很重要的原因是因为我们不懂圣人的教诲。其实圣人很早就阐明了诸如"仁者不忧"、因自然而悠然、放下就自在之类的快乐之道。遗憾的是不读圣贤书的我们,或只满足于碎片化阅读的我们却不知道这些圣人阐明的道理。

其实,我今天来到绍兴文理学院跟大家交流的目的很简单,就是要把我所体悟到的东西告诉大家,分享给大家,让大家学会快乐地学习,快乐地体悟到生活的美好。我们要在倾听圣贤教诲的过程中体悟快乐人生,并且"学而时习之"。如果说前面一个结论意味着我们要善于在向传统学习的过程中体悟一种智慧的快乐,这是一种东方的、传统的智慧快乐,那么后面一个结论要求我们不仅要体悟它,而且要积极地践行它,我们只有在自己人生的实践中"学而时习之",就会发现快乐其实很简单。它就在我们心灵之中。

很多人不快乐的原因就是因为体悟不到德性的快乐。他们不仅自己感觉不到美德之美,甚至还怀疑别人的美德。比如我们绍兴的文化名人大禹,他三过家门而不入,兢兢业业治理水患,但偏偏有学生质疑大禹的这种美德,他认为这其中一定另有隐情。我在网上与MBA的学员交流时发现一位学生转了一个帖子给我,题目叫"新婚不久的大禹为什么三过家门而不入?"帖子的作者写道:神话传说中大禹的妻子是天神的女儿,而大禹只是人间的部落首领,因此她飞扬跋扈,作威作福,大禹的婚姻其实很郁闷,因此,大禹与其忍受痛苦的婚姻,还不如投入到忘我的治水劳动中去。这其实是典型的以小人之心度君子之腹!你以这样的心态去做企业、做企业经理人,那你将一辈子都体验不到美德的快乐。你最多是一个有钱人而已。而且,人生注定会烦恼不断,因为你从来不知道"美德为什么是美的"的道理。

我们对道家的快乐之道也充满着误解。总以为道家很消极无为,这其实是错误的。事实上道家并不消极无为,至少在老子、庄子那里就不是。它是一种"道法自然"的智慧,用一种"道法自然"的云淡风轻来弥补我们壮怀激烈的人生,有所不为才能有所为。这不也是一种快乐之道吗?

当然,我们对佛家的误解就更多了。我们总觉得这是一种香火缭绕中的迷信,这也是不对的,那是烧香老头老太们在做的事。我们今天关注佛学的智慧,是从它里面感悟"空"观的智慧、自在的智慧、化烦恼为菩提的智慧。我们在自我观照中生成一颗菩提的心,一颗智慧的心,一颗觉悟的心。

这就是我们说"快乐源于心"的道理。

我想说的就这一些。谢谢诸位!

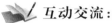 **互动交流:**

学生:张教授您好!我想问一下,禅里面主要是讲"空",这种"空"的境界跟死、跟人"生"的对立面到底有什么差别呢?道是讲自然,那我们要主观意识有什么作用呢?或者说我们为什么要提倡这种主观意识,在道家看来,它对我们是不是完全没有意义的呢?

张教授:这位同学提的其实是两个问题,前面一个是非常学理的问题,就是死和"空"的关联性问题。这确实是人生一个回避不了的问题。大诗人陆游就有这样一句诗来感慨这一问题,"死去元知万事空"。这当然不仅是禅要论及的问题,事实上是所有哲学家都无法回避的问题,不过禅的立场的确最凸显智慧。依据禅的理解,"空"作无常解释,对人的生命而言,从最终的意义上讲就是生命终究有死亡的时候,所以说"万里长城今犹在,不见当年秦始皇"。想长生不老的秦始皇是不能如愿的,也总有死的一天,但是万里长城却留下来了。这就是生命的短暂。它告诫世人不可去追求永恒,这也是佛门教义强调"空"观的一个大智慧。现在有本书《弘一说佛》非常流行,是在杭州出家的一个大师李叔同讲的佛学义理被后人编撰而成的。他对这个话题的领悟是"空"和死的关联性其实是用死来印证"空"的本原意义,就是说因为诸法皆空,生命也同样会不复存在。但正因为这个道理,所以对有限的生命才要有精进和欢喜,以慈悲和行善化短暂为永恒。如果当我们临死时再觉悟这一点,那就太晚了。所以,佛门主张生的时候就应该觉悟这般"色即是空"的道理。

至于后面的一个问题,可以概括成自然法则和人的主观能动性的关联性。既然一切都是自然的,那能动性又怎么理解呢?以我对《道德经》的理解,"道法自然"的自然就是一切都以自然作为法则。不同的自然就有不同的自然法则，无机界有无机界的自然，有机界有有机界的自然，高级生命体和低级生命体也有不同的自然，而人的自然无疑是自然当中最值得思考的自然。

那人之生命的自然究竟是什么呢？道家说"无为而无不为"，《道德经》最后一句讲"圣人之道，为而不争"，它实际上是指人不可反自然而为，那是妄为。人的主观能动性肯定有，如果没有"为"的主观能动性，那老子怎会留下五千言的《道德经》？实际上"为"或"不为"的背后所遵循的是什么东西呢？是自然。这里的自然讲的就是不刻意，不胆大妄为，尤其是不为非作歹。所以我在前面讲的过程中曾以自然界的水往低处流为例，这是水的自然，但是人的自然是应该往高处走的，往高处走其实就体现出人的主观能动性，只不过它告诫我们：人的能动性、人的意识要守持一个自然原则，这个原则用简单的话来说就是不妄为，不任性，不强求。

这就是我对这两个问题的简单理解。谢谢！

学生：张教授您好！我想问一下像比尔·盖茨这样大二就辍学的行为是急于求成，还是对自己事业的执着追求？如果失败，会不会认为他是急于求成；如果成功了，则认为他是对事业的执着呢？

张教授：这个问题显然具有挑战性。我的看法是这样的：的确，盖茨做这样的选择，大家都很赞同，原因很简单，因为他成功了。如果他没有成功，是不是认为他是胆大妄为呢？我认为这里有特定的语境，从他的传记来看他原来的想法就是人往高处走，因为他学有余力，他还有时间和精力去创业，这应该说是他的自然，你不能说他是一种刻意，更不能说他是一种妄为。但是当他尝试之后，对学业还是公司的事业这两个东西进行选择的时候，我认为在这种情境下，他的确体现了他的自然，因为他没有为哈佛这个名牌大学的虚荣心、它的一纸文凭而刻意地委屈自己，而是很潇洒地放弃了它。他显然觉得自己在这个时候更适合去创业，这应该看成是一种自然的心态。也就是说在对两种东西进行抉择的时候，道家经常告诉我们，做人要"舍得"，所谓"舍得"是指有舍才有得。今天我们不自然是因为我们不舍得，所以我们郁闷、痛苦且不成功。所以在特定的语境下，盖茨的这种行为体现的恰恰是一种古老东方哲学的"舍得"智慧，这其实就是道家所推崇的道。所以我们可以用"舍得"这样的中国概念来理解盖茨这样的行为。

这是我对这件事情的理解。谢谢！

某退休教师：张老师今天的题目，我给解释一下：真正的快乐来源于德性，来源于自然性，来源于空性，这三个方面组成了真正的快乐。但是我们只有将现在社会的其他观点联系起来，才能真正解释我们能不能快乐起来的问题，因为西方有一个特殊性,东方也有一个特殊性,中国也有一个特殊性,所以我提出"崎岖学路无尽头,学海无涯莫停留"。这才是真正的快乐。因为做学问与做人一样都是讲过程的,我是从化学转到哲学,再到心理学的。我赞成你对快乐所做的儒家、道家和佛家的分析,但我不同意的是,我认为要研究中国哲学与西方哲学的融合,对先进的西方文化中国应该是吸收,而不是抛弃。如果只讲自己好,那是不行的,只有将两种好的东西结合,这才是发展,才是进步。

张教授:这个问题提得有道理,中西文化的融合是当今世界的大趋势,有机会的话我们的确也应该来交流一下西方的快乐之道。但就今天的交流语境而言,好像已经偏离了主题,因为我今天讲的是在国学背景下的快乐之道这个话题。谢谢您的问题,希望以后我们有诸如"中西哲学家的快乐观比较"之类的交流话题!

学生:张教授您好!你讲到儒家与道家,使我想到了一个历史人物,那就是曾国藩,他对儒家有很高深的研究,他认为儒家就是要求人要修身养性。后来他在人生过程中遇到了挫折,他的朋友推荐他看庄子的东西,后来他对道家理论也有所领悟。综观他的一生,就是一个儒家与道家的平衡过程。您对这个问题是怎么看的呢?

张教授:对于曾国藩我们现在对他的评价还是比较客观的,不像以前有很多阶级的偏见。年轻的曾国藩的确是非常推崇儒学的,推崇那种"生当作人杰"的豪迈;但往往容易急躁,容易进取而不知道退守,容易刚而不知道柔。这是他后来的自我反省。

他的传记中提到,他在跟太平军作战过程中,几次大败,几次想自杀,但是后来在部下的劝阻之下没死成。在作了痛定思痛的反思后,他的确回到了道家这里,找到了一种儒道之间的平衡,这个平衡本质上讲是"有为"和"不为"之间的平衡,就是刚和柔之间的平衡,就是进和退之间的平衡,所以他成就了自己这样一份大事业。

事实上,今天曾国藩的家书成为一个非常热门的话题,因为它里面包含了儒道两家很实实在在的东西。就我个人而言,我是非常敬佩曾国藩的这种为人处世的大智慧的。因为他的这种智慧也是今天的中国人——多少有点急躁、多少有点急功近利、多少有点只知道进取而不知道退守、多少只知道壮怀激烈而不知道云淡风轻的中国人——能够从中吸取到很多东西的大智慧。如果要我对曾国藩的人生成功之道作一个简单的评价,我的说法就是他的成功源于儒道之间的一个中庸之道,或者是儒道之间的一种阴阳平衡。谢谢!

学生:我们知道脑白金的广告做得非常好,它的老总一定在偷偷地乐,如果拿您跟他比较一下,您觉得您跟他谁比较快乐呢?

张教授:现在的史玉柱确实很懂得韬略。他现在还进军游戏行业,而且做得也相当成功。我的评价是他已经从"巨人"的垮台中吸取了教训,获得了智慧,那就是非常低调,非常潜隐,非常懂得老子讲的"光而不耀"的道理。所以你用了个词"偷偷地乐",我认为很恰当。

从相关媒体报道中我们知道,他从道家智慧中悟得了真正的经营哲学。据说公司垮台后他读了两本书,一本是《毛泽东选集》,我到现在也没搞清楚他为什么要读这本书;另一本就是老庄的书,并从中读出了智慧,所以他现在不像当年做"巨人"时那么张扬,那么高调,那么无所顾忌。他今天有东山再起的成功我认为就是懂得"有所不为有所为",这应该说是他新的经营理念,这个理念就是回归了自然。他是学数学、学计算机的,IT游戏当然是他的自然。而他做房地产、做脑白金并不自然,所以与其欣赏他的脑白金,还不如看好他的游戏软件。事实上,也是这样的理由,现在媒体对他的现状评价很高。至于我和他比哪一个更快乐的问题,我还真回答不了。因为逻辑学上有一个原则叫"异类不比",比如你无法比较一把尺子长还是黑夜漫长。同理,每个人对快乐的感受是不一样的。谢谢!

(根据录音整理,已经本人审阅。整理:梁如洁、戚莹莹、李晓倩、卢贝贝)

大学生的人文精神与心理健康

陈会昌 *

（2006 年 10 月 20 日）

今天我有幸能够在远近闻名的"风则江大讲堂"发表自己的一些见解和想法，希望通过今天晚上的讲座，能使大家有所收获，受到一些启发。今天晚上讲座的内容有两个大的主题：一是人文精神构建，二是心理健康。我将从四个方面来阐述。

一、弘扬传统，借鉴西学

最近一两年来，有一些专家学者提出一种观点，说我们中国的学生注重理科精神的教育，而缺乏人文精神的教育。我联想到自己在国外的一些见闻，也感觉到有这种倾向性。

在欧美很多国家访学的时候，我都会利用假期或者临回国前的机会，到当地著名的景点去旅游，有时也借着参加国际会议的机会去看一看，我发现，或者通过交谈得知：欧美很多国家的大学生们几乎每年都会利用暑假或者寒假到国外去旅游，这种旅游当然包括欣赏名山大川、自然风光，但是更多地是去学习外国的历史、文化。我在文森特·梵高博物馆看到一些来自意大利和欧洲其他国家的青年大学生们认真地看着展品，做着记录。在欧洲各个国家的历史文化景点，他们背着旅行袋，不住旅馆，花很少的钱，完成自己到国外旅游考察的工作。

我深感中国的大学生们缺乏这种实践的机会，也缺乏这种传统，好像到目前为止，活动范围还是集中在自己的学校里。随着经济的改善，越来越多的中国人现在开始走出国门，走出家门，走出本省，到外地去做这种文化自然的旅游。这是一个非常好的活动。我也建议你们学习国外大学生的精神，注重对人类保护文化遗产的学习和借鉴。

＊ 陈会昌，北京师范大学教授，博士生导师。

所以,我觉得,在当前我国青少年的思想政治教育中,加强人文精神教育是一项突出的任务,而继承中华传统文化,学习西方先进思想是重要的课题。

1.人文精神

什么是"人文精神"? 我把它概括为这么几句话,具有人文精神指的是:了解人类文明的历史文化进程,通晓人类历史上最优秀的文化遗产,掌握对人类影响巨大的优秀学术思想,包括哲学、历史学、伦理学、政治学、经济学、文学艺术、心理学、美学等,并在此基础上形成自己的价值观以及行为和生活方式。这就是人文精神。

一个有人文精神的人具有什么样的基本特征呢?

(1)具有自己的价值观。价值观就是对世界上一切事物的好坏的价值判断。对世界的判断就是世界观,对人生的判断就是人生观,对道德现象的判断就是道德价值观,审美价值判断就是审美观,此外还有宗教、经济等各个方面。

(2)有个人信仰,对其他价值观(比如世界三大宗教)有所了解。很多同学信仰马克思列宁主义,并不信仰什么宗教,但应该对其他信仰、不同宗教的人有所了解。比如,世界各国的老百姓都信仰哪些宗教? 他们的国家、民族现在发展成什么样了? 对于这些,我们都应该有所关心。

我举一个例子,北欧有四个国家——芬兰、瑞典、挪威、丹麦——它们都有一个共同点:单一种族单一宗教,芬兰就是芬兰族人,瑞典就是瑞典族人,这四个国家的老百姓95%以上都信仰基督教里的新教,叫"路德教",这四个国家的人在目前世界各民族当中是最具有竞争力的民族。这些基本情况,我们都应该有所了解。又比如,美国有50%的居民信仰"路德教",其他50%有的信天主教,有的信伊斯兰教,有的信佛教;韩国40%的居民信仰基督教的新教;日本95%以上的居民信他们的神道教。我们的信仰又是什么? 我们也要问一下自己。一个人应该有自己的信仰,没有信仰的人的前进方向可能是比较迷茫的。

(3)对中华传统文化和国外西方主流文化有一定的了解,并且能够做出自己的评价。这是一个有人文精神的中国人所应该具备的素质。

(4)有文明人的行为和生活方式。也就是说,应该具有一个文明人所应该具有的道德行为、社会行为和健康的生活方式。

2.从《哈佛经典》中汲取营养

说到人文精神教育,我给你们提供一些可参考、可借鉴的信息。世界上最著名的大学之一——哈佛大学全体学生在一年级的时候都必须上一门课,这门课就叫《哈佛经典》,它的内容是哈佛建校一百多年来,由专家们共同挑选出来的人类最伟大的精神遗产。其中有美国的《独立宣言》《圣经》,柏拉图的《辩护》《克里多》和《理想国》,修昔底德的《历史》,阿里斯托芬的《莱塞斯特拉塔》《鸟》和《云》,亚里士多德的《伦理学》和《政治学》,这四个人都是古希腊时代的。

接下来是古罗马时期的:普卢塔克的《来库古》《拿玛》《亚历山大》和《恺撒》,圣奥古斯丁的《自述》。

中世纪文艺复兴前后的有:托马斯·阿奎那的《法规》;马基亚维利的《君主论》,它被称为人类发行量最大的十本书籍之一;蒙田的《随笔集》。

启蒙运动时期的作品:莎士比亚的《哈姆雷特》,洛克的《政府论》和《教育漫话》,卢梭的《论人类不平等的起源和基础》《社会契约论》和《爱弥儿》,亚当·斯密的《国富论》,马克思的《共产党宣言》。

以上就是哈佛大学的学生每个人都必然读到的书。我们中国的大学生在中学时代,老师可能曾经鼓励我们去读一些世界名著,但大多是文学作品;而《哈佛经典》里只有两个人的是文学作品,其他的都是哲学、社会学、经济学、政治学、伦理学、历史学等领域的。所以,在人文精神方面,中国学生可能是缺乏的,涉及的范围不够广,看问题的角度也就不够丰富、不够多。

我和美国、英国、加拿大的专家合作,对儿童的语言发展进行研究,在研究中我们发现了一个奇怪的现象——同样都是大学毕业的母亲,在家里对自己一两岁、两三岁的孩子说话,我们根据录像分析,发现一个很有意思的现象,美国、英国、加拿大等国的大学毕业的母亲,跟孩子说话的时候,通常用一个短句开头:"Do you think?"她跟孩子说话的时候都会先说这句话,翻译成汉语就是"你是不是觉得""你是不是认为"。我们很奇怪的是她们在孩子几个月的时候就跟孩子说这句话。

而中国的父母,不要说对几个月的孩子,就是对十几岁的孩子也不会说这句话:"你是不是觉得现在应该关上电视去吃饭了?""你是不是觉得现在应该不要打电脑赶紧做作业了?"如果一个妈妈对孩子这样说话,别人听见了会说:"你别跟他费劲了,小孩就是不懂事,就得管,直接跟他说'你别看电视了','别打电脑了!'"就像蒋雯丽做的那个广告:"乖,吃一点儿吧。""你吃不吃啊?"第三步就是打孩子了。

我问美国的教授:"为什么你们国家里大多数的父母跟孩子会那样说话呢?为什么他们认为两个月的小孩就会think?而中国家长都说'小孩不会说话怎么会想呢?'"他的回答很令我思考,他说:"我认为,他们都相信卢梭说的话。"卢梭说"天赋人权",回归自然,回归天性,本性是儿童最好的老师。这些话我们中国人不大赞同,当然也不太知道。所以,尊重孩子,把孩子看成和自己相同的人,这是不是一种人文精神呢？是，而且是现在后工业化国家和工业化国家的主流思想，就是把别人看作是和自己一样的人，不管是自己的孩子还是下级、同事、家人，都是一样的，要饭的乞丐和皇帝都是生而平等的。

3. 我国哲学家和思想家身上汲取营养

我向大家推荐一些读物。在大学的这几年，如果你是学文科的，学哲学的，你会读到一些这样的书；如果是学理科的，则很少有机会读这样的书。我的网站上也挂着这些内容。我向大家推荐：孔子的《论语》《诗》《书》《春秋》；老子的《老子》，特别是他的《道德经》；康有为的《孔子改制考》《戊戌奏稿》《大同书》，特别是《大同书》，值得一看。

我简单说一说孔子思想的精髓。刚才我说到了卢梭，我也想说一说孔子，因为他是一个很伟大的人。"仁"和"恕"是孔子思想的精髓。

（1）恕。孔子的一个学生子贡有一次问他："有一言而可以终身行之者乎？"就是说，有没有一句话，要我们终身都要去实践它？孔子说："岂恕乎！"（难道不是恕吗？）曾子是他的一个学生，概括孔子的一生："夫子之道，忠恕而已矣。"夫子的一生遵循两个字："忠"和"恕"。孔子曾给"恕"下了一个注脚："己所不欲，勿施于人。"这是孔子思想的一个精髓。"恕"，做人就要恕。

（2）仁。"仁者爱人"。什么是"仁"？"刚、毅、木、讷，近仁。"意志刚强，有毅力，木讷，不会巧言善变，而重行动，近仁。"夫仁者，己欲立而立人，己欲达而达人，能近取譬，可谓仁之方也。"要做一个仁爱的人，要一生都去帮助别人，自己要成为一个什么样的人，就要帮助周围的人成为什么样的人；自己想要达到什么目标，就尽力帮助身边那些需要帮助的人，让他们也实现这样的目标。

这使我想起现代西方道德哲学当中，有人提出道德有三种境界：第一种境界，公正——公平、诚实、守信，这些都是公正的范围。第二种境界，关爱——Care，关心别人，爱护别人，帮助别人。在基督教里有一条金律，黄金规则，当别人需要帮助而你有能力帮助别人的时候，你就应该去帮助那些人。第三个境界，宽恕。这里的"宽恕"和孔子说的"恕"还不完全一样，孔子的"恕"比"宽恕"的范围、意义更广泛，当然也包括了"宽恕"。当你周围的一个人做了对不起你的事情时，你应该去报复他还是宽容他？"己所不欲，勿施于人"，如果你做了一件对不起别人的事情，你当然不希望别人来报复你，现在那个人做了对不起你的事，不管是故意的还是无意的，他也不希望你报复他。所以，在这种情况之下，你宽恕他，可能会感动他。

在谈到学生心理的个别差异时，孔子说得真好，他自己身边弟子三千，七十二贤人，他对他们心理特征的描述"栩栩如生"。他说："闵子侍侧，訚訚如也"，意思是说闵子态度特别谦虚;"子路,行行如也",就是指重于实践;"冉有、子贡,侃侃如也",能言善辩;"柴也愚,参也鲁,师也辟,由也喭",一个字就把一个人的性格、特点全都概括出来了。

你们现在正从事艰苦的学习,孔子在说到学习的时候,认为学习成功有六个心理条件:

(1)志。有自己的志向。

(2)好。知之者不如好之者。

(3)乐。好之者不如乐之者。

美国一个大财团的领袖——石油大王洛克菲勒说过一句话:"如果你把工作看作是责任,你就在地狱;如果你把工作看成是游戏,你就在天堂。"但他说这句话太晚了,孔子在两千五百年前就说过这样的话了。

我上初中的时候开始学外语,因为小学的时候看了很多苏联电影,读了很多苏联的文学作品,所以对苏联这个国家特别感兴趣。初一开始学俄语的时候,我就带着特别深的兴趣去学,自己买俄文报纸,翻字典,和苏联的中学生通信,每次发新的教材,我就很快地自学完。到后来,我的程度就远远超过了同班同学,老师说你干脆不用上课了,上俄语课的时候就出去吧。高中的时候我就可以翻译苏联哲学家写的论文了。1966年"文革"开始了,我们都失学了,1978年恢复高考,我很自信,说自己不用读大学本科可以直接读研究生了。为什么呢?因为我外语基础好,过了十二三年,我的外语成绩在上海市的考生中仍然名列前茅,说是高中毕业生,实际上我已经达到大学水平了。

我自己的个人经历说明:好之者不如乐之者,把学习看成是一种乐趣。请同学们扪心自问一下,现在自己所学的专业基础知识和公共课,比如外语,你是否把这些课程都当成"乐"来学了?还是觉得有压力,很没意思,又害怕老师的考试?同学们千万要把学习看成是乐趣。

(4)信。信心、信念和信仰。信而好古。

(5)恒。恒心。学贵有恒。

(6)虚。虚心。有若无,实若虚。

有了这六点,我不相信你们的学习会不好。最起码,"好之者不如乐之者"的人,不会老拿自己跟别人做横向比较,因为他自己喜欢学习,学成什么样的效果不用跟别人比,而是跟自己比,用过去和现在相比,现在学得多了,就很高兴,很快乐。喜欢学这门课,这就够了,不用把眼睛盯着班上学习最好的那个人,"我怎么赶不上他啊",这叫理想主义。你怎么不想想你的父母给你的基因跟他父母给他的基因是不一样的,这很重要。因为有的同学觉得,我比他花的时间多,为什么就没有他学得好呢？学习成绩好坏是由多种因素决定的，父母给的基因可能决定了学习成绩的一半。近年来行为遗传学研究证明了这一点；而且，年龄越大，基因所发挥的作用越大。从幼儿园到小学、中学、大学，年龄越大，基因、遗传所起的作用越大。有的人说干脆就"宿命论"吧，认同父母给的基因不好吧，这又不对了。为什么呢？父母给的基因只起一半的作用，在这个前提确定之后，决定因素就是自己的努力了。正如孔子所说的要有信心，要喜欢所学的东西，而且还要有恒心。

在学习方法上，很多脍炙人口的话都出自孔子之口："学而时习之""温故而知新""举一反三""叩其两端""默而识之""不耻下问"……直到现在，这些名言在教育心理学里仍是非常重要的学习规律和教学规律。

在德育方面，要怎么做一个人，刚才说了，"忠恕而已"，"仁"和"恕"。我简单举孔子的几句话。恕："己所不欲，勿施于人"。仁："刚、毅、木、讷，近仁。唯仁者能好人，能恶人。""人而无信，不知其可也。君子欲讷于言而敏于行。""道听而途说，德之弃也。""人非圣贤，孰能无过？过而能改，善莫大焉，过而不改，是谓过也。"这也提醒辅导员或任课老师，对待第一次犯错误的同学是不能直接惩罚的，过而能改，没有比这更大的善了。同学第一次犯错以后，老师也说了，提醒了，批评了，仍旧不行，第二次又犯，这就是真正的犯错误了。所以，大家记住一句话："我不能总是重复犯同样的错误。"还有："见贤而思齐焉，见不贤而内自省也。""其身正，不令而行，其身不正，虽令不从。"这是对班干部说的话。

老子非常伟大，伟大在他的辩证法上。"知人者智，自知者明。胜人者有力，自胜者强。知足者富，强行者有志。""信言不美，美言不信。善者不辩，辩者不善。"真话不漂亮，漂亮的不是真话；善人不巧说，巧说的不是善人。"图难于其易，为大于其细。天下难事，必作于易；天下大事，必作于细。""合抱之木，生于毫末；九层之台，起于累土；千里之行，始于足下。"这些我们以前上中文课的时候也都学过了。

在论"领导之方"问题上，老子的话也非常发人深省。他说："欲上民，必以言下之；欲先民，必以身后之。是以圣人处上而民不重，处前而不害。是以天下乐推而不厌。"要统治人民，必先用言辞对人民表示谦虚；要领导人民，必把自己放在人民之后。所以，圣人在人民之上统治，而人民不感到有负担；在人民之前领导，而人民不感到有妨碍，天下人对他爱戴而不厌弃。这是咱们中国的思想家老子说的，现在依然影响很广、很深、很长远。

中华民族就因为有这些圣人——他们不是神而是真人——才能自立于世界民族之林，才能独立，打不倒，也不能被其他任何民族文化所同化，只有我们去同化其他民族。

南宋末期，蒙古铁骑侵入中原内地，当年打成都的时候，一下子杀了 140 多万人；在汉族的地区，一个村子只允许有一把刀做饭，但最后汉人没有被他们打倒。满族人骁勇善战，明朝末年因为皇帝腐败，汉人被满人打败了，但打败之后呢？可以说满族、金族、女真人，彻彻底底地被汉族同化了。他们从小学写汉字，作诗，甚至帝宫里的帝制都完全沿用了两汉、宋朝、明朝所用的帝制，他们已经完全被同化了。今后中华民族的文化向外的这种同化还要延续，再过一个世纪，也许我们中华民族的文化就成为世界上最强大的文化，不说军事、经济，我认为中华民族文化的生命力太强了。这一点我们不能忘记。

4. 从启蒙运动思想家身上汲取营养

我们要学习，要让我们的眼睛看到更多的东西，比如，两百多年前启蒙运动中的思想家，他们提出的一些主张是现代工业化国家、民主社会的基础，像卢梭、孟德斯鸠、洛克、狄德罗、伏尔泰等。之所以人民能够受到良好的教育，之所以能够有生产力的巨大发展，之所以有民主的法治，根本原因就是从启蒙运动追根溯源而来。所以这段历史我们应该知道，我们应该读一读他们那些具有代表性的作品。

其中特别要提一提卢梭这个人。他生活在距现在两百多年前的世界，是一个传奇人物。他甚至没有读过什么书，是贫民出身。他幼年时受到父亲的自由平等思想影响；10 岁时因父亲遭皇家军队迫害，开始了近 20 年的流浪生活。他当过雕刻工人、仆人和音乐教师，自学了很多知识，拉丁文、几何、代数、历史、地理、天文、生物解剖学等。

他在 37 岁的时候才大器晚成，撰写的论文《论科学和艺术》获得法国第戎学院的科学征文竞赛一等奖，从而一举成名。43 岁发表《论人类不平等的起源和基础》，50 岁出版《社会契约论》和《爱弥儿》，被法国议会查禁，被迫流亡瑞士和美国，隐居创作个人自传《忏悔录》，1767 年出版《音乐词典》。

卢梭的影响力是巨大的。法国大革命的口号"自由、平等、博爱"出自卢梭。德国伟大的哲学家康德说："原来我骄傲地设想过知识是人类的光荣，因此我对愚昧无知的人民采取蔑视的态度。正是卢梭打开了我的眼界。这种幻想的优越感消失了，我学会了尊重人。"托尔斯泰从年轻的时候起就一直把卢梭肖像纪念章代替天主教的圣像挂在胸前。法国宪法、美国第一部联邦宪法的制定，都是照着卢梭的《社会契约论》《论人类不平等的起源和基础》中的原句写的。在中国，为推翻满清王朝统治而斗争的志士仁人中，孙中山、康有为、邹容都是卢梭的崇拜者。卢梭被誉为"人类的导师""世界上的孤独者""现代史上的启蒙思想家"

"对现代社会仍然起着推动作用的哲人"。

这是一个非常值得知识分子注意的人。他的三部代表作——《论人类不平等的起源和基础》《社会契约论》和《爱弥儿》现在在中国都有出版。《论人类不平等的起源和基础》中心思想只有四个字："天赋人权"，人是生而自由的。你们可以想想，自己是不是自由人，是不是自然人，在你们身上还有没有枷锁？

《爱弥儿》这本书我读了好多遍，我觉得即使让现在的中国家长来看，丝毫都不过时，而且会令其震撼。如果中国家长按照卢梭教育爱弥儿那样去教育自己的孩子，孩子肯定会是另一个样子。在瑞士日内瓦城有一尊雕像，雕像中这个大人就是卢梭，旁边有一个小孩，这尊雕像代表着：在卢梭生活的年代，孩子们身上还是有很多枷锁的。他说："旧制度之下儿童是没有自由的，他们身上有很多枷锁。"卢梭递给孩子一把斧头，鼓励他砸断这些枷锁；他左手按着一副旧教育下儿童被摧残的景象的雕像。如果你们有机会，可以到日内瓦去看一看这尊雕像。

世人对《爱弥儿》的评价很高。有人认为，只要柏拉图的《理想国》和卢梭的《爱弥儿》留存于世，纵使其他教育著作都被毁灭，教育园地也仍然是馥郁芬芳的。一位教育家认为，如今所有的教育原理都被《爱弥儿》这本书在200年前提出了。

贝多芬在创作第六交响曲《田园》的时候，第五乐章表达暴风雨过后的愉快和感恩情绪。他在自己的创作笔记中写了这么一句话："这一乐章表现的是自然神论，卢梭精神，因崇敬大自然的威严而生的狂喜，但是没有虚假的夸张，（只有）人的幸福和内心安宁的感觉。"所以，贝多芬的音乐具有革命性。为什么呢？原因是他从内心深处接受了这些启蒙思想家的先进思想和精神，才能创作出《命运》《田园》这样撼动人心的音乐。

5. 丰富的学习资源

接着我要向大家推荐的是西方的哲学家霍布斯，英国伟大的政治哲学家、利己主义心理学和功利主义哲学的先驱，他的著作有《利维坦》《论公民》等。斯宾塞，英国哲学家、社会学家、早期进化论者，他的著作有《综合哲学》10卷、《发展假说》和《进步：其规律及原因》。美国建国的时候，斯宾塞的思想和学说被美国的大多数人所崇拜。他说如果你想比别人富裕，那你就在早上五点钟起床；如果你家里特别有钱，那你可以睡懒觉睡到八点，这就是斯宾塞的功利主义哲学。

这种功利主义哲学有没有好处呢？有，你们看看现代的中国就知道了。现代中国虽然有很多人不知道斯宾塞是谁，但是他们却秉承了他的思想，这就是勤劳致富的那些人，不包括坑蒙拐骗的那些人。所谓勤劳致富就是要想比别人好，比别人强，就得付出比别人更多的汗水和泪水。

法国数学家、哲学家笛卡儿和英国政治家、哲学家培根我就不作介绍了,因为我们对他们的了解比较多,我们都知道现在的自然科学还是秉承培根的那一套。培根说一个事实如果是可以被证明的,那它必定是一个重复的事实,相反,不可重复的就不是科学事实。

我读过的一本书中说,存在主义哲学曾经对欧洲的知识分子产生过巨大的影响,如果没有存在主义哲学就没有20世纪科学的进步。这句话激发我要了解它的兴趣,什么是存在主义哲学? 为什么它会起这么大的作用? 为什么过去一直批判它是反动的东西? 后来我知道了,原来希特勒是信奉存在主义哲学的。但是存在主义哲学没准有其他的好处呢。后来,我读存在主义哲学家的原著,读到尼采在他的著作中公开说"上帝已死",如果你还信奉上帝存活的思想,那你还怎么从事科学研究呢? 这就是为什么欧洲的知识分子受到尼采、叔本华、克尔凯郭尔、让·保罗·萨特这些存在主义哲学家的巨大影响。

心理学中有一派"人本主义心理学",人本主义心理学的创始人是马斯洛和罗杰斯,他们公开宣称自己的哲学基础就是存在主义。在心理学家中,北师大的学生人人必看的就是弗洛伊德的书,他的书不是很容易看懂,但是可以通过读书中的一些简介、他的传记、其他人对他的评价来领会。他是一个非常伟大的科学家,很多年来他被美国评为"对人类影响最大的心理学家",可见他对人类是有贡献的。

我小时候只能读马克思的书,因为其他的书都是受限制的。在座的有很多共产党员,我问你:"你是共产党员,你真的信仰马克思主义吗? 那么马克思主义的精髓是什么?"你们也许回答不好这个问题,所以不妨花一点时间去读一下《共产党宣言》《政治经济学批判》和《1844年经济学哲学手稿》等书,其中《1844年经济学哲学手稿》是马克思比较早的著作,这里面有很多反映他真实思想的东西。

精神分析学派创始人弗洛伊德的许多弟子如阿德勒、荣格、艾里克森、霍尼、沙利文、弗洛姆等都背叛了他,并且形成了新精神分析主义。

至于新行为主义代表人斯金纳、社会学习理论创始人班杜拉的著作,我就不详细说了。

在座的有很多教育系的同学,我建议你们多读原著。看书怎么看? 要快看、浏览,记重要的心得,记笔记。有时候听一场专家报告比看五天、十天的书都管用,因为专家对一些书的评价是你在一两天内读不出来的。听专家报告、看评论文章、上网查信息资料都是很有用的读书方法。还有就是要少打游戏,少上QQ、MSN聊天,少发手机短信,多花时间看书。我们读大学、读研究生的时候跟你们现在的生活方式是完全不一样的,在你们现在的生活中,信息来源很多,读书的时间相应也少了很多,我想这也是你们的生活方式的一个缺陷。

当代社会科学哲学家卡尔·波普尔和库恩的代表作我就不详细讲了。社会学和文化人类学家中最著名的是法国的涂尔干,他的著作主要有《社会分工论》《论自杀》《社会学方法论》等。弗雷泽,英国人类学家、民俗学家,他写的《金枝》曾经打动过很多人,他的《图腾崇拜和族外婚》对现代人类学的发展起了奠基作用。本尼迪克特,毕业于美国芝加哥大学社会学系,她的影响力远远超过了她的导师,是人类学家鼻祖之一。她在读博士的时候深入到三个未开化的印第安部落中,发现不同的文化是有自己的模式的,他们的价值观念也是完全不同的,这份博士论文影响巨大。

现代的教育家和心理学家有杜威、皮亚杰和维果茨基等,其中杜威的思想对美国的现代教育仍具有非常重大的影响。他说学校就是小社会,要在"做"中学习。所以美国的教师背着、扛着一大堆东西教小孩做桌椅板凳,做好后再讲三角形、梯形和正方形。因此美国孩子的动手能力很强,从小学、初中到高中,他们每个学期都要做一个 Project,四个星期到六个星期后交作业,这主要是为了锻炼动手能力。老师给三年级的小学生布置了一个作业,让他们回家做一个太阳系,至于什么是太阳系,太阳系是什么样子的,都让他们自己去查;至于要做成什么样子,由他们自己决定,作业在四个星期或六个星期内上交。孩子回家后问父母,上图书馆查资料,找太阳系的照片,做了一个太阳系的模型和说明。作业上交后,可谓五花八门,什么样的模型都有。有的太阳系是一个枕头,有的太阳系是一个大蛋糕上有九个小蛋糕……这样,孩子们就经受了从获得信息到动手、到创造性、再到想象力的锻炼,这就是杜威的思想。

而咱们中国的老师和学生就缺乏这种传统,以致到现在你们的动手能力都有所欠缺,这比起美国的大学生就差远了。据统计,美国五年级的小学生平均每个星期做家务劳动达到 90 分钟,而中国五年级的小学生只有 5 分钟。所以一直到现在,如果让你们在大学期间打工赚钱、勤工俭学等,有的人还不太愿意,不习惯,而在国外这是司空见惯的。在美国哈佛大学,四年后应届学生毕业的比例是 40%,剩下的 60% 为什么毕不了业呢?因为他们打工耽误了时间,所以他们就选择延长毕业时间。这是我们应该向他们学习的地方。

二、寻求自我,探索人生

1. 青年期的心理变化和主要矛盾

第二个问题,我想谈谈青年期的主要矛盾是什么。是寻求自我,探索人生。

那么这个时期心理发展的主要任务是什么呢？是在少年期形成勤奋、自信的基础上形成自我同一感（对自己的身份、形象、品质的前后一致的感觉和评价）。

我举个例子加以说明：在你上小学的时候，你到了一个同学家，这个同学家非常阔。你回到家后会跟你爸爸说："今天我去了我们同学家，我们同学家真阔。"但是到了你上中学的时候，同样到了一个非常阔的同学家，回到家后你会不想说话，因为你心里恨你爸，你心想："我怎么这么倒霉啊？我爸怎么这么没用啊！人家的爸爸挣那么多钱，当那么大的官，而我爸爸真窝囊、真没能耐！"这就是你的自我同一感发生了变化，你的爸爸还是同一个，你在小学时也见到了你很阔的同学，当时你怎么没有产生任何不满呢？而到了青少年期你怎么会有这种感觉呢？这就是你的自我同一感发生了问题，在这种时候，你不知道你是谁。

你为什么会天天照镜子呢？因为你在想你的容貌会不会讨异性同学的喜欢，可见你对自己的容貌格外关心。当你看到周围的同学都有手机，而且有些人的手机值两三千，功能特别多，你就也想买一部新手机，但你的家庭非常困难，最后你还是"打肿脸充胖子"，买了一部新手机。这都是你的自我同一性、自我同一感在作怪。比如对于同学对自己的看法，等你过了30岁、40岁，你就不会因为不好意思而不向你同学说起你贫困的家庭、无权的父母，因为你知道那是谁也改变不了的，他们两人给了你生命，没有他们就没有你，但有一段时间你的思想是游离不定的，你对自己缺乏信心和稳定的看法。

马克·吐温的一段话非常有名："当我7岁时，我感到我父亲是天底下最聪明的人；当我14岁的时候，我感到我父亲是天底下最不通情达理的人；当我21岁时，我忽然发现我父亲还是很聪明的。"这就是我刚才举的例子。他在中间就有一个很大幅度的波动，出现了一个前后不一致的现象。这个现象只会出现在15岁到20岁期间，你们就曾经面临过这样一个问题。

艾里克森，一个精神分析学家，他认为青少年期（12～20岁）要回答的几个主要矛盾和问题是：我是谁？我过去曾经怎样？我现在怎样？我将来会怎样？这些要形成统一的、前后一致的看法是不容易的。比如你平时不干坏事，但是你有一个好朋友，他是跟那种人混在一起的。有一次你跟他们那一群人吃了顿饭，玩了一天，听到了好多以前闻所未闻的事，这个时候你就会想："我怎么跟他们在一起啊？"又如你从来不干坏事，有一次你被别人误解了，这时你心里的自我同一感就会冒出来，感觉自己非常委屈，要为自己抗辩，要跟那个委屈你的人、曲解你的人理论，这就是人的自我同一感。在这个时期，形成一个稳定的自我同一感是一件非常不容易的事。

2.青少年期要解决的各种问题

时间观念清楚或时间观念紊乱就是自我同一感里会面临的一个问题。我的生活有没有计划？我明天要干什么？我今天该做的事完成了没？自我同一感清楚的人是一个有计划的人，是一个步步为营、有的放矢的人。他会每天做完自己要做的事，不会去做一些无谓的事。

自我同一感好的人是自我接纳、自我肯定的，而不是抱着怀疑自己的态度。

一个自我同一感好的人，他在班级作为一个同学，在篮球队作为一个队员，在话剧团作为一个演员，在学生会作为一个领导干部，在共青团作为一个团员，他会经常感到自己的角色扮演很成功，并为自己的每一次成功感到自豪，而不是经常感到角色扮演失败。他经常有成就感，而不是挫折感。

一个自我同一感好的人，他的性别角色清晰，而不是性别角色混乱。什么是性别角色清晰？就是有自知之明。那些排着队给班上的漂亮女生写信，自己没事就弹一个破吉他，头发梳得长长的，指甲染成五颜六色的，这种人就是性别角色混乱。人的一生当中会有这样一小段时间。

人要有正确的权威感。什么是权威呢？对学生来说，你们班的老师、班长、团支书、校长等就是你的权威，就看你怎么看待他们。有些人是见了权威就点头哈腰，有些人是见了权威就斗争，这都不一定是正确的。

自我同一感里还会面临的问题是正确的政治观或混乱的政治观。我们对各种国家大事是否有自己正确的态度，这是我们在青少年时期要解决的问题。

3.成年初期的主要矛盾

到了20岁以后，我们的主要矛盾就是亲密感对孤独感，所要解决的是选择自己生活中最亲密的朋友和伴侣问题。如果你在这个问题上不能得到别人的认可、别人的同情、别人的爱情、别人的友情，你就会陷入一种孤独感中。20－40岁是成年初期，建立家庭，有配偶，有朋友，你就能解决亲密感的问题，否则你就会感到孤独，与任何人都没有深交，从来没有在真正的密切关系中获得情感满足。

为什么一个人会孤独？原因有很多种：

(1)性格内向，回避交往，在社交场合表现退缩。心理学认为内向与外向的突出表现是看你是否选择交往，喜不喜欢交往。如跳舞的场合、聚会的场合、轮到你抛头露面的场合，在大家面前讲话或带着大家一起喊口号时，你愿不愿意出头。有的人就不愿意露面，因为他觉得不自在，这时他觉得最好是离开大家，一个人独处比较舒服，这是内向的表现，但是内向的人并不一定都孤独。

（2）缺乏社会交往技能，在社交场合屡遭挫折，不得不选择独处。不会说话，一说话就得罪人，一说话就让人觉得不舒服，后来人家就不愿意跟他说话了。

（3）缺乏责任感。不愿意履行对朋友和爱人的承诺，宁可独处，也不愿意在"众人拾柴火焰高"的气氛中生活。

（4）幼年时未和父母建立安全依恋关系，导致情感淡漠，对人抱有敌意，表现为自恋型人格。那么什么是安全依恋？就是你的父母对你是什么样的爱。如果你上了大学后，父母依然对你很关心，家庭和父母给予你温暖和关怀，这是一个人心理健康的重要条件；如果你的父母到现在对你还很冷漠，这样的家庭就会教育出不安全依恋的孩子。

一个安全依恋的孩子，他妈妈带他到了游乐园，叫他去玩，这个小孩有点不太想去，他害怕，但经过妈妈的鼓励后，他就去了，并时不时地回头看他妈妈。他就是以他妈妈为安全基点，敢于探索周围环境。安全依恋是在一岁以内建立的，但是在一岁以内你妈妈是怎么对你的，你已经不记得了，但是你可以通过现在她对你的态度推断出来。

而不安全依恋分两种，一种是他妈妈把他带到游乐园，他头也不回地跑去玩了，回头发现他妈妈不在了，但他还接着玩。这种孩子到了幼儿园后就会爱踢人、打人、推人，把人家的积木一脚踹翻，吃完饭后把碗砸向鱼缸……这样的孩子感情冷漠，等他到了谈恋爱、搞对象、结婚的时候，冷漠，无情，对人没有感情，不相信人和人之间有真情。

另一种就是由于天性的问题，也由于父母教育方法的问题，使他对他的父母太缠人。父母把他带到游乐园，让他去玩，但他抱着妈妈的腿大哭；把他送到幼儿园去，一放下他就哭，别的孩子是哭一天、两天、三天，而这个孩子是哭一个月、两个月、三个月，天天送天天哭。这样的孩子也是不安全依恋，他到了幼儿园里就是那种非常胆小、怕事、退缩、不敢跟别人交往的小孩，一说话就脸红。到了搞对象的时候，他也是那种自信心较差、退缩的人，但是很缠人，凡事爱往心里去，特别敏感。如果他要爱一个人就把这个人爱死了，他认为你就是我的，别人不能跟你说一句话，你过去的同学都得跟你断交；他会一天给你发 15 个短信，打 10 个电话问你在什么地方，就是那种特别嫉妒别人的人。这是一种不安全依恋的表现，这跟你们现在的生活有关系。

如果你有这方面的问题，没关系，还有的治，关键在于知道自己，了解自己的特点，并且知道什么样的行为是正常行为。安全依恋的人会给他的情侣一定的自由，因为他相信对方，会给对方一定的自由让他去探索周围的环境；但是要时时跟他保持联系，不跟他脱离关系时间太长就行了。

青年的依恋也分成安全型和不安全型两种。对青年大学生来说,安全依恋的人就是很容易与别人相处以及信赖对方的人,这种人的自白就是:"我很容易与人接近,信赖他们或让他们信赖我是件开心的事。我不怎么担心被抛弃或害怕别人离我太近。"

回避型是不安全依恋的另一种,他们的自白是:"与别人接近让我不安;我很难完全相信、依靠他们。有人靠我太亲近时我会紧张,并且伴侣想让我更亲近一点我也有点不自在。"他们不愿意跟别人亲近,不相信别人会对他们真情实意。还有那种缠人型的不安全依恋,"我想让男/女友亲近我,可他/她不情愿。我怀疑我的男/女友不是真的爱我或者想离我而去。我想和男/女友完全融为一体,可这个愿望有时会吓跑他/她"。

这是我关于依恋的几点看法。依恋跟小时候的家庭环境、父母的态度非常有关系。将来如果你们有了小孩,也要注意这一点。

三、心理健康,适应社会

我想谈谈我自己对心理健康的标准的个人认识。我提出了十条标准,来说明什么样的人算是心理健康的人。

1. 心理状态的平衡与和谐

有人说,现在大学生中有 30% 多的人心理不健康,我对这一调查结果,或者说对这一研究结果的判断,不以为然。我不认为大学生中有很多人心理不健康。我觉得人心理上的健康情况和身体上的健康情况大致上是相同的,只不过在不同的人群当中,由于所受的压力大小不同,心理健康的水平可能会不一样。比如,大学生是一个压力比较大的群体,但还不是压力最大的群体。什么是压力最大的群体呢?初中生、高中生,还有像企业的经理之类,这些群体的人压力比较大。

比如说,绍兴文理学院全体大学生的身体健康如何呢? 很容易看得出来。有些人请病假了,今天真的起不来了,发高烧;有的人今天拔了一颗牙,请了半天假,下午来了;有的人,摔了一跟头,骨折了,必须休息,但是这种人有多少呢? 很少。感冒了,有点头疼,但还是来上课,这样的情况有一些,大部分人的身体状况还是比较好的,偶尔有一天拉肚子或发烧,第二天就好了。

所以我认为,心理健康和身体健康的情况差不多,有严重心理疾病的人毕竟是少数,1%,2%,3%;多一点的人是像刚才说的"急性病",今天躺了一天,第二天就好了。我认为,对当代中国大学生心理健康水平,我们应该做积极一点的估计。

　　我说的心理健康,跟生理健康是一样的,它的基本特征是处于一种平衡和和谐状态。比如,你今天什么饭都没吃,饿坏了,生病;但你今天吃撑着了,也不行,闹肚子,也就不平衡了。

　　心理健康也是这样。外向好还是内向好呢? 极端外向,不好;极端内向,不好;在外向和内向之间找一个平衡点,适中点,比较好。到底对你来说,怎样比较好? 没有统一的标准答案,要根据你的心理特点而定。太孤独了,当然不好;但如果你是明星人物就好了吗? 一见面就找你签字,你不得不戴一大口罩、大帽子上街,怕被别人认出来,这难道舒服吗? 懒惰当然不好,但你整天过度刻苦地学习,也不好,要张弛有度。自卑,不好;刚愎自用,也不好;而自信,才好。这是我的一个原则。

　　得过且过不好,完美主义不好,宽容自纳好;过于依赖,儿童式的自我,不好;过于独立,父母式的自我,也不好。你们班上有没有这样的同学,见了别人老用命令的方式跟人说话,高控制性,"你干这个,你干那个,你瞧,我跟你说多少遍了,你就是记不住……"这种人就是父母式的自我。其实他们的心理状态并不好。也有这样一种人,做什么事都要别人催着,要别人去命令;如果别人不命令他,他就像自虐狂似的,别人不告诉他,他就不知道做什么。这种人也不好,儿童式的自我。最好是成人式的自我,成人式的自我就是独立。

　　过度悲观,不好,盲目乐观,不好,适当的乐观好;极端自私,不好,大公无私,也不一定好,公私兼顾比较好。咱们都学雷锋,其实雷锋也有公私兼顾的一面,他做了好事写日记把事迹记下来,个人的心理获得满足,这也是一种公私兼顾的方式。当然,表面看上去,他是一个大公无私的人,其实他也有心理上的自我,自我同一感在他心里也是存在的。

　　2.健康心理的十条特征

　　我提出十条心理健康的标准:

　　(1)自知之明。自知之明特别指我刚才对你们讲的青少年期的自我同一感。从明天开始,回到家里的时候,一定要对自己的父母态度好一点,不要跟他们吵架,恨他们无能无知,不能赚钱,没有别人的爸爸有本事等;你一定要感激他们,他们使你有了生命。要有恰当的自我期望值,不要跟别人横向比较。

　　(2)善于自控。一个心理健康的人应该是能控制自己行为的人,一个能够自律的人,再高的境界就是有毅力,有意志品质,朝着一个方向不断追求。

　　(3)随和友善。人缘好,有朋友;心地善良,富有同情心;对人宽容,这就是孔子说的"仁","仁者爱人"。

　　(4)随遇而安。不要有太高的要求,要容易自我满足一点,当然不是指特别容易满足；接纳自己的缺点；经常把自己的今天和昨天比，把自己的现在和过去比，而不是把自己的今天和别人的今天比，那你永远也比不赢。

（5）胸怀大志。这个志向表现在我刚才说的"好之者不如乐之者"，对各种事物有广泛的兴趣，特别是对你目前所学的专业要有兴趣。如果你对现在的专业实在没有兴趣，赶紧换个专业吧。经过个人的调查，在北京理工大学，我说："你们在考大学之前，有多少人对专业非常了解，而且不是老师和父母强迫填报大学，是你自己愿意报名的，请举手。"十分之一。但是在美国，这种情况是 90%。高中的时候美国的学生就上网去查，了解自己所感兴趣的大学、院系，有多少诺贝尔奖获得者，有多少在研的项目，他所崇拜的教授现在正在做什么工作等，而且通信、发 E-mail 跟那个大学联系。在这一方面，我们中国的小孩成熟得晚一点。所以要有内在的动机，要有抱负和志向。

（6）灵活变通。灵活、变通的人适应性比较强。比如，你今天在绍兴生活，明天让你出差去江西，你到那里后，吃也能吃得香，睡也能睡得着。或者，一下子让你到了北方，生活环境变了，天气变得寒冷，特别干燥，你仍然能适应那里的生活，这就叫适应性强。你从中学到了大学，完全换了一个新的环境，新的同学、新的学习要求、新的生活方式，你仍然能够适应，那你就是一个心理健康的人。有的人，一到新的环境，一接触新的同学，就非常不习惯。

（7）情绪要平和。我们要看一个人心理健康不健康，跟天生的情绪稳定性有很大的关系。有的人是大喜大悲，高兴的时候跳起来，不高兴的时候谁都不理，半天都不说话，这种人情绪不够稳定。情绪不够稳定也有意识的原因，你的大脑可以控制你的行为，但你没有去控制，还是自控力差。所以情绪平和是心理健康的一个非常重要的表现。

（8）爱说爱笑。一个心理健康的人，表现出的外部特征上就是心境比较好，说话有幽默感，经常说一些笑话，逗得别人发笑。这种就是西方非常提倡的幽默感，幽默感表达了人的智慧，表达了人心理的健康。

（9）互助合作。一个心理健康的人必须是一个能和别人互助合作的人，一个能够善于帮助别人和接受别人帮助的人，一个很善于生存的人。

（10）共情爱人。所谓共情，就是能够站在别人的角度，体会他人现在的心情。共情不是同情，当一个人有困难时，你很同情他，关心地说："哎呀，你太可怜了。"这种不是共情。共情是当别人心里高兴时，你也感到高兴；当他心里不愉快时，你能够揣摩他是一种什么样的不愉快的心情。交朋友，谈恋爱，最重要的是这种共情。因为共情是两个人磨合的必要途径。

请问问你自己："我有没有朋友？"这个朋友是值得你说最秘密的话的，甚至有些话你不愿意跟父母说,愿意跟他说。只要你有几个这样的朋友,你的心理健康就会有一定的保证。假如这样的朋友一个都没有,那就难免遭遇一些不好的结局。

我举几个不好的例子。1993年在美国,一个中国留学生杀了五位同学,死者中有一个是浙江大学毕业的单林华,凶手是北大物理系毕业的卢刚。因为博士毕业之后,浙江大学毕业的单林华人缘特别好,适应性强,得到了导师和同学们的一致好评,导师把唯一的一个博士后名额给了他。而卢刚自负地认为他什么都比单林华强,非常自私,非常自恋,是一个自我为中心的自恋的人。他怀恨在心,后来买了一把枪,自己练习瞄准练了20天。之后,杀死了他的导师,杀死了他们学院的院长,杀死了学校的一位副校长,杀死了单林华和他自己。美国的报纸上说,这一天,世上有五颗天体物理学的明星同时陨落。卢刚这样行为的原因是什么? 自恋型人格,不懂得共情,不懂得爱人。

这样的例子还有。马加爵的事情都是在你们的记忆中的,就是这几年的事情。他是一个什么样的人呢? 我分析了一下,他和卢刚是同一种类型的,自恋型人格,没有一个知心朋友,完全是自我为中心的,做什么事情都是以自己为中心的。所以在打牌的时候,牌桌上其他人奚落了他几句,其实没什么太大的事情,就成了导火线。他就认为这些人都跟他过不去,就把这几个同学都给杀死了。

还有一个例子。河南省一个村子里有个村民烧幼儿园,在幼儿园放火,烧死了好几个孩子。他的心理特点和卢刚、马加爵一模一样。

这是极端的例子。比他们和缓一点的例子,就是在你们周围能见到的那些。大家都认为这个人很奇怪:为什么就不能和他沟通呢? 为什么大家在一起很快乐,他一回宿舍,我们谁都不想说话了呢? 我们都想躲开他。这种人是有的,但很少见,因为他心理不健康,需要看医生。我也相信你们绍兴文理学院的心理咨询中心能够对这样的学生进行合适的治疗。

四、监控自我,预防失调

在大学生和中学生当中,近几年来表现比较多的,就是抑郁症。

从心理学的专业角度出发,什么叫抑郁症呢? 其诊断标准是"新三低",即三条标准:第一,心境低落,没有劲儿;第二,对事情丧失了兴趣;第三,精力真的降低了,一干事就困,一上课就困,一做作业就困,等到睡觉时又睡不着。

抑郁症的临床表现是:情绪低沉,失去自信;对过去生活中的琐碎小事耿耿于怀;对过去做过的事有一种内疚感、罪恶感,常常自责;对将来不抱希望,甚至绝望;思想贫乏,说话单调,严重时头脑迟钝,思考中止;自我劣等感强,看不到生活的希望;较严重者对过去有一种罪孽的妄想,想一死了之,导致自杀行为;大多数患者疲劳感强,早上醒来较痛苦,上午9—10时苦恼或痛苦逐步增强,到晚上有所缓解,在临床上称为"晨重晚轻"。

诊断是否抑郁症,就是"三低"持续两个礼拜,后面八条里有四条在你身上有体现,你就很可能是抑郁症患者。"晨重晚轻"是最突出的表现。你们比较一下,晚上睡觉,10点钟躺下了,11点没睡着,12点没睡着,12点多睡着了,睡到4点半或5点醒来了,醒了以后还困,想睡,但说什么也睡不着了。失眠的时候是不是有这样的表现?很多人在家庭遇到重大挫折的时候,失恋的时候,就可能有这样的表现。要注意的是,两三天以后好起来了,睡觉也能睡好了,也不"晨重晚轻"了,这种人适应能力是比较强的,他没得抑郁症,只是一个急性抑郁倾向者。急性抑郁倾向者或者说有的人这种情况持续了一个礼拜后,在别人的劝说和自己的自我内省等种种方法之下,慢慢地好了,这不算是抑郁症。

真正的抑郁症是比较严重的。请你们在日常生活中观察自己班级中有没有这样的人,按照心理健康的十条标准去衡量,如果有的话,及时跟他沟通。最近几年在北京,北大、清华、北师大、北理工,好多大学生和研究生跳楼自杀,原因90%以上是抑郁症,感觉活着没有意思,丧失兴趣。

我讲了人文精神的构建,如果你觉得还有很多事情要做,有很多书要看,有很多有乐趣的学习要去完成,你的心理状况就会好。其实这跟遗传基因有关系,跟现在的生活环境有一定的关系,跟自己对自己的内省和自我认识、自我监控也有关系,当然和老师、辅导员、心理咨询老师的帮助也有关系。

由于时间关系,我原来准备的东西没有跟你们讲完,但是接下来我还是希望跟你们对话,所以我先讲到这里。咱们下面就进入对话。

📖 互动交流:

学生:陈教授您好!我把心理学方面的书分为3类,一类是原著,第二类是期刊论文之类,第三类是比较系统的理论书籍,包括教材。我想问陈教授:对于这三类书籍,我们大学生该如何选择?这些书籍又该怎样看?第二个问题是,我有一个朋友,他曾经去牛津大学学习心理学,他到校的第一天,他们教授首先就叫他们去看三本书,第一本是《战国策》,第二本是《论语》,第三本是《孙子兵法》。刚才陈教授已经谈了《论语》与心理学的关系,我想请陈教授谈一下另外两本书与心理学的关系。谢谢!

陈教授:我想你可能是教育系心理学专业的学生吧。在本科三四年里,我们要面临着拿学分的繁重任务,所以在读书方面一定要选择好。你说的三类书,一类是原著,第二类是期刊,第三类是系统的理论著作和教材,我觉得,原著中要选自己感兴趣的那些来读;期刊杂志要经常浏览,甚至要做一些卡片,往自己的电脑里放一些最近的期刊、跟专业有关或自己感兴趣的文章,经常浏览,不一定要读全文,但一定要读一读摘要;至于系统的理论书籍和教材,实际上比读原著还更重要。为什么呢?因为它涉及你的专业理论知识的扩展,所以要在老师的指导之下多读一些理论性的书籍和比较新的教材。我的体会是,读欧美比较新的大学教材对你现在比较有利,因为我国的教材比较陈旧,从组织、编辑到出版需要的周期往往比较长,所以读国外的书籍刊物比较快、新。这是第一个问题。

第二个问题是关于《战国策》和《孙子兵法》。这两本书的核心思想,往往集中在军事心理学方面。我不研究军事心理学,关于《战国策》《孙子兵法》跟心理学的关系,现在中国心理学界很少有人有文章发表,也许等着你将来去研究吧。

学生:陈教授您好!您说到儿童即使发现自己的父母在物质条件上不如别的儿童的父母那么好,但是他也不会埋怨自己的父母;现实中,我发现一个问题,我有两个老师,其中一个老师的儿子六七岁,另外一个老师的女儿七八岁,两个小朋友比较要好。有一次小男孩去小女孩家玩,发现一个问题,就是那女孩子家不仅房子比他们家大,有200多平方米,还有两辆车。小男孩回家后就跟父亲讲了那么一句话:"爸爸你真没用,你没有某某同学的爸爸那么好。"其实在学术上,小男孩的爸爸是个博士,小女孩的爸爸是个本科生,差距并没有那么大,就在物质条件上差距大一点。您刚才说到儿童不会埋怨自己的父母,在这一件事情上表现出了不一样的情况,所以我想问用什么样的理论可以更好地解释呢?谢谢!

陈教授:你举的这个例子好像把我说的那个年龄层降低了,中国的小孩好像成熟得更早了。其实不是的,这个六七岁的小男孩说他爸爸真没用,其实他这句话是非常表面的,他并不会因此对他的父亲有根本的看法上的变化,他内心对父亲的评价并不会有根本的变化,因为这时候他看到的只是外表的情况,他的思维水平只到这个程度而已。但是到了青少年时期,十三四岁以后,他会真正地和他爸爸不说话,会不愿意和他们说话,会从内心认为我为什么属于这个家,会对自己感到遗憾。这是一种本质上的不同。这是年龄的阶段性,一个是儿童中期,一个是青少年期。儿童中期到青少年期之间的阶段就是我们说的量变到质变。七八岁、十来岁的孩子可能会看到一些外表,会说一些体现他内心的直观想法的话,但不会从内心产生巨大的动摇。你回去再仔细观察这个例子就会得出结论,而不是说现在的孩子成熟得太早了,不是这样的。

学生:陈教授您好!我想问一下,中国政府近几年在非洲还有东南亚等地区建立了大量的孔子学院,把对外传播中国五千年的历史文明作为提高中国软实力的一个重要举措,这样的做法在当地也非常受欢迎。但反观国内,中国前几年也建立过很多所谓的国学馆和文科基础班,但最后都不了了之或者大学生在学习了四年以后求职无门。两者相比,似乎有墙里开花墙外香的味道。不知道陈教授对这样的现象有什么样的看法? 还有,现在媒体文章都把中国年轻一代称为"传统文化缺失的一代",在传统文化上有断层。面对这一现象,我们当代大学生应该做些什么?

陈教授:这位学生提出了一个很好的问题,这是对我们自己的挑战。我们反思,孔子学院、中国文化在国外的传播很受欢迎,但是在国内情况不然。我们大学生应该担负什么样的责任? 这个问题很好。

儒家学说之所以在国外有那么大的影响,就因为它们是好东西。我访学的时候,我的一个荷兰朋友有一天非常激动地拿了一幅画,说你看看你们中国宋朝时候画的一幅画,那个小孩画得多好啊,脑袋大,腿短,比例多么符合小孩啊;你看看我们欧洲 14 世纪、15 世纪的画,画出来的小孩跟大人一样的比例,看起来很丑。外国人认为我们的东西好,所以他们承认。孔子那些东西翻译成英文或翻译成外文的时候,就不是古文了,而是很容易懂的现代文了。他们一看孔子两千年前就说这么好的话,当然就会钦佩他。我们中国呢? 当然孔子在大家的心目当中还是有一定地位的,但是他在国际文化界、在不同的文化比较中,究竟有什么样的位置,我们并不很清楚,这跟我们过去的宣传也有关系。最近几年,比如台湾的人回来祭孔、祭黄帝,使内地的人也知道了很多东西。这种情况会逐渐逐渐改善,比如今天我做了这么一场报告,是不是对你们了解孔子的思想也会多多少少有些帮助呢? 了解孔子的思想,对我们是有一些帮助的。这些信息需要传播,需要被大家知道、思考、作价值判断。

面对这种情况,我觉得当代大学生作为知识分子,首先得从自己以及周围的人做起。我们刚才说利己的同时也要利人,"己欲达而达人",就是说帮助你身边的人,就近的比如你的家人、同学、朋友。当然你要是有更高的水平,就可以像我一样到不同的场合去作讲座、上课或者宣传,或写些文章在你们的校刊、学术刊物上发表,把古代孔子思想的一个字阐释出来,写成一篇很好的文章呈现出来给大家看。这些都是我们可以做的。

学生:陈教授您好! 我现在在绍兴市稽山中学实习,实习过程中遇到这样一个学生,他平时经常咬手指甲,还有间歇性的头痛。他也去过北京和上海的一些医院,医生都说没什么问题。我自己也学了一点心理学的皮毛知识,我个人对他的分析是强迫症或抑郁症什么的;但是据我观察,他这个人又非常开朗,善于交际,爱说话。在对这个个案的分析中,我有一些矛盾,希望陈教授能给一些指点。谢谢!

陈教授:这是一个非常实际的问题,因为我不是搞临床心理学的,我是做发展心理学的教学和研究的,所以像这样的问题,我不一定能回答得好。像你刚才说的那两个症状——咬手指甲和间歇性头痛,但是爱说话,性格也比较活泼,比较乐观,由此看来,我觉得不像抑郁症的症状。因为大家都知道,大学生还有咬手指甲的呢,没事就拿一根钢笔放嘴里咬,还有一天到晚吃零食、吸烟、嚼口香糖等,这些都是跟咬手指甲相同的行为。按照弗洛伊德的理论,这是一种口唇期变态人格后遗症。当然,我们很难去证实这个人在一岁以内的时候吃妈妈的奶没有得到充分满足,才造成了这种口唇期的变态人格后遗症。至于间歇性头痛,原因一般来说有很多,但是这种间歇性头痛一般都是精神方面的疾病,很少是由他的身体、生理原因造成的。所以像这样的人可能需要进一步了解、观察。

像你刚才说的这两个症状,我是不能得出任何答案的。如果要对他作出临床诊断的话,需要进一步的观察,可以建议他去比较好的精神科查一下。刚才你说他去上海查了,医生说他没有毛病,那就是说这个医生的水平还是有限的,因为这个学生确实有这样的行为问题了。如果他这个行为问题不是很严重,比如咬手指甲,并没有咬出血、鲜红的、血淋淋的,也不影响他的生活,就算比较轻的症状。间歇性头痛如果不影响他的学习,照样考出好成绩,就是比较轻的症状;如果影响到他正常的学习生活,就是疾病了。这个诊断需要进一步的观察。

学生:非常感谢陈教授给我们带来了精彩的演讲。我是小学教育方向的,想针对我们自身今后所从事的工作问两个问题:能否就今后小学生心理发展的趋势给我们作一下简单的介绍? 我们今后在小学教育工作中应该扮演一个怎样的角色,如何更好引导他们的心理朝着积极的、健康的方向发展? 谢谢!

陈教授:小学老师在小学生的心理健康教育中发挥着重要作用。因为对于一个小学生来说,学校环境对他的作用已经超过家庭、父母对他的作用了。在学校环境中,他的同学已经对他构成了一个很重要的外界影响因素,然后就是老师。我们都还记得一个好的小学老师会给我们留下多么深刻的印象,他的人格、为人、学问、治学方式、待人的态度都会对我们产生榜样作用。在小学生心理健康这一方面,我们过去的小学教师的职业水平是很不够的。

我认为一个小学教师应该具有一个心理诊断师那样的评价能力,不是真正专业的心理诊断师,但是也要朝着这样的方向去努力,能够看得出自己的学生是外向还是内向的性格,是胆大还是胆小,是喜欢交往型还是回避退缩型人格,是非常敏感的性格特征还是粗躁型的性格特征;并且做到真正的因材施教,根据学生的特点来教育。比如,有的同学犯了错误,可能需要大声地对他指出来,而有的学生犯了错误,他可能只需要一个眼神。这就看老师的心理分析能力以及对自己学生的了解程度了。

在这方面,我们中国的老师远远不如英国的老师,还有我们的近邻印度,印度的老师对学生心理的了解程度就比我们做得好。我们中国的教师在教学业务方面在世界各国并不落后,但在对学生的了解和教育人的问题上,我们欠缺的实在太多了,像我刚才讲的一些心理健康的标准、小学生的心理特征和表现。今天我没有讲到小学阶段的心理特征、主要矛盾是什么,也许你们需要花更多的时间去学习这些知识,成为你们自己职业能力中的一个重要组成部分,在每天上课的时候能够一眼就看出来学生的特征,跟一个学生接触不多久但马上能够看出来这个学生的性格是什么样的,知道应该用什么样的方法去对待他。这样,才能保证对他们的心理健康起到积极的作用。

另外,我刚才讲到尊重和平等。在中国,作为一个小学老师,应该尊重学生,平等地对待学生,给他们创造一个良好的成长的小环境。谢谢!

(根据录音整理,未经本人审阅。整理:梁如洁、戚莹莹、李晓倩、王勇龙)

中国传统文化的结构分析

——透视《礼记》

姜义华[*]

（2007 年 3 月 15 日）

对于做中国文化史和中国思想史的研究，特别是做中国近代史的研究而言，绍兴是个很重要的地方。我已经有七八年没来绍兴了，今天来到绍兴后，觉得绍兴的变化真的很大。它是值得人文研究者研究的地方，所以今天我来这里是来跟大家交流、学习的。

一、《礼记》：对中国传统文化做结构分析最好的一本书

最近大家都在谈"国学"，我最近也在赶一篇关于 20 世纪"国学"问题的争论和它的发展进程的文章。现在"国学"很热，但究竟怎样看待中国"国学"中的经书呢？怎样来看待中国古代的文化呢？对于这些问题，我们还需要非常谨慎、仔细地思考，一个最基本的要求就是在回过头来正视自己这些历史文化遗产的时候，我们要把它们的本质搞清楚。

"国学"这个词不是源自中国，而是源自日本，是江户后期，也就是幕府时期，一批日本学者反对儒教，反对佛教，要求日本回归到儒教和佛教传入前的以《古事记》《万叶集》和《源氏物语》为代表的所谓原典文化，他们把当初的学问称为皇学、国学、和学或古学，就是要求日本在反对儒教和佛教的过程中回归到远古时代的一些著作里，从中寻找日本固有的原始的精神，这样就形成了所谓的"国学"。明治维新以后，特别是明治中期，福泽谕吉所倡导的日本文明开化主义非常盛行，同时出现了新国学运动，倡导国粹主义，其实国粹主义继承了先前国学主义的传统。

中国本来也无所谓"国学"，中国古代著作中讲到的国学，指的是国家办的学

---

[*] 姜义华，著名历史学家，复旦大学教授，博士生导师。

校或诸侯办的学校。清朝末年之后,特别是甲午战争以后,中国留学生到了日本,在日本的国粹主义的影响下,一批中国留学生和流亡者引进了"国学"这个词。但究竟什么是国学?实际上众说纷纭。一种是把国学看成了儒教或孔教,认为这才是中国精神所在,是真正的国学。还有一批学者认为国学就是我们在面对西方思想侵袭的时候,不要忘记中国也有自己的思想文化资源,必须以自己原先的经典、原有的思想文化作基础,去吸收、消化外来的文化,从而使得我们自己的文化更加完善。所以他们认为中国的国学除了儒学之外,更应当包含其他的诸子学说,因为儒学只是诸子百家中的一家,除了诸子学说之外,还有佛学等其他文化。

新文化运动的时候,更多的是强调大量民间的著作,因为这些东西也是珍贵的文化遗产,也应当放在国学这个范围之内。他们收集了大量民谣、民歌,这些都是中国国学的重要组成部分。辛亥革命后民国建立,蔡元培做教育总长的时候,废止了学校读经;但是从袁世凯一直到北洋军阀,再到后来的蒋介石时代,他们都一再强调要恢复读经。这也引起了当时包括自由主义者和马克思主义者的强烈反对。所以,辛亥革命以后,20年代、30年代到40年代,学者一直围绕着尊孔问题和读经问题进行争论。在这个过程中,也有很多人在深入研究中国古代的历史文化遗产,像浙江的章太炎、马一浮,湖北的黄侃、熊十力,他们在国学方面有很深的修养。这种研究,其中一个基本的前提,就是要把古书读懂,了解它的本来意义。

今天我们的媒体对国学炒得很热,但是我们要回过头来看看这些是否符合古代经书的本来意思,哪些是我们的祖辈留给我们的思想、学说和文化遗产;看看我们今天要怎样来运用和进一步发挥这些东西,从而对其做出新的诠释、新的运用。但是前提是要还历史本来的面貌。

今天我要给大家介绍一部书——《礼记》。对于这本书,很多人都不是很熟悉,但是其中的两篇,即《大学》和《中庸》则许多人都知道。因为这两篇是宋代以来历年科举考试必考的教材,对后世的影响较大。康有为在推行维新变法的时候,重新注释了《论语》《孟子》《大学》和《中庸》,写了《论语注》《孟子微》《中庸注》和《大学注》。前几天我们的外交部发言人在发言中还引用了"修身齐家治国平天下",讲到"半部《论语》治天下",其实这些话早在宋代就有了,但还没有人真正考证过它的根据是什么,所以我是不太同意这个说法的。我觉得外交部发言人的这些说法是不合适的,特别是在外交事务上,那问题在什么地方呢?问题在于我们并不真正懂这些东西。

十几年前我们对中国传统文化的结构有多种多样的争论,我们究竟根据什么来分析？对于中国传统文化，人人都可以提出一种解释和分析的模式，我们往往从国外搬来一种分析方法，然后对中国的传统文化做一种分析，可以说每一个人都可以讲出些道理来，但是究竟还是不是中国传统文化本身呢？说不清楚。从 20 世纪 80 年代开始，我刚主持复旦大学历史系的工作时，在复旦大学召开了新中国成立以来第一次关于中国文化的学者座谈会，到后来我们创办《中国文化研究集刊》，开始编辑《中国文化丛书》，直到 90 年代我们发起编成了《中华文化通志》101 卷。我们希望对中国传统文化有个完整的介绍，并拟定了 101 卷整体的纲目，分为 10 个典，每个典 10 个志，其中包含中国文化的历代沿革，包含中华文化中各民族的文化，也包含不同地域的文化，它们都是中华文化的组成部分。按照内容来分，它里面有学术文化、制度文化、宗教文化、伦理道德文化、文学艺术和科学技术，还有中外文化交流，所以一共分了 10 个典 100 卷，最后编了一本《总目提要》，并请了江泽民同志为它写了序言。

我们希望通过这部《通志》可以使大家对中华文化的整体有个大致的了解。我们送给每位中央领导人一部这样的书，当时我们是在深圳印的，用集装箱送到北京，把它送给了江泽民。江泽民当晚在家里拆开了书箱，马上读了起来。我们希望中央政治局委员以上的干部能看一看这部书，不一定要从头到尾读，这也不可能，只是希望碰到具体问题时能稍微翻一翻，能增加一点对中华文化的了解，使得我们的决策能更符合实际。这 100 卷就是希望对中国文化的结构有个比较清楚的勾画。但是从中国传统文化本身进行分析，我觉得还得从中国古代最有影响的著作本身去透视，在十三经中或四书五经中我所挑选的最有价值的、能够展现出中国传统文化的结构性特点的著作，就是《礼记》。

我觉得《礼记》是一本最值得我们去透视的书。《诗经》当然有很丰富的内容，但它本身是形象思维，所以对每首诗可以有不同的解释，但要从其内容来分析中国整个的传统文化是很困难的。《尚书》，现在留下来的主要是中国古代文献选集，这些文献本身很不完整，像这种文献有很多，如夏代的文献、商代的文献，主要是西周时代的文献，留下来的这些很多都是片段性的，用它来分析中国传统文化的结构，或者说作为中国文化的原典、根本内容，有很大的局限性。

《诗经》《尚书》之外，接下来就是"三礼"，即现在存在的《周礼》《仪礼》和《礼记》。在"三礼"中，《周礼》是编得比较晚的，它其实并不是真正周代原始的东西，而是后人把它理想化了，假托周公为名编撰出来，它更多的是一个官僚体系的架构，分析了各种官僚的职责。《仪礼》比较具体地讨论了古代的礼仪程式。那《礼记》的特点是什么呢？它有大量的理论讨论，也有相当一部分是具体的实施方式。所以在"三礼"中，《礼记》的最大特点，就是把理论和实践比较好地结合起来了。而且,《礼记》有足够的容量来展现中国古代文化的方方面面,等一下我再讲它的具体内容。《礼记》,过去通常讲有 130 篇或者说 135 篇,现存 46 篇在《礼记》中,还有 80 多篇不完整的留在《大戴礼记》中。《礼记》46 篇中,有 3 篇分作上、下,所以,现在通常说有 49 篇。

除了"三礼"之外,还有"三传",即"春秋三传"。"春秋三传"也有很丰富的内容,但是主要是围绕着《春秋》,对它做出诠释,包括《春秋左氏传》《春秋公羊传》《春秋谷梁传》,从中也可透视中国传统文化结构,但它终究是一部历史著作,受具体史事限制较大。

还有一本就是《易经》,《易经》是现在世界上比较热门的一本著作,全世界翻译《易经》的著作有好几十种。透过《易经》来分析中国古代的传统文化,我们可以深层次地分析到中国古代传统文化的基本特点。但是由于它是通过八卦来进行的,把中国远古时代人们的生活抽象化,对其进行了高度的概括,所以现在对《易经》的解释也五花八门,当然最前卫的就是认为《易经》是外星人留给我们的密码。正因为这样,人们可以敞开自己的思想去做任意的解释,从《易经》中可以直接跨度到现在的电脑,所以比较难以作具有确定性的分析和结论。

我觉得,今天我们对传统文化做结构性的分析,可能最好的一本书还是《礼记》。今天我带来的这部《新译礼记读本》,就是我先前对《礼记》逐篇、逐句、逐字做了注释、今译的一本书,这本书到现在已经出版快十年了。在注释这本书的过程中,我觉得对中国传统文化,至少在总体结构上有了一些新的体会。中国自古是"礼仪之邦",但是我们现在所保存的古代礼仪,许多方面还比不上韩国、日本,中国现在有很多礼仪都丢失了,现在在日本、韩国盛行的很多礼仪都是中国古代的礼仪。最近我们祭孔,去年好多地方都在搞祭孔,包括曲阜在孔庙搞祭孔。大家去看看前几年的电视录像,实在是太难看了,像好多戏班子的人穿了一些奇奇怪怪的戏装;后来人们说这样不行,现在我们专门派人去韩国学习怎样祭孔。韩国的首尔有个成均馆大学,这个大学已经有六百多年的历史了,它里面有个孔庙,那里倒是一直坚持着祭孔,而且很多确实是非常像模像样的。

二、礼的作用和本质

礼在中国古代究竟起着什么样的作用? 礼的本质是什么呢? 这是了解中国传统文化特征的非常重要的一个问题。现在大家还在争论孔子《论语》中的思想核心、理论核心到底是什么,究竟是"礼"还是"仁",近代以来已经吵了一百多年了。从康有为到谭嗣同,他们坚持《论语》以及孔子的整个思想核心是"仁",现在也有很多人坚持这个观点。但也有很多人不同意这个看法。孔子以后,儒家分为八派,最大的派别是孟子和荀子。孟子是讲仁政,他把"仁"放到了核心地位,而荀子则是讲礼,他把"礼"放到了核心地位。两千多年以来儒家对中国的真正影响实际上更多是荀子的理论,所以谭嗣同讲,2000 年来中国的儒学实际上是荀学,是"儒表法里",即表面上是儒家,实际上是法家。

在中国的整个文化发展中,以及政治生活和社会生活发展中,礼的影响可以说是无处不在的。所以,现在回过头来研究《礼记》,需要了解为什么要把礼放在这么一个突出的地位。

刚才我讲到《礼记》这本书现存 46 篇,在这 46 篇中除了我们刚才讲到的《大学》《中庸》这两篇外——《大学》篇中主要讲到了"格物致知,诚意正心,修身齐家,治国平天下"。"格物致知",讲的是认识论;"诚意正心"讲的是人生论;"修身齐家,治国平天下"讲的是政治论,是国家的政治哲学。《中庸》我想大家是比较熟悉的,因为现在在讲和谐社会,"致中和"讲得最多的是《中庸》——除了这两篇外,这 46 篇中我觉得还有几篇是值得大家去看的。一篇就是《礼运》篇,我们现在在建设小康社会,毛泽东他当年一直讲"大同社会",邓小平则讲小康社会,"大同""小康"源出何处呢?源出《礼记》的《礼运》篇。"大道之行也,天下为公",这就是"大同",现在讲的"小康",也出自《礼运》篇。所以《礼运》篇是值得大家去读的。

《礼记》中一个基本的思想是"制礼作乐",礼和乐是相互配合的,光有"礼"是硬邦邦的,它必须有"乐"来调和与配合,所以《礼记》中非常重要的一篇就是《乐论》。这不光是中国古代音乐的理论之一,也是中国古代美学的重要理论。

除了这几篇之外,还有几篇也是非常值得关注的,其中有一篇叫《王制》,讲的就是国家的制度,讲到了中国古代政治的一种支架即官制,讲到了官吏怎样选拔、任命、考核、奖惩和晋升等。

还有一篇是《月令》,它讲到十二个月,春夏秋冬季节不同,随着环境的不同,作为执政者,应当实施不同的政令,必须适应气候的变化和环境的变化。因为中国古代主要是农业生产,根据农业生产节令要求的不同,实施不同的政令,比如何时可以征发劳役,什么时候劳动力紧张,此时就不要造房子,造房子应该放在冬天农闲的时候等。这就是《月令》篇。

还有一篇就是《内则》篇,这一篇讲的是在家庭内部公婆要怎么对待儿媳,儿子媳妇要怎样孝顺父母,兄弟之间、姐妹之间、姑嫂之间和亲戚之间在各种场合之下应当保持一种什么样的行为规范。《内则》篇对这些讲得非常具体。

还有一篇是《经解》篇,它提纲挈领地对儒家经典作了解释。除了这些之外,还有两篇非常重要。一是《学记》篇,讲到中国古代的教育思想和教育方法,怎样研究和怎样求知。这在《学记》篇中有相当完整的论述。最后一篇是《儒行》篇,就是儒家的行为准则。一共 49 篇,刚才我列举了大概 10 篇,我觉得这些都是特别重要的。

回过头来我们再来说一下《礼记》,中国古代的礼,孔子曾说他对夏代的礼略有所知,对商代的礼知道得多一点,对周代的礼知道得更多一点,这说明中国的礼起源于夏代,也就是我们所熟悉的大禹的时代。夏代开始"家天下",这个时候开始有了国家行政,于是也便有了礼。到了西周,特别是周公的时候,他做了大量"制礼"的工作。周武王去世后,周公摄政,第一年是救乱,第二年是消灭了殷商的叛乱,后来的三年是稳定政权,第六年就"制礼作乐",第七年周成王就正式执政。

实际上从原始时代,人在自己的生命成长过程中,从出生到长大成人,再到生病、去世,包括中间的结婚生子,在远古时代就有了一系列的礼仪,还有在祭天、祭地和祭神灵的时候也要举行很多仪式。到了夏、商、周,特别是周公的时候,他把这样一些风俗和礼仪规范化,统一起来,开始了所谓正式的"制礼"过程。

但是到了春秋战国时候,原来周公时代制定的一些礼仪被破坏了,人们都不遵照原来的礼仪去做了,孔夫子生前的时候就发现了,所以孔子就提出了"克己复礼"——"批林批孔"的时候,我们一直在批判孔子的这句话——他认为一个社会要稳定,一个国家的政治要稳定有序地进行,必须要有礼作为基础。所以,孔子在他的一生中对礼是非常重视的,做了大量的研究,他本人关于礼的论述以及他的弟子们对礼做的一些研究传了下来。

现在我们看到的《礼记》是到西汉的时候正式编定成书的。现存《礼记》由戴圣编定,《大戴礼记》则由他的叔叔戴德编定。但是,包括现在新挖掘出来的很多东西,都证明了《礼记》在先秦时代、春秋战国的时候已经存在了。到汉代以后建立了大一统的国家,这时同样需要制礼。所以把孔子以及他的弟子们做的一些关于礼的研究、如何践行礼的这样一些著作汇集起来,构成了我们现在这部《礼记》。

在中国古代,人们把礼放在什么样的地位? 对礼的本质是怎样论述的?《左传》中讲到,"礼,经国家,定社稷,序民人,利后嗣者也",礼使国家从此有了经纬,使社稷可以得到安定,百姓可以有序化,对后继者非常有利。在《论语》中有 40 多章讲到礼,孔子和他的弟子坚持为国就要有礼,如果国王、诸侯喜好礼,那百姓就可以很好地被驱使。所以孔子讲到:"上好礼,则民莫敢不敬",如果皇帝好礼的话,那百姓就不敢不敬畏你;讲到一个人,做人"不学礼,无以立",如果一个人不学礼，那他是没有办法真正成为一个合格的人的。所以《论语》中提到"非礼勿视，非礼勿听，非礼勿言，非礼勿动"。只要做到了"克己复礼"，那天下就能够达到一个"仁"的境界。在孔子时代，就已经把礼提到了这么高的一个位置。

我们来看一下《礼记》中对礼是怎么叙述的。它对礼概括了四个命题："礼，物之致，义之申，政之本，世之治。"

第一，什么是礼呢？《礼器》说："礼者，物之致也。"《史记》说："礼也者，理之不可易者也。"都是说那些客观的、不可改变的东西就是礼。这就指出了礼应当符合客观世界运行的规律，所以《礼记》中讲到，礼应当"本于天，殽于地，列于鬼神"，礼要贯彻到丧、祭、射、御、冠、婚、朝、聘等各个领域，礼必须体天地、法四时、则阴阳、顺人情、合人心，以宇宙运行、社会发展共同贯穿的规律为基础，以此作为制礼的一个最根本的基础。

第二，认为义的本质就是礼。《礼运》篇中说："礼也者，义之实也。"这里强调了礼作为一种规范是约束人的情感、人的欲望以及人与人的相互关系的，使其更规范。那什么是人的情感呢？《礼运》篇中就讲到什么叫人的情感，一个人的喜怒哀乐、爱恨情仇都是人的情感。那什么是义呢？义包含"父慈、子孝、兄良、弟悌、夫义、妇听、长惠、幼顺、君仁、臣忠"等 10 个概念，这对于每一个人都做了一个定位。现在很多人都讲中国"礼仪之邦"，在五四新文化运动中再三说过，中国古代礼最根本的特点就是它是一个等级制，人是片面地服从，并没有把每一个人作为一个独立主体，所以它对每一个人的要求都是放在这样一个相互的规范中。所谓"义之实"就是把每一个人的情感、欲望和人与人的关系都约束在特定的关系之内、特定的规范之内。

第三，礼是"政之本"，即国家的政治、国家治理的一个根本。《哀公问》篇重点阐述了这一点："为政先礼，礼，其政之本与！"这里讲的主要是在中国古代，要求以礼作为治理天下的前提，要以礼作为根据来确定国家的法度、刑律，并以实现礼治为施政的根本使命。它强调了治理国家的时候一定要把礼作为治国的前提，所有的法度、法律、刑律不能够违背礼。过去讲中国古代的法律，为什么它有非常强烈的封建性，原因是它必须维护神权、维护王权、维护族权、维护夫权。这就是以礼作为刑律、法度的根据的真实含义。

第四，讲礼是"事之治"。这一命题见之于《仲尼燕居》篇。实行礼治的根本目的是施政。因为他们认为只有实行礼治，天下才能安定，政治才能够清明；破坏了礼治，国家就要陷入混乱。所以最后一个命题讲礼是"事之治"，就是所有事物得到有效治理。《礼记》中讲得很清楚，"若无礼，则手足无所措，耳目无所加，进退揖让无所制"。过去拱手、作揖，弯腰弯到什么程度都有规矩，不懂得礼，手足就没有地方放。我们现在到日本去,跟着日本人鞠躬一天不知道要鞠上多少次。日本人的鞠躬有很多讲究:45度是什么人,60度是什么人,90度是什么人,要鞠上多少次……我们看韩剧或者到韩国去,可以看到行跪拜礼非常讲究,非常郑重其事。我招的几个韩国博士生,有的早已毕业,回去做教授了,回来见到我,不但要恭恭敬敬地鞠一个躬,而且还要行大礼,行大礼是什么呢?要跪下来给老师磕头。礼作为"事之治",于是"冠礼"被看作"礼之始",举行了冠礼,代表已经成人了,这是成人礼;婚礼,被看作"礼之本",结了婚,才能真正懂得男女有别、夫妇有义、父子有亲,然后才能真正懂得"君臣有正"。

丧礼最为繁复,因为丧礼能使人们真正体会到什么是亲亲、尊尊。祭礼、朝礼、聘礼,也都是为了充分体现亲亲、尊尊。所以《礼记》中讲有了礼,长幼就有别了。如果不懂得礼,长幼就没有分别,那么幼者就不会尊敬长者,长者也不会爱护幼者了,家庭里的这些人就没法和平相处。礼一旦混乱或丢弃了,朝廷官爵就失去了序,军队就失去了节制,宫室宫廷就失去了度。如果没有礼,所有这些就都没有办法处理好。所以《礼记》讲到各种事物只有按照礼去做,才能按照特定的行为规范有序地进行。所以,《曲礼》篇中说:"夫礼者,所以定亲疏,决嫌疑,别同异,明是非也。"

我们讲《礼记》最后成书是在汉代。从春秋时候开始一直演变到西汉初年,这么几百年下来,怎么样能够形成一个大一统的国家,怎么样才能使政治有序地进行,使家族、社会都能进入有序的状态?经过了几百年的纷争,特别是春秋战国长期的战乱,最后人们得到这样一个总结:作为大一统国家,从家庭到社会到整个国家的治理,都必须把礼作为整个社会运行的最基本的规范确立起来。这就是《礼记》这部书之所以编成,以及把礼提到这么一个高度的原因,也就构成了中国传统文化中一个最根本的特征。所以我们讲中国古代不是"法治"的国家,而是所谓"礼治"的国家。我们通常讲中国是"德治"的国家,但"德治"是很空的,它的外在表现,它的具体化,就是"礼治""仁治","德治"实际上只是"礼治"的内核或目标。这就构成了中国古代整个社会、整个文化发展中的一个根本特点。

三、制礼作乐致中和

《礼记》中我希望大家还要认真去读的一篇就是《乐论》。《礼记》的特点是,它不仅仅讲了礼的作用,而且讲了社会的运行、整个国家政治的运行,除了制礼之外,还要重视作乐,必须以乐和礼互相制衡,保证礼跟乐交相为用,相辅相成。

乐是什么?中国古代讲的"乐经",已经消失了。现在留下的最完整最详细的,可能就是《礼记》中的《乐论》以及《荀子》中的《乐论》。《礼记》中的《乐论》中讲,"乐"就是人的感情、人的精神的一种表达。每个人的社会精神活动都有一种表现形式,《礼记》中讲到,仅仅是情绪化是不能够产生这种乐的,"乐"不是没有规范的,不是可以自由自在随心所欲的。实际上乐跟礼一样,都为了人能够按天理来调节和控制人欲,以使人免于物化,免于兽化。人之所以成为人,就是不为物欲所淹没,使人不至于禽兽化。《乐论》中讲到"夫物之感人无穷,而人之好恶无节,则是物至而人化物也",就是说,一个人如果好恶无节的话,就会物化乃至于人化为物,化为禽兽。人化为物,化为兽,就是指"灭天理而穷人欲",不顾天理而使自己纵欲。这样他就会产生悖逆诈伪之心、淫逸作乱之事,强者胁弱、众者暴寡、智者诈愚、勇者苦怯——那些老实人就被狡诈的人敲诈,勇者就会恐怯,那些诚勇的人就会屈服于软弱的人,最后导致疾病不养,老幼孤独不得其所。这就是大乱之道。为了改变这种局面,一方面要制礼,另一方面要作乐,用作乐来导引节制人的情感和欲望。

既然有了礼,为什么又要有乐呢?《礼记》中反复讲了这是因为情跟理、同跟异、合与散、阴与阳、动与静、内与外都有着不同的要求。通常我们讲礼更多的是讲了异的方面,讲了分的方面,讲了静的方面,而乐更多的是讲同的方面、合的方面、动的方面。所以它里面讲到"乐者为同,礼者为异",礼讲的是差异,乐讲的是沟通,"同则相亲,异则相敬"。礼讲天地之间的次序,而乐讲的是天地之和,相互的沟通、相互的和谐。现在我们讲和谐社会,其理论源头可以说出自这里。礼表现了万事万物的分散的特殊性,而乐更多地表现了万事万物的统一性,万物的同化与沟通。所以,制礼作乐一定要互相联系起来。

我记得在20世纪60年代初的时候,在复旦大学,我们的老师周谷城当时在《文汇报》上发表了一篇文章《礼乐新解》。前些年周谷城先生百年诞辰的时候,我写了一篇文章专门解释他的这篇文章。后来,周师母——就是周谷城先生的夫人看了非常高兴,说真正理解了周先生写这篇文章的意思。60年代初,周谷城写《礼乐新解》就强调一条:不要尽搞斗争,不要尽找差异。礼主要确定了差异,同时,一定要有乐。乐就是讲沟通,讲统一性。所以既要讲差异性又要讲统一性。他对《礼记》中的礼跟乐作了一个新解,认为在现代的中国同样需要把礼跟乐结合起来,所谓乐主要是通过感情的发生、沟通、共鸣打破礼造成的那种隔阂、对立、分离的状态。

《礼记》中把制礼跟作乐结合起来,《礼记》根本的或者贯穿全书的中心思想就是我们通常讲的"致中和"。这是现在大家讲和谐社会时引用得最多的,就是《礼记》中最综合地谈这个问题的《中庸》篇。什么叫"中和"?《中庸》里讲道:"喜怒哀乐之未发谓之中,发而皆中节谓之和。中也者,天下之大本也;和也者,天下之达道也。致中和,天地位焉,万物育焉。"这段话最近在报纸上经常看到。喜怒哀乐郁积在胸中没有发出来谓之中;喜怒哀乐发出来,都掌握到一定程度,喜也不是狂喜,怒也不是狂怒,哀也不是哀到了极致,乐也不是乐到无限制,所以喜怒哀乐发出来的时候,都能够掌握恰当的度,这就叫作"和"。

《中庸》里把"中"看作是天下之大本,"和"是天下之达道,这是一个最高的境界。所以它说只要做到了"致中和",天地都能够落实到它应有的地位,万物都能够生长发育,欣欣向荣。"中和"很早就被认为是认识论跟方法论的重要范畴。在《礼记》中,在治国治家以及个人成长中,"中和"被当作一个根本的范畴给提了出来。

究竟怎样做,才能真正达到"致中和"的境界? 在《礼记》篇中,特别是《中庸》篇中,主张从这几个方面具体地去进行:

第一,"执其两端,用其中于民。"最穷的和最富的我们都要抓住,但是我们走的是中间的这条线,不能太偏向于最富的一边,也不能太偏向于最穷的那一边;对老百姓来说,我们走的是这条中间路线,发达的地区、不发达的地区,都要兼顾到。避免过分,也避免不及,不要走过头,也不要无所作为。现在我们致力于"扩大中等收入者",使社会普遍中产化,便符合这一要求。

第二,"赞天地之化育,则可以与天地叁矣。"这条在"致中和"中可能是最重要的。就是说天跟地不仅是有差异的,而且我们要把它结合起来形成一个新的创造物。从《易经》开始,中国一个基本的观念叫"一生二,二生三,三生万物",事物是一分为二的,但是"二"不是互相隔离的,两者结合起来就会产生出它的后代,产生出它的新生儿,这就是"二生三""三生万物",有了三,天地万物就都出来了。所以"致中和"的第二方面就叫作"赞天地之化育,则可以与天地叁矣",把互相对应互相矛盾的双方结合起来创造出新的东西。

第三,"万物并育而不相害,道并行而不相悖。"这又是一个基本的观点。"中和"要承认"万物并育而不相害,道并行而不相悖",就是承认事物的多元、多样、多层次,让它们能够"并育而不相害,并行而不相悖",都有一个生长的空间。社会发展是非常不平衡的,人们的要求也是很不一样的,不要单一化、线条化,而要立体化。你喜欢古典音乐,他喜欢流行音乐,你喜欢地方戏,他喜欢昆曲,都可以存在。不要像"文化大革命"一样,全国只剩下八个"样板戏"。这就叫"万物并育而不相害,道并行而不相悖",这样才能达到"致中和"的境界。

第四,"君子之中庸也,君子而时中。小人之中庸也,小人而无忌惮也。"什么叫时中? 就是江泽民讲的与时俱进。随着环境和时代的变化,不能固守原来的东西一成不变。所以讲"君子要时中",君子要与时俱进。只有小人才叫"无忌惮",不顾外在环境和条件的变化,我行我素,这样就不能达到"致中和"的境界。所以在《礼记·大传》中间就讲到了要能与民变革。有人说中国人必须要穿中装才叫中国人,穿了西装就不成为中国人了。回过头来问中国人的服装究竟是什么服装? 清朝还是明朝服装才是中国人的服装,还是唐朝的服装? 现在韩国的服装可能倒是中国的国服,日本人的和服又受中国人的服装影响很大。我们现在穿的毛式服装、孙中山的中山装是从日本士官学校的学生装改造过来的。《礼记》中就讲到这些东西都要跟着时间的变化而变革。所以衣服、器件、服饰、政策、文章这些东西是没有一成不变的。所有这些都是要跟着老百姓一起变革。但是也有一些东西是不能变的,《礼记》强调"亲亲、尊尊、长长、男女有别"这些东西就不能随便改变。亲亲尊尊的关系,对长上要尊敬,这些关系不能够随便地改变,所以就讲到"君子要时中",小人才"无忌惮",不顾外界环境我行我素。

这是《礼记》中也是中国传统文化中一个非常重要的特点,制礼跟作乐联系起来,以求达到"致中和"的局面。

四、《礼记》中的理想境界

当然,关于理想社会理想境界,都是《礼记》中主观的设计,但它们也是千百年来中国社会发展的一个总结,因为达到这种境界,整个社会、整个国家、整个政治就能达到一种比较理想的状态。真正的理想社会是什么? 我刚才特别讲到《礼运》篇,《礼记》中作了一个相当完整的设计,《礼运》篇开头就讲到"大道之行也,天下为公。选贤与能,讲信修睦。故人不独亲其亲,不独子其子,使老有所终,壮有所用,幼有所长,矜寡孤独废疾者皆有所养,男有分,女有归。货,恶其弃于地也,不必藏于己;力,恶其不出于身也,不必为己。是故谋闭而不兴,盗窃乱贼而不作,故外户而不闭,是谓大同。"因为孙中山经常讲这话,所以到国民党到台湾去后,无论到哪一个机关,大概都可看到大字写着的这一段话。这是一种理想境界。毛泽东在《论人民民主专政》中讲康有为写了《大同书》,但是没有找到实现大同的路,他老人家认为自己是找到这条实现大同的路了。天下为公,所以能够"选贤与能,讲信修睦"。每一个人不光要以自己的亲人为亲人,以自己的儿子为儿子,所有人的亲人都是自己的亲人,把所有的孩子看成是自己的子女一样去关心去爱护,所有的物资不必藏于己,不必归于自己,出力只担心不是自己出的力,不必因为出了力就要求什么好处都归于自己。这样一种境界就是我们讲的各尽所能。这是《礼记》中提出的最理想的境界。

《礼记》中把五帝时代看成是大同的时代，而把禹、汤、文王、武王、周公的这个时代看成是小康的时代。所谓小康时代是什么呢？这个时候不再是天下为公，而是天下为家，以家庭为核心。天下为家的时候是各行其径，各司其职。它的特点是每个人以家庭为单位，亲的是自己家庭的人，取得的财富或者用力都是为自己家庭。在这样的情况下就必须要用礼，所以必须以礼来治理国家，只有以礼为规范才能够"正君臣、笃父子、睦兄弟、和夫妇、设制度"，这就是小康社会。小康社会的特点就是形成以家族、家庭为核心的伦理本位。这构成了中国几千年传统文化的一个最根本的特点。从汉代开始"五口之家"构成了中国整个社会最基本的细胞。中国两千年基本上是这样一个小农经济的社会，所以维系着这样一个家庭家族，这样一个伦理关系，成为社会稳定也成为国家施政而使国家的政治得到治理的一个最基本的要求。

正因为这样，《礼记》对于以家庭、家族为核心的伦理本位作了非常详尽的论述，特别对通过礼仪怎样使伦理本位贯彻下去做了详细的规定。家庭里面的父子关系、夫妇关系、兄弟关系究竟怎么处理，包括婆媳关系、姑嫂关系和妯娌关系，在《内则》篇讲得特别具体。正是以这样的家庭伦理关系为基础，由家庭放大，父父子子的关系扩大到君君臣臣的关系，扩大到整个国家。

伦理关系的核心就是所谓"亲亲、尊尊、长长、男女有别"。"亲亲"就是对自己的亲人的亲情怎样按辈分、直系旁系的不同而有所区别，"尊尊"就是对长者怎样给以恰如其分的尊敬，男女之间怎样执行有不同的要求。"尊尊"就是要尊祖，尊祖就要尽忠，从这里扩大一直到能够对君主尽忠。所以中国古代文化最重要的一个特点就是由祖、父、子构成的这样一个以父系家庭为核心的伦理关系，从家庭一直扩大到整个国家，构成了中国所谓伦理本位这一个基本特点。"五四"新文化运动中陈独秀提出要打破这种家族伦理关系，使每一个人都能成为一个独立自主的人，而不是仅仅充当家庭伦理关系网络中的一个环节，他提出要以个人为本位，而不是以家族为本位。这触动了中国传统社会、传统的小农经济、传统文化最核心的部分，所以在当时引起了激烈的争论。这是我们了解中国古代社会非常重要的、应当把握的一个要点。

现在大家经常谈所谓东方式的或者儒家式的资本主义。儒家式的资本主义就是所谓日本的家族式的资本主义。市场经济、现代经济最重要的一个特点是个人本位。一段时间我们把儒家资本主义讲成是极为成功的经验，但是现在，特别是1997年亚洲金融危机以后，大家开始反思，包括对日本经济的发展也反思，发现这种经济有很大的局限性。我们好讲人情讲关系开后门，现在的权力腐败很多跟这个有密切的关系。现在，有些企业利用关系背景，让许多达官贵人，他们自己的妻子,自己的儿子,自己的兄弟,自己的大舅子、小姨子,一个个都到企业中发财去了。

其实,这种根深蒂固的传统的伦理关系深刻地影响着我们整个现代社会和现代经济。在传统社会中,这样一种伦理本位关系对于稳定小农经济,稳定五口之家的小家庭作为社会细胞,以及在这样的细胞基础上构成的行政权力的支配,形成一个大一统的国家体系,起了相当大的作用。但是,到现代社会的时候它的弊病就非常突出。现代社会并不是不要亲情,也不是不要家庭,但是在这里面,有每一个人的独立性问题,每一个人的自主性问题,个人的全面发展问题,个人的自由以及人与人之间具有同等权利、同等机会问题,等等,这些问题在传统的家庭中,传统的伦理本位中,基本上是很少考虑的。

最后我想再说一说,在中国古代社会中,这样一种礼治社会究竟怎样才能实现?《礼记》把希望寄托在什么地方? 寄托在所谓君子之德的榜样上,认为真正礼治社会的建立要依靠一批君子,他们能够以自己的道德做出榜样,以自己的行动来给社会做出表率,然后影响群众,使得老百姓能够把所有这些东西变成自己日常生活中的习惯,成为他们的风俗,被老百姓认为是理所当然要去做的,这样就真正达到了礼治的境界。所以《礼记》对君子提出了很高的要求,因为它把君子看成是社会的主干,是社会的榜样。论君子之德的最重要的一篇文章是刚才讲到过的《礼记》中的《儒行》篇,讲真正的君子的行为规范,讲君子们应当如何具体去做,这篇讲得最多。

前不久,是现在还活着的资格最老的老将军萧克将军 100 岁寿辰,《儒行》篇里讲到的中国古代君子,有好几段对萧克老将军是非常适合的。

萧克,当年参加南昌起义,后来他比朱德更早从湘南到了井冈山,毛泽东"文化大革命"中在天安门上见到他时说还记得他当时带了多少支枪来井冈山。他是最早带一批人到井冈山与毛泽东会合的。在红四军中战斗了很长时间,后来又到了红六军团当了军团长,当了红二方面军总指挥。在八路军组成的时候,有三个师,师长、副师长共六人,肖克是一个副师长。后来其他的师长、副师长都做了元帅,只有他连大将都没评上,他评的是上将,上将第一名。十个大将中有五六个都是他的部下。后来我们请他做中华文化通志编委会的主任,老将军在他的晚年致力于文化事业。

《儒行》篇里有好多话对他非常贴切。比如讲到君子必须有自立品质方面,叫作"忠信以为甲胄,礼义以为干橹;戴仁而行,抱义而处;虽有暴政,不更其所。"

1958 年批教条主义,萧克被作为主要的代表人物——当时一位是刘伯承,一位是萧克,被给予了非常不公正的待遇——主要是因为萧克提出:我们的军队建设要正规化、现代化。在被无理批判以及"文化大革命"那样的情况之下,他还是"戴仁而行,抱义而处""不更其所"。这就是一个君子的基本品质,能够坚守忠信礼义而自立。

君子要能够"坐起恭敬,言必先信,行必中正","儒有不宝金玉,而忠信以为宝;不祈土地,立义以为土地;不祈多积,多文以为富"。这就是一个人应有的境界。讲到"坐起恭敬,言必先信,行必中正",是指要讲诚信;"不宝金玉,而忠信以为宝"是指不视金玉为宝,要以忠信为真正的宝;"不祈土地,立义以为土地",不要占有太多的土地,而是立义为地。"不祈多积",不要搜刮很多很多的钱,而要"多文以为富",多立一些有价值的言论。我在和萧克将军的接触中,深深感觉到,他便是这样一位名副其实的"君子"。

其他还有"内称不避亲,外举不避怨"等等。特别是刚才讲到的《大学》中强调一个人怎么样修身齐家,最后达到治国平天下,前提叫作"格物、致知""诚意、正心",一个人拥有真正的诚意,有着真正的一颗"正心",才能修身齐家治国平天下。所以《大学》中讲道:"所谓修身在正其心者,身有所忿懥,则不得其正,有所恐惧,则不得其正,有所好恶,则不得其正,有所忧患,则不得其正。"要把这些都丢开,才真正能够正气凛然。可惜《哀公问》里面讲到"今之君子,好色无厌,淫德不倦,荒怠傲慢,固民是尽……"意思是说现在的君子都没有做到这一点。

《礼记》中明确讲到怎样才能真正做一个君子。《中庸》中提出要"博学之,审问之,慎思之,明辨之,笃行之"。我们复旦大学的校训就是从这里来的。博学,要广泛地学习;审问,非常认真地思考、询问;然后慎思、明辨,最后笃行。真正的认真,切切实实地去行动。君子不是天生的,必须经由博学、审问、慎思、明辨、笃行,才能成为一个君子。

《学记》篇里说明了在中国古代怎么样经由教育成长为一个君子,就一个人的求知和行动来讲,对我们今天还有很多启发意义。《三字经》中讲道:"玉不琢,不成器;人不学,不知道。"原本就出在《学记》篇。"君子如欲化民成俗,其必由学乎!"人必须经过这样才能够做到君子。

学习达到的最高境界是什么?就是《大学》中讲到的"大学之道,在明明德,在亲民,在止于至善"。学习就要达到这样一种最高境界。"明明德",我们知道最高的境界是审问;梁启超解释亲民就是新民。"明德"就是彰明德性,"亲民"就是引导民众不断革新。什么叫"至善"? 就是最高的善的境界,当然《大学》里解释这种至善的境界是"为人君止于仁,为人臣止于敬,为人子止于孝,为人父止于慈,与国人交止于信"。这样就达到了至善的境界。所以是"大学之道,在明明德,在亲民,在止于至善"。

《大学》中特别强调了要"知止",每一个人要知道自己的角色地位,不要逾越自己所应当受约束的界限。所以《大学》篇中讲到每一个人要知道自己的界限、自己所处的角色地位。"知止而后有定,定而后能静,静而后能安,安而后能虑,虑而后能得。"一个人只有知止,知道自己怎样不去漫无目标无穷无尽地要求,这样才能有"定",能够安定;定了之后才能够"静",静了以后才能够"安",安了以后才能够"虑",考虑得更周全,"虑"了以后,才能够真正有所得。这就是《礼记》中要求成为君子所应走的路径,以及所要达到的最高境界。

在中国古代社会中,这样的文化构成只是一种理想状态,实际上真正成为社会主干的君子并不是在任何一个时代都能有很多,或者他们都能真正成为社会主干。中国古代社会并不是一个黄金铸成的社会,我们有过非常辉煌的文明创造。但是,由于当时那种家族宗法制度,那种大一统的皇权统治,那种长期以来高度行政权力支配下的官僚体制的国家,随着社会经济逐步恢复与发展,人口不断地增加,权力机构与掌权者的队伍越来越膨胀,他们的消费欲望越来越高,对老百姓的需求、对老百姓的剥削量越来越大,老百姓的负担越来越重,中国古代社会便形成了一个周期性的运动。我们通常讲中国古代社会的周期通常是300年左右一次,过去讲500年必有王者兴,实际上后来中国古代社会基本上是300年左右一个周期。

这个周期基本是这样构成的:每一个王朝的初期由于经过长期的战乱,人口比较稀少,新王朝建立的时候,统治机构也比较小,统治者的消费欲望也比较低,这个时候政治就比较清明,老百姓比较少受到管束,经济容易恢复,形成像所谓文景之治、贞观之治等等盛况。随着社会经济的发展,人口的增加,特别是统治者的统治队伍越来越大,他们的消费欲越来越高,导致民众的负担越来越重,生产能力受到很大削弱,抵抗自然的力量也受到很大削弱,这时社会就进入危机状态,然后导致社会动乱,新的一场农民战争高潮开始。接着新的王朝再建立。基本上300年左右一个周期。在这个中间,尽管曾经努力按照"制礼作乐"的要求去做,但是我们看到,它难以改变历史发展这样的规律性运动,改变它自身的运行逻辑。

所以,《礼记》所提出来的也只是这样一个理想的境界,也只是一个在短时间里可能在实际中呈现的一种状态。但透过它我们还是可以看到中国传统文化、传统社会的一些基本特点。中国古代文化、政治与礼治的一个基本特点是,以伦理为本位,为整个文化和社会的核心。这是我们把握中国古代或者中国传统文化一个比较好的切入点或把握点。

五、结语

所以今天我们回过头来读这些古书的时候,可以看到里面许多很有价值的东西。我们可以把它们用来作为我们先进文化、新文化建设的重要资源。但是并不等于可以现成地拿过来使用,因为它们都有它们特定的含义,在它们形成的当时有它们特定的时代背景。理想化的东西并不等于现实的东西,这个我们更要确定。不要看到了理想化的东西认为还是古代的好,黄金时代都在古代,感觉现实社会这样也不行那样也不行。实际上我们的文明在大踏步地前进,新的文明有新的文明的问题,但是在许多方面我们已大大地超越了古代。当然,今天新的文化建设不能凭空去做,不管是中国古代的优秀文化还是世界各种优秀的文化遗产,都可以用来作为建设我们新文化的资源。但是必须以我们今天现实的需要、未来的发展作为基本出发点,真正以我们自身为主体来建设。

回到最初讲的"国学热",我们需要的还是一种实事求是的、非常理智的、非常冷静的、以"我"为主体的、非常积极的思考,尤其要经过我们的再创造。中国古代文明曾经在很长一段时间内走在世界前面,我们确实有很多出色的创造,但中国古代文明也有非常多的问题和弱点,所以我们后来就落在了人家的后面。今天我们在自己的传统文明和世界其他文明的基础上经过努力,通过再创造,希望我们的文明能够再创辉煌。我想十一届三中全会以来我们中国所取得的成就已经证明了只要坚持这个方向,中国人是可以做得到的,我们不需要太多的时间就可以追上其他国家。

上次在上海讨论上海城市精神的时候,我就在《文汇报》上专门发表了一篇时评,我说希望上海人更多地学习浙江人的精神,浙江人敢于到世界去闯,敢于自立,他们没有单纯靠国家,没有靠大批的国有企业,而是自己闯出来。这种精神我认为更富有现代精神。我说上海需要这种精神。

我想我们需要继承传统的东西,更要超越它们! 这二十多年来的实践证明我们是可以做到这一点的。不是来到浙江来到绍兴我才这样说,在上海我也一直说,要有浙江人的精神,特别是温州人那种敢在世界上闯荡的精神。中国太需要这种精神了。

还是一句话:读古书不要忘记自己、忘记今天、忘记自尊,读古书是为了我们更好地走向明天。今天我就讲到这里。谢谢!

互动交流:

学生:姜教授您好! 现在"百家讲坛"很流行易中天和于丹,那么您作为一名历史学家,如何评价易中天和于丹? 还有就是易中天和于丹在历史学家眼里很有可能是外行,但是我们大众可能把他们捧为专家,您是如何来看待这些"学术超男超女"的? 您觉得他们对我们认识历史、培养对历史的兴趣,有没有一些帮助? 谢谢!

姜教授: 首先说一下,于丹也好,易中天也好,媒体做了大量的包装工作,背后的包装工作量之大可能你是没有想到的,中央电视台与有些电视台都说过,为了包装他们出来,是倾注了各种力量,一直到签名售书,也是组织、动员了一大帮人,运用了各种办法扩大他们的影响。他们的魅力很大一部分来自舆论本身,来自公共媒介,借助这些方式才能够造成那么大的影响。关于这个问题还一直在争论。

现在老百姓中间确实需要对我们传统的东西有更多的解读。我们读了两千多年的经,特别是清朝,是中国经学发展最有成就的时代,那可以说是到了登峰造极的地步,但是清朝照样被西方打败了。今天是不是需要重新来读经呢? 我想关键还是在于我们怎么去读,怎么真正地了解。现在群众确实有这样强烈的要求,但是说实在话,我感到很惭愧,我们的学者给广大群众真正有价值的东西还是很少。像上海现在搞"东方讲坛",让更多的学者面对群众去演讲,但是我们没有在电视台做那么大的宣传。我们希望公共媒介有更多、更准确一点、更生动的东西能够跟群众进行交流。上次在上海市委宣传部,我对一位负责人说,你们不要把易中天、于丹看作上海一定要追逐的东西,上海也有过像余秋雨、葛剑雄这些文化名人,我们也有很多铁嘴也很会讲,但是他们没有造成于丹那样的轰动,这不一定都是坏事。群众在物质生活上得到一定满足时,更强调的是精神上的东西,既要求世俗化、娱乐化、轻松戏说的东西,也要求我们更多地给大家精品的东西。这需要大家,包括学者共同努力,也包括媒体共同来努力。但是回过头来看,现在确实有点问题,我们的媒体自身的格调是否达到了那样的要求呢? 超男也好,超女也好,还有现在的舞林大会,非常有戏,现在全国各个电视台上都是,因为湖南搞了一下,动员一下,几百万条短信,一条短信一元五,赚了多少钱? 后来所有电视台都发现这是一个赚钱的好机会,大家就都去做了,这是一个文化与社会世俗化进程中可能难以避免的现象。

但是必须要说明:我不太赞成媒体夸张成好像他们才是最了解历史、最了解经典的人。不是那回事情。但是这样做触动还是很大的,包括易中天品三国,尽管很多东西并不符合历史,但是引起了很多人对历史的兴趣。今年复旦大学自主招生,很多人对历史一下子感兴趣,其中就有易中天给他们的影响。但是大家以后肯定要想办法调整过来的,不能以为那就是真实的历史。他们是起到了这样的作用,最根本的是群众有这样的要求。所以我想下一步需要的就是媒体提高自己的水准、格调。我们早就建议过,应当设置这样的专门频道,让学者讲更准确一点的东西。在台湾就有,在国外也有,和尚、尼姑在电视台讲经,学者讲《老子》《庄子》《论语》……他们都讲得比较正规,比较规矩,老百姓也很欢迎。历史学家去讲历史,用形象的东西,用图片用实物,增加大家的知识,满足大家文化的要求。我想下一步一定会这样走,形成大众史学。所以刚才说到的于丹也好,易中天也好,反映了我们现在这么一个要求。但是一定要再向前走。

学生:姜老师您好!我本人比较喜欢李敖,我曾经看那些有关李敖的电视重播,当初就有一个海南大学的女校长,她说欢迎李敖到海南来。我想问一下,李敖有没有可能再次回到大陆?还有就是,当时李敖讲的很多内容会让坐在底下的领导脸红心跳,我想问您当时在台下的时候心里的状态是什么样子的? 谢谢!

姜教授:李敖去清华演讲了,搞得他们的校长、书记在台上坐不下去,很难堪。后来到复旦演讲,他将到上海的那天下午,我们的书记把我找去,一定要我出来主持。原来是要书记主持的,他的开场白都写好稿子了,我说我第二天要上课,雷打不动了,所以我说我不去主持。后来书记说不行,一定要我去,说多给你几张票,让你的学生都去听吧。他说李敖晚上就要到上海,我说我先到宾馆去看李敖一下。去的时候我把我的那本《理性缺位的启蒙》送给了李敖,结果他当天晚上就看了。我跟李敖也算是老朋友,1993年我去台湾的时候,跟他和他的新夫人、他的小孩一起吃饭,还是有不少共同语言的。所以他来上海我去看他的时候,他见我一到就说:"好了,你来,对我有什么要求?"他认为,由我上台主持他的演讲,就是叫他谈学术了,不要像在北京一样大谈政治了。我说我没有任何要求,你明天想讲什么就讲什么。后来他说要送复旦一套他的《李敖大全集》,我就说好的,我送你一套《中华文化通志》,你的书40本,我送你101本。第二天这套书临时拿不出来,我就把我送给我们党委书记的那套先拿过来,先送他,然后我再买了一套来还给我们的党委书记。

那天坐在台上,我是没有任何不安的,我很自然。因为很熟悉,我知道他的为人,也知道他的性格。你别看他讲的话有点出格,或者是讲得不好听,其实他是拼命帮我们的,但是他拼命帮我们并不是说他要公开称赞我们,大唱赞歌,因为他的演讲当时是电视直播的,包括对香港对台湾以及对海外都播,所以他必须表现出他的独特性,但实际上他是非常帮我们的。他到香港去,大谈香港回归的好处;在上海,大谈我们的宪法好,他不谈自由主义,只要我们的宪法兑现。实际上,说几句不太中听的话,也没什么了不起的,学者嘛,没有一点起码的肚量是不行的。所以,演讲的时候我是很自然的。他也是,当然其实他还有一点紧张,因为在北京演讲以后，他已经压力很大，不是对他，而是对凤凰卫视的老板压力太大。反正到我们这儿以后我们都比较轻松，所以那天讲得还比较自然。

只是后来提问题的时候，我们有一位老师盯着他问"你说500年来写白话文写得最好的是你自己，理由是什么"之类，连问了两次，后来问了第三次，第三次是我们的党委副书记在后面把他拉下去的。后来一些人对我说，你为什么让这位老师提问，我说他就坐在前面，手又举得那么高，一而再再而三地举手，又是老师又是教授，不让他提问不太好，提两个问题让李敖稍微难堪一点也没有什么了不得的，这样反而更值得回味一点嘛，但是盯着咬下去意思就不大了。我也没去阻止，是我们副书记把他拉下去的，不要他再讲了。

去年年底，我一个博士生做的博士论文就是论李敖，我就让他做李敖研究。我说我们大陆很多人都在议论李敖，但是他们对李敖的了解还是很不够的。做做研究，看看台湾的自由主义谱系中的李敖，直到80年代的李敖，究竟是怎么样的，能够对他有一个比较准确的认识，还是有价值的。博士论文答辩已经通过了。

那天我唯一做的事情就是写了作为主持开场白的发言稿，那是我自己写的。原来他们给书记写的，我看完全不能用。我根据对李敖的了解，给他做了那么一个介绍。当然李敖一听就明白了，那么聪明的人，所以他就说我到那儿一坐，开场白一讲，就知道我要他谈学术了，至少他知道自己定位该定在什么地方了。就起这么点作用。所以三个学校讲下来，到复旦讲的大概是气氛最好的。

学生：姜教授，中国古代的刑法很严厉，而这里讲的《礼记》，是讲"德"和"仁"的，就是说对于统治者来说起到一个愚民的作用？您怎么看待《礼记》与刑法的严酷性？

姜教授：1986年我们在上海开了第一次中国文化的国际学术讨论会，那个会上，江泽民同志刚到上海当市长，我就把他请过来致开幕词，请刚刚退下来的老市长汪道涵致闭幕词。在那个会上，我们争论得非常激烈的就是，对中国古代的"礼"究竟怎么看，包括礼和礼的背后。鲁迅在他的《狂人日记》中讲了中国的仁义道德，看来看去都是"吃人"两个字，写的是仁义道德，实际上是吃人。在1986年，从美国、苏联、德国、日本等国来了很多学者，争论得非常激烈。我们国内的学者也形成尖锐的对立，到现在还是这样。

我一直说，我们讲儒家思想的时候，讲仁义道德的时候，别忘了它背后的吃人现实。鲁迅讲现代孔夫子的那篇文章，就讲到孔子的东西叫做"礼不下庶人"，他的"礼"只给贵族讲话，对庶人是不讲礼的，也不需要讲礼。所以"礼不下庶人，刑不上大夫"，刑是对庶人的，礼是对贵族的，这两者并没有冲突。所以我刚才再三说中国古代社会不是一个黄金时代，那个文明是在对千千万万农民奴役的基础上建立起来的一个文明,它给我们很多今天有思想价值的资源,但是千万不要忘记这样一个活生生的现实——一将功成万骨枯,中国的文明同样是建立在千千万万个这样的农民、这样的庶人枯骨的基础上的,这就是古代的文明。

学生:姜老师您好!刚才听您说日本跟韩国对我国文化的保护比较好,然而我们对自己文化的保护显得不足。我的问题就是,您对我国自己文化的保护和继承有什么期望或建议呢?谢谢!

姜教授:你到日本去,到韩国去,会发现他们文化民族主义其实非常强烈,虽然刚才讲祭孔的仪式,现在韩国人认为他们要比我们标准得多,因为韩国一直把它自己古代的很多文化都保留下来,不像我们,特别是1949年以后一直到"文化大革命",我们和古代的许多东西彻底"决裂"了,把很多东西丢掉了。他们有很多东西是保留了,但是并不代表它对中国文化真的适用。日本、韩国的文化民族主义都非常强,那种强烈的程度是我们绝不应当忽视的。

至于我们自己,我想前面多少年大家都在忙着求生,我们过去把生存权作为人权的最基本权利,其实人权更多的不在这里。但是我们那时是没有办法,大家都穷得没有办法活下去的时候,更多关注的是生存权。解决了贫困问题,开始走出这样一个匮乏的状态,我们就开始走向温饱,再进一步走向小康的时候,每一个人都应当更多地关注文化。一个人的胃容量是有限的,李嘉诚也好,我们现在的许多人也好,最高的物质享受是什么呢?没有什么。你一天能吃掉多少呢?能住多大的房间呢?但没有止境的,对一个人来说,对各个国家来说,都是文化的需求。

我们一直在呼吁应当重视人们本身的文化需求,人的文化需求不仅仅是求知识,还有人的感情、人的意志。人的精神世界是丰富的,感情、审美、意志,这些都应当有所发展,都应当有一个更高的标准。我一直认为,作为中国人,是改不了的,我们的文化基因根深蒂固,不会那么容易消失。穿了西装你还是中国人,穿了胡服你还是中国人,但是我们今天确实不应该仅仅停留在过去,我觉得要吸收世界各个民族最优秀的成果,来丰富我们自己,来发展我们自己,我们的中华文化才能有更加辉煌的明天。我主编的《中国通史教程》反复强调了这一条。我们的教材和人家的结构不一样,我们是从民族的混合、文化的大融合开始,然后形成新的统一的王朝、统一的中国,在这个基础上看到我们的文化都有新的发展。中国文化的发展,先秦时代就是我们的农耕文化和游牧文化互相混合。到了隋唐时代又是经过了魏晋南北朝那样的大的民族混合,包括农耕文化和游牧文化的混合,包括中华文化跟印度文化的混合,包括对西域伊斯兰文化的混合,才有我们辉煌的唐宋文化。近代以来,实际上明清以来,在更大的范围内跟西方的文化接触,形成新的文化的混合,这些混合都没有使中国文化消失,而使我们中国文化在每一次混合过程中都有新的飞跃、新的发展。今天我想我们需要的也是这个，对自己的东西、外来的东西，必须经过我们这一代以自己为主体的再创造，传统的东西才能够焕发出生命力，外来的东西才能成为滋养我们的东西，中国文化才能成为更有生命力、在世界上更有竞争力、能大大增强我们国家软实力的一种新的文化。谢谢！

（根据录音整理，已经本人审阅。整理：梁如洁、戚莹莹、朱敏、崔堞）

哲学与民族的文化生命

王德峰 *

（2007 年 3 月 27 日）

　　绍兴文理学院的同学们，今天我非常高兴，因为我来到了中国近代启蒙思想家鲁迅的故乡。我跟鲁迅故乡的学子们见面，心里有一种激动。刚才王一老师说了我有三个特点，其中一个特点是每次讲课都会伴随一位特别的朋友——那就是我的烟，那么现在我要说，在今天，烟民是孤独的，但比烟民更孤独的是哲学。哲学在今天是孤独的学问，它不是显学，但它是最古老的学问。我为我能到绍兴文理学院和同学们一起漫谈哲学而感到高兴。

一、哲学是论道之学

　　我曾经在复旦大学哲学系做过几年系副主任，得到一个经验：每年上海高校有一个任务，就是接受高中应届毕业生的高考咨询。我们先是在黄兴公园，后来是在上海八万人体育场设摊，接待高中毕业生或者他们的家长。复旦哲学系的摊位也摆在那里，这个摊位的左边是复旦大学新闻学院，右边是复旦大学法学院，他们门庭若市，我这里却门可罗雀。等了老半天，终于来了一个学生家长，劈头就问："哲学有什么用？"然后我就摇唇鼓舌，费尽心力地跟他们说："你们的孩子如果学哲学的话，会有独特的思维方式，会有很高的精神境界，而且会终生受用。"说了一大堆的话后，他的第二个问题来了："学了哲学以后找得到工作吗？"我说复旦大学毕业的学生哪有找不到工作的。他说："那也和学哲学没有什么关系。"我想这也是。后来我就想，哲学不应当也不需要王婆卖瓜自卖自夸。所以到了下午的时候，我就懒得回答这样的问题了。后来又来了一个学生，第一个问题还是问学哲学有什么用。我说没用。"没用你还坐在这里干吗？"他就说。这件事给我留下了很深刻的印象。

　　＊　王德峰，复旦大学教授，哲学博士，博士生导师。

　　还有一件事情要告诉大家。20世纪80年代中叶的时候,有一次我有机会到深圳去。当时的深圳市区是全国瞩目的经济特区。我的朋友在深圳开了一家公司,小有成就,要让我去参观,他很高兴我也很高兴。我的这个朋友是和我一起读本科的,读的都是哲学系,而且我们是上下铺,是同窗。所以我去参观了,发现深圳的街头热气腾腾。当时深圳正在建造著名的国贸大厦,有一个说法叫"深圳速度",每天一层楼一层楼地往上升,所以全国的老百姓都觉得深圳不得了。后来我在深圳的街头看到一个很大的标语牌,上面赫然写着两行字,第一行是"空谈误国",第二行是"实干兴邦"。我一看,心里一惊,觉得它是在针对我的。我正在研究哲学,而哲学就是空谈,所以我想我可能要误国。但我真的是被它震动了,然后我就在思考:在今天这样一个时代,在当时的八十年代,我有什么理由坐在书斋里研究哲学呢?

　　当时邓小平说了"不要争论"。唯物主义和唯心主义不要争论,社会主义还是资本主义不要争论,我们干起来再说。邓小平同志当时提出了这样的号召是有他的道理的。"四人帮"粉碎之后,中国的经济处于崩溃的边缘,百废待举,当时全国的工作重心转到经济上,摸着石子过河,这是对的。但是我想:一个民族不能长久远离思想的世界。当时我也没有想得那么宏大,而且我也曾经想过我该不该下海,像我的同学那样,到市场经济的浪潮中做一个弄潮儿。后来发现人各有命,性格就是命运。我的心性跟做生意没有什么关系,我的性情还是和哲学比较近。

　　曾经有人问我为什么要学习哲学。我说因为它太难了,比学社会学、经济学难多了,我喜欢学比较难的东西。比如说打开一本黑格尔的《精神现象学》,我看到这样一本书,看十句话,我只懂一句话,还有九句话我不懂。我觉得这是对我智力的严重侮辱,我不能接受这种情况,所以我就一定要学哲学,也就在书斋里一直待下去,待到现在。那么学哲学的好处是什么?我等会儿再说。

　　今天我讲这个题目《哲学与民族的文化生命》,我想通过今天晚上一点点的时间,让大家觉得哲学多少还有点意思。虽然它非常孤独,但也很有意思。它的意思在哪里呢?我们从浅显的事情说起。比如说在座的都是年轻的一代,像我儿子这一代人,他们总觉得自己是世界公民。我有些朋友的孩子在高中阶段就到外国留学去了,现在很多大学生,像上海的大学生,想到国外留学的比例还是非常高的,复旦的学生也一样,想到哈佛、耶鲁。他们的志向无可非议,但他们以为他们是世界公民。他们从小长大,他们的文化生活、他们的艺术欣赏基本是从西方文化来的。他们小时候看《哈利·波特》,却很少看动画片《西游记》;我的儿子吃的是麦当劳、肯德基,喜欢的是可口可乐,可是我喜欢绍兴的菜,绍兴的太雕。所以他们觉得他们和整个世界连在一起。我说不,你是中国人。你相信不相信? 他们不相信。

我们年轻一代的中国人,在何种意义上还是中国人? 这件事谁来研究? 当然我们不谈种族学、生物学意义上的。在文化的意义上,我们还是不是中国人呢? 这个问题谁去研究? 属于哪一门学问?

社会学能不能做一个调查,出一套问卷? 然后人们答卷了,算出来是不是中国人。实际上社会学无法承担这样的研究。为什么呢? 我只要讲一件简单的事情:当我在做系副主任的时候,有一次,美国的哲学同行到我们系来做访问学者,在我们系里讲了两个星期的课,于是我们有了交流。在他回美国之前,系里派了任务给我,让我陪他到上海游览一遍,看看上海的市容。我们就在街上走,走着走着,在一个十字路口的地方他停了下来,指着一个在十字路口穿着制服的人问我:"这个人是不是警察?"我一看不是警察。是谁呢? 是交通协管员。我一下子找不到一个合适的单词来形容,就翻译成"警察的助手"。然后他就问我:"他站在那里干吗?"我说维持交通秩序。他说:"交通秩序要他维持吗?"我说当然。他说:"红绿灯不是安装在那里吗? 上海的市民知不知道红灯表示停,绿灯表示行?"我说都知道。"知道了他还站在那里干吗?"我说知道是一回事,遵守又是一回事。他越发听不懂,说这怎么可能是两回事。我就说我们别讨论了。我回头看看这是个哲学问题。对西方人来说,他觉得理性上知道一个问题当然会按照理性去做,这不可能分开来;而我们中国人认为分开来是自然的。这样的中国人还在吗? 当然还在。

我再讲一件事情:我从 1978 年开始学哲学,主要学的是西方哲学,到今天将近三十年。三十年研究西方哲学,很多境界我还是领略过的。我自认为我西方哲学学得比较好,我头脑里的很多东西也是接近西方理性主义原则的。然后有一天我就问自己:"我,王德峰,是西方人还是中国人?"我怎么问我自己的呢? 我是这样问我自己的——

假设我的儿子今年参加高考,成绩出来了,报考学校的录取分数线也出来了,一比,发现少了两分。面对这样的结果,我的第一反应是什么? 我问我自己。我想,我的第一反应不会是这样的:把我儿子叫到跟前来,跟他说"谁让你少两分的,咱们遵守规则吧"。这不是我的第一反应。我的第一反应很可能是赶快想办法。想什么办法呢? 找人。找人干吗? 破坏规则去。假定我找到了,我发现我儿子要报考的那所大学的招办主任是我从小的朋友,我就会非常高兴,就赶紧打电话给他。他接到这个电话知道我儿子报考那所大学,他也知道我打这个电话的含义。他对我打电话的意图决不反感,他觉得这是义不容辞的事情,然后他就去努力了。假如过了两个礼拜,突然有天晚上我接到他的电话,一听他说话的语气,觉得不对。他的语气沮丧,他告诉我今年他们学校破格录取的权限上升到副校长级别了,他努力了两个礼拜还是没有成功。当他把这个结果告诉我的时候,他充满内疚……

各位想想,我正在描述什么人?中国人。我描述的不是古代中国人,而是当代中国人。这需不需要社会学的统计?不需要,是吗?他就在我们的日常生活当中。只要你把问题想得更透彻,你就会明白这样一个基本判断是如何形成的。我们满脑子的西方观念,但决不妨碍我们是中国人,我王德峰满脑子的西方哲学也没有用。这正是一个哲学问题。

那么哲学研究什么呢?它是一门怎样的学问呢?我不想在这里为哲学下任何定义,我也定义不了。我们就来谈一些非常重要的事情。今天,中国社会有很多问题。各位到了这个年龄,虽然还没有投入到社会生活中,但多少有所感受,有所体验。今天的中国人似乎有这样一个共识:中国那么多的问题、那么多的困境,唯一的出路是什么?是完善体制,制度问题是根本。许多毛病来自不好的制度,所以我们主张建立一个真正法制的社会,主张用制度的健全完善或创新来解决一系列问题。这种共识对不对?很对。但是我们今天要追问的是:中国今天没有成为一个真正意义上的法制社会,是不是因为我们没有现代文明制度呢?不是。因为我们的法律制度不是从传统中产生出来的,都是从西方引进的。

今天,重要的大学都有一支研究法学的队伍。复旦大学法学院有著名的法学家,他们忙于翻译、吸收、引进西方最先进的法学理论、法学流派,希望这种翻译、介绍可以真正地推动中国的法制建设。实际上这方面的努力天天在做。这几年,中国是世界上出台法律最多的国家之一,属首屈一指的。刚刚结束的两会又通过了《物权法》。我们有那么多的法律条文,那么好的法学家队伍,也引进了西方的法学理论,也建立了现代法律文明制度,但是中国目前的实际情况是什么?倘若我们发现官场的腐败,那么更可怕的腐败其实是司法腐败。是不是我们的制度不完善?是不是我们没有很好的司法机构?我们的公检法都在,我们基层社会的每一个角落都有这样的机构,但是我们仍然没有真正的法制,这个问题其实是中国近代史上的老问题。

1978 年,我考入复旦大学哲学系读哲学,并于 1982 年毕业。四年的哲学学习我觉得收获非常大。大在哪里?我发现了一个最重要的问题:1982 年,中国改革开放最早的阶段,我发现中国的现代化最终取决于人的现代化。五四新文化运动改造中国的国民性格,我认为到 1982 年这个任务尚未真正完成。所以我主张发起一场新的启蒙运动。当时我是刚刚毕业的大学生。后来我发现中国著名的学者王元化在上海的报纸上发表了一篇主张新启蒙的文章。我很高兴——英雄所见略同。

一部中国近代史告诉我：制度的引进，从西方引进先进制度，不能从根本上解决中国的问题。我们简要回顾一下中国的近代史，如果以 1840 年鸦片战争作为中国近代史的开端，那么这个开始是西方列强用洋枪洋炮敲开中国古老帝国的大门，中国人无以招架，一败再败。中国知识分子在思考，魏源的思想被大家想起来了，魏源说"师夷长技以制夷"，于是一次运动发生了——洋务运动。洋务运动的重要领袖们纷纷起来向朝廷要钱，比如李鸿章，创办了第一流的军队和海防。于是，朝廷拨了一大笔银子建造了当时就装备而言属于一流的海军，叫北洋水师。然而就是这样一个北洋水师，竟在甲午战争中全军覆没。

甲午海战结束后，中国的知识分子就很痛苦。他们发现：我们已经有了坚船利炮，仍然打不过别人，原因在哪里？后来他们找到了，认为原因在于我们的制度不如别人。所以另一个运动衔接而起，这就是戊戌变法运动，于是我们开始向西方学习先进的制度，康有为、梁启超等人向西方学习君主立宪制。虽然受到光绪皇帝的支持，但是这个变法运动非常短命，才一百天，所以叫"百日维新"。后来失败了，谭嗣同还付出了生命的代价。

这个结果出来以后，中国的知识分子进一步探索和思考，得出了这样一个结论：原来我们向西方学习的君主立宪制还不够先进，还有比君主立宪制更先进的制度，那就是民主共和制。于是革命派起来，要求推翻帝制，赶走皇帝。他们的思想领袖是章太炎，他们的政治实践家是孙中山。章太炎先生当时写了篇震动全国的文章，题目是"驳康有为论革命书"。于是辛亥革命起来了，辛亥革命推翻了帝制，结束了清朝的统治，把民主共和制度引入了中国。形式上，这次革命成功了，但实质上是失败了。一个民主共和的制度在中国大地上建立起来以后，我们没有见到民主自由的共和国，看到的却是中国历朝历代末期那样的混乱，军阀割据，群雄逐鹿。先是袁世凯，后是北洋军阀。所以孙中山很痛苦，他一生都在为民主共和而奋斗，临死时说了一句话："革命尚未成功，同志仍须努力。"

面对这样一种局面，知识分子的思考就更为痛苦了。深入地思考以后，他们得出这样的结论：制度再先进，如果执行制度的人是旧人而不是新人的话，先进的制度就不会产生出应有的功效。所以他们有了一个重要发现，叫作改造民心，启迪民智。他们从制度学派的立场转移到国民改造中去了。于是一个运动起来了，这个运动不再是寻求一个更好的制度，而是寻求启蒙，对中国民众的启蒙，那就是五四新文化运动。五四新文化运动有两个主将，一个是鲁迅先生，一个是胡适先生。胡适先生当时说了这样一句话：在一个遍地是奴才的国度里，是没有办法建立一个民主自由的共和国来的。这句话说出了五四新文化运动的主题。那么鲁迅先生怎么说的呢？鲁迅先生说，这是中国的文化，中国的文化就是奴才侍奉主子的文化，所以中国的出路就是要根本地改变主奴关系。这就是五四运动启蒙的课题。

毕业时我从哲学的角度来思考中国的近代史，认识到一点：我不应当采取制度学派的立场，国民性格的改造是更根本的任务，所以我的立场和五四新文化运动的立场是一致的。1982年我毕业了，即将离开复旦大学到一家出版社工作。即将离开而未离开的当口，我碰到一件事情，这件事情从根基上动摇了我的新启蒙信念。

这件事情在今天说起来非常微不足道。什么事情呢？就是我要迁户口了。在复旦读书的时候我的户口是复旦大学集体户口，毕业了分配工作，我的户口就要回到父母所在的街道。这是一个公民正常的、普通的、起码的户口迁移权利，于是我到派出所，找户籍警。去了三次没有迁成功，心里非常急。若是今天，户口暂时迁不出，我是不急的；但在当时这太重要了，那时有各种重要的票证和户口联系在一起，比如粮票、油票、烟票。我当时学会了抽烟，我的胃口又非常好，一个月非三十五斤口粮不可。但是我父母每个人的口粮也只有每个月二十五斤，当时的粮食定量供应，我总不能回家吃父母的口粮吧。所以我就很急，心事重重。

这被一个中学同学发现了，他问我怎么心事重重。我说我遇到事情了。他说什么事情？我说迁户口迁了三次没有成功。后来他问我，那个户籍警抽不抽烟？我说好像抽烟的。他说抽烟就好办。我说什么好办。他说："这样吧，我借几张烟票给你，你买两条大前门牌香烟带过去，事情肯定能解决。"我马上明白他什么意思了，我说："我怎么能做这样的事情，我为什么要送两条香烟给他？我送两条烟给他就是对他俯首称臣，那我变奴才了。我告诉你，中国最大的问题就是中国人的奴性要改造。中国改革开放最后的希望、光明的前途取决于我们都有独立的人格……"我滔滔不绝，讲了一大段话。他听得一愣一愣的，听完之后他终于说了一句话："没想到你读大学读成这个样子，还不如我不读大学的好。你若不相信我的话，不光这件事情搞不定，别的事情你也会吃苦头。你回去自己去想吧。"于是我回去认真地思考，我想我该怎么做？该不该把烟送过去？我反复想，想来想去，生存是第一位，口粮是根本，我肚子都吃不饱，还谈什么独立人格。于是我硬着头皮买了两条大前门香烟。第四天跨进派出所大门的时候，我很不好意思，不知道该说什么，我就一声不响地把那两条烟放在户籍警的桌上。他一看，脸上松动了。我马上说："请笑纳。"他果然就笑了，而且也就纳了。他说你来了几次了我知道的,今天我帮你办了。我想老早就该办了。前后不过二十分钟的时间,他就把户口迁移证明交到我手里。

我捧着这张户口迁移证明跨出了派出所的大门,在跨出门的那一刻,心里非常难过。我难过不是因为那两条烟,而是我的信念被动摇了。我以为我一个大学生毕业了,应该懂得这个真理——我要为民族的进步出力,要发动新启蒙运动,要启迪民智;但我又做了一次奴才,我还启发别人?这不是在开玩笑吗?我想,假如我有一条启蒙的信念,那么我得先有独立的人格,但我却没有做到独立的人格,这根源在哪里?我想我的奴性应该不是从娘胎里带来的,中国人的奴性应该不是基因造成的。那么我的奴性来自哪里呢?我思考这个问题,突然就想起中国的一句老话——人在屋檐下,哪能不低头。原来让我有奴性的不是我的基因,而是逼迫我低头的那个屋檐,要去掉我的奴性,就要拆掉那个屋檐。拆屋檐是件什么事情?让我低头的就是那个不好的制度,所以拆屋檐就是要改造制度。

这样一想,你们猜我回到哪里去了?我回到制度学派的立场上去了。我学了四年的哲学,自以为有了真理,但是却一百八十度转个弯又回到了老地方。这让我非常痛苦。究竟制度和国民性格,两者哪个更根本呢?是制度决定国民性格,还是国民性格决定了制度呢?各位想想这个问题。我很盼望大家给我一个答案。

1982年的那个夏天,我就一直在想这个问题,制度和国民性格究竟谁决定谁?想来想去终于得出一个结论,那就是相互作用。制度和国民性格是互相决定的。中国人之所以是如此这般的性格,是因为我们制度如此;但是我们追问制度为什么会这样,发现这是中国人的性格决定的。这样想过来想过去,那叫"相互作用"。可我知道认为"相互作用"是没法解决问题的。

后来我就想,我究竟懂不懂哲学?我问自己,学了四年的哲学,我是懂还是不懂?假如哲学不能帮我解决这个问题,那么哲学就无能。但是我不敢这样想。有一部《西方哲学史》放在那里,也有一部《中国哲学史》放在那里,这两部哲学史上都有伟大的哲学家和他们的思想理论,难道他们都是空谈玄理?我不敢这样相信。我怎能相信我自己无能!我相信我是悟性太差,终于学不懂哲学。而我在这方面又特别好强,所以我想再看一下哲学的书。倘若这本书还是不能帮我解决这个问题的话,我只能望洋兴叹,跟哲学说"拜拜,咱们不合"。

我拿起了一本书——黑格尔的《小逻辑》。我在本科四年级的时候,有一门西方原著选读课,选的就是黑格尔的《小逻辑》,这门课考试的时候我得了一个优。我想我总是读得懂的,不然怎么得一个优呢?于是我再度打开来看。很巧的是我翻到这样一页,这一页上黑格尔是这么说的,大意是:倘若我们看两个事物之间的相互关系,假如我们对这两个事物之间的关系的理解是"相互作用"的话,那么我们根本就还没有进入概念,而只是站在概念的门槛上。

这句话一下子触动了我,因为我此刻的处境就是如此。我在制度和国民性格之间,思考它们相互关系的时候,我现在的理解就是"相互作用"。黑格尔却说"相互作用"是还没有进入概念,而只是站在概念的门槛上。那么什么叫概念呢?我们不要把哲学上的概念误以为是化学、物理学这些科学概念。哲学上的概念讲的是什么意思呢?黑格尔的《小逻辑》也不是形式逻辑,是辩证逻辑,其实是哲学当中最重要的本体论。黑格尔《小逻辑》的正文底下有附释,附释当中就来解释这个问题。他大意是这样说的:倘若我们来考察斯巴达人的风俗制度和斯巴达人的性格两者之间关系的话,我们一方面可以这样说,斯巴达人有如此的风俗制度是由于他们的性格如此;反过来我们也可以说,斯巴达人有如此这般的性格因为他们的风俗制度如此,这就叫相互作用。但是在这种相互作用的理解中,我们既未曾理解斯巴达人的制度,同样也未曾理解斯巴达人的性格。因为这两样东西来自更根本的东西,那叫作斯巴达精神,而精神是要用概念来把握的。我读到这里心中恍然大悟。

我突然也就想起了中国的《周易》。这部中国最早的哲学著作,也是卜筮之书。《周易》中有句话这样说:"形而上者谓之道,形而下者谓之器。""形而下者"也就是可以被我们实际经验到的事物,凡是这些事物,中国哲学中有一个概念来表达,叫做器。比方说这个杯子,我们可以说它是器皿,那当然是物质的器皿。器这个概念不只是杯子之类的器皿,还可以指一个民族的典章制度,其实都是器。这叫"形而下者。"那么"形而上者"就是不可被直接经验到、被感知到的,那叫什么啊?道。道和器的关系是什么?器之所以被做出来,中国人喝茶的茶壶和茶盅之所以和西方人喝咖啡的杯子不一样,为什么?中国人喝茶是茶道,西方人喝咖啡叫咖啡道,此道非彼道。所以我们有茶壶茶盅之类的器,他们就有咖啡壶以及研制咖啡的那一套工具和程序,我们喝茶有喝茶的典章制度。如果我们在茶室里看他们表演茶道,我们就在进入喝茶的典章制度当中去。假设我现在也想喝茶,因为口渴了,我如此喝了一口以后,茶客跟我讲,"你这不叫喝茶"。我说叫什么。他说你叫牛饮。就是说我这样的喝茶不在"道"里边,不在茶道之中。

所以黑格尔启发了我,使我突然领悟了《周易》这句话中非常重要的思想,也就是说我四年来思考制度和国民性格两者关系的时候,我思考来思考去,始终停留在哪个层面?器的层面。典章制度是器,国民性格是另一种器,也是器,绝不是道。所以黑格尔讲,斯巴达人的制度和斯巴达人的性格都来自于一个更根本的东西,那叫斯巴达精神。精神才和道有关。斯巴达的文化精神,就是斯巴达人对道的领会。倘若我们研究中国的问题，研究中国的制度，研究中国人的性格，我们最终要研究到中国人对道的领会。

所以在那一个夏天，读到这一段，想到《周易》，我得出一个结论：我四年学哲学根本没进入过哲学。我是把哲学当作一门科学在学习，因为我在拿哲学的命题来讨论器本身。哲学不是论器的学问，哲学是论道的学问。科学才是论器的。科学有两类，一类叫 nature science，一类叫 social science，自然科学和社会科学，因为它们是科学，它们只研究器。比如社会科学，研究的就是典章制度，经济学研究经济制度，法学研究法律制度，政治学研究政治制度。没有一种科学是研究让这种制度成为可能的那个道。

所以，我们领会到道和器的区分，又领会到道和器的关系，我们才知道什么叫哲学。那么我讲到这里，要给哲学下一个定义了——哲学是论道之学。那么大家就要问我了，哲学既然是论道的，道是哲学的对象，那么先说清楚这个对象是什么东西。就像我们打开物理学教材，绪论中先要说物理学研究的对象，它是物理现象，物理现象的共同特征是什么？它不是化学现象，化学现象的共同特征是在分子水平上的，当然现在化学怎么进展我不懂了。

反正要说明哲学的研究对象，现在大家等着我王德峰说出来，哲学研究的对象——那个"道"是什么？我们马上就想起老子的《道德经》了。五千言《道德经》第一句话怎么说？"道可道，非常道。"这六个字什么意思？第二个"道"是什么意思？动词，言说。道可以去言说，但是一旦你把它言说了，说出来的就不是那个道了。"非常道"，一个结论就来了，哲学研究的对象，那个"道"是什么？是不可言说的。一般而言学问都是言说的，哲学是这样一种学问——它专门去言说那些不可言说的东西。

面对《道德经》开头这样一句话，我们就要灰心丧气了——哲学的学问怎么做下去？比如说一个茶客，要教给我什么叫茶道，他怎么教法呢？他先跟我讲喝茶要用什么器皿，像这种玻璃杯或瓷杯不行，纸杯更不行，最起码要用紫砂壶。紫砂壶最好是宜兴产的，有什么什么重要的特征，茶怎么沏，喝茶怎么个喝法，一套过程，表演给我看，然后说你看到茶道了吗。我说我没看到茶道，我只看到了喝茶的制度，看到了器。我说你还是把茶道告诉我一下吧。他终于没办法说了。茶谱也罢，假如我们有一种书叫茶谱，它是论器的还是论道的？实为论器的。那么论道的、论茶道的书在哪里呢？在文人的文学著作里，在诗歌里，在散文中，那叫论道了。

论道不光哲学在论，宗教的典籍也在论，文学的典籍也在论，这叫人文学问，人文经典。这个"道"尽管说不出来是什么，但是还是要说，坚持说，说了几千年之久。一个伟大的民族都是论道的,欧洲人从古希腊开始论道,中国人从先秦的时候开始论道,都有几千年的历史。对那个不可言说的东西,反而反复在言说,因为不可言说,你说的和我说的会不一样,因为不一样,彼此就争论起来,那叫什么?百家争鸣。先秦诸子就在做这样的事情,古希腊的各种哲学学派也在做这样的事情。你所谓那个"道"非我所谓这个"道",此道非彼道,于是要争论,争论很有好处,争论就是让各种对"道"的言说都提供给人来思考。

二、中西方论道路径的差别

我说"道"不可言说,反正各人说出来的都不是"道"本身。哲学就是这样一个舞台,各自喜欢玩去玩,不想玩就不玩,然后结束了。不过我不行。我既然来了,就得珍惜时间,至少给大家演示演示哲学怎么论道的。哲学怎么论道?不用PPT来演示,就要用言说。西方人怎么论道,中国人怎么论道,要分开来讲,不能统在一起讲,因为不可能有一种统一的世界哲学。哲学和科学不一样,自然科学不能说有英国的物理学和德国的物理学的差别,这种话很荒唐,几何学也是;但是哲学是以民族生活为基础的,哲学讲出来的真理不是科学的真理,哲学的真理要一个民族的生命实践来、实现它、体现它,所以没有统一的世界哲学。那么我现在要演示哲学怎么论道。印度怎么论道我就先不讲了,我们就讲讲另外两个大的,一个是古希腊,或者说西方哲学;一个是中国哲学。它们不同的论道方式,是决定命运的事情。我们中国人的文化命运和欧洲人的文化命运是不一样的,这个不一样的根源在哪里呢?在于不同的论道方式。

1.西方的论道路径

我们先以欧洲作例子。一部西方哲学史,我从头说过来的话太长了,两个学期也说不完,我选取其中一个片断来说。为了方便讨论,我们姑且不讨论古希腊,就讲近代的。讲一个学说——康德哲学。康德这个德国人是怎么论道的?我们先以他为例子,看西方人怎么论道。

要说康德哲学,我们心中马上想起三大批判:纯粹理性批判、实践理性批判和判断类批判。这要细细地说来,又不得了。一件大事情,要用短短的时间来说,这是对我莫大的考验。当然苏步青做过这样的事情,他给中学生讲学风问题,出了一本青少年读物,写得引人入胜,这是大数学家才能做的事情。我现在在这里想做大哲学家,想把那非常深奥难懂的哲学大概的意思说得清楚一点。怎么说?就从生活中来说,用一点点哲学的术语。

比方说,我现在拿起一块手表给大家看了,然后我说一句话,"这是我王德峰的私有财产"，大家全都听得懂，全都能理解。那么我就要追问了，你们理解我这句话的原因或者根据、前提是什么？是不是因为我走进这个教室的时候，大家分明看见了这块手表戴在我左手的手腕上呢？是不是这个缘故？不是这个缘故。我的手腕无法占有这块手表，手表是一种物，手腕是另一种物，此物无法占有彼物。假如能占有的话，这块手表放在桌子上，放的时间很长了，我们终于说了这样一句话，"这块手表是这个书桌的私有财产"，这句话是不通的。所以大家理解我刚才说的那句话，"这块手表是王德峰的私有财产"，大家在理解这句话的时候有一个隐含着的前提，那就是此刻所说的王德峰，不是指他的身体，他整个身体加起来也没办法占有这块手表，所以此刻被言说的王德峰是看不见摸不着的东西，而不是身体，身体能看见能摸到。

那么那个王德峰是什么呢？是超感觉的东西，超越感性的，不可被感知的，但是它真实，真实到什么程度？能够占有这块手表。这样的东西叫什么？我们给一个词，用英语叫 person。person 是指人，但是 person 这个词和 man/woman 的区分是什么？man/woman 里含有自然性，那就是性别，男人与女人。现在我们把这点自然性都去掉，叫 person，那就把所有自然性都抽象掉了。这个 person 的真正含义叫人格。所以占有这块手表的不是被称为王德峰的身体的，而是被称为王德峰的人格的，人格当然超感觉，它不在这个感性世界里。我的身体是在感性世界里的，凡感性世界里的东西都有一个生生灭灭的过程。我小时候的模样和现在的差别非常大，再过几十年之后我垂垂老矣，满头白发，满脸皱纹，在外观上变化大不大？非常大，但是大家不管我这个变化，仍然确认我还是同一个王德峰。这个同一个王德峰是人格，所以这个人格肯定不生活在感性世界里。

人格这个东西是超感觉的。康德哲学怎么说它呢？用一个词，叫 noumena。我们知道英语有一个词叫现象，怎么翻译的？phenomena。我们把 phenomena 的前缀 phe 拿掉，剩下 nomena。当然中间还要加一个字母 U 变成 noumena，noumena 是复数。Noumena 在新英汉词典中的解释叫本体，和现象对立。现象是可感知的，noumena 是本体，它不可感知。我们一想到现象、本体这些词的时候，我们就进入哲学了。

我们在学哲学的时候，一想到现象、本体这些非常抽象的范畴，总觉得莫名其妙，不知道它们在说什么。现在我们知道它们有所指，而所指重要不重要？太重要了，指到我们每一个人了，你既是现象，你既是 phenomena，又是 noumena。作为你的身体来说，你是 phenomena，作为你是私有财产的主体来说，你就是 noumena。Noumena 可以翻译成智思体，智慧的智，思想的思，智思体，也可以翻译成意会体,意识的意,领会的会,就是这种东西的存在不可被感知,但我们都知道它真实存在,这种存在是被我们意会到的,而不是被我们感知到的。人格或者所有的 noumena 都是这样的东西。

我们在说这一番话的时候已经在论道了。论道不论道也没关系嘛,我们反正是身体,还是另外一个什么莫名其妙的东西,知道也罢不知道也罢,与实际生活有什么关系呢?关系大了。关系怎么大?康德在这个讨论中提出了法权学说。我们作为人格才能够作为法权主体。财产权是不是一种法权?是的。法权主体的前提是什么?我们除了是 phenomena 我们还是 noumena,这个 noumena 不在感性世界里,所以它不会死掉。感性世界里的东西都会死掉,生命无常,不在感性世界里的东西是不朽的,immortal。人格不朽,王德峰作为人格来说不朽。大家一听,觉得我好像太骄傲了,其实这和骄傲无关系,每一个人的人格都不朽。为什么?很简单,打个比方拿我自己来说,我王德峰总有一天要死的,临死之前我立了一份遗嘱,遗嘱中有一条是这么写的,"在我死后这块手表赠送给某某人",这个遗嘱成立了。然后我终于死了,我的 body,身体,就被搬运到火葬场。这样一个 phenomena 放到哪里去?放到火里去,然后它化为灰烬。还活着的人呢?怎么面对这块手表?会有两种可能的态度:反正王德峰的身体不在了,没有力量保护他这块手表了,大家一起来抢吧,这是一种可能的态度;第二种态度是,虽然他的身体不在了,让我们来执行他的遗嘱吧。当他们执行我的遗嘱,真的把这块手表赠送给某某人的时候,在表明一个什么事实?表明他们继续对我的人格的存在表示承认和尊重,他们没有认为我的人格和我的身体被一起烧掉了。倘若他们真以为我的人格和我的身体一起烧掉了,他们会执行遗嘱吗?不会了。遗嘱这种现代法律现象表明了一个重要的哲学前提——我们除了是身体的存在,生物的存在,我们还是智思体的存在,noumena 的存在。

这样一种存在哲学上被讨论了,就是被论道了。一个重要的结果产生了——倘若你侵犯我王德峰的这块手表,就是侵犯我的私有财产,你其实在侵犯什么?侵犯人格。所以西方人有那句话了,叫"私有财产神圣不可侵犯"。我们想,这块手表作为一种物质财富,有什么神圣性可言,但现在它好像有神圣性了。其实它本身没神圣性,它的神圣性是占有者的人格的神圣性传递给它的。所以西方资本主义的发展有一个重要的文化精神前提——私有财产和人格直接联系在一起。

西方近代哲学的论道,到了康德那里,法权学说的成立,首先确立了人格的主体地位。然后说物质财富是这个主体外在的所有物,这个物质财富因此就有神圣性。论道会产生如此重大的结果,这个结果构成了资本主义在西方发展的一个文化精神前提。那么我们说现在资本主义也在中国发展,或者我们不说资本主义,说市场经济。市场经济也就是现代生产关系,资本的关系在中国展开,在这个展开的过程中,我们也有私有财产不可侵犯的观念。但是我们有没有私有财产神圣不可侵犯的观念呢?这个神圣性有没有呢?没有。比方说以我王德峰为例,我那么懂康德哲学,至少比大家稍懂得一点,但在我心中,我的私有财产也不是神圣的。假如我有五十万,某人未经我同意,拿走了我五块钱,我要把这五块钱讨回来的话很累,后来我想算了,五块钱最多是两瓶矿泉水的享受,我让给你了。假如我一共五十万,某人未经我同意拿走了我四十五万,我要跟他拼命了。为什么要拼命?不是那四十五万要比那五块钱更神圣,不是这个缘故,而是什么?五十万代表我王德峰至少到目前为止已经有保障的感性幸福的范围,在这个感性享受的范围里,他拿去的份额太多了,让我贫穷了,所以我要跟他拼命了,他拿我五块钱我就算了。这就是中国人的私有财产观念,它和西方人的私有财产观念在实质上不一致。

我刚才举了康德哲学论道的一个方面,就是论了社会世界的基础问题。我们有种种的社会现象,我们生活在社会的世界里,不光生活在自然界。我要问你,社会世界,social world,它的基础是什么?社会科学描述社会现象及其规律,但它从来不探讨社会如何成为可能。哲学就来论道了,要说出让社会世界如此这般成立的根据来自哪里,是什么。

比方说现在有一个手无缚鸡之力的老太太,在马路边摆一个食品铺,上面有水果、面包等等东西。她看见一群饥肠辘辘的小伙子向她迎面走来。按照自然界的原则,她要赶快逃,因为她手无缚鸡之力,但是她安然坐在那里,一点不慌。为什么?她知道两个基本事实:第一个事实是,来了一群动物,因为这群小伙子都有胃,有胃就对她的食品有需要,所以肯定来了一群动物,而不是来了一群天使,天使没有胃,对她的食品没需要。但是她不光知道这个事实,她同时还知道另外一个基本事实:这一批小伙子不仅是动物,还是智思体,来了一群 noumena。这一群既是动物又是智思体的存在物,来到了老太太的食品铺面前,干什么呢?从口袋里掏出另外一种智思体,money,货币。大家以为货币是物质的东西,硬币是金属做的,纸币是纸张做的,其实货币不需要这些,没有这些物质的载体它也一样是货币。我们现在口袋里有信用卡,信用卡里的钱是什么呢?银行电脑里的一连串数字,它就是 money 了。所以从小伙子的口袋里掏出来的是noumena,智思体,然后跟面包或者苹果交换。此刻被交换的面包或苹果同样也是智思体,为什么?因为它是商品,是一种社会存在物。交换完成之后,小伙子捧着一个面包,还是智思体,为什么?因为他仍然可以把这个面包再卖给别人。

直到他把这个面包放到嘴里吃下去的时候,这一刻,这个面包才不是智思体,是物质体,物质的东西装到了另外一个物质体里边去,另外一个物质体现在被命名为胃。就这样一件事情。

所以康德的哲学讨论的是让社会世界成为可能的基础,这就是论道。因为这个社会世界的根据如此。我们才应该根据这个根据来建立社会制度——那就是器,来制作皿器。这就是西方人论道的一个例子,在这个例子中我们发现一些非常重要的事情:西方人相信这个世界可以区分为两个世界,一个是可以直接感知到的感性世界,还有一个世界是超感觉的,用康德的话叫本体界或智思界,反正就是 noumena。有这两个世界,这就是西方人论道。

2.中国的论道路径

我们现在回过来看中国人论道。中国人论道的结果是不是产生了两个世界的区分,一个是感性世界,一个是超感性的世界?假如真区分了的话,那么我王德峰今天演讲一开始讲的那件事情就不会发生了。什么事情呢?就是闯红灯。因为交通规则是超感觉的,红绿灯虽然是感性的东西,当它代表一个超感觉的理性法则,假如我们相信这个理性法则是一件真实的事情,是一个比感性世界更真实的世界中的东西的话,我们遵守它吗?我们当然遵守它了。但是我们很快发现,中国人论道没有论出两个世界来。

我们现在回过来演示一下中国人怎么论道,中国的哲学家怎么论道。我们可以举的例子也很多,就以孔子作例子。我们怎么说孔子的学说呢?说一千道一万,永远说不完,一直在研究,我们还是简要地抓起要领。比方说我们来讲一个虚构的故事,讲英国某一个汉学家,假如他对中国的学问感兴趣,尤其对中国的儒家学说感兴趣,那他一定要研究孔子。他要研究孔子的话一定要读孔子的书,孔子的书其他的可以不读,有一本非读不可——《论语》。

现在假定这个英国的汉学家打开了《论语》来看,开始读的时候觉得很顺利,为什么觉得顺利?因为《论语》是对话录,和柏拉图的对话录形式上很一致。《论语》记载了孔子和他的许多弟子的对话。读下去仍然感到很顺利,顺利在哪里?他发现孔子讨论的话题,主要的中心的话题和苏格拉底的话题是一致的。苏格拉底讨论什么?善,什么是善。孔子讨论什么是仁,仁爱的仁。这个汉学家很高兴,恐怕可以这样说:孔子乃是中国的苏格拉底,先秦时候的苏格拉底,苏格拉底恐怕可以被称为古希腊的孔子。他觉得很开心,他对研究中国孔子的思想充满信心。但是他读着读着,困惑就来了,越来越困惑了,为什么?虽然他发现仁是孔子整个学说的核心概念,但是他后来发现关于这个概念的定义有种种。孔子在不同的场合关于什么是仁说了不同的话:"仁者爱人","为仁以孝弟为本"是一种说法，"己所不欲，勿施于人"，又一种说法；"一日克己复礼，天下归仁焉"，又一种说法。那么仁究竟是什么呢？

苏格拉底给出了善的答案，善是美德，善或者美德就是知识，这是苏格拉底最后的结论。美德乃是理性的结果，苏格拉底的结论出来了，苏格拉底认为没有一个人有意为恶无意为善，没这种人的，因为每个人心中其实都有理性认识的能力，所以美德就是知识。结论出来了。

那么孔子的结论在哪里呢？找不到，翻遍整部《论语》，顺过来读，倒过来读，就找不到。汉学家心里发慌了，他就要到中国来问了。假定他找到我，"你是不是研究哲学的？"我说是啊。"那么你至少知道你老祖宗的思想？"我说有所知道。"你能不能向我解释孔子的学说算不算哲学？"我对这个问题感到非常惊讶了，我说你怎么会提出这样的问题。他跟我讲，"哲学应当有严格的范畴推演、逻辑推理，最后要一个明确的结论，但是我看孔子的《论语》里就没有什么概念、判断、推理、范畴的演绎，没有，这算不算哲学？"我马上要反问他了，"你这个问题有一个大前提，你思考过没有，你以为世界上所有的民族做哲学，要么不做，要做就和你们西方哲学一样，同样一个逻辑范畴的体系？假如你把这看成是所有哲学的唯一标准的话，那么中国人倒是没有哲学的。但是我可以反问你，为什么哲学非做出那个形态呢？这个根据在哪里呢？"他对于我这样一个反问，肯定觉得没办法回答。他说："照你的说法，中国人的哲学和欧洲人的哲学形态是不一样的，对不对？"我说就是这个意思。然后他说："那么我这样一个人怎么能理解你们中国的哲学呢？你能不能给我一点指点呢？"我说："可以的，试试看，未必成功。《论语》你也不要从头到尾再那么读了，我就请你念其中的一段，慢慢地体会。如果你终于有所体会的话，你跟我说；你觉得毫无体会，我就奉劝你不要研究中国哲学。"他问哪一段，我说有一段，有一次孔子和他的弟子宰予有一番对话，你好好地念念。

这番对话是这样的，宰予有一天问他的老师孔子："你主张恢复周礼，按照周礼的话，父母亲如果去世，我们要服丧三年。三年时间是不是太长了？能不能短一点？君子三年不讲究礼仪，礼仪必然坏乱；三年不演乐，乐就会荒废。旧谷吃完，新谷登场，钻燧取火的木头四季一轮回，服丧一年就可以了。"孔子对他这个问题没有正面回答，反问道："假如你父母亲去世后，你服丧一年就吃得好，穿得好，你心安还是不安啊？"宰予回答说"我心安"。"今女安，则为之！"孔子就这样说了。如果你可以心安的话，你可以不必服丧。宰予得到这个答案就走了。他刚走，孔子就忍不住说了一句话，"予之不仁也！"，就是说宰予这个人不仁。

这段对话简单不简单？非常简单。我就请那个英国汉学家读这一段，我告诉他,如果读不懂,从此就别研究中国哲学。大家想想这段话里边有什么奥妙。

我们继续我们的虚构。那个英国汉学家过了一阵子果然来找我了,我一看他来找我,心中一喜,知道有希望。他说:"你叫我读这一段太有意思了,很有道理,我懂了。"我说你懂什么了。他说:"原来孔子在《论语》中虽然在不同的场合关于什么是仁有不同的说法,但其实有一个共同的主线贯穿其中。"我说哪一条主线。他说:"就在你讲的那一段里边。孔子的那个仁,其实不是概念。"我说是什么。他说:"孔子说心安还是不安。他问宰予,假如你父母亲去世的话,你不服丧,心安还是不安。宰予说心安,孔子就说他不仁。原来仁与不仁的区分,标准不在头脑的思考里,在哪里? 在心安还是不安里。而心安和不安是什么呢? 是生命情感。所以我一下子就明白了,孔子讲他的哲学的真理,是从哪里讲出来的呢? 是从生命情感里讲出来的。所以我得出一个结论,孔子的仁根本不是概念;苏格拉底的善肯定是概念,而且最高的概念叫理念。但孔子的仁根本不是理念。是什么? 生命情感。"我一拍桌子,我说:"你行了。从现在开始你真可以研究中国哲学了,你找准了路。"

只要是真理都是有普遍性的,所谓放之四海而皆准。西方人相信什么? 他们相信凡是放之四海而皆准的真理只可能在理性当中找到。倘若在感性的领域里,哪有真理可言? 因为感性都是个别的,偶然性的,有限的,比如情感,是主观的、偶然的、个别的东西,怎么可能指望在这种偶然的、个别的东西里发现普遍真理呢? 所以西方人有这条信念。

但这不是中国人的信念。中国人在做哲学的时候也要寻找普遍真理,所以它叫哲学。但是中国人寻找普遍真理不在理性中找,也根本没区分感性和理性,而是直接在感性中找,在我们的生命感受中找,从生命情感当中阐发普遍真理,比如孔子阐发出了仁。这就是中国哲学的路数。西方人要明白这个道理才能搞懂中国哲学,但是要让他们明白是很难的。

今天的中国人自近代以来接受了许多西方的思想和观念,其中包括一条:我们恐怕也自觉不自觉地认为普遍真理一定只在理性里,一定要通过逻辑的形式给以严密的论证,才能得到朴实的真理。我们一谈到情感,就相信它是主观的,不是客观的,是个别的,不是普遍,这种想法是受西方影响造成的。你带着这样的想法,是不可能了解中国哲学的。

我就以孔子论什么是仁为例,演示了中国哲学论道的方式。这一点请大家牢记在心中,不光是儒家这种中国哲学学派,道家也是如此,也包括法家、墨家在内,归根到底都在这条路里面。有一点不像在这条道路里的恐怕是名家,运用中国萌芽时期的逻辑学思考,但是它终究没有成为中国学说的主流。中国的主流,比如儒家、道家等,比如你们读庄子的著作,肯定是哲学作品,可你们觉得它像文学。庄子的著作里有没有西方哲学那种严格的逻辑推论、范畴的演绎？没有。它全是形象的,他在说的也是你这个读者本来就有的生命感受,在说所有读《庄子》的人心里本来就有的生命感受。只是本来在未读之前,你自己的生命感受是散漫、零星、不成境界的;你读《庄子》的时候,庄子的著作帮你把生命感受提升为生命境界,乃至叫天地境界。所以你读懂《庄子》的根据,完全不在你的头脑里,而在你的心里。

你要读懂康德的根据在你的头脑里,你要读懂庄子、孟子、孔子,根据在你的生命感受里。所以道是可以论的,道是可以言说的,但是言说出来后可能是儒家所说的道,也可能是道家所说的道,或者其他西方哲学所说的道。但是它们总是在论道,这一点是共通的。所以我们说不光西方人有哲学,中国人也有哲学,只是论道的路径不一样。

三、中国的文化命运

论道路径的不一样,导致的结果是命运的不同。这个命运直到今天还影响着当下的中国人。我们没有像从古希腊开始的西方人那样,发现了一个超感觉的世界,发现这个超感觉世界里才有真理,那是理性可以认识到的东西,我们服从它,拿它来规范我们的现实生活。这样一条原则是西方人论道的路径造成的。今天的中国人,像我刚才讲的面对理性所确认的规则,既当它是有这么回事情,归根到底不认其为真,因为我们不相信这个规则可以超越感觉仍然真实。

什么是真实的？感性的才真实,我们这样认为。你要闯红灯了,突然有一只手伸过来,一把抓住你的车把,此刻对于一个中国人来说,真实的事情终于发生了。那个理性的法则虽然头脑能理解,但未必是真的,我随时可以破坏它。中国人的国民性格来自哪里？就来自这样一种中国文化精神,也就是论道路径或者是对道的领会。

对于中国国民性格的描述,可以千千万万,说不尽道不完,好像各种方面都有,这样的讨论将没完没了,不得要领。你要真得要领,就要把各种中国国民性格的特征全面研究,会发现这种国民性格来自中国人对道的领会。这种对道的领会未必要读过中国的哲学著作,你要从小在如此这般的文化世界中长大,你才能进入这种对道的领会。这就是我先要讲的第一点,中西方论道路径的差别,而这种差别导致了中国人和欧洲人具有不同的文化命运。

朱熹有一句话:"天不生仲尼,万古如长夜。"仲尼指的是孔子,这句话把一个思想家的地位抬得很高很高，是有一定道理的，不是说孔子让中国文化有了生命，文化生命作为人都具备，它指的是孔子让我们的文化生命有了一个统一的方向，那就是论道。论道造成的传统，也就是文化精神传统。

我们之所以是中国人，就在因为这个文化精神传统中。你们相信不相信你们自己也在文化精神传统中？我举个例子：有人说哲学不能用来烤面包，那是西方一部分人经常说的话，也就是调侃哲学——空谈玄理无补于世。但是我对这样的话的一个恰当回答是什么呢？世界上没有一块面包是未经过哲学思考而烤出来的。那么他们就要问我："你说的哲学思考、哲学问题是什么？"我说就是这样一个问题，"To be or not to be，that's a question"，哈姆雷特的经典台词，"生存还是死亡，这是个问题"，你肯定先解决了这个问题再烤面包，你如果决定"not to be"了，还烤什么面包？

下面我要追问，你怎么解决这个问题？我看了有关巴以冲突、伊斯兰恐怖事件的新闻报道，一个让我觉得非常困惑的现象是什么？——人体炸弹。人体炸弹是什么意思？这是一种打击敌人的方法，在未能保证成功地打击敌人之前，确认自己先死，这叫人体炸弹。我作为一个中国人实在难以理解，那个世界里的人倒是理解的，一个人要去做人体炸弹了，他的亲戚朋友还非常支持他鼓励他，说他是很了不起的英雄。我们中国人会这样做吗？不会。中国人有时候也想死，就是想自杀，一个人活到后来走投无路了，了无生趣，觉得生不如死，就动了自杀的念头。他想自杀也是情有可原的，但是他即将自杀而未曾自杀的当口，他突然想起什么，你们知道吗？他想起家有老母在堂，还有妻子、嗷嗷待哺的儿子。他想到他们的时候，突然打消了自杀的念头，为什么？他这样想："我个人的生活再无意义，可我不能因为我的死给他们带来苦难。"于是他决定不自杀。他做出这个决定的基础是什么？儒家的学问。当他做出这个决定的时候，孔子就在他身边了。我们说中国人几乎不大可能做人体炸弹，要归功于孔子。

人活着和动物活着不一样。人活着的每一分钟，他还知道自己活着，这件事情太可怕了。因为他知道自己活着，意味着他活着的每一分钟都要自觉地承诺生命。对于一个人来说，他活着就意味着每一分钟都在承诺生命，他一旦放弃对生命的承诺，他就要自杀了。那么承诺生命要不要意义来支撑？要的。没有作支撑的意义基础他还会承诺吗？不要承诺了。那么请问那个意义是他自己发明的吗？不是。是不是你把自己关在房间里，拿一张纸做计算，算出生命的意义是什么，算到结论出来了，然后活着？不是这样的。

我刚才说我们在中国的文化世界中慢慢长大的时候，我们就把中国人对生命承诺的意义基础不知不觉地内化到心中了，我哪怕不识字、没读过《论语》，孔子已经在我心上了,对不对?所以哲学和每个人的安身立命联系在一起。

中国的以儒家学说为主流的文化精神传统,后来居然出了问题。出什么问题了?我们可以看中国这部历史,虽然有和平繁荣的时期,但是战乱也非常频繁地出现,中国的朝代到一定的时期就衰落,然后变一片黑暗。这样一个一治一乱的循环,让中国人非常痛苦,孔子树立的文人政治的理想、天下关怀的理想为什么在政治实践中每每受挫?这是一个很有意思的问题。

我们先从西方人的眼光来看中国。他们对中国一个最大的惊讶是什么?——这样一个民族很奇怪,没有严格意义上的宗教,所以没有上帝管束人心,居然有长久的文明,还有和平的秩序时代。他们万分惊讶。在西方人看来,每个人都有自私自利的本质,一定会导致利益的争斗,怎么让人们停止利益的争斗呢?要有一个至高无上的神让人们敬畏,然后人们才能管住自己的心。

中国没这样的神,中国不靠宗教,靠的是什么呢?哲学。中国靠哲学,不是管束人心,而是理顺人心。孔子就是这样论道,以便为中国人确立文化生命的方向以及道路。但是还是出现问题了:西方人的道德有宗教根据,因为上帝在人们的心里,人们对他敬畏;中国没有上帝在心中,中国人的道德来自哪里?不是来自超验的神给我们警告和启示,来自什么?来自同样是人间的另外一类人树立的榜样。这类人叫什么人?孔子在《论语》中说:"学而优则仕",不是说你学了许多文化知识,口袋里装了许多文凭,然后可以做官,像今天考公务员那样,不是的;"学而优"的意思是学做圣贤,谁学得比较好谁就可以做官。为什么可以做官呢?因为他的第一个任务不是造福百姓,第一个任务是什么?教化百姓。第二个任务才是造福百姓。为什么说教化百姓?就是说要学做圣贤学得比较好的人来教化百姓。

中国人有一句话"上梁不正下梁歪",你把这句话翻译给西方人听,他就听不懂。他说上梁不正下梁照样正,我说不可能,他觉得不可思议。他觉得上梁歪了下梁一个个还会很正,比如说美国,美国若把流氓选为总统了,后来发现这家伙原来是流氓,上梁歪了吧,但是美国老百姓大多数是清教徒,他们还很正,因为心里有上帝。那个流氓做了总统咱们不慌,因为最多做四年,如果四年还没到,你流氓的样子太不可忍受了,那咱们弹劾你,叫你提早滚下台,下梁一个个还很正,对吧?

可中国就不是这样了,中国要圣贤来教化百姓,为百姓树立道德榜样,百姓才会有道德。中国人有一句话"君子如风,小人如草,风吹草动,草随风动"。草就是老百姓,草往哪里倾斜取决于君子的风往哪里吹,但是这样一件事情取决于什么啊?偶然性。一方百姓恰好有一个贤明的父母官,那么他们有福了,他们也有道德了;不幸碰到表面上有道德,实际上却是个坏蛋、拿他的官职和权力来谋自己私利的人,那么这一方百姓就遭殃了。我们没有其他手段来保证我们一定得到贤明的父母官,一方百姓能否遇到贤明的父母官取决于偶然性。这就是中国的文化思想在政治实践中产生的悲剧结果。只不过这样的说法还只在皮相上,还没有完全进入哲学,要从哲学上讲的话,那么我们要讲更多的意思了。

我们先来看一看中国文化的特征是什么,再来看中国历史上许多黑暗政治的根源是什么。刚才说到了西汉时候诸子百家争鸣告了一段落,西汉有一个叫董仲舒的人,他说了一句"罢黜百家,独尊儒术",也就是说,以儒家学说为一尊。但是别忘了中国思想中道家的思想并没有被放弃,它始终和儒家在一起,如影随形。所以,虽然以儒为主,但是辅之以道,我们给它个说法叫作儒道互补,这构成了中国文化精神的根本特征。

那么儒道互补是什么意思呢? 简要地概括,儒家学说教人有德性;那么道家学说教人什么呢? 教人得自在。把儒家和道家做个区分,举个例子,一个成语叫相濡以沫,但是庄子怎么讲?"与其相濡以沫,不如相忘于江湖。"这就是道家思想对儒家思想的消解。本来儒家说两条鱼在一个快干涸的水域里彼此用唾沫濡湿对方,以便继续活下去,这样一个场面很感人,很有道德。道家却说,为什么要这样? 我们与其这样依赖仁义、友谊来生活,还不如我们各管各到水域丰富的地方去,在江湖里各人得自在,那不是更好吗?

所以,凡是儒家提出一个道德上积极的理想,道家必提出它认为更高的一个境界来消解,就是在天地之间的自在,大自在。这就是儒道两个思想始终没被中国人所放弃的原因,道家为中国的知识分子准备了这样一条道路:假如儒家的政治理想、原则在现实世界中实现不了的话,我有一条退路,那是道家思想为我准备好的,就是做隐士。比较典型的就是陶渊明。

对知识分子是这样,对老百姓而言,也是儒道互补。在社会生活中实现不了正义、不能坚持原则的时候,老百姓怎么办? 也有一条道家的退路。最典型的就是鲁迅笔下的阿Q。阿Q被人欺负的时候,搞不过别人,别人打他还要跟他讲,"你要说这是老子打儿子",他说是说了,但是心里马上要说儿子打老子了。那叫精神胜利法,他精神上仍然胜利,这是道家的思想。儒道互补在一个小平民百姓最后身上演变成了阿Q这种人格。那么在大人物身上,最后演变为谁? 袁世凯。

为什么儒道互补会有这样一个结局呢? 儒是讲原则、讲道德、讲入世的,讲这个世界要变得好起来;道家教我们不要坚持原则,要权变。讲经又讲权,经就是经典,在这里表示原则的意思;但是一经权变,原则没有了,只有根据需要随时改变,即所谓高度的灵活性。就是儒道互补。

道家的思想作为哲学的境界非常高深,我们还很难进去,要慢慢地体会来提高自己。但是,如果把道家的思想用到政治实践里去,会产生什么? 奸猾。所以说中国的典籍非常有意思。比如《道德经》五千言,有不同的读法,你把它当作一种哲学境界来读,可以提高自己的人生修养;你也可以把它当成政治实践的指南,那就是权术书,世界上恐怕没有第二本比它高明的权术书了。西方有人写了一本《权术论》,教当时欧洲的君主怎么玩弄权谋。你读了那本书以后再比较老子的《道德经》,会突然发现那本著作是小儿科,中国人早就这样了,讲经又讲权变导致以权变经。

这样一个中国文化精神的政治实践的结果,是其一。

如果我们不讲道家的话,再讲儒家本身,在孔子之后,出现了两条发展道路,一条是孟子所打开的道路,一条是荀子所打开的道路。大家都来表现孔子的学说,他们的争论,是孟子和荀子的争论。

关于人的本性,孟子主张"人性本善",而荀子主张"人性本恶"。90 年代复旦大学参加了首届国际大专辩论联赛,最后一个赛题就是这个题目。复旦大学抽到了"人性本善"的辩题,最后得了冠军。我当时看了这个新闻报道后,心里觉得有点可笑,因为我觉得这个讨论是没完没了的,人性究竟"本善"还是"本恶",这是一个永远无法给出答案的哲学问题。

我们把这个问题略作讨论,就会发现一些很有意思的东西。荀子讲"人性本恶"的根据是什么呢? 他认为每个人出生后都有一个自保的本能,肚子饿了就要吃东西。你吃饱了,等不等于我也吃饱了? 显然不是的。你吃饱了,我还饿着,所以我要为自己争取食物。可见每个人天生是自私自利的,人与人之间的利益争斗是不可避免的,这就是所谓的"人性本恶"。

孟子讲"人性本善",他的根据是什么呢? 他说"人心有善端","恻隐之心,人皆有之;羞恶之心,人皆有之;恭敬之心,人皆有之;是非之心,人皆有之"。端就是根源的意思,人类道德的根据在哪里呢? 孟子说在人心里,人心有道德的根源,有几个方面:恻隐、羞恶、是非等。

那我们应该相信谁呢? 要让我们相信孟子很难。根据现代的遗传学研究,若认为在我们的基因中有善的基因,显然是不可能的。但要在人类的基因中发现自保的基因是可能的。其实荀子讲的"人性"用英语来翻译就是"Human nature",nature 表示自然,也就是说荀子讲的"人性"其实是人的自然性。所以孟子讲的"人性"和荀子讲的"人性"其实不在一个层面上,荀子讲的"人性"是在生物学层面上,而孟子讲的"人性"其实是超生物的。

那我们能相信这种超生物的人性吗？今天坐在这个讲堂里，让我们一起来思考这个最根本的哲学问题。孟子讲的心是不是指我们的心脏？不是。用心理学来解释，它是我们在生理过程基础上的心理过程，我们有情绪、认知行为、知觉、感觉、表象能力等，但这也不是他讲的心。它既超生物学，又超心理学层面，那这样一个"心"到底存不存在呢？我们把人体解剖开来，找不到这样的心。我们想为孟子所讲的"心"作辩护是有难度的，因为孟子提出这个思想之后，后来的中国学界都不理解他的思想，以致孟子的心学总是被埋没，直到宋明的时候才重新得到发扬。

那让我们来试着理解吧，假如我现在很饿，饿得快死了，眼前有一块肉，但这块肉不是我的，我不吃它就像朱自清不吃嗟来之食一样，我宁愿饿死也不吃。这表明我们人类有一种能力，这种能力能中断在我们身上起作用的自然规律，我们本来是生物存在，生物学规律本应起作用，但是我可以让它中断，这种能力一定是超越自然界的能力，这种能力按照孟子的说法是来自心，而这个东西肯定不是自然的。

再举个例子，假定某人抢了银行，后来被逮住了，被拖到法庭接受审判。法官开口就问："你为什么要干这种事？"这个罪犯开始为自己辩护："法官大人，你承认不承认我有一个胃？"法官说："是的。""这个胃在饥饿的时候需要食物，对不对？"法官说："是的。""在今天的社会，食物是不是要用钱来买？"法官说："是的。"罪犯又说："我可以告诉你，我这几个月来身无分文，这件事你可以去调查。"法官通过调查，证明他这几个月确实是身无分文。然后他继续问法官："我身无分文，但我要吃东西对不对？"法官说："是的。""吃东西要用钱买对不对？""对的。""那钱在哪里呢？是不是在银行里？"法官说："是的。""所以我就到银行里去拿钱了。"法官一听觉得他很有道理，所以宣布释放。

你们想，这样的法律审判可能进行吗？不可能。因为法律审判的前提是罪犯本应有一种能力，那叫自由意志，这个自由意志能够中断在自己身上起作用的自然规律。因为有这份自由意志，他就被认定为有责任能力，因为有责任能力，所以才要接受审判。现在一条狗咬了我一口，难道我要把它押入法庭，让它接受审判吗？显然毫无意义。因为狗没有自由意志，我唯一的办法就是狠狠地踢它一脚，让它以后不敢再咬我。我们在法庭对罪犯进行审判，首先是要把罪犯当人看。假定这个罪犯被证实是精神病患者，这个人就一定会被释放，不会被审判、判刑，因为一个精神病患者失去了自由意志，于是相应地失去了责任能力，我们也就不要追究他的责任了。

从这些例子中，我们可以确认一件事，那就是人是有心的，有孟子意义上的那个心,孟子意义上的那个心看上去非常玄妙,你无法对它进行科学的研究。虽然你可以对心脏进行科学研究,但你无法对那种自由意志的根源——心进行研究。这样的心是由哲学来研究的,哲学研究的是那超越的心,超越生物层面、心理层面的心,各位只要懂了这一点,就可以跨入哲学的大门了。如果你不懂这一点,那你永远在哲学的大门之外。假若一个民族从来不去研究这样的一个心,那这个民族就没有哲学。

荀子认为道德的根据不是来自孟子讲的那个心,因为荀子压根不懂有这样一种心,所以荀子的哲学境界低于孟子,这是确凿无疑的事,不需要再争论。那荀子认为道德来自哪里呢?他认为道德来自一种后天的约定,因为每个人一定自私自利,一定要斟酌利益,一定有恶的本性,为了避免利益争斗的各方出现同归于尽的局面,人类就为利益争斗设置了规则,让利益争斗在一定的规则范围内进行,这个规则叫礼。礼是伦理规则的意思,在伦理规则里再建立政治制度。中国的六经中就有一部《礼记》,其中就记载了中国古代夏商周三代的规章制度。在荀子看来,人类有道德是因为我们对利益纷争进行了一个后天的规定。如果这样一种思想能够深入人心的话,那将会产生一个结果,那就是当我们遵守道德的时候,我们的最终目的是为了利益;我不得不遵守道德,倘若我不遵守道德的规则,我将会失去更多利益。

如果我们按照荀子的理论讨论下去,那我们现在的道德礼仪就不是以孔子的仁为基础了。仁是心安与不安的问题,而那个心是从孟子开始讨论的,孔子还未曾讨论,所以孟子开了心学的先河。

荀子的思想影响极大,它造成了一种人格,就是乡愿。孔子《论语》中就概括了这种人格类型,说"乡愿乃德之贼也"。乡愿就是那种表面上极其遵守道德规范,恭敬有礼,温柔敦厚,但他拿道德作手段,更巧妙地谋取自己的利益,这样的人格叫乡愿。孔子已经预言到这种人格出现的情况,所以他才会说那句话。荀子的思想,就哲学上,可以继续讨论,但荀学的实践会导致虚假的道德,这也是孔子的文化理想不能实现的一个原因。我们终于把自己打扮成圣贤了,于是谋取了很高的官职,官职乃是器,我们不是用这个"器"行道,而是用来实现自己的利益,这样的政治终究不是为民众树立道德榜样,教化、造福民众,而变成了少数人手中的工具,这叫玩弄神器。国家乃神器也,国家的官职是神器,一旦你玩弄了神器,那你就是一个贪官污吏。

如果要追问中国历史上种种政治黑暗的根源,我们不得不追问到基本的思想上,怎么看待道德?怎么看待人性?儒道互补,再加上荀学产生的乡愿式的人格,这一系列就构成了中国历史一个令人悲哀的过程,中国的文化生命就经常面临衰弱的危机。

第一次大的衰弱就是魏晋的时候。礼教在两汉的时候被创立了,也就是那些典章制度,通过对儒家经典的研究而创立,两汉的中国学术特征叫两汉经学,研究经典的目的是为了设立符合儒家精神的典章制度,典章制度设立好了,但很快被破坏了。东汉末年,天下大乱,最后"礼崩乐坏",礼教变成虚假的东西。文人非常痛苦,那些文人把他们的研究转向了道家的学说。在魏晋的时候,中国学说的特征被概括为魏晋玄学,就是研究道家的学说,在这里躲避现实世界的苦难,魏晋文人放浪形骸。鲁迅先生写过关于魏晋的酒和礼节的杂文,他说其实魏晋的文人在骨子里还是迷恋礼教的,但是这些礼教在现实中是不太可能被实现了,所以他们痛苦地把它扔掉了。这样一种文化生命的衰弱,要得到拯救,该怎么拯救?后来来了一次外来民族的智慧对中国文化的影响,于是产生了佛学。

我们可以把佛学进入中国看成是西学东渐,这个西方是指印度。佛学最初来到中国的时候,受到了中国知识分子的普遍抵制,因为他们觉得这是和儒家精神相违背的。一个出家人什么事情都不管,那叫无君无父,还要出家不养孩子,这是严重的不孝。但是慢慢地学习了佛家的经典之后,才发现这里面有很多中国人难以理解的东西。一个最著名的佛经翻译家是玄奘,他在翻译佛经经典的时候,就发现那里有许多概念在中国的汉语中其实是找不到词来表达的。作为一个严谨的学者,不能随便翻译,要音译。我们现在的佛经还保留着大量的音译,如般若,它属于智慧的一种,但是这种智慧是中国人还不能理解的。还有波罗蜜多,它叫抵达彼岸。彼岸在哪里?国人向来不懂。

佛家讲世界的本原是八识,前五识、六识我们还能懂,眼、耳、鼻、舌、身我们还能了解,叫前五识,就是对外物的五种感觉。看到一个苹果是红的,咬一口是甜的,闻上去是香的,摸上去是硬的,这种种感觉结合起来,通过意识把它结合起来,形成对苹果这个对象的印象。前六识:眼、耳、鼻、舌、身、意,中国人统统能够翻译。到第七识却无法翻译,无法翻译就不懂,因为在中国思想中没有这一部分,当然找不到相应的词来翻译。所以哲学和人文典籍的翻译其实不是一个语言学问题,而是不同民族的思想文化在对话。第七识不懂,第八识就更不懂了。不懂就要努力地去了解,终于有一天真了解了,了解的那一天就是中国思想受到佛学思想影响的那一天。

那第七识到底是什么意思呢?简单地讲,你有苹果的意识、山川的意识、河流的意识、树木的意识,你一生在这个世界中生活,这种意识的状态如同河流一样在不断地流动,我们姑且称其意识流。意识状态生生灭灭,但总还有一根红线贯穿其中,这根红线就是自我,我们用西方哲学的语言来解释,叫自我意识。自我意识让各种意识状态都属于它,就像当我们年纪大了还能回忆童年时的记忆,这种回忆的能力就靠这种自我意识贯穿其中。这恰好等于孟子最初讲到的心。印度的佛学没有跟孟子商量过,也知道这个东西。它比孟子的理论更透彻,它还说明了这个心是来自哪里的,它的根据是什么。它的根据是第八识。

那第八识是什么呢? 就是让小我尽可能有一个大我。那大我是什么呢? 哪里去发现它? 它的存在方式就是语言。语言可以用第八识来讨论,语言是我们可以言说的。speech 的可能性来自于 language,要懂这个道理,千万不要以为 language 是由众人的 speech 造成的。毛泽东主席在 1976 年去世,在当时全国统一的追悼会上,华国锋在天安门城楼宣布默哀 3 分钟。我们假定全世界说汉语的人都在大陆,那么也就是说在默哀的 3 分钟时间里,没有人说汉语了,难道汉语就消失了吗? 不,它没消失。汉语不依赖于我们对它的说,language 不依赖于 speech,speech 反而依赖于 language,一旦你要说话,你就进入了句法结构、词汇系统,而这两个系统不是靠你说出来的。

可能大家觉得很奇怪,语言是交流的工具,这种工具是由我们创造的。在远古的时候,突然出现了一个极其聪明的人,他发明了语言,是不是这样? 一个人能发明语言吗? 语言有没有可能在被人发明之前就已经存在了呢? 语言在我们开口说话之前就已经存在了吗? 它是一个民族最初的人民共同领会到的,或者是对存在的那份领会。这里就讲到了当代哲学。虽然不太容易理解,但是有一点是可以明确的,比如说一个民族的文学家,如果这个文学家非常优秀,大家都赞美他。那他为什么是文学家呢? 因为他对自己本民族的语言使用得非常好。使用得非常好是不是说他对本民族的语言有所创造,不是的,他是为民族的语言行道行得好。汉语是天,他是替天行道,就是把汉语这个工具用得最出色。他把汉语本身包含的可能性发挥得很好,这就是这个文学家和他所使用的语言之间的关系。语言大于他,他是小我,语言是大我。他之所以是中国人,是汉语把他造成的。中国人的心如果离开了汉语就不能谈中国人的心了。对于整个人来说,人一离开语言就不可能谈心。

我们假定一个孩子刚刚出生的时候,在生物学意义上是可以被称作人的高级灵长类动物,但是他很不幸,他落到了狼群里,在狼群中长大,形体上仍然像人,但他其实不是人,因为他没有进入过人类语言。

这个讨论说明了来自印度佛学的智慧极大地启发了中国人,中国人终于知道要走这样一条路来研究心和天理的关系、小我之心和大我的关系,这就为中国的第二次学术高峰准备好了道路。在宋明儒学阶段,中国人开始做一件事,就是拯救自己衰落的文化生命。简要言之,天理和人性的关系是宋明儒学争论的核心问题。

宋明儒学有两大派,一个是程朱理学,一个是陆王心学。程朱理学的思想要义所在是先要确认普遍真理,然后要人心去服从它,最简要的概括就是"存天理,灭人欲",天理高高在上,我们去服从它。于是马上有一派来反对它,那就是陆王心学,它是反对程朱理学的。它的中心意思是天理不在我心之外。陆象山是宋朝的思想家,他有一句话叫"吾心便是宇宙,宇宙便是吾心"。这话的道理在哪里呢?在今天的科学时代,一听这种话大家会觉得很好笑——那霍金也不必研究宇宙了,反正都在你心里。他讲的那个宇宙是不是霍金讲的那个宇宙呢?不是的。不是物质的宇宙,讲的就是天理所在,它就在我们的心里。

那这两种原则对立的意义在哪里呢?意义是非常关键的。一个民族要从它古代的原则转变到近代的原则,这个转变的关键在于我们的道德。是因为我们害怕外部的伦理权威,所以才有道德,还是由于我们内心的自觉而有道德?出自外部权威而有道德叫他律,出自内心的自觉而有道德叫自律。一个民族如果从他律转变到自律的精神,那就是从古代到近代原则的转变。启蒙运动的真正主题就是这个。一旦我们实现了从他律到自律的转变,这意味着我们终于成为独立的人格、道德自觉的主体。现在我们就看到了中国宋明的思想家在努力地做这件启蒙的事情,陆王心学就是在做这样的事情。

王阳明说什么是天理?"良知是天理之昭明灵觉处,故良知即是天理",求真理应该从你本性中去求,这就是王阳明心学的核心。如果中国人能认清这个道理,那我们就进入了近代社会。这个道理最初在孟子那里得到表达了,孟子有一句话叫"万物皆备于我矣。反身而诚,乐莫大焉",万事万物的道理在我本性中其实都具备了。这样的思想其实佛学已经为它准备了。

中国宋明儒学的时候,事实上是儒释道三者合流。佛家进入了中国文化,并且完成了它的中国化。佛学中国化的最高成果是禅宗,禅宗最杰出的代表就是慧能。慧能有《六祖坛经》,它就讲到了人心中有佛性,所以真理就是我们心自己的悟。他主张顿悟。慧能说"下下人有上上智",有道德就是有智慧,而这和一个人文化知识的多寡无关。一个人的社会地位极为卑贱,但他有可能有上上智,这种思想在中国思想史上第一次提出来。它就为中国有可能进入近代中国的原则准备了思想条件。我们终于发现人与人之间根本上是平等的,这个平等的根据是人心可以自己获得真理。这就是禅宗对儒家思想的深刻影响。

倘若中国的思想是如此前进的,如果王阳明的心学可以大行天下,则今日之中国不复如此。王阳明讲他的心学的时候,他说他之所以讲心学是为了有朝一日满街都是圣人。我们不要小看这句话。今天我们说做圣人太高了,咱们都是凡人,其实做圣人是我们应当追求的,因为如果一个民族是健康、光明的,那每一个人都应当有圣贤的品格。王阳明说我们人人心中有贼，"破山中贼易，破心中贼难"。他提出这个学说，反映了他其实是追求在儒家的大同中开出心的道路。这种儒家的返本开心就是要形成中国文化精神的更新，这种更新了的文化精神仍然是儒家的，但是它是近代的，是独立人格的养成。

假如王阳明心学理想实现的话，那主奴关系的文化就在根本上被打破了。很可惜，王阳明的理想没有实现，原因在哪里呢？主要原因是中国政治到了明朝、清朝的时候有了一个重大的变化，那就是取消了宰相。宰相这个职位代表了中国文人政治的原则。虽然有皇帝，但是宰相是中国知识分子实现人文关怀的途径，虽然它只是一个职位。宰相的取消代表了军人政治的出现。军事统治以清朝为盛，满族入主中华。他们虽然对中国文化非常欣赏，实际上也知道要治理这样一个民族，必须和这个文化同化。他们似乎成功地做到了这一点，但是做的最大的坏事就是他们不允许中国知识分子保持关怀天下的理想。乾隆说你们汉族知识分子有一个坏毛病，那就是"以天下为己任"，你们都以天下为己任，那还要我这个皇帝干什么？实际上清朝的历史阶段中断了中国向近代社会转变的进程。如果我们认识到这一点的话，我们才把今天中国的状况追溯到宋明时候，追溯到王阳明心学的流产。

虽然西方的哲学对我们中国来说，是第二次思想启发，但是归根到底中国人是不可能成为西方人的，五四新文化运动实际上是失败的。它好像是在中国人头上安上了西方人的紧箍咒，让我们变成黑头发、黄皮肤的英国绅士，但我们永远不可能成为这样的人。所以我们今天不得不反思五四的一些理想：我们中国人的出路在哪里？我们会不会有朝一日把上帝领到我们的内心？那是不可能的。我们自身还是应当有圣贤的品格，圣贤的品格是独立人格的真实基础。其根本原因在哪里？因为中国人几乎不可能相信一个超感性的真理，在我们心中不可能有这样的想法，这是一个根本的原因。至于哪一天会有，我也不知道。

我们还是在感性世界里寻求真理，这样的做法会不会比西方精神低？大家现在觉得低，西方文化精神可以概括为理性规范的精神，中国文化精神可以概括为感性生命的精神。这两种文化精神到底谁优谁劣呢？我们搞市场经济的话，要引进西方规则，于是我们会觉得西方文化精神优越于中国文化精神。但是，无论是孔子还是道家的学说所打开的生命感受的境界，和西方人的理性思考所打开的理念的世界，哪一种境界是最根本的呢？

简单地说，假如两个人恋爱，他们爱得非常深，假如有一天，一个对另一个说拜拜，那个人就失恋了。失恋是一种非常深刻的痛苦，这痛苦以至于非得找一个知心朋友来倾诉不可。于是这个失恋者找到了他的知心朋友，跟他讲自己这份失恋的痛苦。这个朋友非常同情他,要劝解他。该怎么劝解呢?他说,你不要老想着这件事,你把这件事放下来,你要知道天涯何处无芳草,你所钟爱的那个女子离你而去了,你很难过我能理解,但是你要知道你所钟爱的那个女子并不是天下唯一的女子。那个失恋者一听,觉得很对。理性上很正确,符合逻辑,所以他做了一个决定,决定把这件事放下,他刚刚做好这个决定,心里又难受了。我们都读过李清照的词:"此情无计可消除,才下眉头,却上心头。"这是因为头脑和心有区分,头脑是管理性的,而心是生命情感。

中国哲学讲真理是从生命情感里来的,而西方人讲真理是从头脑的理性里来的,哪一种真理更根本?心里的真理才是最根本的。你们可以去学西方哲学,但我预先告诉大家,西方哲学的书给我们最大的作用是训练头脑,获得一种非常周密的理性思维的能力。它和学数学差不多。而读中国哲学的典籍,那不是训练头脑,而是滋养心灵。西方文明最根本的矛盾是理性能够充分展开,但是心却没有人来照料,所以西方的理性主义的哲学传统发展到今天,西方文明在根基上陷入虚无主义。中国的思想只要能够继续地传承和发扬光大,能够返本开心,我们是在心灵里,而不是在抽象的思维里,所以我们这个文明是不可能陷入虚无主义的。这一点要切记在心。我始终相信这一条。如果你学西方哲学,那你总相信人类心智的最高能力是理性。其实这是不对的,人的心智有比理性更高的能力,这个能力就是性灵。

中国文学史上有一派叫性灵派。中国哲学的最高境界是性灵。那什么是性灵呢?性灵是伟大的直觉,是伟大的想象力,还有感悟。中国人讲伟大的艺术作品一定是言有尽而意无穷的,在有限的感性形象中打开了无限的意境。我们来追问的就是创作艺术作品的那种心智的力量,那种力量就是性灵。我们发挥了性灵的力量,才创作出了好的艺术作品。我们千万别把理性的力量看成高于性灵,它比性灵低。如爱因斯坦,他是了不起的物理学家,他提出了相对论,我们一定相信他的理性能力发挥得非常好,但是请注意,相对论产生的真正基础恰好不是理性,而是伟大的直觉、想象和感悟。如果爱因斯坦没有想象、直觉和感悟的话,他如何能突破牛顿物理学的模式?那他是靠什么维持了他性灵的力量?是音乐,他喜欢拉小提琴。我们不要以为他的这个爱好是可有可无的,它保持着他在音乐世界的想象、直觉和感悟,他靠的是音乐。一个科学理论创造的基础不是理性力量,但要把它系统化却要靠理性力量。我们学习的时候也要有非常强的理性力量,但是你即使学习爱因斯坦的相对论,你仍然必须发挥想象。所以我们必须承认人类心智的最高境界是性灵,所以各位要了解艺术。

我们今天的艺术状态很可怜,最低级的是超女现象,高级一点的就是现代拍的艺术作品,其实大多我们都看不懂。但是我们千万别忘记要和历史上那些伟大的艺术作品保持亲密的接触,因为这是滋养我们性灵的重要途径。如果我们远离艺术,将会导致我们性灵的枯竭。那艺术究竟是什么呢?它不仅仅是一种装饰品。如果我们把艺术当成是陪衬,那是我们当代的悲哀。

艺术是什么?举例来说,假定你有一个老祖母,你从小跟她一起生活,跟她有非常深厚的亲情。后来老祖母去世了,在你心中老祖母是这样的伟大,她的人格是这样的充满魅力,你想把这些告诉别人。那你要怎样把老祖母的形象传达给别人呢?你叙述了她的种种品格、美德,听的人仍然感到很抽象,你终于发现自己的这些言说毫无意义。于是你做了一个决定,你画了一幅老祖母的肖像给他们看。假若你恰好是画家,你就能做这件事。当我们的概念和语言山穷水尽的时候,我们必须表达一种东西,这种东西是无法对它进行分析和逻辑构造的,艺术就来到了我们的生活中。在我们这个世界,恐怕只有艺术才能表达出那种用其他形式难以表达的爱。

我曾经看过一幅绘画作品,列宾画的托尔斯泰像。我们也可以为托尔斯泰拍张照片,但是照片难以把那种情感表达出来,而绘画却可以。现代的摄影技术是如此高超,似乎可以取代绘画,但是相机所表达的像是呆板的,只有画家才能真正地把那种情感表达出来,这是摄影技术永远不可能取代绘画的根本原因。绘画运用的是性灵的力量,性灵是在有限中感知无限,表达无限。这种力量我们要小心地滋养它,首先要守护它,我们在童年的时候就有这种能力。只有这样,我们才可能有真正的创造,也有可能面对生活的问题。

人生的道路在命运的关头,我们抉择的力量来自哪里呢?是靠理性吗?如果我们处于人生的十字路口,如果我们都是科学主义者,那我们应该坐在书桌前,摊开一张白纸,往左走预测它有三条利五条弊,如果往右走,那它有五条利三条弊,然后我们再作计算,选择一条利多弊少的道路。我们在命运的关头难道是这样计算的吗?不可能。在命运抉择的关头,我们要发挥的力量是性灵的力量。而这种性灵的力量是在我们对艺术的关注中被准备起来的,我们在艺术作品中真切地体验了命运。人生的重大抉择来自于我们的感受,而不是对知识的了解。我完全可能选择一条路,在理性的计算中它可能一条利益都没有,但是我体验到了这是我应当走的路,并且勇敢地走下去,因为我在对命运的体验中领会到了意义的所在。这一切我都是在描述性灵。

中国的文化精神是从中国文化的哲学宝库里逐渐形成的,所以我们不要在这个伟大的宝库边上漫不经心地走过。我在复旦大学文科图书馆里看到,那些经典著作上覆盖了很多灰尘,读者们漫不经心地从边上走过,奔向有金融学教程、计算机教程等图书的书架,我觉得很可惜。我们要把这些灰尘轻轻地抹去,找任何一本,只要读懂其中的三分之一,恐怕都会受用终生了。哲学与一个民族的文化命运紧密联系在一起,也就跟作为民族成员的我们安身立命的根本联系在一起。这就是我今天讲座的真正主题。谢谢大家!

互动交流:

学生:王教授您好,我想问一问:国家为教育事业投入了很多,对我们学生期望非常大,但是仍会出现这么一批学生,他们在上大学的时候就想着出国,出国以后就不回来了。这是一种人才的外流。我想听听您怎样看待这种现象?还有,您觉得现在的学生有必要像您那一代人那样抱着信念来为国家做贡献吗?

王教授:今天中国的高等教育和我当初读本科时候的高等教育在基本性质上已经改变了,这个改变是很真切的,也很实际。国家是为教育事业投入很多,但是投入的实际情况是什么呢?我觉得中国的大学正在出现一个产业化趋势,学生和大学之间的关系正在发生根本性的变化。

当初我们进入大学的时候是带着解放的感觉的。"四人帮"粉碎之后,十年动乱结束了,我们怀着对民族的责任感跨入了大学校门。这样一种责任感也不是空穴来风,它有现实的基础——我们拿人民的助学金。不光不需要入学金,而且生活费都是人民给的。记得当初我拿到的助学金是 23 块钱一个月。请注意,1978 年的 23 块意味着什么呢?我吃饭最多花去 12 块钱,剩下的钱,我可以买书,谈恋爱的时候还可以请女朋友看电影。我知道是人民送我上大学,这是真实的生活,所以我们就带着对民族的责任感和争取民族光明未来这样一种愿望走进了大学校门。

今天的大学生和大学的关系逐渐变成了一种市场性质的关系,好像是家长或者学生本人的投资行为,就是说我们必须获得一种文凭,以便找到更好的职业。在这样一种大学生与大学的关系中,原先的大学理念和高等教育对于人生的意义正在被淡化,它成为我们未来获得更好职业的一种必要投资行为。在这种情况下,就很难说大学生如何可能去思考民族的命运。

当然,话不能说得非常绝对。我们都是中国人,不管你是不是大学生,总希望民族进步、生活改善,这个愿望还在我们心里。但是我们面临的实际问题也很严峻,我们要就业,如果在中国大陆就业的希望不是很多,就希望获得一个洋文凭,假如做"海归派"不是很顺利,干脆就留在国外。所以这是许多大学生的现实考虑。

那么留在国外会是怎样一个结果呢?我用四个字概括叫"流落藩邦",其实不是值得我们向往的。今天中国的年轻一代最爱国的不在大陆，而是在海外，那些留学生，他们是真正爱国的。为什么爱国？不是因为意识形态灌输的缘故。他们在美国或者在欧洲的某一个国家，由于杰出的才华和勤奋的努力，终于获得了比较高的职位，进入了一个重要的实验室从事科学研究工作，薪水也非常高。但是那个国家那个民族不会真正接纳他，在文化上不可能接纳他，有许多的例子可以说明这一点。所以他们对祖国的每一种进步都欢欣鼓舞，哪怕一件在我看来不是很大的事情。比如上海世博会申报成功，海外留学生都欢欣鼓舞，要庆祝一番。这种感情是从哪里来的呢？就是"流落藩邦"后的感受，那是如此真切的感受。

我讲个简单的故事，那是真实的事情。我是 78 届的，我们半个班的同学都在美国，其中大多数人加入了美国国籍，但他们知道自己永远不是美国人。他们在留学的第一个阶段有时偶尔回国探亲遇到我们的时候，非常自豪非常骄傲，因为我们也非常羡慕他们，那是 80 年代后期的时候，我们觉得他们获得了更好的人生前途，到了一个自由的世界里。在那里，物质文明很高，大家知道美国的物质文明是人类文明的展览馆。美国的社会秩序是如此良好，人与人之间是如此彬彬有礼，彼此尊重，而一回来中国看到还是老样子：脏、乱、差。所以他们非常自豪。

到了 90 年代后期他们回来的时候，我问他们的感受，其中一个是我非常要好的朋友。我说你现在已经加入了美国的国籍，你觉得你现在活得好不好？他说一点也不好。我说在美国是什么感受？他说是"流落藩邦"。"流落藩邦"是他说的，我大为惊讶。我说你对美国的评价转了 180 度，为什么？后来他跟我讲了一个故事。

他说："我到美国去攻读硕士研究生，费了九牛二虎之力，在一年半的时间里，我的妻子在美国陪读。于是，我们两个人在那里奋斗，我们都打工读书。经过漫长的努力，博士学位证书都拿到了，终于获得了一个在美国高级银行的职位，薪水非常高，我们的生活大大改善了。我的妻子也获得了一份收入非常高的工作，我们觉得非常高兴。但是没想到有一天下班回家的时候，发现我妻子的所有个人物品都消失了，我知道大事不好了，意味着她要跟我拜拜了。我们昨天晚上只是吵了一架，夫妻之间的口角是正常的事情，何至于如此？"第二天他又去上班了。他所在的银行里只有他一个是中国人，其他都是美国人。其中有一个同事他觉得是自己的朋友，一个很好的朋友，所以他必须跟朋友讲这件事情。下班之前他跟那个美国同事讲你有时间吗？同事说有时间。"那下班以后去酒店里喝点酒吧。"美国同事欣然答应。然后两个人就到了酒店里，他就跟这个美国同事讲了这件事情。美国同事很认真、很有礼貌、很专注地听了,听完之后,就说了一句话:"你要知道,在两个礼拜的时间内,将有一个律师来找你。你的妻子是不可能跟你见面的。"我那个同学马上叫起来:"她为什么不跟我见面?我们十几年夫妻做下来容易吗?我有千言万语跟她说。"美国人听了很惊讶。然后他说,我们中国人有句话叫作"一日夫妻百日恩"。美国人还是没完全听懂。

果然,两个礼拜后,有一个陌生人来找他了。这个人报了自己的家门,是某某律师事务所的,然后从皮包里掏出很多文件和材料,把美国离婚方面的法律条文都一条一条地跟他讲了。然后说这是你妻子关于离婚的协议,同意你就签字,不同意你可以找律师。我那个同学一看,都很合理,他妻子提出的每一条建议都是可以认可的,他二话没说就签字了。那个律师没想到今天的活会干得这么顺,很高兴地走了。律师一走,我那个同学心里非常难受,他心里还冒出一个奇怪的念头——两个礼拜里,那个美国同事关于这件事情怎么一句话都没问,他算我的朋友吗?后来他忍不住,第二天上班去找他,说你知道我那件事情怎么样了?美国同事问他你什么事情啊?我那同学又把那件事情从头到尾说了一遍,美国同事又认认真真地听了一遍,说:"哦,你跟我讲过的,我说得没错吧。"

后来我那同学跟我讲,他不埋怨这个美国同事,他仍然认为美国同事是他的朋友,不过他是美国人。这个人最初可能想:你其实不必跟我讲这件事情,这是你的私生活,何必跟我讲,但是你既然跟我讲,我肯定是很认真很礼貌地听,如此而已。所以我这个同学真切地感受到美国那个文明的地方不是他的家。离婚按照美国的法律程序很平静地结束了,但他心里的痛苦是很难消解的,于是他想到一定要找中国人。到哪里去找中国人?美国有唐人街,他就到唐人街去了,在唐人街一定找得到中国人。果然,他不仅找到了中国人,而且听到两个人在用上海话说话。哎哟,同乡!老乡见老乡,两眼泪汪汪!他马上用上海话跟他们讲起来。"你是老三届,我也是老三届""你当初在哪里?虹口区?我在北区""你在哪个中学?我在某某中学"……

越谈越热乎。然后我那个同学就跟那两个上海人讲"今天晚上有什么事吗?""没什么事。""咱们一起喝酒好不好?""好。""到哪里?""绍兴饭店。"唐人街上真有一个绍兴饭店,他说里面一定有黄酒,说不定还有太雕。他们三个人就到了绍兴饭店里坐下来喝黄酒了,酒过三巡之后,我这个同学终于忍不住向这两个同胞讲自己的遭遇,讲得非常难过。讲完之后,其中一个上海人拍拍他的肩膀,"老兄,别难过,像你这样的事情我碰到过三次了。第一次,我比你还难过;第二次,好一点;第三次,没什么感觉了"。就是说这个话的人,酒过四巡之后自己流泪了,那个已经非常美国化的上海人,他自己流泪了。所以这三个上海人在唐人街的绍兴饭店里继续喝酒,喝着喝着他们开始说话了。说什么呢? 流泪之后开始念唐诗。他们都在中国读过大学,而且都是文科的,有相当好的修养,肚子里藏了好多唐诗宋词,你一句我一句就来了。其中一个说"你还记得辛弃疾的那首词吧? '落日楼头,断鸿声里,江南游子。把吴钩看了,阑干拍遍,无人会,登临意。'""哦,当然记得。"还有一位问"你还记得李商隐的那首诗吧? 开头两句是'锦瑟无端五十弦,一弦一柱思华年'。最后两句还记得吧?""当然记得,'此情可待成追忆,只是当时已惘然'。"

他们就这样谈着喝着,背诵着唐诗宋词。就在这样的背诵和黄酒之中,他们回到了精神的家园,重新获得了力量继续在美国面对生活。这就是中国人。他们不可能在遭遇到如此巨大的挫折、打击面前突然发现上帝了,然后在基督教的教堂里、在耶稣的十字架前跪下来,这种可能性对于怎样的一代中国人才具备呢? 有可能的,那就是心里没有唐诗宋词的。有两种可能性——未来中国的未来一代或者再未来一代。

我的一些朋友们,他们的孩子还比较年幼。我跟我的同学讲:"你对孩子的教育,有一件非常重要的事情非做不可,就是背唐诗宋词。"他们就笑起来,我说:"我是非常认真地跟你们讲的,我这不是叫那些孩子附庸风雅。背唐诗宋词是童子功,虽然一时不懂,先记在心里。他们未来的人生道路一定会遇到困境和打击,遇到坎坷,到这个时候他们全懂了,他们重新获得了精神的力量。这是我们做父母的责任。"现在许多人都理解这一点。

绍兴是钟灵毓秀之地,是鲁迅的故乡。文理学院有很好的文科。我们有时间除了学习自己的专业之外,还要滋养我们的心灵。

学生:最近几年有一个词比较火,三个字,就是"劣根性",而且在这三个字前面还有三个字"中国人"。您对中国人的劣根性是怎么看的? 如果真有这个根的话,那您觉得这个根又要追溯到哪里?

王教授:对中国人的劣根性有许多的剖析,包括柏杨写的那本书《丑陋的中国人》。我刚才的讲座恐怕已经涉及这个问题最根本的方面,也就是中国人始终有一个基本的困境没有解脱出来,儒家的孟荀两歧以及儒道佛的关系导致了中国国民性格中一种内在的抗力。

我们肯定是热爱生活的民族,我们也是有理想的民族。但是我们这个民族始终依赖于一种伦理上的等级关系而生存,我们把家族伦理的次序放到国家社会的政治体系。在这种次序的长久影响之下,每一个人就有了自保意识,就是说一种外部的伦理权威不是我们内心的真正的自觉。这两种之间的区别就是我刚才讲的中国古代没走到中国近代。

这就是国民劣根性的总根源,这个根源包括鲁迅先生笔下的中国人——老百姓都存在的。毛主席犯了一个错误,他发动"文化大革命"其中有一点就是要允许百姓反做官的,所以造反就是造当官的反。那么,毛主席的一个前提是什么?他说过一句话叫作"百姓都是圣贤"。他对中国老百姓的劣根性估计得太小,在这一点上,鲁迅要比毛主席深刻。鲁迅不仅抨击了封建的官僚、批判了旧式的文人,而且批判了百姓。鲁迅在笔下严厉地剖析了中国的百姓:偷安自保,冷漠的看客等等,恐怕是看得更深的。毛主席因为没看得更深,所以他以为把百姓这个圣贤都发动起来的话,中国的清明世界就会来了,但没想到他打开的是潘多拉盒子。

但是我们的希望还是在的,我们确实有宋明理学的传统,中国秩序的近代精神的最初步形成。我们要继续这种精神,让它在当代条件下展开,我们的奋斗目标、我们的思想和事业就是树立中国人的性灵人格,而不是一个抽象的理性人格。这话说起来有点悬,却实在是真实的。中国人要讲理的话一定不脱离生命情感,若用西方标准来衡量这是中国的弱点,会导致以私情代公理,情理不分。但我们中国人永远不可能以抽象的公理来代替生命情感,这一点是确凿无疑的,所以我们独立人格的形成,这种人格的本身特征不是理性而是性灵。这是我相信的。

那么这一天怎么到来?我说痛苦是它到来的必要前提。中国有一句老话叫作"不撞南墙不回头,不到黄河心不死"。我经常出于关心大学生,在他们毕业之前开座谈会。他们说:"王老师,你给我们一些忠告。"我说我给你们的忠告就是希望你们不要锋芒太露,你们在接受我们复旦大学的人文教养和教育以后,有许多天下关怀和理想,我非常欣赏;但是你们要当心,你们还是要内方外圆,就是内心的原则绝对不要放弃,但是不要到处都是锋芒,要适当地圆滑一点。他们一听:"王老师,你又要我们儒道佛了。"我一听,倒是如此。实际上我对大学生的关爱就像爱自己的孩子一样。中国这一代的家长和老师如果是非常认真地关心下一代,往往还是在中国儒道佛文化精神里面说话的。恐怕你们锋芒还会露一点,有可能遍体鳞伤,但是中国的希望在于年轻的一代有正直的人格,当然我们要通情达理。这件事情不是三言两语能说完的,所以希望大家还是都接触一点人文典籍,为我们的民族,也为我们个人。

学生:您一开始讲到制度和国民性格,对于制度我们可以引进西方制度,完善国内制度。但是国民性格方面,它是由道德文化精神所决定的。那么我们需不需要启蒙运动呢?会不会出现呢?如果会的话又将从哪一方面开始,是哲学还是文学还是其他的方面?

王教授：有的人认为中国新的启蒙运动将在宗教产生，他们举出了例子：这几年，中国大地上年轻的大学生信基督教的人数剧增，在复旦也有不少。他们跟我讲恐怕是宗教，我不相信。要让我们成为西方宗教意义上的宗教徒，可能性的前提是什么？是我们家破人亡。中国人和自己的哪怕是三口之家的核心家庭伦理价值都消解掉的话，我们会突然发现自己是一个孤独的灵魂，于是这个灵魂只有上帝才能拯救。但是不可能，我们年轻的一代是在中国式的家庭生活中长大，尽管我们口头上充满西方的观念和词句，跟老爸战斗，跟老妈战斗，但我们在关键的时候其实期待着父母以中国的方式来帮助我们，我们也将会以中国的方式来回报他们，而不会走宗教的启蒙道路。

若论启蒙，那么是文学还是哲学？它们是联合起来的，而且我相信是文学先开道路，文学往往走在哲学前面，但是哲学将巩固文学的成果。我们简单地回顾"四人帮"粉碎的时候中国重新反思"文化大革命"、思想解放运动，实际上最初发生在文学领域，然后哲学才出来讨论，来巩固这个成果。哲学界出现了重新理解马克思的现象，把马克思理论解释成人道主义，但实际上是在"伤痕文学"里开始出现人道主义的呼声。所以往往是文学和艺术走在哲学的前面。所以各位要保持着与艺术的接触，也许在你们的创作中又有中国新启蒙的伟大因素。

（根据录音整理，未经本人审阅。整理：梁如洁、戚莹莹、王勇龙、魏幼娜、朱敏）

当代中国人的精神生活

许纪霖 *

（2007 年 4 月 10 日）

今天我讲的题目是"当代中国人的精神生活"，这个题目也许太大了，但它是华东师范大学的一个重点研究基地——中国现代思想文化研究所这几年所承担的一个国家重点攻关项目，该攻关项目的名称就叫"当代中国人的精神生活"。

这些年中国发生了非常大的变化，经济、社会、政治，乃至于自然山水、城市的景观，这个变化是非常空前的。在这些巨大的变化面前，中国人的精神生活究竟发生了怎样的变化呢？ 这也是我们这个课题重点想做的，可分为两个部分：其中一部分是实证调查，我们学校的一批社会学家在全国 20 多个省市进行了抽样调查，然后运用社会学统计的方法对精神生活做了一个量化的乃至于访谈的记录。这些记录中部分成果已经公布了，引起了国内外的强烈反响。

我负责的那部分是比较抽象的，因为我是研究中国文化和中国历史的，所以我承担的那部分是从理论的层面来整体地检讨当代中国人精神生活发生了什么样的变化。我想借今天这样一个机会，谈谈我承担的这一部分，从理论的层面来看一下当代中国人的精神生活。

一、世俗化时代的来临

我们要认识这个时代，有什么样的时代就有什么样的精神生活。这个时代具有什么样的特征、什么样的公共文化，这是我今天想着重讲的内容。

首先我们来看看今天这个时代，我把它命名为世俗化时代的来临。简单地说，今天的中国已经全面进入了现代化，"现代化"曾经是我们在上世纪二三十年代的奋斗目标，那个时候它离我们非常遥远，是一个遥远的乌托邦。但今天的中国在国际上已经成为一个崛起的大国，首先是一个经济大国，是世界工厂，现在

---

* 许纪霖，著名历史学家、文化学者，华东师范大学终身教授、紫江特聘教授，博士生导师。

全世界已经不可能离开中国而生存。

前年圣诞节,美国报纸上有个描述:今天的美国人已经完全离不开中国人,因为今天美国一般的超市里凡是物美价廉的东西都是 made in China,该报纸用了一句妙语说:如果今天没有中国人,美国人也许都要光着屁股。另外,前不久,上海股市有一天突然暴跌,最后引起了全球股市包括美国道琼斯股指下跌,中国已经开始影响全世界。

这些都是经济上、社会上的指标,从精神状态而言,现代化究竟意味着什么呢?我想用德国一个非常著名的社会学家、思想家马克斯·韦伯的说法来解说——西方有两位"Marx"改变了西方历史的进程,一个是我们非常熟悉的卡尔·马克思,他揭示了资本主义经济上的资本秘密;另外一个就是我现在所说的马克斯·韦伯,他的重要贡献是发现了资本主义的另外一个秘密即资本主义产生的精神动力。

何谓精神动力呢?马克斯·韦伯写了一本很有名的著作《新教伦理与资本主义精神》,他说资本主义为什么不是产生在意大利这样一些商业最发达的地中海国家,而是产生在荷兰、英国呢?马克斯·韦伯发现:意大利是天主教国家,这类国家的宗教不适合资本主义制度的成长,它无法提供一种清教徒精神,而荷兰、英国后来都进行了宗教改革,都改成了新教,即我们所说的清教徒。清教徒的精神用四个字来说,叫作"入世禁欲"。

本来宗教都是要出世的,都要向往天国,现实的生活是没有意义的。但到了新教以后,他们就说,谁的灵魂能够得救,成为上帝最好的选民,并不是看他忏悔多么好,而是看他在现实生活中的表现如何。如果在现实生活中有优异的成绩,那么就可以证明他是上帝最好的信徒。因此这些最早的清教徒们就拼命地工作,就像中国第一代企业家一样,但他们也不像今天很多人一样非常奢侈,他们依然非常禁欲,非常勤俭。就像美国福特公司最早的开拓者老福特一样,拥有亿元资产但每天早餐仍然只吃一片黑面包一杯清咖啡。

所以,你们可以看到,韦伯发现了这个秘密以后,他就说,所谓现代化,从精神层面上来讲就是世俗化。这个社会已经开始世俗化,世俗化对应的社会可以说是一个神圣化的社会。在现代化社会以前,无论是欧洲还是中国,在我看来社会都带有某种神圣的色彩,当然这个词是西方的词,比如基督教追求的是神圣。为什么说传统中国也是一个神圣社会呢?因为传统中国人虽然不信仰上帝,我们都相信儒家,虽然没有宗教信仰,但是中国人有中国人的信仰。传统中国人相信的是命。

命由天来决定。这个天不是我们今天所说的自然界的天,气候、大自然的天,而是冥冥当中的意志之天,它似乎主宰着我们的命运。所以,那个时候,从皇帝到子民都要敬畏天,敬畏天命,按照天道、天理来进行我们的生活。我们中国人信仰的不是上帝而是天,天也因此具有了某种神圣性——敬天畏命。

儒家有一整套的关于如何做人的道理,这是大家都信奉的,这是整个社会的标准,这个标准就是天意、天道,孔夫子《论语》里讲的很多道理、今天于丹讲的很多东西似乎是一种心灵鸡汤,但是在当时传统的中国人看来,它们背后都有神圣性。孔夫子无非是作为一个圣人代天立言而已,把天道讲了出来。所以我们可以看到,传统中国人的精神生活是有神圣性的。很多道理用我们今天学术上的语言讲,是有超越性的。所谓超越性,就是说来自另外一个世界,一个非常神圣的、比我们更高的世界,所以我们要敬畏它。

不管你喜欢还是不喜欢这个世界,等到现代化发生以后,我们过去所熟悉的这样一个非常神圣的、超越的世界就崩溃了。社会开始进入到一个世俗化时代,世俗化就是说差不多从晚清到民国,人们不再相信人生的意义,不再相信社会组成的原则、政治制度的一些道理等等是从天上来的,来自于天意或者天道,而是相信人开始成为这个世界的主人,人可以主宰自己的命运,不仅可以主宰自然的世界、这个社会,当然也能主宰自己的灵魂。更重要的是在这个世俗化社会当中,我们自身的生活、世俗的生活,成为一件最重要的事情。所以这个社会,按照韦伯的说法,就开始慢慢地世俗化。

本来,在儒家社会里,我们都知道儒家重义轻利,这个义强调的是精神层面的价值。每个人在社会里都要成为君子,君子就是道德上高尚的人,这种人是被尊重的,人心都是善良的,每个人都有可能成为君子,无非是有时你被一套私欲蒙蔽住了,最后你怎么来修身养性,把这套私欲像灰尘一样抹去,显露出你善的本性、你的善根,那你便可以成为君子了。这是传统社会里为什么要重义、为什么要轻利的原因,因为假如人都看着利,就有了私欲,有了私欲以后,天下私欲横行,就不是一个理智的世界了,而是一个人欲横流的世界,那就很可怕了。

这是儒家社会的一套道理,但是这套道理到了晚清以后就被冲破了。晚清以后,大家都知道,都说解放。"五四"是个大解放,有各种各样的解放,其中有一个解放就是把人的欲望解放出来了,人的各种欲望,包括物质的欲望,不再是那么可怕,不再是存天理灭人欲,因为人的欲望有正面的作用。用恩格斯的话说,世界是由恶来推动的,即使欲望是恶的,它也能推动我们的社会。人因为有欲望,所以才要求生存求发展,社会才会进步。

一个欲望、功利的时代到来了。不仅人的欲望解放出来,而且要追求国家的富强。那个时候开始有个大变化,因此才有中国近代的繁荣,特别是以上海为代表的 20 世纪 30 年代的浮华之梦。30 年代的上海可以说充满着一种欲望的想象。从那个时候开始,中国人进入了一个世俗化的社会,但这个社会被抗日战争、国共内战所打断。1949 年建立了新中国,新中国建立起来以后,毛泽东要建立的是一个继承了延安革命传统的新社会,这个新社会要培养艰苦奋斗的、具有革命精神的新人。所以,精神又被放到一个非常重要的位置,那个时候,人的欲望、私人的欲望、对于物质的追求又成为一个原罪,被认为是堕落、腐化,是破坏革命精神的,要"斗私批修"。

"文化大革命"的时候我是一个小学生,那个时候每个礼拜都要写一份"斗私批修"报告,都要向组织上汇报这个礼拜有什么要检讨的,如果不检讨就要成为修正主义。记得有一次,我想了两个小时都没想出这个礼拜我有什么私心杂念,没办法交差,索性我灵机一动就这样写——我竟然检查不出自己有私心杂念,这本身就有私心杂念,就需要检讨。所以,你们可以看到,在那个时代,从某种意义上讲,又回到了儒家,又重新回到了一个神圣化的社会。但那个神圣是一种革命的神圣,天天搞运动,插红旗,打走资派,揪牛鬼蛇神,到处都是红海洋,是一个新的神圣化的时代了,崇拜伟大领袖就像崇拜过去的天子一样。

但是这个时代,学过历史的同学都知道,并不长久。人毕竟还是有欲望的,人都不是圣徒,都不是教徒,不能完全靠精神生活。所以到 1978 年改革开放以后,邓小平因为深受其苦——他那个时候被发配到江西,作为中央高级干部也亲身感受到底层民众是多么的苦,物质是多么贫乏——所以他从 70 年代末开始搞改革开放,搞现代化。这个现代化最重要的一点是:让一部分人先富起来,使他们成为社会的榜样,这并不是耻辱。"文化大革命"时期有一句话叫作"宁要社会主义的草,不要资本主义的苗",关键不是富不富的问题,要看方向对不对,但是,邓小平带领大家开始奔富裕的道路了。80 年代开始,人们讲人本主义,讲人的解放,讲人的自然欲望、合理的人道主义之后,人的自然欲望就被释放出来了。这个释放是不得了的,在一开始它具有非常革命的意义,中国今天能够这么富裕——绍兴就是全国首富之一,进入十大富裕城市的行列,属于中国最富裕发达的地区之一。这个富裕的合法性、正当性就从那个时候开始,追求财富合法、合理、理直气壮就从那个时候开始。

人性里一半是天使一半是魔鬼。天使,用儒家的话说,每一个人都有向善的理想,用孟子的话说是人都有恻隐之心,都希望自己有道德上完善的一面;人另外一半叫魔鬼,可能不太恰当,就是说人有一个欲望,希望自己的生活可以好一点,希望能够享受更多的财富,占有更多的东西,能过上很快乐的人生。

人都有这样的两面性,就是说它的精神属性和自然属性都有。过去儒家不是说人的欲望不好,而是要控制欲望,因为欲望是魔鬼。孟子说人和动物的区别"几希",这句话一是说人和动物没什么太大差别,人和动物都一样,都有一个自我保存的自然欲望;但人和动物毕竟有区别,虽然只有一点点,却很重要,人比动物多了精神追求和道德心,这是动物没有而人有的。所以人之所以为人,就在这么一点点。所以儒家承认人也是动物,有自然欲望,我们也不能把它完全压抑住,但要用一套礼把它管起来。

实际上,进入世俗化社会以后就不一样了。过去有个笼子把欲望框在一个温饱的范围里,现在自然欲望就是一个生产力,把它解放出来,就像把魔鬼从潘多拉盒子里释放出来,这个时候要收就收不回去了,这不像孙悟空拿到的宝葫芦一样收放自如。所以我们慢慢都看到,特别是同学们现在差不多都是80年代末90年代初出生的,在你们出生到长大这段年代,特别是1992年以后,邓小平南方谈话,整个经济开始高速发展以后,中国全面进入了一个我称之为"全面世俗化的时代"。

这个世俗化时代的发展,我们过来人总是和过去的那个时代相比较,这个社会大转折的感觉太大太强烈了。同学们出生在这个时代,可能感觉不是太强烈;但事实上现在看我们这个社会的氛围,的确可以体会到这么一点:今天这个社会,当人的欲望从潘多拉的盒子里跳出来以后,这股力量就再也收不回去了。

今天有一种说法:"什么都是假的,唯有钱是真的。""钱不是万能的,但没有钱是万万不能的。"有各种各样的说法,都把金钱、物质看成一个最重要的稀缺资源,是值得人生去追求的。我把这套东西称为物欲主义——物质的欲望。今天,可以说,它成为一种压倒性的价值观,主宰了当代中国人的精神生活。

我们这次也研究了国外的一些学者对当代中国人精神生活的研究,研究了他们的一些研究成果。有一个英国学者在他的研究中讲到,中国现在出现了一种暴发户似的物欲主义,他称之为"没有灵魂的物欲主义"。这句话很尖锐,但是否过分,我们还可以再思考。我们有很多经验、感受,的确发现今天这个社会太讲物质了,而且根据我自己在国外的经验,我发现现在这个世界上对物欲的追求,华人世界是首屈一指的。欧洲人不是这样的,美国人不是这样的,中东人也不是这样的,唯有华人社会,特别是中国,这股力量非常之强。

2001年我在新加坡国立大学访问过三个月。新加坡是一个移民国家,这个国家华人是主体,第二是印度人,第三是马来人。印度人相信印度教,马来人相信伊斯兰教,唯独华人一般没有宗教。在新加坡社会里,可以说华人的政治地位是最高的,政治精英、商业精英、文化精英基本上都是华人,还有一小部分是印度人,马来人地位最低,基本上就是蓝领,包括清洁工等等。但是据我自己观察,别人也告诉我,在那个社会里最快乐的不是华人,华人始终很忧虑,他们老是在想以后通货膨胀怎么办,怎么发展,小孩读书怎么办,房子是不是要更大一点,整天在忧虑前途问题,想到更好的地方去;而马来人收入最低,但他们整天快快乐乐地,今天发工资了,一家人和朋友出去吃完了,没什么钱了,就过苦日子,再等待下一个月的到来,非常欢乐,并且他们还有伊斯兰教信仰,这给他们带来精神上的充实。

这个现象引起了我们的反思:中国不是一个有几千年文明的礼仪之邦吗?中国儒家讲了两千多年的重义轻利,为什么到了近代以后,过去的传统,人们特别推崇的人文的传统、精神的传统,一下子就摧枯拉朽、顷刻之间崩盘呢? 这是什么道理?

环顾全世界,真的没有一个国家像华人世界这样特别在乎物质、特别在乎金钱的。关于这个问题的讨论,实际上已经很多。现在我个人有个看法,我想可能这里面有个问题:现代化的过程和中国儒家传统的崩溃是有关系的。

环顾全球,现代化最早是在欧洲,然后是美国。他们在现代化的过程当中,原来的天主教或者基督教都没有崩溃,依然抚慰着人们的灵魂,现代化只在一个世俗的层面发生,但涉及灵魂这个问题,相当程度上还是教会的天下。所以西方有句话,从古罗马时就开始了,"上帝的事情归上帝管,恺撒的事情归恺撒管",所以现代化过程对西方来说并不意味着宗教的崩溃。而不管是什么样的宗教,都有一个共通的东西——注重精神生活,而不是要压抑人们的物质欲望。富人总是带有某种贬义,基督教里有句谚语说:"富人要想进天堂,比骆驼穿过针眼还困难。"所以你的灵魂的拯救、你的欢乐和你获得多少财富是没有什么关系的。

当年英国有个大思想家叫约翰·密尔,他是一个自由主义的大思想家,他当时就考虑过一个很重要的问题,也是他很痛苦的一个问题,就是人和动物差别不大,他就问了一个问题:人究竟是做一头快乐的猪呢还是做一个痛苦的苏格拉底? 这就是说人要不要有精神的追求、有思考,思考往往是痛苦的。

就这个问题,我们可以看到,在西方传统世界里,宗教这个传统一直没有断过,无论他们的物质生活多么发达。当然现在西方特别是欧洲,教徒的人数也有减少的趋势,但总体而言,在精神层面,宗教、基督教还是起着相当强有力的作用,西方社会的基本价值观还是和宗教有关。

同学们都知道,大家都不太喜欢小布什,很多美国人也不是很喜欢他,这么一个耶鲁大学的劣等生,智力也不是太高,老是成为美国媒体甚至主流媒体的嘲笑对象,竟然第二次竞选总统还能连任,这是什么道理? 最重要的就是,到今天为止,美国还有一半以上的人口是相信基督教的,特别是在美国的南部和中部地区。基督教中一个比较具有极端色彩的主义叫作基督教福音主义,其势力还很大,这些教徒非常讨厌现在的多元社会,在这个社会里人们可以自由堕胎,可以同性恋,他们觉得这非常可怕,是违反上帝意志的。这些人都生活在小城镇里,实际上大部分美国人并不像我们所想象的那样见多识广,他们对世界的了解就是通过看电视,周边的生活就像以前中国的农村一样,大家相互之间都是熟人,都有亲近感。他们觉得这些生活是好的,也没有太多的物欲享受,他们看的电视机比不上我们现在城市里看的电视,没有这么大,也没有什么高清晰,他们蛮老土的,他们的物质享受还不及中国人特别是发达地区的中国人。但他们觉得他们是很安宁和充实的,所以他们要支持布什,因为小布什高举了保守主义的旗帜。当时投票的时候,最后决定小布什能不能连任俄亥俄州州长,结果他连任了。为什么呢?因为大家觉得这个州可能会是民主党的天下,这个州这几年来经济非常糟,很多人失业,对政府会不满。没想到,这个州的选民这样说道:"没有工作不要紧,总有一天会找到,最重要的是灵魂不能迷路。"所以他们最后还是投了小布什的票,小布什令大家放心,因为他是基督教福音主义的拥护者。我们不是赞成这些基督徒,但是由此可见,在西方,物欲主义当然也很强大,但是始终有另外一股力量在平衡。一个社会不怕有多种力量,只怕一种东西主宰,清教徒禁欲主义很可怕,但是物欲主义被释放出来并占垄断地位也很可怕。

一个好的社会,在我们看来,是一个多种元素能够平衡的社会。但可惜的是,中国现在的物欲主义处于一个主宰的位置,原来儒家、道家那些精神性的层面,现在已经溃不成军。

这是一个非常非常大的问题,它的严重性在于:我们今天这套物欲主义的价值观——虽然很多人也相信赵公元帅,现在在上海,大年初五迎财神的时候,鞭炮比大年夜放得还热烈,唯恐财神被人家抢去,财神成为人们心目中供奉的大神——这样一套物欲主义的价值观,虽然很多人都相信它,但它是入不了庙堂的。不能把这套东西写入我们的教科书,领导和老师都不能在课堂上说它就是好,说金钱就是好,这个东西是不能说的,父母也不能用这套语言来教育小孩子,也就是说,它不能在我们的主流话语里合法化。这就变成了一套潜规则,它是拿不上台面的,但人人都会这样做,就叫"做得说不得",要说也是在私下说,在私人空间里说。

这样一套物欲主义价值观是怎么在社会上弥漫的呢?它通过另外一套机制,就是今天的传媒,特别是传媒里的广告来传播。广告是什么?是一套消费主义的意识形态,通过各种美轮美奂的图景来刺激人们心底的欲望,然后挑起人们对欲望的追求,然后去消费,这才是广告真正的秘密。所以广告背后的语言,就是我刚才说的这套物欲主义的语言。比如说,喝芝华士就可以享受美好的人生;还有万宝路广告中,不会直接告诉你要抽这种烟,但它给你暗示,假使你抽了它以后,接下来镜头一变,一些成功人士就可以到夏威夷沙滩享受日光浴并有美女做伴,它会给你各种各样的暗示,暗示当你占有了这个物品后,你的人生就会变得美好,你欲望中的东西就应有尽有了。现在的各种广告策略都和这些有关。所以,我们可以看到,这样一套物欲主义的价值观,它由于本身没有合法性,要在社会上传播、要在传媒中传播,是要通过一种精神的、艺术的、审美的方式来包装的,要把这个欲望审美化,甚至把欲望精神化,这样它就悄悄地披上了一件合法的外衣,可以在老百姓的日常生活乃至精神生活中流传。

这是一个非常隐性的过程。所以,我们可以看到,人的欲望并不是一个客观的存在,而是被建构起来的,是被这套广告建构起来的,通过现代的传媒建构起来的。欲望这个东西是永无止境的,原有的欲望实现了,新的广告又出现了,又刺激人们一个新的欲望的产生,逼迫你一直去奋斗,去追求新的理想。

所以,我们可以看到,现代人有一种奋斗精神。歌德写过一部很有名的歌剧《浮士德》,该书讲浮士德把灵魂押给了魔鬼,他们打赌,浮士德说他要永不满足,哪一天满足了他就败给了魔鬼,灵魂就收不回来了。结果他一直是奋斗奋斗再奋斗,不断地追求新的征服。这样一种"浮士德精神",从某种意义上说,就是我们所说的资本主义的秘密。

马克思说,资本的动力在哪里,实际上它是永久的为财富而制造财富,这是资本主义的核心。这种动力是非常之强的,永不满足,促使人永远地奋斗,财富是永无止境的。你在某地区成为富豪,然后你要想办法进入全国的富豪排行榜,进入华人的富豪排行榜,还要想办法靠前,哪怕成为首富又怎么样,和世界上其他富豪比起来又算不了什么,还有更高的目标要追求。

所以,欲望这个东西是永无止境的,官做得越高觉得自己的权力越小。当然做学问也一样,书读得越多就越觉得自己无知。财富也是这样,财富越多越觉得自己贫穷,因为你再往上一层又是一贫如洗了。

今天我们这个世俗社会里,物欲通过传媒被无限地放大,被刺激出来。所以我们说,世俗社会就是一个物欲主义价值观占主导的社会。这也许是今天中国人精神生活中的症结所在。

二、在物欲主义价值观里,人怎么自我理解

在这样的社会里,在以物欲主义为价值观的今天,人要怎样自我理解?怎样

理解自己的人生？我们的人生目的又是什么？

刚才所说的物欲主义的价值观是以消费主义推动的，广告刺激你不断地消费。而物欲主义和消费主义其实是一整套的理论，它不仅告诉你要怎样消费，更是一种人生观乃至于审美观，告诉你它认为什么是美，什么值得追求，强调在世俗社会中对个人的塑造。

今天，我们进入了个人主义的时代，很多同学都要追求个人的独立、个人的自由和个人价值的实现，这当然是很正确的。但如何理解什么是"个人"，背后大有文章可做。在物欲主义这样一个价值观下的"个人"，是怎样的"个人"呢？加拿大政治哲学家麦克弗森有一部伟大的著作，他在里面这样写道："资本主义时代，现代社会的'个人'是一种'占有性的个人主义'。""占有性的个人主义"是指在这样的价值观下，一个人是否实现其人生价值不是看他的精神层面，不是看他的灵魂是否得救、德性是否完满，而是看他占有多少社会稀缺资源。有些东西永远都会是社会的稀缺资源，如权力、名誉、财富等等。换而言之，这些东西永远都不可能被所有人所共有，而只能被少数社会精英、少数所谓的成功人士所享有。在"占有性的个人主义"之下，个人是否成功取决于占有了多少社会稀缺资源，取决于占有量是多少。

这是现代"个人观"的一个重要特点，更重要的是，在这个个人物质主义价值观的背后，还蕴涵着一整套不可救药的历史乐观主义。启蒙主义者相信人是世界的主体，因为人是理性的，人能认识这个世界，认识这个世界的客观规律，从而能占有这个世界、控制这个世界，人全知全能。在科学技术问世以后，人相信科学技术可以战胜一切。比如，现在人口多资源贫乏，于是开发太阳能；太阳能不行，还有原子能，总之运用科学的力量可以永远无限期地开发下去。再比如粮食，粮食不够可以使用转基因技术，生产出人工粮食或者人工食品。人们相信人的力量无所不能，可以满足人不断增长的欲望，所以今天的世界很乐观，同时也非常疯狂。至于疯狂的结果是什么，我们还未能知道。

今年奥斯卡得奖影片是由美国前副总统戈尔导演的，片名叫《不可忽视的真相》。影片的大致内容是：全球正在发生非常恐怖的温室效应，因为人类广泛使用汽车，排出大量尾气；空调使得大量暖气在空气中弥漫；在一些落后地区，不仅每天在砍伐森林，还在焚烧森林。最令我触目惊心的是这部影片中提供的一张夜间拍摄的照片，从照片中我们可以看到，在夜间地球上有两个地方是红彤彤的一片——森林大火，这两个地方一个是南美，另一个是东南亚。因为这些地方比较贫困落后，所以人们在焚烧森林开荒，焚烧森林散发的热量是非常惊人的。总而言之，工业化后，全球的温度不断上升。这一点我们显然已经身临其境了，绍兴和上海差不多,春节的气温达到了 28 度,这是前所未有的。另外,北极的冰川融化,海平面上升,使得北极熊无处安身。该纪录片还显示,北极的冰川如果继续按照现在的速度融化下去,到 2050 年世界上那些低于海平面地区将会变成一片汪洋,这其中就包括上海和长三角地区。

以前,温室效应问题还不被人们所重视,尤其是美国人,他们还非常牛地说世界上将近 40% 的能源是他们消耗的(美国的汽车是最耗油的),甚至还拒绝加入《京都议定书》。现在,这个问题已得到全世界的重视,尤其是欧洲人。美国也开始意识到温室效应问题,开始将这个问题列入国会讨论的内容,并讨论怎样限制汽车尾气排放量。

通过这个问题可以看到,人的欲望无限增长,科学技术飞速发展,大自然虽然默默无语,但是也会默默无语地报复人类,假如我们再不控制的话,这个报复的日子在现在看来并不遥远。所以,该纪录片在最后说:"假使我们现在认识到这个问题,并且从现在起开始改变,或许我们还可以避免这个危机。"这个改变需要我们告诉自己、告诉自己的家人、告诉自己身边所有的人,要尽可能地节约能源:能不开车就不要开车,夏天能将空调调高两度就调高两度,以此来拯救人类。但最重要的拯救,从精神层面来说,是我们要反思流行的这整套物欲主义的价值观,这股力量释放以后,就形成了这样一个理论:"什么都可以逆,唯独现代化的生活不能逆。"

我记得我小时候,也就是 20 世纪 60 年代的时候,人们是依靠扇子过夏天的。那时候我家的条件还算好,有一台德国的风扇,是我父亲的上代人留下的。但都不怎么用,只有在非常热的时候才开一下,这在当时已经算是奢侈的了。但在今天,如果整个夏天只有电扇或者扇子,这对我们而言绝对是不堪忍受的。就像你习惯了开车,现在却让你回到步行的状态,就算不是步行而是驾驶摩托车或者是电动车,你也无法忍受。这就是物质生活的不可逆,且这种不可逆是无法改变的。要解决这个问题,或许我们要从根子上反思物欲主义的价值观,乃至我们对"个人"的理解。

我们谈谈今天的"个人"。吃饭的时候,我还跟绍兴文理学院人文学院的院长讨论:"今天的学生比我们读书的时候要辛苦得多,压力也大得多。"同学都是经历过高考一路拼搏着走过来的。事实上,进入大学已经是挺幸福的了,最辛苦的是中学时代。现在的竞争非常激烈,甚至在幼儿园里也要竞争。今天的社会里,最辛苦的就是学生了,因为他们承受了太多的压力。

在过去,是没有这么多压力的,传统社会中的"个人"虽然不自由,如巴金的《家》中描述的人物,千方百计地想出走,想离开那个有太多束缚的家,因为高老太爷的管束让他们觉得窒息。被管束被束缚当然很痛苦,因为我们都向往自由。但鲁迅当年就提出了一个问题,就是娜拉出走以后要怎么办,要到哪里去呢?

去哪里还是个小问题,最大的问题是个人从此后要担当自己的命运,这是不可承受之重。在家庭里,有一个家族可以保护你,你个人有难,可以依赖家族成员帮你一把。但今天这个家族崩溃了,个人要承担起个人、家庭的痛苦。毛泽东时代有单位,虽然单位束缚了很多人的积极性,但是单位也有个优点——福利,你有什么事情单位还能帮你操办。但现在,生老病死都要自己操办,单位也帮不了你,等于把你抛到了社会中。个人行还是不行,就要看你的竞争能力了。如果你失败了,不是社会对不起你,而是你不行、你没有这个能力。今天的社会就是这样的。

80年代我读大学的时候,大家都嚷嚷着要解放,要出走。但今天有很多学生很怕出走,因为出走后就等于被抛到了社会中,只剩下孤零零的个人,无可依傍。这个压力太大了,是不可承受的。所以,可以看到,当传统社会中各种各样的共同体,如家族的共同体、家庭的共同体、单位的共同体等都一一瓦解以后,个人就孤零零地直接面对整个社会,乃至于一个强大的国家,个人就变得非常孤独,无可依傍。今天,的确是一个权利的时代,非常注重个人的权利,但是在这样一个沉重的压力面前,形成了一个新的"个人"。

我有一个好朋友,原来是北京大学的,后来到哈佛读人类学的博士,是著名人类学家张光直的学生,现在是美国加州大学洛杉矶校区的人类学教授,他叫阎云翔。他出过两本书,都已翻译成中文,其中一本叫《礼物的流动》,研究农村里面礼物的交换以及礼物如何形成人际关系;另一本书是去年出版的,研究社会主义时期当代人的私人生活。

阎云翔教授是在黑龙江的一个农村长大的,人类学的特点就是扎根在一个地方,然后和当地居民同吃同住同劳动,经过观察写出来。这和社会学不同。经过观察,他的第二本书中,发现了一个很重要的问题。他发现,改革开放后农村的人际关系都变了,人变得越来越"个人化""原子化"。在黑龙江的这个偏僻的山村里,他发现很多年轻人的个人化意识非常强,越来越注重自己的利益在哪里,如女儿在出嫁前会尽量为家里多要点彩礼,但是当要对家庭承担某些义务的时候,就发生了困难。阎云翔教授用学术性的词汇概括这一变化,他说:"今天中国出现的'个人'是'以自我为中心的、无公德的个人'。""以自我为中心"就是指个人成为考虑问题的核心,这大概也没什么错。关键是第二个问题,"无公德的个人"。

"公德"这个词我们现在使用得很多,其实最早是梁启超先生提出来的。

1902 年，梁启超先生发表了一篇他一生中最重要的文章——《新民说》，呼吁中国要出现新的国民。从这篇文章中可以看出，中国人的私德非常发达。传统中国提倡五伦关系，即君臣之道、夫妇之道、父子之道、师生之道、朋友之道，非常发达。这些都是私人与私人的关系。但中国人很少讲一个关系——个人和团体的关系，这几乎没有涉及。所以，中国人在熟人社会中很有道德，但是，一旦来到陌生人的世界后就变得非常没道德。例如，中国人把家里收拾得干干净净的，但一出门，就乱涂乱抹，甚至随地吐痰，毫无避忌。在今天类似这样的不文明行为比比皆是，究其根源是中国人缺少"公德"，中国的国民在对待团体时应尽责任和义务的意识非常淡薄。在传统社会中问题还不大，因为那时的流动性没有今天这么大，他们大多数都生活在一个熟人社会中，非常有礼貌的社会。但在现代社会，特别是在城市，我们每天接触的大部分人都是陌生人，问题就出现了。

阎云翔教授讲"无公德的个人"，用了很多人类学的研究来证明。他说今天人们的权利意识已经非常发达。如前两天报道的重庆"钉子户"事件，他勇敢地捍卫自己的权利，这当然无可厚非。但在西方，权利和责任是连在一起的，不是分离的。但在今天的中国，却出现了权利和责任分离的情形，很多人明确知道自己的权利，但关于自己对相应的团体应尽怎样的责任和义务这个意识却非常淡薄。

当然，就我而言，我觉得造成这种意识如此淡薄的原因不能归咎于国人。因为在团体中，要求国人有责任感、尽义务，首先这个团体要是国人的，国人在其中要有发言权。国人有参与感，才能觉得这个团体是他们的，才能形成相应的责任感和义务感。

中国的情况是，在私人领域，中国人是非常自由的，依我观察，这种自由早已超过了西方人的自由。西方社会的规矩非常多，远没有我们这么自由。比如在公共电视频道，黄金时段不宜播放、不宜让小朋友观看的电视节目如暴力、凶杀、色情、半色情等，在中国都可以看到；但在西方，公共电视频道的黄金时段这些电视节目法律规定是不允许播放的，只有在 12 点以后才能播放，才会出现这些镜头的节目。

今天的中国，很多私人领域的自由包括性自由已经超过了西方，但中国人在公共领域、公共空间的自由却是非常少的，与之相应的责任意识也非常淡薄。缺乏公德和这点也有很重要的关系——既然我的利益不能受到保护，我只好自己来保护自己的利益，最后就发展成了"以自我为中心的无公德的个人"。这成为了今天"个人"发展的一个很重要的趋势。

这就是第二个问题，世俗社会中的"个人"。

三、世俗时代的精神生活

说到这里,可能有同学会有疑问:"难道在今天的社会中,我们就没有精神生活了吗? 我们只是像动物一样地在生存吗?"答案当然是否定的。世俗社会有世俗社会的精神生活,今天我们也有非常繁荣的文化,只是这个文化并非以前所说的那个文化而已。

今天,我们的精神生活很丰富,也有比较丰富的文化生活,精神生活甚至较之以往有过之而无不及。"文化大革命"时期,8 亿人民的精神生活就只有 8 个样板戏。当然,这是极端的情况,在这里就不提了。20 世纪 70 年代末 80 年代初,戏剧、小说都是非常紧缺的资源。例如,要买一本出版的西方小说,都是需要抢的。但今天这个时代是一个精神产品过剩的时代,我们可以去图书馆,可以上网、看电视等等,获取信息,有足够丰富的资源供我们选择。所以,在这样的时代里,我们的精神生活和文化生活发生了两个变化:多元化、平民化。

先说多元化。世俗社会以前,是一个神圣社会。在那个神圣社会中,文化也是多种形式的,有宗教文化、道德文化、民俗文化等多种形态。文化虽然挺丰富,但这些文化背后有统一的价值观和意识形态,因为它们都是儒家文化。但在进入世俗社会后,儒家文化崩溃了。所以,现代文化是完全多元的,这个多元的背后不再有一个统一的价值观和统一的意识形态。文化相互之间发生了分化和隔离,甚至是断裂。比如城市内部精英文化和大众文化的断裂。社会之间每个阶层都有自己的文化,这也产生了巨大的文化分层。

今天的中国社会出现了阶层。事实上按照阶级的最严格定义,阶级实际上是一个经济指标,经济地位和收入出现巨大差异,就形成了阶级。这个划分是依据马克思的经典理论进行的。但在中国,在改革开放以前,大家收入都差不多,没有阶级的时候,我们讲阶级斗争;而在今天,"阶级"真的出现的时候,我们讲的却是和谐社会。这个现象是很有趣的。

阶层之间的差异不仅是财富上的差异,更重要的是文化上的差异。可能不少同学都去过上海,这个被认为是中国最时尚的城市,在这座城市里,扮演时尚符号的那些人就是所谓的白领。白领是上海时尚的主流消费群体,有他们自己的一套生活价值观和文化观。比如上海在衡山路、新天地等有很多很有名的非常时尚的酒吧区,这些酒吧区在晚上——尤其是晚上 10 点钟之后就开始热闹起来,出入这些场所的都是高级白领。

我曾经做过观察和研究,发现了一个很有意思的现象。在国外,酒吧、咖啡馆都是老百姓日常生活的空间,哪怕是一个蓝领,甚至是一个退休金领取者,他早上也会到一个咖啡馆中买一杯咖啡,然后坐着看早报。当然这杯咖啡是很便宜的,是他能承受得起的。但在上海则不同,酒吧区和咖啡馆不是一般市民的文化,而是特定阶层——至少是中流社会以上阶层的文化,因为那里稍微好一点的咖啡一杯大概要 45 块钱以上,鸡尾酒就更不用说了。到普通的餐馆吃一餐饭大抵也就这种价格。

白领们之所以去那种地方,是为了"周期性地验证自己的贵族身份"。因为只有在到了那里以后,他们才能确信自己和一般的市民是不一样的,他们是这个社会的精英,是这个社会的上流人士。好一点的咖啡馆或者酒吧,其装修都充满异国情调,甚至有很多洋人出没。在那样的氛围中,白领们享受到因自我身份带来的很大的满足感。这是自我身份的一种确认。

去年下半年的时候,国内有两所大学提议将高尔夫球列入大学生的必修科目,一所是厦门大学,另一所是上海财经大学。这也是一种所谓"贵族身份的自我确认",因为高尔夫球被认为是贵族的运动。因此这不仅是一种文化,更是一个阶层的自我确认。厦门大学和上海财经大学想通过这种方式确认其相对于其他学校的一种优势感。

所以,我们可以看到,今天的文化也参与到了社会的分层中。这是一个现象。

另外一个与之同时发生的现象,是文化又进入到了一个文化平民主义时代。因为,过去传统社会的主流文化是精英文化,歌剧、话剧、京戏乃至昆曲都是上流社会有身份的人享受的。这种文化主宰着当时的文化生活,被认为是高品位的,是阳春白雪。今天,文化多元化以后,就没有了统一的价值观和审美标准,那么什么文化是高级的,什么文化是低俗的,什么是好的,什么是不好的,什么是美的,什么是丑的,都已经没有客观标准了,除了金钱上的标准外——票价的高低当然也是一个标准。所以到最后,文化当然取决于个人的口味,喜欢什么,什么就是好的。很明显,在这个社会中,平民、草根阶级是占绝大多数的,因此在今天,文化上的平民时代就降生了。它降生的一个最具有象征性的标志就是"超女"的横空出世。

我不知道有多少同学曾经狂迷过超女,曾经用手机投过票。超女现象是很有意思的。以前中央电视台等也举办过歌唱比赛等类似的选秀节目,但这些节目基本上还是以精英主宰的模式出现的:一溜评委坐在下面,然后一个接一个的歌手上台表演,完了后评委打分、评点、给出分数,这个就是歌手接受精英检阅评判的模式。但超女颠覆了这个模式。在超女的比赛中,谁好谁不好、谁晋级谁落选的决定权不在评委手中,而是交给了大众——一个是手机投票,另一个就是所谓的大众评审团,由他们决定 PK 的胜利者,这其中没有任何标准。最后出线的都是些平民,大家眼中的邻家女孩——和我们都一样的人成了真正的超女,像李宇春、张靓颖等那些经常出现在生活中但并没有显山露水的人。

这可以说是一场平民的胜利,平民战胜了上流,草根打败了精英,最主要的是市场占据了主流。表面看起来,好像是场民主的胜利。所以当时在网上有很多人欢呼,说超女是民主的希望。那时候我写了篇文章批评这种论调,指出超女是假的民主,结果被太渴望民主的愤青们骂得要死,因为他们觉得好不容易有了民主的希望,结果我又说这不是真正的民主,而是伪民主。"超女"看起来非常民主,因为在表面上它是由手机投票决定的。其实,在平民民主的背后有一只看不见的手在悄悄起作用:

第一,手机短信是有价的,一元钱一条,是有财产限制的。所以,在第二轮的时候就已经开始乌烟瘴气了,出现了包票、买票的现象。第二,谁出线、谁落选、谁是 PK 的最后胜利者,据知情人透露,其背后是由主办者在暗中操控的。当然,到底那个出线的人是谁,主办者本身也没有一定的标准,只是看谁的人气比较高就让谁出线而已。据暴露出来的内幕消息,李宇春本来在进前六的时候就要被淘汰的,但因为其人气太高,如果真的被淘汰的话,会让大众大失所望,更重要的是主办者的商业利益将遭受损失——李宇春被淘汰,"玉米"们很可能就不再投票。

所以在众多黑幕被曝光以后,可以看出"超女"真正的胜利者是市场,而不是人们的意志或者说是人们的口味。在今天这个时代,表面上看起来我们都可以以自己的品位、自己的意志来选择自己心中喜欢的东西,但同时我们又会发现其实自由这个东西是非常痛苦的,是不可承受之重。因为,如果要选择的话,首先我们要有自己的主见,有定见,不管别人怎么说我就是喜欢这个东西,而且这个理由要足够说服自己,而不是随波逐流。但今天多数人都没有太固定的看法,因为这个看法的背后要有文化资源和知识资源的支撑,但很多人都没有这份涵养,他们的想法通常是市场上多数人的想法,或者说是流行的想法。有时候,他们自己也会稍微有些看法,但当发现市场多数人的看法都不是这样的时候,他们唯恐自己落伍,所以也就改变了原来的看法。在现代社会中,人们最怕的就是落伍。因为,所有人都想迎头赶上时尚的潮流,所以落伍的压力非常大。因此,到最后,看过去好像大多数人都是很自由的,但其实是被艾里克·弗洛姆所说的"匿名的权威"所摆布。这个权威不是过去所说的摆在那里的有形的权威(如毛主席语录等等就是有形的权威),而是匿名的。市场这个权威看不见摸不着,却通过各种流行摆布民众。著名的心理学家艾里克·弗洛姆说："在今天,很多人都被匿名的权威所摆布。"

世俗时代一个有趣的现象是,操控多数人比操控个别人容易得多。操控的方式多种多样,其中一个最重要的方法便是制造明星。传统社会中,如毛泽东时代,人们崇拜英雄,人人都想当英雄。但今天,明星特别是娱乐界和体育界的明星成了很多人崇拜的偶像。

世俗社会中的明星和传统社会中的英雄是不一样的。传统的英雄总是担当着天下的重任,如雷锋做好事、刘英俊拦烈马等,总是承担着社会的重任,有一种道德感和使命感。但今天的明星非常轻松潇洒,他没有这么多的使命感要承担,完全是平民理想的化身,甚至可以说是各种欲望的人格化。这个欲望在一般明星身上可以体现在这些要素上:成功、富有、青春、健康、风流、潇洒。这些因素都是今天演艺界、体育界明星最风采之处。为什么演艺界、体育界的人最容易成为明星呢? 因为他们身上的肌肉、她们的美貌最能体现出我们刚才说的这些要素,也就是说"集美丽与财富于一身"的欲望的化身。甚至到了平民文化越来越深入、介入偶像的制造以后,那些反英雄的、反精英的草根好汉、邻家女孩现在也越来越具有大众的偶像的意义。

另外,把今天的世俗文化和传统文化进行比较,我们可以看到,又有两个非常不一样的东西,我称之为"视觉文化打败了印刷文化""言说文化打败了文字文化"。过去的传统文化主要是印刷文化,是文字,但是今天大行其道的不再是文字,而是图像,视觉文化的时代到来了。很多书都要配上图片,现在很多年轻人都成了图片族,老师上课也要放 PPT。我平时上课也都要给同学放 PPT,跟过去上课的感觉就非常不一样了——过去我讲课自成一个逻辑,现在放了 PPT以后,我发现我自己成了一个解说员,我的逻辑没有了,我要跟着图片的逻辑走了。

但是今天我们的确看到影视已经完全打败了文字,视觉文化打败了印刷文化。这个视觉跟我刚才讲的欲望有关,因为视觉是一个感官性的东西,完全可以凭五官去感受。但文字不一样,文字是知性的产物,要去想象。鲁迅描述了一段场景:我家后院有两棵树,一棵是枣树,另外一棵也是枣树。这就要你通过文字去想象一棵枣树、另外一棵也是枣树的情景,但是当视觉提供给你后就是两棵枣树,这所反映的意境是不一样的。

言说文化打败了文字文化。同学们,你们想想 90 年代初中国最红的是谁?是余秋雨,他写了《文化苦旅》。但是余秋雨最近有点急,因为他发现有人风头盖过了他,那就是易中天和于丹。为什么盖过他呢? 因为易中天和于丹口才非常好,他们"靠一张嘴撬动了地球",然后书热卖。但余秋雨还是一个文字时代的明星,他的口才非常一般,他靠的是他的文字,他不知道今天这个时代已经进入到言说的时代,说比写更重要。所以我们可以看到今天的明星不再是由书商制造的,而是由电视制造出来的。在电视上既能让人看到他的形象,同时他又说得更好,像易中天、于丹这样的明星。这是一个非常非常大的变化。

但是同学们也不要太羡慕这些明星。明星的压力是非常大的。为什么?今天虽然红,但是不能保证明天一定红,就像余秋雨一样。今天我们这个时代叫流行文化的时代。流行,最重要的特点是很快就能产生审美疲劳,"各领风骚三五月"。"三五月"以后如果你没有新的玩意儿出来,你就被淘汰了,新的又出来了,所以这些明星有非常非常强的焦虑感。如果稍微松懈一点就被淘汰掉,一落千丈,再也没有人提起了。而像这些过气的明星,我们可以说出很多很多,所以他们的压力非常大。也就是说,流行文化变化的节奏太快了,所以今天的人们活得非常辛苦:唯恐落伍的人们被时尚的恶狗在身后追逐,拼命地跑,结果还要被恶狗咬一口,这是一种强烈的紧张感和焦虑感。

但最关键的是什么呢?讲到当代的文化,最大的一个变化或者核心还不是视觉也不是言说,而是新媒体的出现,这就是网络。从网络出现到今天,不过短短十年而已,它却主宰了人们的日常生活。记得我第一次用 E-mail 是在 1997 年到香港去访问,我非常惊讶地发现香港的朋友都用 E-mail,我说我回来也用 E-mail,因为这样和他们通信很方便。通过这个我开始上网,开始各方面介入,不过十年时间。但是今天网络已经成为一个主宰性的媒体,对同学们来说甚至成为比报纸、电视更重要的媒体。

老一代人跟新一代人的差别在哪里呢?有一个标准。爸爸说:"儿子,今天报纸上有篇好文章,你可以看看。"儿子说:"好,我马上到网上去看。"但如果是儿子对老一代说:"爸爸,今天网上有篇好文章。"爸爸就说:"你帮我把它打印下来看。"各自的阅读方式已经发生了非常大的改变,这不仅是阅读方式的改变,而且是一种文化的变化。网络不仅提供了一种交往的方式和信息传播的方式,更重要的是提供了一种文化,新的、我们现在还不可知的文化。

现在电子媒体技术的发展实在是太快了。今天我们所熟悉的通过电脑来看网络的方式,是否再过几年,比如要不了三五年,就会被手机所替代呢?或者会被一种新的技术替代?我们今天都不可知,发展太快了。很多同学,包括我自己,一天不上网就惶惶不可终日,不知道这个世界发生了什么事情,好像突然跟这世界隔绝了,不知道别人在干什么,别人要和自己说什么话。所以每天最重要的是要上网,要去看 E-mail,看 MSN。今天我们交往的方式已经和过去有巨大的改变,关键不在于你的朋友和你距离是多远,而是看他是否在线上。

这是一个很重要的改变。更重要的改变是什么? 就是今天我们有了网络世界以后,突然发现在现实世界之外我们又面临一个新的世界。

那么,我们是否生活在两个世界里? 在一个真实的现实世界里,我们非常有挫折感:今天因为迟到被老师骂了一通,回家又被爸爸训了一通,找工作又没找到,考试不及格要补考,还有失恋……非常挫折。但是晚上一上网,特别是到网络游戏里,自己突然成了一个勇士,过五关斩六将,所向披靡,变得非常有成功的自我感觉,现实生活中各种各样的挫折感在网络世界里面完全得到了弥补。而且我们也可以看到,现实生活中,我们在很多场合里必须带上一个面具,说一些其实我们不太愿意说的话,写一些其实我们并不喜欢写的文字,扮演一些我们内心未必看得起的角色。但是到了网上,特别在匿名状态下,那真是自由,敢说、敢干、敢爱,想骂谁就骂谁,想说"我喜欢谁""爱你一辈子"都可以。而且,碰上陌生人聊天时,可以把自己对父亲、母亲和心爱的人不敢说的话都可以向他吐露,突然找到一个真实的自我。

所以,假作真时真亦假,我们明明生活在这样一个真实的现实世界里,却戴着面具生活;而在网络这样一个非常虚拟的世界里,我们却找到了自我的真实性。所以我们不知道哪个是更真实的自我。网络使我们变成了白天和晚上的双重身份,甚至有时候一半是天使,一半是魔鬼。我们整个人格是否在这样的双重世界里分裂了?

另外,网络不仅拥有自己的虚拟社会,而且它也生产了自己的价值,它也是文化,自有自己的价值。有一个大学生告诉我:"老师,你们不要以为我们没有价值,没有文化,没有价值观,我们有我们自己的一套价值观。"我说:"你的价值观哪里来的?"他很一本正经地告诉我:"网络。"我说,是什么呢? 他说是周星驰的《大话西游》。周星驰在北京大学很红,北京大学学生都很崇拜他。这套"大话文化"就成为很多年轻人新的文化,从"大话"开始到解构,去年胡戈《一个馒头引发的血案》开始了恶搞。这样一些看似非常虚无、荒谬、解构的东西,它背后却具有真实感。所以这样一些文化不仅在网络里,在日常生活里也开始流行,成为新的、年轻人的一套文化。

因此,我们可以看到,今天中国人的精神生活非常有意思,它的丰富性、多元性是过去任何一个时代都不能比拟的,同时又是分化的。爷爷和父亲,父亲和儿子,包括你们以后的下一代可能和你们的文化都会发生严重的断裂乃至代沟。社会变化太快,文化变化也太快,形成各种各样多元的互相冲突互相分裂的文化,而且彼此之间要沟通非常困难,因为各自有各自的一套语言系统。

但是今天中国独缺的是什么？虽然非常多元,多元当然好,一元未必好,但是一个多元的社会并不意味着是要断裂的社会。今天中国文化开始分化了,但是我们毕竟生活在一个社会里面。社会要得以存在下去,要能够和谐,就要有一个最基本的公共的文化,而公共文化背后又要有一套核心的价值。这套公共文化和核心价值过去是有的,儒家文化提供了公共文化和核心价值。儒家文化解体以后曾经一度失去了,迷茫过。毛泽东时代又提供了一套新的公共文化和核心价值,而且人们曾经也信仰过,包括我也信仰过,非常虔诚地读《毛主席语录》。但是等到毛泽东他老人家过世以后,这套公共文化虚妄性的一面体现出来了,大家又不相信了。

但是,在今天中国这样一个多元的社会里,我们的公共文化是什么？我们的核心价值是什么？什么是我们大家真正共同信奉的东西？这些东西不用多,只要一点点。这个东西是什么？如果有话,它怎么来化为我们自己的道德实践和日常生活的实践？这些问题已经摆在我们面前,我们无法给出答案,也很难找出出路。所以这就是我们当代中国人的精神生活。它的希望所在,同时也是它的困境的所在。

我今天讲的这个题目可能很容易给大家一个幻觉:我可以金手指一点给大家指出方向。但是今天这个时代已经不可能,也没有必要有一个伟大的舵手指引我们前进。只有靠我们自己去探索,去思考,而且多多地互相交流来慢慢地形成我们这个社会的共识,形成我们的核心价值和公共文化,也许这是我们真正的出路。而公共文化和核心价值究竟是什么,这不是哪一个人能说了算的,只有通过每个人自觉的思考和大家的交流,慢慢地在我们的日常生活和道德生活中来形成。

互动交流:

学生:我想问您一个关于佛教的问题,佛教不是有八字真言吗？就是看破、放下、自在、随缘,主张一种无我的精神境界。有人认为佛教是以出世的心去做入世的事,是积极的;但也有人认为佛教否定了此岸世界,去向往彼岸世界,是消极的。中国社会现在的主流意识形态是马克思主义,但中国民众却存在着信仰虚无的问题。现在宗教被作为统战对象,您是怎样看待这个问题的？

还有一个问题我一直非常困惑,就是我站在地球上遥望星空的时候,对宇宙真相之谜感到非常困惑,我感觉人类在宇宙中是非常孤独的。您认为哲学研究或者科学研究能否为宇宙、人生真相揭开谜底？

许教授:我对这些问题也很感兴趣。我对佛理不太通,我自己可能比较接近儒家吧,但是我对任何有真诚的宗教都持着敬意的态度。今天中国社会,我觉得不在于你具体信什么。我有时会碰到一些同学,他们会问:"老师,我们应该信什么?"我觉得不重要,你信什么都可以,只要不相信邪教就可以。特别是一些高级宗教,不管是基督教,还是佛教、伊斯兰教,它们都有一些最基本的人生道德的成分在。那些最基本的教理是通的,但背后的原理是不一样的,所以我认为不在于信什么,而是要有所信,有所信你才有所敬畏,才知道有些事情是不能做的,有些事情是值得做的。没有这个东西,靠什么来抵挡外来的诱惑?

由此来说就讲到你的第二个问题,当你有所信的时候,你就得面对茫茫宇宙,你就对宇宙有困惑感,这个困惑感让你觉得自己的渺小,这个感觉非常好。怕就怕在你觉得自己太伟大了,你觉得自己无所不能了,那么你就为非作歹,什么都敢做了,那就完了。所以对宇宙的敬畏感是非常重要的。当然,真正伟大的人永远都是孤独的。当然我是从一个形而上的意义来讲孤独,并不是说让你们孤芳自赏,拒绝和同学交流,而是说你的心灵能与宇宙对话的时候,你必定是孤独的,是旁人所不能理解的,这种意义上的孤独感是你心灵丰富的一个象征。

实际上,宇宙有很多秘密是我们不可能知道的,哪怕科学再发达也不知道。我一直觉得有两个东西,它的秘密是人类所不能知晓的,一个是宇宙的秘密,另外一个是人心的秘密。宇宙之大自然之复杂,就像今天的天气预报都经常报错,你是无法知晓的,且不说宇宙。另外一个,人心之复杂,一半是天使,一半是魔鬼,它的复杂性我们永远无法用一种类型来判断。"这是好人?这是坏人?"这是小孩子才问的问题,稍大一点你会发现人心是非常复杂的。宇宙之心和人心又是可以相通的,能够真正通晓这一点,我们就可以达到某种境界。我讲这些话就是说我们要有所信,要有敬畏之心,不管你敬畏的是上帝、老天爷、自然,还是别的什么东西,有这份敬畏之心,我们才会真正成为一个有道德的人。

学生:您是如何看待祭孔、祭大禹、祭黄帝的? 您认为这对今天中国人的精神及价值观有何导向性?

许教授:祭孔也好,祭大禹也好,它从来不是一个文化的行为,而是一个政治的行为。在历史上是这样,今天恐怕还带有商业动机。我从来认为这些非文化的方式,无论是政治的还是商业的,都是对孔子、对大禹的污辱;真正的对他们的崇敬是文化性的。所以我觉得政治和商业应该退出这样一些活动,让它纯粹带有它本来应该具有的文化的,乃至于某种民族的宗教的性质。

学生:您刚才有句话让我很震撼,您说一个人不在于信什么而在于所信。那么在中国这样一个社会里,当代人应该追求怎样的精神生活?

许教授:这是一个无法回答的问题,我相信每一个人都有自己的答案。我相信即使是对物欲再有渴望的人,他内心也有一份对精神的关怀,只是他没有在我们所熟悉的那个场合表现出来而已。比如当他真正陷入爱情的时候,他可能是不功利的,他有非常精神性的一面,如果他有过的话。

我现在越来越体会到,或者告诉大家一个人生的体会:做事情不要太功利,要做自己感兴趣的事情,从这个事情里面得到精神的乐趣,这是最重要的。不要把这个事情考虑得太多,是成功还是失败,社会会怎样看待,有多少报酬,这不重要。我一直对我的学生说今天比的是"傻",不是比聪明。我看我的很多同学、朋友、学生的经历,发现最后成功的都是"傻子",因为他一开始不功利,他就是喜欢做这件事情,就不计功利地钻研进去。

我那时有个朋友,他特别喜欢战争文化。这是很虚的东西,但他喜欢,不断看书,一头扎了进去。现在他就开始冒尖了,有很多媒体:美国国务院、中科院都来请他,因为他的看法独树一帜。当年没有人看得起他,说他这人很傻,人家都在炒股票,他在看书;但是反过来他有太多的聪明,如果今天流行这个做这个,明天流行那个做那个,到最后一事无成,永远落在后面,精神非常痛苦。

凤凰卫视最近有个对杨振宁的采访,不断播放的广告词就采用了杨振宁的这段话:一个年轻人要知道自己喜欢做什么,能够做什么。能认识到这两点就可以了。喜欢做的事情一定是能给你精神上带来快乐的东西,只要你再发现这个喜欢的事情也是在你能力范围内的事情,那就去做吧。上帝一定会报答,社会也一定会报答你,只要你有足够的耐心,你肯定是快乐的。

学生:刚刚您提到孤独,那么我们应该怎样处理孤独,是应该学习庄子"独与天地精神往来",还是跟尼采一样做一个不快乐的孤独者,还是用一种拯救人类的心态? 在中国现代社会,我们应该做什么,能够做什么? 应该有什么样的担当? 我们学生在社会中应该如何做才能更好地改造社会?

许教授:我始终觉得人生可以是多种多样的,哪怕说一个"理想的美好的"人生,到今天我们也不能给出一个非常具体的、统一的"美好"的答案。

我们要不要有一个担当? 我觉得这完全是一个个人性的问题。如果你觉得你的良知不能忍受很多东西,你需要担当的话,那你就站出来担当。这不是对不起别的,而是你的良知,你所体会到的天命,天的神圣的召唤让你去担当。但是如果说真的没有想这么多关于人生、宇宙、社会与担当的问题,只是想做一个平平凡凡的人,那就不要把这些担当强加到不想担当的年轻人身上。他们可以过他们认为是好的生活,但是如果你能在这个好的生活之上有那么一份精神的追求,有一个最基本的道德感,我想这种人生也是我们倡导的。平平淡淡才是真,这也是一种好的人生。淡然和慷慨激昂都是一种人生,都是一种选择。今天的社会就允许有各种各样的人生。但是最关键的是听从自己内心的召唤，这才是最重要的。

学生：您刚才说现在中国人的精神生活缺少一个共同的价值标准，那么现在包括儒家思想在内的传统文化标准能不能担当起这个责任？如果不能的话，您觉得是因为它本身不适宜物欲横流的社会还是实现的途径不容易达到？如果能的话，您觉得怎样才能实现传统文化的复兴？

许教授：讲到公共文化和核心价值的建设，肯定会提到儒家文化。今天儒家文化似乎有某种复兴的趋势。人民大学等很多学校都建立了国学研究院。去年有一位蒋庆先生提出了"读经"，而且读经要进入到大学的公共课，就使得这成为一个非常具有争论性的焦点话题。

对儒家文化本身，我们知道儒家文化的历史时间非常长，它非常复杂。简单地说，儒家文化有两个层面：一个是它非政治的层面，就是儒家的意义，它最基本地涉及宇宙、自然、人生、道德的一些大道理。第二个层面，它后来被政治化了，也就是说被统治者利用。"五四"所批评的主要是后面这部分，当然，一并列，连前面也一道批判了。这两者之间虽然有一定的联系，但是按照现在的眼光来看完全是可以分离的。今天我们要拯救的也许是前面那个儒家，而且在今天这样一个条件下，可以将它重新阐释，比如说儒家的"仁"，它的很多思想是我们今天重建的公共文化的精神之源。但问题是怎么建？把这些好的儒家文化毁掉的不是儒家文化本身，而是各种各样政治和商业的力量，一旦它被重新政治化或者被商业化，它马上就会发生蜕变。所以从这点而言，儒家文化重建的核心问题是如何摆脱政治和商业的干扰，让它回到文化本身，这才能使儒家文化获得重新拯救的机会。

某教师：我觉得一个人的精神生活与人的兴趣是息息相关的，但是至今我一直不太明白我们所感兴趣的东西在哪里？而且最关键的是，能否结合您的亲身经历和我们谈一下，怎么才能找寻到自己感兴趣的东西？找寻以后又怎么判断它的确是我所要找的东西？如果最后还是没找到，又该怎么办呢？

许教授：这位老师希望我谈谈个人的经历。我小时候和我同年龄的大多数青年人一样，都有一个文学的梦，想做一个文学家，因为我当时作文写得不错。那时候文学家是最高尚的，是人类灵魂的工程师，差不多是上帝扮演的角色。所以后来"文化大革命"以后恢复高考，我自以为成绩非常好，考了高分，但没有进入我希望去的新闻系或中文系。那时候是"乱点鸳鸯谱"，不是按照你自愿的，而是完全靠安排的，国家需要你到什么专业去，你就去什么专业，然后我被分到当时华东师范大学的政教系。"文化大革命"以后，一讲政治是臭不可闻，不像今天行政管理、政治学出来都是当公务员的,是非常好的专业。所以我当时非常有挫折感,就想换专业,不成。这就是一个挫折感,读的专业不是自己感兴趣的专业,怎么办?后来也就"既来之则安之",我的理论兴趣就是这个专业培养出来的,也许到了中文系就没有这个理论兴趣了,但也许可以在另一个地方继续发挥自己的兴趣和才华。我记得大学第一年给了我一次崭露头角的机会,全校要各系话剧汇演,70年代末话剧非常流行,因为当时有一个很出名的话剧叫《于无声处》,是讲粉碎"四人帮"的。这时候我就自告奋勇地帮我们系里写了一个话剧,汇演结果我们系打败了中文系,代表华东师范大学到上海去汇演,这是非常有成就感的。如果在中文系,那才轮不到像我这样的人,华东师范大学中文系是著名的出作家的地方。所以往往在一个命运待你不公的地方,只要你尽量地表现自我,你自有机会的。

今天这个时代有一点非常好:只要你有才华,敢于表现,就没有什么人能压得住你。我从那以后就受到关注了。等到大学毕业要分配工作了——我们那时候是国家统一分配工作,不像现在可以自己找工作。当时华东师范大学规定,老三届同学因为已经结婚有孩子了,要通通留在上海,我们这些小字辈基本上到外地去。也恰巧有一个机会,学校党委书记突然脑子一热说,应该让同学们自己教育自己。所以就组织同学到井冈山、遵义去拍电视教育片,我因为会写剧本就跟去写剧本。我当时留校就是有这样一个因素在里面,才留下来的。留下来以后,又是一个闷棍,他们说,你就到中共党史教研室去教民主党派吧。因为我原来写的大学论文是想去做国际关系而不是教中共党史,这也是我心有不甘的地方,我并不喜欢这个专业。但是我看着看着,发现对党派倒是没什么兴趣,因为我对政治不是太有兴趣,但我对民主党派中的知识分子倒是有兴趣。后来索性笔锋一换,我从知识分子角度来写这些人。

我的人生从来没有设计过,野心也不大,除了小时候想做文学家。没想到坐了五年冷板凳,天天耗在学校图书馆。1982年留校,到1987年斗胆投了一篇文章,是写民国初年有一个名记者叫黄远生,他当时写了一篇《忏悔录》,刚好那时巴金也在忏悔,我从巴金的忏悔想到黄远生的忏悔,来分析中国知识分子的人格。没想到这篇文章一炮走红,随后一发不可收,一夜之间暴得大名。

当然,也许上帝对我太照顾了,所以我常有感恩心情。我觉得我能力远远不值有这么一个报偿,即使如此,我想说,人在碰到挫折的时候,你要想着这也许是人生的最低谷,再低也低不到哪里去了,倒是要在低谷里寻找机会。你躺在地上,人家打不死你了,躺在地上从从容容地看看周围,说不定哪个机会上你"嗵"得就起来了。这不是投机,还是我前面说的话,你要做你喜欢做的,只要你有这份天分，再加上你的毅力，就一定能够冒尖。虽然天分有高有低，但是一定有自己感兴趣的东西。一个人的幸福不是建立在成功上，而是一种自我满足，从事自己感兴趣的职业。自己感兴趣的职业是什么？只有自己知道。但今天这个社会有太多外在的东西吸引我们，而且剥夺了我们对自己的认识，半夜深思的时间太少，看外面流行的东西看得太多，这往往是人生不成功的原因所在。所以从我个人的经历来说，或许我是一个特例，但有些成功的地方我想是可以借鉴的，这就是我前面所说的比"傻"。

（根据录音整理，已经本人审阅。整理：梁如洁、卢贝贝、李晓倩、朱敏）

中国文化当代价值的再审视

王　杰[*]

（2009 年 5 月 21 日）

非常高兴来到历史文化名城绍兴，也非常高兴能来到绍兴市的最高学府——绍兴文理学院，与在座的老师、同学们就"中国文化的当代价值"这个话题进行一些探讨。这个题目非常大，可以讲三天，今天晚上，我尽量在这段时间里把一些要说明的内容阐释清楚。

今天主要谈这几个问题：第一，我们如何看待中国传统文化？——我们讲中国文化主要是讲中国传统文化；第二，中国传统文化遭遇的磨难和中国人的反思；第三，传统文化在复兴过程中应该注意的几个问题；第四，如何看待中国文化在当代的价值。

一、如何看待中国传统文化

"传统文化"是目前使用频率非常高的一个概念，如何来理解呢？见仁见智，每个人的理解不一样，我把我的理解向大家和盘托出来。

中国传统文化不是一个单一的概念，它是立体的、多元的。可以从实物方面来理解，比如故宫、长城、禹陵；也可以从制度层面来理解，从秦始皇统一中国以后，我们的制度建设就是非常完备的郡县制，现在的制度和过去实际上是一脉相承的关系；还可以从思想文化层面来理解，比如经史子集。

另外，我们还可以从内容构成上来理解中国传统文化。比如，从时间上来看，中国文化是一个一脉相承、源远流长、没有中断的文化系统，和印度、巴比伦、埃及比，中国文化没有中断过，有五千年的文明历史——外国人不承认中国有五千年。现在据"夏商周断代"工程来看，从夏朝建立的公元前 2207 年到今天，才四千二百多年，但是加上传说时代的历史，我们认为不止五千年，甚至有更长的

---

* 王杰，中共中央党校哲学部教授，哲学博士，历史学博士后，博士生导师。

时间。从发展上来看,中国的文化是不断接纳、吸收外来文化,又不断地进行自我创新的一种文化。它不是墨守成规的,而是在不断发展的。从地理环境上来看,中国的文化是在一种相对独立、比较稳定的地理环境中形成发展的——一面靠海,三面环山,是在这种独特的地理环境下创造的一种文化。从内容上来看,中国文化以儒释道作为主干,以儒家思想作为核心和精髓,包含了墨家、法家、阴阳家、小说家、农家、杂家、兵家、医家等,这些共同构成了中国文化的内容。

从主旨上来看,中国传统文化是一种重当下、重人伦道德、重人的生命的文化系统。这个系统和西方文化是不一样的。西方从苏格拉底的"认识你自己"以后,从天上回到了人间;而中国文化从西周以后转向重道德、重人伦、重视人的生命这么一种文化体系。

从地域上来看,你们这块属于吴越文化,山东是齐鲁文化,河北、北京那一块是燕赵文化,还有三晋文化、关中文化、岭南文化、巴蜀文化、荆楚文化等,这些共同构成了中国文化的内容。这些文化体系之间的内容也是不相同的,齐文化跟鲁文化是不一样的,鲁文化讲等级、讲保守,齐文化讲对外开放,所以差别很大,文化之间是非常不一样的。

从社会性质上来看,中国传统文化是以血缘关系为纽带建构起来的一种自给自足的农耕文化,这是中国文化非常独特的一个特点。从公元前594年鲁国实行初税亩到2006年我们废除农业税,中国有两千六百多年的农业税。所以说中国是一个农业国家、发展中的国家,一直以来"民以食为天"。

我们可以从很多方面来理解中国的文化,得出一个印象:中国文化不是单一的点,而是非常繁杂、非常多元的一个立体的球形的东西。所以对中国文化,不要用孔夫子说《诗经》的那句话"一言以蔽之,思无邪",过去很长时间里我们对中国文化都是"一言以蔽之",认为是封建、落后、垃圾、保守。对中国文化进行理解的过程中,一定要具体问题具体分析,也就是用辩证唯物主义和历史唯物主义的观点来看待,不要简单地是就是是、非就是非。冯友兰先生说的"抽象继承法"和"具体继承法"在这个方面就用上了,不要简单地理解中国文化。这是一个总体概念。

二、中国传统文化遭遇的危机和中国人的反思

第二个问题就是中国文化面临的危机以及中国人的反思。

在鸦片战争以前,中国的文化以汉族文化为主,不断遭遇到各种各样少数民族的文化入侵。在先秦时期有东夷、西戎、南蛮、北狄;汉代有匈奴族;到了魏晋

南北朝又有"五胡乱华"——匈奴族、鲜卑族、羌族、氐族、羯族；到了唐代有吐蕃族、南诏；到了两宋时期有了西夏、金、辽，后又有了蒙古族、满族等。

在汉族文化几千年的发展中，少数民族对汉族文化的入侵始终没有中断过。这种入侵就是一种游牧的、相对落后的少数民族对一个先进的农业文明的入侵。在世界上，很多民族同样也是这么一种状况，有惊人的相似处。古希腊文明非常辉煌，最后被野蛮的马其顿人给灭了。古罗马从公元前753年建立一直到公元476年灭亡，一千多年，最后也被野蛮的马其顿人给灭了。古印度文明也非常辉煌，最后被雅利安民族灭了。中国没有出现这种情况，少数民族、游牧民族对汉族的入侵最终都没有改变中国文化的结构——经济结构、政治结构、文化结构都没有改变。尽管少数民族入主中原了，但是很快就要进行汉化的过程。北魏时期孝文帝的改革最明显。

在这种背景下，一两千年来中国的汉族文化很少对历史或者对制度进行一种深刻的、自觉的反思。在明清之际有过，黄宗羲、王夫之、顾炎武、颜元、李贽、唐甄这个思想家群体在明朝灭亡以后，对中国的制度进行过反思，结果就反思到了制度层面上，但是时间非常短暂，清王朝入主中原站稳脚跟以后，这种反思就停止了，戛然而止。所以，总的来说，鸦片战争以前我们这个民族很少有一种自觉的反思。

鸦片战争以后，中国经历了三千年未有之大变局。原来中国是天下第一，中国古代讲"浑天说""宣夜说"，以为中国是地球的中心。明清时期康熙年间，外国传教士带了一个地图把中国画在了右下角，当时皇帝和满朝文武说应该杀了这个画图的人——中国是宇宙的中心、地球的中心，为什么给画到旁边去了呢？利玛窦说重新画一张，把地球仪倒了一下，中国就成了中心了。那时中国非常狂妄自大，尽管有一个"康乾盛世"，但还是错过了向西方学习的绝好机会。在十七十八世纪，西方走上了工业化道路，走上了资本主义道路，而我们还以为"老子天下第一"。鸦片战争，英国人坚船利炮打过来，当时的道光皇帝对英国在什么方位都不了解。

中国历史上有几次闭关锁国，最大的有两次。一次是明朝永乐皇帝年间，郑和下西洋后期，搞了闭关锁国，那时候锁国是锁倭寇。其实，那时候的很多"倭寇"是中国的海盗。第二次是"康乾"以后，我们又开始闭关锁国，一锁就锁了一百多年，对整个世界大势不了解，还以为自己是"天下第一"。

鸦片战争以后，完全变了，中国由强势文化变成了弱势文化。西方的坚船利炮到中国来不是温情脉脉的了，而是一脚踹开了中国的国门。在这种背景下，一批知识分子就开始思考：中国不是有"康乾盛世"吗？中国不是"天下第一"吗？

为什么会遭遇这么一个结果？为什么会积弱积贫？

中国从鸦片战争以后的一百多年，一直在思考这个问题，到今天为止，我们的思考依然没有了结。鸦片战争以后到 1990 年的 150 年左右，我们这个民族对中国文化反思的结果是质疑、批判、否定占据了主导地位。当然批判、否定、质疑的时候不能说没有复兴，上个世纪 20 年代以来，有过几次国学复兴，但是主流是批判、质疑。这一百多年里，传统文化遭遇了几次磨难。

第一次磨难是洪秀全的太平天国起义。洪秀全 1851 年在金田村起义。据说他是科举考不上，对儒家恨之入骨。其实不能完全从个人方面找原因，还应该从历史、当时的社会背景找原因。孔子被他称为"妖人"，"四书五经"被称为"妖书"，任何人不得收藏"妖书"，不准读儒家经典。他的拜上帝会用基督教文化来批判、反对儒家文化。尽管他提出的"有田同耕、有饭同食、有衣同穿、有钱同使"是儒家大同思想，但是他把它扭曲了，用基督教的东西来反对儒家文化。这是儒家文化在近代鸦片战争以后遭遇的第一次厄运。儒家作为中国两千一百多年的指导思想，从创立以来就一直不消停。秦始皇时期"焚书坑儒"，到了魏晋时期有阮籍、嵇康的"越名教而任自然，非汤武而薄周孔"。近代儒家思想遭受的第一次磨难就是在太平天国起义期间。

儒家思想遭遇的第二次磨难就是在五四时期。五四时期的很多东西需要我们这个民族去继承，但是它对传统的激烈批判带给我们这个国家、民族的是一种对传统的否定，造成了反传统的传统。这个时期还造成了一种思维方式，也就是说非此即彼的形而上学思维方式——要么是 A，要么是 B，你要肯定 A，就必须否定 B，A 和 B 不能够同时并存。我们现在讲双赢，它不讲双赢。

为什么会这样？"五四"时期我们引进了民主和科学，引进了"德先生"和"赛先生"，在那时，"德先生""赛先生"和儒家思想、和中国传统文化是对立的、不可调和的。另外，当时的张勋、黎元洪、吴佩孚、袁世凯他们主张尊孔读经——和当时我们引进的西方的科学、民主、人权思想是相对立的。在当时的知识分子看来，他们的所作所为和社会发展大势是背道而驰的，所以把他们提倡的尊孔读经和封建、落后、愚昧、保守、僵化等同起来了。所以五四时期李大钊、陈独秀、瞿秋白、鲁迅这一批先进分子就把矛头对准了封建礼教，对准了传统文化，提出"打倒孔家店"的口号。

当然现在学术界对"打倒孔家店"这个提法有争议，对五四时期是否激烈地反传统有争议。最近有个网站对我进行了一个访谈，讲"如何看待当今的国学热"。有人和我争论说五四不反传统，我说这个事情根本不需要争论，五四反帝反封建是个基础，另外五四讲民主、讲科学、讲思想解放也是个趋势，是两大主流。既然肯定它反帝反封建,那么它就有可能反过了头。所以说这个问题根本不需要争论。

在五四时期,这种反传统的传统,这种形而上的思维方式,造成了当时人对传统的愤恨。当时写《约翰·克里斯多夫》的罗曼·罗兰到中国来,在讲台上宣扬了中国文化的优点,遭到了底下强烈的"拍砖"。他们不认为中国有好东西,在那个时候对中国传统文化有激烈的仇恨。

第三次更极端,是人人知道的"文革"。在1949年以前,马克思主义、中国文化、西方文化这三驾马车可以并驾齐驱。1949年以后,情况发生了变化,把马克思主义和儒家思想、中国文化对立起来了,作为两个不可调和的体系。在这种背景下,儒家思想研究由中国内地转向了港台地区,所以我们讲"新儒家"基本上是在港台。方东美、徐复观、牟宗三、唐君毅以及现在的杜维明都在港台地区了。1962年,冯友兰先生到曲阜给孔夫子鞠了个躬,成为一个非常严重的政治事件。北京市副市长吴晗说"中国传统中好的封建道德也可以继承",被批得半死。1951年赵丹演了电影《武训传》,毛泽东亲自参加了《武训传》的讨论。

批判由政治、经济领域渗透到了文化领域,一直延续到"文革""破"四旧"——旧思想、旧文化、旧风俗、旧习惯,所有和传统沾边的全是旧东西,旧东西就是封资修的,就应该被打倒。所以"文革"时期是我们民族文化遭遇到的最为惨烈的一次磨难。它不讲经济大革命,不讲政治大革命,就讲"文化大革命"。我们所能知道的历史博物馆、有关的陵墓——从尧舜禹汤算过来一直到现代人的陵墓,几乎都给翻了个底朝天。洋务派的重要代表人物张之洞夫妇的陵墓被挖出来。那个时期有一张照片是有个红卫兵要去扒清华大学的西门。当时如果不是总理去制止,故宫的墙也会倒一半。

在"文革"时期,我们民族对传统文化极端仇视,可以说是恨之入骨。大量文物、字画、碑刻等被毁灭。有一个统计数字,北京市在一个月之内,文物、石刻、书画、字画、石碑、古建筑等古物被损坏的不计其数,仅仅一个月。

所以说这次我们民族文化遭遇的厄运远远大于秦始皇时期的"焚书坑儒"。"焚书坑儒"仅仅是一年时间,并不是每年一直都在发生。十年"文革"浩劫,我们的民族文化遭遇了灭顶之灾,也可以说,"文革"十年是我们民族文化最黑暗、最悲惨的十年。所以这是中国文化历史遭遇的最为惨烈的一次。

如果说有第四次的话就是1988年。诸位大部分都没有看过那部电视政论片《河殇》,它的作者就是我1984年在人民大学读研究生时的同班同宿舍的同学。《河殇》的主旨是什么?中国文化是黄河文化,叫黄土文明、黄河文明,中国的长城、故宫是封建堡垒,鲁迅不是说黑屋子要打碎吗?这个堡垒也应该打碎;

西方是蔚蓝色的海洋文明,中国应该回归、拥抱西方蔚蓝色的文明,抛弃自己的黄土文明。也就是说,在上个世纪20年代,胡适主张的"全盘西化论"在80年代末再一次翻版重来。

150年左右的时间,我们民族动用了各种各样的方式在践踏、毁灭我们自己的民族文化,造成了我们几代人,尤其是年轻一代对我们民族的不了解。我们这个年龄的人很多是在"批林批孔"的环境下学习了中国传统的一些东西。有一首儿歌是这样唱的:"叛徒林彪、孔老二都是坏东西,嘴上讲仁义,肚里藏诡计,鼓吹'克己复礼',一心想复辟……"所以那个时候说"孔老二",很多人知道;说"孔丘",很多人不知道。因为是在激烈的反传统过程中认识了传统,所以造成了我们现在的很多年轻人对历史的不了解,当然不光年轻人,还有中老年人。

前几年全世界直播"青歌赛",在"青歌赛"上唱完歌以后有个综合测试,评委给年轻的男女歌手们提一些历史上的"ABC"的问题,让歌手回答。评委提的这些问题现在看来都是最简单的问题,是每一个中国人应该了解的最为常识的东西。我给大家举一些例子,评委提些什么问题呢?"什么叫杯水车薪?""一杯水作为给车夫的钱。""什么叫如法炮制?""像法国人那样制造大炮。""什么叫草木皆兵?""草木后面都藏着兵。""'焚书坑儒'发生在哪个时代?""宋朝的铁木真。""'满城尽带黄金甲'是谁的诗句?""秦朝的李自成。""你读过三曹的作品吗?""读过。""那你读过哪一篇?""《满江红》。""在动画片《大闹天宫》中,孙悟空上了天宫,玉皇大帝封他为什么官?""九品芝麻官。""知天命之年、耳顺之年是代表哪一个年龄段?""不知道。""'人生自古谁无死,留取丹心照汗青'是谁说的?""清朝的关汉卿",想想不对,"清朝的文天祥"。这是我们这些年轻歌手的回答。

这些例子我还可以举很多。我的一个学生问我"儒释道"的"释"字什么意思,我说小学生都应该懂了,我怎么回答?另外,过两天就是端午节了。"屈原是什么人?""屈原是大(dài)夫,都叫他屈大夫嘛。"这就是当下我们很多年轻人对民族文化的了解程度——不了解。

前两年,我们跟台湾关系缓和以后,"中华和平号"下海,当时连战夫人就念了一首诗"潮平两岸阔,风正一帆悬"。这是唐朝诗人王湾《次北固山下》的一句话。当时我们的记者大笔一挥说"连战夫人太有才了,马上创作了一首诗"。这方面的例子很多。

最不能容忍的是两件事情,一件是这些歌手中有解放军队选送的一个代表,他竟然连中国的国旗都不知道,在新西兰、英国、澳大利亚的国旗中,让他回答哪是哪国国旗,竟然错指了中国国旗。另一件不可容忍的事是何祚麻说过一句话:"中国传统文化百分之九十是垃圾,看看中医就知道了。"何祚麻是个物理学家,但是对中国文化的极端无知导致了他在这种场合下说这种话。从神农尝百草，中医五千年以来对我们民族强身健体起了多么重要的作用，他就这么信口开河把我们民族文化一概否定了。

所以说，一百多年来，我们民族动用了各种各样的方式去传统化，让现代人和传统之间有了很深的一种心灵隔阂，没有心灵的交流和沟通，把传统和现代完全对立起来了——传统就是封建，就是落后，就是垃圾，就是应该被抛弃的东西。在我们每一个人的心灵深处对传统有一种深深的隔膜，这堵墙越来越厚。

一百多年的去传统化除了给我们这个民族造成文化的大破坏之外，还造成了许许多多非常可笑、匪夷所思的事情。看看"文革"那一段就可以看出来我们多么可笑。看看季羡林的《牛棚杂忆》：自己在家里阳台上低着头，看能低多长时间，自己在练习——多么苦涩。那个时候，家庭关系、亲情关系完全被政治关系所取代。"天大地大不如党的恩情大，爹亲娘亲不如毛主席亲。"父子之间、父女之间互相告密、反目成仇，成了一种常态。

一百多年的反传统，传统批倒了吗？没有。孔夫子依然面对着我们微笑，唐诗宋词元曲、《红楼梦》《三国演义》《水浒传》《西游记》依然是中国人的精神大餐。传统并没有被批倒，它又由涓涓细流汇成了江河湖海，回到了老百姓的生活中间。所以为什么现在"百家讲坛"这么多人关注，就是因为传统文化在我们民族有着深深的基因，有着深深的积淀，否则"万家讲坛"也不会引起中国人的兴趣。

从90年代以后，我们民族就开始以理性的、平和的心态来看待我们的民族文化。尊重、认同中国的传统文化就逐渐成为一种主流。表现很多，我们有目共睹，已经见到了。看看现在的儿童诵读经典，小孩自觉朗读《大学》《中庸》《论语》《孟子》《老子》《弟子规》《百家姓》《三字经》《千字文》。不光中国，世界上很多华人社区同样有很多人在读中国的传统经典。另外，各地兴起的私塾、学堂在全国遍地开花，为的就是普及中国传统文化。在丢了150多年以后，让我们中国人再切切实实地认识一下中国的传统文化究竟有什么。很多我们都不了解，洗澡水和孩子一块倒掉了。

在学术界，这种表现也很多了。2004年在北京，许嘉璐、季羡林、王蒙、杨振宁共同发起了一个文化高峰论坛，在这论坛上发表了一个《甲申文化宣言》。为什么叫"甲申"？因为2004年是甲申年，再往前推，1644年是甲申年，1944年是甲申年——郭沫若写了一篇文章《甲申300年祭》，告诉中国共产党不要学李自成那样。比如为什么叫《辛丑条约》？因为1901年是辛丑年。这是我们讲的农历干支纪年。这个《甲申文化宣言》在当时影响非常大，也可以说是学界从正面对中国文化的全面肯定。当然也引起了很多自由主义者的不满，说中国又开始讲"民族狭隘主义""国粹主义"了。

还有一个现象是以人民大学国学院为代表的一批国学研究机构陆陆续续成立,现在很多了。政法大学有个国际儒学院,复旦大学、清华大学、北京大学都已经成立国学院了。

2004年还有一件事情,就是"十大国学大师评选",从50个候选人中选出了10个国学大师。当然这个评选引起了很大争议,其中争议之一就是鲁迅先生。十大国学大师中有两位是浙江人——蔡元培和鲁迅,此外还有王国维、梁启超、陈寅恪、郭沫若、钱锺书、冯友兰、胡适。争议比较大的是郭沫若和鲁迅先生,鲁迅到底是不是反传统?鲁迅反的传统在某些方面和魏晋南北朝时期反的传统是一样的,他反实际上是一种歪曲了的传统,真正的传统他是不反的。也就是很多传统的封建礼教被统治者拿去利用了,他反的就是这种,真正恢复的是儒家真的精神。对鲁迅是不是国学大师,有很大的争议,这个问题学术界现在依然在争论。

这20年来传统文化的复兴,我们对传统文化的认同和开始重视,更主要的表现还是在政府,只有学界和民间是不行的,一定要有政府的推力。政府的表现有很多,比如祭祀。中国儒家思想讲"慎终追远",就是祭祀祖先,清明节要祭祀自己的祖先,对一个民族来讲,也要祭祀自己的祖先。我们讲人文始祖和道德始祖,祭祀黄帝、伏羲、大禹、孔子、老子——上个礼拜山东滕州祭祀墨子,对自己的人文祖先和道德祖先进行祭祀,知道这个民族的路是怎么走过来的。在很长的一段时间里,中国的祭祀是民间祭祀。官祭是从公元前195年汉高祖到曲阜祭祀孔子开始的,几千年来我们一直有官祭的传统。但是1949年以后,祭祀被认为是封建的、落后的东西,谁敢去祭祀?就成了民间的祭祀。但是到2004年后,这种祭祀又从民间转为官方,宣读祭文的往往是一个市的市长、一个省的省长,去年山东祭孔的祭文是金庸大侠写的,完全转向了官方。由一地祭祀、海峡两岸祭祀一直到全球共同来祭祀孔子,这已经和过去完全不一样了,由民间祭祀转向了官方祭祀。

政府的第二个表现是"汉语桥工程"。孔子学院大家非常清楚了,从2004年开始中国政府大力推广孔子学院,当时我们的目标是一百家,但是不到一年就已经突破一百家了,所以后来我们就做出调整——到2010年发展到500家。上个礼拜三我们去许嘉璐先生那里开会,见到了国家汉语办的领导,他说现在是326家,既有孔子学院也有孔子教室。可以说孔子在两千五百年以前周游列国,在两千五百年以后又周游列国。两千五百年以前孔子也周游列国,只不过那时候的"列国"局限在我们现在的山东、河南一带,陈国、魏国、宋国、齐国就在这一带;汉唐时孔子走到了韩国、日本、越南；到了明清，孔子又走到了英国、德国等西方国家；这一次孔子是真真正正地走出去了，在世界各个国家都成立了孔子学院。这是政府方面的另一个表现。

政府方面的第三个表现是"孔子教育奖"——以中国人的名字命名的教育奖在联合国教科文是第一个，这个奖是奖励那些对教育事业有突出贡献的各国政要和学者，每两年评一次，从这两年颁奖的情况看，基本上是颁给比较落后的国家。

还有一个表现就是对传统节日的重视。很长时间以来我们热衷于过西方的"洋节"，2月14日情人节、12月25日圣诞节、感恩节、4月1日愚人节等。西方的节日我们过得比较多，但是对我们自己民族的节日不够重视，当然这和我们对自己民族文化的批评否定有关。我们过节更多的是关注吃的内容，比如春节吃饺子，元宵节吃元宵，端午节吃粽子，中秋节吃月饼，吃完就算过完节了，我们的节日往往沦落为吃的节日。如果我们春节不守岁，元宵节不观灯，中秋节不赏月，重阳节不登高，端午节不划龙舟，这样的节日没有文化内涵在里面，仅仅沦落为一个吃的节日，这个节日能有多大的吸引力？很长时间以来，我们对自己民族的节日不甚重视。

韩国在2005年成功申报江陵端午祭为世界无形文化遗产，当然江陵端午祭和我们的端午节不是一个东西，就像佛教文化传到中国后经过和中国文化结合产生了一个新的思想成果——禅宗，我们也不能说禅宗就是印度的东西。江陵端午祭也是这样，尽管它来自中国，但是我们不够重视。韩国却非常重视，春节第一，端午节第二。2005年韩国申报江陵端午祭，中国在知道这个消息后也在申报，同样是申报一年，但是到2005年底我们败下阵来，韩国成功申报了江陵端午祭，当时国内舆论非常激动和义愤。江陵端午祭的成功实际上是给了我们一个很重要的触动，我们的政协委员、人大代表、高校教授不断地上书提议案，要把传统节日纳入到法定节假日中。所以在韩国成功申报江陵端午祭的两年后，我们把我们的三个传统节日——清明节、端午节、中秋节纳入到法定节假日中。因为在文化的发展历程中，传统节日是一个一个的驿站，这是我们寻找民族记忆的第一步，它可以极大地促进我们对民族文化的认同和归属。今年"两会"有代表、政协委员又提出把元宵节纳入到法定节假日中，使春节不是过七天而是过十五天。

还有两个节日其实我们应该关注、思考。一个是和诸位有关系的教师节。孔子诞辰是9月28日，世界上有很多国家和地区（主要是指新加坡、中国台湾）都是把9月28日作为教师节，但是我们二十多年以来一直是把9月10日作为教师节,但这个节日也是世界防止自杀日。现在又有很多政协委员、"两会"代表上书,去年9月份又有54个全国知名教授联名上书全国人大,要求把教师节改为9月28日。

还有一个节日是刚刚过去的母亲节。诸位都知道母亲节,但是你们知道的都是美国人、日本人的"洋节",这个节日到现在不到一百年。80年代末我们改革开放的前沿城市——深圳的一批人把这个节日引进了南方。当时引进来是认为美国的节日一定是全人类普适的节日,全球全人类过的节日中国人就应该过,后来这个节日就逐渐在南北大地过起来了。其实中国有自己的母亲节,有过孟母"断机教子",有过"孟母三迁",我们现在正在打造中华民族自己的母亲节。这么说是不是中国太狭隘了呢?不是。世界上有几十个国家和地区都有基于自己民族文化生发起来的不同于美国和日本的母亲节。母亲节应该是基于自己的文化产生的,过别人的母亲节、"洋节"就像到了别人家的祠堂里给人家下跪磕头一样,不知道磕头拜的是何方神仙。为什么我们有自己的母亲节不过,却去过别人的母亲节?当然不是说别人的母亲节不能过,我们应该知道我们有自己民族的母亲节。

这是我们对传统节日的重视,另外还有对非物质文化遗产的保护。我想绍兴一定非常多,因为绍兴是历史文化名城,文化底蕴非常深厚。我今天下午四点多到绍兴,刚才吃饭时碰到一个服务员,我问她:"知道陆游吧?"她说:"好像知道是个写诗的。"我说:"这就不错了,我要是总经理的话,一定让你们把绍兴的人文历史了解了再来上岗。"遗产有物质文化遗产和非物质文化遗产,长城、故宫、兵马俑这些都是物质文化遗产,但我们还有很多通过口耳相传的非物质文化遗产。在过去,封建的东西烧还来不及,现在却都成了宝贝。现在有一个"非物质文化遗产名录",各地都在申报。还有一个是"全国文化遗产日"。中国是世界上文化遗产最多的,像汤因比、施本格勒说世界有22个或26个文明点,但是不管有几个点,中国是历史文化遗产最多的国家之一,但也是历史文化遗产流失最多的。前两个月鼠首、兔首在法国拍卖再次刺激了我们的神经。现在世界上有二百多个博物馆,收藏的中国文物达到164万件之多,而散落在世界各地属于中国的文物超过1700万件,这1700万件是个什么概念?就是超过了中国现在所有博物馆收藏的总和。

我们的文物流失一个原因是由正常的贸易带出去的,比如明清时期(主要是清朝),包括郑和下西洋,带了大量的瓷器到国外,康熙年间中国三大官窑——江西景德镇、湖南醴陵、福建德化的大量外销瓷器到了国外,当时法国的路易十四还专门到中国来定制瓷器,所以我们有很多瓷器都是外国人的形象,这些我们不算。还有一种原因是鸦片战争以后英法联军、1900 年八国联军到中国掠夺文物。除了他们掠夺去的以外，更多的是有些中国人为了经济利益走私出去的。

我们的文化生态绝对不容乐观，如果我们对自己的民族文化和文化遗产再不重视，就会导致我们上对不起列祖列宗，下对不起子孙万代。我们的文物流失非常厉害，所以从 2006 年始，六月的第二个周六被作为"文化遗产日"，让中国每一个老百姓记得在这一天关注文化遗产。

我们的《"十一五"文化发展纲要》里很重要的一个内容就是增加中小学教育中传统文化、诗词格律的内容。在"文革"的时候很少有传统文化，有的就是把儒家作为讽刺对象，比如《列子·汤问》记载的《两小儿辩日》，到底是中午太阳大还是早上太阳大？"孔子不是圣人吗，连这个都不知道！"批判孔子。台湾地区在陈水扁上台以前，在他"去中国化"以前，他们中小学生课文中的古诗词大概占到84％，陈水扁"去中国化"以后减少到了 70％，我们今天增加了以后还是不到35％，还不到人家的一半。

三个礼拜以前我们和台湾学者开了一个学术研讨会"儒学和中华人文精神"，那些学者说是学者，其实都是官员，都是李登辉当政时期的教育主管部门的部长、主管宣传部门的部长。在开会的过程中，这些退下来的官员出口成章。当时我就想，假如我们的官员要是在一起来对话会怎么样。我们很多官员只会讲"官话""生活话"——"生活话"就是问老农民"这菜多少钱一斤""这水好热""今天天气真好"这类的话——没有文化语言，所以谈孔子，谈杜甫，谈李白，谈陆放翁，都谈不了。

上周三我们到许嘉璐先生那里去开会，当时我给他说了这件事情。一个月以前许嘉璐先生到台湾去——到今天为止到台湾地区去的最高级别领导人就是许嘉璐，去了以后吴伯雄、王金平就跟他谈中国文化。后来他说："亏得碰上我，如果碰上一般的官员，根本没法跟他们对话。"

实际上"五四"以后中华文化出现了断层，提倡新文化来否定文言文以后，现在的人拿文言文就不会读了，读不懂，看《周易》《论语》《孟子》都看不懂，很多古诗、非常优美的文字不会读也不想去读了。所以增加传统文化、诗词格律的比重，其实是我们在中华文化出现断层一百多年以后不得不走的一步，重新把我们传统的东西再捡起来。一百多年批判传统、反传统到近二十年重视传统文化，到今天为止，我们依然处在重视传统文化的过程中。

当然表现还有很多，比如现在各地的"国学热"，包括我们"风则江大讲堂"，还有很多理工科学校学生想毕业就得先把《老子》《论语》前七章背下来。《老子》第一章："道可道，非常道；名可名，非常名。无名天地之始，有名万物之母。故常无欲以观其妙，常有欲以观其徼。此两者，同出而异名，同谓之玄。玄之又玄，众妙之门。"第二章："天下皆知美之为美，斯恶已。皆知善之为善，斯不善已。有无相生，难易相成，长短相形，高下相倾，音声相和，前后相随。"上海财经大学成立了国学研究所，广州有一所城市职业学校也成立了国学研究所，重视到这个问题了。"四书五经"进了清华大学，清华大学的学生不管是理工科还是文科的，入学都学"四书五经"，"四书"是《大学》《中庸》《论语》《孟子》。

在这样一个背景下，对传统文化的认识上依然有着天壤之别，有时候你和你的同事、邻居在这些问题上的观念有着天壤之别。到今天为止，我们对传统文化的认识依然处在思索的过程中，传统究竟是什么？该如何对待自己的传统？用一句话说，"传统，想说爱你不容易"，确实是这样。

三、传统文化复兴过程中应该注意的问题

在传统文化复兴的过程中，我们应该避免什么样的现象？

第一，要避免借传统文化复兴的幌子搞保守主义、复古主义、形式主义、庸俗化。很多人走这条路子，以为穿了个长袍马褂就是传统的了，蒋介石也读"马列"，但不是马克思主义者。穿长袍马褂仅仅是一种外在的表现形式，关键是内在的东西。我们要避免走这条道路。

第二，要避免借传统文化的复兴搞封建迷信。现在很多官员、老板一说《周易》就是算卦，现在有科学算卦，人生丰富多彩，靠那个机器能把你说得准吗？很多人都以为《周易》是算卦的，其实《周易》的价值是在学不在术。

我简单把《周易》给大家介绍一下。《周易》包括经和传，有《易经》《易传》。"传"就是解释《易经》的十篇文章。"经"讲六十四卦，六十四卦来源于八卦，八卦是乾坤震巽坎离艮兑，分别代表天、地、雷、风、水、火、山、泽。八卦重演为六十四卦，"乾、坤、屯、蒙、需、讼、师、比、小畜、履、泰、否、同人、大有、谦、豫、随、蛊、临、观、噬嗑、贲、剥、复、无妄、大畜、颐、大过、坎、离、咸、恒、遁、大壮、晋、明夷、家人、睽、蹇、解、损、益、夬、姤、萃、升、困、井、革、鼎、震、艮、渐、归妹、丰、旅、巽、兑、涣、节、中孚、小过、既济、未济"，这就是六十四卦的卦名。六十四卦每一卦由六爻构成，一共是三百八十四爻。这就是"经"和"传"的关系，不细说了。

但是《周易》之所以成为中华民族的"六经"之首、大道之源，它的价值在于它的思想学说，而不在于算卦。很多人把《周易》当作算卦，宣扬封建迷信的东西，其实是把糟粕当成精华了。

第三，要避免借传统文化复兴之名谋求经济利益。这也是不可不注意的。

"高价国学班",我们且不论它是好是坏;最近王小丫搞的《开心辞典》有个"开心学国学",只要回答问题获得前九名,就可以免费去北大上学……这些我们不去管它。有很多确实是想从国学谋求经济利益,很多地方重新恢复一些文化旅游景点,其实目的就是为了挣钱。我们不能说文化和旅游不能挂钩,但是往往在挂钩的过程中,过多地突出经济利益,至于里面的文化内涵,他们不管。

在很多地方,有人穿了件破西服,扎了条破领带,穿了双破皮鞋,在村里盖个庙,到庙里一坐,拿个黄袍子一裹,就收钱。来了抽签的问:"我父母亲身体怎么样?"他说:"父在母先死。"如果父亲先死,抽签的人就说算得真准;如果母亲先死了,他就说"父在,母先死",道理全在他。很多人把这种封建的东西当作精华,其实是败坏了我们的文化。

第四,要避免借传统文化复兴之名抵制西方文化。前几年一些高校的博士生要抵制西方的圣诞节,全球化了,抵制不了。中国文化从古到今都有一种博大的胸怀,佛教文化、基督教文化、伊斯兰文化到中国来都被接纳了,为什么要抵制外来文化? 在全球化的背景下是抵制不了的。对外来文化的全盘接收和全盘抵制都是错误的,问题在我们把自己的事情做好,这是最主要的。

四、如何看待中国文化的当代价值

第四个问题回到我们的主题,中国文化在当今到底还有没有价值? 中国文化不是说都是好的,它是在封建体制下产生的文化,有很多封建落后的东西,这点毋庸讳言,比如官本位、等级观念、唯书唯上、奴仆思想、缺乏科学创新、缺乏科学意识等,都是些落后的东西,对我们当今社会有负面影响。但是那些好的、精华的东西,比如以人为本、和而不同、民贵君轻这些,我们应该继承下来。

传统文化在当今的价值体现在方方面面,我们列举几个方面的问题。

第一,传统文化和现代文化究竟是矛盾对立、冲突的,还是可以互相促进的?中国在鸦片战争以后被动地走向现代化道路,要实现现代化,就必须处理好传统和现代的关系问题。中国在很长时间以来是把这二者对立起来的。

先看看韩国是怎么做的。韩国的现代化程度比我们高,也是"亚洲四小龙"之一,韩国这个民族是在不否定传统文化的基础上实现现代化,也就是从自己的母体文化中产生的现代化。1398年成均馆大学建立——1398年在中国是朱元璋死的这一年——成均馆大学现在的校训就是"仁义礼智",它的宗旨是儒家思想。为了传承儒家伦理,韩国大中小学教材中还专门开了一门儒家伦理课,从小就学儒家伦理,所以我们看韩国人彬彬有礼,它是一种深入骨髓里的东西,不是装的,是一种生活态度。

　　每年的农历二月和八月韩国人会穿着传统的服饰到文庙去祭祀孔子,文庙和武庙是相对的,武庙祭关公,文庙祭孔子。现在韩国还有很多私塾,在这些学校,教授学生的典籍就是中国传统的"四书五经"。很多人问他们:"儒家思想在你们韩国处在一个什么样的位置?"他说:"在韩国是基督教进了城,佛教上了山,而儒家思想在我们每一个韩国人的心里。"中国的孔子学院第一所就是在韩国建立的。韩国的 5 月 8 日也叫双亲节,孝敬自己的父母。韩剧《大长今》更多地是渲染传统的东西。韩国这个民族走的是把传统文化和现代生活、现代社会成功对接的具有韩国特色的资本主义道路,也就是说韩国的现代化是从自己的母体文化中生发出来的,是对自己传统文化的充分认同和重视。和韩国相同的还有新加坡、日本等。

　　与韩国相对的另外一个国家是土耳其。土耳其秉持的是伊斯兰文明,韩国是儒家文明,土耳其从上个世纪 20 年代开始就走全盘西化的道路。中国也是在上个世纪 20 年代全盘西化,胡适讲我们事事不如人就应该走全盘西化的道路。土耳其在走全盘西化道路的过程中,从政治、经济、教育、文化、习俗、意识形态等方面全盘走西方化道路。比如在国内妇女不准戴阿拉伯头饰,戴头饰是他们千百年的习俗,现在要素面朝天,向西方学习。更严重的问题是文字的改革,不准用自己的土耳其语来书写,要用西方的拉丁语来书写,跟中国"五四"以后走的是同样一条道路。

　　中国在"五四"后要废除我们的文字,认为中国文字难读难写难记难认难懂,应该改革,改革的方向是拉丁化、拼音化的方向。我们的文字改革从 1956 年开始用简化字,到现在五十多年了,这次"两会"又提出来简繁之争问题。文字改革确实给中国很多老百姓带来了方便,但是把我们很多文字的文化内涵弄没了。中国文字是表意文字、象形文字,是有内容的,现在是"亲人不见(親),爱人无心(愛),生产无生(產),工厂空空(廠)"。繁体字含有很多文化信息,现在我们有个总的原则是要认识繁体字。

　　土耳其走的是这么一条道路,对它来说,西化成功了,回归西方大家庭了,成功地和伊斯兰文明斩断了,悲剧却从此开始。西方社会并不认同它是西方大家庭中的一员,在西方人的眼里它就是个亚洲国家,是伊斯兰文明,西方是基督教文明。从 1987 年土耳其加入欧盟就可以看出这一点,1987 年到现在为止,总共过去了 22 年,欧盟的成员国由 12 个增加到 27 个,1987 年以后申请加入的 15 个成员国都是在土耳其提出申请之后申请加入欧盟的。迄今为止,土耳其仍然徘徊在欧盟的大门之外。因此,土耳其人认识到他们走了一条错误的现代化道路,即抛弃了本国母体特点的现代化道路。

梁启超早就想到了这个问题,专门写了一篇文章《中国与土耳其之异》,告诫国人不要走土耳其式的"自宫式"现代化道路。什么是"自宫式"? 就是不要自己的民族文化。按照亨廷顿的理论,一个国家要实现现代化,就应该从自己的母体文化中生发出来,如果抛弃了自己的母体文化,而是移植了另一种母体文化,那么这种现代化就是一种自我撕裂的现代化,也就是"自宫式"的现代化。

但是梁启超的警告没有引起我们的注意,现在仍然有很多人,不管是官员还是学术界的,认为中国要实现现代化就必须否定传统文化,认为传统文化是阻力、包袱,要实现现代化就要批判传统文化。世界上两百多个国家、地区,像中国与土耳其一样拥有悠久的历史文化,但是又对自己的历史文化传统进行批判和否定的国家少之又少。这其实是一件非常可悲的事情。

土耳其、韩国、日本、新加坡这些国家在处理传统文化与现代化建设的关系时给我们一个启示,也就是传统文化与现代化,包括我们现在搞的市场经济是互不矛盾的,是可以并行不悖的,是可以相互补充的,我们没有必要将它们人为地对立起来。

第二,在全球化浪潮的背景下,我们是否还需要寻找我们民族的文化身份? 为什么要讲"文化身份"? 好比一个人有身份证,一个国家也需要身份证。全球化浪潮对每一个民族的文化都提出了严峻的挑战,经济可以全球化,文化能够全球化吗? 文化不可能全球化,文化一定是多元化、多样化的。一个国家如果科技不发达,可能会亡国,但如果一个民族没有了自己的文化,没有了自己的根,没有了自己的灵魂,那么这个国家一定会亡种,而亡种比亡国更为可怕。全球化浪潮不可避免,而在这一浪潮中,我们要注重民族的文化身份的寻找。

"越是民族的就越是世界的",这句话大家都很熟悉。这么多的原生态歌舞,比如杨丽萍跳的孔雀舞、五十五个少数民族的歌舞之所以能够走出大山,走向北京,走向世界,原因就在于它们具有浓郁的文化特色。去年奥运会开幕式之所以能让世界人民记住,也在于它有浓郁的文化特色。我们的文化将我们与世界其他国家与民族区别开来,又将我们同各种文化联结起来。世界上这么多华人、华侨,是什么把他们沟通起来的? 是大家对我们民族文化的一致认同将大家联系起来的。每到祭祀的时候,他们会不约而同地回到中国来寻根问祖,祭祀我们的人文祖先、道德祖先。

因此,在全球化浪潮之下,寻找我们自己的文化身份非常重要,也就是说作为一个中国人,要有自己的文化的"根"。如果你连中国文化最基本的东西都不了解,你凭什么说你是中国人? 我们有一个医药代表团到国外访问,团长是一位官员。国外的医药代表团说中国的李时珍非常伟大,团长就问团员:"李时珍来了没?"如果一个人对自己的民族没有一点温情,那么就是行尸走肉。

亨廷顿写了一本书,书名叫《我们是谁》。这个问题同样可以用在我们身上,如果我们没有了自己的民族文化,我们是谁? 在场的有日本人、韩国人、新加坡人,谁更像我们的兄弟姊妹? 是什么将我们同其他国家的人区分开来? 是我们的文化。是什么将我们同新疆少数民族、西藏少数民族连结在一起? 还是我们的文化。因此在全球化浪潮下,在这个世界大家庭中寻找我们自己的文化身份与根脉,知道"我是谁",非常重要。如果我们的文化全部殖民化、全部西化了,那么你凭什么说你是中国人? 你又有什么颜面说你是华夏儿女、炎黄子孙? 我们就没有理由这么认为了。

第三,马克思主义和传统文化的关系。在很长一段时间内,我们是将这两者对立起来的。事实上,传统文化和马克思主义在很多方面是可以相融的。

举几个例子来说明。比如对大同理想社会的追求。马克思讲在共产主义社会没有人剥削人,没有人压迫人,各尽所能,各取所需,而儒家讲大同理想社会是夜不闭户、路不拾遗这样一种状态,没有剥削,没有压迫,"老有所终,壮有所用,幼有所长,鳏寡孤独废疾者皆有所养","老吾老以及人之老,幼吾幼以及人之幼","出入相友,守望相助,疾病相扶持",多好的一个社会! 马克思主义是建立在科学世界观的基础上的,人类对理想的美好的社会的追求在很多方面是殊途同归的,是不矛盾的。

再比如道德,共产党员非常注重个人的道德修养。刘少奇有一本书叫《论共产党员的修养》,我们现在的公务员考试要求德能勤绩廉,官员的任用要求德才兼备以德为先,都强调了道德修养,而重视道德修养是儒家思想的核心。这两者有差别吗? 儒家强调做官先做人,做人先立德,立德先修身,修身先正心,自天子以至于庶人,皆以修身为本,道德修养是第一位的。所以儒家讲"修其心,治其身,而后可以为政于天下","子帅以正,孰敢不正",正人先正己,自己正了再去正别人。在这方面,中国共产党和儒家所追求的是一样的。

所以说马克思主义和儒家思想、和中国传统文化之间,虽然相隔了几千年,相距几万里,但是弘扬中国传统文化离不开马克思主义的指导,而马克思主义要在中国生存下去,也不能脱离与中国文化的结合。两者可以说是"心有灵犀一点通"。马克思主义是借鉴、吸收了人类一切优秀文化成果,这其中当然也包括了中国传统文化的成果。

马克思主义是 19 世纪 40 年代的产物,它更多地讲到了斗争、暴力革命、流血革命,以一个阶级推翻另外一个阶级。而我们现在讲和谐社会,马克思主义要在中国生存下去，就必须也应该与中国的历史文化相结合，从中国的传统文化中汲取智慧，汲取养分。这是一个非常重要的学术问题，不知道我们学校有没有搞马克思主义理论研究的人，这是一个值得我们思考的大问题。

第四，传统文化与每个人安身立命的关系。现在是一个价值多元化的时代，我们面临着各种各样的困惑。改革开放三十年，我们的科技在进步，经济在发展，但在社会中，我们的道德、人文、诚信、精神出现了严重的偏差。

在当今这个社会中，人们心浮气躁，患各种各样的心理、生理疾病的人有增无减。五月的天气非常好，但是五月对很多高校的学生来讲并不美妙，是个"黑色的五月"，因为大家面临着找工作、论文答辩，面临着自己牵手的另一半到底是合还是散。去年五月，中国诸多著名高校学生跳楼的人数总计达到 63 人之多，而就在上个月，广州又有两个学生先后跳楼自杀了。由于内心焦虑而引起的心理疾病有增无减，而就整个社会来说，显得浮躁，盛行功利主义、个人主义、拜金主义、利己主义。许多人精神颓废，诚信缺失，道德沦丧，正常的事成了不正常的了。

上个月，我们同学聚会时就说到，照现在看来，我们这些人谁也进不了北京。现在学生毕业后的工作分配是谁的竞争呢？是学生爹娘的竞争，是权与钱的竞争，品学兼优往往只是一方面的优势。我是 1984 年到人民大学的，按照现在的状况，没钱没权，哪儿也去不了。所以说在这个社会中，正常的事成了不正常的了，私人的事私人办，公家的事还得私人办，不正常的事成了正常的事，潜规则大行其道，社会中甚至没有了法律底线、道德底线。

面对这么一些现象，我们不禁要问：GDP 能够挽救我们这个民族吗？科技的进步、经济的发展难道一定要用诚信的缺失、道德的沦丧作为代价吗？难道我们社会不需要道德文明的支撑吗？而我们是否能从西方文化中找到答案，西方文化能否解决这个问题？我们无法从西方文化中找到答案。霍布斯说过，人与人的关系是狼与狼的关系，我不吃掉你，你就会吃掉我，所以我就要想办法把你吃掉。

当我们回首中国文化，发现当今社会缺失了很多应有的传统文化，它们被我们当作垃圾丢掉了。重视礼义廉耻，重视道德自律，重义不轻利，这些都是我们民族的传统文化，而这些东西正是我们当今社会最需要的。

就从道德和物质利益的关系来看，这二者是什么关系呢？大家有机会可以去看一篇文章，是西晋鲁褒写的《钱神论》，钱被叫作"孔方兄"就是从那篇文章中来的，文章中就写道：有钱的站在前头，没钱的只能站在后头，有钱的可以花天酒地，没钱的只能吃糠咽菜，有钱能使鬼推磨。莎士比亚写过：一点点的金子，能使老年变成少年,能使懦夫变成勇士。

　　人的贪婪、自私的本性决定了人对金钱及物质利益的攫取和占有,这无可厚非,但是人不能够像脱了缰的野马,不受道德的约束。孔子也不反对对物质利益的追求,"因民之所利而利之","富与贵,是人之所欲也,不以其道得之,不处也",追求物质利益没有错,鱼和熊掌都想要,但是对于物质利益的追求要符合道德原则,因此孔子说:"不义而富且贵,于我如浮云。""君子义以为上。"君子以义作为做人的标准,也就是说对于物质利益的追求不能像脱了缰的野马,毫无约束,应该用道德原则来约束自己,见利思义,欲而不贪,用老百姓的话说就是"君子爱财,取之有道"。孟子也曾说过,如果一个人将物质利益作为追求的唯一目标,那么"宝珠玉者,殃必及身",也就是说灾祸一定会找到你。老子说:"甚爱必大费,多藏必厚亡,祸莫大于不知足,咎莫大于欲得。"人的一切祸患之源,就在于过度的贪欲,贪得无厌。曾国藩曾写了《曾国藩家书》,告诫后代"八本",其中一点就是做官以不要钱为本,既然做了官就不应去贪钱,不要越做官越贪钱,要以不贪钱为本。以义制利,以义为上,欲而不贪,是否可以作为我们当今建构公共价值观的基础呢? 是否可以作为人类建构公共价值观的基础呢? 我觉得是可以的。

　　在现代社会中,我们面对着太多外在诱惑,人们一味地去挣钱,一味地往前走,不知道该在什么地方停歇下来,也很少会躺在床上思考:我活这三万多天到底是为了什么? 难道仅仅是为了钱吗?"百年三万六千日,不在病中即愁中",我想大家很少有人能活过三万六千日,有的话也是极少数的。汶川大地震给了我们什么启示? 那就是生命诚可贵! 比金钱更重要的还有我们的生命、我们的健康、我们的友情、我们的家庭,这些难道不比金钱更重要吗?

　　《庄子》里有一句话:"今世俗之君子,多危身弃生以殉物,岂不悲哉。""危身"即损害自己的身体,比如现在的人为了挣钱饥一顿饱一顿,再比如工作应酬经常要喝过量的酒,喝得胃出血。"弃生"就是不要自己的生命了,"殉物"是对外物的追求,岂不悲哉? 损害了自己的身体,抛却了自己的生命去追求身外之物,岂不悲哉? 就像你"以隋侯之珠,弹千仞之雀",别人都会嘲笑你,因为你抛弃的东西太珍贵了,获得的东西太轻微了。麻雀才值多少钱啊? 隋侯之珠在过去可是无价之宝。庄子又说了,难道你的生命还比不上"隋侯之珠"吗? 人的生命只有一次,难道不是更重要的吗? 为什么要"危身""弃生"去追求那些身外之物呢?"唐宋八大家"之一的柳宗元写过一首《蝜蝂传》,说蝜蝂是天底下最愚蠢的一种动物,它在爬行过程中会把各种有用没用的东西都背在自己身上,而且又喜欢爬高,最终的结果就是坠地而亡。很多人就像蝜蝂。我们的一生是非常短暂的,庄子说:"人生如白驹过隙,忽然而已。"白居易有首诗说:"人生百年内,疾速如过隙。"大文豪苏东坡也说:"人生底事,来往如梭。"一生的三万天在浩瀚的宇宙中不就是短暂的一瞬吗?人生天地间,生命非常短暂,高楼大厦一张床,山珍海味一口饭,人生苦短。

面对短暂的人生,人应该怎么办?我们的传统文化在这个方面给我们提供了许许多多人生智慧,告诉我们不要执着于对外物的追求,对于身外之物不要过多地追求,要将名利看作窗前的花开花落、天边的云卷云舒一样,"得之不喜,失之不忧",它毕竟是身外之物。在这个利来利往、醉生梦死的社会中,在整个社会处于浮躁的过程中,寻找到我们自己安身立命的精神寄托,寻找到我们心灵的港湾、精神的家园,这是人生的一种智慧、一种高的境界。在对物质利益的问题上,在人的理想架构的问题上,传统文化对人们有着很多教诲,也提供了很多的智慧。

我们的传统文化还可以用一个"大"字和一个"小"字来概括。"大"就是我们刚才说的,在物质利益问题上、大是大非面前不糊涂,毛主席在评价叶剑英的时候说过"吕端大事不糊涂"。"小"就是不要被一些小恩小惠所蒙蔽,"勿以善小而不为,勿以恶小而为之"。古往今来,很多人对这个问题处理得很好,也有很多人处理得不当。人不能把钱带进坟墓,但是金钱可以把人送进地狱,送进大牢里去。

在这个方面,有很多人是处理得很好的。春秋时期有一个叫公仪休的人,他非常喜欢吃鱼,但是他的学生给他送鱼他不要,他向学生解释为什么他不收学生送的鱼,说:我是宰相,有俸禄,我的俸禄足够我去买鱼了,如果你们给我送鱼被别人揭发了,朝廷免了我的宰相之职,我就没有俸禄了,没了俸禄我就没法买鱼了,到那个时候大家还会给我送鱼吗?所以现在我不接受你们的鱼的原因是我是宰相,有俸禄可以买鱼。可以看出公仪休在物质利益和道德自律的关系上处理得很好。汉代有一位"四知"先生杨震,别人给他送钱说"我给你送钱这回事没有人知道",杨震就说"天知、地知、你知、我知,怎么会没人知道呢"。还有于谦、包拯在这方面都处理得非常好。现在也有许多这样的道德楷模,常在河边走就是不湿鞋。

但是古今中外,还是有许多人在这方面处理得很不好,我们叫他们"贪官污吏"。比如唐朝时,一个人当了没几年县令就贪了非常多的钱,在临刑前幡然悔悟:"五年荣华今安在,不异南柯一梦中。"宋朝蔡京既是大书法家,也是宰相,同时也是个大贪官。明朝年间有严嵩父子,清朝有和珅。乾隆年间,在和珅家里搜出来的钱相当于当时国家财政收入的八倍,当时国家财政收入不到一个亿,而和珅家却有八亿,所以有一句谚语叫"和珅跌倒,嘉庆吃饱",嘉庆十年都不需要挣钱了。和珅在狱中写了一首诗《狱中对月》:"百年原是梦,廿载枉劳神。"而我国改革开放三十年间出的贪官污吏也不少,在某些方面,较以前有过之而无不及。多行不义必自毙,《红楼梦》里有句话"身后有余忘缩手,眼前无路想回头",却回不了头了,前头就是万丈深崖,身子已经探出去,回不来了。

这是什么原因造成的呢? 如果从中国文化来看,中国文化讲正心、诚意、修身、齐家、治国、平天下,正心、诚意、修身、齐家是治国平天下的基础。"修其心,治其身,而后可以为政于天下。""不患位之不尊,而患德之不崇",而患德之不尊,而患德之不修。如果一个人没有道德自律,不讲慎独,不讲道德修养,不讲正心,不讲诚意,赋予他的权力越大,那么他对这个社会造成的危害也就越大。大陆在这方面的例子很多,现在看看台湾地区。台湾地区的陈水扁在其位置上贪了很多东西,不正心,不诚意,不重视自己的道德修养。"败莫大于不自知","知人者智,自知者明"。他们不了解自己,以为这些东西是他们自己家的。在物质利益上,我们要用道德来约束自己,要相信"头上三尺有神明","莫伸手,伸手必被捉","若要人不知,除非己莫为"。

所以说中国传统文化在某些方面体现的是一种大智慧、大境界,它不仅仅是一种知识,还蕴含着做人、做事,做好人、做好事的哲理。做一个人简单,但做一个好人需要一生的时间,如果你蔑视道德,蔑视法律,那么你一定会受到道德的谴责与法律的制裁。法律是最低等的、最基础的道德,道德是高标准的法律,如果你忽视了道德,忽视了法律,一定会受到谴责,受到制裁。

所以传统文化给我们提供了一种人生的智慧、人生的哲理,是对我们安身立命的一种帮助,只有做到这一点,才能做一个顶天立地的人,做一个心底无私天地宽的人,就像孟子说的,"富贵不能淫,贫贱不能移,威武不能屈",也才能像张载说的,"为天地立心,为生民立命,为往圣继绝学,为万世开太平"。

传统文化离我们很近,就在我们身边。不管你是什么样的人,不管你是学生,还是教师、教授,是老板还是官员,是鸿儒还是白丁,作为炎黄子孙、华夏儿女,对待我们民族文化最基本的心态,应该有一种感情在其中,心存温情和敬意,心存尊重和认同。

在中国当今社会,马克思主义我们不能丢,丢了我们就会亡党亡国,尽管它只有六十年,而儒家思想已经存在了两千多年,是中国封建社会的指导思想。此外我们的共产主义理想信念同样不能丢,丢了我们会迷失方向。第三个不能丢的是我们的传统文化这个老祖宗,丢了就会忘本,就没有根了。

一个没有历史文化的民族不是一个完美的民族,而有了历史文化却不珍惜,这个民族是一个可悲的民族。如果对自己的民族文化不重视,这个民族就无法得到其他民族的尊重。所以一个智慧的民族,一定会对自己的民族文化予以重视,不会与自己的民族文化一刀两断。因此,对待民族文化,我们不能像过去一样"抛却自家无尽藏,沿门持钵效贫儿",把自己的宝藏都丢了,拿个破碗到处要饭,再也不能犯过去那种"洗澡水和孩子一块儿倒掉"的错误,应该心存感情。朱熹说"君子之心,常存敬畏",就说明了这一点。在中华民族的伟大复兴过程中,年轻的学生责无旁贷,应该积极地参与其中。中华民族的伟大复兴首先是中华文化的复兴,我们应该相信我们的民族文化一定会像奔腾的黄河、长江一样,势不可挡,滚滚向前,我们可以共同来见证我们民族文化复兴的到来。

互动交流:

学生:王教授您好!我有两个问题想请教一下。第一个问题:刚刚您提到有许多明星对我们的传统文化有许多不了解,其实一些大文学家对传统文化的了解也不够深入。金庸的一部小说《鹿鼎记》里描写建宁公主与皇帝是兄妹关系,但历史上并不是这样的。对一些影视作品和文学作品带来错误的历史观和文化观的现象,您是怎样看待的?第二个问题:中国的教育实行文理分科,导致了理科生对文化科目重视不够,您对文理分科带来的负面影响有什么看法?

王教授:在传统文化热的过程中,传统文化的普及的确有许多戏说、很多调侃历史本相的说法,我们非常反对这种演说方式和宣讲方式。"为什么愚公要移山?因为山那边有情人。""为什么大禹三过家门而不入?他外面包着二奶。"刚刚你说的也是这种情况,为了取悦听众,把许多历史本相给掩盖了。现在很多人质疑搞国学的,说很多看起来是垃圾的、不入流的东西,都在堂而皇之地讲。比如《周易》里有许多关于算卦、爻签的东西,许多学员感兴趣,就说"你给我爻一个",这样一学三个小时很快就过去了。如果问他《周易》是什么东西,他脑子里只有一个定式"《周易》=算卦"。这不就把《周易》给学歪了嘛!我一直强调我们是学院派。

所以在宣传、普及传统文化的过程中,一定要把它的本相端出来,而不是把改头换面、经过加工的东西告诉别人。如果你是一张白纸,接受了什么就是什么,这样是很可怕的。

第二个问题——教育制度问题是个大问题。中国的科举考试制度是公元605年开始的。隋朝经历了公元581年到618年的三十多年时间,这个时期做了三件大事:一是科举制,一是京杭大运河,还有就是三省六部制。科举考试到1905年废止,正好是一千三百年。科举考试废止以后,"四书五经"没人读了。1911年以后我们引进了西方的教育制度,西方的理科、医科、工科等大量进入,中国的教育体系就成了西方的体系,中国传统的东西被瓜分得四分五裂,比如《论语》被放入了哲学系,《春秋》被放入了历史系,《诗经》放入了中文系,这样就把传统的经、史、子、集给瓜分了,剩下的就是西方的教育体系。

文理分科也是社会的产物。今年"两会"期间我们就在探讨文理分科到底是利大于弊还是弊大于利,各种各样的说法都有。我们不去探讨文理分科的好坏,不管怎么分,理科也好,文科也罢,中国人文最基础的东西,文科生和理科生都应该掌握,每一个中国人都应该掌握,这是最基本的东西。别的很深的东西不需要全部掌握,但是作为中国"ABC"的东西,我们应该掌握。且不说长篇大论,比如背李白、白居易、杜甫的诗,我们总得知道李白、白居易、杜甫是干什么的吧!不至于说他们是流行作曲家吧!如果发生这种情况,也不配做一个中国人了!不管什么人,对我们民族最基本的 ABC 的东西应该要掌握;如果你再进一步,背首李清照、陆游的诗词,"红酥手,黄縢酒。满城春色宫墙柳。东风恶,欢情薄。一怀愁绪,几年离索。错、错、错",再深一步去研究它的文学思想、爱国主义思想。总不至于说"李时珍来了没有",不要犯这种低级错误。

我们现在的主流教育体制有些弊端,看看诸位上大学时的样子,真是十年苦读书,累白了头!现在很多私塾开辟了另外一条教育青少年的途径,家长也把孩子送进这些学堂、私塾学习,但是主流教育体制不给他们机会。我个人的看法是我们应该大度一点、宽容一点,在主流的教育体制之外,有点学堂、私塾去教育孩子,有何不可?如果从西周算起,我们的学堂、私塾到现在有几千年了,几千年来培养了大量的文学家、政治家、教育家、思想家,不是也成功了吗?让他们尝试一下有何不可呢?若不成功,主流的还是我们现在的教育体系。我们应该以宽容的心态对传统的私塾、学堂教育模式,而不是一棍子打死的方式。邓小平同志也说要"摸着石头过河",现在是有了桥还摸着石头过河,就不对了。其实现在有许多方式是我们可以借鉴的,我们一直在探索教育的多样化形式,刚刚说的也是一种探索,讨论文理分科的好坏也是一种探索——不分更好。

学生:王教授您好!我们现在重视西方文化,不重视自己的文化,可能是由于国家在经济上的落后。您今晚讲了中国文化的当代价值,谈到价值,我想问:科学技术与传统文化哪一个对中国当下的和平崛起更有价值、更有作用呢?这对我们当下培养人才有什么启示?

王教授:如果从人类的大范围来看,人类现在面临着第二次启蒙。15 世纪我们面对的是黑暗的中世纪,这第一次启蒙批判的是西方基督教的迷信、黑暗。当今我们面临着第二次启蒙,批判的是科学至上主义——以为科学能够挽救一切。其实科学能够解决我们的物质问题、肉体问题,却永远解决不了我们的心灵问题、精神问题。在科学的边界一定有精神的东西、宗教的东西。

现在科学一日千里地发展，我们引进了科学，也引进了平等、博爱，我们需要这些人类普适的东西。但在当前中国社会，我们需要的是一种内在的东西，这种内在的东西就是在科学发展的同时我们缺少的精神、道德、人文，这些东西被我们抛却的时间太长了，我们现在要重新寻找这些失去的东西。至于说对社会的发展哪个更重要——两个都重要。

现在我们过多地重视了外在的东西，一味地攫取物质的东西，崇尚科学至上主义，而忽视了内在的精神需求，其实这一点在某些方面是更为重要的。子曰："一箪食，一瓢饮，在陋巷，人不堪其忧，回也不改其乐。贤哉回也！"物质永远解决不了人们的幸福问题，科学也永远解决不了人们的幸福问题，人的幸福要靠自我，靠内心和道德才能解决。这是更为重要也是当今社会更为缺少的东西。我们"航七""航八"可以上天，却解决不了人们从楼上跳下来的问题。上个礼拜，有个学生和他的女朋友一起吃安眠药自杀了，他的亲人坐在他还未装修完的房子里喃喃自语："你为什么要这样？你缺什么呢？咱们家里又有钱，又有权，有房也有车，你为什么要走这条绝路呢？"

所以，科学不是万能的，在某些方面，精神方面才是我们更为或缺的东西只有精神世界有科学带来的物质世界，才能构成完美的人生。作为人来说，仅仅追求肉体的快乐，不是完美的人；仅仅追求柏拉图式的生活，也不是完美的人生。只有物质上的追求和精神上的安宁完美结合，才能创造完美的人生。

学生：老师您好！我曾看过中国诸子派别的作品，比如道家的《老子》《庄子》，兵家的《孙子》《鬼谷子》《战国策》等，请问如何把这各派别的东西融合在一起，才对人最有利？

王教授：先秦最早提出"三教九流"中的"九流"。对先秦学派的划分有几本著作，一是荀子的《非十二子》，一是庄子的《天下篇》，一是韩非子的《显学篇》。先秦虽提出"诸子百家"，实际上没有"百家"，九家而已——在《汉书·艺文志》分别指：儒家、道家、法家、名家、墨家、纵横家、杂家、农家、小说家，还有一个就是阴阳家。在这十家中，小说家往往被认为不入流，所以我们讲九家。

九家的划分即九家对事物的不同看法是怎么来的呢？先秦时期人们思考的是万事万物的起源问题，以及人为什么要活着、人活着有什么意义等最基本的问题。同时期——这个时期是公元前 8 世纪到公元前 2 世纪——古希腊一系列哲学家在这个所谓的"轴心时代"与古代中国共同在世界不同的地区产生了相同的疑问。他们同样在进行对世界、对宇宙、对生命的探讨，这种不同的探讨产生了不同的派别。

　　儒家提倡"仁"，认为人性是善的，法家认为人性是恶的，这就出现了矛盾、冲突。对治理国家来说，儒家讲"积极有为"，孔子提出"知其不可为而为之"，道家则是"无为"，无为而无不为，法家讲"以法治国"，儒家则是"以德治国"，这些不同和差别就形成了不同的派别。再比如儒家讲"仁爱"，要把对父母的爱推广到对兄弟姊妹，把对兄弟姊妹的爱推广到对他人，把对他人的爱再推广到对世界的万事万物，这种爱是有差等的。墨家讲爱是无差等的，要"兼爱"，"兼相爱，交相利"，类似于西方基督教的博爱。

　　对世界、对人生、对生命的不同看法就产生了各种各样不同的派别。其实其宗旨都是对世界的看法，就像盲人摸象一样，摸到的虽不同，其实都是大象的一部分。这些探求共同构成了人类对世界的总体印象，所以不管是唯物还是唯心，不管是形而上学还是辩证法，都是对世界认识的不同方面，很难说哪个好哪个坏。

　　学生：老师，我还有一个问题。我看过几本社会学和社会心理学的书，您所说的洪秀全，包括"文革"，再加上我们熟知的一些革命，我觉得是披着外国文明的游民运动。美国的社会学家提出大传统和小传统问题，如一本书上所说，大传统的代表是孔子，小传统的代表是关公，而这种游民文化代表一种小传统，其影响力和作用力是不可小视的。请问您是怎么看的？

　　王教授：你的问题我没听很明白，我姑妄言之。我认为我们的大小文化可以用精英文化和大众文化来比较。我们有官方的士大夫文化，也有民间文化。从公元前134年董仲舒提出"罢黜百家，独尊儒术"开始，一直到清王朝灭亡，儒家文化一直都是主流文化。但你的"小文化"概念我很少听到。

　　我们的文庙讲的是"仁"，武庙讲的是"义"，关公是以"义"见长，儒家是以"仁"著称。从治理国家来说，往往是儒家与法家思想的结合，就是列宁说的"牧师的手段和刽子手的手段"。治理国家必须要这样，仅仅以德治国是不行的。秦始皇是"马上得之马上治之"，打天下容易坐天下难，十五年都以法家思想治国，失败了。汉代初年，我们选择了"黄老"思想，后来证明也不行。最后经过比较，我们选择了儒家思想治国，不过这是一种儒家思想和法家思想的互补，表面上讲的是仁义道德，实际上是实用主义、功利主义。功利主义是在背后起支撑作用的，没有一种纯粹的道德主义。以德治国和以法治国是治理国家的两个方面，内儒外法或是外儒内法是并用的。

　　就个人来说，"穷则独善其身"，道德修养要很好，"达则兼济天下"，儒家讲年轻人要奋发有为，刚强进取。但是人生不如意事常八九，总有碰钉子的时候，如果按照儒家思想，一直向前走，知其不可为而为之，那么人生就非常痛苦。好在道家说要退而求其次，退到内心深处，去享受一种心灵的安宁。所以，治理国家往往是儒家和法家的结合，对个人是儒家和道家的结合。

学生：王教授您好！您觉得东北小沈阳他们的赵家班有当代价值吗？

王教授：前段时间韩美林抨击于丹，说她既喜欢庄子又喜欢周杰伦，这个问题其实给我们一个答案——当今社会是个价值多元化、文化多元化的社会，不管是小沈阳还是大沈阳，只要老百姓喜欢，它就有存在的价值，我们不能从精英文化的角度看不起它。小沈阳为什么会得到老百姓的喜欢？因为他在民间有生存的土壤，能引起老百姓的共鸣，至少能给人带来愉快。在这个方面，他有他存在的价值。不管是小沈阳、赵家班，还是那些我们认为很俗的东西，在当今都有存在的价值。

当然我们应该把握一个尺度，这尺度是一个道德的尺度、人伦的尺度，庸俗要有一个底线。上次他在南方做节目时得罪了女主持人，这种事我们尽量要避免。他对主持人说"你这个臭不要脸的"，这是二人转里的行话，在表演中说这种话可以调节气氛，但在录制节目的场合说这种话，而且在南方文化和北方文化有很大差异的情况下，对一个女孩子说"你这个臭不要脸的"，这是骂人骂得很重的。

要有底线，不能突破这种底线，突破底线后给人的感觉往往是俗不可耐。俗文化和庸俗是不同的，赵本山也好，小沈阳也好，他们实际上代表的是一种俗文化，就是过去老百姓在田间地头累了时候的消遣，这种俗文化实际上表明了地域文化的特点，它和当地文化有密切关系，但这种文化和庸俗是不一样的。所以，"小沈阳们"在当今有其存在的价值和必要。

学生：本月8日杭州发生了一起飙车案，因为主人公胡斌二十多岁的年龄，富豪的背景，飙车于闹区，使这个普通的交通案件成为一个社会热点，在网络和民间造成了很大影响。我想问的是，究竟是社会伦理道德的缺失导致这悲剧的发生，还是法律的约束作用不够？我们现今社会的伦理道德现状是怎样的？我们的社会需要怎样的一种伦理价值观？谢谢！

王教授：儒家思想是中国古代的指导思想。以唐为例，表面上，儒家思想是唐朝国家的指导思想，实际上主导社会生活的是佛教与道教。知识分子道德缺失，功利主义导致了儒家思想的沉沦。韩愈有感于这样的状态，致力于恢复儒家文化的道统，重构儒家的价值观，但是这价值观没有建构起来，它过多地关注了其意识形态功能，忽视了儒家思想的本质精神。

回到你的问题，我觉得这个家庭背景良好又是卡丁车赛冠军的年轻人做出这样的事，更多的是道德问题。法律对在高速公路和市区开车是有限制的，所以这里更多的是自我约束力问题、道德问题。在很多孩子眼里,成人世界是非常黑暗的世界,孩子的世界是非常天真无邪的世界,很多孩子认为在成人世界里,有钱能够办到一切,有钱可以铲平一切,有钱可以漠视别人的生命。对他人生命的漠视、不尊重是导致这场悲剧的主要原因,这原因在于自我而不在法律。我们都知道过人行道时要放慢车速,在这方面,外国人做得比我们好得多,往往是车让人,不管是年轻人还是老人,无论是意大利还是其他的什么国家,司机会友好地表示:"你先过。"而在国内,车抢人的道。所以我认为这是自我约束问题、道德问题。

作为一个人,要尊重别人的生命。即使他比你穷困,没有你有钱,但他是个活生生的生命。中国文化提倡泛爱万物,鸟兽昆虫,莫有不爱,人不但要爱自己,还要爱他人。对他人的爱与尊重实际上是对自己的爱与尊重,你如果连别人都不爱了,还是个人吗?孟子说,人异于禽兽之处在于人有道德心、恻隐之心、是非之心、辞让之心。如果一个人没有是非之心、爱心、道德心,就不配被称为人。那个撞死人的年轻人要更多地从自己身上找原因,不要从社会找原因。

（根据录音整理,未经本人审阅。整理:黄锟拉、林佩芬、王旭飞、张佳佳、卢丹）

让心灵开放

李培根[*]

（2012 年 12 月 18 日）

尊敬的叶校长、各位老师、各位同学,晚上好! 非常荣幸有机会来到"风则江大讲堂"和大家一起交流。绍兴是咱们国家特别有文化的一个小城,所以能来这里我深感荣幸。实际上到这么一个特别有文化的地方来,压力很大,我不是一个文化人,只是一个搞工程的教师,但无论如何,能跟大家一起交流还是很高兴的。

大家看到演讲题目后可能很难想象到底会讲什么东西,当然还是和教育有关系的。现在的教育其实没有真正对学生开放。此话怎讲? 同学们可能会讲我们不是都有机会上大学吗? 从这个意义上来讲,我们的大学教育是对学生开放了,但是真正对学生的开放是对学生心灵的开放。

我们的教育是不是真正对学生的心灵开放了? 需要审视。如果我们的大学教育,教育者,只是把学生当成教育生产线上的产品,这是对学生的心灵开放吗? 教育要真正对学生的心灵开放,其实也要致力于使学生的心灵开放,这个问题可能很多人并没有深入思考。什么意义上对学生开放? 应该从什么意义上去真正理解教育? 这其实是教育上的重大问题。

华中科技大学最近几年开始提倡以学生为中心的教育,去年的校党代会上已正式确立了今后一个重要的战略转变是从以教师为中心的教育向以学生为教育中心的转变。以学生为教育的核心是什么意思呢? 其实就是让学生自由发展。

我写过一篇《论开放式高等教育》的文章,里面涉及开放式的内容很多。其中很重要的一个方面是教育要对学生的心灵开放;另一方面,从学生而言,心灵也要对教育开放。请同学们仔细想一想,如果学生的心灵对教育不开放,我们就会少一些交流。现在这个世界很精彩,不仅是现实世界很精彩,虚拟世界也很精彩,学生之间的交往相对以前而言更多了。那么,如果我们的心灵开放,我们接

---

[*] 李培根,中国工程院院士,华中科技大学教授,博士生导师。

受教育的效应会更大,从教育中得到的东西就会更多,让我们更好地成为"人",更自由地发展。

一、教育目的

(一)几种提法

1957 年毛泽东讲:"我们的教育方针,应该使受教育者在德育、智育、体育几方面都得到发展,成为有社会主义觉悟的有文化的劳动者。"1958 年国家提出"党的教育工作方针是教育为无产阶级政治服务,教育与生产劳动相结合",1995年提出"教育必须为社会主义现代化建设服务,必须与生产劳动相结合,培养德、智、体等方面全面发展的社会主义事业的建设者和接班人"。十六大提出:"坚持教育为现代化建设服务,为人民服务,与生产劳动和社会实践相结合,培养德智体美全面发展的社会主义建设者和接班人。"

(二)对教育要有更高的追求

这些提法都是我们党和国家在不同时期对教育的基本要求。这些要求都有道理,但这是不是对教育的最高要求? 还有没有对教育更高的要求? 有! 教育要真正面向学生。在谈教育的面向时,我们的教育面向人不够,面向世界不够,面向未来不够。

1.康德的观点:"人是目的"

面向人很重要。德国著名的哲学家康德讲过"人是目的"。意思是:人不是工具,人不能把自己当成工具,也不能把别人当成工具,人本身就是目的。尽管他的观点后来也受到某些哲学家的批评,但不管怎样,康德把人的尊严提到前所未有的高度,这点是可取的。在我们今天,党和政府也提倡以人为本,所以"人是目的"这个观点还是有积极意义的。

2.杜威的观点:"教育无目的论"

美国实用主义教育家杜威认为"教育无目的论"。他的观点其实还有某种含义,意思是"你不能把学生培养成工具,这有问题"。

3.爱因斯坦的观点

爱因斯坦曾说过:"在我们的教育中往往为了使用和实际的目的,过分强调单纯的智育的态度,已经直接导致对人伦理教育的损害。""学校的目标始终应当是:青年人在离开学校时,是作为一个和谐的人,而不是作为一个专家。"什么是"和谐的人"? 是真正地自由发展。"学校的目标应当是培养独立行动和独立思考的个人,不过他们要把为服务社会当成是人生的最高目标。"爱因斯坦说得很好,他一方面强调独立思考、独立行动的能力;另一方面把为社会服务看成人生一个很高目标。

4. 马克思的观点

马克思在我们共产党人最信奉的经典《共产党宣言》中讲:"在那里,每个人的自由发展是一切自由发展的条件。"可见,马克思是何等重视个人的自由发展!

马克思在《共产党宣言》里没有专门谈教育,但在人的自由发展中,教育是一个非常重要的环节。因为整个教育阶段包括小学到大学,这也是人的成长期,这段时期岂不是他今后一生自由发展的最重要阶段? 也就是说,我们的教育应该为人的自由发展起关键作用。

那么,教育是不是有更高的目的? 恐怕自由发展应该就是教育的最高目的,是真正的马克思主义。以前讲我们应该让学生成为"社会主义的建设者""合格的接班人"……都没错,但问题是这些都不是教育的最高目的,教育还有更高的目的:让个人自由发展,让学生自由发展。

5. 毛泽东的观点

毛泽东多次谈过"从必然王国到自由王国"的观点,崇尚人的认识从必然王国向自由王国的发展的过程。自由发展是什么? 是更高的阶段。尽管毛泽东在实践中并没有表现出他关于必然王国和自由王国的哲学认识,但他还是认识到它的发展意义。所以教育怎么帮助学生不断地从必然王国向自由王国发展,需要我们思考。毛泽东的这些论述同样给教育以启示:我们应该更好地帮助学生不断由必然王国到自由王国发展。

(三)"自由发展"——教育与受教育者的目标

让学生自由发展是教育的更高目的,简单讲就是让学生更好地成为自己,这才是更高层次的教育。怎样更好成为自己? 怎样自由发展? 心灵开放非常重要,只有心灵开放才能使自己真正自由发展。

二、自由发展需要心灵开放

(一)如何看待"自由发展"

自由发展需要心灵开放。怎样看待自由发展? 不妨从教育与受教育的视角看。

1. 于教育者

对教育者而言,所谓"教育者"就是教育的管理者、教师。教育者如何使学生能自由发展？如果教师认为"我教什么，你学什么"，这很简单，但显然不能帮助学生更好地自由发展。

古代教育家苏格拉底提倡启发式教育，他的教育方式不是把结果事先告诉学生，而是在与学生不断的问答过程中逐步启迪学生。孔子也有类似的教育方法。古代的教育是师傅带徒弟，随着教育的发展后来有了学校，教育逐渐规模化，但我们却逐渐忘记怎么去启发学生的潜能，不知不觉地把教育变成了流水线上的机器，这有问题，不利学生自由发展。

2. 于受教育者

对受教育者而言，要想自由发展需要必要的知识、能力与手段，这些恰好在学校学习所应该得到。另一方面，学校教育肯定有限定，不是绝对自由。学生在教育框架中总会受到某种限制，那么，在这个框架中学生如何自由发展？需要同学思考。但如果你自己的心灵开放，即使在教育框架里，还是能够得到很多资源，有利于自己更好成长。

所以，对学生而言，怎么使自己的心灵开放，其实很多方面可以自己体会。如把"不得不"变成"自由自觉的活动"。很多同学把学习当成不得不做的：我得应付考试，不得不学；父母花钱让我来念书，那我不得不念；为了将来找一份工作，现在不得不念……总而言之，你的很多活动不知不觉打上了"不得不"的烙印，你是不得不学。

虽然说不得不学也能有一定作用，但显然不是更高层次的，更高层次的学习是把学习变成自由自觉的活动。马克思讲"人的生命的类特性就在于自由自觉的活动"。如果把学习变成自由自觉的活动，学习就不会有问题，或者说把必然活动变成自由活动。尽管学校教育的空间有限，但在这个有限空间里，你依然可以找到自由。即使老师是他教什么，你学什么，但课外你想进一步学什么，想进一步涉猎感兴趣东西的空间还是很大的。我们要善于在这个有限的框架里去寻找自己的自由，还有很关键的是要把独立思考和行动变成教育的一部分。

（二）心灵对什么开放

1. 对自己开放

康德讲"人是目的"，人不是工具，我不是工具。每个同学要认识到这点：你不是工具。不是父母想你成为什么的工具，也不是你自己认为将来要做什么事情的工具，更不是别人希望你成为什么的工具，不要认为自己是工具。

从哲学意义上讲，德国著名哲学家尼采提出生存哲学，他向世人发出"上帝已死"的呼声，宣称以宗教信仰为基础的道德和价值观必须彻底摧毁，提出重新评估一切价值体系，主张以人自身作为存在的意义和价值的基础。

他提到人生存的终极意义和价值依据，以前我们从人类之外去寻求人的终极意义。所谓"从人类之外"就是从"神"那里去寻求。尼采主张从自己，从人活着的意义、自身存在的意义上寻求。所以他最常用的词就是"勇敢"，勇敢地成为你自己。

对于同学们来讲，要多一份思考，你不是别人甚至不是自己认为的什么工具，真正从自身存在的意义上理解。所以尼采批判宗教性"奴隶式道德"的同时，提出了"超人"的英雄主义哲学人生观。当然他的有些东西也不完全正确，比如"超人"的观点。但不要做宗教精神及专制压迫下藐视个人地位和权利的牺牲品，这是对的；不做没有个性、没有创建、没有出息的庸人，而要张扬自己的个性，最大限度发挥个人的潜能意志，去开发创新人生，享受努力奋斗的成就，这是对的。

哲学家雅斯贝斯，现代存在主义哲学的主要奠基人之一。他拒绝把"存在主义"的标签放在头上，但哲学界还是认为他是现代存在主义哲学的主要奠基人之一。他把人的存在看得很高，有点类似中国古代的"道"。他谈到世俗存在有内在存在和超越存在。超越存在是一种绝对、理想、永恒的"彼岸"状态，是人不断追求的状态；内在存在又分为两种形态，即作为我的对象的世界和作为我自身的内在存在。我自身的内在存在包括：实存、一般意识、精神、生存等，这些更加贴近生活，比如"实存"就是那些为了世俗的生活需要而生活的，这是我们直接可以体验到的；"一般意识"是人人共有的理性思维方式或普遍意识……

对自己开放，还有更重要的是知道自己的潜能有多大。同学们尤其要认识到这一点，你们跟北京大学、清华大学的学生比起来，也许当年的高考成绩比他们差很多，但不要自卑，其实你们的潜能很大。心理学家们都有一个共识，实际上一般人的潜能只开发了百分之几，有的说 6%，有的说 10%。有的甚至说 4%，但共识是不到 10%，也就是说，你们绝大部分的潜能还没有被开发出来。所以要相信自己的能力，很多事情其实你能，如果能自由发展，你的潜能一定会被开发出来。要想自由发展需要心灵开放，这都联系在一起。

前几年参加一个中国青年科技奖的评审，这个奖含金量很高。因为 4 年评一次，而且每次评 100 人，全国有多少青年？那年我作为专家评审，很感慨。有位选手叫王志军，第一汽车制造厂技校毕业，学历远不如你们。他毕业分到一汽总装厂当工人，做出了很多创新性的成绩，还拿到国家科技进步二等奖。所以我们几位专家一致公认他应该得到这个中国青年科技奖。这样的例子太多了，他并不比在座的很多同学聪明，他显然也不属于天才，但后来他把潜能发挥出来了。所以心灵对自己开放首先要相信自己,相信自己的能力。

2.对教育开放

从某种意义上讲,现在的学校、教育有很多不好的地方,或许对同学们来讲是一个框框,限制了你们的某种自由,但如果我们的心灵对教育开放的话,你还是可以在这个框框里自由发展,有自由自觉的活动。

你可以不断尝试主动学习、主动实践,尽管老师没有用启发式教育方式开导你,但你可以自己主动学习,主动思考,主动质疑,主动实践。假期,可以去观察一些事情,自己去体验、实践。如果能这样做,你会找到很多机会。

常常在大学生中发现一些同学厌学,对学习没兴趣,觉得学这些东西没意义,还有的对专业没兴趣。我承认不同学生对专业的喜好不一样,但往往忘记了一个内容,我们其实是不自觉地把自己当成了工具。如果换一种方式想,现在不管学什么专业,我认识到现在学习的这些知识是形成今后能力的积累,并不是今后我一定要做的事情的目的。比如我现在是学机械专业,不是说以后从事机械相关工作就是我的目的,如果当成目的的话,实际上是把自己当作以后从事机械工作的工具。

现在学的所有知识都是形成日后能力的积累。在学校学专业知识,更重要的是学会某种能力。以后到社会上从事什么职业时,今天学的东西可能不会直接用,但形成能力之后能很方便做其他事情。我的学生学机械的后来去搞金融,这有点风马牛不相及,但他学机械知识形成的能力使他学习金融很快,如果没有当初在学校学习知识的基础,他没有能力去从事金融工作。现在统计发现毕业后真正从事原来专业的学生比例并不是很大,但并不能用这个来证明当初学的那些东西没有用。即使我从事的工作依然是我当初学的专业,比如我现在是从事机械方面的教育工作,当年在大学里学的知识绝大多数在后来的工作中都没有被直接利用。是不是说以前学的知识没用?不对,有用,因为它恰好是形成我日后能力的基础。大家认识到这一点,可能就不会厌学,不会太在乎专业究竟是什么,这是心灵对教育开放的表现。所以,同学们的心灵真正对教育开放、学习不是功利驱动的话,就应该认识到这点。

3.对社会开放

首先每一个人要想到怎么更好融入社会,人本来就是社会人。有些人会逃避社会,严重逃避的话,对自己是一种悲剧。

要很好地理解批判与建设的问题。一方面我们应该是一个批判者,社会中总会存在这样那样的问题,总会存在不尽如人意的地方,自己要清醒,对这些问题要有批判态度。尽管中国在党的领导下取得了辉煌成绩,但实际上还存在许多问题,这点党中央也承认,我们要有清醒的认识。从这个意义上来讲,我们应该是一个批判者,但同时更重要的是一个建设者。

在学校的 BBS 上有些同学称自己是"愤青",愤青有存在的社会理由,他们能够看到很多问题,但不能忘记我们更应该成为一个建设者。有少数人只是一味看到社会中存在的问题,缺乏美感,缺乏美的体验,似乎在这个世界上看不到美的东西,这有问题。其实周围的人和事,社会的方方面面还是有很多美好的东西。美到处存在,一个人要有美感,而且有时候要自觉去进行美的体验。不然,你自己会很痛苦,甚至影响今后的发展。我们的心灵对社会开放,尤其要避免只看到黑暗的一面,要客观、实事求是地观察这个社会。

狄更斯在《双城记》里有一段话:"那是最美好的时代,那是最糟糕的时代;那是智慧的年头,那是愚昧的年头;那是信仰的时期,那是怀疑的时期;那是光明的季节,那是黑暗的季节……说它好,是最高级的;说它不好,也是最高级的。"仔细品味一下,这段话说得真好。同学们,你们在年轻的时候,一定要学会心灵真正地对社会开放,这一点非常重要。

4. 对他人开放

每个人都存在和别人之间的关系,同学中间往往有少数人的心灵很难对别人开放,对他人的封闭其实意味着自身的不自由。我们强调自由发展,但如果你的心对别人封闭的话,这本身就是不自由。对他人尊重与信任,你也会得到别人的尊重与信任,这个道理太简单了,同学一定要意识到这点,心灵对他人开放也使自己受到尊重与信任,也能够使自己更好地发展。

5. 对未来开放

引用哈佛校长福斯特的话:"那么,就让我冒昧地做一个定义。大学的本质是对过去和未来负有独一无二的责任——而不是完全或哪怕是主要对当下负责。"我们的教育面向人不够,面向世界不够,面向未来不够。福斯特说得非常清楚,这恰恰也是中国教育的问题,我们的教育好像就是对当下负责,对过去的责任不够。同学们对过去,对我们这个国家、民族历史上的痛苦和丑陋的记忆是不够的。

对过去负责,首先是对痛苦和丑陋要有记忆。请问大家对"文革"有多少记忆?你们会讲"我们又不是出生在那个年代,我们当然没有记忆",这不对。尽管你们都是"文革"之后出生,但它是我们国家的一段痛苦历史,对它应该有记忆。遗憾的是我们知之甚少,这当然不能全怪学生,这是我们教育的责任。为什么要对过去的痛苦和丑陋予以记忆？其实是为了未来,说到底,是我们的心灵要对未来开放。

梁启超在《少年中国说》讲到:"惟思既往也,故生留恋心;惟思将来也,故生希望心。惟留恋也,故保守;惟希望也,故进取。惟保守也,故永旧;惟进取也,故日新。惟思既往也,事事皆其所已经者,故惟知照例;惟思将来也,事事皆其所未经者,故常敢破格。"

一百多年前的这段话,对今天中国的年轻人来讲,依然非常重要。他告诫我们不能沉醉在民族辉煌的过去,要更多想想未来,怎么面对未来？中国要想在世界真正崛起,真正实现如习近平同志所讲的"中国的伟大复兴"的梦,未来我们应该怎么做？中国应该有什么样的未来？以什么样的方式建设未来？这一系列问题值得我们当代学生思考。

三、关于心灵开放的沉思

(一)我与你,我与它

哲学家马丁·布伯,在他的《我与你》这本书里认为关系分为两种:一种是我与你;一种是我与它。

1.我与它

"当我带着预期和目的与一个对象建立关系时,这个关系即我与它的关系。不管那预期或目的看起来多么美好,都是我与它的关系,因这个人没被我当作和我一样的存在看待,他在我面前沦为了我实现预期和目的的工具。

妈妈肯定最爱孩子,世界上每一位做母亲的都最爱她的孩子,但很多母亲其实对孩子的真实存在不感兴趣,或者说她不是有意不感兴趣,而是不自觉地没意识到孩子的真实存在,她和孩子的关系实际上就停留在我与它的层面。孩子是什么？孩子成了母亲表达爱的对象和工具,这就是我与它的关系,孩子不是作为一个真实的存在。那么,教师是不是也有类似的情况？作为教育者来讲这值得思考。

马丁·布伯认为太多理想主义者在极力推行自己的理想时,不过是将其他人和整个社会当成了实现自己所谓"美好目标"的对象和工具。专制乃至大屠杀很容易在理想主义的幌子下出现。理想主义本身是好的,只是实施时出现了问题。马丁·布伯认为理想主义一开始就可怕,这不过是一种极端的我与它的关系而已。

2. 我与你

正确的关系应该是什么？不是我与它，而是我与你的关系。这个"你"是我把你当作和我一样的真实存在，就是当我放下预期和目的，而以我的全部本真与一个人或任一事物建立的关系。同学们无论现在还是未来走上工作岗位，都有我与你、我与它的问题。拿平常最简单的人与人之间的关系来讲，如果抱着我与你这样的心态相处，你就很容易和别人成为真正的朋友；如果你把别人当作实现你预期和目的的某种工具和对象，不管你的目的多么美好，多么高尚，这都是有问题的。

（二）如何在教育框架中不断由必然走向自由

毛泽东有过从必然王国到自由王国发展的论述，把不得不学习变成自由自觉的活动。一方面教育中存在很多问题，教育从某种角度来讲限制了学生的自由发展；另一方面，如果我们的心灵对教育开放的话，绝大多数人是完全有可能在教育的框架中走向自由。

人自由发展的过程永无止境，但还有一些人难以在教育的框架中走向自由发展，这些是什么人？一类是天才，真正的天才在教育的框架里很难实现自由发展。比如比尔·盖茨、乔布斯，学校对他们来讲就是桎梏，不管学校多么好，哪怕是哈佛大学、MIT（麻省理工学院），最后还是弃学了。所以，学校对于真正的天才来说是桎梏，但真正称得上是天才的人少之又少。因此，一般的学生，即使是优秀的学生，也不能以这个为理由拒绝教育；另一类人难以走向自由是因为他们心灵不能对教育开放，这也是少数学生。

（三）人的类特性

马克思曾说："一个种的全部特性，种的类特性就在于生命活动的性质，而人的类特性恰恰就是自由自觉的活动。"

（四）心灵被役使（斯德哥尔摩综合征）

1973 年斯德哥尔摩银行发生抢劫案，两名有前科的罪犯抢劫斯德哥尔摩市内最大的一家银行，失败后挟持了 4 位银行职员，在警方与歹徒僵持了 130 个小时之后，因歹徒放弃而结束。这两名抢匪劫持人质达 6 天之久，在这期间他们威胁受俘者的性命，但有时也表现出仁慈的一面。其后几个月，4 名遭受挟持的银行职员，仍然对绑架他们的人表露出怜悯的情感，他们拒绝在法院指控这些绑匪，甚至还为他们筹措法律辩护的资金。人质中的一名女职员竟然还爱上劫匪，并与他在服刑期间订婚。

这件事引起了社会科学家的注意,被称为"斯德哥尔摩症候群"事件。后来研究显示,这种症候群的例子见诸各种不同经验中,从集中营的囚犯、战俘、受虐妇女与乱伦的受害者,都可能发生斯德哥尔摩综合征体验。这很可怕,实际上是受害者的心理役使,他们的心灵不知不觉地不自由了。这种情况在我们国家好像也有。在"文化大革命"中受到迫害,但迫害他的人稍微给一点好处,就感激得不得了。

还有一种情况就是从众心理。从众心理,是指个人受到外界人群行为的影响,在自己的知觉、判断、认识上表现出符合于公众舆论或多数人的行为方式。实验表明只有很少的人保持了独立性,多数人都会有从众心理。也有心理学家把这个称为"乐队花车效应"。

从众心理在我们国家更严重。比如马路上,有一个人忽然想起跟女朋友约会的时间快到了,他就跑起来了;恰巧那个时候又有一个人跑起来,他想起要去接孩子;正好,第三个人又想到一个原因跑起来了。于是乎,所有的人跟着跑起来。这种从众心理有时候还体现在社会政治活动中,这个尤其要注意。大家对钓鱼岛事件很愤慨,这是对的,但后来有人一闹之后就砸,所有的人都跟着砸起来,这种从众心理很可怕。文化大革命更是如此,严重的会死人。

所以,我们要避免心灵被役使,尤其在社会上可能有从众效应的时候,自己要清醒,要保持心灵的独立。只有心灵独立,你才是清醒、自由的;否则,你不自由,你被别人,被这种从众的效应役使。以后大家很容易碰到这种事情,这种事情中国以后还会发生,同学们不要有心灵被役使的情况,不要有从众心理。

四、心灵开放的若干重要表现

(一)宏思维

大学生要培养自己的宏思维能力。宏思维是什么? 就是强调宽宏的视野与胸怀,关注人类社会的重大问题,从大的时间和空间尺度上系统观察和思考问题。大学,我们往往只是学专业知识,很容易陷入很窄的专业圈子,比尔·盖茨就号召大学生要关注人类社会的重大问题。

1. 第六次科技革命

去年看到一篇大文章,是何传启先生谈第六次科技革命、很严肃的文章,内容是希望中国政府在第六次科技革命中不要掉队,希望中国政府提前布局。这当然是对的。

他认为第六次科技革命发生的时间是本世纪中叶到本世纪末,那么标志性的事件是什么呢？他举了几个例子,比如信息转换器,人脑和电脑之间的直接插连。人脑和电脑之间知识的直接转换会导致什么？我不知道。还有两性智能机器人,可以引发性模式的改变,满足人类对性生活的需要。也就说一个男人可以去买一个女性机器人;还有体外子宫,为了免除女性的生殖痛苦,女人不用生孩子。

当时看了心里觉得很不是滋味,姑且不讲他说的这些东西以后是不是能实现,假如都能从技术上实现,那有个问题值得思考:这是不是人类所真正需要的?未来的科技发展需要进行人文拷问。所以要关注人类社会发展的重大问题,这重大问题实在太多了,哪怕是科技的发展,有些东西也是值得我们从人文角度去追问发展的意义何在。

2.世界能源革命

奥巴马一上台后就非常关注能源问题。他在自传中有一句话:"一个控制不了自己能源的国家,也控制不了自己的未来。"奥巴马对这个还是有充分的认识,所以他后来启用朱棣文做能源部长。

奥巴马试图把能源从物质资源变成基本通货,能源问题和环境问题联系在一起。能源本来作为一种物质,他试图把这种东西作为一种通货。比如黄金是一种物质,但后来黄金被变为一种通货。能源作为一种新的基本通货,对扭转美国的危机发挥重要作用,奥巴马试图在全球的分工重组中套取更大的利益。为什么?因为美国的科技在世界处于领先地位,一定能在其中获得最大利益,这是由于其在科技方面强大的创新能力。所以奥巴马也在促使美国能从网络经济过渡到能源经济。

美国人很聪明。70年代,日本、德国的制造业崛起,到80年代美国觉得日本和德国的制造业超过美国,美国快不行了,但它不慌不忙,后来美国的网络经济大大地走在世界前列。之所以能这样,也是因为美国强大的科技创新能力。所以,尽管后来美国看起来有点落后,但这并没有使美国陷入危机,美国照样还是走在世界前头。未来,美国希望新能源能够像当年的网络、IT所起到的作用一样,使美国在世界上保持先进。

同学们需要关心这些事情,它们都是人类社会发展的重大问题,如果你有这种观念、意识,可能以后会不知不觉地更早获得机会。未来要做的研究怎么和能源的发展联系起来,宽阔的视野会让你有可能找到更多的机会。要对世界上的很多东西有更多的认识,这也是心灵开放的一个方面。

3.第三次工业革命

2011年9月里夫金在出版的《第三次工业革命》这本书里预言:"建立在互

联网和新能源相结合基础上的新经济即将到来。互联网和可再生能源的结合将会形成新能源互联网。"前两年华中科技大学开了一个增材制造的与 3D 打印有关的国际会议。大家也把 3D 打印视作第三次科技革命的标志性事件之一。总而言之,第三次工业革命正在到来。

我们要心灵开放,应该关注这些重大问题,培养自己的宏思维能力。

(二)虚拟与现实

今天的世界,虚拟世界和现实世界的界限变得模糊。越来越多的人,包括一些学生,把越来越多的时间花在虚拟世界中,具体讲就是网络世界、电子世界、游戏世界等。有些现实的东西变成虚拟的,曾经听到有硕士,甚至一些年纪很大的人,热衷于偷菜(注:一款 QQ 游戏);有的虚拟的东西又变成现实,上网淘一下宝,这个很方便。生活中在技术上使虚拟的东西变成现实,这很容易。比如在计算机上建三维实体模型,还有 3D 打印,以后在家里可以自己建模,想设计什么,它就变成现实的东西,虚拟世界和现实世界正变得模糊。

虚拟世界对生活方式以后到底还会有什么影响? 如虚拟世界对社会政治生活的影响,别小看这东西,这是国家和党中央都关注的事情。

还有虚拟世界对教育的影响。其实现在已经开始了,比如哈佛的《正义课》,大家可以在网络上免费观看。现在美国很多学校推出了网络免费课程。美国有一个叫"Coursera",由斯坦福的几个教授起家。他们推出了一批网络课程,美国有 16 所学校参与,其中不少是世界名校。所以虚拟世界对教育有什么影响,可能我们这些教育者都还没意识到。

再有虚拟世界对心理的影响。在华中科技大学,我每年都会花一些时间和那些沉迷于网络的同学们聊聊天,一些沉迷于网络的同学难以自拔,有一些到最后不得不退学。我曾经碰到过一位湖南的家长,他拉着我的手说:"你救救我的孩子吧。"他的孩子当年是湖南一个市的高考状元,离清华差几分,不幸来到华中科技大学。结果到华中科技大学以后,那么优秀的孩子沉迷于网络。这些沉迷于网络的孩子目光大都显得呆滞。

有一次在网络上看到学校有一个学生二进二出武汉大学,二进二出华中科技大学,当时很吃惊。他第一次考取了武汉大学,不久以后退学,各个方面都不及格,不得不退学。退学以后重新参加高考。他天分很好,一考就中,又考取武汉大学,又被退学,后来就考华中科技大学,又被退学。又考,又退,就这样几进几出。其实问题就在于他陷入虚拟世界不能自拔。后来我们花了很大工夫,他终于毕业了,没有再被退学。这种事情各个学校都有,绍兴文理学院估计也有这样的情况。

所以最关键的是同学们的心灵要对现实开放。如果不对现实开放,会很容易逃避现实。逃避的最好办法就是到虚拟世界去。现在一方面社会节奏加快,再一个,因为有虚拟世界,自然会有一部分时间花在其中。上网,这个没错,但把过多时间花在上面就有问题。有的同学心灵对现实不开放,那么,他花在虚拟世界的时间就多了,觉得现实世界问题更多,于是就更逃避现实世界,把更多的时间花在虚拟世界上,形成恶性循环,最终不能自拔,这需要防范。所以心灵一定要对现实开放,尤其是我们同学一旦感觉到自己沉浸于虚拟世界的时候,一定要警惕,可能这个时候更要回到现实中来。

(三)批判与建设

质疑也是心灵开放的表现。善于批判有利于开拓,但一味地批判是危险的。要善于批判,更善于建设。美国前总统罗斯福有一段话说得很好:"荣耀并不属于吹毛求疵的人,不属于只知指点强者跌倒原因的人,也不属于一味点评似乎可以做得更好的人……"

(四)美感

开放的心灵更容易产生美感,缺乏美感的人是不自由的,缺乏美感的人实际上自己也很痛苦。

(五)责任

比尔·盖茨讲:"你可以不伟大,但是不能没有责任。"每一个人都要有责任感,尤其是社会责任。对过去的记忆、对未来,都是责任感的表现。

五、结语

总之,最关键的是我们需要自由发展,自由发展需要心灵开放,要从深层次理解心灵开放。心灵开放需要宏思维,需要责任感,需要美感,要当心虚拟的陷阱。我今天就讲到这里,下面大家有什么问题,我们可以讨论。

互动交流:

学生:李教授,您好!我是来自经管学院的学生。您说要通过教育来使心灵开放,我们也需要通过生活让心灵开放。有人说,"大学生是生活上的民工"。希望老师能够给我指点迷津,我在生活当中有时候觉得挺空虚的。

李教授:我不知道你空虚的原因是什么。空虚的原因有很多,失恋可以使自己空虚,有很多其他的东西看不惯等等都有可能。我在刚才的讲座中有提到,同学们要注意美感,要善于体验美。你周围的人和事,社会中间的很多人和事,生活中的很多人和事,其实存在很多美,你要善于体验其中的美。如果你体验到这个美,你就不会空虚。我说的当然很抽象,意思是你还是要有意识地从这方面想,从这个方面去看事情,你会发现很多的美。当你发现很多美的时候,你的生活就不空虚了。

学生:李教授,您好!我弟弟也是您学校的一名学生,所以我称您为李校长。李校长,您讲到教育要面向学生,面向全民,而异地高考可以说是把教育资源这块蛋糕不均匀分配。还有"超级高中"的问题,比如黄冈中学、华师附中等重点高中,变相把全省的优质生源吸引进自己的学校,再组成"超级班",把那些好的资源垄断。请李校长谈谈对异地高考和"超级高中"这两个问题的看法。

李教授:我第一次听到异地高考的时候,觉得的确没有理由不让那些人去参加当地的高考,不管别人是打工,还是做什么的,他的子女在当地念书,不能在当地参加高考,的确说不过去。后来我又看到报纸上报道,有一些北京本地的家长们到北京教委请愿,意思就是反对异地高考,认为如果异地高考的话,会损害北京市民的利益。教育部的官员陷入了一个两难的境地。异地高考会使这些人的利益受到损害,那么如果允许异地高考,北京市的一些市民强烈反对。那怎么办呢?所以国家需要从更深层次解决这个问题。意思就是,从更深层次考虑这个问题,异地和非异地高考基本上没什么差别的话,那就无所谓了。不管你在哪个地方考,其实都不影响任何一群人的利益,这个时候可能就不存在这个方面的争论。这可能是教育部,乃至国家需要思考的一个问题。它的实质是什么呢?录取比例在全国各地不一样。简单讲,北京的学生有更多的机会念大学,如果外地的学生在北京参加高考,好像侵犯了北京市民的利益。如果本来就不存在他们有更多的机会,北京的孩子和中国其他地方孩子的机会完全均等,就不存在这个问题了。

"超级高中",这现象不好,我们在这个事情上做得过了。我念中学的时候也有这个,我当时念的是武汉市第一中学,也是湖北省少数的几所重点学校之一,但没有像现在这样疯狂。因此,我不大赞同。

学生:根叔,您好!今天您经常提到一个词就是"开放",教育的最高目的是对学生开放,对学生心灵开放,那么该如何做到教育面向学生,或者说以学生为中心?

李教授:谈到具体措施,需要每个教师共同的努力,这涉及一系列问题,包括我们的教学方式、手段等。教育活动,我个人认为学生是主体,教师是主导。但在教育活动中,教师不自觉地把自己当作教育活动中的主体,我教什么,你学什么。实际上在传统意义上的那种教育方式中,绝大多数教师都把自己当成了教育活动中的主体,这有问题。更好的教育活动要让学生作主体,让学生在教学活动中充分发挥潜能和主动性。那么对于主动性,教师一定要有这样的意识,要创造环境,让学生有主动性。我前面提到启发式教学,至于具体怎么做,教师可以动很多脑筋,给学生更多的时间和机会,从教学方式、手段上去进行创造性教学。

教育者从什么意义上理解教育,这是一个更重要的问题。我强调要从人的意义上去理解教育,不能把教育当成"我要把学生培养成什么样"的工具。从人类意义上理解教育,就是要让学生更好地成为他自己,让学生能够自由发展,让学生成为自己。让学生自由发展不是说放任学生,恰恰相反,这里面教师要付出更多。让学生自由发展,或者说以学生为中心,要从以教师为中心的教育向以学生为中心教育的转化。

实际上,以学生为中心的教育反而使教师的工作量更大,做教师更难了。为什么呢?如果把学生当成流水线上的产品的话,我教什么,你学什么,这当然很简单。但是如果琢磨怎么让每位学生尽可能发挥潜能,这就难了。因为每个学生都不一样,这是一件更困难的事情。而且让学生主动学习、主动实践,对教师是一个很大的挑战。

举个例子,在座有很多学工科的,我是搞工程的。我以前有这样的经验,比如带机件零件的课程实习,要求设计一个减速器,我在课堂上也讲了减速器是用来干嘛的,设计减速器大致要考虑哪些问题,大致是一个什么流程,全都告诉大家。然后要求学生设计,画一个减速器的图,最后再交给我,我改起来很方便。如果换一种方式,现在我不说设计什么,随便你们设计,发挥自己的想象力,每个人设计一个自己喜欢的东西。这个班假如有 40 个学生,每个学生拿来的东西都不一样,这对我来讲是一个很大的挑战,你真的想象不到学生的创造力有多大。有时候学生设计的东西,你自己还得琢磨半天,这个工作量可想而知,这对教师的挑战会更大。所以要做的事情太多了。如果我们有这种意识的话,所有的教育者都作共同的努力,当然也要我们学生配合。

学生:李教授,您好!刚才您讲到宏思维这个问题,我就联想到自己就读的会计专业是文理兼收的。明显感觉到文科的学生缺乏基本的理科思维,而理科学生对历史、政治明显不感兴趣,这是不是高中的文理分科造成了我们思维方式的一种差距?您又是怎么看待高中阶段的文理分科,分好还是不分好?

李教授:肯定不分好。我以前念中学的时候,我是 67 届高中毕业生,高中我实实在在念了两年。1966 年"文化大革命",我本来应该 1967 年毕业。我们念中学的时候,那个时候高中升大学的升学率非常低,记不清楚准确的数据,估计只有5%。现在应该是那个时候的10倍不止,所以当时考大学是何等困难!但那时没有文理分科,竞争很激烈,比现在激烈得多,但不分科,蛮好的。不理解为什么后来就搞出一个文理分科,我肯定很反对。

学生:您刚才提到以学生为中心,自由发展,那您是希望学生全面发展,什么方向都可以走,还是希望他能够在专业方面有深入研究,或是您有不一样的看法?

李教授:全面发展其实也很难做到,每个人都全面发展这怎么可能?所以我不大提全面发展,我今天没有一个地方提全面发展。但不是说我不鼓励大家全面发展,实际上仔细想想,你说乔布斯他全面发展吗?未必。什么是全面发展呢?最重要的还是自由发展。从自由发展这个角度来讲,乔布斯是自由发展了,他能够做他喜欢的事情,有很自由的空间,而且做的事情对社会有意义,这就行。关键在于成为一个对社会有意义的人。

学生:李教授,您好!我非常同意您刚刚讲的关于全面发展和自由发展的观点。我想问下,中美文化大环境差异很多,中国人教育孩子会说"你不可能成为奥巴马或者乔布斯",美国人从小就给孩子灌输"你可以成为任何你想成为的东西",这表明了中美差距。中国虽然是教育大国,但美国也是教育王国。现在的教育社会大环境是全民教育恐慌,大家压力很大,家长可能是心疼孩子,但还是会把孩子逼得很紧。那我想知道,中国教育的这条路该怎么走?中国的文化土壤和社会大环境该怎么改变?教育问题已经是一个社会问题了,怎么改变这种情况?

李教授:习主席告诉我们中国大环境怎么改变。怎么改变教育最重要的一点我今天已经讲了,就是从人的意义上理解教育。教育问题当然可以说是一个社会问题。从人的意义上去理解教育,今天的讲座其实已经说到。首先需要我们政府有这样的理解,这是第一位;其次,也需要我们教育者、学生有这样的理解;再其次,社会,包括老百姓,也要有这样的理解。对教育的误解,不光是教育界的问题,老百姓自身也有问题,现在一些家长拼命地让小孩子学这个学那个,那些孩子太可怜了。那是让孩子自由发展吗?这就像我前面讲的"我与你,我与它"的关系,家长把跟孩子的关系当成是我与它的关系,孩子成了父母的预期和目的的工具,他们的关系不是建立在我与你的关系上。所以我们很多老百姓也存在误区,包括现在很多年轻白领,自己都是受过高等教育的,却把孩子逼得很紧,这实际上是很大的问题,需要全社会的努力。

(根据录音整理,未经本人审阅。整理:林纤纤、黄思慧、高文祥、王晓春)

传统文化与四种修养

阎崇年[*]

（2015 年 3 月 18 日）

　　各位老师、各位同学，大家晚上好！在来风则江大讲堂的路上，我看到一条贯穿校园的江，于是，产生了一个梦：梦见自己从绍兴文理学院出发，坐乌篷船沿着浙东运河，从萧山到杭州，再沿着京杭大运河，小船摇啊摇，一路摇到北京。一条江能坐船通往北京，这在全国甚至全世界所有高校中是独树一帜的。因此，我为在我们学校教书的老师和学习的学生感到骄傲。

　　今天定的题目是"传统文化与四种修养"。传统文化所涵盖的面非常广，中医、书法、绘画，以及绍兴小百花越剧团的戏剧艺术等，都属于传统文化。我们学校是文理学院，所以，许多文科类的学生和教授都是传统文化的学习者和专家。

　　传统文化的内容非常丰富，比如《诗经》《尚书》《礼记》《周易》《春秋》都属于传统文化的内容，而且，《春秋》中还涉及《左传》《公羊传》和《谷梁传》这 3 部传记，而《礼记》与《周礼》《仪礼》合称"三礼"。其中，抽出任何一本书，今天都讲不完。因此，我抽取儒家文化的一个片段——修养，与在座的同学和老师交流。

　　《大学》的开篇就提到：大学之道，在明明德，在亲民，在止于至善。为了"止于至善"，书中提到了八目八条，即格物致知，正心诚意，修身齐家，治国平天下。今天，我的切入口便是修身。《大学》中的"修身"包括"身体"和"心灵"两部分。我要讲的"四种修养"便是："修身"，即指身体方面；"修心"，即指心灵与灵魂；"修学"，即指格物致知；"修行"，即指言行一致，也是王阳明所说的"知行合一"的"行"。昨天，我去了王阳明的故地，对其思想也有了更加深刻的了解。

　　在确定"四种修养"这个主题之前，我们设想过"传统文化"和"中国梦"，但我

---

　　[*]　阎崇年，著名历史学家，央视《百家讲坛》主讲人。

觉得这些范围都太宽泛。另外,也考虑过讲有关学术的问题,但是,学术问题应该是由各个学科的专家、教授来讲述。于是,我最后确定讲"四种修养"。

一、修身

在座的老师和同学,从小学开始,大概经历了 20 年的求学生涯。这 20 年左右的时间里,"修身"一定鲜有提及。也许,有的同学认为,作为大学生,再学习"修身"没有必要,其实不然。我觉得我们的教育、家庭、社会,从小学到大学,在许多方面都有所涉猎与侧重,唯有"修身"经常被忽略,而身体对每个人都至关重要。其实,人人都知道身体的重要性,然而,大部分人为了学业、爱情等都将之抛于脑后。

前几年,我应美国华美协进社的邀请,到美国访问交流。华美协进社是由胡适和他的老师杜威共同创建,旨在介绍中国文化与文明,增进中美两国人民的互相了解。比如,当年,梅兰芳的京剧颇具影响力,受到华美协进社的邀请,到美国演出,在西方轰动一时。此外,著名的老舍先生也被该社邀请过。后来,由于联合国的问题,该社不再邀请大陆学者,开始邀请台湾方面的著名人士。中国恢复在联合国的地位后,华美协进社才又开始邀请大陆的学者。有一次,我接到电话,对方说是华美协进社的工作人员,邀请我到美国做访问学者,进行学术和文化交流。当时,我不明白他们为什么管吃管住邀请我。于是,我打电话给在美国的儿子,向他说明了这一情况。我儿子一听,说也没听过这个组织,要去中国驻美国大使馆询问。当使馆的工作人员知道我儿子是代我询问的时候,非常热情地催促我儿子,让我赶快过去。因为,华美协进社的成员(包括美国人和华人)一年只能投票邀请一位中国学者来美交流,这次一致邀请我去。于是,收到正式邀请,再办好相关手续后,我便前往美国。

当地有工作人员负责安排演讲与食宿。当时,招待我吃饭的地方是在联合国里的贵宾餐厅。"9·11"事件后,进联合国的大门都要经过严格的安检,要解皮带,脱鞋。20 世纪 80 年代,我去过联合国,当时没有这些复杂的检查。不过,我还是理解这一行为,因为,毕竟是在联合国。后来吃饭前,进餐厅的门,也需要先通过安检,要继续解皮带,拖鞋。于是,我说这顿饭不吃了。因为,我觉得吃饭都要安检,有些不太尊重人。见此,主办方的负责人就向我解释:因为是联合国,餐厅吃饭的都是各国要员,稍有差池,就会演变为一个国际性问题,希望我忍耐一下。听他这么说,我便同意了。

各种活动结束后,我在美国当医生的儿子让我到他那儿呆 3 个月,我说没时间。后来,他从1个月,1个星期妥协到3天。于是,我就从纽约坐飞机去他们家。夫妻俩都非常忙,但是,他们交代过孩子,不能自己独自出去玩。因为,美国的法律不允许年幼的孩子独自外出,但孩子如果实在要外出,一定要跟我请假。当时,我也没带电脑,没带书。于是,饭后便迷迷糊糊睡着了。但是,孩子想出去玩耍,所以,他要跟我请假,但又不能吵醒我,就给我留了一张字条。我醒来后,就在门上看到这样一张字条:斧斧,我……了。"爷爷"的"爷"与斧头的"斧"比较接近,他写错了。而且,"玩"字,他也不会写,于是,就以一个简笔的踢足球小男孩代替。过了一会儿,他回来了。我并没批评他,因为,我毕竟只在他们家住3天。晚上,他父母回来,我也没有"告状"。不过,他父母上班不在家时,我问这孩子,父母经常和他说什么。他说,父母忙得都不和他说话。我说不可能,毕竟他已经五六岁了。他仔细思考了一会儿告诉我,父母一直强调,让他会吃饭,会睡觉,几乎每天都说,说得他都烦了。其他的他也不记得说过什么。

晚上,他父母下班回家,他们都比较忙。我儿子说,他没时间陪我,只有饭后有15分钟的遛狗时间,可以在遛狗的时候,陪我聊聊天。于是,遛狗的时候,我就问他如何教育孩子。他说是按照我教育他的办法教育孩子。我说自己没有教育他,会吃饭,会睡觉。我当时一直跟他强调:要爱国,爱学习,为人正直,诚实守信等等。我问他为什么不教孩子学习这些优秀的品质。他说自己看到病人时,就会有一个疑问:为什么其他人都好端端待在家里,他却得在医院看病。他说,来医院看病的人,都属于不会吃饭,不会睡觉的人。如果会吃饭,会睡觉,最多就是一些小毛病,没有大碍。当然,传染病除外。他认为,人最重要的就是要保护好身体,然后才能谈学习以及素质上的问题。所以,他从小就一直给孩子灌输爱护身体的观念。当时,我对此不以为然。回北京后,我开始思考这件事。

我在北大开设了一门关于"清史"的课,一个班是45人。但选课开始10分钟后,这门课便被一抢而空。学校里想再加几个人,于是,勉强加到50个人。班级里,有来自各个专业的学生。第一节课,我说要提问考考他们,同学们都异常兴奋,非常想知道我究竟会出什么难题考验他们。我的问题是:会吃饭,会睡觉的人,请举手。我重复了这个问题3遍,都没有同学举手。5分钟过后,仍没有学生举手。其实,北大的学生晚上睡觉的时间也不固定,11点、12点、1点都有。吃饭的话,经常一忙就忘记,想起了就随便吃些。因此,我提的这个问题,没有人能回答。由此,我发现,其实会吃饭,会睡觉也是非常重要的问题。

之后,北京组织过外省正厅级干部培训班,1个班大概有五六十人,主办单位让我给他们做一场关于"清史"的报告。上课前,我说要提问,他们大部分人以为我会提一些关于马克思列宁主义之类的问题。但是,我提的问题仍旧是在课堂上问过学生的问题——请会吃饭,会睡觉的人举手。他们当中没有一个举手。在八条禁令出台前,也许他们经常在外应酬;八条禁令出台后,情况也许相对有所改变。

大家经常会在报纸上看到:某某某英年早逝。英年早逝的人中,有一些人非常具有忘我、奋斗、敬业精神,这些精神值得我们学习。但是,他们都在向我们传达共同的"血的教训":身体是革命的本钱。大家都知道中央电视台的主持人罗京,我和他相处过。他相貌俊,品行好,但是没有把自己的身体管理好。于是,四十几岁就进了八宝山。我总结了一条关于健康的经验:身体的健康程度决定事业的发展程度。在座的同学,大多是 20 岁上下的年纪。我常说人生有 3 个 30 年:第一个 30 年(0~30 岁),是繁忙的基本学习阶段;第二个 30 年(30~60 岁),是工作的阶段,但有的人不到 40 岁,或者不到 50 岁就掉队了,这是人生的一个悲剧;第三个 30 年(60~90 岁),如果在这 30 年中,还能够精力充沛,做自己想做的事业,是非常不简单的。至于 90 岁后,在我看来,就该颐养天年。

只有保养好身体,才能有所作为。比如,北大的季羡林先生,若他在 60 岁的时候,生命就此结束,他的人生将是另一番光景。而他一直活到 98 岁,熬过了艰难的文革,事业上也更上一层楼。所以,同学们要从现在开始把保养身体作为自己的基本修养。

"修身"较为复杂,是一个系统工程。如何保护眼睛、耳朵、牙齿,在座年轻的同学们也许并不知晓,但当你 50 岁左右时,你就不得不关注这些问题。牙科医生曾经鼓励我,努力做到 80 岁以后牙齿都还是原装的。非常侥幸,我做到了。其实,在 20 多岁时,我的牙齿就开始松动。我朋友的母亲是牙科医生,她说我的牙齿估计不到 40 岁就会基本掉落,像苏东坡,不满 40,牙齿摇落,两鬓斑白。鉴于此,我开始看有关保护牙齿的书,并按照书中所写的方法,坚持了近 20 年,牙齿便不再松动。从保养牙齿这件事,我体会到:我们要时常调理身体,不仅是牙齿,身体的各个系统,包括消化系统、循环系统、运动系统等都要维护。

同学们,我们的身体,第一个 30 年是家长、老师管;第二个 30 年是领导管;第三个 30 年,家长、老师、领导都不管你,你又该如何"修身"? 因此,"修身"应该从现在开始。同时,我们应该有一个目标——让我们的身体能够正常运转 90 年。

二、修心

有一次,北京市某监狱的工作人员找到我,希望我可以义务给犯人做一个报告,我答应了。到了监狱里,我看到那些犯人都坐得非常直,整个报告过程中,一点小动作都没有。报告结束后，监狱长邀请我去参观监狱宿舍。因为，我之前没看过监舍，所以就跟他一起进入了一间监舍。屋子里共有 4 个人，房间两边各有两张双层床。监狱长陪我跨进门后，监舍里的 4 个人腾地一下子站起来行礼报告，腰板都挺得非常直，声音洪亮。我看他们的年纪都不小，一问才知，他们都是80 岁以上的犯人，个个身体都非常好。我不好意思询问他们当年犯了什么罪，但我从中悟出了一个道理：尽管你可以长寿，但如果你的心不善，灵魂不纯，就不是"止于至善"的人。

近年来，社会迅速发展，与此同时，也产生了许多问题，"失德"便是其中一方面。

春节时，我应邀到阿曼演讲。我先从北京坐了 8 个小时的飞机到达迪拜，之后转机到阿曼。到达目的地后，当地的大使馆向我阐述了一件令我非常震惊的事。他们说，这个国家几乎是"路不拾遗，夜不闭户"，当地几乎没听过打架或者行窃的事件，更没发生过赌博、吸毒、嫖娼之类的事件。结果，突然发生了一起嫖娼事件，经查实，卖淫的是中国大陆人。之后，大使馆派人去探监，了解情况。大使馆的工作人员告诉我，当时他们对此感到羞愧。后来，国王得知此事，下令禁止中国 35 岁以下的女性进入当地。我听闻此事后，心里非常难过。

关于当地"路不拾遗，夜不闭户"的情况，其实，我是半信半疑。于是，大使馆工作人员就跟我讲了一个例子：有一次，有个中国人把电脑落在出租车上，司机就把电脑送到出发的酒店前台，过了许久，失主去酒店取，电脑依旧完好无缺。但听了这个例子后，我依旧不相信。直到有一次，阿曼举办了一个文化节，邀请了中国、法国、土耳其等 10 个国家，中国代表团应邀前去，我也随团。各国代表团都带了许多珍贵的展品参加文化展览，有 100 多万人参观（阿曼总人口为 300万左右）。当地的展览馆在晚上 10 点后闭馆，各国的展品都陈列在馆内。展馆的大门以及各国展区都是没有门，只有门框。闭馆的时候，仅用绳子一拴，就代表闭馆。展览的 21 天时间里，各国的展品不曾丢失。因此，我开始相信当地真的是"路不拾遗，夜不闭户"。其实，从一些细节也可以看出这个国家国民的素质。譬如，我在当地，有 1 个专门负责接送我的司机，他说话温文尔雅，非常有礼貌，令我深受感动。

反观我们，作为文明古国，礼仪之邦，竟然在国外偷窃、吸毒、嫖娼。甚至，在国际航班上动手打人的事件都发生过。当然，这些都是个别现象。但也正是这些个别人的面貌影响了我们整体的面貌。

因此，我们在"修身"的同时要注重"修心"。正如范仲淹所言，"先天下之忧而忧，后天下之乐而乐"；抑或如张载，"为天地立心，为生民立命，为往圣继绝学，为万世开太平"。我觉得,我们青年一定要以"四为""修心"。

　　我再讲一个历史故事:宋朝名相赵普,"半部论语治天下"说的便是他。赵普酷爱读书,并且非常注重自身的修养。每天下朝回家后,做的第一件事便是读1~2个时辰的书。在朝上,赵普写奏章递给宋太祖赵匡胤,赵匡胤扫了一眼便退还给他。赵普回家后,在书房将奏章和《论语》对照着看,也没发现问题。第二天上朝,他又将奏折呈上,赵匡胤仍旧是看一眼就退还给他。赵普回家后,在书房将奏折的字字句句都斟酌过,仍是没发现问题。第三天又呈给赵匡胤。赵匡胤一看,不高兴地将奏折撕了扔在地上。赵普是当朝宰相,群臣在朝,皇帝却将他的奏折撕掉扔了。绝大部分人遇到此事,都会觉得没面子,而赵普却默不吭声,跪在地上将奏折捡起来,放入袖中。回家后,赵普仍像往常一样,把自己锁在书房,再仔细研究奏折的问题,却仍旧无果。于是,他就将撕破的奏折用糨糊修复。第四天上朝时,他又呈上了自己的奏折。赵匡胤见其再三呈上奏折,必是有缘由,于是,仔细看了这本奏折,发现了奏折写得非常有理有据。由此可见,赵普在"修心"方面,做得非常成功。

　　后来,赵普又写奏折,建议奖励某人,可那人却不被赵匡胤所喜。赵普明知这种情况,却仍要向赵匡胤呈上奏折,推荐该人。赵匡胤大致看了一眼奏折,便又退了回来。退朝后,赵匡胤走在前面,赵普跟随其后。朝臣不可随意进入后宫,于是,赵普就在宫门外等。所以,电视剧中,太医给后宫嫔妃看病,产生私情,怀上孩子这种事情是不会发生的。给皇帝、后妃看病的是10人左右的医疗组,而且给嫔妃号脉时,会用一个帘子挡在中间。另外,嫔妃与皇帝的弟弟也不会出现私情,因为他们根本见不到面。比如,明清时规定:老皇帝驾崩后,新皇要想见前朝的后妃,必须两方都过50岁。再比如,清朝时,公主出嫁,驸马也只能在宫门外迎亲。谈及此,我想到了前几天看过绍兴小百花越剧团表演的《翠姐姐回娘家》,剧中的主人公三年才回门。而我们清朝时,公主和驸马一起回门。一入后宫,公主就去见妈妈、奶奶,而驸马不能进后宫,只能在宫门外,冲着后宫磕头,表示敬礼。以上的几个例子就是为了说明古代的宫禁是非常严格的。而赵匡胤进入后宫后,太监报告,说赵普还在宫门外举着奏折候着。过了一段时间,太监继续向赵匡胤报告,说赵普还未离开。《宋史》中没有具体阐述此事,不过,《宋史·赵普传》中提到,太监报告赵匡胤,赵普迟迟没有离开。于是,赵匡胤又将奏折拿回重看,发现赵普讲得有理,便予以批准。可见,赵普一心为公,且具有百折不挠的精神,其已经达到了"修心"的一定境界。

三、修学

关于"修学"这个话题,我个人有一个关于读书的小调查:第一,一些老师只读教辅书,琢磨如何提高教学质量,提升教学业绩,一些基本的书,包括哲学、文学、历史等类别的书,都读得较少。第二,大部分领导总是要求下属读书,而自己基本不读。比如,为了号召大家读书,领导要求开展"读书节",结果,其他人在读书,领导自己却不读。第三,相当一部分的家长不读书,只是一直督促孩子读书。比如,家长自己在看电视,却跟一旁的孩子说:"不许看电视,赶快去做功课。"

同学们,我们除了要阅读专业书外,一些非专业的书,包括文学、哲学、历史、经济等类别的书,也需要阅读,以此提高自身素养。同时,读书要恒久,要终身读书,手不释卷。譬如康熙,他从 5 岁开始读书,活到 60 多岁,依旧手不释卷,数十年如一日。

康熙写过 1147 首诗。有一次,我在高校演讲,有个同学在提问时说,康熙只写了 1147 首诗,跟李白相距甚远,不值一提。于是,我问了他 3 个问题:首先,我问了他的系别,他说是中文系。接着,我又问了他的年级,他说是研究生二年级。最后,我问他写了几首诗,他当下就脸红了。紧接着,我说他作为中文系的研究生,却没写过 1 首诗,康熙作为业余爱好者却写了 1147 首,他没有资格批评别人。再者,康熙的母语是满语,满语转化为汉语,又要求对仗,押韵,这并非易事。就好比将英文系学生的诗与莎士比亚的相比,两者不具有可比性,因为,英语不是我们的母语,作为中国人,能写出英文诗已经非常不错了。

另外,我建议同学定个指标:1 个月读 1 本书,这样,一年就能读 12 本书。以色列人平均每人读过 60 多本书,这是值得学习的。

四、修行

讲过"修身""修心""修学",最后,不得不提"修行"。

现代教育的一个优点便是:从幼儿园到大学,甚至硕士、博士,有近 30 年的时间可以集中精力读书。但与此同时,也出现了一个非常大的问题——脱离现实。如此一来,便容易产生一种偏向,即言行不一,眼高手低,成为思想的巨子、行动的矮子。

言行合一,行重于言,是修养的一个重要内容。我举几个例子说明,比如清朝的书法家蒋衡。少年时代,其科场考试不利,但对此不以为意,决定另辟蹊径,转而投身书法。他每天练字,也经常拜访善于书法的能人。他是江苏常州人,为了临摹西安的碑林,便从江苏赶往西安。归来后,为了一心写经,他借宿于扬州的琼花观,远离闹市,每日与僧侣做伴,手书经书。花费了 12 年时间,他终于完成了 60 多万字的"十三经",史称"键户十二年,书写十三经"。写成后,由当时的江南河道总督高斌呈给乾隆皇帝。乾隆皇帝非常喜欢,就下令将之刻在石碑上,加上乾隆写的序,一共刻了 190 块石碑。这些石碑现存于北京孔庙和国子监中间的碑廊中。蒋衡的原稿现收藏于台北故宫博物院文献处。

同学们现在尚未进入社会,等到进入社会后,大家做事会遇到各种阻力,遭遇千难万苦,当下,有许多人过于急躁,求短、平、快,总希望一夜成名、成家、发财。只有极个别的人长期默默工作,几十年如一日。我到柯岩游览过,工作人员向我介绍了一块石佛,传说是经历了一家三代才雕成的,是非常有名的文化作品,不过,这还不算耗时最长的作品。我去过四川乐山,看过乐山大佛,它是世界上最大的石刻佛像,它的建造过程令我大为感动。当年,海通禅师见乐山下岷江、青衣江和大渡河三江流水湍急,经常发生船毁人亡的悲剧,决心临崖开凿弥勒大佛,减煞水势,消除水患。禅师不辞辛劳遍行长江南北,化缘募集经费。贪婪的郡吏向他勒索钱财,禅师断然拒绝:"自目可剜,佛财难得",于是,其自挖双目,吓退贪官。

乐山大佛始建于唐开元元年(公元 713 年),直至唐德宗贞元十九年(公元 803 年)完工,历时 90 余年方建成。大佛通高 71 米,头高 14.7 米,耳长 6.7 米,鼻和眉长 5.6 米,嘴巴和眼长 3.3 米,颈高 3 米,肩宽 24 米,脚面可围坐百人以上,我曾经在此处开过会,脚面围坐 200 人,完全不成问题。1996 年,乐山大佛被列为世界遗产名录。海通法师不畏权贵,不怕困难,以及后代的不懈努力,终于完成了这项巨大的人类历史文化工程。

我们不应不可一世、贪一世之功,也不应贪十世之功,更不求百世之功。孔夫子之功已有 2000 多年,并且还在发光发热。所以,同学们要树立远大志向,做一世的功德,戒骄戒躁,平心静气,并且为自己的目标坚持不懈地努力。

五、尾声

我第一次到绍兴是 1966 年,到今年已有 49 年时间。这 49 年以来,我一直关心绍兴,学习绍兴。绍兴人的优良品质,我也在学习,并且深受鼓舞。今天是 3 月 18 日,对鲁迅先生来说,也是一个重要的日子。往日不可追,趁当下,同学们应该互相勉励,继承弘扬祖国的传统文化,从我做起,落实到"修身""修心""修学""修行"的实处,要言行一致。千里之行,始于足下。从现在开始,从我做起,一起"为天地立心,为生民立命,为往圣继绝学,为万世开太平"。

谢谢大家!

（根据录音整理,未经本人审阅。整理:娄梦、任安安、符梦霞）

杏林讲堂

医学生的人文性与国际性

郭航远[*]

（2014 年 3 月 20 日）

一、医学的人文性

中国的医学不缺技术，我们甚至跟西方国家交流我们的技术，因为中国有太多的人需要医生去做实践去做操作，所以中国医生的经验远远超过国外医生。我们不缺经验，我们缺的是人文和文化、精神跟信仰。

60 年代，我们出生时的回忆是美好的。那个时候，我们睁开眼睛看到的是戴着燕尾帽的漂亮护士。但现在，我们看到的是戴着钢盔的医务人员，我们的医生带着狼狗、载着棍子开车出去急救病人，这样的报道近年来还是比较多的。中国社会趋于一个浮躁的状态，社会心态非常不稳定。如果一个国家，连医生跟律师都不尊重，那么它一定是个"变态"的社会。

现在社会上有人给医务人员的评价是，以前是"天使"，现在是"白狼"，横批：都不是人。这是对医务人员妖魔化的一种表述。很多媒体的报道确实对整个矛盾的激化起到了推波助澜的作用。现在，医务人员身心俱疲，幸福指数和生活质量都不太理想。社会大环境无法改变，那么如何在现有的框架和环境下做事，做什么事？我们医务人员要反思，我们的学生和我们医学院的教育也要反思，从人文入手一定是能够做点工作的。人文性，能够修复医学的创伤，融化医患的矛盾。我有六点思考与大家分享。

1. 医院与病院

美国和我国将医院翻译为 hospital，叫医院。但在日本，他们的医院不叫医院，叫病院。医院跟病院的区别在哪里？是当初在设计医院的定位时就存在差异。我们认为医院就是一个医生医治病人的地方；日本的病院，是病人的聚集

---

* 郭航远：教授，主任医师，博士，博士生导师。

地,与我们站的角度不一样。不管在中国还是美国,医务人员觉得病人蛮可怜。我把医生和病人形容成是"吊在一根绳子上的两只可怜的蚂蚱":去年,全国统计有 64% 的医务人员是不快乐、不满意的;有 30%～40% 的群众对医院是不满意的。现在这个状况,我们确实要反思,反思我们医院是做什么事情的,医院的定位在哪里?

2. 人与人之间

人与人之间的关系在我们国家是比较复杂的,我们希望在阳光下有尊严地工作与生活,但我们缺少尊重,没有尊重就不可能有尊严。现在有两个基本点必须要明确。第一,人与人之间是平等的,这是人与人交往的基础。我们整个国家是"阳儒阴法",表面上崇尚儒家的人文思想、道德礼仪,私下里依然在横穿马路、乱扔纸屑、乱扔垃圾。为何"阳儒阴法",是因为我们很缺同理心。第二,人的尊严尊重是基于同情心之上的。先秦时期曾有一个文化大讨论,即以孟子为代表的"性善"论和荀子为代表的"性恶"论,这个大讨论至今还在继续。性本善是基于大家都有恻隐之心,"5·12"汶川大地震,全国人民支援汶川,捐款、交特殊党费,但我们哪个人会说我把 1/10 的财产捐出来?列宁讲过一句话:"真理碰到利益的时候,真理就是谬误。"性本善性本恶,关键在于有没有触及自身利益,一旦触及,真理也是谬误。中国这样一个泱泱大国,却要向很多国家学习,比如学习韩国的爱国精神、德国的时间观念、日本的礼仪礼貌。

我在邵逸夫医院工作了 11 年,在日本福井也工作了很长时间,我认为这两个地方的共同特点是他们的每一个员工都知道工作是为了自己。工作是为了自己,他就可以晚上加班;工作是为了自己,他就可以放弃很多东西;工作是为了自己,就能把工作做成作品,把职业做成事业。如果工作为了老板、为了院长,你一定有非常懒的思想,人人都有这种思想,就会产生一种懒惰的心理。

回顾一下,我们国家缺什么? 缺人吗? 14 亿人口,我们缺的是训练有素、有专业精神的人。缺钱吗? 我们现在是全世界第二大经济实体。缺技术吗? 我们不缺病人,我们很多的小医生阑尾开得不要开了,但在国外要主治医师以上才能开得到,我们技术的发展是很迅速的。

我们究竟缺什么? 我们缺德行、缺文化、缺精神、缺信仰、缺公信力。我国有着 2500 年的文化,5000 年的灿烂文明,不应该缺文化。但是我们回过头来看看,周边的新加坡、日本和我国香港特区、台湾地区,他们对传统文化的继承远远要超过我们。日本的寺庙虽然都很小,但供奉的东西却比我们灵隐寺里的还多。灵隐寺很大,但里面很多都是现代化的东西,庙不像庙,像个游乐场,很糟糕。

3. 什么是医学

医疗问题包括技术和人文,把这两个加到一起才叫真正的医学。但是真正进入到医院以后,你的医疗问题就不仅仅是你的人文性和技术性能够解决的,应该还需要很多经济学、管理学,包括心理学在内的非常综合庞大的体系。我们很多医学人文当中也有很多的问题。

"全人医学"国外已经做了 30 多年,而我们才刚刚起步。我们实现了医学模式由"生物医学模式"向"生物—社会—心理—环境医学模式"转变了吗?我们国家仅仅处于一个高度发达的生物医学模式下的医学实践阶段,国家存在体制机制问题,社会全员的浮躁功利现象十分明显。

我们一直在讲整体医学、整体护理,但是我们做到了吗? 我们的医务人员"见病变不见病,见病不见人,见专科不见全科"、"这个病看好了,那个病又出现了;手术做好了,但是病人却死掉了",这样的状态导致我们有很多医疗纠纷。希波克拉底说过"了解你的病人,比了解他的疾病更重要"、"有两种东西可以治病,一种是语言,一种是药物"。希波克拉底一直把语言放在第一位,把药物手术放在第二位。

我们很多医务人员和医学教育,都夸大了医学的作用。医疗的作用在对人类健康的贡献当中只占到 8%,跟气候环境是差不多的。我们要做的是占 60%的生活方式的改善。但非常遗憾的是,我们国家最近几年才刚刚起步,国外已经做了整整 40 年,特别是英国和美国。英国在开奥运会的时候,向全世界展现了两样东西:第一个是工业革命,第二个他的 NHS(国民健康体系)。

现在整个中国处于高危状态,高危生物链——不知道吃什么是安全的,高危医疗链——不知道什么时候会进医院,高危职业链——不知道谁是可以信任的。我们现在的欲望是"口渴时可以喝下大海,饥饿时能够吞下大山",这样的欲望非常糟糕。美国人说我们中国患上了时代精神分裂症:智慧与道德分离,科技与人文分离,知识与文化分离,情商和智商分离。

大部分医院的状况是:诊疗技术提升,人文关爱滑坡;硬件环境优美,软件服务缺失;经济效益倍增,社会评价下跌;物质文明攀升,精神文明低落。对于未来的医生和护士而言,情商远远比智商重要得多,用心远远比用功重要得多。如果你有高的情商一定能够补充你低的智商,但是你的高智商却不能够去弥补你的低情商。现在有很多情商很高的人,技术并不怎么样,但人缘很好病人圈很大。有些人技术很好,但是老百姓却怕见到,那就很失败了。

4. 医生应该做什么

"患者"的"患"字,上"串"下"心",也就是说,患者是指带着一串心事来看病的人。英文的 disease，是疾病，也是不舒服的意思，因为不舒适不安逸了才生病。病人，patient，是从 patience 转变过来的，它的另一个解释是有耐心的、忍耐。医院，hospital，是从 hospice 转过来的。hospice 有两层含义，第一层就是小旅馆，让来的人吃得好一点、睡得好一点，外加一点点有限的医疗服务而已；第二层意思是 hospice care，是临终关怀。但是很遗憾，中国有多少大医院没有做临终关怀。病人都是恐惧死亡的，家属在病人病危时都要求医生坚持、坚持、再坚持，然后把肋骨拉断，插管插满，这样过世的病人拳头是握紧的。人们握着拳头出生，是要到这个世界上来闯一闯，但死亡时他的手是摊开的，所以叫"撒手西去"。而在我们的医院中，大量的病人都是握着拳头去世的。为什么？因为病人痉挛，痛苦而死。

梁思成，不但是个建筑大师，还是个文化大师。1948 年，他写了一本书叫《半个人的时代》，他预测半个世纪以后，中国的现状会是文化底蕴浅，知识覆盖面局限；心理调适能力较差，协作精神相对欠缺；语言文字功底差，守道敬业精神匮乏；只见医学之"木"，不见文化之"林"。50 年前，他就已经有此预见。我们来看一下西方国家对医院的构建。全世界最好的一家医院叫 Mayo clinic（梅奥诊所），它仅仅是家诊所。Mayo clinic 所做的所有工作全部围绕"The needs of the patient come first"（病人的需求至上）和"The best interest of the patient is the only interest to be considered"（病人的利益高于一切）这两句话，它像一个七星级的宾馆，中东的富豪、石油大亨乘私人飞机去看病。

新世纪的医师的十大职业责任当中，只有两条与医疗技术有关，其他的八条都和人文性密切相关。有个医生生前默默无闻，死后在墓碑上刻了三句话，至今仍是医生的真正写照，我把这三句话刻在我们绍兴人民医院胸牌的背面：有时去治愈，常常去帮助，总是去安慰。医生是有分类的，一级医生只治病不治人，结果往往是把病看好了，人却死了，费用没了；二级医生是治病又治人，病看好了，人健康了，关系好了；三级医生是用心治病，病看好了，人少生病了，还交上朋友了。

5. 人文性第一

我们医院里有句口号，看不好的病把它说好，但遗憾的是，我们理科出身的医生、护士，看病能力很强，说病能力很差，假如这个病是看不好的，你又说不好，老百姓一定会抱怨。医生和护士在医疗中贡献是不一样的，如果说在技术性服务中是大医生小护士，那么在人文性服务中就是大护士小医生。现在医学和人的关系中，医疗纠纷为什么容易发生，技术不好只占到 20%，沟通不畅要占到 80%。我们现在的医生护士很喜欢用医学术语给病人看病，觉得说的内容很要紧，但老百姓不想听，老百姓想听的是你怎么说，当你坐下来心平气和地和老百姓谈,平等,眼光有交流,老百姓一定会非常满意。万婴之母林巧稚、消化病学的奠基人张孝骞,他们现在能够为人铭记,正是因为他们有很强的技术性、很强的人文性,而其人文性要远超技术性。

我的大学老师胡大一教授在给我的《医学的哲学思考》作序时写了这么一句话:"人文是舵,技术是桨,没有人文的指引,技术就是瞎子,哲学把握和指明医学的方向,人文柔化和修复医学的创伤。"胡大一教授今年 78 岁,如果没有这位老人,中国的心脏技术到现在就会和国外相差 20 年,但是大家难以想象,他在 46 岁就挂刀不做手术,转做人文。艰苦的战争年代,白求恩也讲过这样一句话:"一名优秀的医务工作者应该以心灵去面对每一位病人,而不是仅仅依靠技术。"

6.人文团队建设

现代科学技术的发展,靠个人单打独斗出名的几率极小。没有完美的个人,只有完美的团队,这句话一定是对的。非洲草原上,如果一群羚羊跑了,那么一定是狮子来了;如果羚羊和狮子一起跑了,那么一定是大象来了;如果羚羊、狮子、大象都在跑了,那么一定是蚂蚁军团来了。蚂蚁军团非常厉害,团队就是力量。

团队中,个人的定位一定要准确,"深处种菱浅种稻,不深不浅种荷花",一定是有它的道理的。而且,机会总留给时刻有准备的人。我们现在还要注意,要用不同的角度去看事情,当我们用手指头指着别人的时候,另外三个手指一定是指着自己的。我们要设身处地用同情心去对待病人,千万不要以自我为中心。

二、医学的国际性

现在,国内的临床医学跟国外的整体差距是 20 年,基础医学跟国外的差距是整整 50 年。我们整个医学的差距非常大,不单单是医疗技术,主要差距在人文。我们医学的很多技术在全世界是领先的,比方说温州医科大学,在中国的医学院当中它的排名不是很靠前,但是它的眼科学在全世界都位居前列,全世界的 C 视力表、E 视力表都是它发明的,甚至获得了国家技术发明一等奖。但为什么温州医科大学毕业的学生不能到美国去行医呢?美国人认可我们的技术,却认为我们没有接受过正规的人文培训,就不能行医。我已经是十年的教授了,我的同学去年才刚在美国拿到住院医师执照,说明他们的培训是非常严格的,他们主要培训的不是技术,是人文性,是人与人之间在不同情境下的交流策略。

中医我们应该是最强的吧?但很遗憾,中医学最厉害的是日本。中医对全世界的贡献,中国是 3%,日本却有 30%,这个差距还不是最可怕的,更可怕的是我们对医学技术的跟踪少之又少。如果全世界排名前 100 位的杂志社要在亚洲设立办事处,81％会设在日本,日本拥有非常强大的数据体系,美国人希望用防空导弹体系去换他的数据,日本不肯。我在日本见到最多的是专门有人在路边测量车流量。每项研究,全世界有多少实验室在做同样的事、大概什么时候能出成果、目前碰到了什么困难、是否需要去加倍努力克服困难、抓紧发表成果,他们一清二楚,这个实在是太可怕了。我们国家跟踪先进技术的能力还是比较差的。我们人民医院的管理培训在新加坡,服务培训在台湾地区,技术培训在西方。他们人性化的服务做得很早,临终关怀做得很早,对员工的培训,对病人的关护做得非常漂亮。并且他们的技术也是非常好的,我们希望能够缩小差距。

我们的护士和国外的有很大的差别。我们的护士很辛苦,整天就是发药;国外的护士很轻松,日本的护士早上来的第一件事就是整理自己的衣着、化妆,而且不值夜班,值夜班的都是东南亚国家,比如中国、印度的护士。日本护士对皮肤的要求很高,值夜班对皮肤损害很大。但有一件事差别真的很大,他们每天都会花费几个小时带病人去公园散步谈心。很多时候与医疗技术无关,与家长里短有关,但我们做不到,因为我们太忙了。这么多的人要看病,要住院。中国到目前为止还有很多护士没嫁出去,不是她们的条件不好,主要是因为我们的护士太辛苦,很多男同志都不想找护士了。

我们要向国外学习,要关心护士的心情,因为护士的心情事关病人。如果今天这个护士的心情不好,那她是不会给病人好脸色看的,就不能做人性化的服务。我一直认为,最重要的事情就是人性,技术是次要的。国外医院有大量社会志工帮助医院做一些需要沟通交流的事情,因为他们是站在第三方的角度,病人能够听得进去。

我们在两件事情上做得很糟糕:第一就是有30％的病人在住院期间会出现梗塞事件,脑梗塞、下肢动脉栓塞,比例很高;第二是洗手,我们在日本考察的时候看到护士看完每个病人都要洗手,在国外如果不洗手,病人是要投诉你的。但是中国的护士医生不大讲究,由于卫生情况不好,交叉感染的发生率为37％。这两个数据表明,我们跟非洲国家没什么两样。

人文性是至关重要的。不管是医生还是护士,医学教师还是学生,一定要把人文性放在非常重要的位置。中国的医务人员如果没有人文性,医学事业发展与否都是值得考量的事情。我们要用同情心去关照、照顾病人,而不仅仅只是治疗病人。

（根据录音整理,刊发时有删节,未经本人审阅。整理:许晓波、王宁雷、倪春晓、拾忆）

谈谈友善

陈祖楠 *

（2014 年 3 月 20 日）

　　伟大的音乐家贝多芬曾经说过："没有一个善良的灵魂，就没有美德可言。"善是我们不可或缺的品德，是我们人类区别于世间万物的独特品质。友善是我们内心最可宝贵的财富，是我们民族历史中最可珍贵的传统，是我们彼此赖以生存和心灵相通的桥梁。那么，如何在短暂的一生中修炼一颗友善的心灵呢？且聆听本期讲堂陈祖楠老院长的精彩演绎……

一、文明社会需要友善，但我们很缺乏友善

　　友善是个道德原则的问题，我们谈友善，那友善是怎么来的？

　　友善是我们社会主义核心价值观中的一个原则。十八大报告倡导富强民主、文明和谐、自由平等、公正法治、爱国敬业、诚信友善，要积极地培养社会主义核心价值观。我认为这个核心价值提的非常好。以前，我们讲友爱、友好很多，但提到友善很少，现在这一核心价值观的提出，是对当前我国社会主义经济中出现的道德沦丧、信任缺失现象的对症下药。

　　友善就是视人皆为友，我必善待之。对父母是孝顺，对老师是尊敬，对兄弟姐妹是和睦。友善讲的不是自己的亲属，也不是指有亲缘关系的人，而是指陌生人、互不相识的人、非亲非故的人、关系并不密切的人，至少是远亲而非近亲。

　　文明社会需要友善，但是我们很缺乏友善。为什么会缺乏友善呢？

　　第一个原因，我们国家长期处在小农经济，经济不发达，人活动的圈子往往局限于家族的小圈子——熟人的圈子，在这个圈子里有一个道德规范，就是私德，而走出这个圈子就不这么讲了，公德比较缺乏。

　　私德的其中一种解释是个人私人生活和私人交往中的道德准则，而公德就

---

　　*　陈祖楠（原绍兴文理学院院长、浙江省功勋教师）

是指个人与社会整体关系中的道德准则。我国长时间的小农经济导致其道德准则以血缘关系来维系，它是私德而非公德，只讲私德不讲公德，很难友善，私德产生了熟人道德原理，我称之为熟人的道德圈。你有没有发现周围有这个现象，只对熟人微笑，只与熟人招呼，只给熟人让座，只向熟人谦让，只帮助熟人，只对熟人讲礼貌。

我们这个社会缺乏友善，只对熟人讲友善，讲礼仪，对陌生人甚至怀有敌意。有一个青年人，他在街上碰到一个陌生人对他微笑，青年人一看不认识，怎么朝我笑？他没有反应。回到家里，跟父母讲了，他感到非常奇怪。别人朝你笑，这是善意，人不认得就不能对你微笑了？向陌生人微笑，自己心情舒畅，别无害处。中国大多数人对于突如其来的微笑会感到突兀和不适应，如果是友善的话，人家对你微笑，你也还给人家一个微笑，你的心情会十分愉悦。

有个老外，他经常去一家水果店买水果。店主看他是老外，不但价钱抬得要比人家高一点，稍微有点坏的东西也塞给他。后来他发现这是孩子学校的外教老师，每次老外去买东西的时候都非常客气，不但挑最好最新鲜的，价钱还十分便宜。中国就是这样一个熟人社会，熟人圈子，熟人的道德圈。

美国的兰德公司认为中国的文化建立在家族血缘关系上，而不是建立在一个理性社会基础之上，普通中国人只关心他们家庭或亲属，对于自己毫不相干的人，遭受的苦难视而不见。这种以血缘为基础的道德观势必导致自私、冷酷，这自私与冷酷已变成阻碍中国向前发展最关键的因素。这种判断有一定的道理。

第二个原因，新中国成立以后不久就明确以阶级斗争为纲。我认为以阶级斗争为纲的年代人们难以友善，在以阶级斗争为纲的年代，整人的政治运动接连不断，有时候不是一年一个两个，而是一年几个，大运动当中套小运动，每一次运动都要制造出一批阶级敌人，所以我们这个时代的阶级敌人特别多，地主、富农、资产阶级、三反分子、五反分子、修正主义分子、右派分子、反革命分子、阶级异己分子、反党分子、右倾机会主义分子、走资本主义道路当权派等等。人人都要站稳立场，人怎么友善？坐火车或是公交车，看到一个人上了年纪，穿着有点讲究的，就想会不会是资产阶级的，让座会不会丧失立场，让个座都会有这么多的考虑，怎么友善起来。

第三个原因，就是改革开放。改革开放是向发达国家开放，发达国家都是资本主义社会，我们向资本主义学习了很多——先进的科技、高效的管理经验、社会的文明，如果三十多年来，我们不是向资本主义学习，社会不会有这么大的进步，这么大的发展。很多人一直认为资本主义是一文不值、自私自利的，于是学习之下，自己也变得唯利是图，追求经济物质，道德极端自私。自私怎么能友善呢？

所以，从过去的小农经济社会，以血缘关系建起的道德圈子，到后来对改革开放的错误理解，对资本主义的错误理解，人们变得很自私。我们很长时间没有友善了，现在提出友善，正是我们国家在纠正道德滑坡、道德失败、道德沦丧、信仰缺失这些社会时弊。

二、友善是什么

友善是微笑。医生微笑病人放心，老师微笑学生清净，干部微笑百姓相信。同学们一定要会笑，微笑是春花，大家都微笑，就是遍地春花，这是一种非常美好的意境！微笑不需要训练，不需要造作，视人皆为友，只要想到，每个人都是我的朋友，不管是认识还是不认识，关系密切不密切，都是朋友，就应该会微笑。

友善是 hi。中国打招呼，早上碰到是"早上好"，中午是"中午好"，晚上是"晚上好"。国外打招呼是 hi，见面一声 hi 就很好。要养成招呼人的习惯。我去美国看学校或是听音乐，在走道上碰到人都微笑示意，表示友好。走廊就这么一点宽，迎面走来，除非有事，一般都视线相碰。我们应该有这样一个原则，视线相碰，微笑示意，要成为习惯。

友善是尊重。每个人都希望得到别人的尊重，想要得到尊重你就要先学会去尊重别人。我们尊重老师，尊重长辈，尊重同学，但是我们却常常忽略了那些底层的工作人员。虽然他们生活在底层，但是他们认真的工作，在自己的岗位上奉献着自己，为何我们不能放下自己高傲的姿态去尊重他们呢？我们一直把街头卖艺的人当作乞讨人员，丢几个钱就好像是自己的恩赐，可是我们懂得他们需要的是什么吗？美国有一对华人夫妇，有一天他们出来逛街。看见街的两边一边是七八个年轻人，他们正在演奏时尚激情的音乐。而在另一边，一个中年妇女孤单地坐在那里。这对华人夫妇出于好心，走到妇女边上，在她的金盆里丢了10 元钱。那个美国人激动地站起来说着"No！No！No！"地把钱拿起来还给了他们。华人夫妇问她怎么回事，她说："我还没有唱，我还没有为你服务，你怎么给我钱呢？No！No！No！"。不得已，华人夫妇只好等她演奏完毕之后，又把10块钱丢下去。"No！No！No！""又是 No？你都已经演奏完了呀。"华人夫妇很惊讶。她回答说："你们还没有对我的演奏进行评价呢？"他们到底需要什么？他们要的不是施舍和恩赐，他们想要的仅仅是我们对他们的认可。

友善是关爱。我看过一个报道，题目是"多买一斤水果，就是多留她一分钟。"山东省安丘县城的张贵明夫妇有了两件喜事，一件是夫妻俩添了个小宝宝，另一件是丈夫的弟弟考上了中国矿业大学。但同时，负担加重。最后他们决定去青岛打工。来到青岛后，夫妇俩在一家超市门口，租了一个摊位，卖起了水果，好心的超市老板腾出一间堆放杂物的板房，免费给他们居住。从此，夫妻俩开始起早摸黑地忙碌起来。然而，他们留在家乡的女儿妞妞，这时却隔三岔五地生病。爷爷慌了神，急忙抱着妞妞从安丘来到了青岛。爷爷呢，他自己也打工，修鞋子，赚不了多少钱，但总算给家里有一些补贴。孩子抱到医院一诊断，竟然是急性淋巴性白血病。夫妇一下子蒙了，他们只有一个念头：救女儿！然而，妞妞住院后，他们借遍了亲戚朋友，才凑了3000多元医疗费，而仅仅两天，医院的催款单又下来了。他们就这样东挪西借，旧债还没有还清，又欠上了新账，夫妻俩天天为医疗费急得焦头烂额。就在他们一天比一天绝望之际，青岛市一个叫于莲梅的老大妈，给他们带来了最初的希望。于莲梅往返于居委会、街道、民政局和红十字会等部门，替妞妞申请救助，但所得仍然有限。后来，她的朋友，在社区里，发动周围的人，为孩子捐款。再后来，一位叫"茅山老道"的网友，他含着眼泪为妞妞拍了几张照片，挂到BBS上。很快，整个青岛被震动了！很多人都来买水果，有的人坐了半个多钟头公交车特地到他这里来买水果，买了一串香蕉，结算五百块钱给他；有的人老远跑来买苹果，结算的时候，付给他1000块钱，这样孩子就有救啦，医生说治愈的希望在80％以上。这是什么啊，这就是友善，友善是什么，友善就是关爱。不仅要关爱我们的父母，我们的姐妹，还要关爱陌生人，素不相识的人，没有血缘关系的人，关系并不密切的人。这就是友善。

友善是谦让。这是一个关于"六尺巷"的故事。清朝时，在安徽桐城有个著名的家族，父子两代为相，权势显赫，这就是张家张英、张廷玉父子。清康熙年间，张英在朝廷当文华殿大学士、礼部尚书。老家桐城的老宅与吴家为邻，两家府邸之间有个空地，供双方来往交通使用。后来邻居吴家建房，要占用这个通道，张家不同意，双方将官司打到县衙门。县官考虑纠纷双方都是官位显赫、名门望族，不敢轻易了断。在这期间，张家人写了一封信，给在北京当大官的张英，要求张英出面，干涉此事。张英收到信件后，认为应该谦让邻里，给家里回信中写了四句话："千里来书只为墙，让他三尺又何妨？万里长城今犹在，不见当年秦始皇。"家人阅罢，明白其中意思，主动让出三尺空地。吴家见状，深受感动，也主动让出三尺房基地，这样就形成了一个六尺的巷子。两家礼让之举和张家不仗势压人的做法传为美谈。所以，友善就是谦让。

友善是宽容。别人有什么错误，不要马上批评人家，指责人家，也不要动不动发脾气，而是要宽容一点。有一次，北京有个展览馆举行音乐会，邀请了知名的加拿大音乐家戴安娜·克瑞尔。在开场前，主办方用中英文分别向观众提醒，请大家关闭手机声音,在演出过程中不允许拍照。但自始至终全场都没有断过闪光灯和液晶屏幕的亮光。在演出开始一会儿,场地左前区一位观众的手机就骤然响起。在演出中后段,安静的现场还突然传来一声小朋友的哭喊声。好在戴安娜·克瑞儿足够宽容和具有即兴感,她并没有明显表示对闪光灯的反感。在观众手机响起时,她开玩笑地说:"这位先生在这里看来非常忙。"在小朋友哭喊声之后,戴安娜·克瑞儿向观众说:"也许是我们的演出太晚了,小朋友都想睡觉了。"然后即兴演奏了一首欢快的歌曲逗小朋友高兴。这个歌曲弹完之后,全场观众报以热烈的鼓掌,这些掌声不是对她音乐的赞扬而是对她这种宽容的态度的褒扬,正是她这种宽容的态度化解了尴尬,把不愉快变成了幽默和爱。所以说,友善是宽容。

友善是同情。孟子说过:"所以谓人皆有不忍人之心者,今人乍见孺子将入于井,皆有怵惕恻隐之心,非所以内交于孺子之父母也,非所以要誉于乡党朋友也,非恶其声而然也。由是观之,无恻隐之心,非人也。"同情心是人类最美好的感情,同情是什么呢,同情是当别人感到悲痛的时候,我跟他站在一起,给他安慰,帮助他。同情也是一种认真对待别人的现实美德。正是因为有这种美德,我们才会毫不犹豫地去帮助别人减轻痛苦。同情心是爱的基础,善良从这里开始。同情心也是一个人品德成长的土壤。作为人的道德感情来说,同情是高尚情感产生的一个基础。

友善是乐助。乐助就是助人为乐。道德的"德"是什么意思呢?德者,得也。道德就是能得到。道德怎么能得到呢?最早解释汉字起源的许慎,他说:"德,外得于人,内得于己也。"从外面来讲,人家能够得到好处,在自己来讲,自己也能得到。什么是内得于己呢?后来注释《说文解字》的段玉裁解释:"内得于己,为身心所自得也;外得于人为慧者使人得智也。"慧者使人得智是外得于人,内得于己是怎么样的呢?就是身心自得。进一步的解释,什么叫内得于己?以善念存储心中,把一个很好的愿望,善良的意念,存在心里,使身心互得其一,这就是内得于己。不光是心里得到,还是身心互得其一。

友善是什么?友善是微笑,友善是"hi"。我们应该常带微笑,互相关爱,互相照顾,理解体谅,宽容大度。人若负我,不记人过,人有难处,伸手相助。友善的人乐观开朗,快乐阳光,从社会来讲,友善是人际和谐的基础,友善是矛盾的黏合剂、软化剂、消融剂。

三、友善品质的养成

友善是我们公民进入社会的道德姿态,你只有对人家友善了,人家才会接纳你。你不关心人家,自私孤僻,为人家所不容。所以说有人不合群,是其品质上有问题。但是友善又不仅仅是姿态,更是一种习惯!友善是境界,是修养。对于习惯则需要培养。那么如何培养呢?

友善的要求是不低的,但是这个品质的培养,包括道德,你不能起点很高。现在之所以出现道德缺失的现象是因为我们当初把道德起点定得过高。共产主义道德是非常好,我们现在仍在不懈追求,但若单单只定这个目标,它就是空的了。道德是有层次性的,若只有最高层,那么便什么都没有了。这个就是我们的问题所在。

友善是这个道德的最低层次。而我认为我们可以再降一个层次,就是心中有他人。那么心中有他人的最低层次又是什么呢?就是"己所不欲,勿施于人"。对此,我自己把它定义为"不打扰人,不妨碍人,不给人添麻烦",有同学会觉得这个自己肯定能做到,我说未必。比如说图书馆自修,上百人的图书馆静若无人,而一个同学穿着硬底皮鞋,走路"咣哒咣哒"旁若无人,这样的行为只能用五个字来形容——心中无他人。所以这个事情不要觉得自己一定能做到,自己要打上一个烙印,心中要随时想着他人。这类事情太多太多,这个不是说你可做可不做,不能普遍要求你帮助人,但是"己所不欲,勿施于人"。不打扰人,不妨碍人,不给人添麻烦,人就必须做到,你没有做到就该受到谴责受到批评。这是最基本的。友善,如果有个起点,那应该就是这个,然后我们再去关爱人,体谅人,理解人,同情人,帮助人,成为高层次的人。

友善品质的养成要从小事做起,提倡文明礼仪,习惯使用礼貌语言。礼貌语言不是形式,而是品质道德,是对他人的尊重,说个"请"就是对人尊重,说声"对不起"表示歉意,说声"没关系"是大度是宽容,"女士优先"是谦让,"老师问话,学生起立回答"是尊重。从小事情做起,我有时候想西方国家的有些做法,过去我们把它当作资产阶级客套,其实不然,见人则"hi"表明心中有他人,我们应该养成微笑的习惯,视线相通则笑脸相迎,从"hi"和微笑做起,养成习惯,习惯成自然。到了大学,我们要自己讲修养了。

我有时候想,如果在这个社会,都能见到微笑,人家都对你"hi",你尊重人家,人家也尊重你,你关爱人家,人家也关爱你,互相谦让,人有不幸,人人同情,人有难处,人人伸出援手,这将是怎样一种美好的境界啊!而这种境界需要人人去创造,所以人人都要友善!

(根据录音整理,刊发时有删节,未经本人审阅。整理:许晓波、王宁雷、倪春晓、拾忆)

追寻医学的人文价值

张大庆 *
（2014 年 5 月 15 日）

一、医学人文是什么

弗朗西斯·培根曾提出过医学的三大目的：促进健康，减少疾病，延长寿命。现代医学之后，人们的期望寿命有了很大程度的延长，但最终我们还是要面对人生最后的进程——死亡。因此，20 世纪 90 年代以后，全世界的医学家们都意识到要增加一条医学目的——促进安宁祥和的死亡。减少早死早夭，临终给予安宁祥和的照顾，同样也是医学的目的。因此，医学不仅仅是一门技术还具有重要的人文价值。

医学不仅仅是一门科学，它还需要处理人的问题。现代医学发展在人类寿命延长之后，医生需要面对更多伤残、病痛、老龄化疾病。我们不能把医学仅仅局限在科学的范围，它更是一项艺术，一门技艺。就像希波克拉底说的："医学是一门 art，不是 skill。"同时，这也反映出医学是和人打交道的，不仅仅跟人的躯体打交道，还要跟人的心灵打交道——从宗教上讲，是跟人的灵魂进行沟通。

繁体的"毉"字，是医和巫在一起的，"无恒德者不可做巫医"——没有恒德的人不可能成为医生的。在西方，早期医生是和传教联系在一起的，像一些教会医院，要在拯救躯体的同时拯救人们灵魂。从这个角度我们可以看到，医学实际上不仅仅是一门科学的问题，他不仅要解决病人的实际问题，还要在艺术层面上和人的灵魂打交道。

医学是公益性事业。一方面，医学本身不是以其自身的满意度来标榜成功的，它是以服务对象的满意度来彰显价值的。另一方面，医学提供的是公益性的服务，这种服务在现代社会之后需要由社会提供一些经济上的支持，比如某些家

＊ 张大庆：医学博士、北京大学博士生导师。

庭可能会因为经济原因看不起病,这个时候就会有所谓的"保险覆盖"。

医学人文学的主要任务有四个方面:第一是要阐明医学理论和实践的价值问题,人文学科是谈价值,而不是谈它的功能;第二是阐明医学的人道主义的特征;第三是帮助我们理解医学经验的主观性,就是对病人主观性的理解;第四是可以增加我们对于生命、对于人性的理解,可以从不同的视角和维度来理解生命现象。

二、医学人文有什么

人文至少包括三类概念:医学与人文的概念、医学中的人文、人文中的医学。医学与人文是用来理解不同的文化传统,来扩大我们的视野,丰富我们的知识面。它和诊断治疗没有直接的联系,是一种知识的熏陶,在背后支持你的研究;医学中的人文就比如在大冷天用听诊器做听诊的时候,先把听诊器暖一下,有一点温度再去做听诊;人文中的医学,是人们希望通过各种人文学科的教育、研究,并且用这种智慧使医学变得更有温情、更有温暖、更有温度。

医学人文是一场社会运动。二战之后经济开始复苏,各种各样的社会运动开始,其中病人权利运动就构成了医学人文学的强大社会实践基础。在此之前,医生说什么病人就得听什么。而60年代以后,病人说他有知情权,分享临床对策的权利。互联网很发达,病人的医疗知识并不比看病的医生掌握得少,他差的或许只是一种综合的判断能力。医生需要做的就是怎么来向他解释这个事,你要告诉他如何判断、识别、理解所得到的信息,这就要求我们要有综合分析判断的能力。

医学人文,它本身是有着优良传统的,我将它分为三大传统:

第一,职业传统。"西方医学之父"希波克拉底,对生命的洞察力、对健康和疾病的观察是人类的高峰,我们只能敬仰,无法超越。但是我们要学习思想,并遵循保留的精神遗产,在医学上要有这样的职业传统。

第二,宗教传统。许多宗教它在传播的过程中要与医学相结合,将拯救躯体的痛苦和拯救灵魂的痛苦联合在一起,这样才能使宗教的教义得到很好的传播,也能使它的信徒来相信它的教义。所以宗教与医学是密切联系在一起,同时医学也保留了这样一些宗教的传统。

第三,哲学传统。医学人文学主要就是将我们现在各种学科、人文学科的思想引到医学领域中来,对当下的医学问题进行思考与批评。我们讲"医学就是科学"其中一个非常重要的依据就是科学是有错的,但它又是不断地在修正自己的。恩格斯对科学有一个很好的定义:科学是用一种不太荒谬的理论去代替一种比较荒谬的理论的一种荒谬理论。科学其实就是这样发展——不断地抛弃自己,不断地修正自己。医学也是科学,医学也在不断地改变自己,不断地把自己原来不好的地方改掉,再增加新的认识。

三、为什么要提倡医学人文

现在的医学人文学出现了传统的断裂,这个断裂是因为生物医学和生物科学的迅速发展,使得医学和人文学的关系发生了根本的变化,科学课程的日益增加,人文社会科学的内容被逐渐压缩。各种现代化的仪器成了诊断疾病的基础,医生对这些仪器的依赖日益增加,他们的注意力也从病人转移到局部的病理改变以及相应的数据变化之上。医学技术的进步助长了医学的权威,人们相信,医学技术的进步将逐步解决所有的疾病问题。但是随着医学技术的发展,疾病问题非但没有解决反而变得更加复杂。就疾病的预防控制而言,原来的那些疾病通过预防的措施控制住了,但同时也出现了许多新的疾病,疾病并没有减少,反而是增多了。

从观念的角度来看也出现了许多新的问题。首先是生命观念的变化,人类的社会发展,最终必然走向毁灭,必然走向灭亡。其次文化的差异对医学的影响也很大。在全球化的进程中,社会逐渐宽容,不同的亚文化,能够包容是一个社会进步的表现。我们医务人员往往都会面对一群有着各种各样爱好的人,他们有些特殊的需求,我们该怎样去理解他们,怎么去帮助他们,或者说怎么给他们一个更好的建议,这也是一个新的挑战。

健康是社会最重要的一个责任问题。对于社会的发展,社会的文明程度,社会的发展程度,健康的保障是一个非常重要的指标。医学的高新技术所引发的一系列社会伦理与法律问题已为全社会所普遍关注。现在有很多的科学研究,都和人类的根本价值观念联系在一起,比如人类基因组计划,这是重大的国际性合作计划,还有一些小的比如具体的临床研究新药实验,都涉及人文社会科学的相关的研究,也就是我们原来说的自然科学研究不考虑人文社会科学问题。现在不一样了,现在你做人类基因组计划的时候,你本身就要考虑人类基因组研究可能产生的社会学、伦理学、法律的问题。现在我们吸取教训以后对于一些重大的科学研究,都要作相应的人文社会科学的评价。像在做转基因工程的时候要先请人文社会科学者评价转基因的社会伦理及法律的风险,否则就会有很多争论。对于那些对于生命、自然会造成影响的很多重大生物技术的一些研究、开发、利用,我们都要进行讨论来看是否符合人类的根本利益,可能产生什么风险,我们应该怎样来防范或者是我们怎么样去避免可能出现的滥用。

四、医学人文的主要问题

我们要重视的是医疗服务的人文关怀。这个时代有很多对医患关系的引导,医疗活动只是一种需求,而不能变成一种消费——医疗消费。消费的主要表现就是物质的东西凸显出来,而人变得消极,人的消极是逐步化的消极。很多大医生去做手术,做完以后,手术是男的还是女的都不知道。为什么呢?他做手术的时候,别人把麻醉都做好,他只是来做最关键的部位。这种分工有它的好处,但是也有风险。所以我们说现代医学的一个很大的问题,就是我们关注它的指标和数据,对人不太关注。

医患关系融洽是有前提的,就是假设的共识和分歧。病人认为我到你医院来把我病症看好,但实际上能不能看好的期待是不一样的。医生希望做到的是缓解,病人希望的是痊愈。我们说权利、权力与权益,这三个是不一样的,医生和患者之间是角逐的过程,这其中有共同的目标,也存在相互一定的博弈。

在医患沟通的问题中,值得强调的是良知与技巧。在一些专门做医患沟通的教学中更注重的是技巧。我认为不对。医患沟通要遵循真情来交流,不仅是面带微笑。伦理学中,我们有很多时候忽略了美德,只是单纯讲究策略。美德、知识和技能,三者缺一不可。技能需要,知识也需要,但是最重要的是美德,这是我们的职业精神。

良好的医患关系还要有制度的保证。现在的医患关系都是在体制下运行的。比如某一家医院要求医生开很多药、做很多检查。为什么呢?医院要保障经济效益,医院要靠这些来养活,要支撑医院的发展。国家正在想办法建成一个正常的医疗补偿机制,但是缺口很大。现在约80%到90%的医院需靠自己来养活自己,在这种情况下能有很好的医患关系吗?就很难了。中国的医疗机制改革从80年代初就开始讲,也一直在改。最早实际上叫作医院管理体制改革,国家把医院看作是企事业单位,按照国企的那样改革模式来改的,给你政策让你自由发展。

但是医院的这种改革丧失了公益性。医院更重要的公益性的问题被忽略了,所以引起了人们对医院的很多批评。医院丧失了公益性,它应该有一个起码的托底保障。在人们最困难最需要帮助的时候,怎么样来提供一种制度的保障,这个缺乏考量。所以对于改革的关注又回到了原点,此改革和彼改革是不一样的,我们都需要改革。

除此之外,应该建立一些医疗行为的道德准则、基本准则。我不太主张过多的颂扬道德楷模。我们往往比较喜欢讲白求恩,讲全心全意,毫不利己,专为利人,宣颂一些道德楷模。但实际上这种道德楷模非常少,很多人是达不到这个标准的。我们更应该重视制度建设,要重视底线——就是起码不做什么。我们在做制度建设的时候强调的是底线的建设,就是我们不做什么:不杀人,不偷窃,不奸淫,不世故……这是世界各国所有人类民族文化的一个基本底线。其他的就按照你能力的大小去做,你愿意无私奉献,让我们钦佩你,颂扬你,崇拜你。但是我们不可能要求所有人都这样做。

五、医学人文教育的发展

医学人文学科的形成经历了一个相当长的探索阶段。20世纪60年代至70年代,人们开始讨论遗传学与人类的未来、神经科学、生命的神圣性、人类心智等问题。我们所说的学科的形成主要有三个标志:学会、教席、机构。这是学科建设制度化的过程。慢慢地,很多大学都开始设立这样的项目。就如哈佛,当时就建立了一个项目,里面包括了医学伦理学、医学人类学、医学史等等,类似的大学还有耶鲁、肯萨斯、纽约、宾夕法尼亚、英国等,连日本、韩国的学校也建立了这样的学科。

在20世纪80年代以后,医学人文学的教育逐渐在各个医学院里开展起来了,成为当代医学教育体系的一个组成部分。虽然它的课时量不多,课程不多,但是它必须构成医学教育的一个重要组成部分。2010年,由WTO组织了世界上20多个国家的医学教育专家专门提出了《21世纪医生培养标准》,它特别强调了医学人文。就是医生除了临床工作能力外还包括和病人交流、沟通、理解这样的能力。医学人文不仅仅是一种知识,一种技能,更是关系到能不能当好一个医生,这是一种能力的体现。所以说医学人文学在现代医学的教育上受到了重视,这也是现代医学发展的一个必然的结果。

六、卫生政策要以人为本

卫生政策的制定中也逐渐体现了以人为本的特征。人人享有卫生保健,这实际上是在1978年提出来的理念,当时还有一个时间上的限定——到2000年,"health for all people by 2000",但是最后没实现,虽然没有实现但还是成为人们的一个理想。

医学人文学还有一个任务就是要对这些面临的问题提出自己的态度,观点和立场,要进行批评。我们国家卫生改革也正处于一个关键的时期。我希望同学们能够关注这样一个议题,目的是为了我们国家医学的更好地发展,为了保障我们的医疗改革更好地按照正当的途径来进行。这不仅是政府的事,也是我们每个人的事。我们用这样一种知识、理论、实践来保证或者说来探讨医疗卫生体制改革的过程中正当、公平、公正的问题。

强调医学人文学有理论价值也有现实意义,我们每一个医生要做五星级的医生,不仅仅是提供医疗服务,还要从伦理、费用等不同角度综合考虑。不仅要承担健康教育的任务,还要参与社区保健的决策,平衡协调个人、社区、社会对卫生保健的需要,协调其他卫生机构等初级卫生工作的开展。这才是一个好医生,是我们说的五星级医生! 医生之所以能够受到社会的尊重,是因为医生需要博学,需要人道,这样的医生当然能够得到病人的信任,这样的医生才能够承担起社会赋予的光荣使命。

（根据录音整理,刊发时有删节,未经本人审阅。整理:许晓波、王宁雷、倪春晓、拾忆）

才不近仙不可为医　德不近佛不可为医

彭裕文 *

（2014 年 10 月 27 日）

一、怎么认识健康与疾病

达尔文的进化论告诉我们,生物通过遗传变异和自然的选择,由低级到高级,由简单到复杂,种类由少到多在进化。有人说,人一半是野兽,一半是天使,人既是生物的人,物质的人,肉体的人,但更是社会的人,精神的人,灵魂的人。研究进化论和重演律,我们可以找到人类的一些先天性的疾病,畸形变异,返祖现象的答案。人类在不断进化的过程中,一方面在进化,另一方面也在退化。

什么叫健康? 传统的观点就是没有疾病就是健康,但世界卫生组织提出现代人的健康观,应该是整体的健康。整体健康是指一个人,在身体、精神、社会等方面,都处于一个完好的状态,健康不仅是躯体没有疾病,还要心理健康,社会适应良好,还要有道德。什么叫疾病? 现代医学对人体的各种参数进行了测量,这些数值大体服从统计学中的常态分布规律,因此我们可以做一个均值和一个95％这样范围,习惯把这个 95％叫正常,超出这个范围叫不正常,属于不正常的就是疾病。我们去查血脂,血糖,它都有一个正常值的范围,但是关于疾病的定义,在医学上我们不能随便地根据某项检查结果就说你有病了,比如讲某些疾病可以造成心脏扩大,但是有些运动员的心脏超过正常大小;有些化验譬如伤寒的化验,就是看血液中有没有伤寒血凝素抗体的增高,但是对于一部分正常人来说这个也可以增高。所以有的时候这个标准,并不是很适用。

根据世界卫生组织专家报告,人在健康和疾病之间,至少有 1/3 以上的人处于亚健康状态。我们知道人类只能够带病延年,我们每一个人最终都要走向死亡,人类都期望消灭和根除所有疾病,但这是做不到也没有必要的,而且会浪费

---

* 彭裕文:医学博士、人体解剖学教授、复旦大学博士生导师。

许多宝贵的医疗卫生资源。我们要知道很多疾病是在保护你，从表面来看，疾病都是折磨人的，但实际上许多疾病是由于平衡和共生关系的打破所致的。它是人体的一个自我保护，疾病给我们发来信号，提醒我们要去改变日常的行为习惯和调节心理健康。那么我们怎么来认识疾病对人类的影响，疾病给患者带来的不仅是躯体的障碍，还有精神的困扰和心灵的痛苦，另外疾病还常常是一个复杂的社会问题，像埃博拉病毒、SARS 病毒传染，小的影响了家庭的稳定和繁衍，大的改变了人类社会的精神文明。

退化会影响很多疾病，比如骨质增生、椎间盘突出、退行性关节疾病等等。由于免疫功能的退化，所以肿瘤就发生了；由于对糖、脂肪代谢的调节能力的退化，心脑血管病等代谢病就产生了，所以我们认为现代医学进入了一个面对退化病的时代。疾病与人类是共生的，疾病应该是人类的一种生存方式。我们听听患者是怎么认识疾病的，我看到有的患者这样写到：疾病啊，人生的课堂，能让生命和生活更有坚韧的质感，让人的阅历更加厚重，生过病以后，阅历更加厚重，更加认识到人生是怎么回事；疾病是人肉体的痛苦，更是人心灵的损伤，这一点希望医生理解，不仅治疗肉体的痛苦，而且还要治疗心灵的痛苦。所以医患的交往，是人与人之间身心的救助。

关于安乐死的问题，面临死亡的患者，说生是偶然的机遇，而死是必然的过程。我们来到这个世界完全是偶然的，但是我们到了世界上以后，死是必然的过程，所以向死而生，坦然和从容地面对死亡，是一种积极的生命态度。死亡应该是生命中最宁静，庄严和璀璨的时刻，我们热爱生活，热爱亲人，但也要勇敢地面对死亡。我们作为医生，要倾听患者的声音。在医生眼里安乐死是医学对死亡的妥协，是医生的无能。但是我们可以让死者走得更有尊严，减轻患者痛苦，满足病人的善终权，即安乐死，也称尊严死。

二、既然生老病死是自然规律，那么医学的作为又在哪里

希波克拉底曾经说过：medicine is an art。医学是一种艺术，医术是一切技术中最美的和最高尚的。医学是一门需要博学的人道职业，博学即既要懂得自然科学也要懂得人文科学，作为人道，就是要博爱、尊重、沟通、理解。医学、其他科学、技术必然会在否定之否定中与时俱进，不断发展，医生应该始终保持独立思考，秉持批判和创新态度。

绍兴人黄炎培的"可喜可喜，病日新兮，医也日进；可惧可惧，医日新兮，病也日进"道出了医学在不断前进的同时，病也一定在发展。很多人对医学的期望值

过高,忘记了生老病死是自然规律,甚至有的医生也忘记了。20世纪以来,医学进入了魔高一尺、道高一丈的时代,生理表现在抗菌药物、抗生素解决病原微生物,器官移植的进步,微创、智能机器技术手术的提升。医学发展飞快,特别是20世纪下半叶,分子生物学取得重大的进展。DNA双螺旋结构的发现标志分子生物学的诞生,克隆技术的成功,开辟了解决器官移植问题的新途径,揭示了生命奥秘的终端细节,是基础医学划时代的重大进步。

医学作为一门学科,不能还原为科学,因为它有人文在起作用,那么医学到底是什么,是科学还是人学,是自然科学还是人文科学,或者是交叉学科,医学到底是cure还是care? 我认为人文科学是医学的核心,但究竟医学是什么? 我觉得是没有标准答案的,需要永远地思考。因为人类在不断地深入思考自身的同时,实际上也在不断地深化对于医学的认识,现代医学已经走向了多元的健康的关怀。

传统医学被认为不是科学,只有西医才是科学。实际上中医和西医是各有千秋的,我认为西医的诊断就是找病灶,它的治疗就是恢复脏器的正常现象和功能。而中医认为疾病是人体与环境的不协调或者是自身的脏腑之间失去平衡所造成的,所以中医治疗它更多的是考虑恢复机体功能的协调。如果说西医治的是病的话,中医更多治的是症,它用药的目的也就是为了调整。西医的特点是科学求证而且是能够不断地创新,特别是以基础医学来回答临床医学的一些问题。而中医它的长处在于传统的理论和丰富的经验。但现在,西方的现代医学也受到了挑战,特别是近年来人类的疾病谱发生了重大的变化,肿瘤、心脑血管病等慢性病还有生活方式病成为人类生命和健康的主要问题。现代医学正在失人性化,病人成为患病的生物,治疗就是开刀,就是打针,就是吃药。所以医学受到了患者的不满、治疗的价值和社会的承受力等一系列严峻的挑战。

实践是检验真理的唯一标准,医生还是要谨慎。世界卫生组织就指出,全世界有1/3的患者不是死于自然疾病的本身,而是死于不合理的用药。我们去医院总是要找那些经验丰富的,态度认真负责的老大夫,就是因为他们能够比较精确地用药。如果不合理用药,用的药不对等等,最终受害的就是病人。正因为这样,传统医学在西方重新兴起了,西方过去认为传统医学不科学,只能是文化。但现在传统医学在西方叫作补充医学、选择医学、非主流医学。在我们中国,中医和西医都是主流医学。我们古代中医主要是哲学思维加上经验积累,近代中医它已经是宽容兼容走向了多元。当代的中医逐步本土化,中西医走向结合的过程中,还是有很多问题没有解决的。

三、科技发展与医学进步的关系

我认为,医学发展经历了4个阶段:第一个阶段是神灵医学,患了病等于烧香拜佛;第二个阶段是自然哲学和经验医学,运用自己的经验再加上自由学说如阴阳学说等治病;第三阶段就是生物医学模式,是随着科学技术发展而发展的模式,把病人当作生物从解剖开始,用到了分子生物学;第四阶段是最现代的"生物—心理—社会医学"模式。20世纪以来,科学技术发展突飞猛进,推动现代生物技术建立。DNA和RNA成功展望了遗传基因治病技术。PCR建立精确地复制了DNA的片段,生物实验室广泛建立了分子生物实验室。除此之外,克隆技术的出现,人类基因组计划的实施,基因工程新药陆续开发出来等等。医学开始在分子水平上研究人体的机体和功能,而且发现了基因是人类生老病死和一切生命现象的物质基础。遗传病治病基因,病毒治病基因和许多疾病相关的基因陆续被确认。以前外科手术最大的三个问题:疼痛、失血、感染。麻醉的发明解决了疼痛问题,血型与输血解决了失血问题,消毒的发明解决了感染问题。器械和所用技术也在不断地改进。自然科学与技术的发展,特别是与医学应用的紧密结合,还有生物医学科学与临床医疗技术的突飞猛进,使医学迅速发展。我们现在可以看到现代化医院相当庞大,日新月异的高科技诊断和治疗仪器目不暇接。临床诊断走向精密化、微量化、自动化和无伤害化。看似人类医学已经没有解决不了的问题了。但是科学技术是一把双刃剑,我们不能太迷信科学和技术。巨大的商业利益可能导致轻率地利用高新和生物技术,包括基因技术可能导致生态系统发生不可逆转的严重破坏。

我们在征服疾病的同时,也要敬畏生命。抗生素在杀死致病菌的同时,往往也杀死了正常细菌,使人体内的菌落生态破坏。抗癌药在杀死癌细胞的同时,也杀死了正常细胞,任何药物的治疗手段都可能带来负面效果。"是药三分毒",包括中药,因此我们医生需要掌握如何使用药物以及控制副作用。

技术、消费的驱动带来大量医学伦理问题,生殖技术对人类自然生殖过度干预,克隆技术可能发生严重后果,克隆人的生物学地位引起了广泛关注。技术设备越先进,越普及,越昂贵。过度诊断,用药,手术,屡见不鲜。因此医学先进成就辉煌,但同时面临的问题也十分棘手。所以我们不光要考虑生物学因素,人类作为生命,更应该重视人的心理和社会因素。因此医学人文越来越重要。现代医学技术的发展,促进生命伦理学的兴起。不管是医学院还是大医院也好,都要从伦理的角度来看,医生不能只注意器官组织细胞基因的疾病,忽视整体人体与社会。医药资源急剧上升,分配问题突出,引发了一系列伦理问题。为此微创医学的兴起是迎合了患者的需要。也就是说,现代医学的发展应该要高挂两盏明灯:科学技术与人文关怀。现代医学更应该为社会提供人性化服务,医学是人学,人是万物之灵,是生命形式的最高表现,医院要救治人,探索人,要把握整个生态系统的多元性。我们的眼界要更加宏观,我们在治这个病的时候还要考虑到其他,要考虑环境的共生与保护问题,把握社会心理和行为系统的复杂性、综合性。

四、医生该有怎样的能力和素质

那么我们医生要怎么把握呢?人类长寿与否取决三个因素,第一是生活行为方式;第二个是环境;第三个是生物学因素与卫生保健因素。医生需要为人民服务,严谨求实,会创新。"上医"创始人严国庆教授有这样一句话:学医的目的,很多人是为了赚钱,我认为他们是跑错了路,一个真正的医生是赚不来很多钱的,除非你用不正当的方法。医生是福人的职业,那么医学教育到底是怎样呢?早期医学教育是师徒制,一是传授经验,二是培养技术,三是教养品性。现在研究生教育,高层教育还是师徒制。医学教育的根本原则是"三基三严":"三基"是基础知识,基本理论,基本技能;"三严"是严肃的态度,严格的要求和严密的方法。中国现在主要有三种学制。三年制是过渡,五年制是主体,八年制是目标。三年制是专科,不授学位,主要为了农村。五年制授予医学学士学位,为各界医疗部门服务。八年制是高等医学教育授予博士学位。在我国取得医生资格执照后能做医生,但在美国,你过了几年还要再考。复旦大学医学院人文课程是研讨型课程,老师讲一半,花一半的时间学生去讨论。整个实践教育改革都是从培训知识到培养创新精神,从能力的导向到价值观的导向,从课程为中心到学生为中心。从全面使用通信工具,到改变教学模式。现在我们上课,让学生自己培养找到信息的能力与素质。做一个临床医学家应该是一个医学科学家,也应该是一个公共卫生专家,还应该是一个医学教育家,除了教育学生,还有自己的团队,也要懂护理。

五、学习白求恩,追求医生的最高境界

医生的天职是什么——救死扶伤,只要有百分之一的希望,我们就要尽百分之一百的努力。我们的医学生誓言里面有健康所系,性命相托。所以医生的行为准则要做到这一点就要敬畏生命,敬畏病人,敬畏医学,敬畏自然。

　　现在医患矛盾比较尖锐，在这种情况下面我们怎么理解医学？医学从狭义上来讲，它包括基础医学，临床医学和公共卫生等等；从广义上来讲，对病人来讲，医学就是医疗卫生事业，就是医疗保障制度。医疗卫生事业要有两个支撑，一个是科学技术体系，一个是社会服务体系。享有卫生保健应该是每个公民的权利，更是政府和社会的责任。医疗卫生的发展与社会经济的发展应该具有双向性、同步性和协调性。我们现在社会经济发展比较快，但我们的医疗卫生还是落后的。我们现在的医学科学技术走在前面，我们的灵魂落在后面。我个人认为医疗卫生和教育都具有双重的性质。医学急需人文回归，现在医疗纠纷重要的原因是，在临床工作中见病不见人，引起了病人不满，世界卫生组织规定，能吃药的不打针，能打针的不输液。但是这一原则在中国就被打破了。我们医生听病人讲病情的时间过短。

　　此外，健康教育也是我们医学教育的一个重要内容。医生和患者之间的沟通和交流是具有重要价值的。一个是让患者对医生的技术和人格的信任和确认，通过沟通交流也对治疗活动和支付合理性有一个确认。这两个确认有了以后，医患矛盾和医患纠纷会大大地减少。医生进入病房，首先要敲门，对患者的家属要有眼神的接触，学会微笑，详细介绍诊疗计划，倾听患者及其家属的意见，重视患者提出来的问题，保持良好的工作态度。医生对待病人应该向对待自己家人一样，追求科学技术的真，同时也要有人文精神的善和美。己所不欲，勿施于人。医生和患者要回归到相互信任和尊重的状态，医生和患者又要有做人的尊严，尊医文化的回归和重建需要整个中国形成一种合力，政府，媒体，医院，医生，患者一个都不能少。

　　（根据录音整理，刊发时有删节，未经本人审阅，整理人：倪春晓、吴韦圆、拾忆）

与医学生谈医学人文

胡大一 *

（2014 年 11 月 1 日）

一、坚持三个不变

随着社会变动，价值观趋向多元化，坚守非常重要也非常不易。但你既然选择了医学，就要努力坚守三个不变。

第一，患者利益至上的价值观不能改变。患者利益高于一切是七千年医师专业精神和医者誓言的核心内容。这个宣言提出了以患者为中心、关爱和尊重患者、把患者利益置于至高位置的价值体系，要求熔铸医学人文精神。

第二，明确坚持医学目的——"促进健康，预防疾病"。我觉得医学目的的迷失、价值体系的紊乱是导致医疗危机出现的重要原因。错误的医疗目的必然导致医学技术的误用，事实上，大量医疗资源耗费在疾病的综合治疗上，世界卫生组织认为当前医疗危机的根源是医学目的而不是手段出了问题。像美国这样的发达国家，如果不从根本上调整医学目的和医学的价值体系，医疗费用将不可持续。只有以预防疾病和促进健康为首要目的的医学，才是可持续的医学。

第三，恪守医学社会责任，不忘自身使命——推动基本医疗服务公平可及，让人人享受医疗服务。中国医生和西方医生的医学思想是相似的，希波克拉底誓言，孙思邈对患者的一视同仁，白求恩毫不利己、专门利人等典范，都体现了医学为人民健康服务的伟大责任。

二、推动三个转变

时代在改变，坚守的同时也必须有转变。目前，医疗需要改变甚至颠覆，我

---

* 胡大一：主任医师、教授、博士生导师、国际欧亚科学院院士。

们需要从疾病的治疗转向以促进健康实现预防为主,从单纯的生物医学转向心理—社会—生物综合的医疗服务模式,从经验医学转化为循证医学,循证医学绝不是转化的终点,最重要的是转化以价值为基础的医学的评估体系。

(一)预防为主　生命全程关爱

首先要破除"坐堂医生"陈旧的观念,积极推动"上医治未病",促进健康,实现治疗预防康复的全面覆盖。全程关爱不仅仅是给病人开药,做手术,还要对病人的生活方式和行为进行指导,同时加强对心理的关注。像从 90 年代开始的双心医学,不但关注患者心血管,也关注患者的心理健康。最近,我把我们整个的医疗服务概括为五个处方:

1.开盒药处方,它需要个体化的行诊用药来选择正确的品种,正确的用量,来实现高血压糖尿病血脂异常的控制达标。

2.主动管理好药物的相互作用和不良反应。

3.提高依从性,病人要坚持用药,不能因一时血脂指标下降减药甚至停药。

4.实施个体化的量体裁衣的健康教育和个体化的医疗服务模式的设计。

5.落后的传统生物医学模式已不能满足医疗服务的需求,最现代化的高层技术在治疗患者躯体疾病的同时,也在大量制造精神心理创伤,因此,将单纯的生物医学模式转化为生物—社会—心理的模式十分重要。

(二)剖析循证　独特见解

我用自己的亲身经历谈谈我对循证医学的见解。我从一个全科医生到内科医生,最后到心内科医生,最早是根据医院和科室的分工选择自己喜爱的心律失常领域,一开始刚做心律失常时,我对室性早搏看得很重。1985 年,我到美国去当访问学者,当时美国有一个非常重要的临床试验,有一种叫作钠通道阻断剂的新药,上市前做的一些临床观察表明它对早搏的治疗效果非常好,但是奥托卡的研究最后显示,吃安慰剂的人生存率明显优于吃这种新药的。治疗早搏非常有用的药却明显增加了患者心律失常的死亡率,这个研究从根本上颠覆了经验医学,但显示了循证医学更大的价值和魅力。

所谓循证医学,是对患者做健康教育,对医生做继续教育,以实现循证的转化,最终把证据转化为价值。做出证据是第一步,但把证据做成指南则必须做继续教育,开展公众教育,甚至做好康复管理,来改善使用证据的依从性,规避不良行为,调整剂量来实现危险因素控制达标,最终转化成公众卫生价值。

(三)遵循证据　规范行医

借助希波克拉底的名言,不要在患者过程中做得过多。在一个医生成长的过程中,他走向成熟,走向高水平,最后知道自己不该做什么。知道病人需要什么是一个医生走向成熟的标志。推动医疗保健的可及公平,人人享有医疗服务,它要求研发和推广技术,更重要的是推动实现技术价值的医学模式的转变。如让支架技术实现最有价值的部分抢救,推动医保公平可及来实现技术价值,重视一些非技术的东西,并实现健康基本医疗的公平可及来解决我们国家的医疗体系高度中心化的问题。

三、将健康教育转化为行为的改变

我们讲两次卫生革命:一是传染性疾病,包括现在还在蔓延的埃博拉病毒;二是非传染性疾病。传染病病因单一,因果关系明确,有明显的传染途径,对其控制途径比较清晰——隔离与研发疫苗,例如种牛痘可以预防天花,以及研发针对病因的药,比如抗丁等药物。而青霉素的出现恰恰是在第二次世界大战期间,它挽救了大量前线作战战士的生命,创造了医学史上的奇迹,也是医学史上最精彩的一段故事。但其实我们现在面临的更大更长期的挑战是非传染性疾病,比如心血管疾病、癌症、慢性生长疾病、糖尿病以及精神心理方面的疾病等。它的发生机制要复杂得多,首要为不健康的生活环境。例如小汽车,不仅仅是排放尾气污染空气,更重要的是它从根本上改变了几代人的生活行为方式;又如信息技术的发展,大家可以足不出户,在家购物看电影。所以社会变化导致每个人的生活方式发生变化,最后形成了多种危险因素。像心血管疾病并不是单一的细菌病毒,而是不健康生活方式导致的,它是相关性而不是直接因果;像"甜蜜杀手"糖尿病、"隐形杀手"高血压,既没有感觉,又不会直接致残。因此慢性病防控非常艰巨,不要说改变生活方式,就是坚持吃降压药都很不容易,很多病人就因为没有病痛就把药停了。

非传染性因素需要政府主导、多方参与来共建一个健康社会环境,同时需要健康教育来改变公众的生活方式,这是个很大的转化,现在我们要做的是怎么把维护健康预防疾病的知识转变为证据,因为慢性病是针对每个地区每个人,如果不改变不健康的生活方式,则都会在自己的一生中与之遭遇。我们教育转化为行为的改变需要"知信行":知,了解科学信息,了解证据;信,相信科学;行,采取行动。要做好健康教育,则需要我所讲的4S店,没有个体化的指导,很难转变行为方式。像我自己习惯"日行万步路",坚持十几年,每天带计步器,每隔一会习惯性地去看计步器走了多少。但实际上,要求每个人从不希望运动到天天走路并不容易,所以中间需要一个4S店——个体化量体裁衣为病人做好5个处方:

运动处方、营养处方、睡眠处方、戒烟处方、心理处方。这样才可能预防疾病，管理疾病。

四、医学技术方面需要注意的问题

我们讲根深叶茂，一定要重视三基——基本理论、基本知识、基本技能。基础医学的课程一般和临床接触得越早越好。过去我在北医上6年制，那个年代我们也在思考旧的医学教育的一些体制改革，改变北医"一年不沾医学边，三年不沾临床边，六年不沾工农边"现象。实际上美国、古巴的医学教育，都是非常先进的，从第一年入学就与临床接触，很多课在社区和基层医疗服务相结合。我在美国待的第一个月，看了由汤姆医生编写的教材，印象最深的就是"五指学说"：问诊和与病人的沟通技巧问是大拇指；望触叩听即物理诊断是食指；第三个为"Simple/Cheap Labtest"，即心电图、血常规这些最简单却行之有效的，无创且成本很低的检查手段。实际上很多情况只有靠心电图才能诊断，比如心肌梗死、高速心律失常等，没有任何的CT核磁或者新的检查设备能够替代心电图，它是不可取代的。但是现在技术越来越发达，大家反而越来越不重视心电图，很多花了很大成本还没解决的经常犯的常识性错误，就是因为忽略了最基本的东西。生活医学是有很多哲学思考的，教科书讲的一定是共性，临床实践看的病人一定是个性。我们看到的病人和书上不一定一样。我第一次接触到心绞痛疾病是位建筑工人叫李松年，主诉为咽喉部不适，起初看耳鼻喉科却一直看不好，直到他来找我，告诉我在骑车上坡时痛，到中间休息好转，下坡不疼，尽管他的症状在咽部，但他运动的方式，缓解的方式，都是典型的心绞痛。这就是我讲的个性和共性，临床有许多症状，所有临床表现都能用一种疾病解释，才是准确诊断。

临床也需要成长，要重视过程，大家可能觉得最后的诊断结果对患者是最重要的，但诊断的过程却是对医生提高最快的。有些可能用复杂的过程消耗了更多的医疗资源，还带来很多复发症，甚至导致意外死亡，有些却可能用更少的经费，更小的微创过程达到同样或更好的结果。所以我觉得结果虽然重要，但过程的提高是关键。随访病人是提高医生最好的办法，看好门诊，你对他的病情还存在疑问，对治疗效果还觉得不太满意时，一定要形成随访病人的习惯。我非常希望将来有这个4S店，产生一个大数据，让我们知道病人回家后三年、五年的情况。我现在门诊，一个小时一个病人，但很多时候还是不放心，所以我经常留号码给病人，虽然有时可能无法接听电话，但可以通过短信联系，我认为这是提高自己的最重要过程。只追求病人的数目，不重视过程，只是做了一个简单的加法,没有质的变化。

我们要重视疾病的过程,善于观察和联想,从现象到本质,由表及里。要重视能力的培养,不单单是知识的灌输,还要培养自学能力、独立思考问题、分析解决问题能力、与患者的沟通能力。除了医疗技术培养以外,最重要的是语言沟通能力的培养,尊重患者,换位思考,从病人的角度和病人谈问题。我没有过任何医疗纠纷,其实只要你能把患者的事情都想到了,那么纠纷就不会出现。语言沟通能力不只是我们简单讲的技巧,更重要的是尊重患者的感受,换位思考患者的需求,将心比心地沟通。

五、坚持实践,脚踏实地

医学是一门实践的科学,一定要热爱临床,花更多时间在病床旁。有很多医生忙着报课题、发文章,而在病床旁花的时间越来越少。我们说要刻苦读书,善于联想,勤于笔耕,但这个笔耕并不是发表什么论文,而是把碰到的特殊的值得总结的病例、复杂曲折的手术过程记录下来。有位怀了孕但有风险的女性,临产前给我发了一条短信:"我明天就要剖腹产了,您看安全吗?"我告诉她:"好好睡一觉,很安全!"病人说:"好的,那就等我给您报喜吧。"最后得到"母女平安"的结果,我说可喜可贺,而她说,"您是我人生中见到过最好的医生。"这是一段简短的对话,但我们可以从中看到很多东西。

"三十而立,四十不惑,五十知天命,六十著书立说,七十回顾人生,八十游山玩水,九十活不过那是你的错。"我的人生规划在 20 岁以前是非常朦胧的,但从 30 岁以后变得非常清晰。毕业以后第一个十年是在临床摸爬滚打,学会看病当医生。第二个 10 年是创新发展的十年,需要选择发展较好的医院或者一个你热爱且可行的领域去刻苦钻研,这个阶段是相对重要的。之后到 50 岁已经成为准学科接班人、带头人,要了解整个学科发展的大势,引领你的学科去紧跟世界。60 岁时便是著书立说阶段,经过前 30 年的努力,你可能有自己的真知灼见,有自己独到的创新成果。"七十则回顾人生",我的人生经历十分丰富,经历过计划经济和市场经济,经历过十年"文革"动乱,经历过改革开放,感触颇深。"八十岁游山玩水",给自己留点时间,若 80 岁还在手术台上,便要压倒好几代。我 45 岁就挂刀,交给年轻人做。"九十活不过,那是你的错",很多年轻人都说时间都去哪了,医生是教育者,要对患者进行健康教育,又是探索者,医学的未知太多,已知的寥寥无几,所以医生一生都在探索,就像协和的内科主任张孝天教授,看到病人依然如临深渊,如履薄冰。还有,在人生道路上,不要轻易改变自己的追求,不要随波逐流，不必刻意掩饰自己的真性情，最自然的就是最好的。

最后，我想讲两个寓言，"愚公移山"和"华山论剑"。在市场经济的今天，我们要面对很多的诱惑，一旦愚公挖开了太行王屋山，他不久就会发现，在他挖开修好的路上，出现了很多收费站。愚公辛勤移山，可能他人获利，但新时代的愚公不应纠结这些事情，因为愚公的人生使命就是开山辟路，山外有山，要移山不止，何必太计较。这就是所谓的名利观了，名利想多了，本来很好的事情，却因为焦虑而睡不好做不成，没有必要。

华山论剑分为五个阶段：一是"口中无剑，心中无剑"，这是我们学医和进入工作后相当长时间所表现的看病没底现象。二是"手中有剑，心中无剑"，随着医疗实践，我们逐渐学会看病，但是学术思想创新思路缺乏。三是"手中有剑，心中有剑"，技术越来越熟练，而且开始知道创新、做科研，越来越成为有思路的研究者。"手中无剑，心中有剑"，把剑放下，把手术操作机会让给年轻人，让年轻人更快地成长，自己则更多地去做学术，做学科的领军人物，引领学科发展。最后达到最高的境界——"手中无剑，心中无剑"，我现在几乎是快到了手中无剑，心中无剑了。我在四十五岁的时候，坚决挂刀，举起了学科大旗。我觉得我的一生好像一只船在漂泊，不知道下一分钟会怎么样，我不想再找避风港，只想当一个科技流浪汉，在大海中冲浪。风险和平安也是一种辩证关系，你只有具备了面对风险的勇气，才能发现平安的海岸。

（根据录音整理，刊发时有删节，未经本人审阅。整理：倪春晓、吴伟圆、拾忆）

医学、人文与终身学习

黄　钢[*]

（2014 年 11 月 17 日）

一、医学生应努力成为一个心灵圣洁的人

近百年来，科学技术快速发展，引领着医学由"传统的猜测式经验医学"进入到现代医学的轨道。然而，正是科学的快速进步，使人们发现医学的问题越来越严重。现代医学实践的弊端在于：历史洞察的贫乏、科学与人文的断裂、技术进步与人道主义的疏离。如今，这三道难题依然困惑着现代医学及医疗的发展与改革。

医学是人的科学，离开了人，医学就失去了本源；离开了人文关怀，医学就失去了灵魂。那么，如何才能回归医学的本源？ 如何重新探索医学的灵魂？ 在很大程度上，我们要重新了解医学到底是什么。病人不是简单的生物体，而是有特定的社会角色、人生经历和内心世界，病人希望通过医生的治疗和关怀去解除他们肉体和精神上的痛苦。因此，在整个医学教育中，让医学生更深刻地理解疾病的发生、发展和转变，制定合理的治疗方案；不仅学习医学知识、技术和实践，更要在医学学习过程中，成为一个心绪宁静、心地善良、心路清晰且心灵圣洁的医生或医务工作人员。只有这么一批人，才能够承担在医学未来艰辛的道路上，通过仁爱的关怀，解除患者的肉体、精神痛苦，治愈疾病并呵护病人。因此人们说医生或医务人员是天使，他们之所以是天使，是因为在很大程度上他们需要承受凡人无法承受的一些痛苦，需要为人类解除其他痛苦。

＊ 黄　钢：医学博士，教授，上海交通大学医学院博士生导师。

二、挖掘名画背后的医学真谛

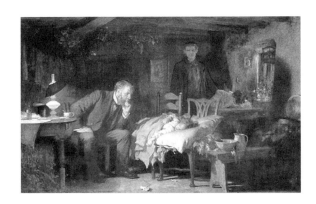

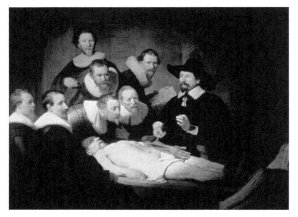

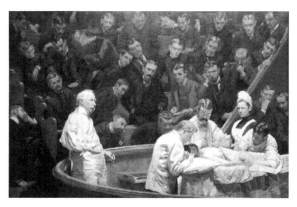

人们常常会给艺术下很多定义,在我眼中,艺术是为人类的精神提供一个最合适的表达形式。艺术家总能在朦胧之中,将难以用言语表达的感受通过画、音乐或者其他艺术形式使你内心产生强烈的共鸣。这种共鸣实际上就是艺术最佳的彰显形式,将你的内心呼唤清晰地展示出来。

在英国画家路克·菲尔德斯的《穆瑞医生》作品中,通过非常合理的人物布局、表情和外在的表现展示了四个人物的表现形式,彰显了内心的变化。同时它又集聚故事情节:画中主人公穆瑞医生面对着一个他服务的孩子表现出的内心极度挣扎和强烈的不安。通过一盆水、一条毛巾、一个小小的药盒这些画面想象出孩子得了高热抽搐;通过用光展示出了故事的时间节点,一缕阳光照在穆瑞医生苍白疲倦的脸上,让我们感受到他经过了一晚上的努力使这个孩子脱离了危险;孩子的母亲在焦急等待一夜之后看到孩子安然入睡,也在疲倦中入睡了,而父亲用他非常坚毅的眼神,以一种极度信任的内心的呼喊告诉医生:我的孩子交给你是非常放心的。这就是我们医学中性命相托的一种场景,医患之间的高度信任在这里彰显无遗,也进一步地展示出医生的人道主义关怀和博爱的情怀。只有医疗技能和精神的修炼达到至善至圣的条件时,才能够彰显出这种彼此高度信任的感觉,也显示出医生刚毅、自信、奉献、从容、博爱与睿智的形象。这让我们进一步坚信:盲目追求医学技术不能解决医患之间的矛盾,医护人员拥有更丰富的精神世界和更丰满的人文情怀才是缓解医患矛盾的重要因素。

当下的医患矛盾如此突出,重视人文的关怀是解决此矛盾最重要的方式。在整个医学领域中,我们要寻找医学的幸福感。那么,在医学领域如何获得职业幸福感? 其实医疗救助有三层境界:一是救治:躯体存亡,技术干预(决生死);二是拯救:身心兼备,倾情关怀(惜生死);三是救赎:主客一体,彻悟升华(达生死)。"穿越苦难才能发现幸福"是一般人追求的目标,而"拯救痛苦并发现生命新的价值"应是医护人员的价值追求。

在伦勃朗的名画《拉普教授的解剖课》中,作者以巧妙的构思,将画面上的人物布局、神色表情、内心变化及学习状态等立体精致地反映出来,展示出当时外科实践与解剖学习中每个人物的细节及现场的紧张气氛。教授一丝不苟地示范与讲解,学生神情专注并以不同方式学习与观察,在画面上似乎能传递出拉普教授讲课的声音,听到学生激动的心跳,感知画面求知的渴望、师生互动的学习过程及紧张有序的教学场面。这幅画给了我们非常重要的启示:现代的医学教学改革要体现出医学是个实践性学科,要强调在操作和实际演练中不断提升技能,要强调感悟知识与能力传递过程的重要性。

伊金斯的名画《阿格纽的临床教学》从一个侧面反映了外科学的变化,此时已有了手术衣、相关的消毒准备及简单的隔离要求。画面上阿格纽教授神情凝重，手拿柳叶刀，高度的镇定及气宇轩昂的表现力，给周围的同事、学生、患者及家属展示了一种可敬可信的形象，体现了一种英雄主义的精神。展示出一位医生，尤其是一位外科医生所独特的气质，一种睿智，一种感悟，一种洞察力，一种果断和刚毅，一种对疾病的良好把握及运筹帷幄，这就是医师的形象，一种为患者及社会敬重及信赖的原因。医生是粗中有细，刚柔并重，敬畏生命，仁爱为怀，在看似冷酷的外表中蕴藏着巨大的博爱仁慈之心。

他们在画家的艺术眼光下并非技术至上的匠人，而是始终透射着纯粹而醇厚的医者特质，这与医学生追求的基本形象相符合。现今的医学教育有三个阶段：医学院校教育、毕业后医学教育和继续医学教育阶段，其中我强调住院医师规范化培训作为临床医学人才成长的特有阶段，是毕业后医学教育的重要内容。作为医学生，终身学习非常重要。

三、培养七大能力，适应医学发展

21 世纪对卫生工作者提出了七大能力要求：接受和表达的能力、基础知识应用于医学实践的能力、善于考虑社区和周边环境的能力、专业技能和人文思想结合的能力、循证医学的能力、控制自我的能力和终身学习的能力。

在学习过程中，我们也要养成带着问题学习的习惯，转化学习方式，我们才能应对今天快速变化的一系列要求和健康对医学的要求，而不是疾病诊治对医学的要求。由此我们需要重新塑造一个新的培养模式——将能力提升作为学生培养的重要过程，把过去单纯知识把握与灌输作为一种需要但不是必须的。因为记忆是学习医学的基础，例如股骨在哪里，是不能用数学推理出来，只能去记住。只有记忆这些基础知识和概念，再加上能力的提升和相应的推理，才能解决很多问题。

在整个能力的培养过程中，首先是以问题为导向的学习，我们在基础学习的时候，把临床问题带到基础，然后以问题为导向，让学生自己讨论，将课堂还给学生，让学生通过查阅文献去讲他所理解的内容，并相互讨论，彼此互动，这样他对于医学知识的掌握就变得更为明确，而且有自己的见解。其次是以研究为导向的学习，让自己去探索研究知识的来源和原因，这样对知识的掌握就更为深入和具体。同时我们进行临床的基础学习，医学与人文和理论与实践完整的整合，以临床案例与临床实践为基础的学习，最后进行过程评价，不断通过他的表现和他对问题处理的日常行为来评价他的整体能力，对于学生而言也是全面和具体的。

在这个过程中,拓展学生的视野非常重要,需要提供海外留学的机会,使学生对医学职业的理解和医生学习的过程有更深入的了解。此外,我们生活在一个信息时代,知识在快速的增长,知识爆发,在这里你可以拿到你所有想要的知识,只要你肯去寻找。但是人生过程中时间非常短暂,如果我们不抓紧去学,在很多情况下会浪费很多时间。因此在信息时代,我们应该学会随时随地去学习。

四、医学教育者应顺应信息时代潮流

实际上每个学生在内心深处都有根深蒂固的需要,这就是感觉或者认为自己是知识的发现者、研究者、开拓者。我们老师很多情况下觉得我们的学生太幼稚,觉得他们不懂不会讲,结果没想到他们不讲则已,一讲惊人。因此我的观点一直是要给学生以拇指教育,少用食指教育。所谓"食指教育",就是一看到学生错误就指出并进行一番批评。如果我们用拇指教育就会肯定和赞赏,然后确定他的主流方向并给予他积极的推动和发展,使我们每个学生本有的潜力得到最大的展现,如果你进行打击讽刺,挑刺或者谴责,他原有的热情就慢慢消失。

在这里我更希望有一些微课程与网络设置,因为我们要通过大量的内容给学生发展的空间。在学习过程中,我们会发现学生很难专注于课堂,这是缺乏学习动机、学习效果以及学习的鞭策。因此,在这个时代里,我们老师作为这个信息时代中的移民,我们的 90 后 00 后的孩子从出生开始就和数字信息、在线信息打交道,他们学来的东西完完全全和我们纸面上学的东西越来越不一样了,他们是这个时代的原住民,而我们是这个时代的移民,我们是通过上一个时代移居到这一个时代,还经常一不小心地教原住民怎么在自己的土地上生活。实际上是我们不知道怎样生存在这个时代。相反的,他们或者是你们在座的这些人倒是知道如何在这块土地上生存。奇怪的是移民在教原住民如何活在他们的社会上。这就是我们今天的一个结果,如果我们不转变观念,就会被我们的原住民撵出土地。技术推动人类的进步,教育提升人类的文明,而网络现在正在引领整个教育。现在这个信息时代是非常可怕的,从 2005 年到 2013 年仅仅过了 8 年就涌现一批 ipad、iPhone,信息终端移动终端的变化是多么的快捷!我们常常说人人都希望成功,但是成功不可复制,因为每个人都有自己成功和发展的路径,我们每个人都需要创造自己在社会中的独特价值。而给整个社会带来相应的利益保障,这就包括给社会带来健康和快乐,社会给予相应的承认和自我价值不断地回归来实现自己在社会中的地位和作用。

五、正确认识自我,发展思考人生

认识自己、规划自己并创造自己、成就自己,这是我们每个人必须去重新思考的问题,读书不仅仅要学习纸上的知识,更多的时候是感悟知识传递给我们的东西,也就是悟性。不读书的时候,我们只能看别人给我们画的世界,人们说世界有多么美好,我们也觉得世界有多么美好,因为我们不知道世界是怎么样的。当你读了一点点的书之后,你会看到世界是一片黑暗的,感觉到这个世界的阴暗面,世界的不公平;你再将书读到一定的程度的时候,你就会超越这个时代,你会重新认识到这些问题是在发展过程中必然产生的问题。你就会客观公正地定位自己,评价社会,并且将自己放在一个非常合适的位置上。我特别奉劝每一位年轻人,用你们的每一点时间,多读书,多思考,感悟人生,这是我们今天一定要做、不可推辞的责任。如果你不去花时间读书,你就会被这个时代慢慢地淘汰,这一点我希望大家记住。

我们的年轻人要有一个自我评价的五个层次。第一是自我认识,这一点很关键,你认为自己行不行,如果你都认为你自己不行,你不要指望任何人觉得你行。第二是人家认为你行不行,你不能一直觉得你自己行,别人谁都认为你不行,这样是盲目自大,别人认为你行才是真行。第三是认为你行的人行不行,肯定你的人他本身必须拥有一定水平,就是鉴赏力。第四个是你说谁行就行,这个时候是因为你已经到达一定的水平,即"上层次",此时你才能评价。第五境界是"谁敢说我不行",这是最大的领导才有这个水平。所以对待自己要首先自己认为自己行才能行。同时我们要看到一点——我们每个人都要学会自我批评,因为每个人无论在什么情况下,你都要学会不断地提升自己否定自己,你才能够成就新的自己。我们要学会不断地否定昨天的自己成就今天的自己,我们才能够成为明天的大人物,并且不断提升并发展自己,这也是我们在人生中不断要思考的一个问题。

最后,每个人都有一个发展的境界,因为在我们的人生中尤其是读医的过程中我们肩负着两个非常重要的层次:第一,我们要在未来成为一个医务工作者,我们必须拯救人类的肉体上的疾病。第二,我们必须要认识到,我们的能力是有限的,要通过我们的帮助和常常的安慰去拯救人类精神,只有用我们的爱心去拯救人类的健康的世界,我们才能被这个社会所理解并拥戴。

（根据录音整理,刊发时有删节,未经本人审阅。整理:倪春晓、吴韦圆、拾忆）

医护工作者的人文素养

黄华新*

（2015 年 3 月 24 日）

◎ 人文修养的三个维度

K，Knowledge，知识体系，是医务工作者人文素养的基础性要素，是对人文学科基本概念、方法和理论的了解和把握。很多名医说医学就是神学，医道就是人道。我觉得很有道理。从历史的角度看，当年大学诞生支柱三大学科，第一医学，第二神学，第三法学。法学是社会的治理；医学是你们将来要从事的工作；神学讲精神，说到底就是人的精神世界，即人文。所以从这个意义上讲，医学、人文关系密切。还有，一个健康的人，身心是合一的。譬如，胃痛的同时，可能会产生孤独、焦虑、烦恼等情绪，反过来说，这些不良情绪也会影响胃口。另外，身心是相互交融，相互影响的。医务工作者和工人、农民不同，他们面对的不是庄稼、机器，而是身心合一、有血有肉有感情的人。因此，我们要高度重视中外优秀资源的传承创新：儒家文化讲求德治原则，即以和为贵，以中庸为美；道家文化讲求自然法则，即自然而然，逍遥乐道，谦虚淡定；佛禅文化讲求觉悟法门，即静修随缘，敬畏因果，学会布施。

V，Value，价值体系，是指医务工作者在掌握了人文知识的基础上，形成的对主客观世界的价值判断和追求的理想信念。浙江人的共同价值观是：务实、守信、崇学、向善；杭州的人文精神是：精致和谐、大气开放；宁波人主打的宣传语是：书藏古今、港通天下。联合国秘书长潘基文在演讲的时候引用了老子《道德经》里的一句话：天之道，损有余而补不足；人之道，损不足以奉有余。作为未来的医务工作者，我认为医学生要学习倡导"医德高尚、医术高明、医风高洁"。对于同学们来说，学习要有张有弛，工作要有声有色，交往要有情有义，生活要有滋有味。

---

* 黄华新，浙江大学人文学院教授，博士生导师。

P，Practice，实践体系，是我们基于人文视角的思考，以符合人类精神的价值观念和人生态度来从事生活世界的具体实践。百岁老人周有光将文秘的先生、孩子带到身边以示人道，并对保姆同等待遇以显人格平等，他对自己在乎不太多却对别人很尊重。程千帆教授的"两种生命"理论，即自然生命、学术生命，自然生命靠子女来延续，而学术生命靠学生来传承。这启迪我们既要善待自己的自然生命，又要善待自己的学术生命。曾昭耆医生的《医生要重视医学的人文成分》，具体体现在面对患者时注重语气、语调、节奏、脸色和眼神等细节，实行微笑服务，给予更多关爱。在此我列举这三个案例来告诉大家在生活中践行人道主义和人文价值的重要性和可行性，你们将来成为医护工作者，与病人打交道，一定要认真、负责、和善、友好。

◎ 要珍惜个人品牌

哈佛大学商学院有一句名言：明白比智慧更重要。在此，我认为人要明白两个方面，即明白你自己拥有什么和能做什么。作为医护工作者，要堂堂正正做人，实实在在做事，要珍惜个人品牌。做一个好的医护工作者，靠的是能力、水平和素养，而不是服装、包包和化妆。认识到定位不错位，到位不越位；激情不激动，自信不自高；补台不拆台，多思不多心；相互补台，好戏连台；相互拆台，一起垮台。

当我担任浙江大学人文学院院长时，我对自己写过这四句话：上任不等于胜任，到岗不等于到位，做完不等于做好，眼界不等于境界。所谓"有为才有威（威望），有为才有味（品位），有为才有位（地位）"。现在院长就是品牌，院长就是无形资产。要用品牌去争取社会资源，要把无形资产转化为有形的。我用以下三点理由成功说服杭州灵隐寺方丈捐赠五百万。第一，我捐赠你不是新闻，你捐赠我才是新闻。第二，在浙江大学建立一个佛教文化研究中心，把浙江的佛教文化资源整合起来，成为中国文化世界文化的高地。使佛教文化成为一个特色亮点，壮大彼此的名气，达到合作共赢的效果。第三，面对激烈的竞争，基督教与佛教之间，庙与庙之间，你值得这么做。

我以自己做院长的经验和感受来告诉在座同学，将来走上工作岗位、走到领导岗位，要敢于解放思想，要有创新思维，要平等对待同事，要和善对待病人。

◎ 要善用新媒体传播医院的文化和理念

医院要善用新媒体传播自己的文化和理念。

首先,要注重传统媒体和新媒体的融合,构建新颖多样的沟通平台,如微博、网站、报刊、墙报等,如去年连续报道浙二医院抢救公交车烧伤患者伤科无一死亡,用媒体提高医院的威望。

其次,要以重大问题为导向,整合国内外的优质资源与相关学科组织和主流媒体合作,定期开辟"守望生命"主题论坛。

再次,基于 KVP 模式,强化互联网思维,通过体验式、互动式、参与式、探究式的多维度交流,搭建简约、共享、联动、跨界的新平台,致力于赢得更多"客户"的满意。

◎ 怎样成为好的医者

第一,规范办事,文明服务。我们要强化医院公信力,医生需提升人格魅力。古希腊学者亚里士多德曾提到作为医生有三个要素——理性即晓之以理;情感即动之以情;品格即赋之以行。李克强总理在政府工作报告中说道:"大道至简,有权不能任性,我们政府有权不能任性。"我们在正经办事时,严格按照规矩来。当然有时因为工作特殊性,大家一方面既要认真严肃,另一方面不要过于紧张,但总体上不能任性,要规范程序,努力提高服务对象的满意度。另外,我也希望将来同学们在工作当中,业务以质取胜,服务以情取胜,工作以谦取胜,环境以雅取胜。

习近平同志去年到彭丽媛老家——山东去调研,他说"得一官不荣,失一官不辱,吃百姓之饭,穿百姓之衣,莫当百姓可欺,自己也是百姓"。我们虽然不是官,但从一定意义上讲,我们也需要戒骄戒躁,在位时不要自以为是,失去时也不要感到羞辱。

第二,树立阳光形象。特别是我们医学院的学生,和人打交道,首先要以阳光的形态面对人,传递正能量。我们要做积极有活力,开放有交流,包容有胸怀之人,拥有感恩通达知足的人生态度。然而这些说说容易,做起来难,积极乐观向上,有时候人比较的维度不一样,我们虽要比较却不能攀比,还是要看到正面的东西。人的生命有层次论,生理需要满足以后社交、尊重、自我价值实现的需要凸显。我作为老师,面对充满活力的年轻人,自我感觉工作富裕,精神富有,情感丰富。而我弟弟作为一名医生,面对的是患者,但是我弟弟在精神上承担更多的责任。所以不要攀比,我们要多包容少计较,多沟通少摩擦,多搭台少拆台,多理解少埋怨,多看人长少看人短。

同时,我们要有发光发亮的意识。有人说过,当老师不是去装满一壶水,而是去点亮一盏蜡烛，让它自己发光发亮。那么点亮的是什么呢？知识之光、智慧之光和信仰之光。北大一个教授曾讲过，他专门做了个有关北大少年班的调研，四十位少年长大后只剩一位在 29 岁成了哈佛副教授，32 岁成了哈佛教授。所以任何事情都不是极端的，我们可能不如北大清华的学生，但是我们要自信，虽然智力是一个因素，但是情商、团队合作能力、发光发亮意识都很重要。

我们浙江大学校长里面，我最欣赏谁呢，竺可桢，他是绍兴人，他最小的儿子叫竺安，我当年和他聊起很多。在抗战期间，浙大迁到遵义，竺校长那是非常艰苦的，办学条件很差，但他对教授尊重，对学生很好，当时浙大被称为"东方的剑桥"。这话不是我说的，是剑桥校长说的，是很有权威性的。有一次，竺校长坐车去学校，看到一个学生走得很吃力，他马上问学生，得知学生生病后，亲自送他到教室门口。我有一次去台湾佛光山，有个大师叫星云法师，去年我们请他做了一个报告，题目叫"禅是一朵花"。他跟我讲起，当老师当医生最重要的给人希望，给人关心，给人帮助。

第三，要有水的品行。我们说"奔流不息，进取之德；哺育万物，奉献之德；水滴石穿，柔韧之德；一碗端平，公正之德；源头活水，创新之德；甘心处下，谦虚之德；流水不腐，清廉之德；涵纳百川，包容之德"。我们讲"君子上善，志在若水"的水文化。我们要弘扬的是积极正面的含义，特别是滴水之恩，涌泉相报。像我们的校友段永平，捐给浙江大学——他的母校 3000 万美金，当时相当于两亿人民币。77 年高考考上后，段永平激动得不得了，但是到学校后体检发现他患有急性肝炎，若是一个月内未治愈康复，将被学校退回。而段永平在校医院住院期间，积极接受医生治疗的同时校领导和班主任也不断前去安慰。因此那次捐款与其说是冲着浙大来的，不如说是冲着医生和老师来的。

📖 互动交流：

提问一：现在，医患关系紧张，患者对医生失去了信任。那么，作为医护工作者，怎样才能重新赢得病人的信任，缓和紧张的医患关系？

回答：现在好像医患关系特别紧张，这其中有媒体舆论夸大报道的成分。针对医疗纠纷，我认为，要用法治原则确保医患双方的正当利益。

作为将来的医护工作者，想要赢得病人的信任，首先要认识到医患之间也是一种契约关系；其次，要有精湛的医术，要有责任意识，要有和蔼可亲的态度和善于沟通的技巧，包括语言、语气和语调。当然，全社会也应当形成尊重医生的氛围。

提问二：护士工作非常辛苦，护士应该怎么面对个别不理性的病人？

回答:病人在医院,经常见到的是护士,所以,护士辛苦,但是护士对于病人而言,非常重要。

好的护士,首先是对待病人的态度要和蔼、亲切,要有一定的语言沟通能力和技巧,说话要能说到人的心坎里去;还有,护士说话要简洁明了,做事要注意细节,要有效率。

提问三:黄教授,我是来自数理信息学院2014级的学生。刚才您提到星云大师的"要学会布施"的话,请您具体解释一下。

回答:布施,不仅指物质上的,我在这里讲课,你们对我有目光交流、目光鼓励,这也是布施的一种。

说到布施,首先是物质上,物质是基础;其次,精神鼓励,感谢的话大声说出来,也是布施;给予人尊重,也是布施;如果将来你做了某个方面的领导,给下属指明方向,为下属搭建平台,让他们得到成长,也是布施。

提问四:黄教授,您提到老子的话"天之道利而不害,圣人之道为而不争",请问怎么理解?

回答:医学生学点哲学是好的。老子的话,要因人因事而异,不能一概而论。首先,损人利己的事情不能做,这是底线,也就是一定要守住法律和道德的底线。其次,年轻人还是要有创新精神,要有进取心,该争的还要争,但一定要有适度原则,要有底线思维。

(根据录音整理,未经本人审阅。整理:倪春晓、吴伟圆)

美国医学系统与医学人文漫谈

李本义[*]

（2015 年 4 月 1 日）

一、学医是至高无上的

学医是比较艰苦的过程，要学解剖学、病理学、生理学等课程，要背很多书。我是 80 级的医学本科生，考上大学时 16 岁，是班级里年龄最小的同学。我读书的时候，其他专业的学生都在压马路呢，我们医学生却要在教室里背书。但是，学医是我人生的一个选择。在毕业以后找工作的头两年，我才意识到学医的重要性。学医是一个人的生产力再生的过程，人生病了要找医生，就像车出了问题要进 4S 店修理。通过医生的诊断和治疗，让病人恢复活力，这对社会经济、对人的生活，乃至对人一生的生命都很重要。可见，医护工作是多么崇高的职业。但我也知道，现在国内医患关系紧张，很多家长不愿意让孩子学医。我觉得这是非常短视的行为。就我来说，我为我家大儿子取名"杏"，就是希望他长大以后能和我一样学医。自私一点讲，一个人学医，他的整个家族都可以受益。比如我母亲生病得到治疗，度过了一个幸福健康高质量的晚年。学医在大的方面不是说你可以拯救世界，但至少你的家人可以受到保护，因此学医是至高无上的。那么我是怎么进到医学院的？其实我学医是很偶然的，是老师瞒着我给我改了高考志愿。

医学是非常崇高的职业，学医很苦，你们学医，都是自己的选择，对此，我很敬佩。

二、在美国怎样才能成为医生

中国和美国医学体系不一样。MD，MedicalDoctor，在美国，这是一个博士

---

[*]　李本义：医学博士，美国堪萨斯大学医学院泌尿外科研究室主任、终身教授。

学位,在中国,这是一个学士学位,但认知是一样的。在美国,获得 MD,就获得了当医生的资格,MD 相当于一个职业性的学位。

我碰到有一个学生,他是个工程师。他已经工作了六年后想去当医生。他自己学习了一些与医学相关的知识,然后去考医学院。但是医学院考试不仅要笔试,而且还要面试。面试是想看这个人是不是真的想当医生,有没有能力做医生,是不是适合当医生。每一个医学院的学生都需要通过面试,我曾经做过两次医学院的考官。我所在的堪萨斯州只有一个医学院,每年招收 100 人左右,州政府对每一个医学生都有补贴。在美国,要学医必须先学四年的本科,多数是生物相关的专业,也可以是工科、理科等其他专业。美国的医学院招生,首先是笔试,要参加全国统一的医学院入学考试,即 PHD。之外,还有面试。面试首先要看长相,不是说非要帅哥美女,而是要求长得好看、顺眼,有灵气;其次,要求应试者的高中、大学每一门课的成绩都要顶尖,学医的人必须是聪明的学生;再次,医学生要有一定比例的非生物学学生,如学工科的、学农科的,医学院的学生是由不同专业背景的学生构成。但是你考上了医学院,也不一定能顺利毕业;顺利毕业了,也不一定能当上医生。美国的医学生全部是硕博连读,读医学专业,要求每一门课都必须是考 90 分以上,如果考试不够 90 分,那就把这门课再读一遍。人命关天,医生是保护人命的人,只有那些有爱心、优秀且专一的人才可以读医、从医。

三、提供更多方法,解救更多病人

在中国的上世纪 80 年代,医生是突击培训成的。一个人要成为医生,只要花三年或四年学习和医学相关的课程,然后实习 8 个月,和老师一起上临床,将所有科室都转一遍。我 19 岁毕业,在那一年就独立当医生了。毕业后我被分配到一个乡镇医院,是那个医院里学历最高、年龄最小的医生。除我之外,还有两个赤脚医生、一个高中毕业生、一个化验员、一个中专毕业的医学生。我在这个医院工作了两年,那时,我做医生手里什么都没有,就只有一个听诊器。在我人生的历程中那两年时间是对我最大的锻炼,因为没有其他任何辅助仪器,给病人看病只能看体征,遇到难题没人可以求教,只能偷偷回来翻书自学。

作为医生,有时候我要一个人值班,有时候要提着药箱去病人家里给人看病。一次我碰到一个农场的病人,六十多岁的老人早上放羊时突然呼吸急促心慌,回来后他叫醒在值班室的我,我拿起听诊器,判断出他心律不齐。我记得颈动脉窦在进入脑内之前有一个小小的扩展区域,如果按到它可以刺激迷走神经，然后抑制室性心动过速。于是我马上按住脉搏两分钟。我用医学基础常识救治了患者，挽救了一条生命，那个人至今还记得我对他的恩情。通过这个例子，我认为医学教育不在于老师教给你多少，而在于学习过程中你是否用心学。

而我的父亲却没有这么幸运。由于乡村医生能力有限，由于我当时还没有就读医学院，由于缺乏医学知识，在乡村医院的治疗下，一个简单易治的病演变成心衰，最终没能挽救父亲的生命。对此，我很懊悔。做医生，有能力、有机会解除病人的痛苦，挽救别人的生命，这很有成就感，很棒；但是，如果能让那些有志于从医的人成为好医生，能通过做研究、发明新药、发现新疗法，让临床医生了解怎样预防、怎样治疗，岂不比做一个好医生成就更大？就像鲁迅先生弃医从文来唤醒国民的意识，我也想为临床医生提供更多更好的方法，解救更多的病人，所以我选择到医学院做医学教授。

四、中美医学教育的区别

美国的医学教育不同于国内。它首先需要本科 4 年毕业以后才可以考医学院。其中还要经面试、笔试以及医学方面的入学考试。入学考试是公开的，但录取与否取决于当年有多少外国语学生的比率，择优录取。本科阶段则是各种专业均可，但最多的还是生物学方面的。美国医学教育系统与国内有一个很大的区别，它不像我们一层一层往上学，而是采用一种单元式学习方式。比如说心血管系统就是一个单元学习，把基础的解剖生理学扎实后，再组织临床心脏血管专科医生，由其组成一个小组，在一个月或一个半月内把基础到临床的知识一次性学完。

国内有公共教程，美国医学教育没有公共教程。各个医学院选用教材不一样，但终极目标都是要通过临床医生考试。教学大纲就是职业医生考试大纲，让学生以通过职业医生考试为目标，且其通过率高达 95％。国内分基础医学和临床医学，而国外是一体的。在第三年学临床课时，每个单元涉及疾病的时候都会有几个大的疾病，并专门会请一个临床医生来上课。美国上课老师都是教授级别的，上课时会把学生分成小组，分批到临床上课。比如今天讲课内容是肾癌，就会选肾癌病人，请住院医生配合，大家一起复习学过的基础知识，再讲这个疾病的发生发展，这样与临床教学紧密联合。

FD 是一个医学模式，是一个职业性的学问而不是科学学问，它是以实际操作为基础的技能，所以最终必须结合临床。美国临床教学有两个特点：一是学生可到手术台观察创伤和医生手术等，共同参与且讨论整个手术过程；二是邀请一些模拟病人,这些模拟病人不是电脑也不是模型,而是真人。事前医生会教模拟病人应该答什么病例,然后由学生来问他病史,最后老师进行点评,这是一个病史询问的教程。模型国内也有,但是模拟病人还没有做到。美国医学院4年的教育是在上课的过程中实习。最后一年考职医有三步:第一步学完基础课程;第二步参加全国统一的医学基础考试;第三步就是临床技能。在美国各个专业不一样,规划培训时间不一样,做家庭医生即全科医生要2年,病理医生3年,外科医生4年,泌尿外科5年,心脏医生7年等等。住院医生培训不是美国所有的医院都有资格招住院医生,教学医院才有资格做住院医生培训基地。培训先要在网上填表要招多少学生。比如浙江泌尿外科招三个,全国所有同一届医学院的学生去申请,有5个学生要申请,就要通过面试、笔试以及演讲。

如果中国的临床医生去美国考医生,考过了可以去做住院医生,做完住院医生可以继续选择,比如泌尿外科做5年。要是期间没有手术事故、病人投诉,每年考核都通过,那么之后还有两条路,一个是自己开业,或者大家一起合资开一个泌尿外科专科门诊,或者加入另一个私立的泌尿外科的医院小组。如果还想进一步深造,比如去教学医院当教授,教授都是有学术水平和科研临床经验的,所以还要进行专科进修。例如泌尿外科是一个比较小的专科,你还要进修结石、肿瘤、男性学进行系统重建等等,做新的科研。进修两到三年,学院满意后才能去教学医院当教授。在美国,教授分3档:研究型教授,专做科研;临床型教授,必须要完成一定临床任务;研究型的教授,是奔前程而来的,如果这个职位是靠上级教授给的资助,那么是一个临时性的职位,这不是终身制的。还有就是医学院的课外活动,学生会在院附近开展免费门诊。但需要找一个老师教授,有执照的把关。三、四年级的学生在那里给公众做一些服务。这种爱心门诊使学生在老师的指导下接触病人,给予轻微治疗。由此他就有一个爱心奉献的经历,这对他以后考住院医师的执照有很大帮助。

五、医者应是有爱心、无私奉献的人

作为医生,必须要有爱心、奉献精神。只有喜欢当医生,才去当医生。美国学生跟你们一样来医学院,主要都是自己喜欢这个专业。虽然我们现在社会上医患关系比较糟糕,但这并不是医生造成的,是社会转型过程中那种氛围造成的。医生并不是神仙,不能保证把每个病人治好,医生是尽了力的,但病人觉得,出了钱的就必须把自己治好。这种社会戾气造就了现在这种情况。

我相信,我们下一代医学生、下一代医生有爱心,无私奉献。我原先一段时间是同济大学的研究生。1992年毕业后,分到广东附属医院做泌尿科医生。当时有位病人患有结石,病情很复杂。我在给他碎石之后,辅助一些中药,我们都知道中药是排石的良性剂。后来结石好了,病人很感谢我,提了一二十斤的虾给我,我很感动地收下。有些医生,要病人在开刀前请他吃饭,我不做这种事。但病人好了之后来感谢你,就要乐于接受。术前病人给你红包,其实是对你的不信任,对你人格的侮辱,大家如果知道这个条规,医患矛盾将减少。

当然,细心解释也很重要,病人来找你,是对你莫大的信任,你一定要耐心解释清楚。我刚开始做外科医生时,碰到一个腮腺动脉窦破裂的儿童。那时候没有那么小的针,我在初步缝合后就详细告诉家属并让他们尽快转院。作为一名医生,尽了自己最大的努力,大家都会接受。我发现很多医疗纠纷,都是因为交流不当。

我觉得国内有些误解就是来源于那些私立医院。我劝大家以后去医院工作不要去那些小的、商人创办的医院。他们的宗旨就是赚钱,当然不是说赚钱不对,而是他们的赚钱术是一种谎骗术。所以如果大家真正想成为一个好医生,就不要去那些私立医院,而去那些正规医院。没有医生的支撑,它们无法继续形成,那么就会回归到我们的正规大医院、社区医院。但是为什么有的病人那么暴力? 其实是因为他的经济条件不乐观,当所有的钱都花在了治疗上病情却仍然没有好转,我们政府也没有设置医疗慈善机构,由此而发生。这是很综合性的社会问题。

美国的医生怎样看病? 美国的医院和中国的不一样,在中国,医生是属于医院的,比如二院的医生不能去附属医院给病人看病。但是在美国,医生是独立的,而医院只是提供病房、仪器和诊疗场所。护士则是医生雇佣的。只有在大型医院,才有固定的护士,比如说急诊室。当病人所处医疗室不够理想,医生有权将病人转到有更好配置的医院。所以在美国,医院和医生是分开各自独立的。美国的医生可以在多个医院拥有自己的诊室和病房,可以形成自己的医疗团队,从而进行医疗事业。

美国病人的医疗费用从哪儿来? 第一,与国家政府医保系统有关,65岁以上老人均由政府出钱看病,再者医疗保险,这是由所在单位为雇员购买的商业保险,主要由年轻人享有;还有一小部分需要病人自己支付,当然,美国还有很多民间慈善机构。

美国医生有两种辅助系统:医疗秘书和预约系统,他们负责接受病人预约,负责和医保、慈善机构、病人打交道,假如你要去看病,就得先预约秘书,根据时间安排你才能见到护士,从而才能见到医生进行就诊,另一方面秘书会联系你所处的单位,告知就医费用,单位又将与保险公司联系报销。这可以保证医生不必知道病人的经济情况、有没有能力支付。当然,也有极少数病人既没有医保,也没有商业保险,也找不到相应的慈善机构帮助,自己也没有支付能力,遇到这种情况,病人的医疗费会先由政府买单,然后病人分期付款。

✔️ 互动交流:

讲座结束后,李教授热情回答了听众的提问。

提问一:我想去美国留学,请问怎样才可以突破语言难关?

回答:去美国留学,首先要考托福、雅思,然后才可以申请做住院医师。语言是实用性的工具,要每天用,才能提高。我从未背过词汇表,我就是听、说、用,就会了。

提问二:这个暑期,我想参加学院组织的美国学习夏令营,请问,在这为期一个月的夏令营中,怎样学习才能有最大的收获?

回答:美国的大学,暑期也要放假的,你参加暑期夏令营,可能进不了美国的医学课堂听课,但你可以去美国的医院参观。我建议,你最好找到一个专科医生,做他的"影子",他去哪儿,你就去哪儿,他干什么,你就跟着干什么。做"影子医生"需要申请,是免费的,这是很好的了解和体验美国医生工作状态的途径。

提问三:请谈谈您对奥巴马总统医改的看法?

回答:奥巴马总统的母亲是白人,父亲是黑人,他是美国底层家庭出身,所以,他具有一定的社会主义思想。美国的有钱人都有很好的医保,穷苦民众有的没有医保。奥巴马总统的医改方案,致力于让所有的人都有医保,致力于全民医保。他要求公司老板必须给每一位员工买医保,要求富人强制参加医保。有些富人觉得自己不会生病,不愿意买医保,"凭什么我买医保,保障穷人呢?"所以,奥巴马医保方案引起了一些富人和老板的反对。

(根据录音整理,未经本人审阅。整理:倪春晓、吴伟圆)

日本文化与人文精神

李长波 *

（2015 年 5 月 15 日）

在 20 世纪 80 年代中期，日本文化对我们中国而言，正如一本书的名字——《日本之谜》，这个谜至今我们中国学者依然没有解开。我个人虽在日本待了 26 年，接触日本人范围广一点，但对日本人还是认识不透。比如，同样碰见一个陌生人或者在酒桌上初次见面，中国人很容易做到三言两语就达到互相信任的状态，但日本人绝对不会对一个陌生人表露自己的真实想法。这是我们中国人交流的技术，也是艺术，这种信任关系是建立在我们独特的中华传统背景基础之上的，但是和日本人很难做到这一点。日本人总是按着日本人的标准来衡量一个外国人。

事实上，我在日本工作了 26 年，有时候感觉很冤枉。为什么冤枉呢？因为我是为这个学校服务，不是为这个政府服务。但是在学校让我最伤心的是：我对你一片忠心，你对我根本不相信。当我离开京都大学的时候，我才意识到我在日本就是一个少数民族。这种心态从日本人的角度讲呢，他们认为"你对我们国家不忠诚，对我们没有敬业之心"；但事实上，我对他们再怎么忠诚，他们也不会相信我，这是我屡次受到挫折之后得出的结论。

那么我们中国究竟该怎么看待日本文化呢？就我个人来看，日本文化不可小觑，但是很遗憾，我们对日本的政治、经济、社会、人文等等的研究远远不如日本人对我们中国的研究。现实中，我们的外交争端或者两国交恶或者反日游行，这些事情最根本的原因，我们研究不够，了解不深。作为一个学者，我找到了几个日本文化的关键词：一个是"母性原理与父性原理"。这个"父性原理"是讲究一视同仁、讲究能力，强调竞争、平等、一视同仁、不分内外，"父性原理"以美国文化为代表。与此相反，日本是纯粹的"母性原理"优势的文化。这种母爱，是保护

---

* 李长波，同志社大学日语与日本文化教育中心准教授。

孩子,她对孩子倾注了爱,同时,她对别人的孩子可以不管不问。这个和母鸡是很相像的。母鸡孵鸡雏时,把小鸡护在羽翼之下,唯恐它受冷受热。但如果你人为地把别的地方孵出的鸡雏放在它的鸡雏群体的话,母亲妈妈马上就识别出来,她不让外来的鸡雏吃食。这就是内外有别,也就是护短。我们中国也是"母性社会",但和日本却存在内外有别——我们是对自己的同胞非常苛刻,对外人礼上有加。

我们中国是血缘社会,所以有家谱,每一代的辈分一致,隔四五代一换。这是传承有序,而且辈分不能忘。从传统的文化讲,中国是血缘社会,美国是地缘社会,日本是什么社会?对此,我百思不得其解。直到前几年,我才知道这个词,叫"小团体社会",即任何组织和单位都可以成为一个小团体,这个小团体一旦形成,他们就会拥戴一个领袖,他们会对这个领袖言听计从。比如一群老头、老太太去旅行,其中肯定要选个团长。如果某人有机会被选为团长,他便会说"非常感谢大家选我做团长,我肯定尽职尽责,把行程安排好,请大家支持。"但在我们中国,肯定有唱反调的,日本人绝对没有唱反调的。只要形成了小团体,他就要维护这个核心。当然这种小团体形成了,有时候是要付出代价的。例如在日本的小学、初中、高中,经常有欺负人的现象,就是必须要找一个受气鬼,通过打击这个受气鬼来提高多数群体的向心力。有的学生也会说,我们中国也有欺负人的现象,我觉得中国的欺负人现象是力量不均衡状态下产生的偶发的事态,而日本人是常态。比如说,我在这个班级被罚了,班级除我以外的人对我都非常冷漠。大家在一起谈得热火朝天,只要我一出声,大家什么话也不说了。这种欺负人在日本是很典型的。日本人只要形成一个小团体,只要你是它的主管,自然就是一路绿灯。这就是"母性原理"。所以日本的内外有别和我们中国是正好相反的,日本人最好的车、最好的电器产品是要销售在日本的,供国人享受;最次的东西出口。像三菱自动的汽车公司首先打入印度,打入印度之后它失败了,它造成了一种在日本人观点里简直不能叫汽车的汽车,简直就是像侯宝林先生相声里说的自行车——除了铃不响,哪都响。这种车纯粹就是为了销给印度的。结果印度人一坐,发现日本的车怎么那么糟糕,结果三菱自动车在印度完全失去信任了。这就是说,日本人对内好,对外差,内外有别。我们中国人相反,我们是对内非常苛刻,对外是礼仪之邦。但是我们中国的人文精神所缺失的是对同胞的关爱和互相尊重,以及国家对于我们个人生命的负责和保护。

我作为研究日语史的学者,除了以上提到的内外有别原则,日本还有"上下原则",且上下原则优于内外原则。长话短说,日本人最开始是体现社会地位高与低这个关系的,等到他们后来完全用了内外有别。关于几点朴素的疑问,这是我授课的时候同学们经常提出的问题,但我回答不了的。为什么日本人热衷于日本文化论呢? 就这个问题,我曾经问过德国一所大学的搞哲学的硕士。我说你们德国人做德国文化论么? 他说除了纳粹和新纳粹这些以外,德国人是不会写德意志文化论和相关的书的,因为文化这个东西是不可定性的,他们认为文化论是不成立的。但日本人就有这个迷信——我们这个文化是独特的。到现在为止,日本人到澳洲宣讲文化还要炫耀"我们日语是非常特殊的语言",但事实上,从普通语言学来讲,日语是非常普通的语言,但日本人就觉得它特殊。在自我保护意识的支配下,有关日本文化的著作和文章真是甚嚣尘上。

我个人经常被日本人问"你们中国人每天都吃饺子么?"我说不是,饺子是小麦文明的产物,是北方的主食,但不是每天都吃。日本人对外有好奇心,但他们的好奇心非常肤浅。那么在国际上经常有人说日本人是暧昧的,有一个英语叫Japanese Smile,"日本人的微笑"。但是日本人心里是不暧昧的,他的心里是清醒的,只是他不说清楚而已。我在京都大学当助手的时候,到一个日本酒店去喝酒。有一次,老板娘跟我说,我做的菜,李先生你每次都吃得那么香。我说我这个人是喜欢吃的,好吃的东西我就要吃得香。十四年之后我老婆对我说,你吃饭嚼饭的动静怎么那么大呢? 我这下才知道日本人告诉我的是你吃饭动静别那么大,他说的是"你吃饭怎么那么香",我以为这是表扬我,实际上不是的。日本的一句话我十四年才找到答案,由此可见日本人的委婉和汉语的直截了当是不一样的。

我们中国人了解日本多少? 现在我们国人络绎不绝去日本旅游,但我们了解什么呢? 事实上他们破坏了国人在日本人心中的形象。比如在礼尚往来方面,日本人与中国人有很大不同。我是北方人,喜欢包饺子,做好了会送一些给邻居的老大妈。不过五分钟,邻居老大妈把我的盘子洗得干干净净,在上面放上橘子和苹果给我还礼。这在北方人眼里是不想和我深交的表示,北方人认为送的礼不能明天马上就还,不然说明你心眼小。

刚才说到日语表达委婉和汉语直截了当的区别,汉语有句话叫"察言观色",日语有句话叫"解读氛围"。两个日本猴子相遇,回避视线的一方就是认输了,日本人也一样,如果你盯着他眼睛看,他会觉得你给他在施加压力。但中国人由于发音难懂,需要看着别人口型说话。在欧洲,不看人眼睛说话算你失礼。日本人是"以和为贵"的,如果你和日本人吵架,他会觉得不能再和你说话了,要绝交。但日本人的"和"是以忍耐为代价的。有一本书中写到,日本人的忍耐周期是五十年,我掐指一算,1945 年到 1995 年,日本人正好忍耐了 50 年。50 年过后,日本人就变了,1995 年前日本人一个劲地反省认错,到了 1995 年那事就没了,对中国也开始硬起来了。日本人平时对别人的不满会忍耐,忍到一定时间就爆发一次。日本有个"忘年会"的习惯,小公司的社长会说,今天没有社长,也没有社员,大家有什么不满,直接提出来,给大家减压和放气。第二天,他还是社长,到了年末再来一次放气。

从传统意义上来讲,中国的文人必须有批判精神,这是中国人的气。从这个意义上来讲,日本没有过文人,因为日本崇尚文学的人都是幕府的幕僚,他们根本不具备文人的资格,因为他们没有丝毫的批判精神。文人的批判精神从欧洲来讲是属于文艺复兴之后,要对希腊文化进行重新评价,通过了中世纪的战争,人终于找到了人应该有的尊严。中国的人文精神体现在"役物而不役于物",就是在使用物体的时候不能被物所用。日本没有真正的文人有两个因素:第一,日本没有学习中国的科举制度。第二,日本的教学形态只有两个,各个藩有藩校还有师塾,剩下的是幕府的幕僚,他们都是权力的附庸。

(根据录音整理,未经本人审阅。整理:倪春晓、吴伟圆)

医学与人文

余　海[*]

（2015 年 6 月 11 日）

一、医学的人文性

什么是人文？《易经·贲》中说："刚柔交错，天文也。文明以止，人文也。观乎天文以察时变；观乎人文以化成天下。"宋程颐解释说："天文，天之理也；人文，人之道也。天文，谓日月星辰之错列，寒暑阴阳之代变，观其运行，以察四时之速改也。人文，人理之伦序，观人文以教化天下，天下成其礼俗，乃圣人用贲之道也。"

人文可以从三个不同的层面理解：人文是一个学科的概念，人文学科、人文教育、人文知识，比如文学、史学、心理学等学科；人文还是一种素养和修养，如我们常说的人文修养；人文还是一种精神、一种思想流派，如人文精神、人本主义、人道主义。孔子提倡的仁、仁爱之心，与西方的人道主义殊途同归，是公认的普世价值。"东方之星"沉船的打捞救助、对杭州 75 路公交车纵火嫌疑人的医疗救助等都体现了人道主义精神，体现了对生命的尊重，这是普世价值。

医学的人文性如何体现？人文精神是医学的本旨，是医学的出发点和归结点。医乃仁术，这是中外医学哲人的教导。

什么是医学？医学是研究人类生命过程以及防治疾病的科学体系，属于自然科学范畴（辞海 1979，1989，1999 年版）。*Encyclopedia Britannica* 认为，Medicine is the art and science concerned with the maintenance of health and the prevention, alleviation or cure of disease. 医学是有关维护健康以及预防、减轻或治愈病患的技艺和科学。

Edmund Pellegrino 认为，Medicine is the most humane of sciences, the most

---

[*]　余海，浙江大学教授，博士生导师。

empiric of arts，and the most scientific of humanities。医学是最人性化的科学，最实用的艺术，也是最科学的人文学科。医学的真善美是指：医学有科学之真、人文之善、艺术之美。

Thomas Szasz 说，Formerly，when religion was strong and science weak，men mistook magic for medicine；now，when science is strong and religion weak，men mistake medicine for magic.在宗教强盛科学幼弱的时代，人们把魔法误信为医学；在科学强盛宗教衰落的今天，人们把医学误当作魔法。

医学的使命：治愈还是照料？Cure or Care？

To cure sometimes，to relieve often，to comfort always。翻译成中文的意思就是：有时，去治愈；往往，去帮助；总是，去安慰。希波克拉底誓言两大主题：德行和技艺，即医学＝美德＋技艺。希波克拉底认为，"医术是一切技术中最美和最高尚的"。希波克拉底誓言体现了医生的职业道德和职业禁忌（禁止堕胎，不伤害原则，保守秘密，不加害原则）。

希波克拉底誓言是：仰赖医神阿波罗·埃斯克雷波斯及天地诺神为证，鄙人敬谨直誓，愿以自身能力及判断力所及，遵守此约。凡授我艺者，敬之如父母，作为终身同业伴侣，彼有急需，我接济之。视彼儿女，犹我兄弟，如欲受业，当免费并无条件传授之。凡我所知，无论口授书传，俱传之吾与吾师之子及发誓遵守此约之生徒，此外不传与他人。我愿尽余之能力与判断力所及，遵守为病家谋利益之信条，并检束一切堕落和害人行为，我不得将危害药品给与他人，并不作该项之指导，虽有人请求亦必不与之。尤不为妇人施堕胎手术。我愿以此纯洁与神圣之精神，终身执行我职务。凡患结石者，我不施手术，此则有待于专家为之。无论至于何处，遇男或女，贵人及奴婢，我之唯一目的，为病家谋幸福，并检点吾身，不作各种害人及恶劣行为，尤不作诱奸之事。凡我所见所闻，无论有无业务关系，我认为应守秘密者，我愿保守秘密。尚使我严守上述誓言时，请求神祇让我生命与医术能得无上光荣，我苟违誓，天地鬼神实共殛之。

日内瓦宣言-医生誓言（Declaration of Geneva：A physician's oath）中说，"准许我进入医业时：我郑重地保证自己要奉献一切为人类服务。我将要给我的师长应有的崇敬及感戴；我将要凭我的良心和尊严从事医业；病人的健康应为我的首要的顾念；我将要尊重所寄托给我的秘密；我将要尽我的力量维护医业的荣誉和高尚的传统；我的同业应视为我的手足；我将不容许有任何年龄、疾病或残障、宗教、种族、性别、国籍、政见、性别倾向、社会地位或其他的考虑，介于我的职责和病人间；我将要尽可能地维护人的生命；即使在威胁之下，我将不运用我的医学知识去违反人道。我郑重地，自主地并且以我的人格宣誓以上的约定。

医学生誓言是：健康所系，性命相托。当我步入神圣医学学府的时刻，谨庄严宣誓：我志愿献身医学，热爱祖国，忠于人民，恪守医德，尊师守纪，刻苦钻研，孜孜不倦，精益求精，全面发展。我决心竭尽全力除人类之病痛，助健康之完美，维护医术的圣洁和荣誉，救死扶伤，不畏艰辛，执着追求，为祖国医药卫生事业的发展和人类身心健康奋斗终生。

二、医学发展中的人文精神

从医学发展史来看，医疗技术的发展是从人类需求出发，以人文关怀为最高准则（以外科学发展为例）；在医学发展过程中又面临新的人文难题，有待我们去解决。

从医字的演变看医学之由来。"醫"——"毉"。《广雅》云："医，巫也。""医即巫也，巫与医皆所以除疾，故医字或从巫作毉。"矢，就是箭头，殳，就是兵器。

外科学的发展：颅骨环钻术（trephination）

颅骨环钻术（穿颅术）的目的是释放"邪恶之气"外伤去除碎骨片、血肿颅内减压。

三国时代的华佗据称是有名的外科医生。《后汉书·华佗传》记载："若疾发结于内，针药所不能及者，乃令先以酒服麻沸散，既醉无所觉，因刳剖腹背，抽割积聚；若在肠胃，则断截湔洗，除去积秽，既而缝合，傅以神膏，四五日创愈，一月之间皆平复。"

20 世纪以前的外科学，外科治疗是一个惨烈的痛苦体验——无麻醉，无消毒，沸油或烧灼止血。

欧洲中世纪时外科医疗由理发师兼任，出现理发匠-外科医生（barber-surgeon）的专门职业（1540—1745）。

麻醉术发明之前常用的手术止痛药物：大麻，鸦片，蔓陀罗颠茄，酒精等；或用催眠术；止痛效果极差。

初期的外科治疗——截肢 amputation

李斯顿（Robert Liston），最牛的英国外科医生，截一条腿只用 28 秒。手术室不愧是他的舞台，每场表演前他都要冲着观众大喊："给我计时，先生们，计时！"在奋力打破自己纪录的过程中，李斯顿不仅截掉了病人的腿，还顺带切下了病人的一个睾丸，以及助手的两根手指。

乳腺切除术 Mastectomy（采自 1744 年的外科教科书 Johnnes Scultetus the Elder：Armetarium Chirurgicum）

"英国小说之母"的范尼·伯尼（Fanny Burney，1752—1840），曾描述过她恐怖的手术经历。1811 年 9 月 30 日,拿破仑首席军医多米尼克·拉莱为她实施了乳腺癌切除术。伯尼事后记录到:"我上了手术床,一块丝质的手帕放在我的脸上。七名医护人员围住了我,透过手帕,我看见闪闪发光的钢刀。接着是一阵寂静……当恐怖的钢刀刺入乳房沿着静脉、动脉、肉、神经切下……我大声尖叫起来,整个手术过程一直不停歇地尖叫……那种剧烈的极度痛苦……任何语言都无法描绘……我感觉到刀在胸骨上——刮擦着它,我无法控制地开始哭泣。我大声尖叫,并持续了整个手术过程,那简直是一种酷刑。"

疼痛、感染、失血是外科学的发展的三大障碍,近代外科学的发展得益于麻醉术,消毒防腐术和输血术的发明。特别是麻醉术的发明原本痛苦残忍的医疗技术变得更加人性化。为纪念 1842 年 3 月 30 日美国医生 Crawford W. Long 首次将乙醚麻醉用于外科手术,1990 年美国总统 George W. Bush 签署法案正式将每年 3 月 30 日定为国家医师节(National Doctor's Day)。现代整形外科,微创外科的发展体现了医学的人性化和人文精神。

医学人文主义思想在整形外科和矫形外科的发展中体现得尤为明显。得益于这两项专科,许许多多受到创伤的人们不再像原来那样,与丑陋的疤痕和他人的嘲笑相伴,度过下半生。人们不再仅仅关注生物上的"人"是否能存活,也开始关注如何使病人在保证生命的同时拥有一个健康的心理,并且顺利地融入社会环境,扮演社会角色,实现"人"的社会属性。

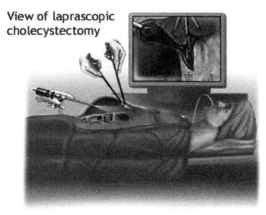

微创手术-腹腔镜手术

微创外科 Minimally Invasive Surgery

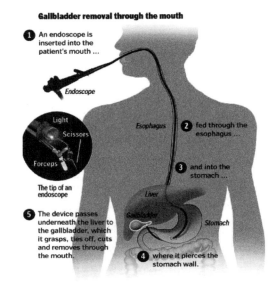

医学的专科化。1910 年 Abraham Flexner 关于北美医学教育的报告 *Incompetent physicians are manufactured by wholesale in this country* - *New York Time January 12 1910*

1910—1930 年 Flexner 的改革开创医学教育的新时代,也铺平了医学专业化之路。

外科学的分化:年龄:小儿外科学,老年外科学;部位:心胸外科学,腹部外科学,头颈外科学,盆腔外科学;系统:神经外科学,血管外科学,淋巴外科学,泌尿外科学,骨科学;器官:肝胆胰外科;病因、病理:肿瘤外科学,创伤外科学;治疗目的:整形外科学,移植外科学;治疗手段:显微外科学,微创外科学,腹腔镜外科学。

医学的高度专科化与公众需求的矛盾:医学的专科化促进了医疗技术的提高和医学科学的发展;医学专业的精细分化和专科主义(specialism)的影响,现代医学过分强调专科训练将疾病和病人分割,病人机体的局部和整体分割,病人的生理和心理的分割,生物学因素和社会学因素的分割,病人和环境的分割。没有一个专科的医生对病人整体的健康负责。病人的整体利益,心理情绪,人格尊严得不到应有的关注和尊重,由于医学的非人性化 Inhumanization,导致医疗服务水平的下降和医患关系的恶化。

医学的科学化和非人性化。在现代化医院中过分依赖高科技诊疗设备,缺乏病人和医生之间的接触和沟通,离科学越来越近,离人性关怀却越来越远,导致医生病人的关系疏远,医疗质量的下降和医患关系的恶化。

医学发展中的新的人文难题。医学科技的发展是一把双刃剑:促进人类健康和社会进步;新技术带来心理、伦理、哲学、法律法规、经济等人文难题,其原因是:科学技术解决能不能做,人文才解决该不该做的问题,科学和人文是鸟之两翼,车之两轮。

医疗技术能不能解决所有的健康问题?

案例1:河北清苑县臧村镇农民郑艳良双腿动脉不明原因大面积栓塞,右腿上开始出现很多紫斑,而后皮肤变黑开始大面积溃烂、流脓,因无钱就医做手术。2012年4月14日上午,用钢锯花了15分钟时间,将右腿从大腿根15cm处锯断。2013年10月11日媒体报道后有医院愿为他免费治疗。

案例2:2011年11月8日,开小计算机公司的陈立,因深圳市第二人民医院,将其妻宫内窒息大脑缺氧的婴儿抢救成活,患儿有可能因缺血性脑病导致脑瘫,而殴打妇产科医生罗军。回绕着一个孩子的生死,在人性和医德的搏击下,一个梦想过上尊严生活的父亲和敬业的医生之间产生了分歧。

科技进步未必能造福人类——诺贝尔奖的遗憾。The Nobel Prize in Physiology or Medicine 1948 "for his discovery of the high efficiency of DDT as a contact poison against several arthropods"。瑞士化学家保罗·米勒,因为他发明了对节肢动物有机氯杀虫剂DDT(二氯二苯三氯乙烷)获得1948年的诺贝尔医学奖。DDT分解极慢,多年来大量DDT积蓄在土壤和水中,由此造成公害。瑞典科学院也不得不承认授予DDT发明人诺贝尔奖是一个错误。

The Nobel Prize in Physiology or Medicine 1949 "for his discovery of the therapeutic value of leucotomy in certain psychoses"。基于生物医学模式用手术切除部分大脑额叶白质治疗精神病,对躁狂型精神病可取得一定疗效。但是手术切除病人的部分大脑额叶白质的方法对病人是一种严重的摧残,病人迟滞痴呆人格改变,上世纪50年代后此项技术被摒弃。

医学技术的发展及其人文难题。基因技术:人类基因组计划,基因工程(转基因食品,转基因药品),基因诊断,基因治疗;人类干细胞技术(成体干细胞,胚胎干细胞移植);克隆技术(治疗性克隆,生殖性克隆);持续性植物状态(植物人),脑死亡,安乐死;器官移植(器官来源);人工辅助生殖技术。

生命伦理学的基本原则:行善原则(the principle of beneficence),自主原则(the principle of autonomy),避害原则(the principle of non-maleficence),公正原则(the principle of justice)。

三、医学的人文教育

古代的医学教育:尽管古埃及、古希腊有医校,中国古代也有官学和私学,但总体以师承传授为主(apprenticeship)。中世纪时医学教育在欧洲大学兴起,包括意大利的 Salerno,Bologna,Padua 大学,法国的 Paris,Montpellier 大学,英国的 Oxford,Cambridge 大学。17 世纪中叶荷兰的 Leiden 大学首先开始临床教学,在医院设置教学病床,为学生提供医疗实践教学。美国的规范化的住院医生培训开始于 1920 年代。当时人文教育是医学教育的重要部分。

现代医学的发展从 19 世纪末开始,到 20 世纪医学完成了从经验医学(Empirical Medicine)、思辨医学(Speculative Medicine) 到科学医学(Scientific Medicine)的转型。

医学的专科化和科学化推动了医学科学的发展,但是医学专业分科过细和医学的科学化倾向冲击了医学的人性化,带来了新的困扰,与此同时,在医学教育中也出现了重科学轻人文的倾向。

人文精神是医学的核心价值,医生的人文素养应包括以下四个方面:博学多识,视野开阔;沟通能力,团队精神;道德高尚,品行端正、同情之心,怜悯之情(同理心 Empathy)。Edward Rosenbaum 说:"To be a doctor, you must first be a patient.""医学在有知、有理之外,还必须有用、有情、有趣、有德、有灵。"

人文精神对科学技术起着奠基作用:科学精神,探索精神,怀疑精神,批判精神,实证精神,独立精神,源理精神,创新精神的养成依靠人文教育熏陶下的潜移默化而形成的世界观、人生观和价值观。人文社会科学的学养有助于科技人员的宏观思维、逻辑思维和形象思维的结合,有助于陶冶心情、丰富生活、领悟人生。

1999 年国际医学教育研究所提出全球医学教育最低基本要求,医学生毕业时要有七个领域的基本核心能力:①职业价值,态度,行为和伦理;②医学科学的基础知识;③沟通技能;④临床技能;⑤人群健康知识;⑥信息管理能力;⑦评判性思维能力。

医学生的人文教育:人文知识(Liberal Arts):通识课程;医学和人文社会科学交叉学科:心理学,伦理学,行为学,卫生法学,卫生经济学,社会医学,医学史等;科学方法论:科研方法,临床思维等;人文修养:音乐,美术,文学,艺术等;人文精神,职业精神,道德修养;医学生的入学条件:尊重生命,悲天悯人,利他精神。医学的三个境界:看山是山,看水是水;看山不是山,看水不是水;看山又是山,看水又是水。

(根据余海教授演讲 PPT 整理,刊发时有删节,未经本人审阅。整理:吴艳玲)

如何成为一名优秀的医学生

陈红专 *

（2016 年 11 月 7 日）

一、医学教育

首先介绍医学教育。医学教育是指按着社会的需求有目的、有计划、有组织的培养医药卫生人才的教育活动。一般多指大学水平的医学院校教育。在国外它是一种精英教育，实际上是一种职业教育，教导我们如何培养一个有担当、有神圣使命感的医生。医学教育的三个关键词是"existence"、"excitement"和"excellence"。existence，即一种生存和发展，发展的前提是生存；excitement，热情，做任何事一定要有热情，医学教育希望医学生培养对医学这一神圣事业的热情；excellence，优秀卓越，医生是精英，在国外，最优秀的人读医，成为医学生。

医学教育的三个阶段为院校教育、毕业后教育、终身教育。医学院校毕业即为院校教育。毕业后教育，自 2015 起，全面启动住院医师规范化培训，指高等院校医学类专业本科及以上学生，即临床医学类、口腔医学类、中医学类和中西医结合类学生，在 5 年医学院校毕业后，以住院医师身份接受的系统化、规范化培训。也就是说医学生毕业后不能马上做医生。上海在四年前已实施该培训，现已把这个经验推广到全国。终身教育，成为医生只是职业生涯的起点，因为医学教育是一个终身学习的过程。

三级医疗体系，一级医院：是直接向一定人口的社区提供预防、医疗、保健、康复服务的基层医院、卫生院；二级医院：是向多个社区提供综合医疗卫生服务和承担一定教学、科研任务的地区性医院，比如上海市中心医院；三级医院：是向几个地区提供高水平专科性医疗卫生服务和执行高等教育、科研任务的区域性以上的医院，代表着最高水平。中国医疗改革希望能够建立这样一个三级医疗

＊ 陈红专，博士，教授，上海交通大学医学院博士生导师。

体系,希望社区或者是乡镇医生成为我们健康的守门人。通过一级、二级再到三级,有秩序的看病。在这一方面,我们需要向发达国家,特别是澳大利亚、加拿大学习,重视基层社区发展,解决三级医院就医拥挤的困境。

二、医学生素质

医学生除了学校教育,还要保证素质,在这一方面,我觉得每个时代对每个人的要求都不一样。以我的学医和教育经验来谈,第一,无论学医还是学习其他东西,做人最基本的一定要有 vision(梦想)和 mission(使命),对自己要有一个目标的追求。第二,competencies(职业能力素质)和 standards(标准),我们要达到做医生的标准。第三,integrations of basic and clinical sciences,基础和临床科学的结合,我在大学学医时深刻地体会到学习的时候将基础与临床相结合,有利于巩固记忆,理顺知识点,是个非常好的学习方法。第四,PBL,以问题为导向的教学方法,是基于现实世界的以学生为中心的教育方式。第五,life-long learning,终身学习。第六,humanities,人文学科,医学院注重人文素养的培养是非常重要的。医患关系的存在,实际上很多时候是因为我们医生自身的人文素养还不够。第七,physical and mental health,保持身心健康。最后,the last but not the least,具备良好的沟通能力。沟通能力决定着你一生的前途。机会有时候靠沟通,一个人智商高、情商低肯定会失去很多机会,而一个人情商高、智商一般能得到更多机会。沟通还要恰如其分,让人家一开始就明白你的 key point 在哪里,这对今后的发展起着重要作用。我通过慕课观看了比尔·盖茨的夫人在耶鲁大学毕业典礼上所作的有关沟通与交流的报告,它启发我:对医务工作者来说,好的沟通是解决医患关系的有力工具。

三、全球医学面临的挑战与使命

我们作为医学生,不能总是停留在今天你所看到的,还要着眼于未来,要想得更远,拓展自己的思路。我在比利时鲁汶大学时,他们所讲的全球面临的挑战实际上和我们是一样的。一是全球的卫生,我们面临的全球的卫生有个性也有共性,在这里我讲共性问题——卫生福利。在国外,福利问题是发展的瓶颈。医保、政保、农保等在国外多数国家是免费的,这是一比很大的开销,特别是美国,奥巴马为了医改搞得头破血流。福利是刚性的,人们对自己的福利待遇具有只能允许其上升不能允许其下降的心理预期。所以很多时候,卫生的福利如果调得过高,反而会加大对全球资源划分的难度。二是可持续发展。那么如何理解可持续发展？当今社会人口老龄化形势严峻，60岁以上老年人占人口比重高，可利用的劳动力资源明显下降。实施放开二胎政策就是为了可持续发展。现在人类平均寿命延长，我国的平均寿命为75岁。女性寿命比男性长的原因之一是女性受到的打击比男性多。由此可见遭受打击多，寿命反而长，看来人是需要打击的。三是全球文化间的碰撞和影响。我曾经到比利时的洛特丹，当地的大学想要与我们交大医学院进行有关肝炎的科研合作。由于中国是肝炎大国，而洛特丹是港口，很多的亚裔人群进欧洲都要经过那个港口，所以很容易产生肝炎，因此他们希望与我们合作研究。由此我想到了文化间的不同和相互影响，对卫生和健康是有影响的，用全球的视角看待各种疾病，联想到国际文化间的交流，想到你没有想到的问题。

心血管疾病、肿瘤、糖尿病等慢性疾病对我国人健康造成挑战和威胁。去年我主持了全国"十三五"规划的重大专项的主题专讲，就针对重大慢性疾病的防治提出了自己的建议。因为国家往年的规划在防治重大慢性疾病新药的研发上提的不多，而慢性疾病对人类健康的威胁又很大，我起草这样一个蓝图作为我们国家"十三五"规划的研究重点。在慢性疾病中，心血管疾病和肿瘤的发生率、死亡率高。世界卫生组织已经把肿瘤当成了慢病。人口老龄化带来了非常大的医疗和社会问题。作为上海人大常委会的一员，我立法监督一些医疗卫生问题。我非常关注老龄化问题以及老龄化带来的一系列影响。大家都听说过老年痴呆吧，也叫阿尔茨海默病，随着年龄增加患病的发生率也提高，到65岁以上每增加5岁，发生率增加10％。过去大家都认为年纪大了患帕金森病的可能性大，但如今阿尔茨海默病的发病率在不断上升，这是一件很可怕的事。例如，里根，一位对整个世界产生重要影响的美国总统。由于他本身是演员出身，极具表现力，担任总统时的风度是所有总统中最好的。可当他老了，他连他最亲近的、陪伴了他一生的太太都不认识了；英国的撒切尔夫人，晚年与老年痴呆症"斗争"；前香港中文大学校长高锟在光纤领域荣获诺贝尔奖，本是一件可喜的事，他却在领奖时生了老年痴呆，无法亲临现场。

同时我们也比较关注艾滋病、肺结核、肝炎等传染病。其实世界上很多的传染病是完全可以通过疫苗来预防消除的。小孩出生后注射乙肝疫苗，乙型肝炎发生率明显降低。但由不明原因病毒所引起的新发传染病，一般药物无法治疗。去年我参观了美国亚特兰大疾控中心，当时有几位埃博拉病毒感染者被送去那里，使我印象深刻的是在没有发生埃博拉之前，他们已经在研究各种各样不明原因的病毒。面对突发公共卫生事件，强调全程生命周期服务，即从自己的哭声中出生，从别人的哭声中死亡，这个过程是漫长的。生命是什么？我给它的定义是：生命是一种死亡率100％的性传播疾病。医患纠纷最多的是整容医院。因为在整容之前所有人都是抱着整形以后比原来要漂亮的希望，结果却不尽如人意。胎源性疾病研究在国际上非常重要，有人提出由于遗传和表观遗传学的问题，再加上环境因素的影响最后演变成了老年痴呆。医疗健康服务模式发生了明显的转变：过去医生的任务是治病救人，现在医生不仅要治病，更要注重健康促进，在未患病时，做到预防疾病，预防亚健康。

四、医务工作者的思路

当医学面对这么多问题时，我们医务工作者可以参考国际上现有的医学策略。这里简单地给大家讲几个。第一，转化医学，我们的研究就是要在基础与临床之间相互转换。但我们现在基础的人都只想到改变基因、分子基质。临床的人只想到看病，不想到医学研究，不想如何把临床的问题转变成一个科学问题进行研究。我们提出了"predict"的概念，即预测，预测疾病的发生及发展。现在很重要的就是国家的力量，医生、护士、患者一同参与。转化医学的核心是个体化，今天的医学还远远没有达到真正意义上的个体化。我们现在要做的是预防疾病，个体化非常重要。最近精准医学很热。奥巴马总统提出精准医学计划，习大大在中国也提倡精准医学，将600个亿用于精准医学的研究，所以我们现在正在计划，开研讨会为精准医学做准备。精准医学是因人因病而异的、更加精确的个体化医疗，将彻底改变医学和加快精准医学理念融入日常临床实践的步伐。

我们现在正研究基因突变。由于白种人和黄种人基因突变不一样，每个人的肿瘤细胞也不一样，所以今天肿瘤要进行靶向治疗。肿瘤的最关键问题就是异质性，肿瘤细胞里有异质性，有的有突变，有的没突变。举个我身边有关转化医学的例子给大家听。2010年，王院士获得国家科技的特等奖。王院士获奖我想其中有这样几个理由：第一，王院士是全世界第一个发现维甲酸能够治疗急性早幼粒白血病的人。在国外实验当中，用顺式的维甲酸对治疗急性早幼粒白血病也有一定的效果。在当时的中国，王院士用治疗银屑病的全反式维甲酸去治疗急性早幼粒白血病，发现非常有效。但这时他的太太不幸去世了。在去世前，她接受了很长时间的治疗，临终前将一个5岁患有急性早幼粒白血病的女孩托付给他。授奖时我们也请小女孩来了，她目前刚结婚生活得很好。实验室里发现的这种药对这个5岁的女孩进行治疗。将一个致死性的疾病，通过用药使原来白血病的细胞变成了正常的细胞，这个叫诱导分化。王院士通过临床实验证明白血病细胞恶性表型。我从他的例子中总结出一个经验：很多临床老药新用、经验都可以去转化,关键是你要有这个想法。转化医学类似一个人打乒乓球,王院士既是一位血液科医生又是一位病理生理教授,他较好的结合了基础与临床,能在同一个问题上打乒乓。因此他探索出重大发现——维甲酸联合砒霜来治疗急性早幼粒白血病。这两种药加在一起使全世界公认的原来的致死性急性早幼粒白血病变成了可治愈的疾病,它的有效率治愈力度达到了 95% 以上,这是继中国青蒿素发明之后的一个很重要的贡献。今天首个转化医学国家重大科技基础设施落户我们上海交通大学医学院瑞金医院。我们获得了九亿资金进行探索。获奖后我们请王院士给胡锦涛写了一封信,希望中国加强转化医学的研究。因为如果有转化医学重大设施,可能很多疾病可以加快治愈。王院士其中一位学生陈院士,做过我们卫生部部长,中国科学院的副院长,现是全国人大的副委员长。他从分子上解释了维甲酸和三氧化二砷的机质及效果,这对中国是一个巨大的贡献,在国际上非常有影响力。我本人很敬重陈院士,他是我们这儿的教授,情商、智商、科学能力、表达能力都很强。但大家去看他的履历,他毕业于江西一所卫校,没有读过本科。他的成长经历激励我们想要成为一名杰出的科学家,适应环境、注重过程、培养素质、把握机遇、创造机会等很重要。

接下来谈谈循证医学。循证医学意为"遵循证据的医学",又称实证医学,其核心思想是医疗决策应在现有的最好的临床研究依据基础上做出,同时也重视结合个人的临床经验。过去我们认为医学是经验医学,很多时候都是根据经验用药。而今医学一定要依赖证据,我们将证据分为五级:一级是按照特定病种的特定疗法收集所有质量可靠的随机对照试验后所做的系统评价或 Meta 分析;二级是单个的样本量足够的随机对照试验结果;三级是设有对照组但未用随机方法分组的研究;四级是无对照的系列病例观察;五级是专家意见。随机伤亡对照的临床试验是金标准,但在没有这些金标准的情况下,可依次使用其他级别的证据作为参考依据,但应明确其可靠性依次降低,当以后出现更高级别的证据时就应尽快使用。今天我们处于信息化、基因组织时代,产生大量的信息及数据,这些对整个医学和医疗的冲击是前人未曾想到的。但我们可以预见明年或者未来几年,智慧医疗将会对这个医疗体制产生革命性的改变。也就是说,无论你以后在哪家医院,都可以通过智慧医疗得到很大的延伸。

五、知识的交叉、整合、创新

在医学挑战面前,我们需要做什么?我们今天学到的知识绝对不仅仅是生物、医学、药学这么简单。知识是无限的,但有的知识是对的,有的知识是错的。

我可以这样讲,大学里学的知识有 90% 是没有用的,直接有用的知识可能 10% 都不到,但这 90% 却充实了你的知识宝库。这些知识无论是对的还是错的,都是追求真理的一部分。还有就是创新,创新来自哪里?医学生往往由于专业的习惯,学到后来就不知道如何去创新,感觉无处去创新。切记不要因为我们学医就去压缩创新的空间,你可以自己学着去创新,时刻保持创新的思想。另外,充分珍惜大学美好的时光,在每个阶段做自己应该去做的事情,好好考虑如何去充实自己。大学毕业的时候,我觉得应该继续学习,考研究生,因为我很自信,读书不错,我报考了上海的大学。我的导师金正均是当时上海第二医科大学非常著名的一名导师,他在讲座上能讲 5 门外语,语言天赋极高,精通英语、法语、德语、荷兰语、意大利语。他以前狠狠地打击过我一次,他说:"你可以什么都比我好,但是外语不会比我好。"但他在生活中对我很好,是我的良师益友。那时我硕士毕业后想回到杭州工作,在他的极力劝导下,我最终选择读博士。我考上了上海第二医科大学,也就是现在的上海交通大学医学院,在上海第二医科大学的这段学习经历对我来说是收获满满的。毕业后,赴法国国立健康与医学研究院(INSERM)进行博士后研究。这段经历对我的成长是十分有益的。去了法国以后,我在情操、文化修养、艺术鉴赏上有了很大提升。上海交通大学医学院称得上是全国数一数二的医学院,在国际杂志上发表过多篇文章,这个归功于大家共同的努力。选择医学就是选择了奉献。一进交大医学院我们可以看到石碑上彰显二医的精神——博极医源,精勤不倦,这是唐代名医孙思邈在《备急千金要方·大医精诚第二》中所提出的医务人员在医疗技能方面应具备的基本要求。我很自豪,因为这是文化,这文化里面有我的参与。在我还没当院长时,石碑上写的是勤奋求实,创新进取。后来有一次我到了延安,一路过去的时候,有两个东西令我十分震惊,一个是保健品,另一个是医院、小学、中学楼道里都刻有"团结、求实、进取、创新"这八个字。我一回到学校,看到石碑,觉得我们并没有创新,就给学校写了一封信,提议改变题词,很荣幸我的《关于在讨论"大学精神"同时凝炼二医校训的提案》,获"十佳"提案表彰,同时我也获得"2005 年度上海市科教系统教(职)工代表大会优秀代表"称号。每次看到这个题词时,我的内心都是非常激动的,但都把它放在心里,因为这个石碑有太多人的贡献,所以我不该轻易讲。今天我讲的目的是作为对大家的鼓励。我想说,我们来自农村,我们要有梦想,我们要仰望星空,但千万别忘了还在耕耘的曾经的父辈。脚踏实地,拥抱梦想。最后,感谢大家,让我们为梦想插上翅膀,展翅高飞!

(根据录音整理,刊发时有删节,未经本人审阅。文字整理:吴伟圆、施元丹、吴艳玲)

鲁迅:在医学与文学之间

黄乔生[*]

（2015 年 11 月 24 日）

一、中医是有意无意的骗子

　　鲁迅是一位大文豪,他弃医从文,在医学与文学之间有很多故事和尝试。鲁迅最早接触的是中医,然而他从小深受医疗之苦,就自身体验来说,饱受牙疼难治的切身之痛。当时绍兴并无牙医,唯有《验方新编》是唯一的救星,然而试尽"验方"都不灵。后来一个善士传给他一个秘方:择日将栗子风干,日日食之,神效。可惜未果,之后看中医,服汤药,然而中医也束手无策,认为"牙损"难治得很。后来有位长辈还斥责他不自爱才会招致此病,医生是没有办法的。鲁迅当时不解,从此不再向人提及牙齿的事,似乎这病是他的耻辱。如此者久而久之,直至鲁迅到日本的长崎,寻了一位牙医,替他刮去了牙后面所谓的"齿垢",就不再出血了。有一天,他翻阅中国的医药书,忽而发见触目惊心的学说——齿是属于肾的,"牙损"的原因是"阴亏"。对于这种诬陷,鲁迅很愤怒,这也是他痛恨中医的原因之一,从他的切身之痛上我们看出中医的不科学、马虎及臆测。第二是由于他父亲的病。他父亲得了肺病(肿胀),鉴于当时落后的医疗条件,这种病很难治愈,相当于如今的绝症,有很多文学家死于此病,而鲁迅本人也患有肺病。鲁迅请名医来救治父亲的病,这位"大师"讲了一套中医的理论,即"医者,意也":先前有一个病人,百药无效;待到遇见了叶天士先生,只在旧方上加了一味药引,即梧桐叶。只一服,便霍然而愈了。另外一种是败鼓皮丸。它是用打破的旧鼓皮做成的,水肿亦名鼓胀,一用打破的鼓皮自然就可以克服它。"医者,意也"的观念存在当时整个社会系统。譬如清朝的刚毅因为憎恨"洋鬼子",就训练了一支"虎神营"军队抵挡敌人。"虎神营"含有取虎能食羊,神能伏鬼的意思。这样看来,在鲁迅的眼里,中医就是迷信。这还体现在以黑色降伏红色,比如用墨水

---

　　* 黄乔生,北京鲁迅博物馆常务副馆长、研究馆员。

来镇压吐出的鲜血等。甚至用医能医病，不能医命的想法来对待患者，将其命归咎于前世。中医是有意无意的骗子。可能一些医德匮乏的医生会骗取患者高额的出诊费，但我想绝大多数的医生是无意的骗子。但对鲁迅来说，中医耽误了他父亲的病，害死了父亲。医生开了很多奇怪的药引子，像甘蔗要经霜三年、蟋蟀要原配等，却一无成效。

二、求学经历

1898 年 4 月，鲁迅入南京水师学堂。12 月，被本家叔催促参加县考，中榜后以四弟患病为由不再参加府考，继续前往南京求学。1899 年转入江南陆师学堂附设矿务铁路学堂学开矿。这期间接触了赫胥黎的《天演论》，对他以后的思想具有一定影响。除读新书外，他爱骑马运动，敢于和旗人子弟骑马竞赛。1902年，鲁迅赴日本留学，入弘文学院普通科江南班学习日语。1904 年 9 月，正式去仙台医学专门学校学医。即使学医，在东京就有医学校，是第一高等学校中的医学科，而他最终选择到偏远的仙台去，是因为在东京的两年间碰到的"清国留学生"，令他十分失望。那又是什么促使鲁迅学习西医？第一，医学是与人类切身相关的一门学科，也是日本维新运动的开端。第二，他受到父亲病故的刺激，对中医产生了严重的怀疑，认为中医技术落后，希望求学西医，在和平时期开医馆，救治像他父亲那样被庸医所害的病人，改善被讥为"东亚病夫"的中国人的健康状况。第三，鲁迅从小有感于中国女子缠足，认为这是一种野蛮、反人道的行为，戕害了广大妇女，使她们的身体畸形。他有一个隐藏在内心的愿望：让医学知识普及大众，做到真正放足。

鲁迅是仙台医学专门学校第一位外国留学生，也是唯一的中国留学生。在那他结识了藤野先生，一位正直热忱、治学严谨、没有狭隘的民族偏见的日本老师。"我交出所抄的讲义去，他收下了，第二三天便还我，并且说，此后每一星期要送给他看一回"，藤野先生对鲁迅的热情与关怀无微不至。最后，鲁迅的讲义已经从头到末，都用红笔添改过了，不但增加了许多脱漏的地方，连文法的错误，也都一一订正。这样一直继续到教完了藤野先生所担任的功课：骨学、血管学、神经学。鲁迅小时候喜欢影写小说插图，具有良好的美术功底。有一次，他把一根血管画错了位置，这是他明知故犯地"唯美"一下。通过藤野先生的谆谆教诲，鲁迅的笔记前后有了较大变化，端正态度，认真描绘。藤野先生还鼓励鲁迅大胆解剖尸体，因此他获得了准确的知识和真切的体验，明白了"胎儿在母体中的如何巧妙，矿工的炭肺如何墨黑，两亲花柳病的贻害于小儿如何残酷"。可见鲁迅与藤野之间的师生敬爱是中日交流史上的一段佳话，也是鲁迅在求学时一段弥足珍贵的回忆。

三、弃医从文

鲁迅在日本留学所期望的内容，不仅是所灌注的新知识，而是开拓具有欧洲意义上的近代科学精神和方法。但仙台医学专门学校所教授的与此有所不同，鲁迅可能感到很失望。解剖学是医学院的基础科目。有研究者推断说，藤野先生对鲁迅的指导并不成功，因为他对鲁迅笔记的批改过于琐细，满纸丹黄烂然，使鲁迅觉得难堪；这所学校的教学是死记硬背，难以激发兴趣，课时长又辛苦，长期奔波于教室和宿舍之间，让鲁迅最后厌倦了医学。最让他心痛的是在留学日本期间观看幻灯片：一个中国人给俄军做侦探被日军捕获，正被砍头，一群身体强壮却心智麻木不仁的中国人正津津有味地围观。日本学生拍手欢呼万岁，声震屋瓦。在《呐喊·自序》里，鲁迅说："凡是弱的国民，即使体格如何健全，如何茁壮，也只能做毫无意义的示众的材料和看客，病死多少是不必以为不幸的。"此时，鲁迅深刻意识到精神上的麻木比身体上的虚弱更加可怕。要改变中华民族在世界上的悲剧命运，首要的是改变所有中国人的精神和国民性，而善于改变中国人的精神的，则首先是文学和艺术。于是鲁迅决定弃医从文，离开仙台医学专门学校，回到东京，翻译外国文学作品，筹办文学杂志，发表文章，从事文学活动。如果把血管、肌肉看作现实社会的话，鲁迅往往也被评论者称为医生，更准确地说，是手握解剖刀的外科医生。他的文学主张与医学之间有象征性联系，与他曾经学过医学不无关系。他本人就说过，他的小说的题材，大多采取病态社会的不幸的人们，有着自己独特的视角，即始终关注着"病态社会"里知识分子和农民的精神"病苦"。其目的在于揭出病苦，引起人们注意，从而加以治疗。这种类比式评论在鲁迅研究史上屡见不鲜。实际上，鲁迅发表作品之初，这就成为一般读者和评论者的鲜明印象。如鲁迅的第一篇白话小说《狂人日记》运用了日记和精神病人内心的独白方式，将他所想表达的内容发挥得淋漓尽致。它主要描写一个迫害狂症患者的心理活动，把他生活的感受和心理幻觉融合一体，用人物自叙的方式"暴露家族制度和礼教的弊害"。这是一个典型的病例，除此之外还有《白光》《长明灯》之类的小说。鲁迅翻译外国作品时有着独特的选择眼光，他于1921年翻译了俄国阿尔志跋绥夫的短篇小说《医生》。

鲁迅所痛恨的中医是不负责任的庸医，是把马马虎虎的医术拔高到玄学地位的所谓"儒医"。中国传统医学实践是人民大众经验积累而成，是有用的。鲁迅说："大约古人一有病，最初只好这样尝一点，那样尝一点，吃了毒的就死，吃了不相干的就无效，有的竟吃了对症的就好起来，于是知道这是对于某一种病痛的药。这样的积累下去，仍有草创的记录，后来渐成为庞大的书，如《本草纲目》就是。"三十年代初，鲁迅翻译了日本人写的《药用植物》，包括药物 160 多种，其中不少药物是由中国传入日本的。他希望借鉴外国人对中医的研究成果。

四、文学与科学

鲁迅参加"医学同志会"，准备出版《医学海潮》杂志，目的在于把我国不合理的旧医学，迷信旧观念，积病旧社会打破、推翻、解放、改造，以达到救济全人类社会的目的。在校学习期间，他常常踞在楼上，读一些有关文学和哲学的书籍，想与这些书靠近，旺盛的创作欲激励着他创立新文学。另一方面，鲁迅得益于医学学习。在杭州、绍兴教书时，讲授的课程虽然不是专门的医学，但编写讲义如《人生象教》时，运用在医学校习得的知识。作为生理学教师，他一直关注医学进步，购买了不少相关书籍，如《生理学讲本》《卫生学粹》《人生遗传学》等。孙中山和鲁迅均学医出身。1925 年 1 月 26 日，孙中山在北京协和医院动手术，发现肝已经完全硬化，诊断为肝癌晚期，无法切除，只好重新缝合，随即进行了 45 小时的放射治疗，但没有功效，只好出院。当西医已经束手无策时，有人主张用中药，可中山先生拒绝，认为中国的药品固然也有效，但诊断知识缺如，不能诊断，如何用药？人当濒危之际，大抵是什么也肯尝试的，但他对于自己的生命，也仍有这样分明的理智和坚定的意志，这是值得鲁迅赞扬的。

科学和人文精神是人类发展的两翼，缺一不可。人文精神含有科学精神才是合乎理性的、健康的；科学的发展必须以促进人的进步为目的，否则将是冷酷的，甚至是毁灭性的。文学家要有科学修养，科学家也要有人文修养。在《科学史教篇》中，鲁迅指出，科学发展首先要造就科学家，也就是说，人既是出发点，又是目的。没有思想健全，道德高尚的科学家，科学的发展就是空话。科学的发现发明来自科学家的激情。他还联系到当时的情形，中国正在向西方学习科学技术，追求船坚炮利，但很容易本末倒置，只学到枝叶，而不培植主干。假如只知道推崇科学技术，人类生活就会变得枯燥乏味，美感逐渐丧失，最终科学也随之消失。在鲁迅看来，既要有牛顿，也应该有莎士比亚；既要有达尔文，也要有卡莱尔。只有这样，才能让人性达到全面，不至于偏颇。鲁迅年轻的时候就翻译了科幻小说《月界旅行》《地底旅行》。他因为想学科学，所以喜欢科学小说，但年轻时自作聪明，不肯直译，回想起来真是悔之已晚。后来又译过一部《北极探险记》，叙事用文言,对话用白文。鲁迅还是个十分敏锐的人。他在日本时期偶然翻译美国路易斯·托伦的科幻小说《造人术》,它讲述了美国波士顿理化大学兼职教授伊尼托尔有一处秘密研究室,专门从事人工胚胎研制。他耗尽了一半的资产,花了6年两千一百九十天的时间,经过无数次的试验。终于,在一个圆形大口的玻璃杯里,出现了一粒小玄珠。它开始蠕动、膨胀,继而出现婴儿的头颅、手腕、两足、眼睛⋯⋯我想鲁迅在翻译小说时把它作为科学幻想,但100年后的今天,这不是幻想。

五、病与《死》

鲁迅全家都患有胃病,鲁迅也不例外。1935年,鲁迅写致曹靖华信,谈到史沫特莱设法让自己出国疗养一事时说:"我的胃病,还是二十岁以前生起的,时发时愈,本不要紧。后见史沫特莱,她以欧洲人的眼光看我,以为体弱而事多,怕不久就要死了,各处设法,要我去养病一年。我其实并不同意,现在是推宕着。因为:一,这病不必养;二,回来以后,更难动弹。所以我现在的主意,是不去的份儿多。"鲁迅最后病得很重,心肺受到了严重的影响,胃病无法治愈。身体羸弱,最后瘦到了30多公斤。这个时候大家都希望他能够去安心疗养,放下身边的事,不要再如此操劳,但至于最后去苏联还是日本却无疾而终。

鲁迅喜欢奋斗,不会耽误时间,他的人生观念就相当于中国旧世传统的宋明理学:人活一天,就得奋斗一天,每天还得早起。但鲁迅没有早起的习惯,他做得最多的是熬到深夜,然而这是一个不卫生的,是一个戕害自己生命的生活习惯。人不能总是熬夜,他这么做就是在耗干自己的生命。每一次他的病刚有好转,就躺在藤躺椅上看看报纸算是休息了;病到实在不行的时候,就躺在床上想病好以后要干的事,比如还有几篇文章没写,还有几篇文章没翻译,还有一些书要印,还有几封信没写。想完以后他就立刻去做了,他这样一种"要赶快做"的心态,病根本好不起来,哪怕去日本、海南岛、地中海疗养也没用。中医讲究养生调理,不拼命干,而是有条不紊、取之中庸。人必有所缺,这才想起他所需。穷教员养不起老婆了,于是觉得女子自食其力说之合理,并且附带地向男女平等论点头;富翁胖到要发哮喘病了,才去打高尔夫球,从此主张运动的紧要。我们平时,是决不记得自己有一个头,或一个肚子,应该加以优待的,然而一旦头痛肚泻,这才记起了他们,并且大有休息的必要,饮食小心的议论。采用中庸观念治胃病,主要是指在发病前就保养好胃,多注重平时的饮食生活习惯。而这种观念与我们积极进取、努力奋斗、贡献青春又不相适应,鲁迅接受不了中医的这种办法,认为要做的事就即刻去做。

鲁迅从来没有想到"死",直到生了一场大病,才引起关于死的预想来。原先是仍如每次的生病一样,由日本的 S 医师诊治。他虽不是肺病专家,然而年纪大,经验丰富,又是他的前辈。他们之间熟识,S 医师至少已经给了鲁迅两三回警告,可鲁迅仍不以为意,也没有转告别人。直至病象危及,他的几个朋友暗自协商定局,请了美国的 D 医师来诊察。D 医师是在上海唯一的欧洲的肺病专家。看诊过后,虽称鲁迅为最能抵抗疾病的典型的中国人,然而也宣告了他即将死亡;并且说,倘是欧洲人,则在五年前已经死掉。这判决使善感的朋友们下泪。D 医师的诊断是极准确的,X 光透视的胸像结果与他的诊断相同。

鲁迅并不介意 D 医师的宣告,但也受了些影响,日夜躺着,无力谈话,无力看书。连报纸也拿不动,又未曾炼到"心如古井",就只好想,而从此竟有时要想到"死"了。他想到过写遗嘱给孩子和妻子:一,不得因为丧事,收受任何人的一文钱。二,赶快收敛,埋掉,拉倒。三,不要做任何关于纪念的事情。四,忘记我,管自己生活。五,孩子长大,倘无才能,可寻点小事情过活,万不可去做空头文学家或美术家。六,别人应许给你的事物,不可当真。七,损着别人的牙眼,却反对报复,主张宽容的人,万勿和他接近。

鲁迅根本就没有把疾病、死亡当回事。他是中国文化革命的主将,有着骨头般的硬精神,这是一种一息尚存,奋斗不止的精神;他没有丝毫的奴颜和媚骨,这是殖民地半殖民地人民最宝贵的性格;他是民族魂,是文学史上一颗璀璨的巨星,是革命战斗中的一位老将。像这样的人物,中国现代史上不多见,文学家中也不多见。他不是一种虚拟,也不是一种政治义务,他真的在很多方面值得我们学子借鉴学习。在他的文化遗产中,我觉得各个学科的同学都能有所收获。最后我希望在座能在鲁迅的故乡勤奋学医,感受大师的魅力,走出灿烂的人生。

（根据录音整理,刊发时有删节,未经本人审阅。文字整理:吴伟圆、施元丹、徐菲菲等）

健康中国与医学教育

巴德年[*]

（2016 年 3 月 9 日）

一、健康观

"健康中国"已写入党的十八届五中全会报告，也是李克强总理政府工作报告的重要内容之一，由此可见，党和国家对建设"健康中国"非常重视。

健康对于一个人来说至关重要。健康曲线图中的实线和虚线分别代表一个人的健康和不健康曲线。一个人如果处于健康状态，即便他已 70 多岁，仍各种功能健全、充满生命活力；相反，如果处于非健康状态，他只有 40 多岁就力不从心，功能衰退，疲倦，沮丧。总之，健康是每个人最宝贵的财富，不管你拥有多大的权利，也不管你拥有多少财产，一旦失去健康，便就失去一切。

WHO 的新健康标准包括 10 个方面：精力充沛；乐观积极；睡眠良好；适应环境；抗病能力好；体重适当，体态匀称；眼睛明亮，反应灵敏；牙齿状态良好；头发光泽；骨骼、肌肉、皮肤健康，走路轻松。然而现在相当一部分国人已达不到这个标准，健康问题应该引起我们每个人的高度重视。

国家政治和国家安全对国民健康至关重要。当今的利比亚、叙利亚、伊拉克、阿富汗，战火纷飞，国民的生存都成问题，人们还有条件祈求健康吗？此外，医疗结构、卫生政策、文化基础等因素也会影响一个民族、一个族群平均的期望寿命和婴幼儿的健康状况。

2000 年，中国经济已位列世界第三。据 WHO 的统计结果，中国国民的健康状况虽好于柬埔寨、南非、印度和印尼，却不如马来西亚、古巴以及新加坡和先进国家。可见相对于中国的社会发展，健康状况相对滞后。2007 年，原卫生部部长陈竺邀请韩启德、桑国卫、王陇德、刘德培、曾益新、王永炎及我在内共七人，

---

[*] 巴德年，免疫学家，中国工程院院士。

作为"健康中国 2020"项目的首席科学家来讨论中国卫生工作所应该达到的指标。2009 年,我在《中华医学杂志》发表文章,唱响"健康中国 2020"。2010 年 5 月完成《"健康中国 2020"研究报告》,提出建设"健康中国"的目标、任务和方法。1991 年到 2014 年中国国民的平均寿命、婴幼儿死亡率、孕产妇死亡率等主要健康指标的数据统计显示我国实现健康中国的总体目标可能性很大,但仍存在人才缺口和人才需求问题。中国医护人员的缺口很大:需要 93 万村医、30 万精神卫生工作人员、400 万护士,以及各类医护高级人才。从人才需求来看,2000 年我国每千人医师数为 1.58,2015 年每千人医师数预计为 2.5,到 2020 年每千人医师数要达到 3.0;2000 年我国每千人护士数为 1.25,2015 年我国每千人护士数预计为 3.0,到 2020 年我国每千人护士数要达到 4.0。在"十二五"期间,我国医疗卫生服务人才队伍有了较大发展,但和"健康中国"的目标还有很大距离。

二、医学观

关于医学的说法甚多,包括 3P 医学、整合医学、转化医学、伍连德的大医学及奥巴马的"精准"医学等。去年奥巴马在国情咨文演讲中提出了"精准医学(Precision Medicine)"计划,呼吁美国要增加医学研究经费,推动个体化基因组学研究,依据个人基因信息为癌症及其他疾病患者制定个体医疗方案,为此全世界都热火朝天,高度重视。我要告诉大家的是,"精准医学"这个词,不是奥巴马说的。早在 2000 年时,美国国立卫生研究院(NIH)院长 Francis Collins 就指出,精准医学实际上就是基于基因组医学,进一步与个体化相结合。而精准医学概念则是在 2011 年,由美国华盛顿大学教授 Maynard Olson 真正提出:"迈向精准医学,建立生物医学与疾病新分类学的知识网络。"所谓精准医学实际上就是在精准的基础上,使医学更标准化,更个体化。有人提出,个体化就是针对每个人,其实不是的。个体化主要指的是某类人群,或者适应征。举个例子,某种药物对某些人有效,而对有些人无效,而还有某些人吃一点就不行。那么针对这几类人群生产不同的药物,指导患者吃不同的药物,这就是所谓个体化。个体化用药能更好地保障临床用药安全,已拥有充分的科学证据和法理基础。未来病人服药所根据的基因组药学对个体化治疗至关重要。

科学求真,人文讲善,艺术要美。医学是自然科学和人文科学最完美的结合,是科学与艺术的结合,所以医学是集真、善、美为一体的最伟大的工程。在座的各位包括我在内,以能为人类做真善美的工作感到荣耀和自豪。上个世纪末,当时法国的总统密特朗曾邀请了 75 位诺贝尔奖得主,以"21 世纪的挑战和希望"为主题,会聚巴黎,商讨人类生存大计,并且在会后发布了《巴黎宣言》。《巴黎宣言》中说:"好的医生应该是使人不生病,而不是能把病治好的医生。医学不仅是关于疾病的科学,更应该是关于健康的科学。"在我看来,医学的任务不仅是防病治病,更重要的是改善人们的生活质量,提高人们的健康水平。

三、医学人才观

我在任协和校长期间,希望协和的学生能养成一颗人文的心,练就一个科学的脑,拥有宽广正确的世界观,拥有一双灵巧勤劳的手,保持一个健康的体魄。我想,这也是所有医务工作者都应该具备的。讲到人文,说起来容易,养成很难,不过中央电视台《焦点访谈》中的敬一丹采访时就挺温和的,不那么尖锐。还有当记者第一时间采访一位在废墟底下埋了 5 天的获救者,你是让他先擦净嘴唇,喝口水,还是让他立刻说"感谢中国共产党"。我们总是追求人文,却往往在第一时间忘却。

医学是整体,医学院是向科学进军的主力军,人才是可持续发展的根本。建设健康的民族、强大的国家,必须加快人才培养。协和的学生没有一个不聪明的,但是协和的学生不一定都有出息。学生最后能不能有大出息,很大程度上不取决于聪明,而取决于是否具备这"五大素质",即爱国敬民,国家主人的责任心;学啥会啥,干啥像啥的真本事;合作共事,组织领导的团队精神;百折不挠,荣辱不惊的坚强意志;以及打不倒、累不坏、气不垮的健全体魄。在这种情况下,要坚持把"意志品质、能力潜力、团队精神和健全体魄"作为医学教育教学的主旋律,培育优秀杰出人才。

好的医护工作者,一定要有"人文心、科学脑、世界观、勤劳手、健康体",把这五个标准牢记在心里,付诸行动。我也希望在座的同学,在努力学习、锻炼身体的同时,养成一颗人文的心。我们需要学习人文的知识,进行人文的训练,为的是拥有源自内心的那份真诚的人文关怀。记住将来你从事医生工作,你给病人开的第一个处方不是青霉素,也不是阿司匹林,而必须是关爱。因为再高明的医生,也没有能力把所有的病人都治好,但每一个医生都有义务,也有能力给予每一个病人关爱和帮助。

四、医学教育观

我欣赏曾国藩,认为他比教育家还要教育家。他说要想成大业,就得吃别人所不能吃的苦,就得容别人所不能容的事,就得忍别人所不能忍的苦,只有这样,才能修身齐家治国平天下。所以我在协和担任校长期间,强调把意志、品质、能力、潜力、团队精神、健全体魄作为教育教学的主旋律。当地的教育以学生为中心,不把学生的课表排得满满的,给学生独立思考、体育锻炼、自由阅读、参加实践的时间。同时随着教学改革的日新月异,坚持教育教学的主旋律,坚持教师的责任心和创造力是非常重要的。坚持学科发展与教育的整合,实施模拟教学、标准化病人与临床技能训练,推崇 PBL、小班上课、早期接触临床,鼓励 MOOC 学习。在这种情况下,我强调的是好的老师,如博导、硕导,一定要给本科生上课,越是好的老师越要给大一、大二的学生上课,使老师成为学生的良师益友和生活楷模。现代医学教育呼唤高素质的教师队伍,呼唤教师的责任心和创造力,呼唤大师级的教师上讲堂,呼唤大学的尊严和影响力!

医学生在校念书期间,老师和学生要齐心合力,努力把学生培养成一个多功能干细胞,到哪都是块材料,干啥都行,不仅要学知识,学技能,更要培养自学能力。学生是否有自学能力是衡量一所学校办学成功与否的重要标准。衡量医学生的质量,首先是考察是否拿到了职业医师证书。此外,还要考察实际本领,包括英语和基本技能。学生的举止、行为、谈吐、修养、组织管理能力、身体健康和心理素质也是检测的标准。

2013 年国家 7 部委规定开始实行四证合一的模式,以 5 年医本科加 3 年住院医师规范化培养的方式培养医学生。此措上至协和,下至各大院校,然而有部分地方部门因工作执行不力导致成绩不理想,但又怕被追究责任,于是将原因归结于该政策与中国国情水土不服。可纵观全国,北京协和医院规培已进行了 95 年,上海规培也办得有声有色,湖北、贵州等省份经济实力并不是最好,但规培推行的成绩非常优异。他们难道不属于中国吗? 面对重庆基地亮红牌现象,我提倡凡是住院医生做得不好的,要追究当地医院的责任,如果住院医生考核不及格,这将作为院长考核的一部分。凡是国家批准的基地,我们都应该把这项规定看成在职,在劳动中培训人才,为祖国和民族奉献。其实我们在座大多数医生在毕业后是十分充实的。在我们国家全科医生非常匮乏,全科是医学科学的新领域,是医学服务的主战场,是医疗改革成果的试金石。最近卫生部出台了两个政策:一是儿科医生考取职业执照时可以比一般医生低 2 分;二是恢复儿科专业招生。对这两个政策我不是很赞同,一是孩子作为祖国的花朵,民族的未来,给孩子看病的儿科大夫不应该是比别的医生低分的,应该选最好的医生去诊治,但依照现有的分配制度不可能。二是全世界最好的儿科大夫并不都是儿科专业出身的,我国著名儿科专家吴瑞萍、诸福棠、胡亚美等都来自医疗系,一生致力于儿科事业,所以从事儿科并不一定需要专设一个专业。

李克强总理日前提出，要让科技人员在我国进入中高收入阶层，而作为救死扶伤的医务工作者，他们的收入更应该进入中高收入阶层，如果做不到这一点，我们愧对那些抢救人民生命的医务工作者们。但当前全科医生数量不够，规格不高，待遇较差。其实医务工作者的收入要体现尊严、贡献，保证生活的体面，能让他们有更好的生活水平来维护人类的健康。全世界包括印度、巴基斯坦、尼泊尔这些国家在内的所有行业挣钱最多的是医生，调查显示在美国、加拿大，只要拿到神经科、麻醉科或眼科等专科医师证，他的待遇可比联合国秘书长高出两倍。这是因为医生是决定别人生命的职业，责任重大，是严肃又至高无上的。我最反对3.15开会的时候说医生是卖方，患者是买方，用消费关系来定位医患关系。医闹是我们民族的悲哀，是整个社会发展文明的一个丑陋表现。不过我相信随着国家的进步，社会文明的提高，改革的深入，那些丑陋、卑鄙的社会肮脏的东西会如官员腐败现象一样被清除。总之学医是明智的选择，一定有很好的未来。

五、展望医学的未来

我一直主张改善现在五年制的医疗体系，因为全国本科专业中唯有医学专业是五年制，而现有的5加3培养模式又让学生延迟了毕业时间。由于改学制困难程度大，但可以让四年级的医学生去国家批准的基地医院实习一年，而不是去不合格的医院，如果愿意留院可再追加一年。六年后可授予全科医师证书以及专业硕士证书，在这六年时间里医学生都是高强度学习。虽然现在还没有实现，但我一直都在竭力做这些事情。

中国医学教育中最后一年是去医院实习。大家本该好好利用学习的最后一年，遗憾的是很多学生并没有这么做。比如多数五年级医学生的精力都关注在考研、保送、找工作单位等问题上，导致一整年都没有认真读书。所以如何有效利用最后一年时光让学生的精力集中于自我提高和好好学习，这也是教学改革当中不可缺少的内容。

未来的护士、护师是医学当前发展最急需的队伍，医院与社会都迫切需要。譬如在养老院如果没有医生尚可，但没有护士将会寸步难行。护理专业需要面向方便治病，更要面向整个人群和社会。在医护关系中，不能仅仅把护士看成是医生的下级，也不能把护士看成是医生的助手，护士和医生是搭档，亦是战友。在我看来，护理专业如果不提高水平，未来总体医疗水平就会下降。就浙大停办护理系这一决定，我认为这是一个历史性的错误，因为大学办护理专业是投入产出比例最好的专业，同时对护士进行规范化培训也是非常重要的。就我亲身经历谈，我在北京协和医院住院时，那里的护士端盘、打针、走路都像是一个模子里刻出来的，举止动作规范整齐。在此，我希望绍兴能重视和办好护理专业，成为省里护理专业的办学模范。

在未来，医学将从临床医学、预防医学，发展为健康医学，那时医学的主旋律将是健康医学，也会兴起所谓的能力医学；医学的任务将从防病治病、提高健康水平，发展为提高生活质量；未来寻求医学服务的，不再仅仅是患者，而会有相当数量的正常人；询医问诊的人，也不仅仅是因为躯体的缺欠或某个系统有病患的患者，相当多的人是为得到生活指导和心理咨询而求医；医生开出的不会全是去药房取药的处方，还有如何提高生活质量的处方。总之，公共卫生医师、护理师，将发展为健康设计师、健康指导师、健康监督师。

医学的对象将从以患者为主的模式逐步转变成为面向整个人群的模式。因此，整个社会卫生资源的配置将重点分为两极，即社区医学服务与医学中心。有相当数量的医生（有些国家约有半数左右）是从事社区服务的全科医生，而比全科医生多得多的，对人群而言，在某种意义上更经常、更直接、更有效、更节省资源的是社区护理队伍（包括家庭病床服务、老年公寓服务以及社区围产与婴幼儿服务等等）。医学中心将越来越显示出它的重要性。更多的人，在社区医学服务的基础上，将以方便就医与择优就医的方式，来选择他们的就诊医院。所谓方便就医，已不再是区域观念，也不是距离概念，而是指要从时间、空间、人际关系等多元因素进行考虑与判断的概念。

现在中国人富了，但中国人的健康知识和健康意识并未同步富裕；中国人只知道要吃好的，但并不知道什么东西是好的。好的医学教育，不仅要培养好的医师、护士，还要培养好的医学教育人才，培养医学科学人才，乃至科学管理人。培养的学生应该是多能的，是具有综合素质的，能着眼于未来。今天的学生，我相信10年、20年后会是医疗卫生战线的主力部队。

2014年中国的GDP跃居世界第二，综合国力排在世界前十，整个科学发展排在前二十以内，中国已成为一个强大的国家。随着改革的深入，包括七部委的住院医师规范化培训，卫生部和教育部同时出台的卓越医生培养计划，对医学教育发挥重要作用。此外，习近平总书记谈到人民身体健康是全面建设小康社会的重要内涵。"小康不小康，关键看健康"，中国人有能力解决吃饭问题，也有能力解决国民的健康问题，一个强大的国家，一个健康的民族一定会屹立在世界的东方。

（根据录音整理，刊发时有删节，未经本人审阅。录音整理：吴伟圆）

儒家文化视阈下的医道及其当代价值

张应杭 *

（2016 年 9 月 27 日）

◎ 医学生应关注"医道"

非常感谢"杏林讲堂"给我这个机会与诸位讨论"医道"问题。这些年我一直觉得，医学院的学生对医道的坚守会影响以后职业生涯的成就感和幸福感的获得，但有点遗憾的是，今天医学生对医道话题的关注度似乎还不够。

首先我解释一下为什么要讨论医道这个话题。众所周知，改革开放三十多年来，中国的成就很大，但国人在这个"道"的层面上好像还没能形成一些价值共识，比如为官之道、为师之道、经商之道，当然还有医者之道。今天我们经济发展迅速，在医疗卫生这一块发展得也很快，但如果我们只有技术层面上的东西，而没有在内心世界对道形成一个共识，那是要出问题的。因此，我个人的观点是今天的中国恐怕要在这个道的层面上来解决它。所以今天到这里来跟大家讨论这个道是有这么一个语境的。

当然，我们不面面俱到地去阐述各种各样的道，作为"杏林讲堂"的一次交流，我们就讨论医道，从传统文化的角度、更具体地说从儒家文化的角度来看医道。

怎么切入这个话题呢？我想从"术"和"道"的区分来跟各位同道讨论道的重要性。改革开放以来，我们对西方的术很重视，也因此在术的方面我们成就斐然，包括我们学校的医学院，在技术层面上是非常先进的，这个当然是必须的。但是关于道，我总觉得，我们对它的关注度不够；而这个关注不够，直接影响了我们医学院的毕业生对这个职业的价值认同，包括职业幸福感的体验，甚至出现了很多医生的所谓的职业倦怠：没干几年就觉得非常倦怠，倦是疲倦，怠是怠惰。

---

* 张应杭，浙江大学马克思主义学院教授。

这是一种负面情绪。中国文化有一个优点,特别是儒家文化,它在术的问题上确实没有太多的东西值得今天的我们汲取,所以我们今天向西方学术是没有错的。但是有一个问题,如果我们只有术而没有道是不是会丢掉某种根本的东西呢?是不是会因此导致诸如职业倦怠之类的负面情绪的出现呢? 我认为答案是肯定的。

◎ 道比财富更有价值

那么,问题来了:道是什么? 道跟术不同,术看得见摸得着,道看不见摸不着。大道无形。我们似乎很难用一个非常精准的语言来描述它。古人是有描述的。孟子说道就是人生的道路;朱熹说,道不是指一般的人生道路,而是指人生的大路,不是旁门左道,不是小路,是我们人生认定的通途大路。王阳明说"四民异业而同道",这说的是不同职业的人在人生道路中要有共同信仰。我们知道党的十八大之后出任最高领导人的习主席,其治国理念中有个很重要的概念叫"核心价值观"。很多人都觉得这个好像和我们没关系,但其实是有关系的,它回答了在我们人生道路中"最有价值的东西是什么"这个核心问题。

习近平主席之所以要提这个概念,我觉得是因为习主席发现这个问题当下的中国人没有形成价值共识,没有形成共同信仰。尤其是很多人被财富人生之类的流俗文化误导,认为人生最有价值的东西是钱,有钱就可以任性。我们艺术学院院长有一次告诉我,香港拍卖了一幅价值三千五百万港币的马云的画,在他看来它却并不具有艺术价值,他感叹我们这个社会堕落到什么程度! 院长说他跳楼的想法都有! 马云的画都能卖三千五百万,那还要艺术学院干什么?

这就是我们当下的中国! 当然也不仅是杭州的媒体在报道马云的天价画一类的新闻,主流媒体像央视又怎么样呢? 它也常常误导我们,比如说捧红了赵本山,赵本山的小品我总觉得是有问题的。我多年前在做"应杭说道"的节目时就责问:央视要传递什么价值观? 他的小品也就这么图一个乐呵,但是在乐呵的过程当中要有教化的东西,而他的小品是不具备的。他最早成名的那个小品,央视一套反复播放的小品叫《卖拐》,从此中国流行一个词叫"忽悠"。如果大家对这个小品没有什么印象,那么大家应该还记得小沈阳演的那个叫《不差钱》的小品,小品的主题依旧是忽悠,想方设法忽悠钱。这样一个小品,得到了央视春晚的一等奖。我在节目中追问:"这样的小品究竟想要传递什么样的价值观?"

更匪夷所思的是,习主席的社会主义核心价值观已经提出来了,但一些主流媒体居然还在力捧赵本山的小品。有一个报道说习主席针对文艺界一些不传递正能量的现象召开了一次座谈会,在 72 个代表中也曾包括了赵本山。有关部门邀请他的原因是因为赵本山的确是文艺界的名人,但习主席却把他的名字给划掉了。这个报道的细节是耐人寻味的。

今天社会主义核心价值观中的这八个字:爱国、敬业、诚信、友善,就是从整个国民层面上要达到价值共识。就是当今中国公民应该坚守的道。但是,我认为我们如今对它的认知度并不够。有学者批评评说,现在除了在墙上挂着这八个字外,我们很少会去思考这八个字所代表的内涵。事实上,这种思考是非常重要的,这就是我们要坚守的道。它比财富更有价值,比豪车大宅更有价值,因为它是我们的人生道路中对任何诱惑都要坚守的核心价值。

说到医道,大家应该还记得这个新闻:西安一个大学生被百度误导去某不具备资质的医院治病导致死亡。百度道歉,那家医院也被查处。对这件事发表了很愤慨的评论。我认为我们的商业公司没有社会责任担当,不能坚守商道,唯利是图。这是这一悲剧的根源。更让我痛心的是,我们的医院也没有守住医道。这又加剧了这一悲剧事件的悲剧色彩。

对于今天的医患矛盾,我的观点是:肯定有患者的问题,他们不了解医学的规律,认为医院一定会治好人。但医院本身也有问题。简单地说,就是这些医院的医道出了问题。

◎ 儒家传统有助于重建信仰

问题存在了,但我并不悲观,恰恰相反我是个乐观主义者。我觉得现在的中国已经意识到了这个问题,并努力着手解决这个问题。我常常说,问题的存在并不可怕,可怕的是我们没有把问题当作问题。核心价值观就是我们解决问题的基础。我们要让核心价值观成为公民的一种信仰。我们总说一个人要有信仰,无论是何种职业。就道本身来说就是信仰,故王阳明才说"四民异业而同道"。我们可以从很多角度来谈论,但我为什么选择了儒家,我个人认为,首先儒家是有着几千年的历史传承,更重要的是党和国家领导人对儒家文化给予了特别的认同,并且正积极地从儒家文化里寻找解决问题的思想史资源。

我们都知道,中国共产党一直信奉马克思主义,但是我们并不因此排斥"孔夫子主义"。我很推崇今天的领导人,因为他有求真务实的勇气,他事实上承认今天让所有的中国人都信马克思主义不现实。几千万中国共产党党员当然要信马克思主义,这个马克思主义习主席也说是"中国化的马克思主义",而非共产党人以及港澳台的中国人,习主席更希望他们信"孔夫子主义",因为我们要有一个共同信仰。

儒学的传统，即孔夫子的传统告诉我们道就是德，这个德构成我们的核心价值。习主席讲的爱国、敬业、诚信、友善，就是这四个方面的德。爱国是对国家的德，敬业是我们的职业操守、职业道德，诚信是人与人之间交往的德，友善是我们修养的德。

我们从这样的背景下来讨论医道的话题。我们不仅要在术的层面上精益求精，还应该有道的信仰。两千多年来形成的儒家道统，不仅推崇安贫乐道的人生境界，它甚至主张在必要的时候做一个殉道者。这就是信仰的力量。

◎ 儒家文化对医道的具体启发

在我的理解看来，儒家文化对医道主要有五个方面的启发：

第一，儒家文化告诉我们，医道最基本的原则是"德性立身"。我们经常讨论如何在社会上立身，当下比较流行的观点是：我有本事便可立身，但是我们很遗憾地发现，很多有本事的人却没有德性，这就出现了儒家所说的"德不配位"的问题。儒家一直推崇的是立德树人，从德才关系上要求一个人的德要配得上他的位置。如果德不配位，他的人生必有灾祸，这是儒家的一个基本观点。

论语里讲了三个德：仁、智、勇，这也是如今医道要坚守的三个基本范畴。

首先看"仁"。将"仁"字拆解开来看是两个人。这两个人，一个是自己，另一个是别人。我们关注自己是天经地义，但儒家告诉我们要关注别人，这个别人首先指父母，"百善孝为先"，因为我们爱别人是从爱父母开始的，我们很难想象一个不爱父母的医生会去爱自己的患者。因此，今天我们需要回到儒家的立场，做一个仁者。即古人说的，医道人心。而且，古人还以为，如果做到了这一点是快乐的，正如孔子所说"仁者不忧"。

其次，这个德叫"智"，智者不惑，即理智的人不受诱惑。那么问题来了：我们是怎么做到理智的？我认为答案很简单，朱熹说，仁者就一定是理智的，因为仁者会将心比心考虑患者的利益。那么，医者怎么保证自己理智不受诱惑呢？就是朱熹说的做一个仁者。因为我们做一个仁者，有能力爱别人，就不会只爱自己那点诸如红包、回扣之类的欲望。

再次，这个德：勇，即见义勇为。对医生而言，要勇于承担责任，做任何事情都有风险，如果我们老是考虑风险和自己的所谓名声，那么我们就不敢去承担责任。而要做到这一点，同样需要我们有仁者的情怀，也就是说医者固然爱自己的名声，但更爱他人的生命，故要见义勇为，敢于担当。

这就是我推荐给大家儒家"仁者不忧"这四个字的原因。一个仁者他守住了仁道,就会有幸福感。这是一条医道的总原则。

第二,儒家文化要我们深谙叫"和为贵"的道理。早在两千五百年前,伟大的孔夫子讲了两句话:"君子和而不同""君子和而不流"。也就是说一个君子他懂得去包容别人。我觉得现在医患关系的很多矛盾其实都是可以避免的,比如我们身为医生,可以不认同患者的那些不合理的行为,但一定要去包容他们,这就是和而不同。这也是医道很重要的一点。我们现在缺乏一种站在别人立场上看问题的包容度。也就是说,我们如果能够在医生的职业操守中养成这样一种医道,就可以避免很多矛盾。有一次我去医院做手术,实习医生告诉我会有很多风险导致我害怕而不敢签字,但后来主刀大夫找到我和我解释这个病的详情以及为什么要告知风险,这就是医道,这就是医生的担当,这就是医生的人格魅力。

第三,儒家还主张要恪守"中庸"之道,孔子解释中庸时说"以中为用"就是中庸。孔子还举例子说,一个学生总是把事情做过火,一个学生总是把事情做不到位,孔子说,你们两个平衡一下就是中庸了。有一个学生不理解,说:"老师,我觉得做过火了比做不到位要好。"孔子说,过犹不及。也就是说在孔子看来,过和不及,都没有把握平衡。孔子还特地讨论了五个平衡:"惠而不费""劳而不怨""欲而不贪""泰而不骄""威而不猛",这就是儒家做事的平衡智慧,它反对走极端。什么叫"惠而不费"?"惠"是实惠,"费"是浪费,儒家主张人不能太吝啬,但又不能太浪费,这就是平衡。"劳而不怨",今天我们都很有压力,做医生的尤其有压力,依据平衡原则我们应该劳逸结合。可见,"劳而不怨",就是让我们善待自己的身体。"欲而不贪",置身市场经济语境下的我们人人都有对财富的欲望,但这个欲望不能过头。"泰而不骄",我们医术很高明,我们自信,但我们不能骄傲,骄兵必败。"威而不猛",面对患者我们肯定是权威,因为我们是专业人士,但是你要威而不猛,你不能太凶,也不能缺乏人情味。所谓医者父母心。

儒家对中庸的评价很高,它不是平庸,是平衡。经常做事情讲究平衡,我把它称为做事情的道。无论做老师也好,做其他职业也好,都要讲究平衡,不能走极端。而且,儒家认为要做到这个平衡,有一个最重要的前提,那就是对自己和他人之间的关系平衡,也即是儒家说"人我合一"。有"汉代孔子"之誉的董仲舒说,中庸之道这个道最重要的就是我和别人之间的平衡,"春秋之所治,人与我也"。今天我们比较习惯性地考虑自己,但很少考虑别人,这是当代中国失衡最厉害的一个东西;而儒家认为要维护好这个平衡。否则,我们做事就不太可能成功。至于精致的利己主义就更不符合中庸之道了。

第四,儒家要求我们"克己",孔子的名言"一日克己复礼,天下归仁焉"。孔子为什么要这么说？因为一个君子，他要爱别人，就要克制自己。因为爱自己和爱别人有时是冲突的。但人天生是爱自己的，那么我们就要强调爱别人，所谓的"医者仁心"，就是爱两个人。那么要爱两个人，更多的就要克制自己。所以儒家非常主张要做一门修身的功课，即克己之功。如果这门课做不好，那就要出问题，这叫修身之道。

西方人不会讨论这个道，他觉得修身是个人隐私的问题，修不修身不应该放在职业道德里讨论；但儒家不那么认为。在儒家看来，修身是成功的起点。"修身、齐家、治国、平天下"，不为良将就要为良医。良医是怎么生成的？修为。我们说要战胜自己的很多东西，比如说利己、好色。故孔子说君子有三戒："少之时血气未定，戒之在色；及其壮也，血气方刚，戒之在斗；及其老也，血气既衰，戒之在得。"老夫子在这里明确提出了克己的三个东西：好色、好斗、好得。千百年来，从董仲舒到朱熹，再到王阳明，儒家一直主张要戒掉三个东西，战胜它，方能成就自己。

第五，儒家重诚信。这也是儒家很重要的一个东西。以孔子的话说，"人而无信，不知其可也"。现在很多患者对医生不信任，我认为这和诚信问题没有解决有很大关系。患者总是认为医生在骗他，给他多开药，多做不必要的检查之类的，而事实上这或许根本就是子虚乌有之事，于是医者也很痛苦和纠结。可以肯定地说诚信的缺失是整个社会的问题。谁都可以真切地感受到当今社会，人和人之间的信任是在大大下降的。那我们怎么解决诚信问题呢？许多学者主张依靠制度来重新打造人和人之间的信任感，包括医患关系间的信任感。这个靠制度的思路固然没错，但我有一个疑惑的地方，那就是制度可以被违背。事实上，我们每个人都知道有制度，但我们有侥幸之心的时候，就把制度给忘记了。儒家更相信德性的作用。许多人说西方人讲究诚信，这难道不是完善的信用制度导致的吗？我不以为然。我觉得这可能是和信仰有关，他们信仰基督教。一个基督徒，他一定不会不诚信，因为上帝在看着。那么在中国古代呢，它也有一种类似上帝的信仰，叫"人在做，天在看"。由此，儒家给出了一个很有意思的概念"天道"，天在那里看着，天会维护这个道。现在核心价值观讲"爱国、敬业、诚信、友善"，就是想重建信仰。而重建信仰，只靠制度我觉得还不能完全解决这个问题。

"人民有信仰，国家有力量，民族有希望"。当下我们正在从事中国整个国家的信仰重建，儒家给出的方案是德治的路径。它主张通过对道的体悟和敬畏而构建内心的信仰。就医道而言，它就是我们的信仰，我的讲座里已论及。儒家给出了这五条，最核心的就是第一条"仁"，其具体展开，就是"和为贵""中庸""克己""诚信"。

◎ 结 语

最后我们简单地来个小结。我想强调两个意思，看大家认不认同。

第一，我们在大学求学的时候，包括医学院在内的学生，要读一些经典，尤其是以"道"为主旨的人文经典，它可能跟专业课的"术"没有关系，但因为我们知"道"了，悟"道"了，践行"道"了，无疑可以提升我们职业的幸福感。而且这种经典不能碎片化地阅读。经典是具有现代价值的。我曾提出过一个观点："术学西方，道法古人。"西方国家在技术方面已经很高超了，所以我们要向他们学习，但"道"的方面，我们要向古人学。

第二，经典不是用来显摆的，而是学以致用的。这就是正如《论语》开篇所言："学而时习之，不亦说乎？"如果只有字，只有学时的心动；没有习，没有心动之后的行动，那就是本末倒置，我们要懂得知行合一之道，在行动中生成我们的德性和人格境界。

最后送大家《易经》里的四个字："既济，未济"。我们在这里讨论医道只是一个方面，如果从儒家的宏大语境和视阈来讲，显然还可以讲很多，我这里只是一个主题方面的发言，抛砖引玉。希望在座的各位可以更多地去关注传统。谢谢大家。

（根据录音整理，刊发时有删节，已经本人审阅。录音整理：吴艳玲、潘优璇、何鸿颖等）

做一名受人欢迎的医生

——与年轻同行谈加强人文修养

陆才德[*]

（2016 年 10 月 23 日）

学校邀请我做个义诊。我是绍兴卫校毕业的，对母校的邀请当然是义不容辞。

怎样才能做一个好的医生？这是一个很大的课题。提高人文修养，是一辈子的事情，我觉得我自己还需要继续在这方面努力，所以这个题目我思考了很久。怎样才能做一个好的医生？怎样做一个合格的医生？合格的标准是什么？仁者见仁，智者见智；况且在现在这样改革的大浪中，很多传统观念受到挑战的时代。

我想了半天，最终选择了"做一名受人欢迎的医生"这个题目。无论我们医学生的宣言，还是医生的宣言，我们所面对的对象都是人。不论高低贵贱，不论贫穷富贵，他都是个病人，我们要重视这些人。所以我在这里和大家谈谈我做人、做医生的体会，和在座的同学交流一下。

我工作的地方：李惠利医院

我先简单地介绍一下我现在所在的医院：宁波市医疗中心李惠利东部医院。

上世纪 30 年代，李惠利先生捐助了 3000 万港币——在座的各位都是 90后、95 后，大家无法想象在当时那个年代，李惠利先生捐助 3000 万是非常不容易的。李惠利先生肯定不是想流芳百世才捐钱建医院，但现在李惠利先生这个品牌 20 个亿的价值也不止。

随着社会和时代的发展，原来的李惠利医院容纳不下那么多的病人，就连医院门口开车进去停车，也要等待一两个小时，医院小得甚至连个大冰箱的容身之

---

　　* 陆才德，教授、主任医师，宁波大学医学院外科学硕士点教授、带头人。

地都没有,我们的发展受到了阻滞。

2000 年,宁波市政府在新城又造了这么个医院,这个医院变成了两个院区,所以现在我们这个医院又称作台北医科大学宁波医疗中心。它现在的建筑面积是原来的两倍多,投资了将近 10 个亿。但现在仍旧由于资金问题,很多医疗设备还不是很健全,很多病房也还是空着。时代的发展非常快。

我的求学历程:从绍兴卫校出发

现在回过来讲,可以说绍兴卫校(绍兴文理学院医学院前身)是引领我走进医学殿堂的母校。在座各位可能不知道我的年龄,我是要做爷爷辈的人了,我今年 65 岁,很快我的孙子孙女要上大学了。对大家来讲,文化大革命已经离你们很遥远;而我就是当年所谓的红卫兵。我 1951 年出生,是 67 届的"老三届"。文化大革命整整 10 年,那个时候我大概 15 岁,上初二。文化大革命开始的那一天,我记忆犹新,是 6 月份的一天,临近期中考试,但就在这一天,我的求学之旅戛然而止。不能读书,也没有正常的教学秩序,所以说"老三届"的定义就是文化大革命期间该毕业而没有毕业的 6 届学生。

我是 67 届毕业生,但我初中读了两年就结束了。后来我成了兵团知青,我很幸运,一个偶然的机会,我从田里出来成了卫生员,去学麻醉。到了 1973 年,那时国家准备重新办大学,也就是这个时候我们绍兴卫校开始正式招生。由于种种原因,我没有参加高考,但我很幸运地被推荐到绍兴地区的卫校读书。我在这里认认真真地读了两年,当然这过程中受到很多干扰。1975 年,我离开绍兴卫校,来到滨海。当时我们国家还处于很混乱的状态:无政府状态。

1977 年,国家恢复了正常的高考制度,我又有幸赶上了"末班车",考上了浙医大。那时我已经超过 25 周岁了,浙医大认为我们这些人已经年纪大了,就只办了一个大专班。我在浙医大提前一年毕业,毕业之后我到了浙江医院。因为不甘寂寞,我又花了 6 年时间一边工作一边读研。等我拿到博士学位,已经是 1990 年,我已经是 39 岁了。然后我一直在浙二完成了从主治医生到副主任医生、主任医师到教授到硕士生导师,到博士生导师。

之后我又"洋插队"到日本,做了两年的研究生。当我从日本回来,发现这期间国内的发展迅速,年轻一代迅速成长,而浙二是个历史沉淀很深的医院,很多人才汇聚在一起,我觉得我的年龄正好在老一代和新一代中间。我觉得我需要一个领域空间,所以我来到了宁波,后来就一直在宁波发展。

这里我借用我们同学顾先春的文章《从阮社到八字桥》里的图文,来说明我对母校的情感：就是这样的乌篷船勾起了我对当年的回忆。那时，绍兴卫校还在阮社。当年阮社是一个很大庄园，我还记得那时的宿舍，很高，就像一个古庙；那时最美味的美食是"油炒螺蛳"。我现在把以前的记忆翻出来，就像昨天刚刚发生一样。在我们读书期间，这所学校发生了很大的变化：1975 年，我们在没有得到市政府的同意下，师生联手，连夜将学校从阮社搬到了八字桥。八字桥社区是真正的绍兴卫校的老校区，但当时八字桥校区被绍兴党校"占领"了。绍兴卫校老校区的门是那种大户人家深宅大院旁边有两个石头的那种门。在那个年代照相机是很奢侈的东西，我有幸在胶卷中留下了这张照片。所以我觉得应该要学一点历史，懂得历史才会更珍惜今天的学习机会。

如今这种讲堂是如此之好，这在当年是不可想象的。那时我想学英语，只能偷偷跑到操场上，因为那时学英语是不允许的，还有同学认为中文都学不好，别说什么学英语了。但是我觉得医学很多东西都是外来的，需不断地学习，所以才要自觉地学习英语。

我的事业之路：衣带渐宽终不悔

接下来我继续讲述我的工作。

我把我在宁波工作的这几年值得一谈的三个方面讲一下。

2004 年，我组建了肝胆胰外科，每年收治肝胆胰病人 2000 余人，其中我每年要主刀 250 例。

这一年，我建立了宁波大学外科学硕士点；在这之前，我结合我的工作和一些相关资料发表了一些文章，从 2003 年时开始申报，2004 年正式批准建立外科学硕士点。到现在为止，我们一共招收了肝胆外科硕士生 13 届、博士生 1 届，原来在浙大招了 3 届，培养了博士 2 人、硕士 26 人，在读硕博 8 人。

第三方面我做的工作是建立了李惠利医院肝移植中心和宁波市器官移植研究中心。从动物实验到临床实践，我们培养了一支肝移植队伍，目前是全省三家有这方面资质的医院之一。我们这个学科的现状是：我是大外科主任，下面有 4 个病区，我们还要办肛肠外科和尿血管外科，从而发展到 6 个病区，这就是我们器官移植中心的组成和结构。我们的肝移植是怎么发展起来的呢？我把它概括为："零起步、夭折、重生"三个阶段。

我们 2001 开始立项，我当时很大的一个设想就是把肝移植培养起来。那时我刚好拿了奖学金，就到美国 IOWA 大学肝移植中心学习了 3 个月，回来之后就组建了一支队伍。2002 年进行了动物实验；2003 年元月，独立完成首例肝移植；2003 年 1 月到 2009 年 1 月累计实施肝移植 72 例；2009 年 1 月到 2011 年 11 月期间，由于受到了限制，移植工作被迫停顿。"山重水复疑无路，柳暗花明又一村"，到 2011 年 11 月，我们重获心脏死亡捐献器官移植试点医院的资质；2013 年 12 月，正式取得肝、肾、心、肺的移植资质。从 2012 年 1 月至今，已完成 DCD 捐献器官肝移植 81 例，其中肝肾联合移植 1 例，都取得了不错的成绩。到 2011 年 10 月份，我们宁波市有 3 家医院获得器官移植的资格，我们医院就位列其中。

2012 年宁波市肝移植第二次起航，进行首例 DCD 肝移植，病人手术恢复良好，无并发症。之后国家卫计委在 2013 年 3 月份和 9 月份做了 2 次检查，经审核同意，我院通过心脏死亡捐献肝脏，肾脏移植资质。中国大陆共有 85 家具有肝移植资质，其中浙江省有 3 家，除了杭州的 2 家我们宁波李惠利医院就是剩下的唯一一家，以上是我认为值得一提的工作内容。从 2012 年开始，我们移植的案例稳步增加，但是我们发现，公民的捐献意识不强是移植工作的重要阻碍。由于我国人口基数大，所以我国仍是世界上第二移植大国。

我们工作的特色可以从以下几个方面来概括：首先，我们的工作得到了政府的支持，器官移植是人民群众乃至社会的需要；其次，我们是团队合作的方式，从开始到现在都是独立完成移植工作，疗效好，死亡率低，费用少；此外，我们还在技术上有改进，并且坚持自己的追求。"机会等待有准备的人"，这句话对我一生很有帮助。我很喜欢 Reinhold Niebuhr 的一句话：Grant me serenity to accept the things that I cannot change，courage to change that I can，and most importantly，wisdom to know the difference. 这句话很有道理。社会上有些事无法改变，对不能改变的事我们要学会接受；对那些能改变的事，我们要去坚持，去追求，同时也要学会辨别。

我的人生信条：世事洞明皆学问

下面讲一些指引我的座右铭，比如："世事洞明皆学问，人情练达即文章"。这是出自《红楼梦》的对联，意思是人间的事情都有学问，但这是需要洞明的；洞察一切并不是所有人都能做到，需要反复揣摩。如果你经常去观察、留意，去思考，你就可以有所收获。韩愈说"业精于勤荒于嬉，行成于思毁于随"，我们做事情前都要经过大脑思考，避免出现说话不得体的情况。

想要做一名好的外科医生是不容易的，会做手术是最基础的，还要会说会写。现在互联网应用广泛，很多人都会在网上查找资料，然后复制粘贴成自己的，这当然是不行的。你还是要写自己的心得体会，其前提是要去认真地观察、分析、解决问题;对医学也是一样。如果你们是因为父母才选择的这个职业,而不是发自自己的内心,我劝你们趁早改行,如今选择的余地还是比较大的。现在的社会我们有很多选择,不像我们那个时代,只能由命运选择我们。

团队精神是永恒的主题。每个人都是团队的一分子,只有紧密合作的团队才可以成功完成一件事情。

王国维是中国近代社会进入现代社会转型时期一个非常重要的思想家、文学家、文艺评论家,他当过溥仪皇帝的老师,也当过北京大学的教务长;他既接受了古文学的熏陶,又接受了西方美学的教育,最后他因为受不了内心的冲突而投湖自尽。我这辈子或许成不了像他这样的大学者,但是他在《人间词话》中所讲的"人生三境界"值得我们学习。第一境界:"昨夜西风凋碧树,独上高楼,望尽天涯路。"王国维此句可以理解成,登高望远,明确目标与方向,了解事物的概貌。第二重境界是柳永《蝶恋花》的最后两句词:"衣带渐宽终不悔,为伊消得人憔悴。"原词作者是想表达爱情,但王国维则以此句比喻成大学问者不是轻而易举的,必须坚定不移,经过一番辛勤劳动,直至人瘦带宽也不后悔。第三境界是辛弃疾的:"众里寻他千百度,蓦然回首,那人却在,灯火阑珊处。"做学问、成大事业者,如果反复追寻、研究、下足功夫,自然会豁然贯通,有所发现。

饮水思源,我永远忘不了曾经栽培我的母校,我深深地感谢每一位曾经为我授过课、带过教的老师。在这里,我衷心祝愿母校生机蓬勃,明天更美好;祝在座的每位师生身体健康,事业有成。

互动交流:

主持人:陆才德校友从他自己的学习经历和工作经历,以及他的人生感悟,给了我们一些精彩的分享,其中有几点让我特别感动:一是当时的生活条件十分艰苦,学习英语都要受到限制,但他的求知欲非常强,这种精神值得我们敬佩与学习;二是他读了博士在浙二工作之后,即使浙二的条件十分不错,但他依旧选择去到宁波,站在新的起点奋斗,但他在短短几年内,把肝移植领域做到继浙一之后最好,这也让我十分敬佩。这项进展不仅对医学发展起了很大的作用,更多的是为广大患者带来了福音。另外,陆才德校友也分享了他的一些感悟,无论在学生时代还是现在,他一直在孜孜不倦地求知,不仅对专业知识,而且对文学也深有造诣,他的报告内容与我们"杏林讲堂"的主题十分契合。刚刚陆教授说医学是社会科学、人文科学、自然科学等等方面的融合,医学不仅仅是一门技术,更多的是一种人文的关怀;我希望在座的同学都能学习陆教授的这种精神,要做到"坚持"这两个字,因为"机会总是留给有准备的人"。

同学提问：这次讲座的主题是"如何做一名好医生"，近年来医患关系比较紧张，陆教授也一定遇到过类似的问题，请问您是怎么处理的？

陆教授回答：目前在中国没有一个医生不会遇到这样的经历，特别是外科医生，有时会碰到不讲理的人，甚至会动粗，当然这只是个例，大部分的患者家属都是比较配合的。"医生不是神，医生也是人。"首先你不要把自己的位置摆得太高。如果碰到有患者不理解，那么作为医生，应该理智地告诉他去找相关部门投诉，如果碰到一些极端的人，我们也要有一定自我保护意识。

老师提问：今天陆教授给我们讲了一堂生动的课，在座的学生大多为三年级、二年级，有些是新生，在大学期间对于他们更重要的是怎样更好地掌握医学技能；陆老师您是从绍兴卫校到大专，到后来的研究生和博士，我想知道在你这整个学习历程中，有什么学习方法或体会？我们学生特别需要得到这方面的教导。

陆教授回答：在大学的时候，尤其是医学，记的、背的、考的特别多，现在的考试制度确实存在弊端，但我们又不能离开它。对于临床，我认为不能只是采取机械的考试，还要采取一些其他的方法。我觉得在学基础课的时候，人体解剖课非常重要，你不一定要知道每一根神经、血管，但大致的框架结构要记住。比如学习消化系统，我检验学生学得活不活就问他一个问题，从口腔到肛门有哪几个狭窄的地方，这个问题书上没有，所以我们需要把知识学活了。在学校时我们可以不注重细节的东西，而去掌握一些基础的东西。如果我们将人的知识按照百分之百来算，我们在学校里学的只有5％到10％，而剩下的90％多只能靠自学，医学也是如此，我们要在实践中学习。如今社会更新换代很快，在我读书的那个时代，很多东西都没有，所以学习基本的东西非常重要，也就是你们现在所学的东西。我们常说"三基教育"：基本知识、基本理论、基本技术，这些都将构成你以后成为一名好医生的基本条件。

（根据录音整理，刊发时有删节，未经本人审阅。录音整理：吴艳玲、潘优璇、何鸿颖、沈欣宜、黄洁、朱瑾夕）

我的南丁格尔之路

姜小鹰[*]

（2018 年 9 月 27 日）

2011 年 8 月 26 日,时任中共中央总书记胡锦涛为我颁发了第 43 届南丁格尔奖,那是我四十多年职业生涯中最幸福又最激动的时刻。南丁格尔奖是为了表彰全世界在临床护理、公共卫生或者护理教育方面做出表率、有开创性贡献者而设立的国际护理界的最高荣誉。这个荣誉是我一生的追求,也是我四十年来临床护理教育职业生涯一个最高的奖项,是鼓励,也是鞭策。回顾我四十多年的职业生涯,有过喜悦,有过哀愁,有过成功,也有挫折,是南丁格尔精神始终激励着我,我始终以护理为荣。护理,让我的人生更加精彩。

对同学而言,对护理或是不了解,或是道听途说,对我而言,在当时也是如此。我从小的职业理想是成为一名医生,尤其是军医,而并非是护士。经常有人说我精神饱满,我经常工作到一两点,但我也从小患病。七岁时患急性肾小球肾炎,全身浮肿,治疗时数月无盐饮食;十岁肚子长肿瘤。1963 年时国家经济困难,家庭经济也随之困难,加上疾病,使得我少年时代很瘦弱。"文革"时期,父亲被打成反革命,1970 年,全家从福建福州下放到常年阴雨绵绵、山高水冷的贫困县城。在这样的环境下,我还是跋山涉水去往县城读书,努力成为当时所说的可以教育好的子女。虽然努力学习,但政治上仍受歧视,不过学习优异为我的学习生活奠定了基础。父亲平反后,举家迁到另一个县城,这一年恰逢我高中毕业,插队到一个知青厂。期间,我吃苦耐劳,很快成为知青厂女队长。三年后,有参加招生读大学、招工招干的机会,我报考了福建医科大学、福建省卫校助产师、宁德地区第一护校的助产师,经过层层角逐,被通知体检,医生在检查报告上写了括号"＋",后知青办又通知我到医院进行复查,我解释疤是我小时候肿瘤切除手术留下的创伤。最后被宁德地区第一医院护校专业录取,这令我意想不到,沮丧

---

[*] 姜小鹰,二级教授,福建医科大学博士生导师,第 43 届国际南丁格尔奖章获得者。

的同时,也感到庆幸,全县下放干部子女、全县下乡子女只有我一人被录取了中专护校。这个宁德地区医院,是今天的福建省闽东医院。

既然当了护士,进了护理这个大门,我想就好好学习吧,所以就把精力投入到学习当中。因为学习优秀,很快就被同学和老师推选为班长、团支部书记。因为这是个院办卫校,所以没有专任的老师,老师就把管理班级这个任务交给了我这个班长。这个学年,我把班级管理得井井有条,学习也很好。到了第二年,就去实习了。校长找到我说,我们这里缺乏老师,你是不是愿意当老师?因为看你把班级管理得很不错。如果你愿意的话,留校当老师,第二年就可以给你工资。我说我不要当老师,我最不爱当老师,你别让我做老师。那时候能够留校当老师,是一种荣光,可是我真的不爱当老师。于是我到医院去实习,当个实习队长。到毕业的时候,我因所有的科目平均95分的高分被分配到了今天福州的福建医科大学附属协和医院,当了一名护士。

刚进医院,开始了各个科室的轮转。第一个轮转,到了内科。两个月以后,第二个轮转到了手术室,被护士长看中留了下来,之后当了八年的手术室护士。当年手术室护士是非常辛苦的,因为那时候的手术室跟我们现在的手术室有很大的不同,那时候的专业技术也远远不如今天。如果是食道癌或者直肠癌,就要从早上8点钟一直站到下午两三点、三四点甚至更长时间,才能够下手术台。忍饥挨饿在所难免,但是这些和我插队的生活相比,根本不算什么。那时,我把每月仅有的三十几块人民币(一个月的工资),去买了很多手术图谱,认真钻研业务,很快就成为手术室的一位技术能手。不仅在科室里受护士长喜欢,护理部也知道我表现好,成了培养对象。

1984年,我国教育部、卫生部联合召开了一个座谈会,要求有条件的尽快开始培养高等护理教育的护士。座谈会之后,开始招护理大学生。听说上海第一医学院要在福建招30名护理大学生。我想,拼搏一下,凭我过去良好的基础,应该还是有可能的,于是去卫生厅报了名。报了名以后,我愣住了。原来到时候考试要考数理化、语文、政治等等六门课。我已经12年没读书了,三年的插队,两年的护校,七年的手术护士。尽管那时候在学校读书还不错,可是全忘掉了。怎么办?就到处买书借书,买了以后一看,傻了眼了。当时也没办法,想既然报了名,也得拼搏一下。我就冲着拼搏这两个字,白天上班,站手术台,晚上回去复习。到手术室值班的时候,晚上值班也好,中午值班也好,把书本都带去复习。摊了满满的一桌子,有手术上台,没手术复习。有一次我们医院的院长来看我们做急诊,看到我满桌的书本。他说,你干吗?我说,我要学习,我想考大学。他说好,爱学习是个好习惯。于是他对我留下了深刻的印象。到了领准考证就离考试只有一周的时间了,我这才知道,上海第一医学院不是在福建招 30 名护理大学生,而是在华东六省一市总共只招 30 名大学生,而且没有名额分配,依分数从高到低招生。我一下凉了半截,但想想已经过去的日日夜夜,那么辛苦。去考,考不上,明年再考。考完回到家里,我家先生(当时是在北京大学读研究生)就问我考得怎么样?我说,还行吧。估计能及格,但是,应该考不上。他说为什么?我说我从来就没考过 85 分以上,我估计那个水平就是六七十分,反正考不上。回到医院,我们护理部主任就问我,小鹰,你考得怎么样?我说,主任没考上,明年再考。一个月以后,院长就急匆匆过来找我,让我去卫生厅一下,领个什么文件。我也不知道什么文件,我就骑个破自行车到那边。到了后,有个同事就过来问我,你就是姜小鹰?我说是。他说,好,恭喜你,你考了全省第一名。我愣住了,我竟然考了全省第一名,真的是矮子里还挑了一个高的。我问,我们福建一共考上了几名?他说我们福建一共就考上了 2 名。

就这样,在上海医科大学读了三年,当时我已经 32 岁了。我非常珍惜这来之不易的学习机会,努力学习。三年过去了,我就要回到自己的单位去工作。这时候福建医大也开始了高等护理教育。没有老师,只有一个快退休的医生和一个要退休的护士两个人管理这个班级。我们原来医院的院长,到医科大学做了校长,他记着我在上海医大读书,就说让姜小鹰回来做老师。我则愿意到医院去,因为这么多年在临床做护理工作,我体会到了护理的价值。尤其是有一次,我跟着院长上手术台,有一个病人是一个胆囊炎、胆石症择期手术。当这个病人的腹腔打开之后,在手术探查的时候,这个病人突然发生了心脏骤停,呼吸心跳全部停止。当时我是台上护士,院长马上进行了紧急全程抢救,我也参与其中。那时候各家医院还没有建立 ICU,也根本不懂得重症监护这个词。当时手术室是整个医院抢救设施最齐全、最完善的科室之一,所以这个病人心肺复苏成功以后就躺在这个手术床上,进行了三天三夜的救护。我作为台上护士,全程参与了救护,直到她的生命体征平稳以后才转到病房。后来,这个病人出院时到我们手术室,紧紧握着我们的手,千恩万谢说,要不是你们,我早就没命了。那时候我深深地体会到,我作为一个护士,也和医生一样得到了病人的尊重,也体会到了这种成就和价值。当年,在那个病人抢救成功以后,我把整个抢救过程,写了一篇经验性的论文,投到了当时全国重要器官衰竭的一个护理大会上。这个护理大会在天津召开。在当年,能够在全国的护理大会上报告,真的比今天发表一篇论文还难,所以当时在医院引起了轰动。他们说:这个小护士居然能写出大文章!我们医院还没有什么护理文章能在全国的护理大会上报告,所以给大家留下了深刻的印象,而我自己也感到了自身蕴藏的潜力。后来在自己的专业道路上,一步一步地向前走去。

每当我们救治一个病人的时候，就有一种成就感，而且我能吃苦耐劳，所以我觉得临床的护理工作蕴含了很多知识和技能，还有乐趣和成就感，受到尊重，我愿意做临床的工作。所以我回到医院的护理部做管理工作。回到了医院做管理工作以后，学校还是希望我过去的。最终我服从组织的安排，到了福建医科大学当了老师。

到了大学，人家最低学历都是本科，我成为最薄弱的一个阶层，还要带领这个学科进步，也不知道怎么做，当时感到十分的困惑。到了学校以后还不到半年，那两个老的教师都退休了，学校任命我负责整个护理系的管理和教学工作。于是，我召集了各家医院的护理部主任。我说，我想组建一支护理教师队伍，你们支不支持？结果各家护理部主任都非常支持我。我说，好，那我们大家同心同德来做好这项工作。于是选了省立、协和、附医这福建省最大的三所医院，又把专科医院、妇幼医院、精神科医院、肺科医院里面的优秀人才囊括起来，组建了内、外、妇、儿等等几个教研室，由资深的临床护士任主任。我们这几个新老师当秘书，然后制定一些管理制度、备课制度等。这支队伍为福建医科大学护理学院所获得的很多成就立下汗马功劳，也成为众多护理院校中大家非常羡慕的队伍。当时，我考虑到全省护士只有中专教育，大家都有提升学历的需求，于是我跑卫生厅、教育厅、护理协会等，呼吁、呐喊、报告，在1992年，我们终于开始了在这方面的在职教育，全省福建医大成为唯一的自考院校。

在大学的几年里，我继续学习，并独自撰写了十几篇有关文章投到有关杂志，其中一篇文章被当时的中华护理杂志刊登录用，后来被美国杂志收入，北京图书馆给我寄来了证书，我还不知道有什么意思。当时不知道被录用的价值。后来我们科研处的老师说我发表了那么多文章，为什么不申请科研成果，我问什么叫科研成果。科研处的老师拿了文件让我看，里面有一张表格，我就把我十几篇文章分门别类，写了一大堆，然后交了上去，居然获得了省政府表彰的科技进步三等奖，这我才知道科研成果是这么来的。而后就慢慢带领大家做各种各样的课题，发表各种各样的文章，也带领着我们的学科慢慢发展。因此，福建医科大学也就在我的带领下，我们整个团队，一步一个脚印，慢慢成长，慢慢进步，1992年开办了全省护理专业自学考试，1994年开办了学士学位的全日制的本科教育，1999年开办了硕士研究生教育，2007年又开创了博士研究生教育，我也成了福建省第一位博士研究生和硕士研究生导师。由于我们自学考试工作也做得非常优秀，后来与华东地区，乃至全国形成了网络，参加了各种命题组卷的活动，我主编的《护理管理学》教材被教育部指定为全国高等护理教育本科自学考试的指定教材,在 1996 年、2001 年我被教育部评为自学考试先进个人,我所在的护理学院团队 1995 年、2001 年、2003 年被教育部表彰为自学考试先进团体。

当了老师以后,我非常注重提升教学质量,我始终认为质量就是教学的生命线,坚持教学改革,坚持完善一些教学评价反馈制度,在长期的护理教学工作中,为人师表、治学严谨,我任教的护理管理、护理学导论、护理美学和护理研究深受同学欢迎。为了提高学科的水平,多年来我几乎放弃了寒暑假和周末,每天都工作十几二十小时,常工作到深夜,即使生病也不知道。我非常注重学生的人格修养和护理伦理道德观念培养。我主编出版的教材成为全国教材,近几年我发表的研究论文近 250 篇,教改论文 90 多篇,获得国家教学成果奖一项,获得福建教学成果特等奖三项,一等奖两项,获得福建省政府表彰的省级优秀教师、福建省教学名师、福建省杰出人民教师,成为享受国务院特殊津贴的专家。我受到了学生的尊重,却没有当好女儿的妈妈。为了工作,经常照顾不好女儿,尽管如此,我的家人却从来没有抱怨过。

对于青年教师,我经常鼓励他们攻读硕士博士,对于护理专业,大家都知道我们是从专科到本科,第一批本科教师进来,我们鼓励他们去攻读硕士博士,边工作边学习,而我们也尽力为他们提供帮助。迄今,我培养的护士已经遍布省内外,我们省内医院的护理主管基本是我的学生,我也被同行领域公认为是国内最有影响力的学科带头人之一。

伴随着教改的铿锵步伐,我深切感受到沉甸甸的责任与压力。护理专业起步晚,但是为了让护理专业与其他学科齐头并进,作为老师,我力求将护理教学、护理科研很好地结合起来,促进护理专业发展。我主持参与了 39 项研究课题,获得省政府表彰的科技进步二等奖、三等奖,一共五项。2001 年起,我就当选福建省护理协会的理事长,我也积极地支持我们的护理人员、志愿者、研究生参加科普宣传活动,投身于社区护理和研究工作当中。我创建的福建医科大学护理学院老年公寓的青年志愿者服务工作迄今已经延续了二十多年,受到了福建省各级机构的表彰和媒体的报道。近年来,我培养了 46 名硕博士研究生。鉴于在科研上的突出成绩,2004 年我被评为省优秀科研工作者,2006 年被评为全国优秀科技工作者,2012 年我又获得了福建精神文明特别荣誉奖,全国妇联授予我"全国三八红旗手"、全国妇女创先争优先进个人。2007 年开始,我担任了全国中华护理协会副理事长、全国护理高等教育协会副理事长、教育部高等学校护理学专业高等教育指导委员会两届副主任委员、福建省护理协会的理事长。作为理事长,我带领着护理团队连续多年开展工作,获得了省科协和相关部门的表彰,连续十多次被中国科协授予省级协会之星。

　　十二年的临床护理实践,三十多年的护理教学工作,我非常荣幸成为国际"南丁格尔"奖章获得者。回首过去脚步,在忙碌中充实着,在努力中收获着,我体会到了属于教师的感觉。未来,我会一如既往地积极进取,努力做一个无愧于党、无愧于学生的老师。

　　亲爱的同学们,今天无论是护理选择了你,还是你选择了护理,我都希望你们安下心来,在护理这条大道上,一步一个脚印地向前走去,你们一定会获得最后的成功。

　　(根据录音整理,刊发时有删节,未经本人审阅。整理:金泽民、戴金晨、朱彩霞)

医者仁心篇

仁术兼修 知行合一

——地方综合性高校医学人文教育模式研究

柳国庆　孙一勤　陈三妹
黄丹文　陈小萍　　主编

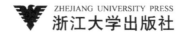

ZHEJIANG UNIVERSITY PRESS
浙江大学出版社

目 录 Contents

校友风采

花开有声——一年级学子的认知实践体会

医路繁花——医学生的临床实践感悟

医路拾锦——毕业学子的医学人文实践

后　记

校友风采

党性纯正　求实进取　高风亮节

——校友方正风采

　　原绍兴医专、绍兴卫校方正校长是一位历经抗日战争、解放战争血与火的考验，又在新中国建设时期办学成绩卓著，深受广大师生爱戴的好党员、好干部。他心中有党、心中有责、心中有戒，以人为本、干在实处。

　　方正同志1915年8月，出生于浙江兰溪马涧农村，从小受到淳朴家风的熏陶，清苦生活的磨砺，养成了刻苦耐劳、刚直不阿的性格。成人后在地下党同乡的启示引导下，于1938年加入了中国共产党，冒着生命危险在白色统治的金萧地区组织发动群众，开展抗击日、伪、顽的艰苦斗争。抗战胜利后，于1946年奉命随部队北撤苏鲁，投入解放战争。1949年又随军南下杭州，先后任职于华东革命大学浙江分校、浙江省人事厅和省立绍兴医院，1955年2月调入绍兴卫校任校长，并组建绍兴卫校第一个党支部，兼任党支部书记。1956年又临危受命，兼任绍兴中学党政负责人。1958年开办绍兴医专时，方正任绍兴医专、绍兴卫校校长兼党支部书记，1960年医专党委成立改任校长兼党委副书记。1962年绍兴医专停办，任绍兴卫校校长。1963年学校接受两个医专班的教学任务，1964任校长兼党总支书记。1966年十年动乱爆发，方正同志受到残酷打击，身心受到严重摧残。1981年离休，1993年病故。

　　方正同志在绍兴卫校、绍兴医专担任党政领导工作10余年间，具有坚定不移的党性原则，实事求是的思想作风，密切联系群众，团结依靠教师，关心爱护学生，率先垂范，攻坚克难，清正廉洁，勤俭办学，深受广大师生爱戴。

　　方正：男，1915年8月出生，浙江兰溪人。1938年加入中国共产党，参加了抗日战争和解放战争。新中国成立后，先后在华东革大浙江分校、浙江省人事厅、省立绍兴医院等单位担任党政领导，1955年2月，从省立绍兴医院副院长岗位调入浙江省绍兴卫校任校长，并组建了绍兴卫校第一个党支部，兼任党支部书记，1958年开办绍兴医专，任绍兴医专校长兼党支部书记，1960年医专党委成立改任校长兼党委副书记，1964年任校长兼党总支书记。1981年离休，1993年病故。

◎ 坚持实事求是　认真贯彻党的知识分子政策

"政策和策略是党的生命"。方正同志到卫校工作后,能坚持实事求是的思想路线,认真贯彻党和国家的方针政策,团结依靠知识分子,努力做好上级党组织交给的工作。

在 1955 年和 1956 年,学校党组织根据上级要求,先后组织教师开展批判"胡风反革命集团"和内部肃反学习,在学习文件、提高认识的基础上,帮助个别同志实事求是查找并说清问题,没有出现残酷斗争无情打击的现象,在弄清问题后,照样予以信任和使用。1957 年在上层建筑领域开展了急风暴雨般的整风反右运动,绍兴市有关党政部门,利用暑假和寒假两次举办各历时 1 月余的绍兴市中、小学教师整风反右学习班。学习班上各级领导层层发动,周密布置,掀起大鸣大放高潮,大字报铺天盖地,批斗会此起彼伏。就在这样人人自危的紧张气氛中,方正同志作为卫校领导整风反右运动的主要负责人,抱着既要对上级负责,更要对下级负责的精神,对运动中揭露出来的人和事,结合平常掌握的实际情况,进行了细致的梳理和实事求是的分析,认为当时绍兴卫校 50 多名教职工中,无论政治态度或业务素质是好的或比较好的,尽管有那么几个人说了些错话,出了点问题,但都属于人民内部矛盾,可以通过思想政治教育来解决。所以他冒着风险,顶着来自上下的压力,没有给任何教师戴上右派帽子。为此,方正同志在 1959 年省有关部门在杭州饭店召开的反右倾学习会上受到批判。

方正校长能认真学习和贯彻执行党的知识分子政策。他对教师队伍有着历史的辩证的分析研究,认为他们中的大多数虽然出身于非劳动人民家庭,但经过党的教育和社会实践,阶级立场有了转变,思想觉悟有所提高,能拥护共产党,热爱新中国,忠诚于人民教育事业。所以在学校工作中,能充分予以信任,委以重任,如出任教导主任、学科主任、班主任等。他和分管教学的党外副校长和谐相处,合作共事,共同领导和组织教职工,把以教学为中心、以教育质量为核心的各项工作搞好。

◎ 坚持以教学为中心　以培养人才质量为核心

作为在医学教育战线上工作的一位领导干部,方正校长能结合学校实际,认真贯彻执行党和国家的教育方针和卫生工作方针,视教育质量为办学的生命力。他常说:"当校长要管的事情很多,而最要紧的是提高教育质量,培养出合格的人才。"他是这样说的,也是这样做的。20 世纪五六十年代,方正同志肩负绍兴医专、绍兴卫校校长的重任,面对艰难困苦的办学环境,为改善社会特别是农村严重缺医少药的现状,满足不同层次的医疗保健需求,殚精竭虑,调查研究,集思广益,群策群力,在集中主要精力办好医专教育的同时,带动中专教育质量的继续提高,提出了"又红又专,一专多能的实用型人才"的培养目标和"医专赶本科、中专赶医专""大搞教育革命、大搞勤工俭学、大搞科学研究"的行动措施。组织师生认真学习政治理论和业务知识,重组课程,更新内容,改革教法,优化教学过程,强调理论和实践、学习和应用、中医和西医的结合,提高教学质量;学校重视社会实践,除走出校门支援"双夏""三秋",参加除害灭病外,还建起了标本模型厂,办起了农场、畜牧场,既为学生提供勤工俭学基地,又为改善师生生活提供了一定物质条件。学校倡导继承和发扬抗大"团结、紧张、严肃、活泼"的校风,鼓舞和调动全校师生的政治进取心和教学积极性,校园中出现了老师辛勤教,学生刻苦学,你追我赶、携手共进的生动局面,推动了以教学为中心,以培养人才质量为核心的学校各项工作的全面开展,取得了显著成绩。1960年3月19日,《宁波大众》报曾对此作了整版报道(当时绍兴地区归属宁波专署管辖)。同年4月,校学生会主席、医专01班学生许川如出席了在北京召开的全国第十七次学生代表大会。

◎ 率先垂范　清正廉洁　勤俭办校

方正校长率先垂范,以诚待人,清正廉洁,刚直不阿,处事公平,敢于担责。他认为教会学生做人做事是学校的基本职责,强调每个教师都要为人师表,教书育人,全心全意为学生服务,培养学生成为又红又专、德技双馨的卫生人才。他重视学生的思想品德教育,当每级新生始业教育和每届学生毕业教育时,都会用自身的革命生涯结合时代气息,送上一堂生动的印象深刻的思想品德教育课。他经常教育党团员和管理干部要以身作则,吃苦在前,享受在后,做群众的榜样。譬如在毕业分配时,他号召党团员和要求入党的进步青年到最艰苦的地方去,祖国最需要的地方去,在那里生根开花结果。在方正校长的动员教育下,医专班的老党员在刻苦学习、严守纪律的同时,自觉奉献部分调干金,资助部分生活困难的中专同学完成了学习任务。他永葆老革命的本色,清正廉洁,自奉节俭,常年身着灰衣布鞋,不吸烟酗酒。他立党为公,不以权谋私。他因工作忙,子女多,请来山村的妻妹带子到绍料理家务。几年后儿女长大成人,妻妹就在学校做临时工,其小孩亦在绍求学。根据当时学校工作需要,只要校长同意,其妻妹完全可以转为正式工,但是方正校长没有这样做。在1961年的精简运动中,他大公无私,做好家人思想工作,动员妻妹带着孩子返回兰溪农村。他爱校如家,勤俭办学,少花钱,多办事,办好事。1958 年,全校师生响应毛主席"一定要消灭血吸虫病"的号召,奔赴诸暨、萧山、新昌、嵊县、绍兴等地血防前线,苦战十月,成绩突出,受到浙江省卫生厅的精神和物质奖励。方正校长把发给学校的五千元奖金,从市场上购买来一批旧家具以改善教学生活条件。1958 年和 1960 年学校在城乡间进行了一个往返大搬迁,全由师生冒着酷暑(下搬时在盛夏)和严寒(回迁时在寒冬),用车拉、船载的人工运输方式来完成教学设备、生活用具等搬迁任务。1960 年 6 月间,方正校长带领 10 余名师生赴杭州、金华、上海兄弟院校学习取经,不仅乘坐硬座,而且自带行李,以节约差旅费用。方正校长无论对家事或公事,都能做到勤俭节约、清正廉洁。

方正校长虽然离开我们 24 年了,但他留给我们的崇高纯正的党性原则、实事求是的工作作风、艰苦奋斗开拓进取的奉献精神以及勤俭节约、清正廉洁的高尚品德是无价之宝,我们一定要好好地维护它、发扬它。

(洪立昌)

一位医学教育工作者的光辉人生

——校友章中春风采

　　章中春校友生长在灾难深重的旧中国,在极其艰苦的环境中度过了初等教育的学习生活。1949年新中国诞生后,他一直在人民政府的资助、各级学校的关怀以及众多老师的谆谆教导下,努力学习,刻苦钻研,奋发向上,全面发展,以优异的成绩完成了中、高等教育,加入了以培养白衣战士为天职的高、中等医学教育队伍。他矢志不渝,无怨无悔,忠诚于医学教育事业,坚守三尺讲台36年。

　　人体解剖学是医学生进入医学殿堂的敲门砖,由于其在医学中所处的重要基础地位和教学方法上的特殊性,教师想要引导学生学好这门课程,必须具有坚实的认知前提和扎实的业务功底,需要经受更多的艰辛,付出更多的努力。章中春同志本科毕业留校工作后,非常热爱解剖学这门学科,在导师的指导和周围同志的帮助下,虚心好学,勇于进取,在教学和科研中都取得了不俗的成绩,一干就是17年。为孝敬老母,并报效曾经给予其医学奠基教育的母校,他于1976年调到了绍兴卫校,继续从事解剖学教学。由于"十年内乱"的破坏,当时学校的教学条件很差,特别是解剖学这门课程,不仅没有较完善的实习室,解剖标本和模型也只有50余件。章中春同志以其很强的敬业爱岗、教书育人的职业意识,学而不厌、诲人不倦的教学态度,科学求实、严格要求的教风,团结带领教研组全体同

　　章中春:男,1935年1月出生,浙江上虞人。1952年9月考取绍兴卫校医士专业学习2年后,于1954年9月经组织推荐报考录取入哈尔滨医科大学医疗系深造。1959年7月毕业留校从事人体解剖学教学工作,曾任教研室副主任和学科党支部书记。1976年6月调到绍兴卫校继续任教解剖学课程,1983年晋升为解剖学副教授。历任教研组长、教师党支部书记,副校长、校长兼党委书记、副书记;曾兼任绍兴市医学情报研究所所长。社会兼职有浙江省解剖学会常务理事、绍兴市教育学会常务理事,浙江省中专教师高级技术职务评委会副主任、绍兴市中专教师中级职务评委会副主任等。他先后被选为绍兴市第一、二次人代会代表和绍兴市第一届人大常委会委员以及浙江省第七次党代会代表;先后被评为浙江省优秀共产党员(1982)、浙江省优秀教师和全国优秀教师(1983)、全国教育系统劳动模范并获人民教师奖章(1989)、国务院颁发的政府特殊津贴(1994)。1995年2月退休。

仁,鼓足干劲,不怕苦累,不计报酬,日以继夜,精心设计,精雕细琢,制作了大批精美解剖标本,并在每个标本上作了清晰的文字标注,在全省各卫校中率先建立起一流水平的解剖学实习室和解剖标本陈列室,面向学生全天候开放,教师轮流值班指导,让学生能在理论知识、解剖图谱、实物标本三结合的学习过程中,理解和掌握解剖学的知识和技能,为学习后续课程奠定扎实基础。根据教学计划和学生的实际情况,解剖学教研组的老师们,认真备好、上好每一节课,做到目标明确,主次分明,繁简有度,学用结合,指导学生看清楚每一幅解剖图和每一个人体标本,既教理论知识,又教学习方法,更教做人的道理,还十分关心学生的生活。无论是浙江医大绍兴分校的学生,或是绍兴卫校的学生,还是师训班的学员,都反映解剖学老师个个是既管教、又管导的严父慈母般的好老师。如一位来自西藏护校的全国解剖师训班女学员次仁央宗,入学初无论学习或生活均很不适应,几乎难以为继,章老师给予了无微不至的关怀,耐心地教她画图,手把手地教她制作标本,寒假期间帮她补课,除夕夜还邀请她到自己家里吃年夜饭……经过教学双方一年的努力,次仁央宗顺利结业,走上了中等卫校解剖学教学的讲台。以章中春同志为组长的解剖学教研组的工作,受到了来校视察的省卫生厅和国家卫生部领导的高度评价,并委托学校成功举办了全国中等卫校解剖学师资进修班。解剖学教研组因此荣获"1983年度全国卫生文明建设先进集体"称号,章中春同志个人也被评为"1983年度全国为人师表优秀教师"。

章中春同志始终以搞好教学工作为主,坚持理论与实践、基础与临床相结合,积极开展科学研究,勇攀学科高峰。最初参加工作的五六年中,他利用高校的有利条件,撰写和发表了一批高质量的学术研究论文;即使在"十年内乱"中,他也能远离内乱的纷扰和喧闹,凭借自己扎实的解剖学功底和外语基础,根据外科临床实践的需要,博览群书,周密思考,搜集并创作了数百幅解剖、手术图,每幅图都有清楚的说明,于1974年主编出版了图文并茂的《外科解剖与手术图解》一书;1978年掀起的改革开放大潮,为教育科研工作者提供了良好的社会环境。章中春同志能抓住机遇,团结带领周围同志,在改善和建设解剖学实习室、标本陈列室的过程中,精心观察,善于发现,见微知著,科学分析,撰写论文,著书立说,先后在《中华外科杂志》《解剖学报》等国家一级期刊上发表学术论文20余篇,主编出版了《临床神经解剖学》和《人体断面解剖学》两本专著以及其他许多教学参考资料,填补了人体形态学的某些空白,为解剖学的教学和临床实践应用做出了贡献。

在改革开放的浪潮中,由于医学教育事业发展的需要,根据干部"四化"的政策,章中春同志走上了学校副校长(1981)、校长(1984)等领导岗位,直至1995年退休,其间曾兼任过校党委书记、副书记。作为学校领导班子的主要成员,他能够以身作则,率先垂范,团结班子全体成员,带领全校教职工,认真学习、贯彻执行党的基本路线以及党和政府的方针政策,坚持改革开放,开拓创新,与时俱进,把以教学为中心、以培养人才质量为核心的学校各项工作做好,取得了一个又一个的成绩,使学校一步一步扎实地向前迈进。

在他的主持下,通过调研和分析,制订并执行了"调整、引进、培养"的师资队伍建设规划,使师资队伍的学历、专业、职称、年龄等结构,在"六五""七五"期间有了明显的改善,一支基本具有本科及以上学历、专业和专技职称配置较合理、老中青结合的"双师型"队伍逐步形成,适应了深化教改、提高教育质量的需要。在前届班子的基础上,他继续大力抓好基本建设,全方位规划建设园林化校园,配套的教学用房和师生的生活用房相继建成,有力地改善了师生的教学和生活环境。他十分重视实践教学的建设,加大设备、人力投入,规范管理制度,保证了实验教学质量。在省、市卫生厅局的支持下,临床教学基地建设取得了长足的进步;并在全体教职员工团结一致、艰苦奋斗下,自筹资金和设备,办起了由他为首任院长的全省卫校中第一所附属医院,建成了附属医院、教学医院、实习医院、农村实习基地组成的临床实践教学基地网络。他同班子成员一起,坚决执行了以育人为本全面发展的教育方针,培养出了一批又一批能适应社会需要的"下得去、留得住、用得上"的实用型卫生人才,得到了用人单位和广大群众的良好口碑。在历次全省毕业统考中,绍兴卫校有关专业毕业生的成绩都名列前茅;1999年首届全国医师执业资格考试中,在绍兴市范围内工作的绍兴卫校毕业生通过率高达95%(228人/241人),超过全国大、中专毕业生通过率的30%。学校在1992年被评为A级普通中等专业学校,荣获"全国卫生系统先进集体"称号。

章中春同志早在中专学习期间,即1954年7月1日就面向党旗庄严宣誓入党,成了绍兴卫校历史上学生中第一批共产党员。入党57年来,他具有坚定的共产主义信仰,牢记全心全意为人民服务的宗旨,无论在普通老师岗位或领导岗位上,在学习、家庭生活或学校、社会工作中,都以党和人民利益为重,以大局为重,身先士卒,刻苦耐劳,认真学习,努力工作,开拓创新,勇于进取,创业创新,成绩卓著,奉公守法,清正廉明,是一位深受党内外群众爱戴的好党员、好干部。他无怨无悔,教书育人,为人师表,关心学校,热爱学生,是一位把一生献给了党和人民的医学教育事业的好老师、好校长。

(邵医人)

悬壶济世　教书育人

——校友裘怿钊风采

裘怿钊老先生是医学院近百年办学历史上"双师型"师资队伍中的代表性人物。在2015后马年岁末羊年来临之际，我们登门拜访了裘老先生。

裘老年届九旬，但精神矍铄，思维敏捷，他不时找出著作、笔记、证书等向我们展示。他清晰的语言表达和形象的手势动作，与60多年前我们听他讲课时一模一样。

裘老1925年出身于嵊州崇仁镇一户虽非豪门却富含杏林清香的门第，其祖父和父亲都是一方名医。他在上代人的耳濡目染、耳提面命下，从小就有了"当医生，祛人病，救人命"的志向，高中毕业后入国立江苏医学院攻读临床医学专业六年，学成后继承父辈遗愿，来到古城绍兴，先后在绍兴福康医院（现绍兴二院）、绍兴卫校、绍兴医专、绍兴一院（市人民医院）一干就是60余年，成了一名悬壶济世的大夫、一位教书育人的名师。

◎ 学而不厌　求实进取

裘大夫自幼起就养成了善于思索、刻苦钻研、好学多问的习惯，他以优良的成绩完成了小学、中学阶段的学习任务后，迈入了国立江苏医学院的大门。在这个医学高等学府中，他求知若渴，发奋读书，不论文化课还是专业课，理论课或实

裘怿钊：男，1925年1月出生，浙江嵊州人。1949年毕业于国立江苏医学院。内科主任医师，长期从事临床内科与内科学教学工作。担任浙江省立绍兴医院卫生技术学校内科学教师、医士科主任，1952年9月浙江省绍兴卫生学校成立后担任教导主任。先后在省级以上医学杂志发表论文22篇，《心力衰竭中的低镁血症》获浙江省优秀论文奖。合作编撰专著《各科诊疗之实际》《西塞尔内科学》中的心血管、内分泌、神经系统疾病分册及《动脉粥样硬化症》等译著，专著《呼吸系统综合征诊疗手册》《心脑血管疾病检验手册》等。曾任绍兴地区医院副院长，绍兴市人民医院院长、名誉院长；中华医学会浙江省分会理事、浙江省内科学会理事、浙江省心脑血管病学会理事、浙江省卫生厅心脑血管病顾问、浙江医科大学内科学兼职教授、《浙江医学》杂志编委。1987年卫生部授予其"不退休医生"称号。

践课,中文版或外文版,都能充分利用时间,认真学习钻研,拓展知识面。他在继续提升英语水平的同时,自学日语、德语。他专门买了德语版人体解剖学教材,既学基础医学知识,又有利于掌握德语,一举两得。大学期间,他成功地完成了世界医学巨著——英文版《西塞尔内科学》中心血管、内分泌、神经系统疾病分册的翻译(约60万字)。

裴大夫认为,扎实的基础、与时俱进的丰富学识和精益求精的医学技能是为病人或学生提供优质服务的关键。所以他结合工作实践,运用各种方式向书本杂志学习,向国内外同仁和自己的服务对象——病人和学生学习,向科学实验和实践中的经验教训学习,日复一日,年复一年,使自己跟上医学科学技术飞速发展的形势,站在学科的前沿,教育学生、带领同仁,求实进取,开拓创新,攀登医学科学高峰。

裴大夫是一个善于学习的大师,不仅学习劲头大、学习知识面广,而且学习效率高、学习成果丰硕。20世纪50年代上半期,他通过自学和短期培训,掌握了俄语,把30万字的俄文版《动脉粥样硬化症》翻译成中文,由人民卫生出版社出版,此后又成了职工业余俄语班的教师;他通过自学,不仅能顺畅地阅读日文书刊,还在20世纪80年代初期为市卫生系统培养了一批懂日语的人员。他十分关注医学科学特别是内科领域方面的进展,经常把相关的新理论、新知识、新技术介绍给同仁,传授给学生,应用于临床,并结合实践开展学术研究,撰写并发表论文22篇,其中两项获得省科技成果奖,两篇论文分获绍兴市和浙江省优秀论文奖。花甲之年后他学习劲头不减当年,迅速掌握了电脑网络知识和操作技能,大大提高了学习和工作效率。

他总结经验、博览群书,笔耕不断,在合作编撰出版《各科诊疗之实际》专著后,年过八旬,又于2006年6月和2010年7月,出版了《呼吸系统综合征》和《心脑血管病诊疗手册》两本著作。

裴大夫活到老、工作到老、学习到老的精神,使他成为绍兴医疗卫生界的常青松柏。

◎ 为人师表　诲人不倦

裴老师自踏上工作岗位后,一直在杏林园中辛勤耕耘,并收获了累累硕果。他是绍兴卫校首任教导主任,并兼任内科学科委员会主任。他按照学校的要求,制订并实施了各种教学规章制度,建立起稳定的教学秩序;组织教师系统地学习苏联凯洛夫教学法,进行教学改革;根据卫生部指示,实施中等专业学校章程,注重发挥学科委员会的作用,加强实验、实习和学生的思想政治教育,保证了教学质量的稳定提升。1961年因工作需要,他被调到绍兴一院任内科主任。

裘老师一直是绍兴卫校、绍兴医专内科学的主讲教师。他深厚的学识造诣、既广又精的知识面、丰富的临床经验,再加上他认真的备课、严密的逻辑思维、极富感染力的教学语言,以及诲人不倦的教学态度,赢得了听过他讲课者的交口称赞。我院首届临床医学生王渭林在纪念毕业60周年的文章中这样写道:新中国建立初期,国家经济困难,学校设施跟不上,好在有一批极富临床经验的老师,尤其是内科裘怿钊老师,授课内容丰富多彩,语言生动,他耳熟的越腔,好听又好记。裘老师十分重视基本功,他参与翻译过的《西塞尔内科学》中的经典论述,以及他熟读的《卡波特物理诊断学》中的细节,总会反复向我们仔细交代,使我们终生难忘。

调到医院后,无论是在内科主任还是在医院院长的岗位上,裘怿钊仍然非常重视教学工作。他认为学校与医院存在着不可分割的鱼水关系,学校为医院输送人才,医院为学校提供临床教学环境,两者相得益彰,互相促进,可得双赢。他率先垂范,在努力搞好医疗工作的同时,始终把临床教学列入重要的议事日程,要求医护人员以高尚的医德医风和精湛的医疗技术带好实习生,倡导在为病人服务的过程中学习医术,培养学生遵循循证医学的要求,坚持基础和临床、理论和实践、学习和应用的密切结合,潜心钻研,练好基本功。

裘老师十分关注学生的成长,在2013年举行的医士02班学医从医60年同学会上,他语重心长地教导大家要老有所学、与时俱进,借助网络在知识的海洋中遨游,在老有所学中体现老有所乐,实现老有所为,应成为老卫技工作者生活的重要选项。

他不仅是一位名医,而且是一位名师。他学而不厌、诲人不倦的精神永远鼓舞着他的学生们在人生道路上不断前行。

◎ 悬壶济世　治病救人

无论学生还是病人,都称裘怿钊先生为裘大夫。事实上,即便在卫校工作期间,在做好教学工作的同时,他亦能挤出时间,在当时的绍兴一院内科临床一线上班。裘大夫说:"我在开始学医时就读过希波克拉底的誓言,'志愿以纯洁与神圣的精神终身行医','愿在我的判断力所及的范围内,尽我的能力,遵守为病人谋利益的道德原则,并杜绝一切堕落及害人的行为',尽力修复病人的身心创伤,维护病人的切身利益是我行医的基本准则。"他是这样说的,也是这样做的。无论门诊或查房,他从不迟到早退;急诊或会诊,总是随叫随到。他在接诊时,总是在耐心地听取病人的倾诉,做过仔细的体检和必要的化验、特检后,再作出诊断和适当治疗。由于崇高的职业操守和过硬的诊治技能,以及和患者的良好沟通,在他的执业生涯中,医患关系良好和谐。他深有感触地说,病人不仅是医护人员的服务对象,更是我们的衣食父母,还是我们修身养性、提高医术水平的老师。

他的专技职称从住院主治医师、副主任医师,晋升至主任医师、终身医师;他的行政职务从科主任到医院院长、名誉院长;他曾担任中国农工民主党绍兴市委会副主委,绍兴市政协第一、二届常委,积极参政、议政,建言献策,为推进医疗卫生界乃至绍兴市的统一战线做出了贡献。

（洪立昌）

清白做人　认真做事

——校友郦畹芳风采

　　毕业于绍兴福康护校1941届的郦畹芳校友于1920年2月出生于浙江诸暨城里一户殷实的家庭中。她在诸、绍两地读完了小学和初中,1937年7月正在杭州弘道女中攻读高中时,日寇大举入侵国门,社会动荡不安,迫于生计,经父母和本人再三考量,在友人的担保下,填写了"志愿习学护病四年,俾得知识技能,服务众人"的志愿书,进入福康护校学习。1941年3月,修业及实习期满,成绩合格毕业,在与医院签了毕业看护关约服务1年后,留院任护士长,1945年2月完婚成家离院。先后在余姚阳明医院、杭州浙江病院、苏州工人医院等单位任护士长。新中国成立后,在人民政府大力发展医疗卫生事业、积极培养医疗技术人才的形势下,1954年正在绍兴县卫生院工作的郦畹芳校友,由组织推荐报并考入浙江医学院内科学专科班学习。年已35岁的她,十分珍惜这来之不易的学习机会,克服了养儿育女和家务等方面的困难,毅然决然再次跨入校门,在已有扎实护理学知识和技能的基础上,心无旁骛,刻苦学习,在2年时间中,她掌握了作为一个内科专科医生应具备的临床知识和诊疗技能,1956年毕业后服从组织分配到绍兴卫校任教内科学和内科护理学课程20年。期间还承担过基础课实验准备、学校医务室和多次下乡除害灭病等工作。

　　在采访中,我们请郦畹芳校友谈谈在福康护校学习和在绍兴卫校从教时的感受和体会。她谈起在福康护校学习生活时,寻出了几张珍藏70余年的照片给我们边看边讲解,指认出每个人的名字,深沉地说:"在兵荒马乱的1937年,我们班9个来自省内外的十六七岁姑娘,为了谋生,分别找了担保人,写了志愿书

　　郦畹芳:女,1920年2月出生,浙江诸暨人。1941年毕业于我院前身学校——绍兴福康护校。先后在绍兴福康医院、余姚阳明医院、杭州浙江病院、苏州第二工人医院、绍兴县卫生院等单位任护士长。1954年因组织推荐考入浙江医学院内科学专科班学习,1956年毕业后服从组织分配到绍兴卫校任教内科学和内科护理学课程20年,1976年退休。

（实际上是保证书），进入福康护校习练护士工作。半工半读、师带徒是学习的主要方式，进校不久即到病房跟班见习，基本上是半天上课，半天病房工读。入学第一课就是在老师的指导和老同学的带领下，学习学校和医院有关规章制度，并学做祷告、礼拜等基督教活动。给我们上课的老师，都是医院中富有经验的医护人员，他们身兼医教双重任务，上课时能把书本上的理论知识同医院和自身的临床经验结合起来讲解；而在病房见习、实习时，又能结合实际，讲述有关理论知识，这样我们学习起来比较容易接受。由于院校一体，师生一起，朝夕相处，师生关系亲密，学生与临床接触时间早而长，动手能力和管理能力较强。因为学习和工作紧张，校纪校规很严，我们都能循规蹈矩，认真学习和工作，除非家中或自己身体出了大事，一般都不会请假或擅自离岗。至于学习动机，开始就是为了谋生，随后，在老师们的言传身教、耳提面命下，救世济众、博爱为怀的基督教教义逐渐浸入到自己的心灵中，增强了对病人的爱心、同情心、责任心等职业情感。当时的课余生活很简单，除了规定的宗教活动外，可以弹弹琴，唱唱歌，我们还集体设计，学用针织手艺，每个人都给自己编织了一件长套衫，穿在身上拍了一张集体照。1941 年 3 月，我学成毕业，走上社会，先后在多个医院担任护士长工作。1954 年，因医院临床工作需要，我被组织推荐考入浙医内专科班学习。"

当郦畹芳校友在浙医学习 2 年，毕业转变成为内科医疗人才之际，正值1956 年绍兴卫校恢复招生急需教师之时，她怀着对国家栽培的感恩之情，就毫不犹豫地服从组织分配，从救死扶伤的白衣天使，转变成教书育人的人类灵魂工程师，一干就是 20 年，直至退休。郦老深情地说："80 年来，从福康护校学生，到医院护士长，再到绍兴卫校当教师，这是一种缘分，其间社会经历了翻天覆地的变化，但我对'健康所系，生命相托'的医护事业始终情有独钟，我从一个护理工作实践者转变成医学教育工作者，肩负教书育人、治病救人的双重担子，深感使命更光荣，责任更重大。我从走上讲台那一天起，就充分备课，认真上课，努力把学校交给的内科学、内科护理学等课程的每一堂课讲好，把每次实习带好。我还克服家庭等方面的困难，接受并完成学校安排的实验准备、学校卫生室和多次下乡除害灭病等工作任务。"她认为绍兴卫校的办学特点是培养"实用型"人才的目标明确，坚持了教会学生做人和做事、理论与实际紧密结合的原则，十分重视基础理论、基本知识、基本技能的教学和学生熟练操作技能的培养；同时学校有一支专兼结合、能教会做的"双师型"教师队伍，以及有一个亲如鱼水的院校关系，保证了理论教学和临床实践教学的质量，这是绍兴卫校毕业生深受社会欢迎的基本原因。

郦老在谈及对人生的评价时，认为自己的一生真是平凡的一生，在学生时代,认真学好每一门课,做一个好学生;在做护士和护士长时,团结好每一个护士,护理好每一个病人;在做教师时,努力教好每一堂课和每一个学生。喜欢并做好正在做的工作,这样才能对得起生养自己的父母,对得起工作的对象和一起工作的同仁,对得起提供生活和工作舞台的社会。"清白做人,认真做事,平平淡淡才是真,这是我一生的追求。"——这是郦老的心声。

（洪立昌）

燃烧自己　照亮他人

——校友郑纪宣风采

郑纪宣校友，祖籍浙江绍兴，1922年出生于上海一基督教家庭，自幼受到"献爱心，与人为善"的良好教育。在基督教学堂读完初中、高中，郑纪宣考入上海圣约翰大学医学院学习，1944年获理科学士，1948年获医学博士学位。

年轻有才、胸怀理想的郑纪宣博士毕业后，满怀着治病救人的爱心和热情，奔赴祖国中西部人民最需要他的地方——湖南省湘西土家族苗族自治区（1957年成立为自治州）。

他先在吉首（当时称为"所里"）少数民族地区当医生，那里是条件极其艰苦、仅有3000人口的偏僻山区，人口稀少，经济落后，生活贫困，盗匪出没，医疗卫生条件更差，仅有一所土医苗药的卫生院。就在这样的环境里，郑纪宣尽其所能，发挥所学，创造条件，救死扶伤，帮助少数民族人民减少病痛，一干就是30年。他没有干出什么惊天动地的耀眼事迹，却默默地把人生最美好的三十载春秋献给了土家族、苗族人民。他先后担任过长沙基督教会德生医院、沅陵宏恩医院、自治州第一人民医院的医师，也经历了无可回避的政治风雨，受到过不公正的待遇，但矢志不改。有几次遇到胃大出血或肺咯血的病员急需输血而缺乏血源的危重情况，他毫不犹豫地把自己的鲜血无偿输给了同样B型血液的苗族同胞，挽回了宝贵的生命，因为他与这里的人民早已结下了深厚的感情。

1984年《新民晚报》记者专程采访他时写道："郑纪宣住在一栋简陋的单元宿舍楼里，他身材高大硬朗，满头银发，两眼炯炯有神，说话时还带有浓重的上海腔。当问及当初为什么离开上海繁华大都市、舍弃优裕生活条件而选择到湘西来时，郑老反问道：'那白求恩为什么千里迢迢来到中国，帮助中国人民，最后还在中

郑纪宣：男，1922年出生，上海圣约翰大学医学院（后为上海第二医科大学）毕业，医学博士。1984年由浙江省医学科学研究院调入我院前身学校——绍兴卫校，1985年加入中国共产党，1988年光荣退休，曾担任内科学高级讲师、副主任医师，兼任绍兴市医学会副会长。

国牺牲?''这是一种无限崇高的人道救援精神,这是一种奉献的信仰。''我想一个人的成就并不是看他从社会获得多少财富、多高的名誉地位,而是看他对社会做出多大的贡献、创造多大的价值。我要用我所学去帮助那些需要帮助的人们。'"

1973 年,由于湘西自治州缺少卫生师资,50 多岁的郑纪宣无条件服从工作需要,从临床医师岗位上退下来,调进自治州卫校药物教研组,开始了他教书育人、培养白衣战士的教师生涯。

十年后,他调到浙江省医学科学研究院工作,并兼任浙江医科大学研究生英语口语教授,培训赴世界卫生组织(WHO)的工作人员,以及绍兴卫校英语教研组、绍兴市医学晋升英语提高班的教师,还要负责各种外宾的接待工作。他多年担任绍兴卫校职称晋升评审委员会副主任及浙江省中专高级职称评审委员。

湘西人民永远不会忘记在穷困中向他们伸出援助之手的人——一位山外来的"洋"博士医生。郑纪宣被推选任自治州政协委员、自治州中华医学会副会长。1983 年,郑纪宣医师荣获由中央人民政府劳动人事部、国家民委、全国政协联合颁发的"全国少数民族地区科技贡献奖""湖南省少数民族地区科技贡献奖"及"湘西自治州科技贡献奖"。他十分珍惜这些奖章、奖状,不仅因为它们代表着荣誉,更是因为这是国家和人民对他一生的肯定和感谢。

1988 年,郑纪宣在绍兴卫校退休后,曾去美国探亲,并有机会留在美国做医务保健工作,但他不愿意留居国外;回国后,他也不愿意闲着,经常免费帮助人们看病,辅导学生医学和英语。他说:"我的知识来自于社会,现在就应该用来回报社会,发挥余热,做些力所能及的事情。"

"春蚕到死丝方尽,蜡炬成灰泪始干。"在郑纪宣的一生中,奉献是他的主旋律,如同一支蜡烛,燃烧自己,照亮他人;那火光虽然微弱,却能划破夜空的黑暗,给人以希望和行进的方向!

(《南京约友》第 71 期,2015 年 4 月 20 日)

医乃仁术　当以济世为先

——校友毛水泉风采

唐代医学家孙思邈在《大医精诚》中曾言："凡大医治病，必当安神定志，无欲无求，先发大慈恻隐之心……一心赴救，无作功夫形迹之心。如此可为苍生大医……"如何成为一名好医生，早在一千多年前孙思邈就给出了答案。而对于毛水泉来说，这同样也是他作为行医者的标准。

◎ 求知探索　潜心教学

1976 年，刚从浙江中医药大学毕业的毛医师，进入绍兴卫校成为一名中医老师，他笑称自己是从一个"赤脚"医生，变成了"全职"教师。"卫校的教学质量高是全省有名的，教出来的学生动手能力都很强，"回忆起母校，毛医师感慨万千。26岁初出茅庐，毫无教学经验的他，与不少学生的年龄相仿，"当时倍感压力，但铆着一股劲儿也就上了"。也就是那股劲儿，给了他无尽的动力。本着教书育人的原则，怀揣着让学生学有所成的信心，毛医师每天坚持早晨 5 点备课，晚上挑灯夜读，一天要工作 12 个小时以上。对待学生，他言传身教，诲人不倦，对学生无论门第、资历他皆倾囊相授。从教 8 年，带了 4 届的中医班，毛水泉可谓是桃李满天下，而今，两届绍兴"十大名中医"中就有四位曾受教于他。一日为师，终身为父，他与学生们结下了深厚的友谊。1984 年，因工作需要，毛医师离开卫校来到市中医院工作，一待便是 30 年，医院的建设离不开他的辛勤操劳与付出。

毛水泉：男，1951 年 11 月出生，浙江上虞人。首批绍兴市名中医，主任中医师、兼职教授。1976 年毕业于浙江中医药大学，1976 年进入我院前身学校——绍兴卫校工作，曾任绍兴市中医院院长，现任绍兴市中医院中医药研究所副所长、浙江中医药大学兼职教授、省执业医师协会理事、省中医药学会脾胃病专业委员会常委、省中医药高级卫技职称评审专家、绍兴市中医药学会副秘书长，是绍兴市医学重点（脾胃病）学科带头人、名老中医专家学术经验继承指导老师。

虽然离开了卫校这个教学阵地,但毛医师坚持教书育人,在教学之路上不断摸索。他从 2007 年起接受了医院名老中医药学术经验专家指导的任务,担任脾胃病学术经验指导教师,目前已带教多人。他认为,要成为一名中医临床专家,必须要注重临床实习,要贯穿理论与实践相结合的手段,对巩固理论学习效果,加强中医基本理论、知识、技术的训练,对诊治疾病技能的培养等,都有极其重要的作用。

◎ 孜孜不倦　德艺双馨

"医乃仁术,当以济世为先",毛医师常以此古训自勉,65 岁仍坚持在临床一线,扎实的中医基础理论知识和丰富的临床经验,让慕名而来的病人络绎不绝。

一台电脑,一个红色垫枕,毛医师的诊室里干净整洁,一尘不染。医院领导为其健康着想限制病人挂号数量,但几乎每天都能遇到许多远道而来的患者没有挂到号,毛医师都为其补号,认真把脉诊疗。一天 30 个标准,超额看 50 多个病人,连中午休息时间也在为病人看病,对毛医师而言这是家常便饭。

一位找毛医师诊疗的病人这样说道:毛医生这么有名的中医专家,却没有一点专家的"架子",耐心而细致,有时看到他连中饭也没吃为我们看病,着实让我们感动。"病人来就诊,医生应该在病人生命中最艰难的时刻,让他们感受到温暖和关怀。急病人之所急,想病人之所想,用最少的钱,让病人获得最好的疗效。"毛水泉这样说。在他看来,病人从医生那里受到的礼遇,堪比一剂良方,能减轻病人生理上的疼痛,而他也一直用自己的行动践行着这些朴实的道理。

40 年如一日,兢兢业业、孜孜不倦,毛水泉用"没有一起投诉,没有一面锦旗"来总结自己的行医生涯。"没有一起投诉",这是病人对他"大医必大儒"的肯定:"没有一面锦旗",是他浩荡之胸怀、仁善之心肠的体现。

◎ 敢于钻研　精益求精

无迹方知流光逝,有梦不觉人生寒。毛医师行医 40 余年,敢于钻研,不断探索,他从理论到实践,再由实践到理论,在学术上笔耕不辍,于临床实践中探索不止,收获颇丰。

他先后在脾胃病的临床表现、临床发病率及组织改变方面做了大量的研究工作,取得了显著效果。他曾获得绍兴市科学技术协会优秀论文奖二、三等奖 4 次,主持完成 2 项科研成果。2004 年获市科技成果奖三等奖,《晚期癌症以调补脾胃法论治》被评为第二届全国中青年优秀论文奖二等奖。他在国家级、省级医学杂志上发表学术论文 40 余篇,主编《越医讲坛》一书,由人民卫生出版社出版,《中医正骨入门》由金盾出版社出版;被《中国中医药科技》《光明中医》《浙江临床医学》杂志聘为特邀编委。

正因为毛医师几十年在中医领域不断探索,尤其是他在脾胃病专科中所取得的成就,使他成为绍兴市医学重点学科(脾胃病)带头人。"疾病的发生,正虚为本;脾胃虚损,百病始生;治疗疾病,扶正固本,注重脾胃为先。"他擅长治疗如慢性胃炎、萎缩性胃炎、胃溃疡等脾胃病疾病,他认为,中医讲辨证,西医讲辨病,二者要结合,不但要利用现代医学检测手段,还要"因人、因时、因地、因症制宜",善于抓住主要矛盾,注重中药的药理、药化研究及治疗应用。

"中医需要反复推敲、细细琢磨。"毛医师坚持精益求精,努力做到最好。在医、教、研中,毛医师始终坚持立足于中医,将自己的全部精力致力于中医的研究,在中医发展的道路上,默默地耕耘,并期盼着中医一代又一代地传承,并发扬光大。

(谢盈盈)

6 次援非经历　15 年激情岁月

——校友刘龙法风采

　　从西非、中非，再到北非，刘龙法的足迹踏遍了非洲的山山水水。近 30 年的工作生涯，一半时间奔波在非洲那片火热而贫瘠的土地。如今赋闲在家的刘龙法回忆过去的那段岁月，仍然难抑心中的平静：如果还有迫切任务国家需要我再出征的话，我还是会很乐意去的。

◎ 6 次出征辛苦路

　　刘龙法，1968 年毕业于南京大学的外语系。1986 年 2 月调入绍兴卫校任语文教学工作，曾任卫校党委委员，2004 年退休。他大学毕业当时正值"上山下乡运动"，知识分子需要接受贫下中农的再教育。刘龙法先到安徽军垦农场，再分到浙江龙泉，在一个四面山峦环抱、偏僻的公社初中当起了老师。日子过得清苦而平静。1976 年的一天，正在给中学生上课的刘龙法突然接到省水利厅的通知，说有一个援非任务，需要他去当翻译。12 月底，刘龙法告别妻子和才 3 岁的儿子，跟随 50 多个专家、技术人员踏上了非洲多哥的土地，筹划建造一个灌溉系统。等工程全部完工，已是 1979 年。

　　正因为刘龙法在此次援非过程中的良好表现，浙江省有关部门都记住了他的名字。当 1983 年浙江省卫生厅要派遣援非医疗队的时候，刘龙法无疑成了最佳的翻译人选。这一去又是两年。不久，一家人从龙泉调到了绍兴，刘龙法成了绍兴卫校（2000 年加盟绍兴文理学院组建医学院）的一名语文教师。1988 年到 1990 年、1993 年到 1995 年、1998 年到 2000 年、2002 年到 2004 年，刘龙法又分别跟随援非

　　刘龙法：男 1944 年 1 月出生，上海人。南京大学外语系法语专业 1968 届毕业生。先后在龙泉第二初中和绍兴卫校任教语言课程，具有高级讲师职称。曾任绍兴卫校党委委员，语言学教研组长，曾被评为市直卫生系统优秀党员和模范职工。他法语水平高超，先后 6 次援非，被浙江省卫生厅评为先进援外医疗队队员。

医疗队到达马里、中非、摩洛哥等国家。前后一算,刘龙法在非洲工作的时间竟长达 15 年。

"去援非,是需要一定的牺牲精神的。"刘龙法毫不讳言那里条件的艰苦。正因如此,"也才显现中国人民的伟大。"刘龙法去的马里、中非这些国家,气候条件十分恶劣,气温很高还十分干燥:洗的衣服根本就不用去晾,放在家里,不到两个小时就全干了。稍不注意,就会鼻子出血、嘴唇干裂。刘龙法 40 多岁就戴上了老花眼镜,他猜测与非洲国家紫外线强烈有很大关系。

气候条件的恶劣、物质的贫乏,这还不是致命的。最令人恐怖的是这些国家的传染病,再加上当地是热带雨林气候,蚊子特别多,就更增强了传染的可能性。中非疟疾特别厉害,会连续复发,全身乏力,浑身酸痛。医疗队多人都得过这个病,有个绍兴市人民医院的医生就因疟疾缠身,在非洲的两年中有一半时间是在治病过程中度过的。还有一些因为病情严重不得不提前回国。在中非,不仅疟疾厉害,艾滋病的发病率也相当高。据妇产科的统计,妇女中 HIV 病毒感染者保守估计为 40%。很多医生不可避免地要与病人的血液打交道,这也就增加了工作的危险性。

由于医疗队的医生大多不懂法语,询问病情、查房、麻醉、开刀过程中都需要刘龙法的参与,工作量可想而知。但刘龙法总是回避讲自己的辛苦和贡献,而更多地在陈述医疗队其他成员的辛苦和危险,他们的不简单和不平凡。刘龙法说:"通过我们的劳动,使非洲人民减轻痛苦、脱离生命危险,他们的一句'谢谢医生,谢谢中国人'让我们深深地感受到:我们所有的付出都是值得的。"

◎ 真诚无私援非洲

援非的日子是辛苦的,但刘龙法也觉得是幸福的,"因为我们给非洲人民带去了光明和希望"。花了两年多时间给多哥建起了灌溉系统,上游的水就能浇灌下游的田地,给当地的人民带来了生的希望。这项工程所有的材料和各种物资都是中国运输过去的。

中国医生不仅医术高明,而且态度和蔼,这是非洲人民的共识。很多非洲国家的医疗条件非常差,在那里从事医疗援助的 90% 是中国医生。医疗队免费给当地人们看病送药,使数以千万计的人们转危为安、战胜病魔。邻近的各国人们也都慕名而来,要找中国医生看病。在非洲,不论是光着屁股、流着鼻涕的小孩,还是步履蹒跚、白发苍苍的老人,他们见了中国人,都会非常主动地上前,友好地用中国话问候"你好"。每逢节假日,那些非洲老百姓都会邀请中国医生到家里去做客,并以他们最隆重的方式进行招待。

各国的总统也把中国医生奉为"座上宾",聘请他们作为自己的保健医生。为联系方便,马里总统给刘龙法配备了一部手机,并给医疗队配备了一辆越野车。一天晚上,总统的老师中风,他马上打电话给刘龙法。越野车开了两三个小时,医生们忙了一个晚上,最终把人救了回来。总统为感谢中国医生,特意在非洲传统的"宰牲节"之前,送了5头羊给医疗队。在中非,中国医疗队也很受欢迎。医生一般在晚上给总统帕塔塞检查身体、看病,总统总会邀请他们共进晚餐。

在非洲人民眼中,中国人是他们最友好的朋友,是真心实意帮助他们的"天使"。

◎ 舍小家为大家

刘龙法说,他把最美好的岁月献给了非洲人民,对家庭、对儿子却有着太多的愧疚。

1976年,刘龙法出国不久,爱人就生了一场大病——病毒性脑炎,情况一度十分危急。深明大义的妻子为了不影响丈夫的工作,把生病之事瞒了下来。本来每月都会收到妻子一封信的刘龙法有一两个月没有收到一封信,他也觉得奇怪,但并没有深想。直到1979年8月回国,妻子才告诉他生了一场大病的事,刘龙法不禁吓出一身冷汗。现在回忆这段经历,刘龙法又一次热泪盈眶,哽咽着说不出话来。

1983年,妻子从龙泉调到绍兴工作,要搬家,刘龙法却无能为力,因为他已远在中非。所以到1985年回来的时候,他都不知道他的"家"在哪里,只好暂时住在朋友家里,叫别人去通知妻子。当教师的妻子上课结束后,找到他把他领回了月池坊的家。

刘龙法在援非期间,既是称职的翻译,又是技术高超的驾驶员和摄影师,还是忙里忙外的生活事务员和善于做思想政治工作的好党员。因为他援非的杰出表现,刘龙法获得了中非总统颁发的骑士荣誉勋章,被浙江省卫生厅评为先进援外医疗队队员。刘龙法说,勋章里有妻子的一半。

(孙荷琴)

对病人体贴入微　工作中迎难而上

——校友张小钗风采

　　为病人,她可以放弃一切;哪里有困难,她就会勇敢迎头而上。在采访中,张小钗无意提及自己的业绩,但群众心中自有一杆秤,尤其是那些朝夕相处的同事们,更是对她充满着敬佩。"张姐是一个特有耐心的人,无论是对病人还是对同事,总是体贴入微;她已是医院的业务精英,仍孜孜不倦地学习着、探索着。"这是一位护士对她的评价。

◎ 为病人可以放弃一切

　　1984 年,不满 20 岁的张小钗跨出绍兴卫校的大门,成为嵊州市人民医院护理系统的新兵,"成为一名好护士"是她当时最朴素的理念。在 20 多年的工作经历中,她不断实践着这个"好"字,无论是 1992 年被提拔为病区护士长,还是1998 年担任医院护理部副主任,她都可以为病人放弃一切。有一次,已是后半夜,熟睡中的张小钗忽然接到科室值班护士的电话,说是一位重型颅脑外伤手术后气管切开的患者急需抢救。张小钗二话没说,立即起床赶往医院。她简单了解了一下情况,原来是一位家住石璜的小伙子在摩托车事故中,造成头骨骨折,流了很多血,呼吸道不畅通,随时有生命危险。张小钗立即穿上白大褂投入到抢救中,她坚守病床边为患者及时吸去呼吸道分泌物,一直到天亮病人病情稳定后,张小钗才离开病房。随即她又投入到当天的日常病区护理工作中去了。

　　这样的不眠之夜,对张小钗来说是非常平常的。

　　张小钗:女,1967 年 1 月出生,浙江嵊州人。1984 年毕业于我院前身学校——绍兴卫校护士专业 321班,后分配到嵊州市人民医院工作。现任嵊州市人民医院护理部主任,主任护师;先后获得绍兴市卫生科技工作先进个人、绍兴市巾帼建功先进个人、嵊州市卫生系统优秀中青年医务工作者、嵊州市卫生系统先进工作者等荣誉称号。

◎ 提出"一读一看一应答"

"对病人,就要像对自己的家人一样,既要热情,也要细心。"这是张小钗经常对护士们说的一句话。虽然她现在已经当了护理部副主任,成了领导,但她仍经常深入临床一线,她说这样可以及时发现一些问题,及时整改。她的"一读一看一应答"式查对流程就是在一线中发明的。

那是一个冬天的上午,张小钗去查房,发现一名护士挂好液后没有将患者的衣袖及时拉下,致使患者裸露的上肢搁在被子外面。张小钗马上找到当班护士,并指出问题,要求改正。后来在全院护士长会议上她再次重申了那件事情,并要求护理人员从细微处体贴关心病人。

此事并没有完,张小钗进一步思考:护士们每天做的都是琐碎的工作,神经难免紧张,万一弄错病人、挂错盐水将会造成严重的后果。于是,她在传统的查对制度基础上,经过认真思考,提出了"一读一看一应答"的查对流程:"读"指读床号,"看"指看床号,"应答"指叫患者姓名,让患者回答一下。

据统计,自实行"一读一看一应答"后,差错率明显下降。后来张小钗撰写《"一读一看一应答"式查对在预防护理差错中的作用》一文,在省级刊物上发表,深受同行的好评。

◎ **哪里最需要就去哪里**

1997 年,嵊州市人民医院准备组建重症医学科。说实话,ICU 当时在国内还是一个新开展的领域,许多医院都在摸索,选派最精干的医护人员组建 ICU。张小钗被委派出任重症监护病房的护士长。

ICU 收治的病人来自各个科室,病情重,变化快,没有家属陪护,病人随时可能有生命危险。张小钗深知这些,但她毅然接受挑战。随后,张小钗放下 6 岁的儿子,在炎热的夏天到上级医院的重症医学科进修,在那里认真学习并迅速掌握了中心静脉穿刺置管术、动脉穿刺置管测压术、呼吸机的使用及监护等最新的护理技术。3 个月后,她回院与同事一起筹建了重症医学科。

2003 年那场没有硝烟的防治"非典"战斗,是对张小钗的又一个考验。虽然嵊州不是重灾区,但同样不容忽视,不少人听到"非典"便头皮发麻,张小钗却主动报名参加医院的"非典"防治抢救小组。在毫无经验的情况下,她与同事们一起制订出一系列规范的防非制度和护理操作规程,并负责医务人员隔离技术的培训,在第一线参与具体的日常防治工作。由于她的出色工作,她个人也被评为嵊州市卫生系统"抗非"先进工作者。

◎ 开创护士搞科研新局面

护理专业开展科研的步伐慢于医生,尤其在嵊州,当时从来没有哪个护士能够完成一个科研题目的,张小钗和她的同事成了"第一个吃螃蟹者"。

2001 年,张小钗与同事们一起开展了嵊州市首项护理课题"0.5％碘伏小毛巾擦拭安瓿量与引入药液微粒量的研究"的研究工作,经过多次实验室和临床试验,历经两年时间,该课题通过专家评审达到国内先进水平,同时实现了嵊州市护理科研零的突破。该课题相关论文还在《解放军护理杂志》上发表,研究成果获绍兴市科学技术奖三等奖、嵊州市科学技术奖二等奖。

2006 年,张小钗主持完成的又一课题"医用床单制作改进及其成本效益的研究"大获成功。她提出,改病房内传统的白色床单为色调柔和的彩条被单,这样不但美化了病房,而且提高了护士的工作效率,并节约了护理成本。据悉,之后有好几家医院前来学习取经。该项课题也荣获了绍兴市、嵊州市科技进步奖三等奖。

张小钗还积极撰写科研论文。近年来,她撰写的《快速血糖仪采血笔血液污染及干预》《住院病人艾滋病知识及态度的调查分析》《侵袭性操作医院感染的调查分析》《低年资护理人员差错原因分析及对策》等 10 多篇论文在护理期刊上发表,得到了同行们的好评。

（《绍兴晚报》2010 年 10 月 12 日第 22 版）

筑梦护理　无悔人生

——校友王芳风采

"护理是科学、艺术和爱心的结合",这是现代护理工作者所信奉的护理哲理,更是她的真实写照。在护理岗位上已经度过 30 个春秋的她,怀着对护理事业的热爱与追求,对护理业务的刻苦钻研,对患者的满腔热情和无微不至的关怀,在平凡的工作岗位上无私奉献着自己的青春和年华。她貌不惊人,瘦削的身材、谦逊的微笑,态度温和中透着一种自信,当人们称赞她时总是习惯性地淡淡的一笑而过。她用辛勤和汗水诠释着现代护理人的风采与魅力。她就是绍兴第二医院护理部主任王芳。

◎ 激情点燃梦想

1986 年 9 月,王芳来到了绍兴卫校,就读护理专业。经过三年的刻苦学习,毕业时,她拿到了学校给予的优秀毕业生称号,分到了绍兴第二医院。她全身心地投入了护理工作,工作第一年就赢得了领导和同志们的好评。很快,领导派她参加了绍兴县护理操作理论竞赛,继而又派她参加市里的各种比赛。王芳感慨地说:"领导的信任给了我工作的力量,给了我工作的激情,点燃了我对护理工作的梦想。"

工作第二年,王芳轮转到了外科病房。由于当时医院心脏手术较多,作为年轻骨干,她常常被安排去管理心脏手术后患者。"虽然年轻,但一些患者总喜欢

王芳:女,1972 年 1 月出生,浙江绍兴人。1989 年毕业于我院前身学校——绍兴卫校护士专业 332 班,2005 年获本科学历。一直在绍兴二院任护士、护士长,现为绍兴二院护理部主任,主任护师。2012 年 8 月获评"全国医药卫生创先争优活动先进个人",2013 年被评为"全国五一巾帼标兵";作为急诊护理学科的带头人,带领全科护理同仁取得了骄人的成绩,科室荣获"浙江省模范职工小家"和"全国巾帼文明岗"称号。

让我这个小丫头打针,让我感到内心的满足。还记得,有一位食道癌患者,天天喜欢我去病房为他打针,遇到什么事情总叫我去解决,他在临死前,口中念念不忘,喊着我的名字,当时的一景对我触动很大,我觉得只有用心去护理,才能得到心的回报,患者的举动坚定了我对护理事业的信念。"工作第三年,因医院要成立ICU,王芳被派到浙一医院进修,进修回来后参与了医院 ICU 的筹建。1994 年因工作需要奉命调回急诊科,这一干就是 20 年。2012 年,通过竞聘,王芳担任了大科护士长一职,分管门急诊及外科片护理管理工作,2015 年竞聘为护理部主任。

◎ 奋斗成就梦想

在王芳的人生天平上,患者的分量很足很重,有时候工作的责任比亲情更重要。王芳总是说,作为一名护理工作管理者,意味着更多的责任和付出,只有用力去做才能称职,只有用心去做才能达到优秀,而用心用脑去做才会做到出色。"做就要做得最好"是她对自己提出的工作要求。在急诊科工作,每天面对的是一个又一个的急危重病人,已经记不清挽救了多少病人的生命。多少次手机声响起,从子夜的睡梦中一跃而起,奔向医院,那一刻只记得病人的安危就是命令,抢救的时机就是生命。记得有一天晚上,已是晚上 11 点多,一名有着大面积烫伤史的病人发生宫外孕、腹腔内大出血、休克状态,由于全身皮肤挛缩,静脉穿刺困难。她接到科室电话,急忙奔赴科室,快速地为病人进行了股静脉穿刺,将病人从死亡线上拉了回来,病人家属握住她的手连声道谢。

作为一名护理部主任,她注重自身素质的培养和对护理人员业务技术能力的培训;积极倡导树立团队精神,增强凝聚力;注重护理工作程序化、技术操作标准化,提高护理人员的操作技能与工作效率。在管理工作中,她讲究方法方式,做好沟通协调,为病人和护士创造和谐轻松的环境。在护理模式上,她务实创新,2018 年率先在绍兴市区开设居家护理门诊,切切实实为失能患者提供服务。30 年过去了,她以满腔的热情,默默地工作着。"面对着各种各样的病人,当患者转危为安时,当为患者解决困难时,我感觉很快乐,这更加坚定了我的信念,我对护理事业的追求。"

长期以来,王芳对自己严格要求,勇于实践,刻苦钻研。她主持完成省卫生厅及区市级课题 7 项并获得绍兴市科技奖;撰写论文 30 余篇,在中华级等杂志上发表;完成省市级继续教育项目 9 项;获国家实用新型专利 6 项;2018 年撰写《身边的提灯女神》并出版。她积极组织科内人员开展护理新技术新项目,如小儿洗胃管的制作、深昏迷伴舌后坠病人的插胃管法、口腔内洗胃管的固定方法、基层医院急诊规范化建设等。经过不懈努力,王芳于 2005 年获取了护理本科文凭,2013 年获得了主任护师正高职称。

◎ 收获升华梦想

一份春雨,一份秋实,一份汗水,一份收成,辛勤的付出换来了许多荣誉。作为急诊护理学科的带头人,她带领科室护理同仁取得了骄人的成绩,科室获得"全国巾帼文明岗"称号。个人被评为"全国五一巾帼标兵""全国医药卫生创先争优活动先进个人""'敬业奉献类'最美浙江人""绍兴市优秀共产党员""绍兴市杰出女职工""浙江省优秀护士"等称号。2014 年护士节,王芳将区政府奖励她个人的 10 万元成立了绍兴第二医院"德康芳馨"护理专项基金,用于奖励医院内优秀的护理工作者。2017 年她被选举为绍兴市党代表参加了绍兴市第八次党代会。

每个人都怀揣着一个属于自己的梦想。作为一名已经历练多年的护理人员,她承载着天使的美誉,更多的是一份责任和义务,是一份努力和艰辛。未来的道路还任重道远,她将始终如一地踏着南丁格尔的足迹一路前行。

永远将手术病人放在第一位

——校友郭伟利风采

在诸暨市人民医院见到郭伟利的时候,她的年轻让人意外。手术室作为一个重要的科室,每天都会碰到各种危急病人,这是一个紧张的、甚至没有固定休息日的工作岗位。但郭伟利上岗后,任劳任怨,一干就是 17 年。17 年来,在她和她的团队共同努力、配合下,一个个危重病人转危为安,一台台手术得以顺利完成。

◎ 一天 24 小时处在待命状态

"当家属在手术室外等待时,我十分理解他们的心情。这时候,哪怕一个护士一丁点的关怀,都能给病人和家属带来温暖。"郭伟利说,这正是她走上护士这个工作岗位的原因之一。

从 1993 年进入手术室工作到现在,郭伟利一直默默无闻地坚守着。当一个个危重病人需要抢救时,她总会第一时间出现在医院,她的准时、认真,可是出了名的。

几年前的一个傍晚,郭伟利刚下班回到家,准备给年幼的女儿做晚餐时,突然接到了医院的抢救电话。她二话没说,在雨天路滑的情况下,只用了 6 分多钟就赶到医院参与抢救。一直忙到深夜 11 点,病人病情稳定了,她才放松下来,这时饥饿、疲劳和寒冷一起袭来,她两脚一软,昏了过去。

"一个在手术室工作的护理人员,肯定要以病人为中心,因为我们在跟病魔争抢时间。"郭伟利镇定自若地说这句话时,可能很少有人能了解到她的付出。

为了能在最短的时间内赶到医院,她把家安在了距离医院只有几分钟车程的地方。为了让病人、医院需要的时候能找到她,她主动放弃了一个个休假,连

郭伟利:女,1971 年 4 月出生,浙江诸暨人。1989 年毕业于我院前身学校——绍兴卫校护士专业 329 班,后分配到诸暨市人民医院工作;现任诸暨市人民医院护理部主任、主任护师。曾获"诸暨市卫生系统先进个人""诸暨市巾帼建功标兵""诸暨市十佳护士"和"绍兴市护理学会优秀会员"等荣誉称号。

节假日、双休日都要去医院看看。哪怕是因公去外地出差，参加学术研讨，她也要每天打电话到医院，问问病人的情况。她说，只有这样，她才放心。

正是这样把全部的精力投入到了工作上，郭伟利平时很少有时间去过问女儿的生活、学习。有时候学校召开家长会，女儿的班主任都不认识她。她说，自己对女儿确实有些愧疚，称不上是一个合格的母亲。

◎ 她被人亲切地称为"高工"

除了忠于职守，医院的同事都知道郭伟利有个特点：善于学习、勤于思考。身处在紧张的手术室护理工作岗位上，她面对过不同的病人，也经历了各种抢救场面，面对每天的工作情况、每件事情处理的效果，她会不断进行总结和反思，从中发现规律，获得经验。

很多人肯定不会想到，一个手术室护士长，竟然会有一系列的发明专利，比如说，自行设计排气式无菌物品贮存柜、无菌物品运送车、可调式手术升降桌等。

"其实这些发明、专利，都是从平时的工作中总结出来的，目的是为了更好地做好手术室的护理抢救工作。"郭伟利说，可调式手术升降桌，就是在手术过程中，亲历了固定手术桌台的不便后，才想到了要改进。而如今这一发明，不但在医院被广泛应用，被授予专利，很多生产厂家闻讯后更是要求其转让技术或合作开发。

肯于动手的郭伟利，就是这样一个尽自己所能解决问题的人。除了护理工作外，她还利用工作间隙，拼命研读维修方面的书籍，如今已经逐步掌握并熟悉了手术室各种仪器设备的维修。在手术医生遇到设备故障时，医生就会对护士说：快去请你们郭护士长过来看看。日子久了，大家就开玩笑地称呼她为"高工"。

对于这样一个称谓，郭伟利淡淡一笑。她说，维修工作也是她的兴趣爱好，除了手术室的各种设备外，她自己家里一些小电器坏了，也都是她自己修好的。

当然，作为手术室的一个管理者，郭伟利还非常注重团队建设。平时，她经常和护士姐妹们谈心，及时了解和解决她们的实际困难和问题，同她们结成知心朋友，让护士与自己在一起感觉到轻松、愉快和自然。

"我知道，在手术室里，作为一个护士，有时难免会有情绪，但不管有什么情绪，都不能把它带到工作中去。"郭伟利说。

郭伟利的言传身教，得到了手术室同事们的一致认可。在手术室如此高压的工作环境下，这么多年来，除了正常的退休外，没有一个人因为工作原因离开过手术室。

（《绍兴晚报》2010 年 6 月 29 日第 23 版）

肿瘤患者的生命卫士

——校友俞新燕风采

　　她从一名普通的临床护士成长为临床护理管理者,现担任浙江省肿瘤医院化疗中心副科护士长兼腹部肿瘤内科病区护士长。一路走来,从普通群众到入党后连续几年被评为优秀共产党员,从一个中专生到拥到本科学历、晋升为副主任护师,近几年获得厅局级课题立项 2 项,发表论文 10 余篇。她不仅尽心尽责地坚守在临床护理的第一线,用爱心和责任心为肿瘤患者提供优质服务,更是用自己的努力和勤奋为年轻护士树立了好学上进的典范。

◎ 在岗位上用心用情为肿瘤患者搭建"静脉通路生命线"

　　她出生在浙江一个山清水秀却物质匮乏的小山村。从小营养不良、体弱多病的她是乡镇卫生院的常客,护士阿姨们"一针见血"的熟练操作给她留下了难以磨灭的印象,年幼的她立志长大后也要做一名好护士,打针也要"一针见血"。她在乳腺内科工作了 9 年,对乳腺癌患者的关注也最多。曾经,一位双侧乳腺癌晚期患者从一家省级大医院转院来到她所在的病房治疗,因化疗方案需要中心静脉置管。当患者和家属得知将实施颈内静脉穿刺时,当场就回绝了:"我们在其他大医院穿刺了两个多小时都没有成功,针倒是被扎了不少,人家这么大的医院都打不进,你们肯定也打不进的,还是不要打了⋯⋯"她在认真评估患者的局部情况后,认为穿刺成功率还是挺高的,望着患者伤痕累累的颈部,她耐心地劝说:"大姐,你别紧张,我们先用一个小小的针头来试穿,定位成功后再换用深

　　俞新燕:女,1972 年 3 月出生,浙江新昌人。1991 年 8 月毕业于我校前身学校——绍兴卫校护士专业 335 班,分配到浙江省肿瘤医院从事临床护理工作,经历了 28 年的风雨洗礼。现任浙江省肿瘤医院化疗中心副科护士长,浙江省肿瘤医院台州院区护理部主任,副主任护师。多年评为单位年度先进工作者,多次评为单位优秀共产党员,2017 年度获浙江省巾帼建功标兵称号,获 2017—2018 年浙江省优秀护士荣誉称号。

静脉穿刺针头,这样安全性也比较大,您看这样行吗?"看到护士长如此恳切,患者和家属也不好再拒绝,只得将信将疑地签署了知情告知书。为了减少患者的创伤,她注意避开创口,在颈部皮肤局部实施试穿,凭借多年的技术和经验"一针见血",也就是这一针让辗转多地的患者深静脉置管成功,整个过程还不到 15 分钟。"哇,技术怎么这么好,肿瘤专科医院的护士长真是不一般啊!"患者和家属由衷地赞叹道。从此"一针见血"的高超技艺在院内就传开了,日常工作中经常会听到护士姐妹们呼叫"护士长、护士长快来帮忙"的声音。20 多年来,她开展深静脉穿刺量突破万余次,曾在短短两小时内连续完成 10 例患者的深静脉穿刺置管,且无一例意外事件发生,为患者的主动静脉管理做出了卓越的贡献。2008年,在医院领导的支持下,她翻开了浙江省内静脉输液港管理的新篇章,既满足了患者治疗的需求,更提高了患者的生活质量。以往使用的 PICC 管和 CVC 管头端裸露在外,仅靠一张透明膜加以固定,患者除了每周必须要换膜一次外,日常生活如洗漱、活动等都受到极大限制。引进输液港技术后,不仅保证了皮肤完整性,还方便携带,甚至还能进入泳池游泳,生活完全不受影响。"原本这项技术只在国外、港台开展,想要获得输液港维护只能来回打飞的,但现在俞新燕护士长带领的团队就能护理,那是真正的便民惠民,免除了我们的后顾之忧。"一位病友如是说。在经过长期临床应用后,她还将静脉输液港技术拓展到了科研领域,她主持的"静脉输液港非治疗期维护间隔时间的研究"成为卫健委的科研立项项目,同时她还参编了人民卫生出版社出版的《静脉输液港》一书,承办《静脉输液港患者护理新进展》国家级继续教育项目,撰写输液港并发症管理 SCI 论文 1篇,中华系列等高质量的论文 2 篇。作为护士长的她不断学习新技术新理论,在省内领先使用中心静脉心导联定位技术,为全院中心静脉置管患者省去 X 线定位,使患者免受 X 射线的辐射伤害。业余时间,她结合临床案例培养了一批又一批静脉专科护士,协助成立医院的静脉治疗护理中心,为千千万万名肿瘤患者搭建了一条"静脉通路生命线"。

◎ 在岗位上奉献,患者及家属成了她的朋友和牵挂

在护理岗位上兢兢业业、踏踏实实地履行自己的岗位职责。刚踏入医院工作的第一天,不到二十岁的她就曾问过带教的护理前辈一句话:"我们医院的患者是否都很痛苦和绝望?"一位老师回答她说:"那倒没有,我们的患者只是更需要我们的帮助与关爱"。从那天起,"关爱"这两个字就深深地烙印进了她的心头。就默默地下定决心,一定要用爱心和责任心去做好这份工作,设身处地地为

患者着想,她微笑着对待每一位患者,细心体贴地和患者沟通,服务态度总是获得患者的表扬。她在肝胆外科工作的时间最长,一干就是 10 年,经常面对抢救患者,当患者因病去世,家属悲痛欲绝、不知所措时,她总是坚守在患者身边,默默地做好尸体护理,为患者换上干净整洁的衣物,护送他们有尊严地走完人间的最后一程。她的手机里常年存着寿衣店老板的电话号码,以备家属不时之需。记忆中曾有一位 40 岁上下的职业女警,因患晚期乳腺癌在病房内不幸去世,那一刻患者的母亲、丈夫、女儿抱头痛哭,现场乱作一团。作为护士长的她强忍悲痛,一边安慰家属,一边陪伴购买丧葬用品,直到在床边为逝者穿上神圣的警服,才悄然目送一家人离开。在临床护理中还接触到一些患者不仅身患疾病而且背负着沉重心理压力,一些因为疾病出现了家庭变故,她曾护理过一位晚期乳腺癌胸壁溃烂患者,患者丈夫承受不了妻子身上的恶臭,丈夫另寻新欢,无情地走了,患者对生活感到绝望,坚决拒绝治疗,欲结束自己的生命。她每天为患者清洗伤口及经常对患者进行了心理干预,最后通过医护人员的帮助,患者走出了阴影,很好地配合了治疗和护理,恢复得很好。但这件事深深地影响着她,一定要为患者创建一个交流的平台,使有这样遭遇的患者有可以倾诉的地方,为了帮助患者的身心康复,也使患者之间可以互相交流和支持,在护理部和科主任的支持下,于 2010 年组织创建了乳腺癌康俪沙龙俱乐部,每周一次由医护人员定时在网上在线答疑,每月一次进行在院患者的教育,每季度组织出院患者教育和户外活动,提供延续性服务,帮助患者重树生活的信心,以健康的心理回归家庭和社会。现在俱乐部的活动形式已经成为乳腺病房护理的响亮品牌。对病人和家属的无私付出,让这个团队获得省级巾帼文明岗和她自己获省级巾帼标兵的称号。时至今日,已是台州院区护理部主任的她还时常接到患者和家属的电话与短信。"我的微信好友一半以上都是患者和家属,她们想要联系方式我都不会拒绝,时间长了大家都像老朋友一样相互问候,成为我们一生的牵挂。"

◎ 在团队中领航,促进护理人才的成长

2006 年至今,在护士长岗位上,她视科室为家,视同事为兄妹,视患者为亲人。始终围绕"以病人为中心,以护理质量为核心"的宗旨开展护理管理工作。手机 24 小时从不关机,不知多少个夜晚在睡梦中接到科室电话即刻开车来医院参与危重患者的抢救。她严把护理质量关,尤其是重点环节、关键环节护理质量管理,在质量管理中应用 CQI、PDCA 等管理工具提高护理质量,取得的成果发表多篇论文。在护理团队建设有特色有方法,如何让护理姐妹们心往一处想,劲

往一处使。作为护士长无微不至关爱护士,护士们受委屈时,她像母鸡护小鸡一样护着她们,让她们有幸福感、归属感;作为护士长以身作则苦活累活带头干,让护士们跟着干,经常跟护士们说"做是做不死的,气是要气死的",让她们快乐工作;让所有的护士视科室为家,发挥主人翁的精神开展工作。养成良好的职业道德,培养工作责任心,她经常提醒护理工作所面对的是生命,所作所为必须对患者负责,对自己负责,换位思考开展各项护理工作。带领护理团队是医院第一批优质示范病房之一。注重护理学科建设,担任腹部肿瘤内科副科护士长期间,带领团队创建一科一特色,中西医肿瘤特色护理省内外领先,立足癌痛示范病房,引领癌痛护理;淋巴瘤病房通过 SOP 流程以及质量控制标准,新技术应用,快速提升护理学科建设;做精介入专科护理,介入护理在国内有较大的影响力;立足静脉标准化管理病房,做精做细静脉管理。腹部肿瘤内科护理建设连续 4 年获学科建设优秀奖,中西医结合病房、癌痛示范病房、介入病房多次获得学科建设奖。培养肿瘤、静脉、康复、营养、介入、中医等专科护士 6 名。

◎ 在社会服务中学习,提高肿瘤防治辐射力

在日常护理工作之外,她承担浙江省护理内科专业委员会委员、浙江省肿瘤康复专业委员青年委员、浙江省二级健康管理师等工作。为响应卫健委的要求,贯彻落实党的十九大精神,构建和谐的医患关系,她自愿加入浙江省肿瘤医院科普巡讲团志愿者队伍中去,提高肿瘤防治知识普及,为"健康浙江"贡献自己一分力量。自工作至今学习从未间断过,不提升自己的专业知识及防治肿瘤科普知识,在志愿者服务时,肿瘤防治科普知识送到社区、工厂、送去海岛,为群众免费提供护理咨询服务及防肿瘤知识传授。作为党员多次对接基层医院进行帮扶活动,足迹遍布全省很多地区,如在宁波、永康、衢州、台州、海盐、建德、长兴及杭州区级医院,免费给护理人员进行知识讲座、开展护理操作技能培训、护理管理经验传授等,获得了所在医院护理同仁的好评。积极参加党支部的结对希望小学关注贫困学子的学习问题,到新昌双彩乡小学为小学生捐书,宣传医疗救护知识、肿瘤防治知识。

◎ 在为职工服务中锤炼,促进身心健康发展

通过巾帼文明岗创建丰富科室人文建设、增加职工的幸福感,积极带动周边护理人员参与医院各项文体活动,如读书会分享会、厨艺大赛、医院职工运动会、耐力跑、瑜伽协会等,参加全国组织防治慢病工作"万步有约"活动,以身作则,坚

韧不拔,带领护士万步组员们每天完成万步,2017、2018 年获万步先锋奖及团队优秀奖,为医院影响力的提升尽了自己的一分力量。在高强度的工作之余,坚持瑜伽修炼多年,以自身的体验传授于肿瘤患者,让患者有良好平和的心情战胜疾病。万步有约每天打卡,耐力跑中的坚持,瑜伽过程的坚持再坚持,磨炼的是意志力,优化的是外在体形,并影响着家人、邻居、同事等积极投身健身运动,以良好的身心迎接严峻的职业环境带来的一切挑战。

◎"双下沉两提升"工作快速融入、真情帮扶

作为一名优秀共产党员,在深化医疗改革中挺身而出,主动报名去台州院区工作一年半。她受聘担任浙江省肿瘤医院台州院区护理部主任,此外,她还兼任了台州院区临时党支部书记、网格化管理员及专家们的生活联络员。紧紧围绕"加强引领、加快融合"开展工作。在党风廉洁、意识形态及行风建设,学科建设,服务能力、科学人才建设、团队建设中坚持输血与造血并举的同质化模式发展。为了尽快融入新集体,深入病房主动去了解每个科室的运行情况、专科护理能力、护理服务能力,计划在原先护理工作的基础上打造专科护理一科一特色,确立以癌痛管理、静脉治疗、营养管理、快速康复外科、糖尿病护理、中医护理等为专科重点发展领域,带动学科发展,推进专科特色的纵深发展。对于临床上的护理疑难病症,她更是时时刻刻挂在心头,手把手地带教、指导,通过她指导临床护士护理一位疑难伤口造口患者后,患者很满意,患者拉着她的手恳求道:"专家啊,你明天一定还要来看我哦。"她微笑着点点头。于是,第二天、第三天她果然如约前往,两周后这位患者的伤口竟奇迹般地愈合了。刚到台州院区不到半月,为准备台州院区的迎春晚会,她带领全院护士长上演了一台旗袍秀,就是这短短的几天排练时间,她近距离地观察每一位护士长,了解她们各自的喜好、性格和能力,为以后的工作开展奠定扎实的基础。

护理工作是平凡而伟大的,28 年的努力和付出,她有过不被人尊重和遭受误解时的失落,但更多的是收获和感恩。成功不是衡量人生价值的最高标准,比成功更重要的是,一个人要拥有丰富的内心世界,有自己的真性情和真兴趣,有自己真正喜欢做的事,只要努力做着真正喜欢做的事,在任何情况下都会感到充实和踏实。她在平凡的护理岗位上实践着一位普通护理人员的人生观、价值观和生活观,得到了大家的尊重,也激励了医院年轻护理人员奋发向上的激情。

(邵医人)

坚守内心的那份纯真

——校友郭亚文风采

在上虞市人民医院 ICU（重症监护室）见到郭亚文的时候，她穿着白色的大褂，戴着口罩，只露着一双眼睛和半张脸，像是化了烟熏妆的眼睛格外美丽。后来才知道，那是她长期上夜班落下的黑眼圈，已经变成了"烟熏妆"。

"刚开始上夜班的时候很不习惯，下了班基本都睡不着了，精神和生活都受到了很大影响。现在经过自己的调节已经好多了，但是黑眼圈是消不掉了。"郭亚文这样笑着解释着她特殊的"烟熏妆"，不过她觉得自己戴上燕帽、口罩，工作着的时候是最美丽的。自 1992 年从绍兴文理学院医学院前身学校——绍兴卫校护理专业毕业后到上虞市人民医院工作至今，郭亚文在护士这个岗位上一干就是 18 年。从责任护士到主管护师，从呼吸科到急诊 ICU，郭亚文一直在一线默默奉献，甚至多次在除夕夜也放弃与家人团聚和休息的时间，坚守在岗位上。

◎ 心怀慈悲，给予病人人性化的关怀

从 1996 年开始担任上虞市人民医院急诊 ICU 护士长的郭亚文，十多年来一直工作在抢救危重病人的第一线。"急救车声响，我们就高度紧张。抢救过程中，病人的心跳一下降，我们自己的心跳马上就上去了。"长期看病人在死亡线上挣扎，目睹各种生离死别，郭亚文有时候觉得人生的压力很大："生命有时候真的很脆弱，在经历过许多急重病人的抢救之后，自己看人生的态度也转变了，只要健康地活着比什么都好。"

郭亚文：女，1974 年 10 月出生，浙江上虞人。1992 年毕业于我院前身学校——绍兴卫校护士专业 338 班；毕业后分配到上虞市人民医院工作，现任上虞市人民医院 ICU 护士长，副主任护师。曾获上虞市卫生系统先进个人、上虞市先进护士等称号，2009 年获"绍兴市优秀护士"称号。

心怀慈悲,郭亚文和其他医护人员对待那些因抢救无效而离世的病人,也都尽己所能给予最后的关怀。就在前几天的一起车祸中,受伤的兄弟二人被送入急救室时,他们的家属还没赶到医院。当时,哥哥已经因伤势过重离开了人世。郭亚文和ICU的护士们,仔仔细细把他身上的血迹擦干净,将伤口包扎好。"这样,让他走得有尊严,家属看到的时候也好受点。"郭亚文说道。

◎ 不求回报,最希望得到病人和家属的理解

在郭亚文看来,奋力抢救病人并不是特别高尚和伟大的事。相反,她觉得自己的工作能够得到肯定,尤其是得到病人和家属的理解,那才是最大的幸福。"在抢救的时候,我们都不会去想这些血,甚至排泄物溅到我们身上,也不会去想是不是细菌很多、会不会感染传染病,都是尽自己所能去做好我们的工作。但是面对病人和家属的不理解甚至有时候的无理取闹,我们也非常无可奈何。"

还在呼吸科当责任护士的时候,郭亚文护理的一位患严重哮喘病的老人,在出院后还一直感激着她的精心护理。每次老人回来复诊,都会来看望她。有一次节日,郭亚文已经从呼吸科调到了ICU,老人打听到了郭亚文新工作的科室,拎着一袋自己种的桃子来看她,并且一定要她收下。"我那一刻真的很感动,为自己的努力被肯定被理解而感动,再苦再累也觉得值了。这些桃子在我眼里已经不仅仅是桃子了,感觉就像金子般特别珍贵。"

◎ 勤于学习,敢于挑战学术权威

许多人都觉得,护士的工作就是辅助医生做好护理工作,应该听从医生的安排,但郭亚文却不是这么看。她有自己的想法和坚持,并且会毫不犹豫地说出来。

曾经有一位退休老干部要做脑外科手术,并请了上海华山医院的脑外科专家来上虞,术前术后都是郭亚文在护理。做完手术,专家采取的部分措施在郭亚文看来是对病人不利的,很容易引起术后并发症。面对专家,她一点也不退缩,就对病人不利的措施她一一和专家沟通,并提出理论根据。"我提出的问题都是有理论依据的,而且长期在护理第一线工作,我也积累了许多实践经验,专家可能对病情本身比较权威,但是护理可能我比他有经验。而且我不为私利,所以在沟通的时候是理直气壮的。"郭亚文坚定地说。最终,这位病人术后没有引发任何并发症,现在依然很健康。

(邵医人)

一日相逢　廿五载相守

——校友高春华风采

对护理工作的热爱，一直让她待在离危重患者最近的地方——ICU。从普通护士、护理组长到护士长，无论在哪个岗位，她一直都干得有声有色。她对ICU护理工作的热情持续地感染着身边的每一个人；她积极努力、不断探索的工作态度也一直鼓励着身边的同事。从容淡定，低调温和，业务扎实的她是浙大一院ICU特有的一张"金名片"。

◎ 相逢容易，相守不易

1994年的那个夏天，高春华还是一个刚从绍兴卫校毕业的青涩女孩，怀着对护士最初的懵懵懂懂的理解，被分到浙大一院，安排在很多人望而却步的ICU：工作紧张、压力大、夜班多、技术要求高。在ICU这个大熔炉里，她不断成长，从一个稚嫩的新护士到如今独当一面的护士长。她与ICU的这次相逢，便是延续至今二十五载的相守。身处医院工作最繁忙、病情最危急的ICU，高春华见证了太多的生离死别、人间百态。作为一名ICU护士长，她处事沉着冷静，管理协调能力强，解决问题智慧高效，始终站在离患者最近的地方，为患者解决困难。25年来她始终追随着南丁格尔的脚步：爱人、自爱、敬业、奉献。

◎ 护理在左，关爱在右

ICU的患者病情危重，没有家属陪护，高春华始终坚持守护生命的同时安抚

高春华：1975年7月20日出生，浙江绍兴人。1994年毕业于我院前身学校——绍兴卫校护士专业341班，现任浙江大学医学院附属第一医院综合ICU护士长，副主任护师。先后多次获得浙大校级、院级先进工作者，浙大好护士，最美浙一人，感动浙江团队人物，以及浙江省卫生系统最美天使等荣誉称号。2015年参加中国人民解放军第二批援利比里亚抗击埃博拉医疗队。

患者的心灵,用真心、爱心、耐心、细心换取患者以及家属的信任。在她看来,临床上遇到的很多矛盾纠纷是沟通不足造成的,为了更好地与患者及其家属沟通,高春华学习并考取了国家三级心理咨询师。她一直以来都特别注重心理护理和人文关怀。她反复强调关注患者的主诉,总是倾听,常常安慰。有一次,科室里来了位特殊的"客人",她是几年前高春华科室抢救过的一名患者,坐着轮椅,一看到她,就激动地大声叫道:高护士长,你还记得我吗?我答应过你只要我还活着,我一定要来看看你,今天我终于可以来了,跟你说句谢谢!那劫后重生的喜悦,那满含热泪的对视,那紧紧握在一起的双手,无不让在场的医护人员为之动容。锦旗上写着"白衣天使、精心护理——感谢高春华护士长及全体 ICU 医务人员",千言万语,尽在其中。当时这位患者危在旦夕,大剂量的血管活性药物勉强维持生命,严重的感染让她的四肢皮肤出现不同程度的缺血坏死,四肢指端发黑坏死,长满了水泡,让人不忍直视。在抢救生命的同时高春华足足花了个把月的时间,每天坚持亲自给她换药,尽可能保留更多的皮肤和指端。病人用略短一截手指的双手脱去袜子,露出没有脚趾头的双脚,高春华哽咽着拉着病人的手一个劲地说:"你受苦啦!"正是这份从业的满足和自豪感,让她一直坚守在这个让无数人逃离的岗位。

◎ 改革创新,快乐工作

ICU 治疗操作多,病情变化快,突发事件多,疑难复杂问题层出不穷,学习新知识、新技术、新业务成了一种工作常态。高春华她具有敏锐的观察力,善于发现问题,查找解决方案,勤于总结经验,工作期间不断改进、优化临床工作流程和方法,并推广到同行。她在国内率先推行 ICU 机械通气患者的早期运动,有效改善了危重患者的预后,提高了撤离呼吸机的成功率,提升了 ICU 床位的周转率和患者的满意度,形成了 ICU 独具特色的"运动"文化。2013 年,H7N9 爆发,高春华带领科室护士对新引进的体外膜肺氧合(ECMO)技术进行了总结,在短时间内迅速熟练掌握了这项护理技术,为成功挽救众多危重病人的生命保驾护航。

◎ 临危受命,大爱无疆

2014 年埃博拉肆虐非洲,疫情日益严重。此时,高春华毅然挺身而出加入援非医疗队,奔赴疫情最严重的利比里亚,和埃博拉近距离交锋。虽然内心充满着对病毒的畏惧,对前途生死未卜的担忧,对父母家人无尽的不舍和牵挂,但她毅然选择出发！在中国援建的埃博拉治疗中心,恪尽职守,兢兢业业。在她给儿子的家书中写道:儿子,不要问为什么不是别人,而是我的妈妈。人总要有点精神的,害怕人人都有,但有些事情总要有人去做。妈妈与解放军叔叔并肩战斗在利比里亚这个没有硝烟的战场,感到无比自豪！正是这种舍小家顾大局的奉献精神,更是强烈的爱国主义情怀,让她毅然选择出发。而这封漂洋过海的家书更是被编入了小学生爱国主义教材。

（邵医人）

奋斗的青春最美丽

——校友吕巧霞风采

　　自 2002 年 7 月参加工作以来,吕巧霞一直立足于心内科临床护理工作,兢兢业业,任劳任怨,其间参与抢救护理危重患者不计其数。2014 年 9 月起担任心内二科(CCU)护士长,以精湛的业务技能、优良的人文素养和先进的管理理念带领她的护理团队,为患者送去优质高效的护理服务和亲人般的关爱。科室犹如她用青春汗水打理的庄园,她深深地爱着这个家,也将所有的心血灌注于此,十余年如一日,忠诚地实践着最初的誓言和职业所赋予的职责。

◎ 推进康复,力求患者早期回归社会

　　在"上医治未病,中医治欲病,下医治已病"的理念支撑下,吕巧霞深知预防康复在临床中的重要性,在院内率先开展早期预防康复工程,积极开展床上脚踏车、床边耐力训练、预缺血适应训练等各种早期心脏康复训练项目,借助简单的工具增强患者心肺功能、提高肌肉力量,并根据病患特点个性化开展"心之屋、心之动、心之路、心之窗"等心脏康复系列特色活动,带动整个医院护理团队铺开早期康复工作,使患者尽早回归社会,收获了许多康复患者的锦旗和表扬信,赢得了良好的社会反响。

◎ 改善流程,全力助跑"最多跑一次"改革

　　本着"服务无止境,满意无终点"的目标,吕巧霞不断加强探索、创新与实践,带领护理团队努力实现患者"不跑不等""少跑少等""就近跑就近等"的三大目标,

---

　　吕巧霞:女,1982 年 8 月出生,浙江诸暨人。2002 年 7 月毕业于我校前身学校——绍兴卫校护士专业 459 班,现任绍兴市人民医院心内科学科护士长兼心内二科护士长,副主任护师。多年评为单位年度先进工作者,获 2017—2018 年浙江省优秀护士荣誉称号。

全力助跑"最多跑一次"改革,推出四大改革措施:

"一站式"24 小时动态心电图检查。由于 CCU 患者病情危重,病情发展迅速,在外出检查途中存在一定的安全隐患,如电梯的拥挤、途中的温差等,给患者带来了种种不适……吕巧霞看在眼里,急在心里,带领团队主动查找资料、制定流程、培训考核后,从心电图室医生手中接过了安装动态心电图仪的任务……虽然只是一项小小的流程改善,却降低了安全风险,减少了门诊与病房之间的来回奔波,给患者带来了实实在在的便利。

"一站式"心电网络会诊。通过心电网络会诊系统,住院患者等在病房,就能实现常规心电图床旁检查或病区楼层 B 超就近检查。改进前,住院患者需要携带申请单到门诊排队、等候检查,对于一些高龄、卧床、危重患者而言,不仅费时不便,而且存在诸多安全隐患。

"一站式"办理特殊病种。为冠状动脉支架植入术后的患者准备好相关资料,在出院当天由护士交给家属,只需跑一次医保办就可办理。办理之后门诊看病时可享受相关优惠,使患者及家属从"来回找医生签字、找地方复印资料、重填资料"等一系列烦琐事项中彻底解脱出来。

"一站式"轮椅使用。行走不便的患者出院时,护士用轮椅将患者护送至医院门口,免去了患者家属"交押金、借轮椅、还轮椅"来回奔波的麻烦。

吕巧霞同志带领科室护理团队不断进行工作流程的梳理、分析与优化,以提供更高效、更优质、更便捷的医疗服务为己任,多措并举解决了患者就医过程中的许多痛点、难点、堵点,切实提高了患者与家属的满意度。

◎ 孜孜追求,争当护理岗位行家能手

吕巧霞同志认定护理工作是她一生的挚爱,并始终拥有一颗钻研的上进心,对于学习她一直有着如饥似渴的执着。在心内科护理工作中,她曾先后取得温州医学院专科、本科文凭,并且在护理实践中不断摸索总结经验,凭着超强的自学能力,扎实掌握主动脉球囊反搏(IABP 泵)等护理技能。她在护理科研方面也下足了功夫:主持 1 项绍兴市科技局项目,参与 8 项省市级课题研究,其中 1 项获得浙江省医药卫生科技三等奖;主持 2 项市级继教项目;近 5 年在省级以上杂志发表文章 3 篇;主持新技术新项目 1 项;参与编写专业书籍 3 本。岁月憔悴了她的红颜,也见证了她的成长。近年来,她荣获"绍兴市先进护士""市直卫生系统先进工作者""绍兴市向上向善好青年"及医院"十佳员工""先进工作者""优秀带教老师"等多项荣誉。

◎ 技术精湛,切实为患者解决身心问题

吕巧霞同志作为资深护理人员,不仅有丰富精湛的急救技能,更有敏锐的观察力和高度的责任心。2016 年 4 月,科室收治了一名 14 岁病毒性心肌炎的患者,当时病情较危重,吕巧霞作为护士长对患者的病情高度关注,在巡视病房时,患者诉活动后稍感胸闷,她马上给患者检查了床边心电图,发现患者出现了高度房室传导阻滞,立即联系主管医生,护送患者到介入中心安装临时起搏器度过危险期。吕巧霞不仅对患者的治疗与护理尽心尽力,而且十分关注家属的心理感受,患者的母亲也是一名护士,因为担心孩子的预后,显得非常焦虑。吕巧霞护士长便一次次安慰她、开导她。通过精心护理,患者的病情得到了控制。出院前夕,科室收到了该患者母亲亲自写的一封感谢信,信中写道:"我是一名患儿的妈妈,也是一名护士,在这里我看到了一支默默无闻、不知疲倦、只知奉献的优秀护理团队,你们完完全全做到了一切以病人为中心、四勤、五心、6S,让这个原本'硝烟弥漫'的战场,洋溢着家的温暖,让人看到了治愈的希望……特别是护士长吕巧霞,谢谢她陪我度过了这段黑暗的时期,没有她我可能走不出来,对于你们的付出,我们表示衷心的感谢。"付出不需多言,患者其实都看在眼里,感动在心中;工作不必追求多高尚,平凡的努力已经铸就了光辉的形象。

◎ 开拓创新,争创全国青年文明号团队

2014 年 9 月她通过竞聘成为绍兴市人民医院当时最年轻的护士长,2015 年 11 月又竞聘成为心内科学科护士长。在科室管理工作上,她注重培养"齐心协力、热爱集体、团结合作、争先创优"的精神,她敢抓敢管,善抓会管,又能虚心听取科室护士的意见和建议,充分调动和发挥每个人的积极性和创造性,弘扬正气,奖罚分明,对好人好事给予表扬奖励,对不正之风敢于批评扣罚。使年轻护士找到了归属感,使科室形成了积极向上、团结协作的良好工作氛围。

以身作则,率先示范。正值 2015 年禽流感流行期间,CCU 普通病房的一位患者突发高烧,这为原本就忙碌的工作忽然多添了几丝担忧。经过仔细询问病史、观察症状及院内化验等程序后,该患者被诊断为"疑似禽流感感染",根据相关政策,该患者需立即就地隔离,等待进一步确诊。科室护士在保证其他患者治疗不被耽误的同时,开始紧张而忙碌地布置临时隔离病房。一些年轻护士心里已经开始打怵,担心自己被指派为该疑似患者的责任护士该怎么办,除了对疾病的恐惧外,还担心自己是否能够胜任该项工作……种种担忧交杂在一起,大家脸上的神情也发生了微妙的变化,犹如将愁字写在额头之上。当隔离装备拿到科

室后,吕巧霞护士长在科内召开了小型工作会议来讨论工作方案,就在宣布谁来担任责任护士前的几秒钟时间里,每个人都试图避开别人的目光,每个人都低下头静静地等待宣读结果。这时候,她从秘书手中淡定地接过隔离衣、护目镜等装备,转身告诉大家,这一次由自己担任责任护士,负责该患者的各类护理工作。其他护士不知是惊还是喜,心中一块石头落地后,内心无不肃然起敬。她干练地将病房其他工作陆续安排妥当,自己转身大步迈向隔离病房。透过隔离病房门狭小的玻璃缝隙,只见这个白色的身影不停地在病床旁边忙碌,这一身特殊的装备异常陌生,可利落的动作却如此熟悉。事后有一位年轻护士回忆道,那时她被如此的担当精神所感动,明白了什么叫做勇于承担责任和临危不惧,受到这样的无私精神鼓舞,希望自己有朝一日也能这般挺身而出,发挥大无畏精神。所谓的言传身教,即是如此。

严抓分层培训,提高业务水平。担任护士长后,她严抓护士分层培训,提高护士业务水平,每月组织一次护理查房,让每一位护士上网查找文献资料,参与到备课、讲课和听课中去,通过相互借鉴,提升学习能力,使大家对科室常见疾病知识烂熟于心。针对护理学最新进展,她定期组织开展业务学习,使每一位护士及时掌握前沿知识、钻研新业务,不断提高自身业务水平,以便更好地为患者服务。她还设计了疑难案例为导向的应急演练,设计护理程序并加以实施,将所学习的理论知识结合到护理操作中去,做到理论服务实践、实践提升理论,在两者相互作用中达到加强和巩固理论水平。

通过吕巧霞同志孜孜不倦的追求和用心管理,2015 年心内二科(CCU)被评为"浙江省五星级青年文明号";2016 年以"降低护士手工书写耗时率"为主题的品管项目获得了浙江省品管大赛铜奖,同时,为浙江省第一家通过资格认证的"胸痛中心"在我院落户奉献了自己的力量;2017 年被授予"全国优质护理服务工作中表现突出集体"荣誉称号;2018 年获得医院"护理亮点"科室荣誉,连续两年被评为年终考核一等奖科室。

在吕巧霞同志近二十年的护理工作中,她始终用自己的爱心换取患者的舒心,用自己的责任心换取患者的放心,看到患者转危为安,看到家属露出的笑脸,就觉得无悔于这样的奋斗和付出。她深知,成绩只属于过去,而未来道阻且长。她将始终以"解除患者痛苦,挽救患者生命"为己任,用真诚抚平患者的伤痛,用热情点燃患者战胜疾病的勇气,享受患者康复的愉悦,感受自身价值的所在。正所谓,爱在左,同情在右,走在生命路的两旁,随时播种,随时开花,将这一径长途点缀得花香弥漫,使穿枝拂叶的人,踏着荆棘,不觉得痛苦;有泪可落,也不是悲哀。

(邵医人)

小镇医生:4000次生命的接力

——校友王瑛风采

"带着感情进病房,想着农民开处方",正是本着这样朴实的感情和朴素的理念,王瑛创造出了一套"零距离沟通、亲情化服务、换位法用药、精细化手术"的诊治模式,并取得了万例手术无事故的骄人业绩,被皋埠一带的妇女称为"人间观音"。

时光回溯到1985年,绍兴县鉴湖镇坡塘中学一名叫王瑛的学生,坐在简陋的教室里梦想着长大后成为一名医生。当年,她以年段第一名的成绩进入了绍兴卫校。

20多年后,这名助产士专业毕业的学生,已是越城区皋埠镇社区卫生服务中心一名接生了4000多个新生儿的妇产科医生。在这个小镇上,话语不多、态度极好的王医生,延续着人们对于"白衣天使"的想象。

记者见到王瑛时感觉到,王有着当下商业化社会一种稀缺的品质:不浮躁,很沉静。20多年的小镇行医生涯,以及她在这个小社会里获得的认可,形成的是医患关系中一个简单而又难得的逻辑:信任。

◎ 分享记录生命的瞬间

东湖镇岑前村村民金建英生孩子的过程几乎没有悬念。1994年1月27日深夜2点多,她产下第一胎。几年之后,她怀上第二胎,再次顺产。前后两次,王瑛均担任了金建英的医生。

王瑛:女,1970年7月出生,浙江省绍兴人。1988年毕业于我院前身学校——绍兴卫校助产专业311班。曾在绍兴市越城区皋埠镇卫生院工作,先后担任妇产科主任、副院长、主任医师。现为绍兴市越城区蕺山街道社区卫生服务中心主任。多次荣获绍兴市卫生先进工作者、省级基层站所行风先进个人、区级优秀妇女干部、区级专业技术拔尖人才、学术技术带头人称号,5次被评为区级先进个人。

金建英对王瑛的印象很好。"第一次生孩子没啥经验,怀孕的时候心里有点忐忑不安,我老是来问王医生,她都耐心的一一帮我解答。到了生那天,小孩衣服这些什么都没准备,但王医生都帮我解决了。"金建英说。

像金建英这样顺产的产妇,对王瑛而言是一种常态。但前者或许不知道的是王的另一种状态——"上世纪 90 年代初期,我们单位人手很紧张。我一般一个晚上要接生 7~8 个新生儿是常有的事,最多一天晚上接生了 11 个。通宵后,第二天还得正常上班。"王瑛回忆当时的情况说。在忆及这些超常的工作状态时,王瑛的脸上浮现出一种自豪感。

"既然没有加班工资,也构不成直接的职务晋升条件,为什么要这么拼命干?"记者问。"其实就是一种自我价值的实现。如果你是一个医生,没有人点名要求你去,你心里就会有一种强烈的失落感。我那时候是名年轻医生,不仅病人叫我去,科室同事碰到难题也愿意叫我帮忙,说明他们认可我,我心里特别高兴。"王瑛说。

的确,这是一个奇特的科室。因为没有什么事情比新生命的诞生更值得让人兴奋,妈妈们的痛苦与微笑,就发生在婴儿啼哭的那一瞬间。而王瑛在 22 年间所坚持的一点是,在分享别人那些值得记录的生命瞬间,需要一切自己所能想到生育过程中的热情服务。

◎ 每一天都是信任的积分

在越城区乡镇医疗卫生机构中,王瑛是 5 名具有副高职称医生中的其中一个。与此相对应,皋埠镇社区卫生服务中心,在这 20 多年间,并没有像其他基层医疗机构一样,出现孕产妇大面积流失、进入城市大医院的现象。

皋埠镇社区卫生服务中心的妇产科,也曾是一个不会进行剖腹产手术的科室。20 世纪 80 年代,基层医生普遍出现青黄不接状况。实现医疗技术的更新换代,则是向王瑛们提出了时代性的诉求。

"当时我们产科能独当一面的医生并不多,我被组织上选派去进修后,就在单位里开设了剖腹产手术。"王瑛说,这不仅直接事关基层医疗机构的生存,更涉及老百姓的就医成本。

妇产科在很多时候看起来是一个平静的科室,但事实上,医疗风险几乎时刻都在发生。羊水破裂、宫缩乏力,这些不可控因素,随时会让顺产转向难产,而没有足够的医疗准备和技术,就会发生医疗风险。

王瑛的行医生涯保持了无一起事故的纪录。"我们基层社区卫生服务中心与大医院不一样,他们是一个医疗组,而我们是'一个人的战斗',抢救成功后,那种巨大的成就感会带给你想象不到的快乐。"王瑛说。对于技术的追求,正是王瑛这么多年平心静气坚守自己的岗位、拒绝社会浮躁的最大动力所在。一个传统乡镇,是一个熟人社会,而口碑效应定位着一名医生在小社会里的角色。正是凭着一手过硬的技术和对于患者思想动态的掌握,让王瑛获得了良好的社会评价。

（《绍兴晚报》2010 年 5 月 18 日）

好学上进　做治病救人的好医生

——校友马静波风采

2012 年 10 月,在绍兴市人民医院的 70 华诞庆典上,我校医士 02 班毕业的马静波校友,因在院工作 50 年以上而受到了表彰,高兴地接受了市领导送上的鲜花。

1952 年 9 月,福康高级护校和省医卫校奉命合并组建绍兴卫校,马静波成为卫校第一届攻读临床医学专业的学生。当时新中国成立不久,政治清明,民风淳朴,学校贯彻"德、智、体、美"全面发展的教育方针,思想政治教育切实有效,以教学为中心的各项工作开展得井井有条,教学秩序稳定。他在学期间,尊师爱友,循规蹈矩,刻苦学习,在老师的谆谆教导下,在求实进取的浓厚学习氛围和团结友爱的温馨环境中,学完了 28 门课程,经过了 8 个月生产实习,于 1955 年 3 月 15 日顺利毕业。

◎ 跨入社会　初展才华

由于当时国家正处在从新民民主主义向社会主义过渡的时期,各条战线、各行各业均急需大量人才,医疗卫生战线也不例外。在学校循循善诱、润物细无声的经常性的思想教育和毕业前的集中政治教育下,同学们都认为国家培养我们成人成才,我们理应无条件地服从组织分配,到祖国最需要的地方去。就这样,马静波分配到绍兴市马山区卫生院工作。

马静波:男,1936 年 1 月出生,浙江绍兴人。1955 年毕业于我院前身学校——绍兴卫校医士专业 302 班,服从组织分配到绍兴县马山区卫生院工作。1958 年 11 月,经单位推荐,省市卫生局批准,进入浙江医学院西医学习中医班脱产学习 3 年。1961 年 11 月毕业后由组织调配到绍兴市第一人民医院,一直在内科从事诊疗工作,1982 年开设内分泌专科门诊。1984—1985 年在浙医一院内分泌科进修深造,1989 年医院组建由马静波任主任的内三科。上世纪 80 年代恢复专技职称评审后先后均为第一批晋升的主治医师、副主任医师、主任医师。1996 年退休后被医院返聘任专家组成员,2013 年离岗。

当时的基层卫生院,人手不多,设施简陋,他以热情可亲的服务态度,凭借着在校奠定的扎实基础和学得的医疗技能,运用中西医结合的方法,为父老乡亲提供可及有效的医疗保健服务,得到了广大村民群众的认可,并因为在基层卫生发扬祖国医学事业作出成绩而受到上级领导的赞扬。1958年11月,他经单位和群众推荐,省、市卫生厅、局审批,进入浙江医学院西医学习中医班脱产学习3年。他的毕业论文荣获卫生部李德全部长签发的三等奖。

马静波学成返院后一直在医院内科从事诊疗工作,科主任裴怿钊大夫既是他的行政领导,又是他的业务导师。他尊重领导,虚心向同仁学习,认真履行住院医师的职责,切实完成领导交给的以临床诊疗为中心的各项工作,诸如临床教学、上山下乡等,不争名、不争利,平凡做人,踏实做事,勤勤恳恳为病人检查治疗,助其康复。即使在十年动乱中,他也不参与对领导的批判,不参加群众间派性斗争,排除干扰,不辱使命,恪守岗位,悬壶济世,全心全意为病人服务。

◎ 继续深造　创建专科

改革开放以后,绍兴市人民医院随着飞速发展的医疗卫生事业而不断前行。视医生职业为生命、视病人为亲人的马静波,目睹从未有过的执业大好形势,深刻的思考着今后如何更好地为病人服务的问题。他看到了社会经济发展和人们生活的改善后,就诊者中内分泌代谢病人有所增多,而医院领导也看到了增设有关专科的必要,两者不谋而合,医院就于1982年起开设了由马静波坐诊的内分泌专科门诊。为提升专业水平,扩大专科业务,医院在1984—1985年间送他赴浙医一院内泌科进修深造,师从童钟杭教授。进修期间,马静波觉得机会来之不易,就利用大医院众多复杂的病种和丰富的书刊资料,在导师的指导下,心无旁骛,努力学习,连节假日也很少回家。

马静波校友经过专科进修,收获颇丰,扩展了视野,熟练了技能,为继续前行添加了马力。返院后就带动同仁,拓展业务,提高内分泌科社会美誉度。1989年,医院组建了由马静波任主任的包含内分泌与血液的内三科。内分泌分科在积极努力做好门诊和住院病人诊疗工作的同时,开展了甲状腺囊液甲状腺素测定、654-2治疗糖尿病下肢溃疡、胰岛移植治疗胰岛素依赖型糖尿病等临床研究工作,取得了一系列成果。

◎ 悬壶济世　一心为民

马静波校友对学习的刻苦钻研、对工作的认真负责和对病人的热情关心,得到了同窗、同仁和病友的一致赞颂和领导的充分肯定。在医学科学飞速发展的今天,作为一个医者,如不抓紧时间,不努力学习,就不可能为病人提供更好的服务,所以他在临床实践中不断探索的同时,积极参加院内外学术活动,虚心向同仁学习;分秒必争,挤出时间,阅读书刊,边读、边思、边做笔记,几十年来,他已留存笔记 200 余本,约 300 余万字,这是他勤奋学习的见证。

"医乃仁术""健康所系,性命相托"。医生肩上所负的使命的确是神圣和重大的。所以,他认为医者必须怀着仁慈之心,体贴关心病人,尽力维护其利益,解除其痛苦,促进其康复。他是这样想的,也是这样做的。60 年来,他始终不辱使命,恪尽职守,全心全意为民服务。早上班、迟下班是一种常态。早上班是为了为接诊做好准备,迟下班是为了让每个病人都能得到诊疗,上午常常工作到午后,下午有时到天黑,直到把每个病人送走。他在诊治病人时能做到"三个一样",即领导同群众、熟人同生人、富人同穷人一个样。他能根据病人及其病情,做出适宜的有效的检查和治疗,不做过度检查和过度治疗,以保障病人权益,维护病人利益。他总是轻声细语地和病人交流,和颜悦色地听取病人诉求,在和谐的医患关系中,共同携手,与病魔战斗。他在长期的临床执业过程中,深切体会到医生和病人是同一条战线上的战友,在自己的从业过程中医患存在亲如鱼水的关系。

马静波校友既是一位平凡做人、虚心好学、诚信待人、不争名利的好同事,又是一位敬业爱岗、求实进取、一心为民、治病救人的好医生。他在 20 世纪 80 年代初恢复专技职称评审后,第一批被评为主治医师,此后随着业务水平的提升,又相继获得了副主任医师、主任医师的职称,并多次被评为医院先进工作者。1996 年退休后,被医院返聘为专家组成员,除按时坐诊专家门诊外,还积极认真参与会诊、义诊和疑难病例讨论等事项,继续为病人提供优质医疗保健服务,为提高医院医疗质量作出努力。

（邵医人）

从深山冷岙走出来的教授、博导

——校友蒋位庄风采

◎ 走出山区学医术　勤学苦练成良医

在日寇大举入侵中国、兵荒马乱的年代,蒋位庄校友出生在会稽山深山冷岙的贫困农家中。父母面朝黄土背朝天,夜以继日地砍柴拾草,开荒劳作,也难以填饱七个子女的肚子,衣裤、鞋子孩子们轮着穿,袜子从没上过脚,全家过着饥寒交迫的日子。幸亏他父亲有远见,认为穷人家要翻身,孩子要"出山",一定要有点文化。于是他把老大蒋位庄送到了几里外的山村小学堂去上学。蒋位庄听从父命,不论严寒酷暑、春雨秋霜,总是光着脚板穿梭在家校之间的羊肠山道上,从不无故缺课,还经常起早落夜带弟妹们干些农活家务,以减轻父母的劳累。在新中国成立前夜,他以优良成绩读完了小学,走出峰峦重叠的山区,考入中学学习初中课程。不久,他同小伙伴们一起,唱着"东方红,太阳升""解放区的天是明朗的天",迎来了新中国的诞生。从此,他在党的阳光雨露沐浴下茁壮成长。

1952 年 7 月,初中毕业后,他被不用缴学费,还可享受助学金,学成后又能"做个医生,为人治病"的绍兴卫校所吸引,在父母的支持下,报考并被录取入绍兴卫校医士专业学习。他惜时如金,刻苦钻研,尊师爱友,诚恳待人,作风朴实,

---

蒋位庄:男,1934 年 5 月出生,浙江嵊州人。主任医师、教授、博士生导师。1952 年就读于我院前身学校——绍兴卫校医士专业 02 班,1954 年 9 月经组织推荐考入哈尔滨医科大学医疗系,1959 年大学毕业后,服从组织分配到青海医学院从事教学和临床工作。1962 年在北京积水潭医院创伤骨科进修班结业后,为青海医学院附属医院创建了骨伤专科;1975 年参加了卫生部举办的西医学习中医全国骨伤科学习班。1978 年 12 月奉调北京筹建中国中医研究院骨伤研究所,先任软组织损伤研究室主任,继任骨伤研究所所长。1997 年,他担任骨伤研究所与望京医院合并成立的脊柱病房首任主任。受国家委派赴日本讲学和医疗服务 2 年,先后 2 次赴美进行学术交流。曾任国际疼痛医学会会员、中华医学会疼痛学会常务委员兼腰痛学组主委、《中国骨伤》杂志常务副主编和《中国疼痛医学》杂志常务编委、主编高等中医院校教材《中医骨病学》等,2007 年 5 月被聘为中国中西医结合学会脊柱医学专业委员会顾问。

关心集体,全面发展。在 1953 年春绍兴卫校举行的第一届田径运动会上,他拾起跑破的布鞋,光脚继续跑完 1500 米全程的情景,一直成为毕业后学友相聚时的美谈。他在政治上积极要求进步,以实际行动加入了共产党,于 1954 年 7 月 1 日,面向党旗庄严宣誓,成了绍兴卫校第一批被吸收入党的 4 位学生党员中的一位。

1954 年 9 月,蒋位庄荣幸地被组织推荐报考并被录取进入哈尔滨医科大学医疗系本科专业学习。在哈医大他如饥似渴地吸取知识,打好基础,熟练技能,掌握本领。经过 5 年苦读,顺利毕业,服从组织分配到青海医学院担任教育和临床医疗工作。1962 年在北京积水潭医院创伤骨科进修班结业后,在校院领导的重视和支持下,克服了资金、设备、人员等方面的困难,为青海医学院附属医院创建了骨伤专科,并带领全科同仁,以精湛的技艺、优质的服务态度,积极开展各种复杂的骨伤手术,全心全意为伤病员服务,出色完成了医疗、教学、科研任务。1977 年他因成功地进行了青海省第一例完全性断手掌再植手术,荣获青海省科技进步奖。

◎ 继承传统攀高峰　硕果累累献人民

1975 年蒋位庄经过单位推荐、被卫生部遴选参加了卫生部举办的西医学习中医全国骨伤科学习班。学习期间,他遵照毛主席"中国医药学是一个伟大的宝库,应当努力发掘,加以提高"的指示,在已有扎实西医理论实践功底的基础上,刻苦钻研中医基本理论,虚心习练中医基本技能,特别是中医骨伤科方面的宝贵经验和实际技能。

1978 年 12 月,蒋位庄奉调北京参与筹建国家中医研究院(即现中国中医科学院)骨伤研究所,任软组织损伤研究室主任、骨伤研究所所长(1985—1991)。他思睿观通,求实进取,结合临床,瞄准前沿,带领团队,致力于中西医结合对骨伤科疾病的临床和科研工作,特别是对脊源性腰腿痛中西医结合诊治有独特见解,硕果累累,荣获国家部局级以上科技成果奖 3 项。首次于 1982 年提出了"少年腰椎软骨板破裂症"的概念及病理改变和影像学特征,经十余年临床积累,得到国内学术界的公认,荣获国家中医药管理局科技进步奖。"椎间盘源性腰腿痛辨证分型治疗研究"获卫生部 1985 年乙级科技成果奖。"椎间盘源性腰腿痛诊治规范化研究",经专家鉴定,被认为找到了中西医结合诊治此类疾病的结合点,理论上有创新,在国内居领先水平。他主持的国家自然科学基金项目"手法治疗腰椎后关节紊乱症的生物力学测定",提出了定点坐姿旋转复位法的科学理论依据,荣获 1994 年国家中医药管理局科技进步奖。1997 年,他担任骨伤研究所与望京医院合并成立的脊柱病房首任主任,主持全科业务工作,以医疗为中心,坚持中医学整体观念和辨证论治的原则,大力推进运用中西医结合的方法诊治腰腿痛,疗效显著,斩获 2004 年北京市科技进步奖。蒋位庄作为中国中医研究院骨伤科研究所创始人和领导人,对研究所专家队伍的建立和科技骨干的培养做出了重要贡献,为研究所的发展和望京医院的建立奠定了基础。

蒋位庄以严肃认真的科学风范,培养硕士、博士 10 余名。他主编高等中医院校教材《中医骨病学》(一、二版),至 2009 年 5 月已 14 次印刷。并编写了《脊源性腰腿痛》《腰椎间盘突出症推拿与手术》《骨伤科手册(中西医结合临床丛书之一)》等著作。在国家级杂志发表学术论文 20 余篇,1994 年获全美中医药大会学术论文金奖。1985—1987 年受国家委派赴日本讲学和医疗服务 2 年,1988、1994 年先后 2 次赴美进行学术交流,发扬光大了中医学在国际上的积极影响。先后分别任国际疼痛医学会会员、中华医学会疼痛学会常务委员兼腰痛组主委、《中国骨伤》杂志常务副主编和《中国疼痛医学》杂志常务编委等学术职务,1992 年起享受国务院特殊津贴,2007 年 5 月被聘为中国中西医结合学会脊柱医学专业委员会顾问。

◎ 事业成兮身不退　怀母校兮情弥切

1993 年绍兴卫校 75 周年校庆期间,蒋位庄返母校祝贺,其间义务为一位因患脊髓型颈椎病引起的肢体麻木、疼痛和运动障碍的校友亲属做了手术,疗效立竿见影,显示了蒋位庄教授高超的骨科手术技艺水平。此后,他十分关注母校、特别是母校附属医院的发展,指导骨伤科的医疗工作。

2000 年 2 月 17 日,附属医院增设脊柱伤病、颈肩腰腿痛诊治中心,蒋位庄欣然应邀出任诊治中心主任和脊柱伤病研究所首任所长。蒋位庄以院为家,为办好医学院及其附属医院进言献策,埋头苦干,积极奉献。

开设专家门诊,攻克疑难杂症。2000 年 10 月 8 日上午,市区某小学一女孩,在做完仰卧起坐后,突然瘫倒在地,手脚不能动弹,连话也不会讲了,被急送到附属医院,经蒋位庄精心诊疗,一周后康复出院。《绍兴晚报》2000 年 10 月 14 日 1 版,以"女孩瘫倒在地'博导'妙手回春"为题作了专题报道。

2001 年 2 月,蒋位庄带领骨科手术团队,亲自上台主刀,历时 6 小时,为来自上海青浦一个患强直性脊柱炎 20 多年、双侧髋关节僵直、生活不能自理已 17 年的病人,顺利完成了 I 期双侧人工全髋置换术。术后又指导病人积极进行康复锻炼,3 周后就能扶拐行走,取坐位饮食,疗效满意,康复出院。同年 7 月 10 日,蒋位庄又为一位来自上海的腰椎管狭窄症的患者,成功实施了椎管内肿瘤切除术,病人术后就能坐起,2 天后已能走动,病人及其家属高兴得直呼"真是华佗在世,扁鹊再现"。

率先垂范,德艺双馨。蒋位庄以优良的医德医风引导团队,以高超技艺服务病人,积极参与医院的行风建设活动,不仅在"维护医学圣洁 塑造天使形象"的倡议书上签名,而且带头落实到医疗实践中。他虽系年事已高的特聘教授,但仍是十分低调和谦逊,强调团队合作和互教互学。每次手术他均组织充分讨论,制订最优方案,做好充分准备;术中他能高度集中精力,同助手、麻醉师配合默契,规范做好每个动作,优质、平安、圆满完成手术,并用中西结合的方法促使病人康复,获得了病人及其家属、同仁及领导的纷纷点赞。

组织学术活动,开展科学研究。蒋位庄不仅一片真心,手把手地热情带教年轻医生,而且经常同邀请来院的专家教授一起开展学术讲座、专题讨论等学术活动,营造浓厚的学术氛围,提升医院的科研水平。2000 年 4 月 20—25 日,蒋位庄教授主持的浙江省继续医学教育项目"脊柱伤病治疗新进展"学习班,有来自全省各地的 100 余名卫生技术人员参加了学习。蒋位庄教授同来自中日友好医院的骨科教授、《中国脊柱脊髓杂志》总编辑张光铂教授,青岛大学医学院教授、博导周秉文教授等分别作了有关脊柱创伤、颈椎病、腰椎间盘突出症、椎管狭窄症等疾病的诊治新进展讲座,并对有关疑难病例进行了讨论和交流,使得学员获益匪浅。2002 年 12 月在医学院附属医院创建 10 周年之际,医学院授予他"特殊贡献专家奖"。

(洪立昌)

为人民健康和卫生事业奉献一生

——校友王德扬风采

时间过得真快,我走上医疗卫生岗位工作已整整 60 年了。回顾这 60 年的历程,感到欣慰的是,基本干得还算可以,为人民的健康和卫生事业的发展出了一份力,因而没有辜负母校老师的教诲、党的培养和人民的期望;但同时也有些遗憾:因故未能进上大学,没有能精通爱好的英语,工作上没有做出更大的贡献。好在现在还有余力和余热,争取继续有所作为。

王德扬如是说。

◎ 预防为主　防治结合

1957 年夏天,王德扬从绍兴卫校医士专业毕业后,被分配到宁波市江东区卫生所(相当于现在的区级疾控中心 CDC)工作,那时他才 18 岁。由于个人在麻疹防治等工作中所做的努力,王德扬得到大家的肯定和鼓励,被光荣地评为宁波市社会主义建设积极分子。1959 年 5 月,他被调至宁波市卫生防疫站(即现在的市疾控中心前身),先后专职从事卫生宣教(健康教育)、爱卫办和浮肿病防办的秘书工作,学到了大量从宏观考虑的预防保健措施和实践经验,增强了大卫生观念,也进一步加深了对党的"预防为主"方针的理解。1971 年起,被调至宁波市传染病医院当临床医生,不久到上海第二医科大学瑞金医院进行了为期 1

王德扬:男,浙江萧山人,1940 年 3 月出生。1957 毕业于我院前身学校——绍兴卫校医士专业 304 班。曾任宁波市传染病医院副院长,宁波市医学信息研究所所长,宁波市医学会副会长兼秘书长、肝病学分会主委,医学信息学分会主委,《现代实用医学》杂志总编辑,宁波《科学保健》杂志主编,宁波市医疗中心李惠利医院肝病科主任医师,中华医学会理事,浙江省医学会理事、肝病学分会副主委,宁波市政协政委员。现任宁波市老医药卫生工作者协会副会长(法人代表),宁波大学医学院附属医院肝病科教授、主任医师,宁波《科学保健》杂志主编,中国老科协卫生分会常务理事,宁波市政协特邀委员,宁波市干部保健医疗专家,中国肝炎防治基金会科研评审专家,中国病毒学杂志评审专家。

年的专科进修培训,打下比较扎实的专科基础。1978 年被破格晋升为传染病专科主治医师,5 年后又被晋升为传染病专科副主任医师,并先后担任过医院的科主任和业务副院长等行政职务,直至 1991 年初被调任。在这 20 年的临床工作生涯中,王德扬充分发挥了前 13 年从事预防工作所树立未病先防的理念和从微观到宏观的实践经验,既尽力救治每一个病人,又十分关注疫情动向,开展形式多样卓有成效的科普宣传。1998 年在及时控制宁波地区甲肝流行中发挥了技术指导作用。1991 年初,他服从组织调动,在接任宁波市医学信息研究所所长兼宁波市医学会秘书长职务后,利用双休日为主的时间到宁波市医疗中心李惠利医院继续从事临床医生的工作,历时 13 年中,一直坚持每星期两个半天的肝病科专家门诊和临时需要的疑难肝病、传染病会诊,并根据医疗及咨询中发现的群众在防病治病中的误区,适时发表预防、治疗肝炎、肝病新知识等大量科普文章,被评为浙江省科普先进工作者。52 年的卫生科技工作经历让王德扬深感一分预防胜于九分治疗。

◎ 以人为本　诚心服务

既然选择了医生的职业,就应立志当一个好医生。这是医者的承诺,也是王德扬奋斗的目标。王德扬体会到,要首先成为合格的医生(具有最基本的医疗卫生服务能力和职业道德品质修养),进而成为称职的医生(分别具有普通医师、主治医师、副主任医师以及主任医师的实际水平,并能胜任现职工作),在此基础上,争取成为优秀的医生(技术和服务出众,并为社会公认),更高的目标是成为个高尚的医生(白求恩式的医生)。这是努力方向,而最核心的问题是要坚持以人为本和诚心服务。所以,这个理念和宗旨,几十年如一日地被王德扬坚持付诸在所有的医疗行为之中。凡是前来就诊的病人,都是自己救治的对象,都要认真为他们服务。第一,是尊重每一个病人,不分地位高低,不分富贵贫困,做到礼貌接待,平等相处。第二,是理解每一个病人,耐心倾听他们的倾诉,同情他们的疾苦和期望,做到换位思考,充分沟通。第三,最重要的是规范医疗行为,确保医疗质量和医疗安全。为每一个病人尽快做出正确的诊断和及时进行规范化的治疗,争取达到最好的疗效。尽管在现实中面临着严重的挑战,在市场经济大潮中,极易受到眼前利益的驱动而出现不规范的医疗行为,诸如过度检查、过度治疗,既增加了病人的痛苦和负担,又影响疗效和安全,以致看病难、看病贵成为社会热。但是,王德扬对乙肝患者的诊治,完全按照国内外制定的《乙肝防治指南》,运用自己的临床经验,为病人制定个体化治疗方案,并在网上呼吁同行共同关注，改变乙肝诊治混乱局面。同样，针对肝癌治疗不规范现状，发起组织老专家咨询会诊小组，为患者和经治医生提供优化治疗方案的建议。与此同时，还为多家医疗单位，进行有针对性的宣讲。通过大量医疗纠纷和部分医疗事故分析，阐明规范医疗行为是医疗质量和医疗安全的保障，既是为病人诚心服务的体现，又是对医生的自我保护，收到了良好的效果。

◎ 开拓创新　有所作为

从 1991 年初王德扬被调至宁波市医学信息研究所任所长，并兼任宁波市医学会秘书长。这是一项陌生的工作，又是一份全新的责任：既是良好的机遇，又是严峻的挑战。面临新情况、新任务，作为党员医生，义不容辞要去开创新的局面。13 年来，王德扬依靠领导支持，发挥群众智慧，争取多方指导，先后取得了三项突破性进展。一是在省内率先建立国际联网的省级医学文献检索中心，为科研、临床服务发挥了有力的技术支撑作用，使医学信息研究所跃居为全国医学信息工作先进单位，同时他也获得了全国医学信息先进工作者荣誉。二是创办了《宁波医学》杂志，后又升格更名为《现代实用医学》杂志，这是宁波市第一本科技学术期刊，也是在单列市中领先的杂志。该杂志的公开发行，不仅为宁波及浙东地区、也为全国提供了医学信息和学术交流，而且直接为本市和省内众多医务人员解决了发表论文难、影响职称晋升的难题，同时也提升了单位和整个卫生系统的品位。三是建立了医学会会诊中心，为发挥全市各学科专家的整体优势设置了平台，有利于提高疑难病的诊治水平，减少了因病人外流而增加的国家医疗开支；又为一大批疑难病人在就地获得明确诊断和合理治疗，方便了病人，并节省了外出就医的费用。医学会的其他工作也得到了很大发展，成为在市内外有影响、科协系统历年先进以及唯一的三星级优秀学会。2 次被评为中华医学会地方先进学会。王德扬也被评为中华医学会、浙江省医学会和宁波市科协的先进工作者。在信息所和医学会的 13 年，尽管王德扬的临床业务工作受到了一些损失，包括主任医师职称的晋升也因此被推后了几年，但想到服从组织需要，努力工作，为全市卫生科技事业的发展出了一份力，他也感到值得和自豪。

◎ 坚持学习　与时俱进

工作了 52 年，也坚持学习了 52 年。医生的职业特殊性决定了需要"终身执业，终身学习"，对王德扬来说，学习是个人的长期爱好，也是对自己先天学历较低的补偿，更是从学习中不断受益而激发的自觉行动。一走上工作岗位，他就设定了要通过自学达到本科以上水平的目标，一直坚持边工作、边学习专业知识，以《实用内科学》为主要教材系统自学，同时又凭着兴趣学看外语。在专业从事传染病临床工作后，他集中学习传染病学相关基础理论，关注国内外传染病防治的进展。在70年代初外文影印版医学杂志停刊的情况下，他几乎每个季度都专程到上海医学图书馆去阅读外文原版医学杂志，摘录有用资料，有的还直接用于临床。例如从日文医学杂志上看到胰高血糖素-胰岛素疗法治疗重症肝炎的信息，在用于临床见到了疗效，在国内领先推广应用，收到良好效果；美国率先报道左旋咪唑作为乙肝免疫治疗的信息，因认为很实用，便及时做成文摘刊出，使更多人受益。从1972年起他先后在内科分册、传染病分册等多本医学杂志上发表了国外文献的文摘、译文和综述共计125篇（约26万多字数），并积极参与《休克的生理学基础》一书翻译，编辑出版内刊《医学文摘》，既学到了许多新知识、新技术，又提高了直接阅读外文杂志的能力。又进而阅读西氏内科学、哈氏内科学、肖洛克肝胆病学和希夫肝脏病学等国际权威著作（以传染病章节为重点），不断充实和更新知识，为指导临床实践带来很多好处。在晋升副主任医师和主任医师职称时，还得到外语免试资格。实际上，对于王德扬来说看书学习已成了一种习惯和爱好，因而除工作以外的几乎所有业余时间都被占用，他的专业知识也不断更新，与时俱进。

◎ 老有所乐　继续贡献

2004年5月，王德扬退休后，有更多精力去从事自己热爱的专业，有更多时间去直接为病人服务，力所能及地继续为社会做贡献。第一，专心当好医生，在体力较好、精力又较充沛的情况下，每周安排四个上午到医院、进社区开展肝科带教门诊和疑难肝病会诊，担负的主要技术职务有：宁波大学医学院兼职教授、附属医院肝科主任医师，宁波老卫协社区技术指导基地肝科会诊专家、113医院感染科顾问、宁波市肝病技术指导中心名誉主任、宁波市肝健康俱乐部专家委员会主任，宁波老卫协肝病研究会主委、浙江省医学会肝病学分会副主委和浙江省抗癌协会肝胆胰肿瘤专业委员会委员等。第二，担任宁波市老医药卫生工作者协会法人代表，主持日常工作。宁波老卫协主要由从医学会退下来的各学科老专家所组成，具有较高的权威性和业务实力。协会成立后，以面向社区指导提高社区卫生服务水平为重点，全面开展了社区医生的规范化培训，并建立了社区技术指导基地，派出专家组定人、定时进社区服务，为促进社区卫生服务建设发挥了作用。同时发挥协会专家群体优势，帮助宁大医学院附属医院提升业务水平。

协会主办的《科学保健》杂志更在全市产生了良好的影响,受到市委、市政府、市人大、市政协和市科协的重视和支持,得到市民,特别是离退休干部的好评。协会因此被评为科协系统的全市先进学会,他也获得了"先进"荣誉。第三,担任《科学保健》主编工作,为杂志的总体质量把关,而且每期都亲自撰写主要稿件,使杂志的权威性、影响力不断提升。主编并公开出版了《百姓用药指南》一书,深受市民欢迎。第四,发起并组建了宁波市肝健康俱乐部,并组织一系列的健康教育、科技咨询活动,带头宣讲乙肝防治科普知识,呼吁关爱病人,消除对乙肝患者的歧视,受到患者和携带者的真诚欢迎和很高评价。此外,他还一直担任着市干部保健专家工作,又继续连任市政协特邀委员。

心脏病人的守护神

——校友赵维庆风采

赵维庆校友 1957 年 7 月毕业于绍兴卫校医士 304 班。那时候，母校教学楼极其简陋，学生仅 200 余名，然而对学生的教育与培养却十分规范，要求相当严格。当他跨入校门时老师就告诫他们：你们是未来的白衣天使，将为救治病人奉献终身；作为医生，任何时候都应把病人放在第一位，面对病人的健康和生命，责任非常重大。可以说，六十年来赵维庆一直牢记着母校老师的教诲，不忘初心，砥砺奋进，始终战斗在治病救人的第一线，尽心尽力。

在校期间，他学习非常刻苦，认真听讲，勤记笔记，课余时间包括寒暑假几乎都花在啃读与医学有关的书刊上。记得当时班级里办了一个《医学文摘》刊物，他是最积极的撰稿者。学生时代刻苦学习和力求上进的拼搏精神，在走上了医务工作岗位后得到了发扬，从而使他在治病救人的神圣使命中有了更大的贡献。

1957 年 7 月，他被分到宁波市郊一家小小卫生院，次年"大跃进"又被派往新建的梅山盐场医务室边行医边劳动。在这期间，为提高医术水平他一直坚持自学。尽管只有 30 余元月薪，又要赡养母亲及两个弟弟，还要省下线来买医学书籍。看书都是见缝插针，挑灯夜读，孜孜不倦。1960 年初被调入宁波市第二医院，一下子就担起了内科临床第一线上岗的重任。这家医院是国内最早的教会医院之一，医护规程十分严谨，在宁波名气很大。一名中专学历的小医士进了大医院，压力之大可想而知。怎么办？只得勤奋再勤奋。他先是抓紧时间复习功课，考进了浙江医科大学函授班，开始了艰难的在职系统学习旅程，不敢丝毫懈怠。

赵维庆：男，1938 年 10 月出生，浙江绍兴人。1957 年毕业于我院前身学校——绍兴卫校医士专业 304 班，最后学历医疗系本科。长期在宁波市第二医院、李惠利医院临床一线领衔 ICU、CCU 的医疗工作，救治了成百上千个重危病人的生命。为医院特聘主任医师、宁波大学兼职教授。先后分别被评为宁波市、浙江省优秀共产党员和宁波市先进工作者、浙江省劳动模范。

五年苦战,他终于取得了函授大学医疗系本科文凭。与此同时,他将在临床实践中碰到各种问题时一一记录下来,再到医院图书馆查找相关资料,或请教资深长辈,不弄明白决不甘休,如此不断积累医学知识,丰富临床经验。短短几年内他的医疗业务水平有了明显提高,让院内外同行刮目相看,在医院业务活动和疑难病例会诊中也有了发言权。有一次,一位小男孩因腹腔多发肿块伴腹水而被拟诊为恶性肿瘤广泛转移,尽管医院在征得家长同意后已决定放弃治疗,但强烈的责任感驱使他去翻阅病历,察看患儿,他发现上述诊断依据不足,建议组织全院会诊。在会诊中他大胆提出患儿有结核性腹膜炎可能,但遭到了绝大多数与会同行的否定。然而,他并不畏惧,提出了诊断为结核性腹膜炎的有力依据,终于得到院长同意进行抗结核治疗,结果病孩经治疗后痊愈出院。他在"文革"期间当了"逍遥派",有较多空闲时间。为了解和掌握国外医学新进展,他开始学习医学英语,使英语水平从几乎只识 ABC 到能通读西氏内科学英文原版的大飞跃。至今已翻译英语医学资料 20 余万字,刊于国家级、省市级医学刊物。通过英语这一工具,他阅读了大量国外医学最新进展资料,使他的医学理论水平和实践技能有了进一步提高,并且也及时运用在了疑难杂症的诊疗和带教及学术讲座之中。

1976 年,为配合医院即将开展心脏外科的需要,他到上海第二军医大学附属长海医院、长征医院进修心血管内科。1984 年又考入浙江医科大学主治医师提高班心血管专业,脱产学习一年零三个月。两次进修学习,为他的医者生涯开辟了新境界,从而能更好为病人服务。上海进修回宁波以后,他立即为医院开设了心血管专科门诊,并在全市率先应用电击复律抢救顽固性室性心动过速伴心源性休克患者,获得成功。

随着医学理论水平的提高和临床经验的积累,他承担起了进修人员、实习生的指导、带教任务,把自己所知、所能毫无保留地传授给他们,深受学生、进修医生的欢迎和有关医学院校的好评。他早年被宁波卫校聘任为中专班、大专班兼职教师,后又被宁波大学医学院聘为兼职教授。有一家市级大医院破例聘请他为该院临床顾问,带领该院医师查房,解决疑难病症。他还多次被邀进行学术讲座,均受到同行好评。记得尚在长海医院进修期间,该院进了一台心电向量图机,决定开展心电向量检查。然而,这项工作由于国内无相关资料而无人能承担,他凭着外文阅读能力掌握了这方面的知识和技术,帮助开展了这项检查,并为医院年轻医生和实习医生作了心电向量系统讲座,生平第一次走上了高等学府讲台。

1980 年,他与一位同事一起在宁波率先建立起了综合性重危病人监护病房(ICU),这在当时国内也属领先。自此专注于危重病人的抢救工作,并协助承担心外科手术病人筛查以及术中、术后的监护任务。ICU 的建立,还为医院新技术、新项目开展创造了有利条件,特别是在宁波市首例肾移植、首例体外循环下心脏直视手术、首例人工瓣膜置换术等高难度外科手术的成功中发挥了重要作用。1993 年 3 月,他在抢救某电厂"3·10"特大事故烧伤病人工作中成绩突出,荣获宁波市人民政府嘉奖。

1993 年,为配合宁波市心脏外科进一步发展,他被调入宁波市医疗中心李惠利医院,为这家新医院组建了重症监护病房和心血管内科,并担任了科主任。在这期间,共接纳了上千例心脏直视手术及其他大手术的术后患者和大量危重病人。1999 年,他为全市首例心脏移植病人进行了长期术后监护,使该病人健康存活至今。另外,他还多次参与医院新开展的肝移植、肺移植的术后监护,为病人的生命保驾护航。由于他的尽心尽力,使许多危重病人得到了意外成功抢救,博得了同行的好评,也受到了病人及其家属的普遍称颂。所以,他被破格晋升为副主任医师,后又被医院特聘为主任医师。

当他有能力救治病人的时候,他一定会不计较个人得失,勇担风险,尽最大努力去挽救病人的生命,护卫病人的健康。1988 年宁波电台有一位记者,先被诊为"脉管炎"而被收住某大医院外科病房,后经同院心内科医师会诊确诊为亚急性细菌性心内膜炎伴右股动脉栓塞,经药物治疗病情未见好转,且日趋恶化,乃至生命垂危。病人嘱咐妻子一定要邀请赵维庆以私人名义前去会诊。他不怕被同行"难看样",及时赶到医院,详细询问病情,细心听诊了心脏后,告知病情非常严重,应立即转到他所在医院手术治疗挽救生命。病人转院即时成功进行了心脏换瓣手术,不久痊愈出院,重新焕发了青春活力。其实那时他真的冒了很大风险,本人既非院长,又非科主任,私自将这一危重病人从另一家医院转过来,万一抢救不成功责任非常重大。1996 年,慈溪市人民医院有一病人因注射白蛋白引起过敏而导致心跳停止引起多脏器功能衰竭,其生命仅靠人工呼吸机和输液维持,经院内专家会诊后病情仍无丝毫改善。院方紧急邀请宁波、杭州的专家前去会诊,五位专家到场,他是其中之一。四位专家详细了解病人情况后都认为病情已到极期,挽救过来希望很小,实无特别办法。当时他提出了自己的不同看法,认为病人经大量输液和应用各种血管活性药物后仍无反应,血液循环未能改善,其根本原因是所输液体的成分有问题。单纯的晶体输入,不仅未能改善循环,且会加重水肿。抢救的关键是尽快复苏循环,而其唯一办法就是液体立即由晶体换成胶体,提高血管内胶体渗透压。但这样的话,需立即再输白蛋白。为防范白蛋白过敏再次发生,他提出先应用激素和抗组织胺药物,在严密监视下使用白蛋白,同时用去甲肾上腺素提高有效灌注压。当然,用去甲肾上腺素对严重休克病人可能会导致急性肾衰,但保命更重要。最后,他的救治方案得到了所有专家的认可,实施数小时后病情果然出现了转机,为后来的治疗赢得了宝贵的时间,最终病人康复出院。有一例因足癣并发绿脓杆菌感染引起败血症的年近花甲女病人,经多种抗生素治疗无效,进入了休克状态。当时请他去会诊,了解病情及用药情况后,他提出应用多粘菌素 B 控制乃至杀灭绿脓杆菌。用该药后病人出现急性肾衰,经管医生就停用了多粘菌素 B,他知情后坚持继续使用该药。急性肾衰可以设法治疗,但败血症控制不住就将失去生命。结果施行他的治疗方案几天以后败血症得到了控制,病情逐渐好转,最后病人痊愈出院,至今已是九十多岁的老人,安度着幸福的晚年。

"病人第一"始终是他的座右铭。有一次出国参加学术活动,已办好所有出国手续,买好机票打算启程。这时巧遇一例严重心脏病人急需手术,心胸外科医生觉得术中、术后风险很大,需要他给予保驾。他不假思索退掉机票,放弃出国机会,全身心投入到紧张的手术中,术后又精心监护,使病人顺利渡过了一个个难关,最终康复出院。平时,每每遇到抢救病人,到了最关键时刻他总是坚持守护在病人身边,有时甚至夜以继日、废寝忘餐。在家休息时,只要医院来电急召,不管白天还是黑夜,他一定立即赶往医院接受抢救任务。坐门诊时,饿着肚子耐心看完最后一个病人,做到合理检查、合理用药,让病人少花钱治好病。

他总在想,作为一名医生,如果不为病人着想,于心何忍;如果不是尽最大努力去救治病人,那就有辱使命。他说:"我做了应做的工作,党和政府却给了我很多的荣誉。其实我只是一名普通医生,活着救人是我的本分。"他先后被评为宁波市、浙江省先进工作者、劳动模范,宁波市省突出贡献科技人员以及省、市优秀共产党员。

(周炳鉴)

四重身份

——校友俞光岩风采

三十多年前,俞光岩是绍兴地区卫生学校(绍兴文理学院医学院前身)的年轻学子;三十多年后,俞光岩是北京大学口腔医学院口腔颌面外科主任医师、教授和博士生导师。俞光岩校友的奋斗历程,是对"今天你以母校为荣,明天母校以你为荣"这句话的生动诠释。

名医、名师、知名学者、管理专家,俞光岩有四重身份,每一个身份都是一份了不起的荣誉,也是一份沉甸甸的责任,而在每一个身份中,俞光岩都做到了最好。

◎ 他是口腔名医,精医济世,为患者祛除疾病带来健康

作为一名口腔颌面外科医生,俞光岩始终牢记全心全意为人民服务的宗旨,刻苦钻研业务,热情接待病人,真正将患者的利益放在第一位,具有良好的医德医风。俞光岩曾亲手为便秘患者掏大便,为全舌再造术后吞咽困难患者喂饭,多次为经济困难患者送粮票送钱,深受患者爱戴。只要是他手术的病人,术前他都要反复认真研究,设计治疗方案,并多次看望病人,亲自与患者及其家属谈话,消除他们的后顾之忧;术后认真巡视病人,及时了解患者的病情变化,给年轻医师起到了良好的表率作用。

俞光岩大力倡导课题文化,课题组每年给患者发送贺年卡,不定期召开医患

俞光岩:男,1952年3月出生,浙江诸暨人。1971年毕业于我院前身学校——绍兴卫校医士专业70-1班,后获北京医科大学医学硕士和医学博士学位。"全国五一劳动奖章"获得者,现为北京大学口腔医学院口腔颌面外科主任医师、教授和博士生导师。兼任国务院学位委员会口腔医学学科评议组召集人、亚洲口腔颌面外科医师协会主席,中国医师协会口腔医师分会会长,中华口腔医学会副会长,全国政协委员。

座谈会,使医生与患者、患者与患者之间建立密切联系,深受患者欢迎。他深入研究、积极推广课题组创立的部分腮腺切除治疗腮腺良性肿瘤的新术式,率先提出了既保留功能又避免"复发"的腮腺沃辛瘤手术新方案、腮腺咬肌筋膜下翻瓣预防味觉出汗综合征的新方法、避免或减轻下唇麻木的腮腺深叶肿瘤手术新入路;建立了针对性强、个体化的唾液腺肿瘤诊治规范,明显减少手术并发症,显著提高患者的生活质量。

1999 年以来,俞光岩率领课题组开展了血管化自体颌下腺移植治疗重症干眼症的临床研究,采用该项新技术治疗了 187 例患者的 201 侧患眼,是世界上病例数最多的一组临床和基础研究。他从多个环节改进了临床技术,手术成功的患者眼干症状消失,可停用人工泪液,部分患者视力有不同程度改善,为重症干眼患者带来了福音。他主持制定了"血管化自体下颌下腺移植治疗重症干眼症的指南",积极推广这一新技术。他在唾液腺外科领域精湛的医疗技术享誉海内外,在英国访问交流期间,多次应邀演示手术,受到同行的普遍好评。因为出色的业绩,俞光岩先后被评为"首都优秀医务工作者"及"全国卫生系统先进工作者",获得"全国五一劳动奖章""杰出口腔医师奖"和"中国医师奖"。

◎ 他是教学名师,厚德尚学,培养医学人才诲人不倦

作为一名医学教师,俞光岩本着教书育人的原则,长期坚持在教学第一线,承担了大量的教学工作任务,他培养的学生活跃于世界各地的口腔医学研究领域,可谓是桃李满天下。在临床教学工作中,俞光岩注重临床实践,手把手将临床技术毫无保留地传授给年轻医师,他严谨的治学态度,使得每一位接受过他指导的大学生、研究生和进修生都深刻体会到:俞老师不仅在教我们如何做好手术,更是在教我们如何做一名好医生和好学者。

俞光岩先后指导培养的研究生和博士后达 70 余名,他的学生多人次获得北京大学优秀博士论文奖和各类学术会议奖,他们中的大多数已成为各地口腔颌面外科的学科带头人和工作骨干。

俞光岩非常重视科室的学术梯队建设,积极营造大学医院严谨求实的良好学术氛围,为北京大学口腔医学院的全面发展做了大量开拓性工作,为学科的建设和发展奠定了坚实的基础。俞光岩本人也因此获得了北京大学"杨芙清王阳元教学科研奖",被评为北京大学医学部的"良师益友"。

◎ 他是知名学者,求实创新,为医疗技术发展殚精竭虑

作为一名学者,俞光岩始终坚持严谨治学,求实创新,结合临床工作中的实

际问题开展了大量的临床研究和基础研究。

俞光岩的主攻研究方向为唾液腺疾病、口腔颌面部肿瘤以及颌下腺移植治疗重症干眼症。他提出了唾液腺肿瘤临床病理的新特点，国际著名唾液腺病理学家撰写长篇述评肯定其"腺瘤样导管增生"的首次发现。

俞光岩利用学科交叉优势，创新性地用口腔颌面外科手段治疗眼科难治性疾病，以基础与临床紧密结合的转化医学模式，在国际上首次提出激活辣椒素受体调控下颌下腺分泌的新机制，提出以受体和紧密连接蛋白为靶点人工调控移植下颌下腺分泌的新策略，创立了部分下颌下腺移植预防术后泪溢的新式术，明显提高了临床疗效。他在国内率先开展下颌下腺转位预防放射性口干新式术。首次建立腮腺和下颌下腺 CT 体积测量的新方法，为腮腺和下颌下腺肿大的诊断提供客观标准，揭示了 IgG4 相关唾液腺炎的临床、病理和影像学特点，通过免疫调节治疗取得显著疗效。

他先后承担国家自然科学基金重点项目、科技部"十一五"国家科技支撑项目等 37 项课题，发表论文 400 余篇，其中 SCI 收录 110 余篇，主编和参编专著及教材 39 部。以第一完成人获国家科技进步二等奖 1 项，省部级科技奖 5 项，其中一等奖 2 项。他先后获"做出突出贡献的中国博士学位获得者""首届全国中青年医学科技之星""全国优秀科技工作者"称号，被评为"北京市有突出贡献科学技术专家"，获中华口腔医学会邱蔚六口腔颌面外科发展基金"杰出贡献奖"。香港牙医师学院、英国爱丁堡皇家外科医师学院和英国英格兰皇家外科医师学院先后授予其"Honorary Fellowship"。

◎ 他是名院长，管理创新，为创建世界一流的口腔医学院呕心沥血

北京大学口腔医学院是国家重点口腔医学院校，是集北京大学口腔医学院、口腔医院和口腔医学研究所为一体的医疗机构，拥有诸多国内外著名的口腔医学专家。长期以来，医院承担着向社会提供口腔医疗保健服务和口腔教学、医学研究的重任，为我国口腔界培养了一批批高素质、高层次专业人才，成为我国重要的口腔医学研究基地之一，是我国口腔医学对外交流的重要窗口。

作为国家卫生计生委委管的三级甲等口腔专科医院，北京大学口腔医院是目前国际上口腔专科医疗服务规模最大的医疗机构，还承担着党和国家领导人及其他重要人员的口腔医疗保健工作。自 2010 年起，医院连续四年被评为"中国最佳医院及最佳专科排行榜"口腔专科第一名。

北京大学口腔医学研究所成立于 1978 年。医学领域第一家"口腔数字化医

疗技术和材料国家工程实验室""国家级口腔医学国际联合研究中心"和作为国内十大国家级医疗器械质量监督检验中心之一的"口腔医疗器械检验中心"均设在此。

可以说,北京大学口腔医学院不但赢得了国内外较高的学术地位,培养了大批口腔医学人才,而且还形成了极具特色的医院文化。1996 年 11 月至 2009 年 4 月,俞光岩连任 3 届北京大学口腔医学院院长。在长达 12 年的医学院院长任期中,俞光岩带领全院干部职工奋发努力,开拓创新,为创建世界一流的口腔医学院做出了重要贡献。

此外,他还任第十一届亚洲口腔颌面外科医师协会主席和第四届中华口腔医学会口腔颌面外科专委会主任委员,积极组织国内外本学科的学术交流和人才培养,有力地促进了口腔颌面外科的发展。

（吴艳玲）

乡亲们的健康"守护神"

——校友王锡江风采

大山深处,他坚守了40多年,从意气风发到两鬓斑白,背上的药箱始终没有放下。

他叫王锡江,新昌县小将镇旧坞社区卫生服务站医生。旧坞片辖区有旧坞、平山、结局山、里家溪四个行政村,面积26.6平方公里,总人口2600余人,今年65岁的王锡江是唯一常驻服务站的医生。

40多年,15000多个日日夜夜。他用脚步丈量着26.6平方公里的崎岖山路,为乡亲们送去健康。即便已经退休,他依然默默地坚守着:"我是医生,我要对得起乡亲们的信任,为他们的健康尽力。"前不久,王锡江被中国教科文卫体工会授予"全国医德标兵"荣誉称号,是绍兴市唯一获此殊荣的个人,浙江省仅3人上榜。

村民中的他

——王医生医术高、态度好,有他在,我们就放心了

从绍兴市区出发,花了将近3个小时,转过一重又一重的山,记者一行终于来到了群山包围中的旧坞社区卫生服务站。

卫生站里,王锡江刚刚为病人看完病,正背起药箱,准备上门探访患有慢性病的老人。村里多是留守老人,一路走去,不时有村民亲切地跟他打招呼:"王医生,又出诊去了?"

王锡江:男,1949年2月出生,浙江省新昌人。1972年毕业于我院前身学校——绍兴卫校农医71-3班。一直是新昌县小将镇旧坞社区卫生服务站医生,在大山深处坚守了40余年,从意气风发到两鬓斑白,背上的药箱始终没有放下。每年王锡江医生接诊的病人在700余人次,而巡访病人达3000余人次。2013年,王锡江被中国教科文卫体工会授予"全国医德标兵"荣誉称号。

"嗯,我去看看老吴。你有高血压,天凉了多穿点衣服,记得按时吃药啊,过几天再来量一下血压。"

王锡江心里有一本清清楚楚的"账",谁有高血压,谁心脏不好,他都了如指掌,看到谁就给出相应的建议。

一路不厌其烦地叮嘱着乡亲们,王锡江终于来到了此次要探访的吴正云家。看到王锡江,70 岁的吴正云眼睛一亮:"王医生,我今天觉得有点不舒服,正想去找你,没想到你就来了。"

"别着急,我先检查一下。"王锡江一边安抚着吴正云,一边手脚麻利地为吴正云量了血压、测了心跳,"血压还是有点低,我给你配点药吧,过几天我再来看你,有事儿就打我电话好了。"

"年纪大了,去镇上卫生院不方便,有王医生在,我们就放心了。他不但医术高,而且态度好。"吴正云告诉一旁的记者,"我去年 4 月的时候生了支气管炎,晚上躺下后越来越难受,只好到王医生家里把他叫起来,他一句抱怨也没有,给我仔细地看了病,又在一边守着我挂好盐水,那时已经是半夜快一点了。"

探访好吴正云,王锡江又走向下一家。这次是离卫生站最远的上陈山自然村,有 10 多里路,王锡江的电动自行车只能骑到结局山村,剩下的山路只能步行,走半个小时才能到。

作为一名社区责任医生,王锡江主要承担的是旧坞、平山、结局山、里家溪四个村的健康指导、预防保健、慢性病管理等工作。四个村 60 周岁以上的老人共有 558 人,他们的健康状况是王锡江关注的重点,时常上门探访。而村民们偶有头痛发热,都会找出王锡江的便民联系卡,打电话给王锡江。每回接到电话,王锡江总是及时出诊,从不多耽搁一分钟。"远一点的村,路上要一个小时,再耽搁的话,怎么向病人交待?"王锡江说。

妻子眼中的他

——有人打电话他都随叫随到,村民的健康是他最大的心愿

"每天他都一大早起来洗好衣服,然后出诊,家里就靠姐姐照顾我。"王锡江的妻子王苗娟曾经中过风,至今左边手脚不利索。那是 2001 年,王苗娟不幸中风,左半边手脚完全麻痹,且卧床不起。半夜,结局山村的村民打来电话,说有一位胃癌病人突然出现疼痛症状,需要王锡江出诊看一看。面对中风的妻子.心里牵挂着病人的王锡江最后竟然咬咬牙,把妻子锁在家中,头也不回地踏上出诊的路。

"有人打电话来叫他出诊,他都是随叫随到的。"王苗娟说。

10月7日早上5点半,黄婆山自然村的村民石增产打电话给王锡江,说是发高烧,想让他去看一看。王锡江马上起床,整理好药箱,骑上电动自行车就出发了。正值强台风"菲特"肆虐,王锡江没骑多久,就遇到了暴雨。路上一个人也没有,连车也碰不到一辆,小溪里的水暴涨。王锡江艰难地赶了十来里山路,终于到了病人家里。诊断病情,挂上盐水,一直到上午10点,王锡江才忙完。

眼看大雨不停,病人家里请王锡江吃过午饭再回去。这时,又有电话打来,原来是结局山村的一个晚期癌症病人王婆婆,因疼痛难耐向王锡江求助。王锡江二话不说,立即冒着大雨又赶了10多里路到了王婆婆家,给她输了液,缓解了她的痛苦。"连着两个月,王锡江每天都要上门去给王婆婆输液缓解痛苦,一直到前几天她去世。"王苗娟告诉记者,"他常说,人家信任他,哪怕路再难走也不能回绝。"

从卫生站到小将镇卫生院有将近20里路,散布在各山的一些自然村就更远。到镇上不方便,村民们生了病首先想到的还是王锡江。"以前他晚上经常要出诊,有一次一个晚上就出了三次诊,先是平山那边的病人打电话来,然后是结局山的病人找他,还没等他下山回家,黄婆山又有病人打电话找他。等他回来,天都亮了。现在年纪大了,晚上出诊吃不消了,我不让他出去了。"王苗娟心疼地说。

"他当了那么多年医生,从来没有存款,连给我看病的钱也要借。以前山里人穷,一些乡亲来看病的时候兜里没钱,他也不计较,说以后再说,时间长了,人家忘了,他也从不提起。他说,都是乡里乡亲的,哪家没有个困难呀,我也有困难的时候,也是亲戚朋友帮着才走过来的。"王苗娟告诉记者。

领导眼中的他
——40多年默默工作不提要求,扎根深山,从不言悔

"王医生是科班出身,又有事业编制,但他从不提要求,40多年坚守在山区医疗服务岗位上。"小将镇卫生院院长蔡浩军说。

王锡江是小将镇里家溪村人,1996年加入中国共产党。立志要为人民服务的王锡江,1968年就当上了里家溪村的"赤脚医生",在接受了6个月的培训之后就开始在乡村给人看病。他每周都要去大山深处采些中草药回来,用于治疗感冒、咽喉肿痛和痢疾。由于对中医、西医都有了解,来找他看病的患者络绎不绝。1971年,王锡江作为定向培养的"赤脚医生",进入绍兴卫生学校医士专业

学习。1972 年卫校毕业后,王锡江回到了当时的结溪公社卫生院工作。凭着精湛的医术和良好的政治素质,短短一年时间,王锡江就崭露头角,担任起卫生院院长。

1992 年,原结溪卫生院被撤并为小将镇卫生院旧坞分院,王锡江仍担任负责人一职。也就是从那时起,卫生站所开始自负盈亏,王锡江的养老保险、工资待遇等,都要靠卫生院的业务收入来弥补。可山里的卫生院毕竟不比县城的医院,每天最多也就是挣个二三十元,这点钱在缴纳养老保险金后已经所剩无几。有人替王锡江算了一笔账,从 1992 年起到 2005 年改为社区卫生服务站,王锡江除每年拿到一笔 1400 多元的防疫保健经费外,其他的都要靠自己挣。

“即使这样,王锡江从来都没有向上级部门提过调动工作的请求。在山村工作,他不但得不到高的职称,就连基本的养老保险也得自己交,但他一直无怨无悔,默默地工作着。其实,论学历,论资历,他如果在县城医院工作的话,现在至少已经是副主任医师了。”蔡浩军说。早些年,卫生院里除了王锡江还有几名医生。后来,同事们走的走调的调,最后只有王锡江一人依然坚守在他的工作岗位上。“山里清苦,年轻人不太愿意来啊!”蔡浩军说。

因为找不到接班人,王锡江退休后被返聘,仍然坚持行走在山路上,给乡亲们送去健康。“现在,就是下村走山路的时候感觉有些吃力,可只要没有人顶上来,我就依然会坚持下去。”王锡江说。

(《绍兴日报》2013 年 10 月 19 日)

从卫生员到医学专家

——校友陆才德风采

今年 11 月份，宁波李惠利医院普外科主任、市器官移植中心主任陆才德教授荣获第三届中国医师奖——中国医师协会设立的行业最高奖。

一

陆才德成为医生，源于一次偶然的机会。

1970 年夏天的一个下午，陆才德作为下乡的知识青年正在浙江生产建设兵团的农场里劳作，他被人从稻田里喊了出来，身上只穿着一条短裤，两条腿上沾满了黑色的泥巴。来人问他什么文化水平，他回答初中，那人嘟囔了一句，太低了，要是高中毕业就好了。连队里的领导说，没有了，他是这里文化最高的了。来人只好说那就他吧。于是他就成了连队里新组建的卫生队的卫生员。

在这之前他一直做着一个文学梦，他喜欢写东西，尤其读了高尔基的自传体小说《人生三部曲》，联想到自己的处境，希望自己将来也能成为一名作家。

陆才德 1951 年出生于温岭的一个小镇，家里经营着一个做香火的小作坊。他母亲虽然不识字，但是对知识很敬重，哪怕是一张有字的纸她也从来不随便扔掉。陆才德很小就从母亲的言传身教中感受到做一个有知识有文化的人很光荣很高尚，所以他热爱学习，一拿起书本就如痴如醉，从小学到中学他的学习成绩都非常出色。

1966 年"文革"开始，正在温岭中学读初中的陆才德被迫中断学业，这对一个热爱学习的少年来说不能不说是一件痛苦的事，当时陆才德内心非常失落。

陆才德：男，1951 年 6 月出生，浙江温岭人。1975 年毕业于我院前身学校——绍兴卫校医士专业 221 班。主任医师，外科学教授，浙江大学博士生导师，宁波大学硕士生导师，外科学硕士点带头人，宁波市医疗中心李惠利医院普外科主任兼学科带头人，宁波市器官移植研究中心主任，享受国务院特殊津贴，曾获中国医师奖、宁波市杰出专家称号。

学校的图书馆被封闭了,陆才德和几个与他一样对知识饥渴的孩子一起偷偷地从窗户爬进去找书看。那段时间他读了不少文学和历史方面的书籍。

后来有一段时间他学过木匠,师傅让他从最简单的劈木头做起。陆才德很听话地一丝不苟地去做,尽管他细弱的胳膊抡起沉重的斧头很吃力,但他从早一直做到晚,即使手掌磨出了茧子,胳膊肿了,也不偷懒耍滑,直到有一天累得病倒。母亲看到家中唯一的儿子累成这样,心疼得不让他去学了。那位师傅上门来看望时说:"一般徒弟要先劈好几年木头我才开始真正教他手艺,但是我从来没有看到像他这样认真卖力的徒弟,等他病好了我就把手艺传授给他。"尽管最后父母没有让他继续跟那位师傅学下去,但是从这件事上可以看出他的认真,并且这种认真和勤奋的品性一直伴随着他。几十年以后,陆才德在日本访问学习时,日本的教授也说他认真勤奋。

成了卫生员后的他被送到温州工农兵学院,学习半年的麻醉。那半年他拼命地学习理论知识,逐渐对医学产生了浓厚的兴趣,并立志做一名优秀的外科医生。

二

1973 年他考到绍兴卫校读中专。学校离市区很远,对来之不易的学习机会,陆才德很珍惜,抓住一切可能的时间来学习。当时他接触到了一些英文版的医学资料,意识到英语对一个医生的重要性,决定无论如何要学好英语。当时学校教授的是俄语,所以他就自己偷偷地在厕所或者操场上自学英语。因为没有人教他如何发音,他就找来一本用汉字标注单词读音的书照着读,其间的困难可想而知。也就是从那个时候起,陆才德再没有放弃过英语的自学。先是跟着广播学,后来他妹妹工作后给他买了一台小录音机学英语,到国外就跟外国人学英语口语,现在他能看英语小说和英语科普读物,听英语讲座,用英语写论文。后来他还掌握了日语和德语两门外语。

两年的中专学习让他打下了扎实的医学知识基础。他至今还记得毕业时化学满分是 100 分,由于他的出色表现老师给了他 105 分。毕业后他被分到浙江第一建设兵团的医院做了一名外科医生。

1977 年下半年,当他从收音机里得知工农兵可以上大学的消息时,内心十分高兴:又有机会读书了。有人说他读了中专就够了,还考什么大学?但对知识渴求的他不顾那些闲言碎语,还是潜心准备。为了读书时不让蚊虫叮咬,大热天他不得不穿着长衣长裤,一个夏天用光了三盒清凉油,涂清凉油的两个鬓角都起泡了。他如愿以偿地以优异的成绩考上了大学,那时他已经 27 周岁了,超出了国家规定的本科生须在 25 周岁以下的年龄标准,最后他进了一个大专班。在班级里,已经结婚成家了的他与班上年纪最小的同学相差十来岁,这让他很是有紧迫感和压力,因此学习起来也就比别人更加努力和认真。

他的儿子 1979 年在建设兵团狭小简陋的宿舍里出生了。为了给妻儿一个稳定的住所,1981 年毕业时他选择了有福利分房的浙江医院。等他进去以后发现那个医院病人少,工作量不大,对临床经验的积累不利,并且从长远来看,大专的学历对从事医生这个职业来说是不够的,于是他决心报考医学研究生。就在他一心备考的时候,他的妻子被查出患了直肠癌,他不得不中断备考。1984 年妻子的病情稳定下来,他开始一边照顾生病的妻子,一边复习、准备。那一年他考取了浙大第一附属医院肝胆外科的研究生。

那三年可以说是陆才德最为艰苦的一段时间,他的研究生生活补贴加上妻子病休工资每个月总共只有 70 元,除了给妻子治病买营养品,还要养育一个四五岁的孩子,日子过得捉襟见肘。最后他妻子终究没能等到他研究生毕业就去世了。

“我一直在与自己的年龄赛跑,拼命地补上被‘文革’耽误了的时间。”陆才德对记者说。1987 年研究生毕业,他分配到了浙江第二医院,同年,不知疲倦的他又报考了博士,研究肝癌课题。由于要抚养儿子,所以他不得不要求在职攻读。平时他和其他医生一样上班,学习时又要与比自己小 10 岁的人站在同一起跑线上竞争。时间对陆才德来说似乎总是不够用,为了学习,他只好放弃打乒乓球、下棋、听音乐等爱好。

等他博士研究生毕业时已经 40 岁了,年纪上没有优势了。他非常清醒地意识到,外科是一个实践性非常强的学科,光有高的学历不行,相比理论知识,自己的实践还是少了。为了弥补临床经验积累的不足,别人不喜欢上的夜班他来上,只要有手术机会,他就争取去做,哪怕有时一个晚上要做四五台手术,连续在手术台前站十几个小时,他都会欣然接受,通宵工作成了他的家常便饭。

三

在对医学知识和医术的探究上,陆才德永远孜孜不倦。

他一边积累临床经验,一边寻找到国外进修学习的机会。1996 年他获得了去日本大阪访问学习一年的机会,在那里除了帮助一家医学院管理实验室,他有空就泡在图书馆里翻阅资料,忘我地畅游在医学的海洋里,走出自动管理的图书馆时,往往已是凌晨两三点钟。第二年 1 月,他在世界一流的癌症研究杂志 *CancerResearch*(《癌症研究》)上发表了学术价值很高的论文。大阪的谷川允彦教授评价他说："我从来没有看到像你这样勤奋且天资聪颖的学生。"在访问学习结束时，大阪一家医院开出 50 万日元的年薪留他，他拒绝了，他知道国内的患者更需要像他这样的医生。回国后他被浙大医学院授予了博士研究生导师的资格。

"光有荣誉和资格不行，我要实实在在干出成果来。"他想。但在他去日本学习的一年里，他所在的浙江第二医院已经有人在做肝移植的工作了，他要寻找新的平台。

2001 年，他来到市医疗中心李惠利医院任普外科主任，兼任宁波大学医学院外科学教授。同年 3 月，他用在浙大获得的包玉刚奖学金到美国爱荷华大学移植中心进修，期满后他带着用身上所有的钱买来的肝胆外科方面的书籍资料回到了宁波。

宁波地区乙肝发病率较高，而能独立进行肝移植手术的医院在浙江省仅有两三家，陆才德把肝移植作为重点，在完成繁重的临床医疗工作的同时，积极开展肝移植的筹备工作。2002 年，宁波首个动物试验室在李惠利医院的住院部成立了，虽然很简易，但陆才德用动物肝脏互换的方式锻炼了一支技术过硬的医护队伍，并成立了检验科等配套科室。那一年他们进行了 20 余次肝移植的动物实验，为手术的实施打下了良好的基础。

四

李惠利医院做的首例肝移植的患者，也是宁波市首例做肝移植的女患者，是来自象山农村的 38 岁的张女士。她患肝内胆管结石 17 年，卧床不起 4 年之久，反复腹水，去了多家医院都被告知没有治疗的希望了，其家属也几乎放弃希望。经过检查陆才德确认患者各项手术指征适合做肝移植手术，并且她的肝病是良性，手术成功把握很大，但 2002 年底一直没有肝源。

2003 年 1 月，志愿捐肝者出现了。陆才德主刀，手术相当顺利，几个小时后病人就苏醒了，5 天后就起床活动了。张女士至今已健康生活 3 年多。为了表达自己对陆才德的感激之情，今年她还亲自提了一桶带有海水的跳跳鱼从象山乘车到李惠利医院来看他，他看到张女士既感动又高兴，这证明她身体康复的情况很好。

今年一位 48 岁的肝硬化腹水患者的家属要求陆才德对其进行肝移植手术。病人以前做过两次手术，增加了手术的风险。本着给病人争取一次生存机会的想法，他还是决定手术。晚上 8 点钟手术开始，把肝换上后，病人所有切面的血都流个不停，输血达到 10000 毫升，病人血不能凝固怎么办？已是凌晨两三点钟了,陆才德镇定地告诉医护人员要坚持住,不要放弃,先用纱布压住止血,只要病人新换上的肝脏开始发挥作用,病人就有救了。他从手术室出来喝了口水,冷静地休息 10 分钟,回到手术室继续战斗。大约在早上 6 点钟时,血凝住了,病人获救了。患者的家属感激得不知道该怎样谢他才好,多次请他吃饭,他都谢绝了。他说患者生病本来就已经给家庭造成了很大的经济负担,能把他们的病治好是他最大的快乐,具有一种成就感,这比什么都好。陆才德的人生好像一棵枫树,越是晚秋,越发绚美。今年已经 56 岁的他看上去要比实际年龄年轻很多,头发乌黑浓密,自信精干,精力充沛,好像有使不完的劲。很多在他这个年纪的人可能已经考虑退休问题了,但是他想的却是下一步还要搞哪些科研项目,争取再多带几个研究生。

（中国宁波网 2006 年 12 月 23 日）

肝胆专业学科的佼佼者

——校友任培土风采

　　任培土医师医术精湛,医德高尚,医学知识渊博,临床经验丰富,长期致力于外科领域的基础研究和临床实践,学术造诣深厚,研究成果丰硕,是绍兴市乃至浙江省普外科肝胆专业学科的佼佼者,为我国普外科肝胆专业学科的发展做出了重要贡献。

　　长期奋斗在临床第一线,临床技术高超,从医40年来,任医师挽救了一个又一个生命。每年他担任主刀完成胰十二指肠及胰体尾肿瘤切除20多例,开展保留十二指肠胰头部切除的高难度手术,肝癌及肝良性肿瘤切除50余例,肝门部胆管癌及胆总管癌、先天性胆总管囊肿数十例,腹腔镜胆囊切除及胆总管切开手术数十例,复杂胆道再次手术数十例,胃肠道恶性肿瘤的根治性手术数十例,巨脾切除术及门体断流术约20余例,腹腔内和腹膜后巨大复杂性肿瘤切除术、腹主动脉瘤及巨大脾动脉瘤切除术等手术。对腹部严重复合伤的处理积累了丰富的经验和研究,如严重的左、右肝完全裂开伤、肝静脉撕裂伤、肝左或右叶严重破裂伤,如胰横断伤、胰腺多处裂伤及巨大血肿、合并十二指肠损伤或十二指肠壁严重缺损,采取个体化改良处理方法,都取得了令人满意的效果。

　　长期的临床实践经验,反复的学习和思考,使得任医师技术不断突破、精进,成为该领域的佼佼者。2001年任医师开展各类腹外疝和巨大切口疝的无张力修补手术,被多家医院邀请做巨大切口疝的无张力修补手术演示,获得同行好评。2003年在省内率先开展激光治疗下肢大隐静脉曲张的微创技术,通过技术

　　任培土:男,1952年4月出生,浙江嵊州人。1976年毕业于我院前身学校——绍兴卫校医士专业222班,首批绍兴市名医,主任医师,正高级职称二级岗位。曾任原绍兴卫校外科学教师与外科医师,现任绍兴市人民医院普外科(肝胆外科)首席专家、绍兴文理学院医学院兼职教授、浙江省医学会外科专业委员会常委、绍兴市医学会外科专业委员会主任委员、浙江省(浙东)区域专病中心普通外科学科带头人、浙江省市共建重点学科带头人、绍兴市肝胆重点学科带头人、浙江省抗癌协会肝胆肿瘤专业委员会委员、《浙江医学》杂志编委。

改进、创新,使大隐静脉曲张患者治疗后获得了创伤小、外表美观的良好疗效。2001 年对腹腔镜高位胆管损伤的处理开辟国际上新的补救术式,减少了术后胆道狭窄、胆瘘的风险,明显降低了胆道再次手术率。2005 年省内率先开展保胆取石术,同时发明"保胆取石鞘"并获得专利号。数十年来,任医师为绍兴地区各所医院的外科危重、疑难疾病的病人诊治做出了杰出贡献。

任医师带领的普外学科,也是"明星学科",是李兰娟院士、郑树森院士的工作站,设有肝胆外科、胃肠外科、肛肠外科、血管瘤外科、乳甲外科 5 个亚专科,年手术量超过 7000 例,四类手术比例超过 15％,在肝硬化、门脉高压症、胆道损伤治疗方面具有独特专长,代表着本省乃至全国的先进水平。

结合临床实践,挖掘创新许多书本上没有的实践理论、知识和经验,任医师完成了多项具有临床实用价值和医疗研究参考价值的理论实践成果,在国内外医疗界享有较高的学术地位和声誉,阿根廷国家中央图书馆曾专门来信要求索取收录发表的 SCI 文章原件。他撰写了医学论文 120 余篇,分别发表在国家和省级各类医学期刊上,其中中华级刊物上 40 余篇,SCI 收录 4 篇,*Frontiers of Medicine In China* 2 篇(EI 收录),CENTRAL LJBRAPY OF MEDICINE FOUNDATION 中央图书馆(阿根廷)收录 1 篇。主编著书 2 部,参编著书 4 部。2012 年公开出版《任培土学术论文集》,与广大医务工作者分享他在临床疾病治疗过程中所遇到的少见的、罕见的、出现并发症的疾病案例和成功医治经验。中国工程院郑树森院士对此著作给予极高评价,认为该著作"集学术性、实践性、科普性以及可读性于一体,是一本不可多得的医学参考书"。

任医师擅长医学科学研究,精于发明创造。近年来,他主持的课题获浙江省卫生厅医药卫生科技创新三等奖 5 项、二等奖 1 项,绍兴市科学技术一等奖 1 项、二等奖 3 项、三等奖 3 项。同时,他善于将临床经验转化为科技成果,近年来年获国家发明专利 1 项、实用新型专利 10 项。硬镜保胆取石鞘、胆道镜术中气囊、一种穿刺引流管、胆汁自动回收式 T 型管、多用套扎器、Y 型多功能胃肠营养管、复合补片缝合针、一次性多用冲创器等专利均有广泛的临床实用价值,特别是"腹腔镜胆囊内取石钳"专利器械已投产推广,扩大了要求保胆取石患者的需求,创造了较好的经济效益。在 200 多例保胆取石手术中发现一例国际上尚未发现过类似的罕见病例,填补了国际上的空白。

"为普外科肝胆专业学科培养合格接班人",任医师十分注重业务带教指导。多年来,任医师一直帮助指导绍兴市多家医院解决危重病人的救治,参与疑难少见病的会诊,毫无保留地将自己的临床经验传授给年轻医师,其带教培养的不少学生已成为省内外普外科领域的知名专家或领军人物。

（邵医人）

和死神战斗的人

——校友茅尧生风采

和茅尧生校友约见采访,是在绍兴市人民医院的 GICU——"综合性重症监护病房"距离十余米的他的办公室,——洁白、狭小、整洁,办公桌椅、待客的沙发,看起来都很有些年头。儒雅、温和,侃侃而谈,略带绍普口音。近两个小时的采访,茅尧生校友对记者的问题有问必答,其师者风范让人如沐春风。

◎ 从医学生到医学教师

1976 年,茅尧生校友毕业于浙江省绍兴卫生学校(绍兴文理学院医学院前身)医士专业。因为成绩优异、品德优良,毕业以后他得以留校任教,担任内科学教师,手捧教科书,传道授业解惑,悉心培养治病救人的人。

20 世纪七八十年代,信息来源渠道少且更新慢,获取医学知识和信息的途径就是读书、看报,或求教于老师。在绍兴卫校读书、教书期间,除了吃饭睡觉,茅尧生可以说是手不释卷:上课专注听讲,课间缠着老师求教,课余就是泡图书资料室。回忆起在母校求知的那些日子,茅尧生说:"我们读书的年代,图书少,医学类专业书籍更是少得可怜。好不容易盼到图书资料室新购进了几本新书,我们都是抢着去借,排着队阅读。一本书好不容易轮转到自己手上,都是加班加点地苦读,一笔一画手抄做笔记。"

留校任教后,除了备课、上课、到医院内科门诊与病房值班,茅尧生的所有时间还是用来读书、学习,晚上看书,看到 12 点对他而言是家常便饭。"作为卫校的临床老师,如果没有足够的知识储备,不了解学科前沿的最新成果,面对学生

茅尧生:男,1953 年 5 月出生,浙江上虞人。1976 年毕业于我院前身学校——绍兴卫校医士专业 222 班。从教从医 39 年,先后任绍兴卫校内科学教师,绍兴市人民医院心内科主任医师,重症医学科主任、首席专家,获得"浙江省优秀医师"和绍兴市首届"十大名医"等荣誉称号。

求知的眼神和一个接一个的问题,面对患者及其家属求医时的心情与希望为其尽快诊治好伤病的期待,我都会无颜以对,深感压力真大。"茅尧生说,尤其是学校与医院中还有如裘怪钊、梁献民、陈龙根等恩师们的榜样在,他们全身心扑在医学教育教学与医疗服务事业上的精神,"每时每刻都激励着、鞭策着我们这些年轻的临床教师,不敢有丝毫的松懈和满足"。为人师真不易,茅尧生校友感慨地说,那时,对时间的紧迫感、对知识的困乏感与追求感是他这个年轻临床老师最深刻的感受。

绍兴文理学院医学院副调研员王建华副教授是绍兴卫校 78 届医士专业毕业生,他是茅尧生的学弟,也是茅尧生的学生。说到对茅尧生老师的印象,王建华说,茅尧生老师是绍兴市首届名医,但他非常低调,不愿意多讲他的业绩。在校任教期间,他带学生临床实习,对专业实践的认真负责,对病人的热情关爱,对学生诊疗操作、书写病例的规范性要求,给我们留下了深刻的印象,他是一个对学生要求严格、对自己要求苛刻的"双师型"优秀教师。

九年之后,1985 年,因为工作需要,茅尧生校友离开三尺讲台,调入绍兴市人民医院心内科,拿起听诊器,日复一日地亲自在临床一线救死扶伤,治病救人。从一个医学生,到一位医学专业教师,再到临床一线医生,在学医从教从医之路上,他栉风沐雨 39 个春秋,成了一个名副其实的与死神搏斗、"从死亡线上拉人的人"。

◎ 从象牙塔到 GICU

ICU,即重症监护病房。ICU 又分专科 ICU,如 EICU(急诊重症监护病房)、CICU(心内科重症监护病房)、NICU(脑外科重症监护病房)、RICU(呼吸科重症监护病房)、PICU(儿童重症监护病房)和 GICU——综合性重症监护病房等。GICU 的医生被誉为"与死神战斗的人",作为绍兴市人民医院 GICU 的主任,这个赞誉对茅尧生而言名副其实。

绍兴市人民医院重症学科 GICU 于 1996 年成立,是省内地市级医院中比较早建立 GICU 的医院;建立伊始,茅尧生就担任主任,承担起从死亡线上拉人的重任,直到今天。绍兴市人民医院 GICU 主要收治严重多发性创伤、大手术后休克、急性呼吸衰竭、多脏器功能障碍以及必须对生命指标进行连续严密监测和支持的危重病人,如:需要心肺复苏的患者,脏器(包括心、脑、肺、肝、肾)功能障碍或多脏器衰竭者,重症休克、败血症及中毒病人,脏器移植前后需监护和加强治疗者。可以说,这些危重病人都是在相应科室作了最大的救治努力之后,在最危急的时刻,被转到茅尧生的综合性重症监护病房,做最后的抢救和最严密的观察。

被送到 GICU 的每一位病人,可以说都已经挣扎在死亡的边缘,茅尧生和他的团队,干的就是拼尽全力,从死亡边缘把重症病人拉回来。和死神搏斗,有成功,有失败。茅尧生说,当看到病人的心电图从平平的直线转为规律的曲线,他的感觉就像自己死里逃生,重新活过一次;而当抢救失败,他也会沮丧,伤心,有挫败感。"医生不是神,目前的医疗技术也不能包治百病。当用尽一切办法、一切努力还是没能挽回病人的生命,患者家属的伤心可以理解,但医生的挫败感外人很难理解。"茅尧生说,现在医患矛盾突出,和病人对医疗技术的过高期待、对医生的神话有很大关系。其实,医学是一个发展中的学科,医学不能解决的生命难题还有很多,医生渴望治好每一位病人,但有些时候,医生也是心有余而力不足。

ICU 的监护水平如何,设备是否齐全、是否先进,已成为衡量一个医院救治水平的重要标志。在全国的地市级医院中,绍兴市人民医院的 GICU 开办较早,开办之初的规模就比较大,但按照医疗卫生政策和物价定价标准,相对于 ICU 的仪器配备和耗材,人民医院 GICU 的收费标准远远低于成本,多年来都是处于亏钱贴补状态。茅尧生说,医院领导层多次讨论要不要缩小 GICU 规模,是茅尧生和他的团队的一次次坚持和请求,人民医院的 GICU 才得以保存,并不断发展——从最初的 8 张病床、5 个医生、10 个护士,发展到今天 40 张病床、20 个医生、70 个护士。这些年来,人民医院的 GICU 不仅没有被缩小,相反病床数和医护人员数越来越多,各种医疗器械配备越来越完备,整个科室的医护团队力量也越来越大。在人民医院,领导、同事们一致公认:从无到有,从有到大,从大到强,从强到精,GICU 每一步的发展,茅尧生医生"没有功劳也有苦劳"。19 年来,茅尧生和他的团队,从死亡线上救回多少人的生命,已难以确切统计。

随着社会经济的发展,交通事故和建筑工地的各种意外事故越来越多。茅尧生介绍说,近些年,绍兴市人民医院 GICU 收治的重症病人以严重创伤病人为主,平均每年收治病人数 900 余名,床位利用率 90% 多,治愈好转率 76%。相对于收治病人的数量,茅尧生和他的团队是人民医院最忙碌、压力最大的科室之一。

◎ 心系母校感怀恩师

今年 11 月,文理学院医学院临床医学专业将接受教育部专家认证。为顺利通过认证,医学院和绍兴市人民医院(绍兴文理学院附属第一医院)等几家医院联合开展了"2.5＋2.5院校一体化的教育教学模式改革",茅尧生和他的团队也承担了相应的专业课程与临床见习带教等教学工作。"好医生是在实践中培养出来的。我非常赞同'2.5＋2.5'这种医学教育教学模式改革,作为母校的客座教授,我和我的团队会尽全力予以支持。"

今天,茅尧生已过耳顺之年,理应退休回家,含饴弄孙,享受天伦之乐,但事实上,每天早上8点之前,茅尧生已经身着白大褂,巡视在GICU的每一张病床前,查看每一位重症病人的各项生命体征,并不时轻声教导跟随着他查房的年轻医生。"当医生就是这样,没有准确的下班时间,没有节假日,没有娱乐,没有完全属于自己、属于家人的时间;在工作时,甚至没有上厕所的空……"说到从医的甘苦,茅尧生说,"总觉得时间不够用"。为人师不易,因为师者自己必须有丰富的知识储备;做医生更不易,因为"健康所系,性命相托",医生的每一个决策都关系到病人的安危和生命。

提起母校,茅尧生反复提起几个名字:裘怿钊、梁献民、陈龙根……他说,恩师们给予他的不仅是专业知识和专业技能,更多的是为人处世的风范、对待学生和病人的态度。"做医生,先做人",他反复强调"医德"。他诚恳地勉励学弟学妹:"既然选择了从医之路,就一定要静下心来,用功读书,搞好业务,精湛医术,才能对得起病人,对得起'医生'这个称号。"

(吴艳玲)

"三不"医生　敢做第一

——校友朱麒钱风采

从事医学教育、糖尿病防治和临床内科工作 37 年，朱麒钱医生的人生履历可谓金光闪闪。但是，无论是获得的荣誉，还是发表的论著，朱麒钱都"记不清了"，唯一牢记心间的是"我的病人"。

◎"三不"医生

回顾 37 年从医路，朱麒钱可谓名副其实的"三不医生"：不知道哪天是节假日，不知道怎么发财，不知道啥时候退休。

从医之路是艰辛的，且不论求学时间比别的专业要长、必读书目要多，且来不得半点松懈和马虎；走上工作岗位，加班加点是医生的工作常态。医学是一门自然学科，也是综合性学科，更是一个"经验性学科"。朱麒钱说，做医生，要"做到老，学到老"，必须天天读书学习，尤其是在医学科学发展迅速的信息化时代，一天不学习，就面临着被淘汰的危险。从医 37 年，除了脱产进修、参加国际国内学术交流之外，朱麒钱的空余时间全部用在读书学习上了，他从来没有节假日的概念。

十年前，某知名民营医院跨越式大发展，董事长以重金聘请朱麒钱。"既然选择了从医，就不要想着发财。"秉持着这样的理念，朱麒钱婉拒了百万年薪。"民营医院不是不好，但民营医院有盈利的追求，且其科研团队、临床团队，包括

朱麒钱：男，1953 年 11 月出生，浙江诸暨人。1976 年毕业于我院前身学校——绍兴卫校医士专业 222 班。从事医学教育、糖尿病防治和临床内科工作 37 年，主任医师，为第二届绍兴市"十大名医"，现任绍兴市人民医院内分泌代谢科首席专家、省医学会内分泌学分会常委、省医学会医学鉴定专家、市医学会内分泌代谢专业委员会主任委员、市糖尿病防治中心主任。曾获省卫生厅科技创新三等奖 5 项，市科技进步二等奖 4 项、三等奖 6 项。

病源,和市人民医院相比都有很大距离",朱麒钱说,如果"单纯为了百万年薪,那不是我的追求"。直到今天,他的同事、病人聊天时提起朱麒钱医生,还会善意地笑他"不知道发财"。

现在,国家新的医疗卫生政策允许医生多点执业,以朱麒钱的临床经验和多年积累的名望,多点执业或开办私人诊所,来钱更快更多,但"不知道发财"的朱麒钱却注定在市人民医院,因为"人民医院培养了我,是我人生的舞台,这里有我的梦想,有我的团队,我怎么会舍得离开!"

朱麒钱生于 1953 年,照常理,2013 年他 60 周岁,可以退休,含饴弄孙,享受天伦之乐。但是,今天,2015 年 5 月 20 日早上 7:45,朱医生已经坐在市人民医院糖尿病专家门诊接待病人了,一个上午他要为 50 个病人进行诊疗,到 12:30 才能结束。

作为绍兴市第二届"十大名医"、绍兴市医学重点学科带头人,绍兴市人民医院首席专家和科主任,市人民医院返聘他继续担任学术岗位带头人,继续坐诊,接待病人,在病房还要他解决疑难杂症;同时,也要他"传帮带",为医院培养新人。朱麒钱说,"我不知道什么时候退休,我也不想退休",因为医生这个职业不同于其他行业,60 岁,对于一个医生来讲,正是年富力强、经验丰富的年龄,正是事业的黄金期。朱麒钱认为,他多年积累的临床经验,他治病救人的医者理想,现在是得到发挥和实现的最好时间。从内分泌代谢科主任职位上退下来,算是"走过事业的高峰期",朱麒钱卸掉多项行政职务和头衔,开启了"风平浪静的一段人生":一心一意诊疗病人。

◎ 敢做第一

在市人民医院,甚至在绍兴市医疗卫生系统,"三不医生"朱麒钱"敢做第一"的精神赫赫有名。

1985 年,朱麒钱调入市人民医院内科工作;第二年,朱麒钱成立"糖尿病"专病门诊。为一个病种成立单病门诊,这在浙江省是第一例,至今也是唯一一例。

1987 年,朱麒钱赴浙医大附属一院进修临床内分泌专业。进修回来,以朱麒钱为主要负责人,成立了内分泌组。1998 年,朱麒钱开通糖尿病热线咨询电话(0575-85119000),每周二晚上 7:00～9:00,朱麒钱会准时坐在电话边,接听全国各地的糖尿病人的电话咨询,雷打不动,风雨无阻,这一坚持就是 17 年。如今,这个热线电话已被绍兴黄页收录,全国的糖尿病患者都可电话咨询。同年,以朱麒钱为主任的"绍兴市糖尿病防治中心"挂牌成立,"中心"是绍兴市卫生局授牌,挂靠在市人民医院,并开设了"绍兴市糖尿病防治中心网站"(www.sxtnb.com),这在省内是第一,也是唯一。

2003年,市人民医院内分泌代谢科独立建科,作为该科的创始人,朱麒钱担任科主任。在朱麒钱的带领下,2005年,市人民医院内分泌代谢病学科成为第二批绍兴市医学重点学科。从呼吸内分泌科和血液内分泌科,再到内分泌代谢科独立建科,可以说,市人民医院内分泌代谢科从无到有,从有到大,从大到强,从强到精,这每一步发展,有朱麒钱多少心血和付出,不言而喻。如今,内分泌代谢科每年5万余人次接受门诊诊疗,出院2000余人次,已成为市人民医院重要科室之一,科室的学术水平在全省地市级医院名列前茅。

此外,在朱麒钱的力推下,从2003年起,内分泌代谢科为每一位出院糖尿病人精心制作、配备急救卡片,这在绍兴市医疗卫生系统也属首创。在他的精心管理下,内分泌代谢科的医疗质量连续7年第一,2012年度囊括医疗质量、三级查房、病历质量、合理用药等所有先进;内分泌代谢科也因此成了市人民医院全院学习的标杆,其科室管理、团队精神得到医院领导和病人及家属的一致好评。

作为科主任,朱麒钱每年都会带领他的团队下基层,为乡镇、街道、社区卫生院开展、普及糖尿病的防治宣传、咨询和教育工作,培训基层医生。如今,绍兴市所有的乡镇卫生院,都有朱麒钱的足迹和身影。糖尿病的防治宣传和咨询工作,必须跟上网络时代的发展,在朱麒钱的倡议和主导下,"绍兴市人民医院糖尿病微博门诊"于2012年11月14日开通,目前已有粉丝1145人。微博每天推出一条信息,朱麒钱会对每一条留言进行回复。为单病开通微博,利用网络媒体为糖尿病病人答疑解惑,朱麒钱又创造了一个"绍兴第一"。

37年从医路,有得有失,甘苦自知。但朱麒钱说,无论如何苦,如何累,每当看到病人治愈出院时的笑脸,听到病人发自内心地说"谢谢朱医生",那种成就感和满足感,是多少个百万年薪也买不来的。

◎ 心系母校

"如果说,我在医学上取得了一点成绩,这和母校的培养分不开,和我的团队分不开。"朱麒钱始终强调,母校之于他,就像母亲和孩子:母校始终在关注校友们的成长,而他也始终关注着母校一点一滴的发展和变化。朱麒钱说,每期《校友会》杂志,每期《绍兴文理学院报》,他都会认真阅读;分到他名下或科室的来自文理学院医学院的实习生,他都会特别关照,严格要求。2012年,朱麒钱受聘担任文理学院医学院的客座教授,"我想,这是母校对我的厚爱,也是我回馈母校的方式之一吧"。

　　今年 11 月份,文理学院医学院临床医学专业将接受教育部专家认证。为了是顺利通过认证,医学院和绍兴市人民医院(绍兴文理学院第一附属医院)等几家医院联合开展了"2.5＋2.5 院校一体化教育模式改革",朱麒钱所在的科室也承担了相应的临床教学工作。"医学是实践性学科,好医生是在临床中培养出来的。我非常支持'2.5＋2.5'这种医学教育模式改革,我和我的团队会尽全力予以支持。"

　　说到对医疗体制、医患矛盾和医学教育现状的看法,朱麒钱颇多感慨。但他坚持认为,"技术重于服务",衡量一个医生是否称职最重要的标准是:医术精湛、业务突出,其次才是服务态度和沟通技巧。"病人来找你,是为了治病,你把他背到病房、你对他笑脸相迎、你和他闲聊家常,当然有助于融洽医患关系,但都没有治好他的病来得重要。""病人在我眼里都是一样的,不管他是高官还是打工者,无论他是富豪还是乞丐,对病人一视同仁,对每一位病人都尽全力救助,这才是合格的医生。"这是朱麒钱能赢得每一位病人信任的秘诀吧。

　　"绍兴卫校是人民医院科主任的摇篮",朱麒钱说,此言不虚。"让自己优秀,努力成为一个大医生、名医生就是对母校最好的回报",他真诚地希望学弟学妹们一定要好好利用大好的求学时光,利用便利的学习条件,在学校时学好基础知识,打好理论基础,将来走上工作岗位,要钻研业务,虚心求教,终身学习,努力做一个大医生、名医生,不辜负母校的培养和期望。

(吴艳玲)

他解剖命案,更诠释人性光辉

——校友郑先平风采

◎"学问来自书本,也来自实践"

郑法医是绍兴卫校 80 届毕业生,是恢复高考招生制度后的第一批幸运儿。他对这个来之不易的读书机会十分珍惜,上课认真听讲,其认真程度"至今拿不出合适的词语形容";课外也不放松,以至于形成了一种独特的"厕所文化""被窝文化"。说起读书时代,郑法医眼中有种东西一直在闪烁,他说:"不怕你笑话,那时我们有个师兄,利用每天'方便'的时间学会了三门外语。"

"没有比读书更划算的事情了!"郑法医说,"有的人花了毕生精力,将自己掌握的知识写下来,而我们只需花几天时间就可以全盘'拿来'"。毕业 30 年来,郑先平每天保证至少 3 个小时的阅读,这使他全身透着一股智者的气息。郑法医看的书很多,除掌握法医临床学知识外,对内科、外科、五官科、小儿科、妇产科、放射科等知识都认真学习研究,以求达到融会贯通。他也研读《易经》等古老而深邃的典籍,他相信"阴阳易化,恒运无休"之理,他说"人为善,福虽未至,祸已远离",见惯了生生死死,他对人生看得特别超脱。

闲暇之余,郑法医也喜欢种菜,种在哪里,他不肯说。他种菜的原因也是为了破案,起因是上虞海涂一片菜地里死了个人,他花了很长时间推测出受害者的死亡时间约半个月,但边上一位菜农远远一望就说这人死了两星期,这让他很没"面子",菜农告诉他受害者旁边的菜长成那样需要两周。郑法医恍然大悟,于是

郑先平:男,1959 年 10 月出生,浙江上虞人。1980 年毕业于我院前身学校——绍兴卫校医士专业 325 班。上虞市公安局刑侦大队法医,"全国特级优秀人民警察""全国先进工作者",他破案时的神勇与智谋在行业里可谓无人不晓,被推崇为"当代宋慈""江南神探"。

开始种丝瓜、西红柿、土豆……细细计算它们的生长周期。看来,留心之处皆学问! 学问不光来自书本,也来自实践。

◎"尊重人是沟通的最好办法"

如今,郑法医已从学子变为受人尊敬的老师,目前他是浙江警察学院本科班的兼职教授。"任何东西满则溢,溢就装不进新的东西了。知识也一样,积累到一定程度必须释放。"做兼职教授,就是一个释放的途径。

身为一位传道、授业、解惑的老师,如今郑法医的"学生"也都成了行业内的一把好手,其中甚至有来自英国的警探。用一口"绍普话",郑法医将他几十年积攒下来的法医知识和破案心得传授给学生。

郑法医说:"我的课堂很开放,各种观念、想法兼容并蓄。"比如上课前,他会问大家人世间最宝贵的是什么? 有人说爱情,有人说金钱,也有人说前程。他的答案是生命,他会举出很多案例阐述为什么是生命,接着引出"执法安全"的主题。"执法安全"是他的新课程,杨钢林牺牲那年,他开始关注身边战友的安危,编写了《警察救护与自救》一书供一线民警学习。"救护与自救是事后的,而执法安全是事前的,两者目的一致,都是为了生命安全。"郑法医说。

除了业务,他也钻研心理学。"人与人沟通的最好办法是什么? 尊重人! 人和人都是平等的,不管他从事什么职业、位居什么位置,也不管他是管门卫的、扫马路的,都是一样的。"为来访者修补歇脚的椅子、提着老酒拜老农为师、与犯罪嫌疑人长谈……正是有了这样一份情怀,郑法医的业务水准和知识涵养越发让人钦佩。

◎"我出差错就是草菅人命"

郑法医说破案是一个求真务实、不断探索、并不断修正的过程。他说:"'失败是成功之母'这句话只适用爱迪生,不适用郑先平。我不能出一点差错,我出差错就是草菅人命!"据说这也是他戒酒的原因,此前,郑法医的酒量在系统内很有名,但他最后坚持戒了。他说,鼻子是法医破案的武器,酒会让它失去鉴别力。

今年3月,上虞丰惠发生了一起纵火案,起火的房间有很多煤油,让人理所当然地认为是煤油起火。郑法医到了现场后,一闻,不对,是汽油。煤油里夹杂着汽油,煤油意味着可能是意外起火,汽油则一定是人为纵火! 这就是人命关天的大事。

如今郑法医已名声在外,经常要奔赴全省各地断案、会诊,至今已破获10多起全省疑难案件。

一次,他奔赴金华断案,受害者是一名女性,胸口被捅了 11 刀,现场指纹混乱。几个专家立即投入尸检,郑法医却站在尸体不远处沉思,他在想什么? 他在还原凶案现场:一名男子握着一柄利器在女子身上猛戳,11 刀要有怎样的深仇大恨? 就在一位民警准备对地上的血迹采样时,郑法医大喊一声:"小心! 先去化验一下!"化验结果是 HIV 阳性。这个受害者是个艾滋病患者,那么杀人者极有可能是感染者,这个发现让案件很快真相大白。

"现在我最怕别人说:你看过不会错了的! 权力失去制约滋生腐败,技术失去监督就是犯罪,我觉得我犯错误的时候快要到了!"郑法医这样感慨。这句话他 3 年前也说过,那时他刚被评为"全国特级优秀人民警察",而现在他被评为"全国先进工作者",诸多耀眼的光环让郑先平感觉"危机四伏",他时时告诫自己:"100 减 1 等于零!"

(《绍兴晚报》2010 年 5 月 4 日)

疾控战线好男儿

——校友潘国绍风采

当疫魔"非典"肆虐的时候,当汶川抗震救灾的时候,当公共卫生需要的时候,有一名疾控战士的身影始终出现在最危险、最困难、最劳累的第一线,他以过硬的技术、忘我的投入和无私的奉献,彰显了健康卫士新时代的风采,他就是我院1980届校友、绍兴市疾病预防控制中心副主任潘国绍主任医师。

◎ 精益求精的业务能手

潘国绍从一名普通的医务工作者,如何成为一名疾控领域的专家,用他自己的话说是种"缘分"。30多年来,他刻苦耐劳,勤奋工作,执着追求,不辱使命,践行着一名疾控战士的诺言,书写了一个个人生的精彩篇章。

20世纪80年代初,绍兴农村改水工作全面启动。作为疾控战线上的一名新兵,潘国绍担负起全市农村自来水厂建设、饮用水卫生技术指导的重任。为了掌握水厂设计、施工、管理、水质监测评价的专业知识,潘国绍挑灯夜战,发奋苦学。在他的努力下,绍兴农村改水工作在全省名列前茅,他因而成为浙江省农村改水技术指导专家组最年轻的成员,1985年这位年轻的疾控战士还代表浙江省改水办赴贵州省作改水专题技术指导,潘国绍从此"冒尖"。

1985年,他从事的公共场所旅馆业、理发美容和化妆品管理工作,在全省率先开展了监督监测管理;1986年,仅仅是绍兴卫生防疫站一名小组长的他,对市

潘国绍:男,1956年出生,浙江新昌人。1980年毕业于我院前身学校——绍兴卫校医士专业325班。中共党员,主任医师。已从事疾控工作30年,现任绍兴市疾病预防控制中心副主任,为国家和省爱国卫生专家、绍兴市第六批专业技术拔尖人才、学术技术带头人,获选浙江省"感动疾控"十大人物之一。曾荣获市、省、卫生部授予的荣誉达16次项;发表国家、中华级论文30余篇;主持和参与完成获奖科研项目8项,科研成果多次获得省、市科技进步奖。

区化粪池污染现状作深入调研,正是这份详实的调研报告引起了绍兴市政府的高度重视,绍兴市区建筑项目预防性卫生监督制度正是在这样的背景下出炉。这一经验在全省推广。

1991 年起,他肩负市区除"四害"技术指导组组长,直接参与灭鼠、灭蟑螂、灭蚊蝇的技术方案制订和现场指导工作,历经八年,如期通过了省级四害达标考核工作,为创建"国家卫生城市"做出了应有的贡献;1992 年,他土法上马,建立了绍兴市首家医学昆虫饲养室和生物测试(KT)室,并开展了药物抗性测定,解决了对生产企业、市场销售卫生杀虫剂、蚊香质量量化管理之难题;1994 年主动与公安部门沟通,在市区实施了对重点人群性病强制性管理,取得了明显成效;1997 年分管的实验室顺利通过省级计量认证,并通过逐年扩项复评审,至 2008 年,确认的检测项目达 566 个,处于全省地级市首位。2009 年全省疾控系统年终考评,绍兴市疾控中心实验室能力建设荣获全省地级市第四名;2004—2005 年,中心又分别通过了职业卫生技术服务和职业健康检查、职业病诊断资质认证;2005 年,又以"敢与人为先"的工作精神,主动申请创建成绍兴市艾滋病确证实验室。他提出的"扩面、增量、提质"的 HIV 筛查实验室网络建设,至今,全市已建成 55 家,为有效防止艾滋病的蔓延发挥了积极作用。

◎ 时刻待命的先锋战士

疾病防控是一场没有硝烟的战争,经常面临着生与死的考验。然而,一年 365 天,潘国绍就像上了发条的闹钟,始终处于 24 小时待命状态。疫情就是命令,只要一接到有关疫情的电话,他就会和同事们立即赶赴现场,处理疫情。

在 2003 年"非典"猖獗的非常时期,作为绍兴市 SARS 防治专家组成员,他投入到抗击 SARS 的最前线,在四月上旬绍兴市政府召开抗击 SARS 动员大会后,连夜起草《绍兴市非典型肺炎消毒隔离工作指引》《绍兴市医院固体废弃物及生活垃圾无害化处置要求》和《"非典"现场处置防护程序》等技术文本和预案。在 4 月下旬夜以继日,在市级机关、医疗机构、学校、乡镇、公共场所等处进行突击培训,最多一天连续讲座达 5 场次。工作日记清晰地记录了他忙碌的足迹:4 月 23 日夜对市区四家首批 SARS 密切接触者流调、消毒,通宵;5 月 14 日晚,参与陈某"非典"疑似病人尸体解剖消毒、采样,至凌晨……他在抗击 SARS 工作中发挥了不可替代的作用。

2004 年上半年禽流感肆虐,潘国绍积极应对、以身作则、冲锋在前。与中心应急机动队人员一道,深入疫点区,实施调查、采样、消毒处理。

突如其来的"5·12"汶川大地震，牵动着他的心。他不顾身患高血压、腰椎病等疾患，主动请缨，作为浙江省第一批、第一支赴青川抗震救灾消杀防疫队伍，也是全省第一分队年龄最大的队员赶赴灾区支援。刚到灾区，环境险恶、任务艰苦，作为小分队队长，他在第一时间制订了"标本兼治、治本清源、点面结合、务求实效"的工作思路，以及"注重安全、服从指挥、团结拼搏、不负重托"的队训和"五常法运作、半军化管理"内务要求。确保了小分队在第一时间扎实、有序、科学、高效地开展了各项救灾防病工作。

消杀防疫、帮助灾民搭帐篷、为学校危房清物资，潘国绍的身影始终出现在最危险、最艰苦的第一线。因工作劳累，他的腰椎病复发痛得难忍，他一边吃消炎药、带腰托，一边仍然坚持每天与队员们一起翻山越岭、进村入户，开展工作。他利用多年从事农村改水业务特长，仅用两天时间就使马鹿乡自"5·12"以来一直断水的水厂恢复了供水；当看到灾区群众生活贫困时，他把随身携带的钱、物都送给了灾民……

不但如此，他的"关于灾后公共卫生建设与管理的建议"在四川省委办公厅第 3 期期刊内和相关媒体全文刊登。他所带领的绍兴队在灾区的工作业绩得到了省前线指挥部、当地政府和媒体的高度评价与肯定，换防时群众纷纷以锦旗相送，称绍兴队是"抗震防疫，战绩辉煌"。而他，在灾区日日夜夜，在关键时刻发挥了一名共产党员的先锋模范作用。2008 年，他分别被绍兴市委、卫生部授予"抗震救灾优秀党员"和"抗震救灾先进个人"荣誉称号。

◎ 忘我投入的健康卫士

熟悉潘国绍的人都称他有一股忘我投入的工作热忱。自参加工作以来，潘国绍从没休息过年休假期和探亲假期，双休日经常出入在办公室。下班了，他养成迟下班 1 个多小时、打"持久战"的习惯。

1988 年他在承担的浙江省城乡建设厅立项的"城镇无害化粪池工艺设计和卫生效果的研究"课题中，利用休息日做图纸参数设计，因夜以继日，劳累过度，导致美尼尔氏症发作；1989 年在为食品行业用电猫捕鼠测试中，不幸触电休克，被送医院抢救，醒后稍有好转，又投入了工作；2000 年底他身患重感冒，却坚持冒着严寒奋斗在汤浦水库，承担库底清洗消毒与水质检测工作，次年 1 月 2 日，市区顺利通水，他才进入医院"挂点滴"；在 2003 年农历年三十晚，因工作需要，迟迟没有下班，家人等他吃团圆饭，可是饭菜凉了，人还没有回家……

2009 年 7 月上旬抵达绍兴的澳大利亚旅游团一行 17 人，先后有 3 人确诊为甲型 H1N1 流感病人,他作为医学观测点的负责人,竭尽全力,精心照料,周到服务。隔离结束外宾回程时,感动得热泪盈眶,回国后,澳大利亚 Edithcowan 大学的斯蒂芬教授代表旅游团全体成员,特地发来了感谢信,而他却病倒了。那年 8 月,年老多病的母亲住进医院 ICU 抢救,她不停地叫着儿子的名字,而他因为出差回单位后忙于绩效评估等工作,延误了看望母亲的时间,直至母亲去世,当儿子的他没有在母亲临终前和母亲说上一句话,给他留下了终身的遗憾。

"自己分管的事,要尽责干好,少留遗憾。""上班忙事务,业余做业务,这就是最大的乐趣。""只有比别人付出更多的投入,工作才能走在前列。"潘国绍这样说,也是这样干的。带着对疾控事业深厚的感情和科学的态度,干净干事、干成事,在潘国绍的心目中,神圣事业的地位不可撼动!

(王建华)

默默耕耘在"心田"

——校友田国强风采

　　无论刮风下雨还是严寒酷暑,每到专家门诊时间,田国强医师一定会准时出现在他的诊室,因为他的心里牵挂着在等待着他的几十号病人和慕名而来祈求解除"心结"的心理咨询者。他的用心疏导,每每让来访者拥有了战胜"心魔"的信心和勇敢面对生活、挑战生活的勇气。

　　1984 年 8 月从绍兴文理学院医学院(原绍兴卫校)毕业后,田国强接受统一分配,在绍兴市精神病医院(绍兴市第七人民医院前身)精神科医生的岗位上,一干就是 30 多年。"精神病"这个词直至今仍在社会和人们心中讳莫如深,但田国强摒弃社会偏见、背负种种误解,与这个特殊群体一起,为攻克心灵顽症而努力。在以他为代表的七院人的努力下,多少精神疾病患者得到了康复,多少心理障碍受害者找到了"心"的希望,已无可胜数。

◎ 尚医德为立医之本

　　从医 30 多年来,时刻以白求恩同志为榜样,秉承"崇德尚学、慈心仁术"的院训,田国强在平凡的岗位上体现出高尚的医德。

　　讲服务。作为一个医务工作者,田国强努力实践为人民服务的根本宗旨,情系群众,想病人之所想,急病人之所急,在临床工作中,用真心和爱心对待每一位

田国强:男,1966 年 8 月出生,浙江诸暨人。1984 年毕业于我院前身学校——绍兴卫校医士专业 327 班,后就读于浙江大学医学院(原浙江医科大学)、温州医学院、中国协和医科大学研究生院临床医学专业和浙江大学管理学院卫生管理研究生班,精神科主任医师、国家级心理治疗师;现任绍兴市第七人民医院院长;荣获浙江省心理卫生工作先进个人、浙江省优秀精神科医师、绍兴市社区精防康复工作先进个人、浙江省《科学素质纲要》实施工作先进个人、绍兴市第六第七批市级专业技术拔尖人才和学术技术带头人、绍兴市优秀科技工作者、绍兴市优秀司法鉴定人、第二届"绍兴市名医"等荣誉称号。

病人,多次为病人垫付医疗费,捐款捐物,并在保证疗效的前提下,尽可能在各个环节降低诊疗费用、减轻病人负担,获得患者与家属的交口称赞。

讲奉献。爱岗敬业,兢兢业业,田国强经常牺牲休息时间到医院查房巡诊,接治大量的青少年心理行为障碍、网络成瘾、心境障碍等病人,还主动承担起医务工作者的社会责任,积极参加下基层义诊咨询,受益群众广泛。

讲协作。在多年的工作实践中,田国强积极发扬协作精神,在医院和社会工作中对同事同行以诚相见,互相尊重,主动配合,精诚团结,共同进步,赢得了大家的信任和支持,具有较强的亲和力和凝聚力。

◎ 精医术为专医之重

长期从事精神(心理)科的临床诊疗、咨询、教育和科研工作,田国强勤于学习,善于钻研,勇于探索,精于专攻,在业务上成长迅速、成果丰硕,拥有相当的知名度和美誉度。

努力做好临床医疗工作。他擅长精神(心理)疾病诊治,尤以青少年心理障碍、睡眠障碍、心境障碍的治疗见长,在心理咨询和治疗方面有一定造诣,对老年性痴呆、老年精神疾病诊治有独到之处。经过多年的业务学习和实践,打下了扎实的专业医学理论基础,积累了丰富的临床经验和技能,诊疗效果明显,治愈率较高。

绍兴柯桥区稽东镇某村大学生陶某大学毕业后患上了精神分裂症这个被称为"世纪癌症"的可怕疾病,在杭州某三甲医院住院三个月未见好转,家长忧心如焚。田国强在严密观察下大胆应用了教科书上禁忌配伍使用的药物,不到三个月时间,陶某病情缓解,与病中判若两人,目前已在宁波工作,多年无复发,且停药数年。这种成功案例在田医师这里十分常见。

大力开展学术科研工作。田国强重视学习培训,先后参加多次学历教育、进修、培训和出国学习考察。在七院,他的好学是出了名的,他每天上网浏览国内外最新的专业知识,对学科前沿知识他总是最先掌握,并把新的理论知识发布到医院网站上与同事一起分享。

他重学术交流,重继续教育,重专业著述。他主持和组织参与市级科研项目5项,主持及主要参与的课题曾获浙江省医药卫生科技进步二等奖、三等奖,以及绍兴市人民政府二等奖、三等奖等多个奖项,主持国家级继续教育项目 20 余项、省级继续教育 6 项、市级继续教育项目 18 项;在中华级、国家级、省级杂志上公开发表本专业学术论文 35 篇,出版学术专著《行为医学新问题的干预策略》

《睡眠障碍的中西医诊疗》《医患沟通心理学》3 部,参编学术专著《实用老年精神医学》《抑郁症和老年痴呆防治推广技术》等,主编《未成年人心理健康手册》《公务员心理健康知识》《精神卫生知识(家庭版)》《心理健康促进核心知识读本》《心理危机应急干预手册》(普及版、专业版)等心理卫生科普读物多本;多次应邀到报社、电视台、电台、机关、学校、部队等有关单位进行心理卫生学术讲座、科普讲座和主持心理热线。2020 年新冠肺炎疫情期间,积极应对疫情心理危机干预工作,充分发挥专家在本市本专业的行业领头作用,打响"防疫战疫"心理战。率先编写《新冠肺炎疫情心理自助手册》,为新冠肺炎患者、居家隔离者、一线医护人员及家属、普通社会公众等提供在线心理咨询与心理危机干预服务,推出疫情防控心理干预的社会心理服务平台(网络热线、24 小时电话热线),多渠道为群众提供心理问诊服务,接受电话咨询或网络咨询。组织成立心理救援医疗队,主动承担了全市公众和定点医院的心理干预工作,对医院发热门诊及隔离病房一线医护人员开展心理评估、团体辅导,每天派出专业人员到全市医院的隔离病房进行干预工作,为公众、医护人员提供了很好的疫情心理干预和心理支持,全力做好新冠肺炎防控工作,最大限度地保障人民群众的身心健康。

积极参与医学教育和心理卫生宣传工作。田国强具有丰富的教学经验,担任绍兴文理学院医学院和温州医学院(成教)临床精神医学、基础心理学、护理心理学、神经病学教学工作。从繁忙的临床医疗工作中抽出时间,参与市民心理健康促进学校、心理健康教育讲师团等组织的健康教育促进活动,应邀到媒体、机关、学校、部队等举办心理卫生科普讲座并主持心理热线。他的讲座在市内外多家单位宣讲,屡获好评,还受市委组织部派遣作为绍兴智力援疆专家组成员,赴新疆阿瓦提县委党校给当地领导干部学习班培训讲学,宣传精神卫生和心理卫生知识,提高社会人群的身心健康水平。

◎ 行医政为强医之径

作为医院业务领导,田国强不仅对自身的医术精益求精,而且充分履行管理职能,全力协助院长抓好医护工作,通过整合医技力量和资源,从整体上提升医疗水平、增强医疗效能。

规范抓质量。在落实原有医疗质量管理制度的同时,田国强健全和完善了一系列运作规范,并以专题学习、考核激励、竞赛评优为抓手,强化制度落实,尤其重视业务查房和指导,进一步提高医疗质量管理规范化水平。

严管保安全。严格执行医疗安全制度,不断强化医疗安全保障控制体系,管住关键环节和要害部位,并注意从细节抓起,确保在医疗安全上不出事,多年来医院未发生重大医疗安全事故。

培训提素质。以培训提高服务能力,田国强制定并组织实施卫技人员分层专业培养方案,开展全院性业务学习及操作考核如 CPR 培训,提升医护人员的业务技能。

协作搞科研。在一些重点科研项目上,田国强当好牵头人和主持人,发挥学科带头人的组织协调作用,调动医疗业务骨干的积极性和创造性,力求以协作研发出人才、出成果,增强团队科研实力。

(邵医人)

肛肠外科的后起之秀

——校友应晓江风采

在三十多年的职业生涯中,应晓江主任刻苦钻研学术,引进大量尖端技术,带领同一学科中有着共同理念的同行不断探索和追求更高、更好的医学境界。他精湛的医术和高尚的医德得到了广大群众的一致认可,他在学术界的地位有目共睹,积累多年,已举足轻重。

目前,他不但是绍兴市肛肠外科专业的领军人物,也是浙江省肛肠外科领域的著名专家。

◎ 创立科室,为学科发展做出重大贡献

作为绍兴市人民医院肛肠科的创始人、学科带头人和绍兴市肛肠学会的主任委员、绍兴市抗癌协会大肠癌专业委员会的主任委员,他为绍兴市人民医院肛肠科的建立及绍兴市肛肠学科的发展做出了卓越的贡献。

30年前,应晓江主任调到绍兴市人民医院时,医院外科病区里只有区区几个肛门疾病病人,绍兴市肛肠外科专业技术水平远远低于兄弟地市,与省级医院更是差距巨大。

应晓江:男,1967年1月出生,浙江诸暨人。1981年就读于我院前身学校——绍兴卫校医士专业327班,1984年毕业分配到绍兴高等专科学校工作,1991年调到绍兴市人民医院工作。现为绍兴市人民医院肛肠科主任,主任医师,浙江大学临床医学在职研究生学历。第二届"绍兴市十大名医"、绍兴市第三批专业技能带头人、绍兴市专业技术拔尖人才、中国抗癌协会大肠癌专业委员会腹腔镜学组委员、中国中西医结合学会大肠肛门病专业委员会腔镜内镜专家组委员、中国中西医结合学会直肠癌防治专家委员会委员、中华中医药学会肛肠专业委员会理事会理事、中国医师协会肛肠分会盆底外科专业委员会委员、浙江省中医药学会肛肠分会副主任委员、浙江省中西医结合学会肛肠病专业委员会副主任委员、浙江省医学会肛肠外科学分会常务委员、浙江省抗癌协会大肠癌专业委员会常务委员、绍兴市医学会肛肠外科专业委员会主任委员、绍兴市抗癌协会大肠癌专业委员会主任委员。

2001年医院肛门疾病诊疗组成立,应晓江主任担任组长,在医院领导的支持和他的带领下,经过5年的艰苦创业和技术引进,到2006年科室独立并担任绍兴市人民医院肛肠病区科主任;再到目前的年出院病人5000人次,年门诊量25000人次;从20年前的5张床位2名医生到目前拥有103张床位、4名博士11名硕士的18人组成的专业医疗团队;从治疗单一的痔、肛瘘等简单肛门疾病发展到以治疗大肠癌为主的所有肛门结肠直肠疾病;从传统的手术治疗方式发展到目前腹腔镜、微创、超低位保肛等多种国际前沿技术在临床的成熟开展与应用,这些突出成就的取得离不开应晓江主任付出的极大努力。这份对学术的执着、对医者身份的虔诚、对病人的尽心尽责,无不使人为之动容。

这几年,在应晓江主任的带领下,绍兴市人民医院肛肠科整体技术水平和科研能力得到快速发展,不但造福于广大肛肠病患者,也确立了绍兴市人民医院肛肠科在绍兴市的主导地位,显著地提高了科室在浙江省肛肠专业的学术地位。

从20年前的一个不知名科室,到今天跻身省内同行前列,其艰难不易与恒心毅力可想而知。医学界正需要这种富有创造力的全身心投入学术研究的人才。

◎ 医疗技术水平深得患者信任

应晓江主任擅长肛肠疑难疾病的诊断治疗,特别是对结直肠肿瘤的治疗。他在多年的工作中积累了丰富的临床经验,并且不断追踪学科发展的前沿信息。他多次受邀请赴美国、日本、德国等国参加国际性学术交流同时及时引进开展新技术、新项目,不断提高自己的专业技术水平与科室的医疗质量。

2001年他在绍兴市率先开展PPH无痛痔切除术治疗重度痔病,显著地减轻了病人的痛苦,显著提高了手术效果。他在国内较早、省内最先将腹腔镜技术应用于结肠直肠肿瘤手术,至今已开展各种腹腔镜结直肠手术5000余例,跻身省内前列。其中,腹腔镜翻转法、腹腔镜ISR等超低位保肛手术技术在不影响手术疗效的基础上,显著提高了患者的生活质量,深得病人信赖。如今,他每年完成各种痔、瘘手术千余例,结直肠手术400余例,大力推崇和倡导多学科综合诊治模式(MDT)在结直肠肿瘤治疗中的应用。

◎ 传授施教,勇于创新,赢得同行赞誉

应晓江主任不仅是一位有名的医学专家,也是一名出色的专业学科带头人。他的思想先进,有高度,大力推动学术发展,始终以患者利益为核心。

作为绍兴市肛肠领域的领军人物，在不断提升自己的专业技术水平的同时，他还带领自己的医疗团队，瞄准国际国内先进水平紧追直赶，使绍兴市人民医院肛肠科近几年得到了迅速的发展。

这几年他承担浙江省科技厅项目1项，浙江省卫生厅项目2项，绍兴市科技局项目3项，获得浙江省医药卫生科技创新三等奖2项，绍兴市科技进步三等奖2项。近年来，在中华级、省级以上医学杂志上发表论文20余篇及SCI论文6篇。并且通过承办省级年会、举办专项学习班、手术演示及到基层医疗单位设立名医工作室，帮助提高绍兴市下属县市级医院的医疗技术水平。特别是2007年成为中国腹腔镜结直肠手术多中心合作项目浙江唯一成员以来，到宁波、丽水、诸暨、新昌、上虞、嵊州等地指导开展腹腔镜结直肠手术，有力地推动了浙江省腹腔镜结直肠手术这一目前国际前沿技术的发展和提高，深得省内同行的赞誉。

应晓江主任时刻以"专攻学术研究，提高生命质量，服务病人，回报大众"的理念为宗旨，日复一日，年复一年在他的岗位上，不忘医者仁心，孜孜不倦地奉献着自己的力量。

（邵医人）

一心一意为病人

——校友张国明风采

从医 30 余年,张国明医师凭着对医疗卫生事业的热爱和执着追求,以解除患者病痛为己任,带领团队,以精湛过硬的技术、严谨扎实的作风、求实创新的管理、以人为本的服务,赢得了同行、患者及家属的一致好评,吸引了省内外无数病人前去就诊,科室诊疗水平达市内领先,多次被评为医院"先进集体"。作为重点学科带头人,他多次被上级部门授予先进工作者、"病人满意医务人员"荣誉称号。

"工作认真负责,医术精湛",这是病人对张医师评价最多的一句话。业务上,他刻苦钻研、精益求精,认真完成每项诊疗工作,至今无一例重大差错和医疗事故发生。他勇于探索,敢于创新,凭借扎实的专业理论知识和丰富的临床实践经验,在绍兴市本领域内率先成功开展喉癌联合根治术;保留喉功能的喉癌各类部分喉切除术(水平、垂直、次全喉切除术);下咽癌根治术;颈段食道癌切除胃代食道术;胸大肌肌皮瓣修复头颈部术后组织缺损;眼眶肿瘤眶内容摘除术;上颌骨癌的上颌骨全截、扩大全截术;阻塞性睡眠呼吸暂停低通气综合征的手术治疗;腺样体肥大的内窥镜下切吸术;鼻内镜下鼻腔鼻窦肿瘤切除术、鼻腔泪囊吻合术,上颌窦囊肿摘除术等微创手术;耳硬化症镫骨开窗人工镫骨植入术,化脓性中耳炎一期鼓室成形听力重建,面神经减压术。已成功开展的颈段食道癌切

张国明:男,1967 年 9 月出生,浙江绍兴人。1985 年毕业于我院前身学校——绍兴卫校医士专业 328 班,耳鼻咽喉科主任医师,现为绍兴市越城区人民医院院长。担任中国医师协会耳鼻咽喉内镜专委会委员,绍兴市医学会常务理事,绍兴市医学会耳鼻咽喉—头颈外科专业委员会主任委员,浙江省医学会耳鼻咽喉—头颈外科专业委员会常委,浙江省医师协会耳鼻咽喉科分会专业委员会常委,浙江省抗癌协会耳鼻咽喉头颈肿瘤专业委员会常委,浙江省医学会医学鉴定专家库成员,绍兴市医疗事故技术鉴定专家组成员,绍兴市医患纠纷人民调解委员会医学专家,第二届绍兴市十大名医获得者,绍兴市劳模。

除胃代食道术,为我省较早开展,该手术难度很大,风险高,涉及病人的吞咽、呼吸、发音等功能,对医生的技术要求很高。张国明医生年手术量近800台,多次参与外院急危重病人的抢救及急会诊(手术会诊),给予技术指导,为绍兴市耳鼻咽喉科学科的发展做出较大贡献,获得省内同行的认可,在绍兴及周边地区患者中享有很高声誉。

张医师恪守人民医生的行为准则,急病人所急,痛病人所痛,尽己所能减少病人痛苦、减轻病人负担。他不仅以精湛的医术赢得了病人的信任,更以高尚的医德换来同行的尊重、病人的尊敬和爱戴。他每年收到表扬信、锦旗数不下20次,拒收、退还红包不计其数。

一位百岁老人不慎误咽鸭骨致食道异物,求诊于多家医院,医生一看到病人的百岁高龄以及仅25公斤的体重时,都不愿收治。张医师毅然收下病人,凭借娴熟的技巧,不到10分钟时间,顺利取出食道异物,使病人转危为安。为救治病人不分昼夜,张国明医生很少有节假日,拖班加点对张医师来说已成家常便饭。一次专家门诊经常要接诊50余号患者,多时80余号。由于大量病人等待手术,张医师几乎每天都要安排五六台手术,吃中饭常常在下午两三点,久而久之,他患上了胃病。

从事耳鼻咽喉科临床工作至今,通过学习科研,张医师不断提升理论素养。他先后在《中国耳鼻咽喉头颈外科杂志》《中国中西医结合耳鼻喉科杂志》等国家级刊物发表学术论文10余篇。主持市级课题三项,2009年,他主持完成的科研项目"庆大霉素鼓室内注射治疗难治性梅尼埃病的临床和实验研究"获浙江省医药卫生科技创新三等奖。

张医师十分注重学科建设及后备力量的培养。对年轻、低年资医师,在学术上严格要求;他积极发扬传、帮、带作用,从询问病史、病情分析,到指导病历书写、技术操作,毫无保留地传授经验;通过业务学习、查房、讲座等形式不断加强科室人员的理论知识水平,经常教育年轻医师必须树立良好的医德、医风;并从生活上关心他们,从业务上鼓励他们,齐心协力,把科室建设成一支积极向上、团结和谐的团队。

张国明校友调到绍兴市第五医院(在医疗体制改革中曾更名为咸亨医院)后,在主持耳鼻咽喉科工作的同时,担任副院长,协助院长分管业务工作。他在工作中,能尊重领导,团结同志,率先垂范,带领群众,求实创新,共同把以医疗为中心、以质量为核心、一切为了病人的各项工作做好。2010年春天,在医院再次转制前后,前景不明,人心不稳。5月,他走马上任医院院长,在上级主管单位的领导下,着重抓了三件事:一是到兄弟医院学习调研,调整了医院职工收入分配方案,使员工的年工资收入、福利待遇,特别是一线职工的工资收入都有了较大幅度的增加,从而稳定了职工队伍。二是狠抓人才的培养和引进。鼓励在职医生到上级医院带薪进修,安排新招医生到上级医院学习后上岗,同时花大力气引进德高技精的高级专业技术人员。医院还打算拿出副院长、科主任、护士长等职位面向社会公开招聘,以充实医院的人才队伍,提升医疗技术队伍和行政管理队伍的整体素质。三是抓好"硬件"的充实和更新。他上任后,根据需要和可能加大力度更新各种医疗设备,并按目前医疗界最新标准配置,淘汰老化仪器。张国明说:"只要医院需要,明知不能收回成本也得买,因为你要着眼的是医院长足的发展。"为了改善工作环境,给医院一个全新的面貌,医院花大力气进行装修,工作流程也在改进,以方便患者,跟上现代化医疗管理的需要。

在采访中谈及医院未来时,张国明校友语气温和,但坚定的眼神里透出他的决心。"大专科小综合"被反复提及,他希望医院的眼耳鼻喉科等特色科室继续做强做精,保持绍兴市领先水平,同时,通过上海复旦大学附属眼耳鼻喉科医院的支持,进一步扩大知名度,达到省内先进水平。

(邵医人)

德艺双馨的微创外科尖兵

——校友吴志明风采

◎ 敬业爱岗　廉洁行医

在近 26 年的临床工作中,吴志明同志始终以一名共产党员的标准来严格要求自己,以救死扶伤为天职,把病人的利益放在第一位,千方百计为病人解除病痛。无论每天门诊看得多晚,手术做得多迟,下班后,他都会到病房走一圈儿,看看当天手术病人的情况、重症病人的病情以及恢复期病人的伤口愈合、饮食情况等等。即便是出差在外,他也会挂念在心,经常打电话询问病人的情况。正是在这些点点滴滴的细节中,他实践着"悬壶济世"的医者之心。他办公室的大门总是向病人敞开的,他的手机也是 24 小时开机的,常常有病人和家属往他的办公室跑,不分时间地给他打电话询问病情,尽管他业务繁忙,却总是热情接待,有问必答。在他的职业生涯中,加班加点,奉献休息时间的情况已不可胜数,可他从没有喊过一声累,没要过一分额外的报酬。很多患者为了表达内心的感激之情,就会很朴实地想到给吴医师送点什么,但是吴志明总是千方百计予以婉拒或退还。他多次被评为县、市卫生系统"讲理想比贡献"先进个人,还获得了"孔繁森式的好医生"等多个荣誉称号。

吴志明:男,1966 年 3 月出生,浙江绍兴人。1985 年毕业于我院前身学校——绍兴卫校医士专业 328 班,毕业后分配至绍兴县第四医院工作。现任绍兴市医学重点学科带头人,绍兴县中心医院(现为绍兴市中心医院)业务副院长,外科主任医师,硕士生导师;并任亚洲内镜外科学会会员(ELSA),浙江省医学会微创外科分会委员,浙江省医学会创伤分会委员,浙江省抗癌协会专业委员会委员,绍兴市外科学会副主任委员,绍兴市抗癌协会常务理事;兼任《中华疝与腹壁外科杂志》《中国微创外科杂志》《浙江医学杂志》编委。曾获第二届绍兴市十大名医、首届绍兴县十大名医、浙江省万名医师对口支援先进个人、绍兴市卫生科技先进个人、绍兴市优秀医务工作者等荣誉称号。

◎ 勤奋学习　勇于创新

在业务上，吴志明孜孜不倦，刻苦钻研，精益求精，不断攀登着外科领域的一个又一个高峰。

1999 年到北京大学第一医院学习，在中华医学会外科腹腔镜学组组长刘国礼教授的指点下，吴志明的技术水平有了质的飞跃。回医院后，他迅速开展了腹腔镜技术，至今已成功地完成近 4000 余例腹腔镜下胆囊切除术，无一例严重并发症。仅 2009 年一年就做手术 332 例，创下了全院外科医生中手术例数与手术难度之最。在医院开展的"百例手术无差错"活动中位居榜首，于是他成了病人和同事心目中的"放心医生"。慕名前来找他看病的不但有来自省内多个市县区的患者，还经常有来自省外的病人。

2004 年 2 月，他远赴澳大利亚皇家布里斯班医院学习内镜腹腔镜外科技术，他十分珍惜此次难得的学习机会，充分利用国外良好的学习条件，潜心研学，攻坚克难，努力掌握先进的理论和高新技术。学成回国后，很快运用到临床实践中，开展了腹腔镜下右半结肠癌切除术、腹腔镜下肝脓肿引流术、腹腔镜下肝切除术、腹腔镜下甲状腺切除术、腹腔镜下胆总管切开取石一期缝合术、腹腔镜下巨脾切除加断流术、胰腺癌合并门静脉切除吻合术等高新技术，都取得了骄人的成绩，创下了一个又一个技术新高峰，填补了绍兴市外科领域的空白，也使绍兴县中心医院抢占了绍兴市内微创外科领域的"制高点"。

吴志明十分重视后备人才的培养工作。为了使年轻医师能够尽早独力开展工作，吴医师总是严格把关、严格要求，从基础理论、基本技能一步步言传身教，手把手地教会年轻医师一项项实用技术，以自己优良的技术影响每一位年轻医生，以自己良好的医德感染每一位医务人员。在他的带领下，普外科制定了详细的人才培养发展规划，使每一位医生在走出去、请进来的良好氛围中成长，学有所专、学有所用，充分调动了年轻医生的工作积极性。

◎ 善于总结　硕果累累

从事外科专业 26 年来，吴志明年年有高质量的学术论文发表，至今共撰写了 40 余篇论文，分别发表在 *The Journal of International Medical Research*、《中华外科杂志》《中华肝胆外科杂志》《中华消化内镜杂志》等医学权威刊物上；多篇论文获省自然科学优秀论文二等奖和市、县优秀论文奖。

在科研领域，他有 14 项课题，如："腹腔镜在闭合性腹外伤应用"获绍兴县科技进步二等奖、绍兴市科技进步三等奖,"腹腔镜下钬激光碎石治疗肝胆管难取性结石"获绍兴市科技进步二等奖,"腹腔镜胆囊切除术中的静脉血流动力学改变"获浙江省医药卫生科技创新三等奖,"二级脾蒂离断法在巨脾切除术中应用研究""腹腔镜肠粘连松解术的临床应用研究""腹腔镜在急腹症中的临床应用研究""常规一日腹腔镜胆囊切除术的临床应用研究""腹腔镜胆囊切除术后肝功能异常的临床研究"等获绍兴县科技进步二等奖,"清营泻淤方对肠缺血再灌大鼠肠屏障功能影响的实验研究"列入浙江省医学会临床科研资金项目,获绍兴县科技进步二等奖,"基于腹腔镜胆囊胆管的临床应用研究"通过评审达到国内领先水平,"AnnexinA3 在乳腺癌发生发展中作用及与 VEGF-c 相关性研究"列入2010年浙江省医药卫生科技计划项目,"经脐单孔腹腔镜胆囊切除术临床推广探讨"列入 2011 年绍兴市科技计划项目。

他先后主持省、市继续教育项目"腹腔镜技术临床应用新进展学习班"等6项。

2008 年,吴志明被中国医科大学聘为硕士生导师,培养硕士研究生三名。曾获第二届绍兴市十大名医、首届绍兴县十大名医、浙江省万名医师对口支援先进个人、绍兴市卫生科技先进个人、绍兴市优秀医务工作者、绍兴市满意医务人员、绍兴首届十佳优秀青年科技人才、绍兴县第二届学术技术带头人、绍兴县十佳学习型干部、绍兴县先进工作者等荣誉称号。

吴志明十几年如一日,刻苦钻研业务技术,不知疲倦地在自己的工作岗位上默默地工作着、奉献着。他坚持病人的利益高于一切,以强烈的事业心和责任感,对工作呕心沥血,对病人满腔热忱,赢得了领导、同事和患者的尊敬和爱戴,同时也体现了一个共产党员爱岗敬业、清正廉洁、奋发有为、开拓进取的高尚情怀。他执着的追求、精湛的技术、乐于奉献的精神塑造了当代医务工作者的新形象。

（邵医人）

"病人和家属的微笑，比任何奖赏都重要"

——校友黄方英风采

8年，黄方英临危受命来到的是一个月诊量不过百人、站长换了一茬又一茬的问题站。

8年，她和她的团队凭着"没有星期天、中午不休息、出诊不收费"和"能开青霉素就不用头孢，能用氧氟沙星就不用氟罗沙星"的原则，使中心的业务量增长了35倍，比社区内5家私营诊所业务量的总和还要多，且没有一起医患纠纷。

黄方英用人生的8年，实践了这个时代最宝贵的精神：实干。"到她这里来检查、配药，就是放心。"前几天，一位40多岁的腿伤患者，由家人陪着专程从几公里外的其他社区，赶到了黄方英所在的诸暨市暨阳街道南门社区卫生服务站看病。

这样的病人，黄方英几乎每天都会碰到。特别是随着南门社区卫生服务站的"声名远播"，越来越多的病人都来找黄方英，让这个面积只有60多平方米的小服务站显得有些拥挤。

实际上，距离南门社区卫生服务站不远就是诸暨市人民医院，为什么还有那么多人放弃大医院而选择一家小小的服务站？南门社区的很多居民说：黄方英就是一块牌子，大家都信任这块牌子。

◎ 她让一个服务站"起死回生"

今年是黄方英到南门社区卫生服务站工作的第8个年头。别看这个服务站窗明几净，面积不大，一切都井井有条，但在8年前，这里可经常出现"门前冷落

黄方英：女，1973年11月出生，浙江省诸暨人。1992年毕业于我院前身学校——绍兴卫校医士专业436班，毕业后一直在农村基层医疗卫生机构工作，现任诸暨市暨阳街道南门社区卫生服务站站长，主治医师；多次获得医院先进工作者、诸暨市卫生系统满意职工和先进个人等荣誉称号。

车马稀"的场面。

"当时的困难，是我来之前没想到的。"说起8年前的场景，黄方英仍历历在目：8年前，这里阴暗、潮湿，月门诊百余人，很多居民宁愿舍近求远，去其他医院看病。面对这样一种局面，黄方英并没有退却，她的心里只有一个想法：用实际行动赢得大家的信任，只有信任，居民们才会认同社区卫生服务站。

为了兑现这个承诺，黄方英对外告知居民：服务站不收挂号费，没有星期天，实行一年365天的服务；服务站不实行8小时工作制，从早上8点开门，一直工作到晚上八九点，中午不休息；年老体弱、行动不便的，打个电话就行，服务站实行上门服务，并且免收出诊费。

但在百姓眼里，单靠承诺并没有用，而要靠真正的行动。一位晚期的脑瘤患者每天要静滴甘露醇才能降低脑压维持生命，并且是每天两次。当时正值春节，患者家属找到黄方英时，都觉得不好意思开口。可黄方英一口答应，不管是大年三十，还是正月初一，每天来回4趟爬上这户高居6楼的平常百姓家。病人亲属拉着她的手说："书上说医生是白衣天使，你是真正的天使呀！"

只有舍得付出，才会得到收获。在黄方英的带动下，8年来，南门社区卫生服务站的业务量直线上升，至2009年全年门诊人数达13606人次，业务量比8年前增长了35倍。

◎"不是亲人胜似亲人"

尽管服务站的业务量节节攀升，但黄方英却没有一丝松懈。在她眼里，给居民看病可是一个良心活，永远没有最好的标准，只有一步步努力的脚印。

这些年来，黄方英一直在用心经营着这家服务站。特别是随着服务站的"声名远播"，来求诊的病人越来越多，平均日门诊量超过了百人，门诊人数和营业收入比社区内其他5家私营诊所的总和还要多。

为什么？一位前来求诊的其他社区的居民说："他们待病人亲切，输液时主动给你盖毯子，送热水袋，看点滴快慢，嘘寒问暖，不是亲人胜似亲人！"

还有一位患者说，"黄医师他们在用药时，处处为患者着想，能用青霉素，就不用头孢；能用氧氟沙星，就不用氟罗沙星，他们一直守着'为人民服务'这块牌子"！

正是这样，服务站和病患之间建立了和谐的关系。虽然偶尔服务站与个别病患有口角发生，但8年来，没有一次医患纠纷上交到上级医院。诸暨市卫生局一位领导说，南门社区卫生服务站所建立的良好的医患关系，是周边众多医疗机构学习的典范。

黄方英并没有沉浸在荣誉中,为了基层卫生服务事业,她带领她的团队仍默默无闻地努力着。南门社区共有 7000 多居民,其中离退休职工 500 余人,黄方英决定为广大居民建立"健康档案"。如今,服务站已经为每个居民都建立了健康档案,从中发现了不少高血压、糖尿病以及一些冠心病、脑卒中、精神病患者。

尽管每天要接待的病人很多,但直到现在,社区服务站仍然不收取一分钱挂号费。很多人认为,服务站少了一笔不小的收入,但黄方英却不这么认为,她说:"一两元挂号费对我们来说不算什么,但对患者来说,有时候可以多买一些药,舍弃这点钱,我们都觉得值得。"

(邵医人)

用爱点燃生命之光

——校友俞伟珍风采

微笑是她的"招牌",病人只要一看到她,就会感到<u>丝丝温馨从心头拂过</u>。在护士这个平凡、琐碎的岗位上,她默默地奉献着青春和热血,用爱心、责任、呵护与尊重,点燃无数病人心头的生命之光。她就是我院校友、绍兴市卫生先进工作者、新昌县人民医院泌尿外科护士长俞伟珍。

◎ 破茧而出

走出校门前,俞伟珍就读于我院前身学校——绍兴卫校医士 438 班,所以在她的人生蓝图中,一直期盼着穿上白大褂当医生的那一天。可事与愿违,让俞伟珍没有想到的是,等待她的却是新昌县人民医院护士一职。

斗转星移,春去秋来。看着一个个病人被送进病房,然后一个接一个微笑着走出医院的大门;站在生与死的门槛上,在病人的一张张笑脸和一声声感谢声中,俞伟珍深深地体会到"白衣天使"的光荣和自豪。这时的她,已经把护理工作当成生命中最难以割舍的一部分。

"有俞伟珍在,我们特别放心,她的眼睛就是'检测仪'。"这是医院领导和同事对俞伟珍的评价。

有一次,俞伟珍在儿科病房值班。接班时,她发现一位患儿烦躁不安,心率过快,且时有恶心反应。患儿的母亲焦急地站在病床前,难过得直掉眼泪。灯光下,俞伟珍仔细地翻阅着患儿的病历:这是一名从十四楼坠落致肝脾破裂、胫腓骨骨折的 4 岁女孩,而当日已是女孩行肝修补、脾切除、胫腓骨骨折切复内固定

俞伟珍:女,1972 年 7 月出生,浙江新昌人。1993 年毕业于我院前身学校——绍兴卫校医士专业 438 班。毕业后分配到新昌县人民医院工作。现任新昌县人民医院泌尿外科护士长,主管护师。在 2005 年全国护理中级人员晋升统考中获全省第一名,多次获得市级优秀护士、县级优秀护士、院护理明星等荣誉称号。

术后的第 11 天。俞伟珍在心里思忖着:患儿手术已有 10 余天,可为什么不见好转呢?带着疑惑,俞伟珍细心地揭开患儿腹部的敷料。果然,腹部切口已裂开,一截肠子露在腹腔外。所幸的是,肠子尚未坏死。好险! 俞伟珍在作了简单处理后,迅速汇报值班医生,并及时把女孩送回手术室行切口缝合术。

在日常的护理工作中,每逢打针或者输液,俞伟珍总能"一针见血",所以经常有病人提前预约要俞伟珍注射,而她总是不厌其烦,就连节假日也不例外。在抢救危重病人的时候,俞伟珍总是能在最短的时间内给患者建立静脉通道,为抢救赢得更多的时间与机会。微笑着与病人沟通,这是俞伟珍护理工作的"法宝"。每天,她总会带着灿烂的微笑,热情地与病人聊病情、拉家常。在与患者的沟通中,俞伟珍总能及时发现问题,有的放矢地帮助患者消除思想顾虑,拉近与他们的距离。难怪,在俞伟珍调换病区后,原病区的病友还要经常跑来看她。

◎ 化蛹成蝶

平凡、辛苦、琐碎,用这些词语形容护理工作应该一点也不为过。随着科学技术的发展,监护仪、呼吸机、动态心电图等各种新型治疗仪器在医院广泛使用,也对护士的护理工作提出了更高的要求。

在工作中,俞伟珍总有那么一股钻研劲,凡是碰到问题,她都要打破砂锅问到底。一有空隙,她就迅速投入到学习中,至今已相继完成浙江大学护理专科、浙江中医药大学护理本科的学习,并在 2005 年全国护理中级人员晋升统考中荣获浙江省第一名。

走上护士长的工作岗位后,俞伟珍更是不忘学习,不忘对年轻护士的培养和指导。针对新进护士药理知识普遍欠缺的现状,她建立起科室常用药物手册,并带领护理人员树立"服务无止境"的意识,推行"精品化服务"措施,用实际行动赢得病人的支持与理解。

一天晚上,俞伟珍刚接班,就接到一位因车祸致重度脑挫伤、肺挫伤和骨盆骨折的危重病人,当时患者已神志不清,呼吸微弱。她配合医生迅速开展抢救,直到当晚 12 时,病人生命体征才趋于平稳。当她刚舒口气,擦擦额头的汗,想稍微休息片刻时,不料再次接到急诊科的电话,一位 40 岁左右的男子因服农药自杀,造成食道痉挛,需在肌松剂和呼吸机支持的情况下留置胃管洗胃。俞伟珍二话没说,再度投入到抢救中。阵阵农药恶臭扑面而来,可俞伟珍毫无怨言;下班时间也早已超出,可俞伟珍浑然不知,继续工作……病人终于得救了,俞伟珍疲惫的脸上露出欣慰的微笑,这时东方天空已经泛白。

　　默默无闻的坚守,任劳任怨的付出,看着病人一个个康复,俞伟珍觉得再苦再累也值。可对家庭,她总有种说不出来的愧疚。丈夫、儿子虽然理解她,但看着她没日没夜地忙碌,就心疼地劝她。俞伟珍总是一面答应着,一面依旧"我行我素",让丈夫和儿子"哭笑不得"。

　　没有惊人的壮举,也没有轰轰烈烈的事迹,这就是俞伟珍,平凡但不简单的一名"白衣天使"。

(邵医人)

无影灯下写春秋

——校友叶利洪风采

◎ 开拓进取　勇于创新

　　叶利洪主任医师 1982 年 1 月在浙江医科大学绍兴分校毕业后,即分配到绍兴第四医院(现绍兴市中心医院),一直从事外科、泌尿外科工作,历任住院医师、主治医师、副主任医师、主任医师,并担任外科、泌尿外科主任,以后又走上医院领导岗位,先后担任业务副院长和院长。1995 年他组建了原绍兴第四医院泌尿外科,在 30 余年的艰苦创业中,他带领他的团队,使医院的泌尿外科从无到有,逐渐走上了发展壮大的里程。建科之初,他即以破裂肾网套治疗项目成为省内首创。近年来,他开拓进取,勇于创新,紧紧跟随着泌尿外科领域的进展,完成了多项首创和第一,如县内率先开展同种异体肾移植,市内率先开展前列腺汽化电切术、输尿管镜下气压弹道碎石术、输尿管软镜下钬激光碎石术治疗复杂肾结石、微造瘘钬激光经皮肾镜碎石术等微创手术,使结石的治疗达到微创化、系统化,使科室微创手术在绍兴市处于领先地位,泌尿外科在 2010 年成功创建为省县级医院龙头学科。

　　他在做好繁忙的行政管理工作和医疗工作的同时,挤出时间,刻苦钻研,深

　　叶利洪:男,1960 年 10 月出生,浙江绍兴人。浙江医科大学绍兴分校 1981 届毕业。现任绍兴市中心医院泌尿外科主任医师、硕士生导师,曾任绍兴四院院长、党委副书记、绍兴市中心医院党委书记、副院长。中国医科大学兼职教师、浙江省医学会泌尿外科学分会委员、浙江省转化医学会理事、中国泌尿系结石联盟(CUC)委员、海峡两岸医药卫生交流协会泌尿外科学专业委员会委员、浙江省医学会医学鉴定专家库成员、绍兴市医学会泌尿外科专业委员会副主任委员、绍兴市医学会男科专业委员会主任委员、《浙江创伤外科》杂志编委、绍兴市医学会医疗事故鉴定专家库成员、绍兴市医学会理事。绍兴市专业技术拔尖人才学术技术带头人、绍兴县十大名医、绍兴县专业技术拔尖人才学术技术带头人、绍兴县十大跨世纪学科带头人、绍兴县十大优秀科技工作者。

化拓宽专业理论知识,掌握泌尿外科学的最新成果,不断汲取营养,促进自身业务水平不断提高;他善于理论联系实际,并从实践中总结经验,利用业余时间撰写泌尿外科医学论文20余篇,分别在《中华医学杂志》《中国微创外科杂志》等刊物发表;主持的"上尿路结石5种微创手术的临床比较研究"课题获省卫生厅医药卫生创新三等奖、市科技进步一等奖、县科技进步一等奖。至今,他主持的16项课题分别获得了省、市、县科技成果奖。获国家专利2项,主持开展新技术、新项目160多项。担负了中国医科大学、蚌埠医学院、绍兴文理学院等高等医学院校的临床教学及科室各级医师的培训工作,培养了一批泌尿外科的中坚骨干,为外科特别是泌尿外科事业的发展做出了贡献。

◎ 管理有方　医德高尚

无论是医院一名普通的医生,还是科主任、医院院长,他始终以主人翁的姿态为医院的发展建言献策、竭尽所能。多年来,围绕科室和医院建设、医疗质量的提高、人才培养等方面集思广益,提出和采纳了许多合理化建议,充分发挥了一名资深专家和院领导的作用。他团结医院领导班子,带领全院职工,加强医院管理,健全医院制度,实行制度管理,层级管理,使医院的各项工作高效、有序的运行。在人事制度上,他大胆改革,适当精简行政、后勤人员,提高管理工作效率。通过竞聘上岗,选拔优秀的年轻人走上管理岗位,增加了医院的活力,努力建设一支综合素质高、团结协调好的管理队伍。他带领全院职工投身医院管理年活动,通过精细化管理和规范化管理,进一步提高了医疗质量,保障了医疗安全,医院也获得了绍兴市医疗安全管理先进集体荣誉称号。他心系百姓,以病人为本,努力解决看病难、看病贵的问题。推行合理检查、合理治疗、合理用药和合理收费,控制药品比例,在医院病人数增长10%的情况下,保持业务收入的零增长。在他的带领下,医院坚决抵制处方、手术、检查提成,拒收红包和回扣,开展接台、全天候手术,加快病人周转,缩短住院时间,保持药品收入比例40%左右、每门诊人次费用和住院床日费达全市同类医院最低水平,赢得了广大群众和社会各界的一致好评。

在30多年的行医生涯中,他始终牢记自己的职责所在,以对社会负责、对医院负责、对患者负责的精神,认真做好各项工作。他不骄傲自满,对年长的同事充分尊重,对年轻同事真诚关心。他一贯以身作则、任劳任怨,勇于承担责任,时刻牢记自己是一名共产党员和救死扶伤的医务工作者。他对技术精益求精,作风一丝不苟,热情接待每一位患者,认真对待每一例手术;坚持把爱心献给社会,把医术送给患者,热心举办并亲自参加各种公益活动,受到了病人的赞誉。他一直在临床一线工作,为大量患者提供优质服务,解除了病痛,强烈的事业心和责任心,使他成了市内的泌尿外科专家,在广大病人中树立了很高的威望。

时光荏苒,岁月如梭。叶利洪依旧满怀激情地在无影灯下书写着自己的人生。他的医术、他的爱心、他的奉献、他的医德,赢得了众口一词的称赞,同事们把他引为楷模,患者更是把他当作自己的朋友。面对辉煌的成就、诸多的荣誉,他依然保持着他的平实,在大力弘扬社会主义价值观的今天,叶利洪也让我们明白:奉献,是一种义务。

(洪立昌)

B超领域专家　德技双馨医者

——校友解左平风采

◎ 热爱本职，医德高尚

　　38年来，解左平校友一直坚守在妇产科超声诊断岗位上，勤奋踏实，忠于职守，为妇女姐妹的健康，默默耕耘。她心中惦记着病人，一心扑在工作上，急病人所急，想病人所想，每天提前上班，延迟下班，节假日带头值班，放弃休假，把困难留给自己，把方便让给别人。只要病人需要，不分昼夜，无论是寒冬腊月，还是骄阳似火，她总是随叫随到。她求真务实，医风严谨，耐心、细致、检查认真，确保质量。承担全市妇产科疑难杂症和产前诊断的诊断及会诊工作，积极参与全市及本院妇产科危重病人的抢救，为子宫破裂、异位妊娠、前置胎盘大出血、胎盘早剥等急危重症患者和胎儿严重先天畸形及疑难复杂的盆腔肿瘤等明确诊断，以确保临床的准确处置，赢得了治疗的最佳时机，得到了病人及同行称赞。她视病人为亲人，遇到病人缺钱时几次主动给予垫付，对年老体弱行动不便患者给予优先检查诊断。另外，不光医院B超室有结对助学，她个人与白马畈一残疾女士李某已结对多年，生活上给予诸多帮助。每次医院组织的突发灾害捐款中，她也是捐款最多的党员之一。她积极应对突发事件，如近年遇到的"三聚氰胺"奶粉和

　　解左平：女，1960年1月出生，浙江临安人。浙江医科大学绍兴分校1981届毕业生，绍兴市妇幼保健院功能检查科主任，硕士生导师，主任医师，正高二级，全国五一劳动奖章获得者、浙江省劳动模范。担任国际妇产科超声专业委员会委员，全国妇产科超声专业委员会委员，浙江省超声医学工程学会副会长、浙江省医学会超声分会委员、浙江省妇产超声学组副组长、浙江省医师协会超声医学医师分会委员、浙江省胎儿心脏超声诊断技术指导中心副主任委员、浙江省胎儿心脏超声诊断技术指导中心协作医院专家委员会副主任委员、浙江省及绍兴市医学会医疗事故鉴定专家，绍兴市医师协会超声医学医师分会副会长、绍兴市医学会超声分会妇产学组组长、绍兴市医学会超声分会副主任委员、绍兴市产前诊断中心影像组组长等。系绍兴市专业技术拔尖人才、学术技术带头人，首届绍兴市最美科技人，绍兴市"十佳"美丽女性等。

"汶川大地震"等事件时,她刚好都在外地开会学习,但能当机立断,中断学习,第一时间赶回医院,主动请缨做好准备。在大范围的婴幼儿超声筛查泌尿系的工作中,与同行们不分昼夜连续工作一个月,据不完全统计,单超声筛查婴幼儿泌尿系 5000 余例,发现结石 30 余例。她为政府排忧解难,为患者救死扶伤,很好地诠释了一个尽职尽责的医生的角色。在新冠肺炎突然袭来时,她作为医技一支部书记,一名医者,积极主动报名,时刻准备接受祖国的挑选,带头做好驰援湖北武汉神圣使命的挑战,努力为国为民献上一份医者仁心的绵薄之力。

作为科主任,她总是率先垂范,团结和带领全科室人员做好以病人为中心、以质量为核心的各项工作,对低年制医师做好传、帮、带、教,不但在业务上高标准、严要求,手把手地开展超声检查诊断,而且在思想上,行动上起好带头作用,多次指导各级医师开展业务技术工作及医学科研项目的设计研究指导、医学论文撰写总结,据不完全统计指导下级医师书写论文百余篇,培养后备学科带头人二名,使学科后继有人。她所管理的科室 30 多年来多次被评为先进科室,无重大医疗事故发生,多次被评为最满意科室、绍兴市规范服务窗口、绍兴市共产党员先锋岗、浙江省三八红旗先锋岗、浙江省与绍兴市青年文明号示范窗口等。

◎ 积极开拓,勇于创新

解左平校友具有较强的创新意识和科研能力,坚持理论联系实际,十分注重知识更新和经验积累,重视在实践中总结提高。平时在繁忙的工作之余,抓紧分秒时间,向书本、杂志学习,向专家学者学习,积极参加各级各类学术性活动,多次在国际及省内外超声学术会议上发言,掌握本学科最新进展。在医院领导的关爱和支持下,她多次外出进修,1993 年公派赴日本兵库医科大学中央临床检查部研修超声半年,在日期间主持并独立开展了"B 超下测定糖尿病患者 Caerulein 负荷试验后胆囊功能的意义"这一科研项目,并在《日本医学检查》上发表论文一篇,回国后其科研论文刊登在《中华超声影像学》杂志上,得到日本导师及同行的称赞,为国人赢得了骄傲。她把国内外新知识及新技术应用到本学科中,积极引进并创新开展各项科研项目及新技术、新项目。

她积极开拓,勇于创新,创新和科研能力强,主持科研项目 20 余项,其中省部级立项 4 项、省卫生厅立项 4 项、市级立项 10 余项。荣获省、市政府科技成果奖 20 余项,其中获浙江省人民政府科技成果三等奖 1 项,绍兴市人民政府科技成果一等奖 1 项、二等奖 7 项、三等奖 6 项,浙江省卫生厅医学卫生科技二等奖 1 项、三等奖 7 项。以第一作者发表论文 80 余篇,其中国外 6 篇(SCI 收录 5

篇）,中华级论著 14 篇,获省市优秀论文奖 3 篇,参编著作 1 篇。开展新技术新项目 40 余项,其中近五年开展 20 余项。

◎ 学科建设,成绩斐然

在她领导下的 B 超室成为医院的科研大户,学科建设,成绩斐然。所开展的新生儿头颅彩超、妇科疾病及妊高征患者子宫动脉的血流监测、妊娠期妇女骨量定量超声测定、胎儿体重的预测、妊娠期宫颈长度测量预测足月初产妇临产时间的监测、指尖探头宫颈疾病的监测、三维立体成像评价胎儿小脑蚓部发育、超声测量胎儿鼻骨长度评价胎儿染色体异常等,均填补浙江省空白,达到国内领先水平。率先在全市开展经阴道超声检查、胎儿四项指标的测定、新生儿心脏 B超、产前诊断 B 超、胎儿三维 B 超、宫颈超声、未婚女性经直肠超声以及 B 超下行乳腺良性肿块微创手术等各类新技术新项目,并填补多项市内空白。其中产前诊断超声检查、胎儿超声心动图检查、超声筛查婴儿先天性髋关节发育不良、B 超下经腹羊膜腔穿刺抽羊水及 B 超下经腹行脐静脉穿刺抽脐血等进行宫内染色体疾病诊断、早期妊娠 B 超下穿刺绒毛膜细胞学检查、超声弹性成像技术均填补省市空白,分别达到了国内先进水平。

2005 年开始创建绍兴市妇产科超声重点学科,通过三年的创建,最终以全市最高分通过了验收,为医院及学科增光添彩,直到现在已经成为绍兴市市级领先重点学科。依托现有的重点学科、产前诊断的优势,她成功举办了国家级及省市级各级学习班 10 余届,多次在国内外超声学术会议上作专题讲座及发言,把学科优势、技术水平辐射至国内外,为绍兴市超声诊断学特别是妇产科超声诊断学做出了巨大贡献。

（洪立昌）

44 年行医路

——校友王伯胤风采

44 年里,王伯胤把自己最美好的时光奉献给了医务工作。一直以来,他勤学刻苦,兢兢业业,在平凡、繁忙的工作中脚踏实地地做着自己的贡献,推动了绍兴地区影像事业的发展。

自 1976 年参加工作以来,他以高度的责任感和强烈的事业心,出色地完成了市卫生局、医院领导交给的各项任务,赢得了同仁的认可;同时,他以科学的管理、崇高的医德、精湛的医术、丰富的阅历,使放射科由从前的"照相馆"变成影像科,由单纯的影像诊断步入疾病的治疗,带领放射科从辅助走向了临床。"王主任总是放射科上班最早、下班最迟的人,因为他要了解当天的工作有无遗留问题,并帮助值班人员做好交接班工作。"熟悉他的人都这样描述。

44 年来,他始终坚守着一个信念:"对工作要脚踏实地,真抓实干;对患者要真情实感,富有爱心;对社会要真诚奉献,不计名利。"

◎ 坚定信念　做好本职工作

放射科主任、医技支部书记,王伯胤是一个共产党员,时刻在学习、工作和生活中发挥着党员的先锋模范作用。同时,他还刻苦钻研业务知识,提高自己的业务素质和诊疗水平,以便更好地投入到工作中,为人民群众的健康做出积极贡献。

1997—1999 年,王伯胤成功研究出来 CT 导向立体定向脑血肿抽吸术,属

王伯胤:男,1954 年 2 月出生,浙江诸暨人。1976 年毕业于我院前身学校——绍兴卫校放射医士专业 203 班,分配至绍兴市人民医院放射科工作。原医院放射科主任、现任原院首席专家。主任医师,浙江省医学会放射学分会常委、绍兴市医学会放射学分会主委、绍兴市放射医师分会长、绍兴市放射质控中心副主任;荣获绍兴市连续四届拔尖人才、第二届绍兴市名医等称号。

国内先进、绍兴首创，具有很高的推广价值。此后他主持完成的科研成果并获省、市科技进步的有 12 项，发表医学论文 60 余篇。他带领下的介入团队在神经介入方面走在全省乃至全国前列。

目前，以他为核心的介入团队已经先后开展了颅内动脉瘤栓塞、颅内血管溶栓、成形术，经导管选择性头颈血管、胸腹部血管、四肢血管造影术，经导管灌注化疗、化疗栓塞、化疗泵置入术，经皮穿刺肿瘤消融术，经皮经腔血管及非血管成形、支架置入术，CT 引导下穿刺活检术，经皮经肝胆道造影和引流术，子宫肌瘤介入治疗，股骨头缺血坏死介入治疗等几十项神经及非神经介入手术，技术在省内领先。数千名患者经诊治后恢复了健康，减轻了病痛。多年来，王主任以他卓越的人格魅力和高超医术，使无数患者成了放射介入科忠实的宣传者。

◎ 全身投入绍兴医学影像事业

"全身心地投入工作"一直是王伯胤的真实写照。

在科室的管理工作中，他改革管理方式，以科学管理为基本出发点，极大地推动了市人民医院放射科的发展。放射科由普通放射、CT、MR、DSA 四大块组成，俗称医疗战场上的"侦察兵"，在医疗活动中承担着十分繁重的任务，扮演着极其重要的角色。1999 年王伯胤被任命为放射科主任，他团结科室班子成员，始终坚持以人为本，实行科学管理，努力构建和谐科室。在决策之前，他总是充分发扬民主，广泛听取大家意见，调动大家的积极性和创造性。刚刚担任科主任时，他在征求大家意见后，开始实施岗位人员相对固定的大轮转措施，这不仅确保了大型仪器设备的正常运行，更有利于全体工作人员业务水平的提升，从而为科室创造了人和、气顺、劲足的良好工作气氛。

此外，王伯胤一直倡导科技创新、科技兴科，在省内率先组建了 PACS 系统，陆续引进了世界最先进的西门子 3.0T 超导型磁共振、美国 GE 公司的多排螺旋 CT 机、飞利浦平板式数字减影造影机、数字化摄影机、飞利浦 64 排螺旋 CT、东芝 320 排 CT。目前放射科的硬件设施可谓是省内一流、国内领先。利用这些先进设备，学习国内外新技术，参考国内外大量文献资料，本着求真务实、开拓创新的精神，王伯胤开展了很多关于多层螺旋 CT、3.0T 磁共振、介入方面的新技术、新项目，属于国内及省内领先。先进技术的临床应用吸引了全省各地的病人，大大提高了医院的知名度。

在医学影像诊断、介入治疗方面王伯胤也有很深的造诣，在浙江省放射界享有很高的知名度，他熟悉国内外学术、技术发展方向及动态，多年来一直坚持在临床一线工作并解决疑难技术。他还曾先后赴天津医学院附属医院、日本兵库医科大学深造,学成回国后率先开展了 X 线早期胃癌诊断。

王伯胤十分重视科室医疗质量和人才培养,他深知医疗质量是科室发展的生命,而人才是根本。通过内部培养、外部引进等方式,科室拥有了 2 名博士、19 名硕士研究生、正高 6 名、副高 18 名、中级 20 名,组成了一支强大的专家队伍,为医疗质量的提高提供了强有力的保证。

王伯胤还非常重视与临床科室的沟通协调,经常向他们介绍放射科的工作特点,在双方共同配合下,进一步优化流程,减少环节,方便病人,尽量将医患矛盾和临床—医技矛盾解决在萌芽阶段。他致力于建设学习型科室,安排专人负责教学工作,坚持每天读片制度和每周四上午全科业务学习制度,营造浓厚的学习氛围;同时关心低年资医生的业务成长,鼓励年轻同志积极参加科研工作,申报多项省、市科研课题,让每位同志都有自己的专长。

繁重的工作之外,他总是检查、锁好科内的每一扇门,关好每一盏灯,才会安心地回家;有时外出学习调研,也不忘打电话来询问情况。

功夫不负有心人。在 2009 年医院三甲等级评审、2011 年医院三甲等级复评和卫生部医疗质量万里行活动中,放射科都得到了省部级检查组的一致好评,为医院争得了荣誉。绍兴市人民医院放射科在全省三乙以上医院室间质控评价中连续多次被评为全省十佳单位。

◎ 医德高尚　践行医者仁心

2003 年,"非典"侵袭了大半个中国,作为广大医务人员中的一分子,王伯胤主动请缨,冲锋在前。作为绍兴市抗击"非典"小组专家组成员,他始终坚守在第一线,24 小时待命,随叫随到,有时一天要跑新昌、上虞、诸暨等好几个地方。饿了,吃一包方便面或一盒快餐;困了,就在办公室的椅子上靠一会儿,夜以继日,坚持到战胜非典的那一刻。

王伯胤始终以维护人民健康为己任,以忠实服务为荣,以牟取私利为耻,立志做一名人民信赖的好医生。他坚持为患者着想,对待病人满腔热情,想病人之所想,急病人之所急,致力于解决病人的困难。"平凡、无私、高尚",这六个字,很好地诠释了当"非典"袭来的时刻,王伯胤同志身上所表现出的无私无畏精神。

细节之处体现温情。遇到路途遥远、行走不便的病人,他总能尽心尽力去帮助他们;对病人提出的问题,他总能耐心细致地解疑释惑,提出合理的意见,直到病人满意为止。凭着突出的工作成绩,王伯胤担任着许多职务:浙江省放射专业委员会常委、绍兴市医学会常务理事放射专业委员会主委、绍兴市临床放射质控中心副主任、他还主编了《绍兴放射》一书,参加浙江省卫生厅举行的浙江省等级医院的评审工作,每年主持召开绍兴市放射学术会议,主持绍兴市放射质量控制工作,为绍兴市乃至全省放射事业的发展做了大量工作。王伯胤连续四次被选拔为绍兴市跨世纪人才、绍兴市学术技术拔尖人才。王伯胤始终从大局出发,从有利于患者的角度出发,只要对医院发展有利,对患者的诊断和治疗有利,不计较个人得失,总是尽自己的最大努力,扎扎实实把工作做深、做细。他是绍兴市医学影像界的骄傲,也是绍兴市人民医院的自豪,他以自己高尚的医德、丰富的阅历,践行着医者仁心的朴实道理。

◎ 教书育人　乐做辛勤园丁

王伯胤是温州医学院的硕士生导师、兼职教授,浙江医学高等专科学校兼职教授、浙江大学医学院硕士生导师。他为绍兴市卫生系统培养了第一个硕士研究生,到 2011 年为止,他已经培养了全日制硕士生 6 人、在职硕士研究生 2 人。王伯胤诲人不倦,对待学生尽职尽责,无私地把他的毕生所学毫无保留地传授给他们,教育、教学成果的卓著,树立了一位德才兼备的优秀教师形象。他的学生遍布全省各地,可谓"桃李满天下"。

木有所养,则根本固而枝叶茂,栋梁之材成。在王伯胤的悉心教导下,他的很多学生已经成为所在医院的技术骨干,为影像事业作做出了不小的贡献。

（邵医人）

百姓健康守护神　医院发展领头雁

——校友应争先风采

　　1992 年 6 月,应争先在巍山医院挂职任副院长,开始从事医院的管理工作。1996 年任东阳市人民医院副院长,2004 年任该院院长。

　　在近 20 年的医院管理工作中,他坚持以科学发展观为指导,积极探索和实践公立医院改革,为强化医院公益性,拓展医疗服务领域,降低医疗服务费用,解决群众看病难、看病贵,提高医院工作效率和效益,为推进医院又好又快持续发展做出了努力,也取得了较好的业绩,得到了业内的赞许、社会的认可和政府的肯定。

◎ 锐意改革　勇于创新

　　2003 年,应争先在东阳市人民医院推行医院管理体制改革。为推进和深化改革,他对医院法人治理结构的架构设计、权责分配以及健全和完善董事会领导下的院长负责制提出了许多建设性意见,并对改革实践进行了理论上的探索,主持完成的"公立医院治理结构与运行机制改革实证研究——基于东阳市人民医院改革的实践探索"课题于 2010 年 4 月通过了金华市科技局组织的评审,评审专家认为,"该研究具有前瞻性、创新性,其成果在公立医院改革研究中达到国内领先水平"。在推进医院运行机制改革中,以基于岗位绩效考核为切入点,建立了以院科二级分配、差别薪点制及"三挂钩"为原则的评价机制,率先提出并实施了

　　应争先:男,1957 年 2 月出生,浙江东阳人,1980 年毕业于我院前身学校——绍兴卫校放射医士专业 206 班。主任医师。现任浙江省东阳市人民医院党委书记、院长,东阳市卫生局党委委员,东阳市人大代表,金华市政协委员,中共浙江省第十二次党代会代表,金华市医师协会副会长,浙江省卫生经济学会委员,浙江省医院协会副会长等职。曾获浙江省医药卫生科技创新奖、全国百姓放心示范医院优秀管理者、浙江省卫生信息先进个人、金华市优秀政协委员等荣誉称号。

以医疗增加值为考量目标的经济运行管理机制,构建了医院运行成本管理系统和信息化管理系统等重大改革举措,在提高医院营运效率和效益中产生了积极作用,取得了明显成效,为公立医院运行机制的改革提供了可借鉴的宝贵经验。

近几年,应争先先后在《中华医院管理杂志》《中国医院》《医院院长论坛》等期刊发表医院管理论文 10 多篇。在华东地区医院管理论坛、浙江省公立医院改革与医院可持续发展论坛、海峡两岸医学文化与医学发展论坛上曾多次发表主题演讲;参加了由中国医院协会组织的"支援西部地区医院管理演讲活动",主持承办了"2009 中国医院院长高层论坛暨公立医院改革座谈会",并在会上发表题为《公立医院法人治理结构和董事会领导下的院长负责制》的主题演讲;应邀出席由卫生部、省卫生厅举办的公立医院改革座谈会,赴西安、昆明、厦门、深圳、南京及省内多家医院介绍本院改革的做法与经验。全国 100 多家公立医院和卫生主管部门的领导、专家来院参观交流。浙江日报、健康报、中央电视台《朝闻天下》等新闻媒体分别对他所推行的改革措施及其成效做过报道。

◎ 爱岗敬业　关注民生

在谋划和推进医院的改革与发展中,应争先始终爱岗敬业、尽职尽责,积极倡导并努力践行"为民办院"的宗旨,把坚持公益性和社会效益原则贯彻落实在医院的经营活动中。

他提出以"低成本、广服务"作为医院的经营方略,采取了多项措施,优化服务流程,强化医疗质量的持续改进,严格控制医疗费用不合理增长,在解决群众看病难、看病贵方面取得了显著成效。2009 年全院门急诊均次费用从 2003 年的 157.86 元降至 128.69 元,住院平均费用接近"零增长",药品占业务收入比从 57.8% 下降至 40.54%。

◎ 文化建设　成效明显

在医院的文化建设中,应争先校友以培育"创造优质低价医疗服务"的核心价值观为重点,设计载体,注重内涵,主持编撰了医院《文化手册》,组织和指导员工参与医院文化建设的实践,营造了教育人、团结人、鼓舞人的文化氛围,广大员工对办院宗旨、医院精神、发展目标、价值观念、行为准则从逐步理解、认同转向自觉践行,积极性得到充分调动,医院的服务水平、医疗服务质量和营运绩效持续提升。2007 年医院被省医院管理学会授予医院标识最佳文化奖,2010 年医院获中国医院协会颁发的第三届全国医院文化建设成果奖。

◎ 医院发展　又好又快

在推进医院的改革中,应争先校友致力于体制创新、机制创新和管理创新,取得了较好的业绩,使医院走上了又好又快持续发展的道路。2003—2009 年,医院门急诊量从 34.5 万人次增加到 105 万人次,出院人次数从 1.34 万增加到 3.28 万人次,并实现了安全医疗的目标,病人满意度达 96.4%。

2007 年,医院被省卫生厅评为医院管理年优秀单位,2008 年,被评为"平安医院"。在财政投入很少的情况下,2003 年到 2009 年,医院用地从 85 亩增加到 156 亩,医疗生活用房从 6.5 万平方米增加到 9.5 万平方米,医院净资产余额从 2.1 亿元增加到 5.61 亿元。

◎ 严以律己　清正廉洁

在实际工作和日常生活中,应争先团结和带领班子成员坚持创新争优,自觉遵守"四大纪律、八项要求"。在履行院长管理职权中,应争先在医院基建项目的招投标,药品、医疗设备和大宗物品的采购,医务人员的晋升、聘任、调动和新员工招聘以及频繁的人际交往中,坚持秉公办事,不以权谋私,不违纪违法,严以律己,清正廉洁,先后多次荣获东阳市优秀共产党员、先进工作者、拔尖人才和科技标兵等荣誉称号。

为百姓健康费神,为医院发展劳心,这是他的工作意义所在,也是他人生奋斗的力量源泉。

（余　音）

创新动力,源自"需要救治更多的病人"

——校友滕皋军风采

滕皋军校友自 1982 年开始从事医学影像与介入放射学工作,多年来一直针对临床实践问题,开展新技术、新方法的研发、应用和推广,为我国介入放射学、分子与功能影像学的本土化和国际化发展做出了突出贡献。

他科技创新硕果累累:获得国家科技进步二等奖 3 项,获国家教学成果二等奖,教育部科技成果一、二等奖,中华医学科技奖二等奖,江苏省教学成果一等奖……这样的重量级专家,他的创新的动力从何而来? 滕医师说,主要源自"需要救治更多的病人"。

◎ 一流的学科带头人

作为我国介入放射学的开拓者之一,滕医师自 20 世纪 80 年代以来先后开展介入新技术 30 余项,完成各类介入手术 2 万余例次,并在实践中发明了粒子支架系列技术治疗管腔内恶性肿瘤,改进了脊柱介入技术,完善了肝癌的综合介入诊疗技术,其技术水平和临床疗效达国际领先水平。

作为国家临床重点专科的领头人,滕医师担任中国医师协会介入医师分会

滕皋军:男,1962 年 8 月出生,浙江金华人。1982 年毕业于我院前身学校——绍兴卫校放射医士专业 308 班,1986 年就读于南京铁道医学院(东南大学医学院)影像医学专业,1995 年赴美国 Dartmouth-Hitchcock Medical Center 任助理研究员,2003 年复旦大学影像医学专业博士研究生毕业。现任东南大学附属中大医院院长、东南大学首席教授,主任医师,博士生导师,江苏省分子影像与功能影像重点实验室主任,江苏省政府"十一五"规划重点学科带头人,江苏省 333 人才第一层次培养对象,获卫生部"有突出贡献中青年专家""江苏省医学领军人才""江苏省突出医学贡献奖""南京市科技功臣"等荣誉称号,享受国务院特殊津贴。2015 年获欧洲介入放射学会(CIRSE)的杰出人物奖(Distinguished Fellow),2017 年获美国介入放射学会(SIR)最高荣誉奖—金奖(Gold Medal),为中国大陆医师首次获得的国际介入大奖,2019 年再获亚太心血管与介入放射学会(APSCVIR)"金奖"(Gold Medal)。

会长、中国医师协会放射医师分会副会长、亚太心血管与介入放射学会（APSCVIR）前任主席（2016－2018）、中国医师协会肿瘤粒子治疗专家委员会主任委员、国家卫计委介入诊疗规范专家组组长。获美国介入放射学会 fellow（FSIR），欧洲心血管介入学会 fellow（FCIRSE），任 *Cardiovascular and Interventional Radiology*（*CVIR*）副主编，*J Vascular & Interventional Radiolgy*（*JVIR*）副主编，《介入放射学杂志》主编，《中华医学杂志》、《中华放射学杂志》、《中华核医学与分子影像杂志》等 10 多种期刊编委。主持科技部 973 项目（首席科学家）、863 项目、国家自然科学基金重点项目、重大国际合作项目国家级课题 10 余项。发表论文 300 余篇，SCI 收录 200 余篇，包括 *Lancet Oncology*，*Radiology*，*J Hepatology*，*PNAS* 等专业领域顶级期刊。

◎ 同事眼中的"拼命三郎"

"每天的工作的确排得很满，接待各地来的病人、做手术，讨论各种疑难复杂病例，指导研究生开展工作，参加学术活动等等。"腾皋军工作起来是蛮"拼"的。

滕医师到底有多拼命？他的个人纪录至今仍是中大医院医护人员口口相传的"传奇"：他由一位普通的放射科医师于 1986 年考入南京铁道医学院攻读硕士研究生，当时该院并未开展介入放射学工作，但征得导师蔡锡类教授同意后，滕医师果断地将研究方向确定为新兴的介入放射学，希望用先进的微创介入手段拯救更多的患者。1987 年暑假滕医师前往省人民医院向我国介入放射学先驱刘子江教授求学。短短一个多月，这位吃住在病房值班室的年轻人做了 150 多台介入手术，以白细胞出现中毒颗粒的代价，夯实了日后从事介入放射工作的基础。回到中大医院以后的 20 多年来，他以从未间断的工作热情，率领介入团队成员开展了一项又一项新技术，累计完成了 2 万多例介入手术，他带领的学科成为我国介入手术的著名临床科研中心。

◎ 医学科技创新的佼佼者

做了 20 多年介入技术研发的滕医师深知，没有基础理论支撑的学科是没有生命力的，而怎样将基础研究投入临床，更好地为患者服务，显然是介入学科发展的趋势。

20 世纪 90 年代中期曾在美国常青藤名校达特茅斯（Dartmouth）医学中心接受近两年半科研训练和临床进修的滕医师认为："医学科研的重要使命应该尽快把基础研究转化到临床，医生要根据临床问题来导向科研，使基础科研有明确的目标,最终让患者受益。"即"一流的医生,在临床、科研都得 hold 住!"滕医师本人对此做出了完美表率。他在国内率先或较早地开展了一系列重要的介入手术:经皮腰椎间盘摘除术治疗腰椎间盘突出症、经皮椎体成形术治疗椎体压缩性骨折和椎体肿瘤、用综合介入技术治疗肝癌、主动脉夹层的介入治疗、杂交介入手术治疗血管病变、二氧化碳造影等,为成千上万的患者解除了痛苦。他带领团队研发的"新型消化道支架的研发与应用"获得了 2011 年度国家科技进步二等奖,该项目首次实现了将碘粒子内照射技术与支架技术相结合,赋予食管支架同时具有开拓管腔和治疗原发食管癌的双重功能。该成果被路透社报道为恶性肿瘤治疗的重大进展,并被欧洲胃肠病学会等权威机构列为食管癌治疗指南。

滕医师的团队与南京微创医疗器械有限公司合作研发的消化道支架占国内市场 60% 以上份额,并远销至欧美 32 个国家和地区,不仅打破了国外同类产品对中国市场的垄断,并以其 1/5 的价格使国内外 1500 余家医院的 16 万多例患者受益。该系列成果获得了国家科技成果二等奖,发表论文 51 篇,获授权发明专利 3 项、实用专利 8 项,被国家自然科学基金网站头条报道,获 CFDA 医疗器械注册 8 项、欧盟 CE 认证 2 项。在上述获奖成果的基础上,作为 PI 发起并完成了用粒子支架比较传统支架治疗中晚期食管癌的多中心、前瞻性、随机对照研究,共有国内 16 家医疗机构参与该项研究,入组病例 170 例,结果证明放射粒子支架明显延长了食管癌的生存时间和吞咽困难的缓解时间。其研究成果发表于临床肿瘤学顶级期刊《柳叶刀》上,同期评论文章称"该项技术达到了一石二鸟的作用",成为用自主研发和拥有自主知识产权的国产器械发表在国际顶级临床期刊的为数极少的重要成果之一,并被中国临床肿瘤学会(CSCO)联合《中国医学论坛报》评为"2014 年度中国肿瘤最佳研究成果之一"。该项目研究还在不断延伸,研制成功的胆管粒子支架则可使恶性胆管梗阻的患者大大延长生命和改善生活质量;研发成功的门静脉粒子支架系统则可使侵犯门静脉的肝癌患者得以有效治疗,目前临床应用效果良好,并在亚太地区肿瘤介入治疗大会、国际栓塞治疗论坛等做了专题报告。

◎ 介入医学发展的推动者

作为中国介入放射学科的带头人之一,滕医师主持编写了《卫生部介入诊疗规范》(担任专家组组长),担任全国介入医师定期考核委员会主任委员,共同主编《介入放射学——临床与并发症》和共同主译《Abrams 介入放射学》,为我国介入诊疗技术的规范应用和健康发展做出了重大贡献。自 1993 年以来累计面向全国举办介入专题学习培训班 54 期，培训介入医师达 3000 余人次，为介入技术在我国的推广与普及、介入器械的国产化做出了重要贡献。

滕医师是中国介入医学走向世界的重要推动者之一。滕医师等人建立了中国介入学会（CSIR），与美国介入学会（SIR）、欧洲介入学会（CIRSE）及亚太地区心血管介入学会（APSCVIR）等国际主流专业学会的伙伴关系。早在 2004 年初，在印度新德里召开的"第六届亚太地区心血管与介入放射学（APCCVIR）大会"上，他当选为 APCCVIR 新一届委员，此后一直代表中国介入学会担任委员。2007 年 3 月，在美国西雅图召开的第 32 届美国介入放射年会的主会场上，他被特邀做了题为"脊柱疾病介入微创治疗进展"的学术报告。2007 年 10 月在雅典召开的欧洲介入放射年会（CIRSE）决定设立中国专场（CIRSE Meets China），特邀滕医师担任该中国专场报告会的共同主席，专题介绍中国介入历史与现状。2012 年 11 月，由他主持在南京召开的第十届全国介入大会同期举行了国际栓塞会议（GEST）中国专场。2014 年他担任亚太地区心血管介入学会（APSCVIR）第 12 届委员会候任主席。滕医师多次受邀在美国、德国、西班牙、日本、韩国等国做专题报告，为我国介入放射学走向世界作出重要贡献。

既当路碑引领方向，更作基石躬身为桥。滕皋军校友带领的团队十分注重营造良好的学习环境和创新氛围，他们将继续探索介入医学的未知领域，以创新成果护佑人民的健康，用智慧和辛勤点燃人类的生命之光！

（张　颖）

从海岛走出来的医学影像专家

——校友沈海龙风采

◎ 喜逢盛世　志在"放技"

1979 年恰逢华夏大地春潮涌动改革之时,在百业待兴、科技兴国,恢复高考制度的第三个年头,作为全乡第一个考上中专的沈海龙同学,幸运地被浙江省绍兴卫生学校放射医士专业录取。他沐浴着党的改革开放政策的阳光雨露,在母校和实习医院众多老师的谆谆教导下,经过两年多的专业理论学习和近一年的专业实习后,即将被正在大量招收医学人才的舟山医院放射科留用,但由于偏僻海岛的特殊需要,他毅然服从分配回到了自己的家乡嵊泗县人民医院放射科工作。当初仅凭着献身卫生事业的质朴情感,绝没有想到要建树一个什么样的人生,要成为一个什么样的医生。然而,进入工作岗位,医院前辈们扎根海岛、爱岗敬业、严谨扎实的专业精神影响、激励着他。海岛县由于交通、经济条件的相对滞后,医疗设备仪器的使用、维护极为不便,他想更改专业当一名影像技师,兼任一个优秀的医疗器械工程师,想在专业领域里留下自己足迹的信念油然而生,并不断地引导着他在医学影像技术领域开始了艰辛的探索。

◎ 重"技"倾爱　重塑自我

嵊泗地处偏僻小岛,人口不足 8 万,说是县级中心医院,其实设备条件根本

沈海龙:男,浙江省嵊泗县人,1963 年 5 月出生。1982 年毕业于我院前身学校——绍兴卫校放射医士 308 班。毕业后,他桑梓情深,为报效家乡,毅然决然回到了嵊泗县人民医院工作,一干就是 35 年;他敬业爱岗,求实进取,开拓创新,在学历、职称、技能、管理以及科研、学术上得到了提升,是一位难得的技术和诊断兼长、科研和学术并肩、德艺双馨的医学影像高级人才。现任医院放射科主任、浙江省医学会影像技术学分会委员、浙江省中西医结合学会影像专业委员会委员;他立足海岛,面向全国,创建了全国首个最大的《医学影像技术网》,目前有注册会员 8 万多人,访客累计上千万。

没法和内陆医院相比。当时几台老掉牙的国产机器,几间破旧的机房,好不容易买一台 CT 还是国内组装的。然而,正是这样的条件,沈海龙凭着自己对专业、对工作的热爱,在工作中细心琢磨,不断发现问题,不断改进,勇于创新。上班的第一天,就碰到高压电缆击穿,需要自制高压电缆头。做过技术工作的人都知道,修 X 线机,最累最烦的就是做电缆头了。他在老医生的指导下,几次烧、接、浇、焊,硬是把这块骨头给啃了下来。也许是第一次成功后的喜悦,带给他无穷的力量。从此以后,他几乎天天一有空就待在机器旁研究图纸,了解机器设备结构和原理,挖掘机器的潜能,研究改进的方法,几乎摸遍了机器所有的螺丝。当初 200mAX 线机使用的是电子管整流装置,到了 80 年代中期,整流电子管逐渐被半导体硅堆所取代,市场上已经找不到玻璃电子整流管。他就通过所学知识和杂志上的成功经验,大胆进行技术改造,将科内所有电子整流管机器改装成硅堆整流,使这类机器免遭提前淘汰。由于海岛交通条件的限制,碰到机器故障需要更换零件时往往无法如愿,他就经常直接修理这些破旧的零件,或者找替代品进行改装。有时干脆改进机器和线路结构,使故障早日排除。包括后来 CT 机器的维修和保养,也总是在第一时间内自己动手维修。从事技术工作 35 年来,类似这种技术改造和技术革新达 20 多项,修复机器不计其数。除保修外,基本没有请外人修理;在历次的设备更新采购当中,还做好领导的技术顾问,尽可能选择适合海岛实际需要,又能达到同类进口整机使用效果的设备配置,为医院节约了几百万的维修和购置资金。同时他还负责本县境内所有医院 X 线机的规划、安装、调试、维修、改造以及周边部分县、市医院 X 线设备的维修任务。

他在做好影像设备维护和检测工作的同时,还在 X 线摄影和 CT/MR 扫描技术方面进行了开发和探索。由于颈椎椎间孔解剖结构的缘故,X 线摄影颈椎双斜位显示椎间孔总是不够理想,他就摸索出来一个"颈椎双斜位新摄影术",收到良好的效果,曾在进修期间被浙一医院采纳使用;又如针对肘关节 CT 扫描图像效果不理想的状况,通过摸索和实践,又开辟出了"肘关节 CT 扫描新方法",被《实用影像学杂志》录用,向全国推广。医院搬入新大楼,科室所有设备全部更新。同样有更多的新技术、新项目需要开发和应用。平时除了常规的检查技术外,更多地引进新技术手段,如 CT 泌尿系造影(CTU)、CT 血管造影(CTA),多平面重组以及多种形式的三维重建等后处理技术,使图像质量和诊断质量提高到一个新的层次。

作为吴伯卿和费登珊两位前辈的第一代影像质量控制弟子,沈海龙继承了他们诲人不倦的风范和严谨的治学精神,在之后的质控实践中,他虚心学习,认真领会,大胆实践,使医院影像科的技术质量控制成绩始终处于全市领先地位。

◎ 甘于寂寞　苦练内功

纵观古今中外,凡成就事业者无不是"流比前人更多的汗水,走比前人更艰辛的道路"。作为终身学习、追求新知识的医生,在知识爆炸、信息量剧增的今天,已难以一朝学完、永久使用了。因此唯有加强学习,不断地更新知识结构,才能获得源头活水。平时他除了向书籍、杂志获取知识以外,还充分利用外出参观、学习、进修等机会虚心求教。1995 年下半年,适逢浙江医科大学招收第二批《医学影像》大专证书班,他就瞒着领导,自费报名参加了学习。两年的证书班学习,温故知新,学到了不少新知识。直到 2003 年非典时期,他还参加成人高考,考取了浙江省绍兴文理学院医学院影像专业,又一次回到课堂,追求新的专业理论知识。35 年里,医院多次派他到各级医院进修和参加各种培训班,内容涉及常规 X 线诊断、CT 诊断和技术、MRI 诊断和技术、设备维修、介入治疗、质量控制。为了适应临床诊断工作的需要,还于 2004 年参加了全国执业医师考试并一举通过。同时,他还通过网络及自己创办的"医学影像技术"网站、"医学影像云"公众号、"浙江影像技术"A/B 群、"影像在线"1 线/2 线、"远程会诊云沙龙"等微信群学习吸取新的知识和技能。

除此以外,还撰写论文参加各种全国性的学术交流会议。中华医学会影像技术学会自 1994 年成立至今,他已经参加了近二十几次全国性专业会议。并多次在全国、全省及市级学术大会上大会发言交流。

他在学习、借鉴现代医学成果的基础上,及时将现代影像技术新成果和新方法应用于实践中。特别是海岛县设备条件相对较差的情况下,结合自己的特点,不断探索适合基层医院发展的路子,总结写成论文,发表在不同级别的专业期刊上。35 年来,在《中华影像学杂志》《实用影像学杂志》《浙江医学》等杂志在内发表各种论文近 30 余篇,内容涉及影像科业务工作各个领域。

21 世纪初,正是影像科信息化数字化建设起步和探索阶段,他还大胆地提出基层医院数字化建设新思路,《基层医院影像科的数字化建设》一文刊登在《健康报》2004 年 11 月 9 日第六版,得到全国同道的认同。

◎ 科学管理　勇立潮头

由于同志们的支持和领导信任,2005 年 7 月,沈海龙同志竞聘成功任放射科主任。担任放射科主任以后,他始终将科室工作作为自己的第一要务,全心投入,诲人不倦。上任之后加强内部管理,提高诊断水平,科室的业务工作量比任前增加了数倍,业务收入增加了 10 倍。从 2007 年开始,科室陆续经历了两次搬迁,由于管理得当,安排合理,协调到位,科室工作一点不受影响。由于主动参与,在新综合大楼建设过程中,影像科部分布局合理,功能齐全,设备先进,还在全院最早实现了科室的全面信息化、数字化管理,将图像、报告以及科室制度、职责、规程、预案、设备、人事、培训、学习、奖金津贴等方面的管理全部纳入信息化管理系统,建立了详尽的电子档案。各种制度职责齐全、工作安排合理,功能布局科学,报告诊断正确,病人服务满意。在上级质量管理部门的历年"放射科质量控制管理"以及 2011 年创建全院等级医院评审检查中,成绩优秀并受到高度评价。2012 年 5 月初,还承接了舟山市临床放射质量控制中心学术交流会议的协办工作。2017 年 5 月起,在无资金投入情况下,科室全面实现"无片化"工作模式,为病人节约了就医成本,收到良好的社会效益。

◎"诊技"并举　勿忘根本

根据基层医院诊、技不分的现实,作为放射诊断专业毕业的沈海龙同志,在精心钻研并做好影像技术工作的同时,在影像诊断理论知识的学习和应用上亦不断进取,有所建树,而且多次参加影像诊断的进修学习,医院也专门兼聘他为"副主任医师"。担任科室主任以后,更有大量的诊断报告需要签发和把关,有更多的外来病例需要会诊。放射科诊断医生的水平,直接影响到临床医生的治疗,所以他一点也不敢懈怠,平时不断看书加强学习,还上网了解更多的病例。

2004 年,一位曾患肺结核 7 年的病人,在上海等地一直诊断肺结核活动期,致使其长期服药。到他们这里做了 CT 检查以后,他发现该病例不像一个普通的肺结核,毅然改变诊断为"肺结核空洞合并曲球菌感染",得到上海某三甲医院证实,并在该院手术治疗痊愈。有一个来自东北的妇女,一直感觉自己患病,多方求医无果,精神压力很大。当时到他们这里诊查,他用良好的服务态度和高度的技术警觉,对她进行心理关怀和跟踪检查。几年以后,果然在她的左肺发现一个米粒大小结节,随访一年以后有所增大,随即建议她赴上海复查和治疗,后来手术证实为早期肺癌,病人感恩不尽。2015 年 9 月以来开展的"远程会诊"项目,都是首次通过他的初步诊断,再经过"远程会诊"请上级医院专家证实,得以及时治疗康复。这些病人都成了他的微信朋友、"病友粉",信赖有加……35 年来,类似这样的案例不计其数,每天点名要他看片子、做 CT/MR 和远程会诊的使其应接不暇。他经常这样说:"作为一个基层医院的医生,不可能做出什么轰轰烈烈的成就,能有几位病人慕名来找你看病,身边和手机微信里经常有病人微友(粉丝)问这询那,街上走着能有几个陌生的但曾是你病人的朋友跟你打招呼,那就是你最大的成功,最大的满足。"

◎ 参政议政　服务社会

接触社会,参政议政,要追溯到 1984 年。当时经过民主选举,他担任了嵊泗县人民医院工会常务副主席。在院部领导的支持下,团结工会一班人,为职工办实事,解难事。先后办起了托儿所、职工之家、职工俱乐部,以解除职工的后顾之忧,丰富职工的业余生活;时常慰问年老和患病的职工,送去组织的温暖;逢年过节开展丰富多彩的职工文体活动等。两年里,他个人连续被评为县总工会优秀工会干部,所在的影像科还被浙江省总工会评为"先进工会小组"。

2001 年起,他连续被推选为中国人民政治协商会议嵊泗县委员会第五、六、七、八、九届委员会委员,2017 年初又被推选为政协第九届常务委员会委员,从更高层面上参政议政。政协委员不光是一种荣誉,更是一份责任。通过履行政治协商、民主监督、参政议政职能,反映广大人民群众关心的热点、难点问题和关乎社会发展经济大事,为县委、县府的决策民主化、科学化提供重要的参考依据。他先后以提案的形式反映一些群众关心的热点、难点问题以及关乎该县经济、社会、文化建设问题的提案 100 余篇,社情民意 30 余条,参加各类调研、视察、座谈等活动几十次。曾多次被评为优秀政协委员、提案积极分子,舟山市统战部"建言之星"称号。他还是嵊泗县党外知识分子联谊会常务理事。作为兼职的政协委员,参加这些社会活动都是利用自己的业余休息时间,从来不影响本职工作。

◎ 心存高远　志在登攀

成功的喜悦既来自辛勤的劳作,同时也离不开志存高远的探索与追求。数字化影像科发展迅速,数字化影像科建设方兴未艾。作为基层医院,由于资金和观念上的差异,在刚刚起步的 21 世纪初,短期内不可能建设真正意义上的数字化影像科。他就利用自学的计算机和网络知识,在朋友的协助下,自己开发编写报告管理软件,在科室里架设自己的放射科信息管理系统(RIS),使放射科一举成为全市第一个信息化放射科。2004 年 7 月 27 日《健康报》还为此作过新闻报道,题目是"嵊泗县人民医院信息化建设显端倪"。舟山市临床影像质量控制中心还专程到这里召开现场会,推广他们的经验。研究课题"影像科信息系统的研究"项目被舟山市卫生局列入 2005 年度 A 类医药科研项目,完成结题通过评审后,最终获得 2006 年度舟山市卫生局医药科技创新二等奖。目前,该科室已经全面实现科室管理和工作的信息化数字化梦想。他编写的"X(CT/MR)线报告管理系统"科室报告管理等系列软件,通过网络被国内 200 多家医院免费下载使用,为推动全国部分医院放射科的信息化建设,起了积极的作用。

为了适应现代医学影像技术的发展需要,给全国几十万影像技术人提供学习、探讨的网上交流平台,他还于 2002 年 5 月创办了全国第一个也是最大的医学影像技术类网站——医学影像技术网(http://www.yxyxjs.com)。目前注册会员 8.2 万,发表帖子 13.1 万,访客累计上千万。2015 年浙江省医学会影像技术分会成立,他充分利用自身特长,组织创办了浙江省医学会影像技术分会官网(http://zj.yxyxjs.com);还通过手机微信,把全国的影像技术人员组织起来,创办了"医学影像云"公众号、"浙江影像技术"A/B 群、"影像在线"1 线/2 线、"远程会诊云沙龙"等微信群。这些网站和微信群致力于为从事医学影像技术工作者营造一个学习交流的平台,为促进医学影像技术服务,在行业内有较大的影响,受到全国医学影像技术行业学会众多专家、领导的赞许和认可。同时为自己扩大了视野,积累了知识,增进了技术,扩大了知名度。

在挥汗如雨的辛勤耕耘之后,迎来了沉甸甸的收获季节。经过 35 年的奋斗的他,曾是全市影像技术行业第一个影像技师,先后破格晋升影像主管技师、副主任技师;2017 年又破格参加了全国影像技术专业正高(主任技师)高级职称实践理论考试,成绩合格,目前正在评审程序中。中华医学会影像技术学会于 2002 年聘任他为首届全国 CT 成像技术学组成员,是唯一一个来自基层的学组成员;在 2004 年全市卫生系统业务技术大比武中,荣获影像诊断 A 组第一名;多次荣获舟山市科委自然科学优秀论文奖;"200mAX 线机高压整流装置的改进""影像科管理信息系统的研究""MDCT 薄层重建技术在肺部扫描中的应用研究"等科研项目多次被评为市、县卫生局和科技局科技进步(创新)二等奖、三等奖。多次荣获嵊泗县卫生系统"优秀骨干医师""优秀专业技术人才"等荣誉称号。同时,由于在学术上的成就和影响,还担任中华医学会、中国医学影像技术研究会会员;浙江省医学会影像技术学分会、浙江省中西医结合学会影像专业委员会委员;舟山市大型医疗设备采购技术评估专家委员会委员;舟山市医学会放射分会委员;嵊泗县政府采购招投标评标专家;嵊泗县政协第五至九届委员、第九届常委;嵊泗县党外知识分子联谊会常务理事;《医学影像技术网》(http://www.yxyxjs.com)创始人 & CEO 等学术和社会职务。

成长是快乐的,也是痛苦的,在此过程中,他也碰到过种种坎坷和不幸。所幸的是他一直受到像吴伯卿、费登珊、燕树林等多位老一辈技术工作者的指导和鼓励,还有一大批志同道合的朋友的帮助和鞭策。他衷心地感谢这些前辈与朋友们。

　　回顾自己三十五年来的成长过程,面对成绩和荣誉,沈海龙丝毫没有陶醉和满足,唯有自勉自励。记得一位西方学者曾经说过:"学者要忘记他刚刚做了什么,要经常想到他还应当做些什么。"在医学影像技术发展的征途上,面对自己所钟爱并矢志追求的事业,他将不断努力,不断探索,再创辉煌。

（余　音）

积跬步而至千里

——校友赵振华风采

◎ 医术精湛,开拓进取,孜孜以求

杏林春暖,技术精湛,他用27载青春奋战临床。1993年绍兴卫校毕业参加工作,在27年的职业生涯中,赵振华始终在临床一线辛勤耕耘,不断在医学领域里探索、求知、提升,兢兢业业、恪尽职守、任劳任怨,在分子影像学、影像诊断学、介入治疗学领域取得了令人瞩目的成就,为医学影像及介入学科的发展付出了不懈努力。他不仅严于律己,还以高度的责任感和强烈的事业心,深深感染和影响着周围的同事,在他的带领下,医院放射科得到了长足发展,打造出一支医德高尚、技术过硬、凝聚力强、学科梯队合理的和谐团队。影像学团队开展了多项科学研究和临床应用工作,取得了众多可喜的成果,其中PET-CT FES受体示踪剂在子宫肌层肿瘤诊断中的应用、肿瘤射频治疗与放射性粒子等综合介入治疗、TIPS治疗门脉高压、CBCT在肿瘤精准介入治疗中的应用、DCE-MRI定量灌注在肿瘤诊治中的应用、胆道内支架植入治疗梗阻性黄疸等介入治疗及分子影像学、影像人工智能研究已步入省内先进行列,部分技术处于国内先进,为广大患者带来了福音。

赵振华:男,1975年12出生,浙江诸暨人。1993年毕业于我院前身学校——绍兴卫校放射医士419班,后获日本国福井大学博士学位。绍兴市人民医院副院长,放射科主任,主任医师、教授、浙江大学硕士生导师。浙江省151第二层次人才、浙江省卫生创新人才、浙江省医坛新秀,省市共建医学重点建设学科医学影像学学科带头人。已发表论文60余篇,其中20余篇发表在SCI与中华级杂志上。参编出版专业书籍8部,主编1部,副主编2部。主持省部级、厅市级科研项目11项,参与10项,科研成果获省、厅、市级科技奖项8项,拥有专利6项。现兼任中国医师协会影像人工智能专委会副主委,中国医师协会介入医学外周血管专委会委员,中国研究型医院学会感染与炎症放射学专委会青年委员,浙江省医学会介入医学分会常委,浙江省医学会放射学分会常委,浙江省数理医学学会放射专业委员会副主任委员,浙江省生物医学工程学会放射学分会常委,浙江省中西医结合学会影像专业委员会常委;绍兴市医学会放射学分会主委。

在从医道路上,赵振华秉承这样一个信念:追求业务的精熟,不仅是对自己的磨砺和升华,更是一个医者的责任所在。他以崇高的医德塑造自己,以精湛的医术吸引病人,以科学的管理令人信服,以丰富的阅历充实人生,使放射科由单纯的影像诊断步入疾病诊治结合的新时代。

◎ 潜心钻研,开拓科研新领域

学风严谨,精益求精,他积极攀登科研学术高峰。2012 年,赵振华从日本福井大学学成归国,担任绍兴市人民医院放射科主任,之后又担任省市共建重点学科、绍兴市医学领先学科——医学影像科的学科带头人。作为医学影像学的学科带头人,他潜心钻研,注重医务人员整体学术水平的提升,注重多学科的跨专业交叉合作,打造技术学术齐头并进的学科团队。在他的带领下,他和他的团队取得了令人瞩目的学术成就:他个人主持 2 项浙江省科技厅公益技术研究社会发展项目、1 项浙江省自然科学基金项目、8 项省厅级、市级科研项目。其中"MRI、PET 分子影像评价子宫肌层肿瘤 ER 介导 PI3K/Akt/mTOR 信号传导通路的可行性"获得了浙江省医药卫生科技创新奖二等奖、绍兴市科学技术奖一等奖;"MRI 功能成像肝细胞肝癌的微血管密度、肿瘤细胞密度的相关性研究"获得了浙江省医药卫生科技创新奖三等奖、绍兴市科学技术奖二等奖。

近年来,赵振华带领他的科研团队承担和参与了 20 个项目的研究,获省、厅、市级科技奖项 8 项,多项研究处于国际、国内先进水平;撰写论文多篇,发表在 SCI 与中华级杂志上。他撰写的有关分子影像学的代表作发表在 *J Nucl Med* 上,影响因子达 5.77 分。因赵振华在医学影像、介入领域的成就,他先后被评选为浙江省青年岗位能手、第 11 届绍兴市十大杰出青年、浙江省 151 人才工程第二层次人才、浙江省优秀医坛新秀、浙江省卫生创新人才、浙江省劳动模范。

◎ 以人为本,构建和谐医患关系

身体力行,他将人文情怀和医学温情融入工作。从医 27 年,赵振华以他精湛的医术治愈了千千万万的患者。他不计较个人得失,在患者中有非常好的口碑。他认为,精湛的医术绝不是一种单纯的技能,而是一种仁和术的结合——"医者父母心",这是医务工作者的职业操守。在有限设备数量的情况下,为缩短预约病人等候,他实施"以时间换空间",牺牲中午休息时间为病人做 CT 引导下射频消融、放射性粒子植入等介入手术,日复一日,年复一年;只要患者有需要,只要急诊抢救室一个电话,他就从家里赶到医院,风雨无阻。为了那些救死扶伤的正义,为了"生命之托,重于泰山"的信念,为了心中的"希波克拉底誓言",无怨无悔。

他始终以维护人民的健康为己任,立志做一名人民信赖的好医生,视病人如亲人,以挽救患者生命、减轻患者病痛为人生目标。他以人为本,在医生与患者之间架起了一座理解与信任的桥梁。2017 年,他荣获绍兴市道德模范提名奖。

◎ 不忘初心,砥砺前行

不忘初心,他坚持学习,持之以恒。为了心中的理想,赵振华一步一个脚印,从未停止学习的脚步。不积跬步,无以至千里;不积小流,无以成江河。卓越的工作业绩来自他持之以恒的不懈努力。赵振华 1993 年毕业于绍兴卫校,2009 年取得浙江大学硕士学位,2013 年取得日本福井大学影像医学与核医学博士学位,2015 年受聘为浙江大学硕士生导师,2017 年评为绍兴文理学院教授,同年完成美国哈佛大学医学院 CLIMB 项目学习并获得证书。近年来,他指导浙江大学医学院硕士研究生 10 名,毕业 6 名。作为教研室主任及主讲老师认真完成文理学院影像诊断学与介入放射学课程的教学工作。

梅花香自苦寒来。他深知,一名成功的医生应该在自己的未知领域不断学习、不断开拓、不断尝试。只有不断磨砺自己,不断学习最新前沿医学技术,才能更好地实现为医学事业奉献终身的理想。他的生命之光,在平凡的岗位上,在不断追求他钟爱的医学事业之路上,熠熠生辉。

(邵医人)

悬壶济世　治病救人

——校友杜洪乔风采

　　杜洪乔心无旁骛,求实进取,刻苦钻研,善于实践,在不断提高中医水平的同时,努力吸取西医的精华,擅长用中西医结合的方法治疗肝胆胃病、肿瘤、风湿等疑难杂症,疗效明显。他不仅实现了学历和专技职称上的提升,而且还成了绍兴市综合性医院中规模较大、技术力量较强的中医专科病区的掌控人。他现任绍兴二院中医科主任、市级"中医肝胆"重点学科带头人、绍兴市医学会医疗事故技术鉴定专家库成员、浙江中医药大学兼职教授,先后被评为绍兴县中青年名中医和绍兴市第二届名中医。

◎ 敬业爱岗,刻苦学习

　　30多年来,杜洪乔校友十分钟爱中医事业,无论在农村卫生院,还是在绍兴二院,他都能抵御来自行业内外、医院内外的种种诱惑或干扰,以咬定青山不放松的精神,一直坚守中医岗位,在悬壶济世、潜心行医的同时,抓紧分秒时间,运用多种方式,通过不同途径刻苦学习,不断提升自己的中医药素养。

　　一是向中医古典名著学习。他对中医四大经典及历代各家学说均有所涉猎,特别是对伤寒论和脾胃内伤学说有较深入的研究和心得。他能熟练背诵《伤寒论》的重要条文,并认真研读过历代不少伤寒名著,如《注解伤寒论》《伤寒来苏集》《伤寒贯珠集》《通俗伤寒论》等。临床上他喜用经方,善用经方治疗疑难杂症、危重病及各种常见疾病,积有不少医案;对《脾胃论》及《内外伤辨惑》两书用力亦勤,体会颇深,特别是以脾胃内伤学说为指导,在一些慢性发热性疾病、慢性

　　杜洪乔:男,1961年3月出生,浙江绍兴人。1981年毕业于我院前身学校——绍兴卫校中医士专业304班。毕业后在农村基层卫生机构从事中医临床服务10年,后因工作需要调到绍兴二院中医科工作至今,主任中医师,医院中医科主任。荣获第二届"绍兴市名中医"等称号。

疑难疾病及肿瘤晚期调治上疗效显著;亦曾撰写论文数篇进行交流及发表。

二是向现代医家学习。他最服膺蒲辅周、岳美中,先后多遍研读两老之医论、医案、医话,其学术经验常置肘后。实习期间及毕业之初,先后师从上虞名老中医朱泼尘老先生和绍兴名中医范仲明老师,获益颇多。在临床上坚持和发扬中医特色,熟悉并精通中医内科疾病的辨证论治,兼及妇、儿科。他非常崇敬近代名医张锡纯,拜读《医学衷中参西录》多遍,认为中医要发展,不能舍弃西医,应该取其精华为我所用。他擅长将现代西医先进的诊断技术充实到中医的辨证施治中来,并一直用这个思想指导临床,收获颇丰。

三是在科内外同业同行中开展互相学习。他积极争取参加省、市、县有关中医药的学术活动,共同切磋医术,交流经验教训,与同行携手并肩攀登医学高峰。

◎ 结合实践搞研究

在繁忙的医疗业务工作中,杜洪乔校友始终保持一个清醒的头脑。他认为作为一个以治病救人为己任的医者,不能成为认识浅薄、应付表象的事务主义者,而应当成为与时俱进、德艺双馨的研究者。

他总能忙中偷闲,挤出时间,结合临床实践,开展科学研究,撰写论文著作。如他在对肝胆、肾、心脑血管疾病的长期诊疗实践中颇有心得,自创的中药"肝病1号方"治疗病毒性乙型肝炎疗效确切,与西药拉米夫定相比副作用更少,反跳率低,治愈患者甚多;用"加味大黄庶虫丸"活血祛瘀、散结软坚治疗肝纤维化、早期肝硬化疗效显著。早在2002年和2003年,《绍兴县报》《绍兴日报》以"肝病狙击手""中西结合、善治肝病"为题对他进行过专题报道。他的《丹红注射液治疗慢性肝炎顽固性黄疸35例临床观察》《慢性肺源性心脏病伴肺脓疡病案》《辩证运用参麦注射液及刺五加注射液治疗冠心病心绞痛110例》《中西医结合治慢性病毒性乙型肝炎60例疗效观察》《补阳还五汤加减治疗髂静脉栓塞19例临床观察》等多篇论文在《中医杂志》《浙江中医杂志》《中国实用中西结合杂志》等国家级、省级杂志上发表。临证时他善于运用阴阳五行学说、君臣佐使理论来指导用药,善用"药对"治病,效验丰富,有《乌药巧配伍临证获效多》等论著,以"加味止嗽散"治疗顽固性咳嗽,用"茵虎龟甲煎""补肺散祛毒方"扶正祛邪治疗晚期肝癌、肺癌,疗效明显。

曾有城东则水牌村高姓病人患慢性病毒性乙型肝炎、肝硬化、肝癌病,用单纯中草药治疗,不仅减缓了疾病的进程,而且生活质量一直较高。县老干部局单姓病人患肺癌,家人拒用手术、化疗,单用中医药上述方药进行疗程治疗,现已

5年,至今健如常人。在胆系疾病方面,杜洪乔灵活运用以"大柴胡汤"加减治疗急性胆囊炎、急性胰腺炎、胆石症等等,均有满意疗效,得到了广大病友的称赞。

近年来,他参与"益肺煎剂配合放疗对晚期非小细胞肺癌疗效的临床研究"项目的临床科研,获省科学技术成果三等奖。杜洪乔校友正是在边实践、边研究、边应用、边提高的过程中,在中医药知识的海洋中遨游,推陈出新,造福人民。

◎ 建设好中医专科病房

绍兴二院党政领导认为,作为一所三级医院,在全面建设好西医类各临床科室、医技科室的同时,必须大力扶持中医科的建设,只有这样才能把"中西医并重"的卫生工作方针真正落到实处,才能更好地满足广大群众日益增长的医疗保健需求,全面履行医院的职能。所以,医院领导一直把中医科硬件(如病房用房、中医人力队伍、有关设施等)和软件(如医德医风、规章制度等)建设问题列入议事日程,并加以关注和解决。

绍兴二院中医科的特点是中医门诊、中医病房两头并进,老百姓只要来看中医,不管病情轻重,在门诊无法解决的,在住院治疗后一般都能得到满意的结果。

绍兴二院的中医病房成立于1978年,目前有核定床位41张,有副高以上医师6名,市级以上名中医4名,所收治的病种包括了各种肝胆、心脑血管、呼吸消化、泌尿结石、中风、肿瘤等疾病。杜洪乔开设的专家、专科门诊,年诊治病人5000余人次,普通门诊11000人次,平均半日门诊人次均超30人次;中医病房年出院人数1000余人次,病床使用率在99%以上。

自调入中医科以来,杜洪乔校友敬业爱岗,踏实肯干,虚心好学,深受同仁的好评和病人的爱戴,自2009年起通过竞聘上岗任中医科副主任、2011年3月起任科主任全面主持中医科工作后,他更能率先垂范,统筹协调,团结全科同志,求实创新,开拓进取,规范管理,实行主任负责下的岗位责任制,主任医师、主治医师、住院医师岗位明确、责任清楚。他严格执行每周两次的主任查房,与住院医生共同讨论诊疗中的疑难问题,尽可能为病人提供优质服务。他能及时组织、指导对危重病人的抢救,带领团队多次用中西医结合的方法成功抢救肝功能衰竭、肝硬化消化道大出血、急性肾功能衰竭、慢性肾功能衰竭昏迷病人、混合性脑卒中伴发癫痫持续状态等重危病人。针对疑难杂症病人能及时组织讨论、会诊;每月均有定期的科室业务学习,请院外专家及科内资深医师讲课,努力开展新技术、新项目的学习;对进修、实习同学能时常进行讲课和教学查房。

近年来,杜洪乔校友每年指导、带教中医学专业实习生10名和下级医院进修生若干名,为浙江中医大学兼职教授、优秀带教老师,多次在绍兴电视台、绍兴晚报、县报等新闻媒体及图书馆举办"中医谈春季养肝""秋天防秋燥""养肝保肝知识讲座"等中医保健知识介绍及讲座。

在 30 多年的临床工作中,杜洪乔校友医德好、医风正,优质行医,廉洁行医,想病人所想,急病人所急,经常为家境贫寒的患者捐钱捐物,受到病人的普遍赞誉。

多年来,杜洪乔校友连续被评为医院先进工作者,先后被评为县中青年名中医、第二届绍兴市名中医;他所带队的科室同事之间团结、友爱,关系和谐,病人对科室信任度高,做到了精神文明、物质文明双丰收。

杜洪乔校友 30 余年如一日,钟爱中医事业,刻苦钻研,学习不辍,勇于并善于实践,与时俱进提升医德和业务水平,认真负责为病人提供优质服务的精神,值得医务界同仁和在校的学弟、学妹们学习。

(邵医人)

甘愿为中医事业奉献一生

——校友王仁灿风采

　　从医 36 年来，王仁灿医师一直坚持一个信念，那就是热爱祖国，热爱党，热爱人民，热爱中医药事业，为自己所选择的医学专业奉献自己的一生。凭借扎实的中医药理论基础和丰富的临床诊疗经验，王医师运用中医辨证施治和推拿手法治疗伤筋、脊柱病（颈椎病、腰椎间盘突出）、风湿性关节炎、肩周炎、中医疑难杂病、感冒、失眠等，辨证得当，手法娴熟，治愈率高，积累了丰富的临床经验，独立解决本专业疑难重病的能力强，每天有较大的临床业务量，在省内同行享有较好声誉，得到了群众的好评。

　　王医师开展的颈椎病、腰椎间盘突出症、卒中后遗症、肩周炎、急性腰扭伤等 5 个单病种的中医药规范化治疗，提高了治愈率，并成为上虞市中医院、绍兴县中医院等推拿治疗的施治范本（医院管理年活动中推荐）。近 10 年来，王仁灿举办省级继续教育项目 4 次、市级继续教育项目 4 次，近 1000 人次参加继续教育项目的学习，向农村、社区卫生服务中心推广新技术、新项目 4 项；每年有 3 到 5 次到乡镇卫生院会诊指导。在每年开展的周三卫生下乡、卫生支农服务中，王伯灿下乡义诊近 30 次，运用推拿针灸中医义诊服务达 2000 多人次。

　　王医师治学严谨，开展课题研究 6 项，发表论文 18 篇。独特的"450 肩踝悬吊牵引下撞击腰椎治疗腰椎间盘突出症"诊疗技术，是他利用现代科学技术、继承和发展中医药技术方面的大胆创新，提高了腰椎间盘突出症的治愈率，近 5 年来已使 30 多位有手术指征的腰椎间盘突出症患者痊愈，免除了手术之苦，病人连称他为"神医"。

　　王仁灿：男，1957 年 3 月出生，浙江新昌人。1980 年毕业生于我院前身学校——绍兴卫校中医士专业 203 班，现为新昌县中医院推拿科主任中医师。从事中医推拿工作 36 年，先后任门诊科主任 5 年、医务科长 25 年、推拿（针灸、康复）科主任 15 年；浙江省中医药学会推拿分会第四、五届常务委员，浙江省中医药学会风湿病专业委员会第一、二届委员，绍兴市中医药学会推拿分会主委。首届绍兴市名中医。

在诊疗工作中,王医师坚持以病人为中心,牢记孙思邈在《大医精诚》中的教导:"若有疾厄来求救者,不得问其贵贱贫富,长幼妍媸,怨亲善友,华夷愚智,普同一等,皆如至亲之想。"他时刻为病人着想,千方百计为病人解除病痛,对待病人一视同仁,具有良好的医德医风,受到病人的爱戴。近几年来对十多个行走不便、又缺少条件的病人,王医师经常放弃休息时间上门为病人无偿服务。

王医师作为学科带头人,经过三年带领创建,新昌县中医院推拿科于 2009年被绍兴市卫生局确定为第三批绍兴市医学重点学科。他个人则分别于 2007年被省卫生厅确定为浙江省中医药重点专科带头人,于 2008 年被国家中医药管理局确定为国家级农村医疗机构针灸理疗康复特色专科建设项目学科带头人,于 2012 年被省卫生厅确定为浙江省中医院重点学科建设带头人。2014 年腰椎间盘突出症被列入浙江省中医药优势病种建设项目。

在王医师的带领下,自 2005 年以来,科室工作得到创新,全科人员团结协作,敬业奉献,脚踏实地地开展工作,推拿科的诊疗特色得到了发挥,拓展了推拿治疗疾病的范围,推拿业务量明显上升。

(邵医人)

在传染病医疗领域不懈攀登

——校友钟建平风采

◎ 潜心钻研业务

自踏上临床诊疗岗位起,钟建平医师就深感自己所掌握的知识还太少,于是边工作边投入到了无止境的学习中去。结合临床所碰到的问题,他如饥似渴地汲取着新的知识,不断提高自己的理论知识水平,短短几年,就取得了大专文凭、本科文凭和研究生学历。同时,他经常虚心向高年资医生请教,解决弄懂一个个临床疑难问题。自觉的学习钻研,使他的临床诊疗水平得到了迅速的提高。几年来,他对肝病的治疗积累了一套自己独到的见解。

肝硬化晚期,中医叫"臌胀",俗称"烧鸡胀",对于此病,医生们往往束手无策。钟医师从问题的根源着手,在实践中不断摸索,探索出一套用中医治疗晚期肝硬化的有效方法。为了寻究药方,他查询各方古籍,寻求古代医家的治疗思路及经验,然后结合现代医学对腹水形成机理的分析研究,融贯中西,终于找到了一套肝硬化阴虚腹水(即晚期肝硬化)的治疗方法,名为"健脾运中法"。这套中西合璧的方法,就好比水利专家疏通河道,使病人体内的水液调匀平衡,不至于"涝"的部位"涝"死,"旱"的部位"旱"死,从而达到病情有效控制。他撰写的论文

钟建平:男,1961年9月出生,浙江诸暨人。1982年毕业于我院前身学校——绍兴卫校中医士专业305班,主任中医师,绍兴市首届名中医。曾任绍兴市第六人民医院院长,绍兴市市立医院党委书记。全国感染病医师协会委员,亚太肝病诊疗技术浙江省联盟副理事长,浙江省肝病专业委员会副主任,浙江省医师协会感染科医师分会副会长,浙江省中西医结合肝病专业委员会副主任,浙江省感染病质控委员会副主任委员,浙江省医师协会感染科医师分会副会长,《浙江中医杂志》编委。绍兴市中西医结合学会会长,绍兴市医学会肝病专业委员会主任委员,绍兴市肝病研究所所长,绍兴市传染病重点实验室主任,绍兴市医师协会传染病专业委员会主任委员,绍兴市医学会肝病专业委员会主任委员,绍兴市中西医学会会长,绍兴市专业技术拔尖人才、学术技术带头人。

《健脾运中法治疗肝硬化》,在学术杂志《新中医》上发表,获得了学术界的一致好评,论文被多位学者广泛引用。

针对目前越来越多的"脂肪肝"这一跟酒有关的"富贵病",几年前钟医师开始研究既能治脂肪肝,又能解酒的药。在查阅了大量资料的基础上,钟医师配制了以"葛花"为主药,配有理气、化痰、活血化瘀作用的药方"脂肝净"。经过临床试验,有很明显的效果,该研究成果于 2004 年获省人民政府科技进步三等奖,为众多肝病患者带来了福音。

◎ 谋划医院发展

强烈的责任感和事业心,使钟医师在做好临床工作的同时,始终关注医院的建设发展,不断地谋划深思,为医院管理和建设发展出谋划策。

创新的思路和良好的管理能力,使他一步一步走上了医院管理者的岗位。从业务副院长到院长再转任书记,他倾尽全力、全心管理,使第六人民医院取得了快速、稳健的发展。

近期,在他的统筹谋划下,新院规划总用地约 120 亩、设置床位 1000 张的绍兴"市立医院"工程已全面启动,2016 年建成后医院将转型升级为一所有地域服务性和传染病治疗专科特色、综合学科并重的三级甲等综合性医院。

◎ 投身科研工作

钟医师以身作则,带头投身科研工作。

近三十年来,共参与省市科研项目 10 余项,主持过 9 个市级以上科研课题研究、1 项省科技厅项目。他的研究方向均处于学科发展前沿,有 5 项学术和科研成果已在全市推广应用,多项科研获浙江省及绍兴市科技成果进步奖;发表论文 30 余篇。

钟医师的学科建设也取得了良好的成绩,他所在学科是绍兴市"病毒性肝炎学科"重点学科,他本人是绍兴市"中西医结合肝病科"重点专科带头人、"绍兴市传染病重点实验室"主任。

作为负责人,钟医师先后被评为绍兴市十佳优秀医务工作者,绍兴市第五、六、八批专业技术拔尖人才,学术技术带头人,绍兴市中西医结合肝病创新团队领军人,绍兴市首届名中医。

(邵医人)

赢得病人认可是医生最大的追求

——校友侯春光风采

◎学习中医，要有独特的中医思维与技能

医生是一个终身学习的职业。侯春光主任成长的历程，就是一个学习的历程。他1982年毕业于绍兴卫生学校中医专业，中专学历的起点，让他更加勤勉。投入临床工作以后，面对病患，他觉得应对临床应有更多的中西医知识，需要更多的成长，尤其是中医药技术。1989年他通过浙江中医药大学夜大学习，取得专科学历，2007年又取得了本科学历。在不断学习进取的征程中，没有停留步伐，他的中医思维和技能得到了质的提升，也更大地鼓舞着他的中医自信和中医应用。

2012年9月他以全省第5名的选拔考试成绩，进入了国家中医药管理局"第三批全国优秀中医临床人才研修项目"的研修学习。学习期间，克服工学矛盾，刻苦好学，用三年的时间先后拜6名国家级名医为师，艰苦完成研修任务，并以优异的成绩、优秀学员的身份获得了国家中医药管理局授予的"全国优秀中医临床人才"称号，成为1000名"全国优秀中医临床人才"中的一员，中医药理论水平和临床技能有了质的飞跃。他常说，在中医医院工作，既要懂得西医，更要懂

侯春光，男，1963年2月出生，浙江省诸暨人。1982年毕业于我院前身学校——绍兴卫校中医士专业305班，之后继续深造，先后获得专科、本科学历，具有主任中医师专技职称，全国中医学术流派传承工作室杭州"宣氏儿科"流派第四代传人、全国优秀中医临床人才、浙江省中医重点学科带头人。曾任诸暨市中医院党委委员、副院长，先后被评为诸暨市名中医、绍兴市名中医。现任世中联中医临床思维专业委员会、中国民族医药学会儿科分会常务理事，中华中医药学会儿科分会委员，浙江省中医药学会理事，浙江省中医药学会中医经典与传承研究分会和儿科分会常务委员，浙江省中医药学会营养与食疗分会顾问。2012年获得国家中医药医理局"全国中医药系统创先争优活动先进个人"称号，2016年获得国家中医药医理局"全国优秀中医临床人才"称号。

得中医。中西医是不同的体系,共同守护百姓的健康,作为中医人,要有足够的中医能力与信心用中医药技术为患者服务,切切实实地让更多的群众享受中医诊疗服务。而今,他做到了,既有扎实的中医理论修养,也有足以让人信服的中医技能,这一切源于中医思维的静心修炼,而他还是那样淡然,每天坚持学习、临床。在学习中医的路上,他没有松懈,他又组建了"经方团队",将中医经方教育家黄煌教授请来,设立了"黄煌经方"诸暨市工作站,带领同仁再出发。

◎ 热爱中医,要有真诚的付出、甘心的服务

侯春光主任从事中医工作已经 37 年了,成长为一个坚信中医能治病的铁杆中医。在他的专家门诊室里,常常是熙熙攘攘的人群,很少有清静的时候。他是绍兴市名中医,医名日盛,在担任业务副院长期间,始终不肯也没有脱离儿科工作岗位,在履行行政工作的同时,艰辛地周而复始地重复着自己的工作周程,门诊、查房、门诊,平均每周休息不到一天,坚持周六专家门诊,不肯落下一天,十年间,他比一般同事多上班 500 多天,也就是多干了两年的活。他醉心中医事业,甘心为患者服务,他觉得很值得,他说,我为病人服务,病人助我成长。他以一个共产党员的那份激情与热情,影响着诸暨市中医医院的儿科同事们,爱岗敬业、默默无闻,埋头工作,很少计较个人收入的多少,钟情于中医药事业、衷情于中医药特色服务。作为儿科学科带头人,他常说"儿科要有特色,我们的特色要姓中。"他是这样说,也是身先士卒地这样去做。他和中药师合作研制冬病夏治外敷药,在他的努力下,诸暨市中医医院儿科的冬病夏治成为医院夏日的一道风景线,一些反复呼吸道感染的患儿、支气管哮喘的患儿、虚寒体质的患儿,在盛夏酷暑的大伏天,成群结队来到医院接受治疗。小儿冬令膏方以其疗效确切、服用方便、口感好赢得了患儿和家长的信赖,就诊人数成几何级数增长,冬病夏治成了儿科一张夏天的特色牌,而小儿冬令膏方又成了儿科冬季的一张特色牌。他在中医的辨证论治和分型诊治的基础上,将中医的外敷疗法、灌肠疗法、挑治疗法等传统治法有机地结合在诊疗方案中,使中医特色服务在临床实践得到了较好的体现。他带领的儿科团队已经成为"浙江省中医重点学科",作为学科带头人,他确实很努力,他希望为团队做事应该是做到了、做对了,这样心中才会少一点遗憾。

◎ 传播中医,要有手中"王牌"和工作团队

侯春光主任是中医儿科临床科研的吹鼓手与实践者,在他的推动下,近五年

来,儿科每年有临床科研项目,先后有 6 项列入浙江省卫健委和绍兴市科技计划,通过绍兴市级和省级鉴定。获得了浙江省中医药科技进步三等奖和市级科技成果奖。丰硕的临床科研成果,进一步激发和提升了同事们的创新能力,促进了专科技术水平的提高,专科门诊量也显著增长。近三年,他个人的中医专科门诊人次数一直名列医院前茅,年门诊人次数 2 万人次(含双下沉门诊数),也成了医院中一个忙碌的中医。

他虚心好学,热爱中医,钟情中医,兼容并蓄。一直为传播中医刻苦攻关。近 10 年中,他以古中医、《伤寒杂病论》为主要研究方向,钻研经方,应用经方,传播经方。他认同经方最规范,方小效宏,最适合基层群众。他踏实工作,忠诚中医先贤,在中医临床上又收获了新的成果。在医院里,他的中医病人、中医处方数名列前茅,但他的均次处方费用是全院最低的,他平均应用单处方的药量是最少的,据近年统计,"药比"中他的中药饮片占比达 97%。突出的业绩让同行信服,而"经方"成了他手中的又一张"王牌",患者效而从之、信而从之,2018 年,他的中医专家门诊日均门诊已超过 80 号。工作是繁重艰辛的,但只要病人有需求,他总是想方设法地满足,义不容辞去付出。

传播中医,他参加了医院组织的"双下沉"活动,深入山下湖镇卫生院、安华镇卫生院开展中医传承工作,为卫生院带教中医临床全科医生。同时,承担 6 位中医年轻医生的规范化培训工作,目前已经有 2 人结业。他觉得一个人的力量是有限的,让更多的年轻中医师懂得经方、应用经方,坚持每月一次为科室同行上"中医儿科学"课程,毫不保留地分享自己的临床经验。他对经方的研究和追求,得到了省中医学会同行的肯定和赞扬,浙江省儿科分会 2019 年的年会在诸暨召开,主题就是侯春光主任申报成功的省级继续教育项目"经方在儿科临床的应用"。在年会上,他的学生们有 5 篇经方应用论文做了交流发言,并获得了优秀论文奖。在他的引领和影响下,区域内一批经方医生在茁壮成长,传统中医在本区域得到了更为广泛的传播和加强。

侯春光主任他是一个地道的中医人,他崇尚岐黄之术,以对中医工作的那份炽热情怀,以自身的扎实工作自觉为杏林增光添色。他务实工作,低调做人,始终保持着那份对工作的热忱,对同志的那份真诚,以自己的言行来影响同事、同行,以自身的努力来感召身边的人。他在平凡的岗位与工作中求真求实,闪亮着一个中医人的执着和追求。

(邵医人)

杏坛伉俪竞风流

——校友宋蜀明、吴琴芳风采

抽屉里摆放着一封起皱的信,信封上"Thank"5 个字母特别显眼。

这封信的收件人,是德清县计生指导站办公室主任宋蜀明,今年 56 岁。2011 年,当得知有位香港同胞与他配对成功,急需造血干细胞捐赠时,他毫不犹豫地献上了爱心。这让他成为当时全省年龄最大的捐献者。

和丈夫一样,妻子吴琴芳也默默耕耘在计生岗位上。工作上,夫妻俩相互学习和帮助,生活中,大家互敬互爱。从 1979 年开始,宋蜀明和吴琴芳在岗位上度过了整整 36 个春秋,成为德清从事计生工作时间最长的一对夫妻档。

翻开泛黄的信封,温暖感人的故事慢慢浮现在我们眼前。

◎ 一通"救命"的电话

2011 年 3 月的一天,与以往一样,宋蜀明吃完早饭,来到办公室开始工作。

突然,一声尖锐的电话铃声刺破了宁静。"您好,是宋蜀明吗？好不容易找到你,我是浙江省红十字会的……"

一番交谈,宋蜀明得知对方的来意。"一位香港同胞急需造血干细胞,刚巧和我配对成功,所以省红十字会打电话来,想征求我的意见。"

宋蜀明是个热心肠。2004 年,他看到造血干细胞捐献的宣传报道后,在妻子和女儿的支持下,参加了造血干细胞采样入库活动。

宋蜀明:男,1960 年 1 月出生,浙江淳安人;吴琴芳:女,1958 年 2 月出生,浙江德清人。宋蜀明、吴琴芳夫妇均为我院 1989 届计划生育医士专业 301 班校友,供职于湖州市德清县计生委,夫妇俩从事计生服务工作已 38 载,在平凡的工作岗位上做出了不平凡的业绩。2004 年,宋蜀明在妻女支持下,参加了造血干细胞采样入库活动;2011 年捐献干细胞,为一位 28 岁的香港受捐者带去了生的希望,成为当时全省年龄最大的捐献者。2016 年 5 月,宋蜀明、吴琴芳家庭被全国妇联等多个部门评选为 2016 全国"最美家庭"。

电话里,得知香港同胞的困境,宋蜀明没有犹豫,立即答应了。回家后,他和家人说了这事,"妻子和女儿都很支持我的决定"。

为了能以最好的状态进行捐赠,当时已 52 岁的宋蜀明慢慢戒了酒,饮食转以清淡为主,并有规律地锻炼身体。

2011 年 8 月底,宋蜀明顺利通过一系列指标检测和体检,前往北京进行捐赠。在北京的医院里,宋蜀明和吴琴芳看到了很多剃了光头、戴着口罩,患有白血病的孩子,非常感慨:"希望能有更多的好心人去关心帮助这些可怜的孩子,尽自己所能奉献一份爱心。"

住院的一周时间里,吴琴芳始终陪在宋蜀明身边,为他煲汤,和他聊天解闷。读大学的女儿也给宋蜀明发来短信:"老爸,加油啊!"

家人的默默支持和贴心陪伴,给了宋蜀明莫大的鼓励。"很多捐赠者或多或少会受到身边人的反对,但我的家人始终和我站在一起。"

◎ 来自香港的回信

造血干细胞采集的这一天,经过整整 5 个小时的循环采集,血液总循环量达15000 毫升,相当于他全身血液循环了 3 至 4 次。最终,留下了一袋小小的199ml 的造血干细胞,给对方带去了生的希望。

顺利完成捐献后,一直陪伴丈夫身边的吴琴芳总算松了一口气。"毕竟一把年纪了,总会有些担忧。但能够配对成功是很不容易的,这对别人来说是一次生的希望。家人都为他的这个决定感到骄傲。"

采集完后的第二天,宋蜀明回到了德清。

本以为事情到此就告一段落了。2013 年 5 月的一天,一份印有"Thank"的信摆在了宋蜀明的办公桌上。这封信是由省红十字会转交的。

"to 捐赠者,谢谢你的心充满同情与怜恤。谢谢你愿意献出你宝贵的时间去接受检查和捐赠……"字里行间,充满了对宋蜀明的感谢与祝福。

"信中并没有透露本人信息。不过对方告诉我说,一切安好,只需定期复诊、吃药即可,并准备投入社会工作。"拿着这封信,宋蜀明喜出望外,立刻和吴琴芳分享了这份喜悦。

当天,在妻子的建议下,他立刻给对方回了信。"写了一些鼓励的话,希望对方能乐观健康地面对工作生活。"

2 年多来,这封信,宋蜀明一直贴身带着,这是他的宝贝。信封起皱了,他就用透明胶带把快破损的地方贴好。"力所能及地帮助别人,自己也能收获快乐。"

◎ 热心公益的业务能手

宋蜀明的家庭充满温馨,吴琴芳非常理解和支持他的工作。从 1979 年至今,36 个春秋,宋蜀明和吴琴芳一直默默在计生岗位上付出。

夫妻俩是工作中的搭档,是务实的业务能手。

"吴医生,备孕前饮食要注意些什么?""宋医生,最近感觉有些疲劳,怎么调理身体比较好?"……

11 月 3 日,德清雷甸镇的计生服务站。村民你一言我一语,向宋蜀明和吴琴芳进行计生方面的咨询。夫妻俩则耐心地为大家作解答。

每个礼拜,像这样走基层服务,他俩会有三次,足迹踏遍德清 12 个乡镇(开发区)。"一般从早上 8 点开始到下午 3 点半才结束,每次起码有 200 多名妇女来检查或咨询。"

有时候因为前来咨询的人多,宋蜀明和吴琴芳中午只有一刻钟的休息时间,但他们从不抱怨。"为村民送去健康知识和专业咨询,是我们的工作。"

不仅如此,吴琴芳还十分支持丈夫的社会公益事业。2013 年,在德清义工协会的基础上,宋蜀明参与组建了德清第一支民间应急救援队。在他的感召下,德清县计生指导站成立了爱心志愿队,参加义工活动。作为义工志愿者,夫妻俩经常参加医院急诊室陪护、到敬老院为老人量血压,做健康咨询、捐衣等活动。

作为德清"最美家庭"的典型代表,宋蜀明家庭的事迹是践行社会主义核心价值观的一次生动实践,它引导德清广大家庭崇德向善,推进家庭道德建设,弘扬和传递了正能量,让生活充满温暖和感恩。

(浙江文明网 2015 年 12 月 2 日)

不忘初心，回归真我

——校友李青青风采

　　窈窕淑女，平易近人，这是她给所有人的第一印象。但是看似纤弱的身体里却是一颗不畏艰难、不断尝试、不断挑战自我的强大的内心。十二年的时光，横跨三个不同专业，从理科到文科，她都在努力提升自己，突破自己，为的就是成就自己的梦想，为自己所热爱的领域奉献一生。

◎ 因为热爱，所以选择

　　2007 年，带着成为一名白衣天使的梦想，刚刚 18 岁的李青青走进了绍兴文理学院的大门，在校期间，曾多次获得综合一等奖学金，荣获省级优秀毕业生称号。成为一名优秀的护理人，是她当时最真实的理念。带着这个信念，四年的时光，她丝毫没有虚度，坚守，坚持，努力，奋进，一切都为了一个梦，用青春和热血捍卫人民生命的健康。

◎ 梦想引领道路，道路决定命运

　　经过四年的学习，李青青始终认为一个人的力量太薄弱，必须成为一名教师，才能将自己所有的知识和经验传授给其他人，用自己拼搏和奉献的精神感染更多的人。2011—2014 年，李青青用了三年时光，又一次提升了自己的思想水平以及科研水平，三年的硕士时光，仍然在努力中度过。尽管学习的是思想政治教育专业，但是，成为一个优秀护理人的梦想一直在默默地被时光灌溉。读研期间，她也不忘一直关注国内外的重要医疗信息、国内国外医学方面的相关信息，

　　李青青：女，1990 年 6 月出生，浙江永嘉人。2011 年毕业于我院护理学专业 0704 班，毕业后转攻思想政治教育专业，研究生毕业后再次突破专业瓶颈，于 2019 年在澳门城市大学攻下教育学博士学位。现为浙江中医药大学护理学院的一名教师。

并且在研究生学习期间经常用自己的护理专业知识为生病的同学带去帮助和温暖。

◎ 能力越强,责任越大

在成功获得硕士学位后,李青青发现自己的知识和能力水平需要更多的充实和提升,一名合格的教师,需要正确的理论思想,需要娴熟的专业知识,更需要游刃有余的教学指导能力和方法。在这种思想的鞭策下,李青青毅然再一次突破自己的专业范畴,在澳门城市大学苦战五年,获得教育学专业博士学位。再回首,她清楚地看到了自己的内心,深知一个人能力越大,责任就越大,现在她可以回到她最爱的专业,最初的梦开始的地方了……

◎ 以心为灯,愿做白衣天使的培育者

医学的本质是有时去治愈、常常去安慰,总是去帮助,在生命面前,虔诚和敬畏是医生的温度,也是护士的守护。李青青认为在护理方面,优质的护理就是需要"五心":接待热心,治疗细心,解释耐心,护理精心,以及征求意见虚心。在将来的教学中,李青青也一定会将这些精神传承下去。

护士的职责是救死扶伤,促进人的身心健康;教师的职责则是教书育人,为人师表。李青青作为一名护理学教师,任到重远,深知自己的责任,在传授专业知识的同时也注重培养护理学生的专业素质及职业修养等。在今后的道路上,相信李青青会做更多的努力,培养一批又一批优秀的护理人员。

(邵医人)

博极医源　精勤不倦

——校友王诗韵风采

如果把青春比喻成一首隽永的诗，那么字里行间蕴含着的是莘莘学子对于未来的无限期待和向往，而梦想是这首诗的主旋律，泼墨挥毫时吐露着迷人的芬芳。放飞青春梦想，书写华彩篇章，追梦，她一直在路上。

"无奋斗，不青春。奋斗的力量源泉就是梦想，我们要做一个敢于做梦，勇于追梦和勤于圆梦的人。记得，当我说要报考上海交通大学医学院的时候，很多人都说我在做梦。幸好，我没有因此退缩，而是更加坚定了我的报考决心。失败并不可怕，可怕的是不敢做梦。拥抱梦想，奋力拼搏，我们终将迎来人生的高光时刻！"作为 2019 届优秀毕业生代表，站在上海交通大学医学院毕业典礼发言台上，王诗韵如是说。"健康所系，性命相托"是她孜孜不倦的至高追求；"博极医源，精勤不倦"是她砥砺前行的不懈动力。大学以来，她一步一脚印，不断攀升，在各个方面都有了很大的成就，朝着理想的方向不断前进。

◎ 学习勤奋刻苦，科研积极创新

王诗韵在交大学习期间，不仅刻苦学习理论知识与基本技能，学习成绩优异，名列前茅，多次获得医学院研究生奖学金，同时参与多项课题研究，吃苦耐劳，敢于探索创新。思维的火花在交流中碰撞，创新的想法在学习中激发。在进入上海市糖尿病研究所从事科研训练和学习期间，王诗韵致力于中国人 2 型糖

王诗韵：女，1990 年 10 月出生，浙江金华人。2013 年 6 月毕业于我院临床医学专业 082 班，2013 年 9 月于上海交通大学医学院攻读内科学（硕博连读），在读期间曾多次获评上海交通大学研究生奖学金，"三好学生""优秀党员""优秀学生干部"等荣誉称号，以第一作者发表 SCI 论文 5 篇，总影响因子大于 20 分。2019 年 7 月被评为上海市优秀毕业生，上海交通大学医学院"榜样的力量"年度人物，作为优秀毕业生代表于上海交通大学医学院 2019 届毕业典礼发言。现为上海交通大学附属第六人民医院住院医师。

尿病大血管病变的分子遗传学机制研究,期望通过解读遗传密码,为患者提供更好的个体化治疗方案。在导师贾伟平教授及课题组老师的悉心指导下,她全身心投入于科学研究中,经常为了解决实验中遇到的难题,废寝忘食地去查找文献,寻求解决方案。实验室里总能看到她忙碌的身影,一点点的进展和突破都是她快乐的源泉。功夫不负有心人,毕业之际她以第一作者发表 SCI 论著 5 篇,总影响因子大于 20 分,其中 2 篇 SCI 单篇影响因子大于 5 分;并以第一负责人成功申请 2017 年度上海交通大学医学院"博士创新基金"课题一项。而在国内外学术交流中,王诗韵也多次收获了亚洲糖尿病年会包括"Travel Grant"和"Young Investigator Award"在内的口头发言和壁报展示奖。

◎ 致力学生工作,专注党建研究

王诗韵一直努力践行社会主义核心价值观,服务人民,报效祖国,在课业之余致力于党建研究。在担任上海交通大学附属第六人民医院研究生党支部副书记和研究生会主席期间,王诗韵不仅对党建和学生工作"熟门熟路",而且善于思考和探索新的工作模式,曾多次获得上海交通大学"优秀学生党员""优秀学生干部"以及上海市第六人民医院"优秀研究生干部""优秀共产党员"等荣誉称号。

在学生工作方面,她主动和学生党员沟通交流,就新时期如何加强学生入党后的教育和管理工作问题开展调研,负责申报并获得上海交通大学医学院 2015年度学生思想政治教育工作重点研究课题,进行"微时代"背景下的高等医学院校研究生党建工作模式创新——党建微信平台的构建与探索,借助微信平台"互联网＋党建工作"的新模式,主动融入广大学生党员的生活,线上和线下同时开展的"微课"和"微活动"极大地提高了研究生党员自我教育的积极性和自我管理的能动性。就此,该课题获评医学院年度研究课题一等奖;同时,还在中国医院协会医院文化专业委员会主办的 2016 年中国医院文化年会论坛中获得二等奖。此外,她曾被选为医学院研究生骨干代表,带领团队赴井冈山全国革命教育基地参与 2014 年大学生社会主义核心价值观主题教育实践活动。实践活动中,与全国其他高校的学生骨干密切交流工作心得,探讨团学以及党建工作的开展模式,积极寻找工作的新思路新方法,开拓工作新局面,促进工作更上一个台阶。因此,多次荣获先进个人称号。她时刻保持自身的先进性,在各个方面严格要求自己,牢记使命,勇于实践。

◎ 投身志愿服务,奉献青春力量

不登高山,不知天之高也;不临深溪,不知地之厚也。作为一名医学生,除了要有"健康所系,性命相托"的责任和担当,也要有诗和远方。2018年7月,她获悉共青团上海市委招募志愿者远赴云南和缅甸边境——沧源佤族自治县,开展首届"青春上海·情系云南"青年志愿服务沧源扶贫专项行动时,毫不犹豫地报了名。通过层层选拔,王诗韵有幸成为首批医疗志愿服务实践团成员,前往云南沧源县参与为期3周的志愿服务工作。边境地区落后的医疗卫生状况、尚不规范的诊疗实践、缺医少药的乡村卫生院所,都深深地触动了她的内心。除了下乡送医送药之外,在沧源县人民医院支援期间,王诗韵从县医院每年的内科住院患者的手写资料中,逐条筛出糖尿病患者的信息进行录入,整理归纳为样本数据库,并从生活习惯、地域特征、疾病谱系发展等角度研究佤族糖尿病患者的代谢特征,以便为当地预防和诊疗糖尿病提供参考依据,该事迹有幸受到新华社和《文汇报》等多家媒体的报道。王诗韵致力于志愿服务,在边远山区、边境地区都能看到她的身影,她不断践行着自己的使命,贡献自己的青春力量。

◎ 助力医学科普,践行医学使命

人生因奋斗而绚丽,青春因拼搏而多彩。王诗韵在志愿服务的同时发现民众对于医学知识的需求量很大,尤其是常见的什么病看什么科、如何与医生交流病情等等。于是,她希望通过科普健康知识,让民众树立健康观念、掌握健康技能,促进健康行为和生活方式的改变。

作为上海科普教育发展基金会资助项目"开展基于微信公众号的糖尿病病人健康管理新模式探索"课题组成员,同时也是微信公众号"上海市糖尿病临床医学中心"的运营编辑之一,王诗韵致力于用最通俗的语言、可视化的情景普及医学知识,提高大众对慢性疾病的预防保健意识。她与团队合力主推的"唐小酱健康说"系列科普漫画,用走心的文字配上生动的漫画,向读者传递了代谢病防治的相关医学知识。同时,她也参与了多本科普书籍的撰写工作,包括贾伟平教授主编的《糖尿病防治中的新鲜事儿——重大科研为你揭秘糖尿病》和《糖尿病防治路上指南针》等等,为医学科普贡献了一分力量。

◎ 兼修文学体艺,积极投身实践

除了科研和学生工作,王诗韵也是多项兴趣爱好加身。她喜欢文学、摄影,参与团学及党建各项新闻稿件的撰写报道,多次在征文与摄影比赛中获奖;她热爱舞蹈,积极参与各项文艺演出,曾参加上海交通大学医学院研究生2015新年晚会及2016上海市第六人民医院迎新晚会的演出。此外,她也曾担任第13届上海金桥八公里马拉松医疗服务队志愿者,细心照料受伤运动员;也担任"东方内分泌论坛"大会、上海市医学会医学遗传学术年会志愿者,负责第九届上海交通大学糖尿病当代焦点论坛与973会议外宾接待工作,为学术交流的顺利进行尽微薄之力。

做强者,战自卑;攀高峰,胜逆境;增才干,永学习。"奋斗"一词贯穿着王诗韵的整个学习生涯,在今后的人生道路上,她将始终牢记"健康所系,性命相托"的医学初心,秉承着"勇克难关,勇挑重担"的人生信念,精医为根,仁爱为本,为成为一名有温度的医生而不断接续奋斗。

(史璐璐)

宁波救人好姑娘

——校友刘丽兰风采

　　近日,医学院护理学专业 2010 届毕业生、宁波鄞州人民医院护士刘丽兰因参与急救车祸后昏迷老人,被誉为"宁波救人好姑娘"。

　　10 月 1 日上午 9 点 50 分左右,69 岁的李金国下了早班,骑着电动车行驶在百丈路上,当他正准备通过灵桥返回在高桥的家时,与一辆从百丈路右转进入江东北路的公交车迎面撞上了。公交车将电动车和人都压在车下,李金国头部受创,血流了一地,当即不省人事。公交车司机和周围的不少路人马上围了上去,正准备救助时,有人发现李金国的心跳和呼吸都消失了,这下大家都吓呆了,除了拨打报警电话外,完全不知道该做些什么。就在众人束手无策时,四位年轻的姑娘挤进了事故现场,见到这一情景,她们马上蹲在老人的四周,做起心肺复苏术,直到 4 分钟后救护车赶到现场才悄悄离开。老人被送到医院后,医生说,正是这 4 分钟的"按压",为抢救老人生命赢得了关键时间。

　　李金国脱离生命危险后,家人马上开始寻找四位好姑娘,想当面和她们说一句"谢谢"。10 月 25 日,钱江晚报以"寻找宁波街头四位好姑娘"为题报道了此事。10 月 27 日,钱江晚报再次以"全城热搜两位宁波好姑娘找到了"为题进行了事件的后续报道,参与急救的两位好姑娘"浮出水面"。其中一位姓褚,今年已经 40 岁了,是江东区一家服装店的售货员,在救助的过程中,她一直用双手托着李金国老人的头。另外一位姑娘叫刘丽兰,是我院护理学专业 2010 届毕业生、宁波鄞州人民医院的一名护士,当时为老人做心肺复苏的就是她。另外的两位好姑娘还在寻找中。

　　刘丽兰:女,1987 年 1 月出生,浙江宁波人。2010 年毕业于我院护理学专业 0606 班。鄞州人民医院心内科护士,在紧要关头对车祸老人实行胸外按压,与其他三位姑娘一起为老人赢得了宝贵的抢救时间,被当地媒体赞誉为"最美四姑娘"之一,并获得了"最美宁波人"荣誉称号。

　　10月27日上午,宁波新闻频道记者对刘丽兰进行专访。在采访中,刘丽兰显得很腼腆,一再强调自己救人只是做了该做的事。据刘丽兰回忆,那天上午,她刚刚下夜班,从医院走到七塔寺,给妈妈买了一碗素面,然后上了公交车,打算回海曙的家。车上人很多,她的背已经贴着车门了,公交车刚开了一站,就有一个急刹,车停下来,司机说出事了。她随着人群下车,看到一个老人躺在车前。"都是血,我当时真是吓坏了。仔细看了下,是后脑勺出血,这是最严重的。"刘丽兰说,当时老人身边已经围了几个年轻女孩,有人拿出纸巾给他止血,但是不够,她立即也拿出了自己的纸巾。其他几个女孩她不认识,但她感觉也是懂点急救常识的,有人托着老人的脑袋。老人已经没有意识了,但是还有微弱的呼吸,凭经验她开始给老人做心肺复苏。旁边,有人报了警。这是一件非常吃力的事情,连续几分钟后她就气喘吁吁了,于是换另一个女孩子来做,但是对方也吃不消,小刘不放心,又接着做,一直到急救车赶来。这个时候她才发现,自己的裤子已经被血染红了一大片……

　　10月27日下午,刘丽兰在我校期间的班主任岳老师看到报道后与她取得联系,对其实施的救人善举表示肯定,也为能有这样的学生而由衷地感到骄傲。面对班主任的夸奖,刘丽兰显得有些不好意思,她表示,正是学校老师的谆谆教诲和医学前辈的言传身教,才使得她在突发事件面前毫不犹豫地选择施救,也正是在校期间严格的技能训练和操作考核,让她更有底气上前给老人做心肺复苏。

(《绍兴文理学院报》2012年10月29日)

四年岁月磨心志　喜获荣誉看未来

——校友任威凤风采

　　"我是一个性格活泼开朗、积极向上、勇于追求梦想的女孩。"这是任威凤对自己的评价。在她的成果登记册里,记者看到:国家奖学金、综合一等奖、优秀干部奖、校优秀团员、院十佳大学生、院十佳学生干部、校"第四届护理职业知识技能竞赛"二等奖等一系列奖项,着实让人动容。而当记者问到是什么让她一直坚持了四年,她笑着说:是那句让我逐渐领悟的"健康所系,性命相托"的医学誓言吧。任威凤还曾担任过班长、心理委员、宁波市李惠利医院实习大组长、医学院实习生第六党支部组织委员等职务。在不同的职务转换之下,她还是用自己一如既往的努力让我们看到了一个充满激情的她,一个勇敢追求梦想的她。

◎ 学习:乘风破浪满载而归

　　用"明确的目标,辛勤的奋斗"来形容她在专业学习上的态度与方法。付出与回报在很大程度上是成正比的,学习的过程本就是辛苦付出与长期坚持的集合,如果没有坚定的目标,就难于在学习上取得优异的成绩。任威凤就是凭借着这样一股劲连续两年专业学习成绩和综合排名位于年级第一,在校三年总综合成绩排名第二。俗话说:一枝独秀不是春,万紫千红春满园。在个人取得进步同时,她还积极组织开展"创优秀学风班之学习经验交流会""医学专业知识竞赛"等活动,帮助大家共同进步。通过大家的努力,班级获得了"优秀学风班"的荣誉称号。荣誉的背后往往是常人难于读懂的努力,但是我们应该看到学习是需要理由的,也是需要目标的。

　　任威凤:女,1987年出生,浙江宁波人。2011年毕业于我院护理学专业072班。现在宁波市医疗中心李惠利东部医院甲乳外科从事护理工作,主管护师。

◎ 工作:兢兢业业争当楷模

大学期间,任威凤担任过心理委员、班长、实习生第六党支部组织委员等职务。曾组织各类学生活动,如开展"心理畅谈周",组织"春游吼山踏青"以此缓解同学们的压力;组织"情系六月天,免费咨询测血压"志愿活动,清明时节悼念烈士扫墓活动,发挥党员先锋模范作用;组织并参与"5·12 护士节庆祝晚会""元旦文艺晚会"、运动会等活动。年轻是富有热情和活力的,通过多次团体组织工作,使她拥有了较强的组织管理和沟通协调能力。在实习期间,这样的经验也得到了很好的运用,她被推选为宁波市李惠利医院的实习大组长,继续用自己的青春为梦想努力着。

◎ 综合:发展特长提升素质

除了学习工作外,她还积极参加学院各种活动,锻炼自己的综合能力。"学院每年的科技文化节、外语节我都踊跃报名参加并且取得一些成绩。"她用简单的一句话概括了自己的收获。院"大学生职业生涯规划设计大赛"让她对未来的学习目标更加明确;英语词汇大赛使她加深了对英语学习的热爱;简历制作大赛、任威凤"猎才"求职模拟面试大赛等让她对自己未来工作的面试更有信心。此外,她还主持了院级科研一般项目"大学生预防艾滋病健康教育方式和效果评价"并顺利结题。这些都让她在付出中增长了知识,也锻炼了能力。

◎ 未来:从小做起实现梦想

当谈到有关对未来的规划时,她笑了笑,说:"好好工作,从基础做起,希望在未来 10 年之内有所发展。"现在往回看,她觉得自己当初在"大学生职业生涯规划设计大赛"的时候想法很单纯,直到实习才发现社会没有想象中那么简单,她目前的规划是,自己在工作的时候能够从小做起,从基础做起,提升自身专业技能,从而提高竞争实力,同时扩大人际交往,使自己更好地朝目标迈进。

采访的最后,记者问到她对学弟学妹有没有什么好的意见和建议时,她说首先应该给自己确立一个目标:"当你实现你的一个目标时,你会很有成就感!"其次,作为医学生,我们还是应该先以学业为重,学好专业知识,提升专业技能,给自己做好定位,然后向目标迈进,在此基础上再多拓展个人能力,多参加学校及学院组织的各项活动和学科竞赛,同时加强人脉关系。"每个人的人生规划都不一样,只要朝自己的目标努力发展就好。"

(木 可)

志愿服务展真情

——校友熊佳锦风采

◎ 青春不悔　爱洒大山

里南乡为绍兴市重点扶贫乡,那里群山连绵,地广人稀,山多路险,交通十分不便,经济较落后,百姓缺医少药,素有"嵊州西藏"之称。从 2009 年起,她就带领医学院的团队两次踏上了这片饱含深情的土地。

在那里,她组织开展了一系列以医学专业知识为依托,结合当前城镇及农村医疗卫生实际的医疗卫生下乡社会实践活动。2009 年 7 月,受校团委、院团委委托,她组织成立了绍兴文理学院反邪教医疗卫生实践服务团,带队走村串户积极开展反邪教宣传活动。活动中,通过分发宣传资料、为乡民们讲解宣传挂图等方式,向乡民们宣传反邪教内容,并通过播放科普宣传片、表演"神医"常用的骗人魔术等方式揭露了邪教的欺骗性和危害性,给广大乡民们上了一堂深刻的警示教育课。

积爱成河,她们的付出得到了大家的认可,嵊州日报、嵊州官方网站给予报道,实践团成员被里南乡人民亲切地称为"绍兴来的好大夫",实践团连续两年被评为"省级社会实践优秀团队";实践团队获得了"全省高校科普反邪教协会暑期社会实践优秀团队"荣誉称号,其个人也获得了"浙江省高校反邪教协会优秀学生干部"称号。

◎ 天灾无情　心却最真

汶川的震动,犹如一道无法抹去的伤疤,但它却让我们深切地体会到社会大爱、民族之魂。

熊佳锦:女,1987 年 7 月出生,浙江余姚人,2012 年毕业于我院医学影像诊断专业 072 班。现为宁波市妇女儿童医院超声科医生。

作为一名医学生,虽然她无法前往一线,但时刻准备着为受灾人民尽一点绵薄之力。她组织的医学院红十字志愿者服务队积极参与向四川地震重灾区捐献救灾物资、转移伤员等相关工作,还举办"捐出一份爱心,共建一个家园"为主题的"千里送书献爱心"大型捐书活动等。她的身影又一次次地闪现,在忙碌的人群中,或许人们无法看清她是谁,但是在灾难面前,她却表现出了难得的胆魄。

抗震救灾服务工作结束后,人们的目光又投向了这样一些年轻人,他们的努力受到社会各界的充分肯定,医学院红十字志愿者服务队获得了"浙江省志愿服务优秀集体""省抗震救灾优秀志愿者组织""绍兴市志愿服务优秀集体"等荣誉称号。

◎ 三年服务　青春闪烁

三年来,她秉持"立足校园、面向社会、结合医学特色"的原则,关注社会弱势群体,组织了范围广、针对性强的各项志愿活动,将阳光散播到社区、儿童福利院、敬老院、医院等需要志愿者的角落。

三年来,她坚持每星期到儿童福利院与小朋友一起讲故事、做游戏……用自己的爱心为儿童福利院的孩子们筹集捐款并送去温暖和快乐;三年来,她坚持每月两次到绍兴市敬老院陪老人聊天、解闷、测量血压,听他们讲自己的故事,减少他们生活中的寂寞,为他们带去欢声笑语;

三年来,她坚持每月到城南社区、越都社区等社区,为老人讲解生活小窍门,进行有关保健、老年病防治的宣传与咨询解答,与老人们聊天,拉家常;三年来,她坚持每学期 80 个小时到附属医院参加义工服务,在医院前台导医、走进病房以各种形式的活动为那里的病人带去欢乐。

◎ 紧抓学习　修德求真

学习,永远是医学生的第一要务。明确的目标是一个让你永不迷路的航标。所以我们看到了这样一个她。

除了掌握课本知识以外,她还努力加强自己的动手能力,积极参加学校、学院的各项活动。在绍兴文理学院红十字青年救护技能竞赛中取得了个人项目一等奖、浙江省红十字救护技能竞赛选拔赛一等奖;代表学校参加了在省人民大会堂举行的浙江省高校红十字青少年救护技能竞赛,取得了 3 个单项三等奖和团体二等奖。在平时,她的团队将所学的急救知识及时回馈社会。走进社区,走进农村,向民众普及常用医疗救护知识,让更多的人掌握急救和防灾避险知识,提高了大家应对灾害的自救互救能力。

最后，她道出了这样的话："大学的生活虽然忙碌，但是我还是很享受这个生活节奏。在一次次服务社会的活动中，我收获很多。过去的三年，是我不断学习、不断充实的三年，是积极探索、逐步成熟的三年。与此同时我也深知，自己现在所做的是远远不够的，在以后的生活中，我仍要不断地学习、实践，进一步提高自己各方面的能力，将更好地服务社会作为我永远追求的目标。"

（木　可）

愿做一辈子的志愿者

——校友黄昌文风采友

自 2007 年加入绍兴文理学院红十字志愿服务队,黄昌文便开始和红十字结缘。尽管校红十字会学生分会的工作不像校学生会等学生组织那样备受关注,但身为校红十字会救护培训部副部长、医学院学生救护队队长的他,做起这项工作却格外认真,并且乐此不疲。

◎ 没事找事"无中生有"的志愿者

如何开展好学校红十字会工作不仅是红会老师们思考的问题,也是黄昌文经常思考的问题。他深知学校红十字会开展的各项服务活动不像社会其他红十字服务团体那样,能给予帮扶对象更多经济上的帮扶。大学生是纯消费群体,他们有的更多的是热情,他们能给帮扶对象更多的是智力、体力和心灵上的帮扶。在他的建议下,学校红十字会工作与学生素质教育有机结合起来。一方面,成立红十字志愿者队伍,广泛吸收热心学生加入红十字志愿工作者队伍。另一方面,不断拓展活动内容,丰富和活跃校红十字会工作。从普及自救互救知识与技能,开展关爱弱势群体红十字爱心活动,到"十佳百优千星"评选,再到积极配合上级红十字会及时进行自然灾害和突发事件的救助,完善备灾救灾管理制度,加强备灾救灾业务培训等工作中都少不了他的身影和建议。因此,他也成了校红十字会第一任救护培训部副部长(部长为老师)、医学院第一任学生救护队队长。

黄昌文:男,1988 年 3 月出生,浙江上虞人。2012 年毕业于我院医学影像诊断专业 071 班。现为绍兴市上虞人民医院超声科医生、浙江省医学会超声介入委员会青年委员。荣获绍兴市超声医学技能竞赛二等奖、上虞区超声医学技能竞赛一等奖、上虞区青年岗位能手、医院先进工作者等称号。

◎ 救护培训中最受欢迎的志愿者

在救护培训课堂上,他总是听得特别专注,操作练习的时候也非常刻苦,经常一个人跑去反复练习,遇到不懂的就翻阅资料、询问老师,力求将每一个动作都做规范到位。因为他时刻记得红十字会老师告诉过他的话:"只有自己把技能熟练地掌握了,把每个动作做得标准到位了,才能去营救和教会更多的人。"他先后参加了两届校红十字会组织的"红十字救护技能竞赛",分别获得一、二等奖,并取得了省红十字会颁发的《卫生救护合格证》。他在学校先后组织了三次大规模的现场卫生救护技能培训班,培训学员 400 余人。他作为实践技能指导小老师,多次跟随绍兴市红十字会的老师赴各教学点进行现场救护技能培训。在培训过程中,他态度端正,认真地手把手帮助学员们练习操作,耐心地讲解每一个动作的目的以及效果,坚持把每一个学员都教会。这样一丝不苟的精神,得到了红十字会授课老师以及培训学员们的一致好评,成为救护培训中最受欢迎的志愿者,以至于出现了安监局、交通等系统培训专用实践技能指导小老师的现象。

◎ 献血晕血但快乐着的志愿者

他从 2007 年开始加入到无偿献血的队伍中,每年都会参加无偿献血。虽然他晕血,献完血后身体总会有些不适,但他从来都没有退缩过。有一次甚至出现了严重的晕血反应。晕血反应的那种濒死的感觉对于一般人来说都是一段噩梦般的记忆,总是会尽量去避免下次再出现,但他在下一次献血时间到来的时候,还是义无反顾地伸出了自己的胳膊。朋友都劝他不要献了,但他总是说:"每当我想起那些躺在手术台上等着用血的伤病人员,我总想给他们多一些生命的希望。"同时,他还经常组织主题活动,宣传引导同学们树立去正规献血单位献血对身体是有益无害的正确认知,并积极动员身边的朋友以及家人加入到无偿献血的队伍中来,为壮大无偿献血队伍做着自己最大的努力。

◎ 活跃在红十字工作最前线的志愿者

无论是酷暑还是寒冬,无论是室内还是广场,只要需要他,他总是能活跃在红十字活动的最前线。作为校红十字会的代表之一,他两次跟随医学院大学生赴嵊州里南乡开展了为期 7 天的社会实践活动。他们为瘫痪在床的病人和孕妇上门诊治,到敬老院和孤寡老人家作健康体检。在走访的途中,还为沿路的百姓免费测量血压,发放健康处方,进行反邪教宣传。在"红十字博爱送万家"活动中,他让出了自己的名额,先后推荐 20 名品学兼优的红十字志愿者,将蕴涵红十字组织的爱心和温暖的 10000 元现金和价值 5000 余元的物品送到了他们手中。汶川地震举国震惊,他配合老师组织医学院师生捐款 8.5 万余元,协助校红十字会领导会同学校工会等部门,共为灾区累计捐款 120 万元,他还先后组织并带领 100 余名志愿者参与市红十字会等部门组织的抗震救灾系列活动……

说起这些难忘的事情,黄昌文的心中充满了骄傲。"我为自己是一名传递爱心的红十字志愿者而骄傲。我喜欢这份工作,在帮助别人的同时快乐着自己。我的红十字志愿者的身份永远不会变,红十字精神让我们走一生的路,撒播一生的阳光,收获一生的爱,这就是我快乐的源泉。"黄昌文如是说。

(木 可)

花开有声

——一年级学子的认知实践体会

对待生命 谨慎至上

（戴 渝 护理学 0903）

上大学以前，对护士这一职业的认识仅仅局限于为病人打针以及帮助病人吃药等简单的工作上。直到上了大学选择了护理这一专业，我才知道护士做的并不只是打针、帮助病人吃药，这些只体现了护士作为护理者这一角色的职责之一，而像决策者、计划者、沟通者、促进健康者这些角色职责都在护士的其他工作中得以一一体现。因此护士在日常工作中需要运用自身的知识为患者提供服务，满足患者的需求，从而使患者恢复健康。

在医院急诊科见习时，又使我意识到护士如果仅仅只有专业知识，而没有一颗谨慎小心的心也是不行的。在见习期间，带教老师给我们讲了一个她亲身经历的故事。那是陈老师工作的第八个年头。那天陈老师值夜班，偏偏碰上了经期，肚子痛得厉害。恰巧那天病人又很多，陈老师想自己坚持一下，熬到下班就好了。可是后来实在是熬不住了，就叫实习生帮她打一针 0.5mg 的阿托品止痛，结果实习生拿了一支 5mg 的阿托品给陈老师注射了。由于陈老师信任实习生，因此没有检查，可是事后半小时左右，陈老师就发现自己的心跳很快，脉搏120 多次/分。陈老师以为是药生效了，因此也没留心，可是后来又发现自己开始出现口干、心慌等症状，与此同时脉搏也快至 140 次/分，甚至出现了瞳孔扩大、视力模糊以及摸空等症状。陈老师心想有问题了，于是去检查了药品的数量，发现 0.5mg 的阿托品没有少，反而少了一支 5mg 的阿托品，这才意识到实习生打错药了，药量增大了 10 倍。最后陈老师跟内科医生联系，医生建议陈老师多喝开水或者打点滴，以此来促进药物的排泄。事后，陈老师休息了三天，才回到工作岗位上班。

从陈老师的真实经历中，我发现了对护士工作的高要求。护士作为广大医疗卫生人员中的重要组成部分，需要为千千万万的人服务，任何一个看似细小的操作或者决策的失误都有可能导致患者受到伤害甚至死亡。因此，在日常的护理操作中,我们不可以马虎粗心,随随便便,而应该谨慎再谨慎。同样的药品,仅仅只是少了一个小数点,功用却完全不同:0.5mg 的阿托品可以止痛,而 5mg 的阿托品则会引起口干、心慌、瞳孔扩大,视力模糊以及摸空等症状。很多时候用错药的后果并不是我们所能够承担的,因为生命无价!

作为一名护士,在日常生活中应该不断努力提升自己的专业知识,与此同时养成小心谨慎的良好习惯,尽量减少甚至避免自己犯低级错误,切忌不能拿病人的生命开玩笑。生命是宝贵而脆弱的,我们面对生命的时候千万不能粗心大意!

沉甸甸的飞扬

（陆燕菁　护理0903）

　　2009年1月12日下午，我们见习生待在急诊室的输液厅内。外面寒风呼啸，输液厅内暖意浓浓，我们懒洋洋地昏昏欲睡。突然，一阵急促的救护车声传来，打破了午后的沉闷。紧接着，几名穿着粉色制服的护士小姐拉着床过来，病人被抬到床上。我看到一个个簇拥着床的忙碌身影。时间在一分一秒地过去，大约过了半个钟头，那张床再次出现在我的视野中，我看到刚才被送进去的病患此刻已用白布包好。我的心咯噔一下沉了下去，不禁为那个逝去的生命默哀。

　　生生死死，这些场面时不时地会在医院上演。每个医务工作者都会竭尽全力去救治每一个病人。站在手术台前，我们面对的只是病人，只是全力想要挽救的生命。此时没有贫富差距，没有敌友关系，有的只是两方的努力。无论最终的结局是生的喜悦，抑或是死的悲伤，我们都应看到生命的可贵，都应更珍惜自己的生命。如果病人能自己小心一点，如果旁人能发现得早一点，也许结局就会改写。生命是如此脆弱，一个病毒，一个意外就能将其摧毁。但同时生命又是如此的伟大，生命的延续，生命的存在，创造着一个个世界的奇迹，锻造着一段段历史的传奇！

　　曾经的我为了那天使的光环和白衣的风采而选择了护理这个专业。但现在才知道自己更是选择了一份沉甸甸的责任。就如同战士的勋章与战袍是血与伤的凝聚，我们所拥有的光环与白衣也是鲜血的沾染，是细菌的堆垒，是痛与泪的闪现！

　　突然的变故让我的思绪久久不能平静。

　　我想，只有具备那份悲天悯人的情怀，才能做到急病人之所急，忧病人之所忧，痛病人之所痛。我想只有具备坚强的灵魂，才能勇敢地面对鲜血甚至于死亡。这情怀和灵魂，是冰与山特质的结合，如水抚沙般细致，如山受风般坚毅。

　　同时，我们也应该做到轻缓与急速的相统一。"轻"是我们平常所讲的"四轻"，而"急"则是病人处于死亡边缘时的救治时速。我们要灵活地运用这两种出事方式。

在许多人眼里护士是高尚的职业，但随着社会经济的发展，在物欲横流影响所及的当下，许多人仰视的是高级职场里的白领地位，而护理被归结为保姆一类。是的，我们干了许多保姆般的活，但我们却用自己的双手坚守着人性中最美好的部分。我想那些投身于最脏最累之地的人才是最干净的人。保持自身的清洁不算什么，难得的是牺牲自身的干净来成全他人的清洁与舒适。由此，我对前些日子无数次的铺床操作练习有了新的理解。还有无菌操作技术，在这一片充满着病毒与细菌的污染区，我们亦能用双手打造无菌的神奇。这不也折射出低下之中蕴藏着高尚、污秽之中显示着纯净吗！

我们或许付出了许多，但往往被赞赏、被感恩戴德的第一人选并不是我们，而是医生。没有人能够讲，付出的一定等于收获。为此，我们需要持有一份淡然。其实，我们也得到了许多，那不是功绩，不是荣誉，那是一份内心的充实与满足。我们每个人都是价值的创造体，不论你社会地位的高低，不论你拥有财富的多少，只要你有一颗乐于奉献的心。

鸟儿的飞翔不只是自由与不顾一切，它们的翱翔需要空气的浮托与努力地拍翅。而沉甸甸过后，亦是人生的飞扬！

平凡中的不平凡

（郑碧霞　护理学 0901）

以前，我一直都认为护士并不是一个理想的职业，要上夜班，要受病人的气，又累又委屈，一直对选择护理这个专业很懊悔。在医院短短五天的见习，使我的认识有了深刻的改变。

记得那天上午 8 点半左右，一位很瘦弱的老人没有任何人陪同，颤颤巍巍地前来就诊，我们赶忙上前把他搀扶到门诊处。当我们准备回去时，老人不停地对我们说着："谢谢，谢谢！你们护士真好！"在那一刻，突然觉得护理工作虽然很平凡，平凡得就像是浩瀚的大海中一朵不起眼的浪花。然而，在这极其平凡的工作中，我们却被深深地感动着，为那病人们真心的微笑，真诚的感谢。内心一直激荡着一股感慨，为那平凡中显露出的真情满溢感动。这一刻我才意识到，幸福是什么，就是此刻简单的一句"谢谢"，还有那即使病痛依旧笑容不减的脸！我相信此刻老人的心一定是暖暖的，因为他感受到了我们对他的关心，体会到了我们的爱。将来我们是一群守卫健康的使者，又是一群呵护患者生命的医务工作者，我们要用自己学到的知识和平时积累的经验，去抚平患者受伤的身躯，用自己的关爱感化患者的心灵，让医患关系如沐春风，拉近患者和我们之间的距离。

护理工作是平凡的工作，护理人员用真挚的心去抚平身受创伤的病人，用火一样的热情去点燃患者战胜疾病的勇气。

作为一名护士，我应该是一个充满爱心的人。要懂得珍惜健康，呵护生命，把自己对生命深深的热爱和尊重融入护理工作的每一个细微之处。

作为一名护士，我必须具有吃苦耐劳的精神。未来的工作中，难免碰到脏活、累活，只要是我的本职工作，我都应该义无反顾、无条件的欣然接受，并且愉快地把工作做到最好。

作为一名护士，我必须有超越常人的耐心。对于病人，要有针对性地开展护理，用我的热情和真诚感动他们，最大限度争取到病人的配合和支持。

作为一名护士，我必须具有敏锐的观察力。对于病人的生理、心理变化，要细心观察、用心揣摩、认真记录。有问题要争取早发现、早汇报、早解决。

作为一名护士，我必须有一颗宽容的心。在工作中，不可避免地会遇到一些患者或家属不配合，情绪低落和发火的情况，这种时候，当他们烦躁时，我要尽量疏导。

作为一名护士，我要善于控制、调节自己的情绪，力争做一个乐观的人。就算偶尔遇到点不如意的事情，也绝不能让自己的不良情绪影响到正常的工作，我要时常把真诚的微笑展现在脸上，始终让患者有种如沐春风的感觉。

作为一名护士，我要具备团结协作的精神。人多力量大，一个人的能力毕竟有限，只有大家心往一处想、劲往一处使，我们的工作才能做到更好。

诗人泰戈尔曾经说："天空中没有翅膀的痕迹，但我已飞过！"作为一名未来的护士，我深信，丰碑无语，行胜于言。患者在你心中有多重，你在患者的心中就有多重！为了这份事业，我将努力踏实地走好每一步，做好自己。

与天使结缘的承诺

（张怜恩　护理学0901）

记得那年那个飘雪的冬季，你离开了我，我的外公。离开之前，你说自己老了，而在你还没开口之前，皱纹、白发、咳嗽都先替你表达了。

我心痛，因为没办法帮你减轻疼痛；我心痛，因为没有办法让我替你忍受病魔；我心痛，因为怕这一切就真的要结束了。

离开之前，我的外公一遍又一遍地用眼神告诉我生命的可贵。我观望着你的苍老，心中许下了我们珍爱生命的共同承诺，许下了救死扶伤的承诺。

一切就像是流水一样顺畅，如我所愿，我成了一名护生。一切就像是命中注定一样，我与天使结下了缘分。然而，这过程中，我有过倦怠，有过畏惧，有过疲乏，更是有过放弃的想法。

感谢我生命中的每一个小故事，那些感动，让我再次拾起对这一承诺的信心。

大一的时候，一个学姐和我讲了一个发生在她见习的时候的故事。见习期间，她护理过一名得了帕金森病的老人，并跟临床老师学习护理帕金森综合征老人的一些方法。帕金森综合征老人的记忆开始一天天地减退，照顾他的护士每天在工作完成后，都会让老人认一个不起眼的小东西——一把钥匙。一开始本来以为只是顺手求方便，后来才知道另有目的。护理人员告诉她就算病人什么都不记得了，但还是希望病人不要忘记家的概念。也许这就是护理人员"以心待人"的职业素养。其实以真心对待病人，不是护理工作上的庸俗哲学，而是处理好护士与病人之间关系的高层次沟通。然而日常护理工作能够做到，却没有引起足够的重视，很少有护士能真正做到待病人如朋友，也很少有人能真正领悟到护理工作中的"以心待人"的价值所在，即使是领悟到其中的意义，也因"不能增分文酬金"而弃之。

这个小小的故事让我了解到，生命的绚烂，需要护理人员用心守护。生命犹如一场绚烂的烟花，烟花看上去很美，承诺也是唯美的，但是当它破灭后却碰不得，正像烟花开得绚丽时是任何人都碰不到的。作为"天使"的我们，更是应该不顾一切地在离生命最近的地方守护他的绚烂。

曾经，我感觉自己将要被医学的知识海洋淹没了、侵蚀了。随着时间的飞逝，我的承诺也开始改变。就在那徘徊迷茫的时候，我的生命中再次出现了让我坚定最初承诺的理由。

我的妈妈因意外要做一次手术，术后需要料理，真正实践的时候才知道自己到了临床上真的毫无用处，虽说自己已学了一年的护理，可我那浅薄的医学知识让自己悔恨不已。我总是反问，为什么我要在看到亲人受苦时，才悔恨那句"书到用时方恨少"？每每这样的场景总让我想起当初与外公临终前的约定。每每这样的回想，让我内心像万千蚂蚁啃噬。不过，也许应该感谢这些事情让我确定当初的承诺是正确的，更是庆幸自己没有把当初的承诺变成如今的谎言。也正是这些事情让我了解到，走护士这一职业道路的不易以及从事这一职业的神圣价值。

承诺是一种责任，一种义务，意味着"言必行，行必果"。然而从事护理这一行业，我们承诺的是对生命的责任，对病人的义务；我们的天职是：救死扶伤。只有我们献出赤诚的心，才能得到另一个生命的绚烂绽放。

承诺是神圣的。然而，在信守承诺的过程中，我和很多人一样，有过怀疑和放弃，可是那本就是人生！本就是一种经历！值得庆幸的是，我拾起了那份对生命的承诺，也许这样的过程才算是完整的！面对怀疑，选择过后的坚定是我这辈子的缘分，与守护天使的缘分。

此时此刻，我要做的就是：利用我的每一分每一秒让自己成为一名合格的天使去守护生命，利用我的每一分每一秒让我的承诺成为我一生的骄傲。

今天你幸福吗？ 今天我很幸福！

（陈　娟　护理学 0901）

今天你笑了吗？ 今天你幸福吗？

如果我们选择了最能为人类幸福而劳动的职业，我们就能感应千万人的幸福，那么，我们每天都是幸福的。而一个人的幸福与快乐，源于健康的身躯与愉悦的心情。所以，我想，我会很幸福，因为，未来的我是一名护士，为人们的幸福而努力的医护人员。赠人玫瑰，手留余香，看着别人微笑，我们也会很快乐。

很多人都觉得，当护士很苦很累，的确，且不说将来在工作岗位上要每天照顾病人，奔波劳累，就是现在学习阶段，每天不是捧着医书就是练习一个一个的操作，总觉得时间不够用。可是，辛苦是一回事，幸福与满足感又是另一回事。正如一片叶子，一片简单的叶子，它选择将自己化为泥土献身于来年的那一抹红艳。

我第一次真正接触护士的日常生活，看到了一件让我毕生难忘的事，使我第一次真正意义上感受到我们的责任与使命。

第一天去急诊室，看到一个因意外事故而受伤的孩子，送来的时候，已经奄奄一息了，他的父母哭着求着要医生救救他们的孩子，无论付出什么代价都愿意，医生竭尽全力抢救了，只是，到最后，死神还是带走了一个鲜活的小生命。那一刻，我看到孩子的父母崩溃了，很多在场的医护人员都哭了。可是，怎么会这样？ 原来，不管医学技术多么发达，仪器多么先进，还是会有我们挽救不了的生命，还是会有一个一个的人离我们远去。我彷徨了，既然我们拯救不了生命，那我们的存在到底是为了什么？

我想，我们的责任：努力过，生活总有我们永远无法挽回的失去，那就让我们好好对待活着的人吧。我们能够做的：尽量减少病人的痛苦，帮助他们恢复健康或是尽最大可能延长他们的生命，让他们感受到我们的关心与关爱。

作为一名未来的护理工作者，我们像一群筑梦人，默默地工作着，为人们的梦想奠定最宝贵的资本——健康的身体。那一个个飞舞的梦想,是对我们最好的回报,那一张张绽放的笑脸,是送给我们最好的礼物。

一袭飘然白衣,是爱心,耐心,关心,同情心。

一顶燕尾帽,是一种守护生命的责任!

守护生命,使今天我很幸福。我相信,未来,我也会很幸福!

如果我的心能代你跳动

（许东梅　护理学0902）

在我看来,生命,不仅是你我呱呱坠地的那一声啼哭,而是母亲十月怀胎的辛苦;生命,不仅是你我拥有的一笔财富,而是培育我们所有人的心血灌注。所以,生命里蕴涵了太多的感动和爱,注定了它无上的价值。

作为一名护理专业的学生,曾经年少轻狂的我觉得人生在世应潇洒走一回,想怎样就怎样,想什么就做什么。但在一次见习中发生的事情,让我珍视生命的可贵。

那是在急诊科,里里外外的人刺激着我的眼球,哀号的哭泣声震荡着我的耳膜。看到这样的情景,脑子里的第一反应就是有人发生意外了,而且生命垂危。跟随着老师挤进了人群,心脏按压机映入眼帘,生命体征测量仪也在变化着,但它的数值在急剧下降中。看到这,我的心也揪紧着,听着那按压机机械性的"嘣嘣"声,我的心脏似乎也跟着它的频率"噗噗"跳动着。时间一分一秒过去,我好想大声呼喊那个躺在病床上的人,你快点呼吸,心脏快点跳动,睁眼看看四周吧,他们为谁在担心,为谁在哭泣,为谁在祈祷,是你,都是为了你。所以请你快点醒过来。墙壁上的时针似飞般旋转了360度,但他一直没有动静。哭泣声中夹杂着悲鸣声。那样的场景,让人比吃了十个黄连还要苦,喉咙像是十几天没沾水,涩得发疼。按着自己的胸口,心脏依旧有力地跳动着,真希望代替你的心脏一起跳动,哪怕力量微小到只能让你睁开眼睛。我也相信你绝对不会再闭上,因为你舍不得让他们这么痛。一个半小时过去了,一切都已经结束了。医生宣布死亡,并且准备撤走仪器,这时妻子抱住了仪器,哭喊着"再救救,还能醒"! 这样的视觉冲击力,让我的眼泪也如珍珠般滑落。作为一名医护人员,看到生命的消逝却束手无策,是何等的无奈、心痛以及愧疚! 仪器终究被撤走,我们也离开了。但那悲伤的哭泣声一直回荡在医院的长廊里……

生命是可贵的,在于它牵动着所有爱你的人。也许如果不是自己的经历,终究无法理解和诠释。那就请你想象，想象一场葬礼，你是躺在床上的死者，身边围着亲人。孩子拉着你的手说"以后会乖乖听话的，快点起来"时，爱人说着"不可以抛弃我，你要拉着我走到地老天荒"时，父母哭喊着"我替你去死"的时候，你却依旧静静地躺在那里。这是多么可怕的场面。能理解那样的痛吗？虽然你死了，但承受痛苦的却是那些爱你的人。

生活总有坎坷和不幸，但请坚强面对这些苦难，因为身边有爱你的人，你并不孤单。请坚强健康地活着，为了那些爱你的人。

用简单和平凡演绎精彩

（陈　莹　护理学091）

生活是无法预知的，更是无法掌控的，谁也不曾想到粗心大意的我会涉足护理这个严谨的行业，面对的是一个个鲜活的生命。有人说教师是园丁，用尽自己的一生浇灌幼苗，还有人说教师是蜡烛，燃烧自己，照亮别人。这两个比喻同样也适合一身洁白的护理人员。

至今我仍然无法忘记在妇幼保健院见习的一幕。带教老师把我们分成四组，分别学习不同的内容，而我被安排去看新生儿洗澡。当我看见一个个刚刚出生的婴儿"手舞足蹈"地出现在我面前时，我的注意力就完全被吸引了，从胎儿变成婴儿的过程说长也不长，说短也不短。十个月，一个崭新的生命就出现在大家的视线中，娇嫩，惹人怜爱。如一株刚出芽的幼苗，散发着清新的气息。老师们将婴儿的衣服解开，露出完整的躯体，将其放在热水下冲洗，轻轻地揉搓，然后给沐浴好的婴儿穿上衣服，把他们包裹得暖暖的。婴儿们在洗完澡的舒适中静静地安睡。有些还微睁眼睛，探索着新世界的奥秘；有些就有点不听话了，扯着嗓门哇哇大哭。看着这些新生儿，心里的某一处被触动了。护理人员，守护着生命的开始！

从生命的起始到生命的终点，护理总是与之密切相关。

记得有一位起搏器术后的患者，在病房里静静地坐着，没有亲人的陪伴，看着旁边的一家人其乐融融，她显得格外的孤独无依。我那时候进去跟她打招呼，询问她的病情，以及她的家庭状况，当她说到有四个女儿，但是没有一个来看她的时候，她显得很无奈。是啊！身体的不适已经是一种创伤，心灵上的受伤更是难以承受的。当她说如果我们是她的孙女就好了，我瞬间被震撼到了！老人，是年龄大的孩子，他们多么需要被照顾，需要爱！

一顶洁白的燕尾帽，是护士神圣美丽的标志，一声"白衣天使"是人们对护理人员的尊敬和赞扬。多少个白天，护理人员奋战在救死扶伤的第一线，为了救治生命争分夺秒；多少个夜晚，护理人员在病床旁抗拒着死神的肆虐，当病魔向无辜人们投下黑暗的阴影，白衣天使却用她们的智慧、真情唤醒生命！

每当夜深人静，幸福的人们都在熟睡的时候，巡视病房的护理人员的身影依然闪动着；每当患者无法自理的时候，护理人员就用自己的双手将病人的生活安排得有条不紊。护理人员温暖的话语像冬天里的阳光，暖人心房。她们是如此的平凡，只不过是一片森林中的一棵树，却足以为患者撑起一片天空。在这个没有硝烟的战场上，每一天，她们都把简单和平凡演绎成无数个精彩。因为目睹过无数的悲欢离合，所以深悟生命的可贵。

一个半世纪的岁月风尘，南丁格尔的继承人，始终在用自己的付出践行着诺言，我们也将用自己的青春去做自己该做的事，为了这值得的一切！

木槿花开了

（李　娜　护理学 091）

初夏的傍晚,她像往常一样带着女儿在小区花园的石凳上慵懒地纳凉。女儿蹦蹦跳跳地向她跑来,边跑边喊:"妈妈,妈妈那边的树上开着好漂亮的花啊,我带你去看!"拗不过女儿,她绕过小湖和竹林,看见小道两旁树上桃红的花,开得正美丽。

"妈妈,这是什么树啊,居然能开出这么漂亮的花?好漂亮啊!"

"这是木槿花。"

"噢,噢,原来是木槿花。""木槿花开了,木槿花开了,真好看……"女儿边喊边跑开了。

是啊,木槿花开了,女孩妈妈眼前的时光仿佛回到了十多年前……

她想起了命运和她开玩笑的那一年,那个叫小米的护士,给她的无微不至的温暖和细致周到的照顾。

那一年,她刚毕业,有一个长得俊朗的男朋友。本打算毕业回到家乡小城陪伴在父母身边的她,答应了男友的请求,决心留在自己并不喜欢的高楼林立的喧闹的 G 市。但命运的突如其来总是可以改变一切。她在单位的体检中查出患了肺结核,由于还在试用期,公司辞退了她。她不忍让远在家乡的父母担心,想着和男朋友一起度过这场劫难。为了尽快治好病,她住进了 G 市最好的医院。老天总是在这样的时候考验一个人的忠诚。入院不到一个月,男友从刚开始的日日陪伴到最后的消失不见。

"对不起,您所拨打的电话已关机。"重拨再重拨,得到的还是同样的答案。她一次次不敢相信自己的耳朵。医院的催款通知下来了。她向护士请了假,回到她和男友租住的房子。打开门的刹那她傻了——床上、地上,凌乱地丢弃着她的衣物,衣柜里空空的。她绝望了——原来,他走了,离开了正需要陪伴和温暖的她。眼泪从她的眼角流到面颊。她不敢相信不愿承认的事情还是发生了。环顾曾经拥挤的房间此刻变得如此的空旷。她就那样蹲着,温习以往发生在这个房间的所有开心和幸福。而现在,空气中只有冰冷和绝望。

她打开了煤气罐的阀门,准备离开这个无情的世界。

她感觉自己慢慢睡着了,就这样长睡不复醒。

但还是醒来了。她睁开眼睛看见的是干净整齐的病房,桌子上摆着一束插花——迎春花,小雏菊,她低声地念着。

"还有木槿花,"有人接了一句。她抬头看了一眼,是护士小米。"你醒啦,这花好看不? 上班的时候在医院花园里看到它们觉得心情很好,想着你醒来看到的话一定会很喜欢,就摘了点上来插在了这边。"

做完检查,小米出了病房,她的一滴泪落在了枕头上,她恍惚中回忆起那天小米一步一跟跄地背她下楼,送她到医院。说不出是感动还是感激,一个和她没有关系的护士居然找去了她家,从鬼门关里拉回了她的命。

从那以后,每天睁开眼睛,就会看到漂亮的插花。木槿花总是要多几朵,桃红色让她的心慢慢地变得不那么冰冷了。

小米告诉她,等她病好了,带她去一个地方,看漫山的木槿花。

小米总是会去病房,为她送上她喜欢的小吃或是可爱的小物件,和她聊天。

小米总是很亲切,对她像是旧相识一般。

她很奇怪,她从没交过医药费医院却也没有催过。

一日,从病友的嘴巴里她才知道,小米和她的同事们知道她的经历后觉得应该帮这女孩子度过人生的这个坎,便捐款帮她交了所有的医药费。

护士们对她都很体贴,常常在治疗的间隙和她聊天,让她慢慢地对以后的生活有了勇气和毅力。

她生日的时候,护士们为她买了蛋糕,和病友们一起为她过生日唱生日歌。小米还送了一首歌给她:

> 朝开而暮落的木槿花
> 月夜低头啊心里想着他
> 记忆着已经流逝的那一段时光
> 温柔的坚持在月光下
> 我们都一样都少了些潇洒
> 所以在失落时还守着优雅
> 我们都一样都在原来地方
> 记忆着那爱情来过的芬芳

我们都一样都少了些潇洒
所以在失落时还守着优雅
我们都一样都在原来地方
记忆着那爱情来过的芬芳

小米说,希望她能够像木槿花一样坚韧、美丽、温柔,有永恒的坚持。

半年过去了。她的病完全恢复了。该是出院的时候了。

在小米和护士们的鼓励下,她下定决心回到自己怀念的家乡,回到父母身边。一年以后,她遇到了现在的老公。

"妈妈,妈妈。你在干吗?"

她回过神来,发现自己发呆好久。

"宝贝,没什么,妈妈在想要带你去一个地方看满山遍野的木槿花。"

她在想,如果不是那么一个用心、温暖的小米,如果不是那一群善良可爱的护士们,她不会拥有现在的一切吧!

余晖·落日

（张　伟　护理091）

　　午后，阳光肆意散落了一地。饭后，和朋友一同漫步于我们的校园。坐在草地上的我们静静地感受着落日的光芒，目光随着夕阳而走。

　　朋友突然提到去年的第一次见习，此刻我的记忆被唤醒。那时候每天早上我们踩着朝阳走进医院，踏着夕阳回到学校。每一天的生活，忙碌，充实，快乐。回校的路上，我们总是激动地分享着彼此的收获与喜悦。那是第一次和医院、病房、病人有了那么亲密的接触，收获颇多，感触很深。

　　半年时日已经过去，不知道刘奶奶现在身体怎么样了，突然很想念。刘奶奶62岁，因为糖尿病入院。那天，带教老师安排我们去和病人沟通，让我们尽量扮演护士的角色，理解护士的工作。初步了解病人情况之后，我来到29床，也就是刘奶奶的床前。因为疾病，刘奶奶有些肥胖。说明来意之后，刘奶奶特别和蔼地笑着和我聊天。这让我的恐惧担心瞬间就化为了乌有。刘奶奶很健谈，她和我聊她的儿女，她的病情，她的生活。动情之时，还握着我的手。这让我感受到了来自病人的温暖，感触很深，觉得做护士很光荣、很自豪。一位新护士给刘奶奶静脉输液三次未成功时，她非但没有发脾气，而是说，我想到了自己的女儿，所以我给她练习的机会。这是至今为止仍让我非常感动的一件事。虽然，大家认为护患关系多么紧张，我却看到温情的事实。这温情可以融化所有的坚冰，亦如此时的阳光温暖我们的心房。很想念她，希望她一切都好。我也第一次明白了那些关于护士的责任义务。温情的画面，温暖的记忆给我无限力量，让我坚信自己的选择。

　　我们的目光飘向远方天边的余晖。朋友也深有感慨地向我讲述了一件事。同样是见习的时候，她去交流的病人是一位73岁的老教师。聊天中，他一直表达着自己对护士的敬意。他说"护士是太阳底下最光辉的职业"，这句话让我们感悟很多，既让我们倍受鼓舞，同时感觉到双肩的责任。

目光伴随夕阳余晖散落,我们的笑脸在阳光下特别的灿烂。我们也确实很幸福,当我们想到自己的未来与护士有无限关联的时候,心里美滋滋的。

今天,在温暖的阳光下我又一次回想起那些温情的画面,温暖的话语。此刻,我突然觉得天边落日的光芒像提灯女神的那盏神灯,指引我们不断前行。一种感召力,一种护士的精神像阳光一样,普照万物。我想我会将护士的事业进行到底,默默奉献自己的爱心,用我们勤劳的双手去服务于大家的幸福,让我们都能拥有美好的每一天。

这一刻,跳动的是我的心

（王　福　护理学 094）

2010 年 1 月,经历了一个学期的学习,我们这群可爱的年轻人踏上了医院见习的路途,向着我们未来将要开始的生活迈进。

第一次为了上班起得很早,心里不免会觉得有些不适;第一次在医院里穿着白大褂,心里不免会有些激动;第一次带着好奇的心走进病房看着病人,我感到紧张;第一次走遍医院的角落,却不感觉到累,心中还是装满了好奇;第一次被误会当成医生,我瞠目结舌,不知所语。这所有的第一次,我想是一次次的成长过程。当未来的某一天,我真正成了一名护士,那么这所有的一切,应该值得回味。

见习的日子里,虽然寒风凛冽,但我们没有落下任何一天的课程,认真体会着收获。对于我来说,带教老师忙碌的身影、暖人的微笑一直萦绕在脑海。当我们走进绍兴市第六人民医院的大厅,迎接我们的是微笑。我们随着老师的步伐穿过医院的走廊,来到了感觉狭小的护士站。微笑,还是微笑。这微笑,是简单的、真诚的、温暖的……这就是以后的我们吗?真的是以后的我们吗?不是感动,也不是好奇。当然还有累。这个我们正在体验的生活,就是我们的未来吗?我不知道,我不敢想。有些茫然,有些不知所措。但我还记得那一张张满是笑容的脸庞。

老师告诉我们:这一份职业,最大的特点就是要懂得团体之间的合作,学会与医生、同事的相互合作。我们在听,但是身边还有一些来往的身影,她们忙碌地走进走出,似乎没有感觉到我们的存在,似乎只关注于自己的工作。不一会儿,护士站的病人呼叫机又响了,一波又一波,一声又一声,没有停息,没有终点。但这群人还是一样,来来回回。我想,十年、二十年,或许她们走的路也会像长征一样,只是没有人在意她们走过的路程,而她们自己也忘了吧!

老师讲完了,可我没有听完。我只知道,在我面前始终有几个来来回回的身影,我只知道我看到的她们总是微笑着,不管病人是喜,是怨。或许我没有听懂老师讲的关于团队的重要。但这些微笑、这些身影,已经让我明白:未来的我,要做的很多,要做得很真,做得很美。

微笑,忙碌。开始忘了有多久没有看到这样的场景。而我又开始在这一刻记得,我有多久忘记了微笑,只是简单的忙碌。我有多久没有记起别人给我的微笑,只是匆匆地去面对。但,这一次,我会牢牢地记住:这些忙碌者带给我的微笑。并告诉自己:工作虽然很累,感觉压力很大,但是当你看到病人为了感谢你的付出而给予你的笑容时,心里还是挺高兴的。

我不知道,我将来走上工作岗位会是怎样的。我不知道,某年某月当我面对这同样的场景,我是否还会像现在这样坚定。但,这一刻,跳动的是我的心,呈现的是微笑。

以真诚感化病人

（陈建峰 护理学 094）

　　自踏进医学院的门槛那刻起，我的命运便注定与这光荣而艰巨的护士职业联结在了一起。在教室我学会了怎样提高自己的学习效率，在寝室我学会了怎样与室友更好地相处，在篮球场上我学会了怎样跟队员更好地配合……自然而然地，医学当然会跟医院这个环境联系在一起，在我还未走上工作岗位之前，学校组织我们去各医院见习。

　　如果有人问我在学校学了这么多，那你在医院又学到了点什么呢？或许这个问题让从未受到医学文化熏陶的我来回答，只会搪塞含糊地说："医院让我学会要尊重生命，要珍惜生命……"然而现在的我显然是不会这么回答的，医院让我学会的是如何用一颗真挚的心去感化别人，如何让病人主动地信任你，配合你，而不是被动地做一个听众，毕竟医院不是一个演出场。

　　那次去医院见习，给我留下最深印象的是护士长给我们讲述的故事：一次，护士长科室来了位老年病人，老人由于药味不合而不喜欢吃药，每次在护士长给予老人应当服用的药并告知他按时服用时，老人总会很听话地答应下来，然后等护士长离开之后便会把药藏起来。终于有一天护士长发现了老人的这一行为。那次护士长还是照常给老人发药，但是等她走出病室发现忘记告诉老人一项注意事项再回去时，发现老人神情紧张地在藏她刚刚给的药物，顿时明白了为什么老人住院这么多天病情却没有明显好转。然而此刻，护士长还是微笑着跟老人讲明了注意事项，然后装着什么事也没有发生过似的离开了。她得想办法如何让老人能够主动地配合吃药。每次她还是像往常一样给老人发药，但现在多了一个与老人沟通交流的环节，总会有事没事和老人聊聊天，顺便也了解到老人不喜欢吃药怕苦这个习惯。有一次护士长还和老人讲述自己小时候也是同样不喜欢吃药，但是妈妈会在开水里放点糖，这样吃药也就不是很苦了，更加能够接受。不仅如此，护士长还偷偷地在老人床头放了一包糖。也不知道老人是被护士长讲述的童年故事吸引了,还是被护士长的真情感动了,从那以后老人不再把药藏起来,而且还每每当着护士长的面把药吃完。有一次老人终于把自己藏药不吃的事实跟护士长讲明了,并且从床头柜里拿出一个盒子,里面装得满满的都是护士长给的药。老人说,护士长的宽容和真挚,让他懂得自己的行为是那么幼稚和无知。在护士长耐心的关心下,老人的病情最终明显好转。

在这个简单的故事中,我们不难发现护士长的宽容和耐心对于病人的治疗多么重要。对于即将走上护理岗位的我们来说,我们也需要有爱心和耐心,用真心去感化病人,用真情去融化病人的心。

做微笑的天使

（张家园　护理学 093）

　　喜欢在阳光倾城的午后，靠着窗，坐在阳台上。每每回想起第一次去医院见习的场景，我的思绪，便会在那次的沟通实践的活动中荡漾开去。那次实践使我明白了微笑的力量。

　　那是个温暖宁静的午后，我们参加见习的一行人却在护士站惴惴不安，因为我们将第一次与传染病病人进行面对面的沟通交流。由于老师给我和搭档安排的交流对象是一位呼吸道传播疾病的患者，为了防止感染的发生，我们在进入病房前戴了口罩。

　　轻轻推开病房的门，就看见患者略显疲惫地靠在病床上休息。在我们说明来意之后，我和搭档站在床尾，就开始拿出纸笔，按照记录单上所需的资料，一一向患者提问，并且仔细地记录。问了几个问题之后，我和搭档发现患者并不是很乐意回答我们的问题，总是在我们提问之后蹙着眉头，沉默，然后用几个字答复我们。我们俩一时不知道该怎么办，只得望向站在一边的老师，向她求助。老师看着我们笑了笑，接着拿下口罩，将纸笔放进口袋，走到患者的床边，将他的双手放进被子，又将两边的被子向里面捋了捋，微笑着和患者打起招呼。而患者也微笑着回应了老师，并亲切地与老师交谈了起来。

　　此时的我，站在一边，觉得羞愧不已。看着患者并没有像排斥我们那样对待老师，我突然意识到：我们只是把他当成一名患者，用提问的方式来获取我们所需要的资料，却并没有像朋友一样去彼此交流，所以他才会那样排斥。

　　走出病房后，老师拍了拍我们的肩膀说："虽然这是在医院，我们和他们扮演着护士和患者的角色，但我们不能仅仅将他们当成患者，而是要如朋友般与他们聊天。其实他们比正常人有更多的痛苦需要倾诉，若我们面无表情，拿着纸笔，以一问一答的方式去和他们交流，只会让他们感到距离。所以，不管气氛有多紧张，都要保持着微笑，若患者病情较好，微笑能让他们更有信心去战胜病魔；若患者的情况不好,微笑能给他们安慰,让他们感受到来自我们医护工作者的关怀和爱。"

是啊,微笑,似蓓蕾初绽。真诚和善良,在微笑中洋溢着感人肺腑的芳香。

微笑,如春天雨露滋润患者久旱的心灵,如夏天的微风吹走燥热的空气带走患者心灵的创痛,如秋夜的明月照亮患者通往健康的心灵彼岸,如冬天的阳光温暖着患者,驱走他们的忧伤。

微笑,一种言语之外的美好;微笑,一种平淡而让人感动的幸福。眼泪,要为别人的悲伤而流;仁慈,要为善良的心灵而发;同情,给予不幸的朋友;关怀,温暖鳏寡孤独的凄凉。我们要做微笑的天使,用微笑的力量,去关爱病人,去感化病人,去影响病人,直到每个病人的脸上都挂起一片不落的灿烂笑容。

思绪再次回到现实,我转过身,看见镜中的自己,发现脸上的微笑竟如此美好……

致天使

（胡志军　护理学 093）

上帝在天堂洞悉人间苦难，
天使在人间分享世事沧桑。
上帝的名字在多少声祈祷声中重复，
天使的呼唤曾有几次被记起？

天使，
你用双手呵护，
呵护生命之光不在黑夜中幻灭；
你用笑脸迎接，
迎接生命之花在每个黎明绽放。

谢谢你！
你笑着离开，张开双翅，
不留下朴实的足迹。
你哭着离开，三度回眸，
方滑落晶莹的一滴。

天使之泪，
折射多少个七彩的生命，
定格多少幅动人的画面，
记录多少次辛勤的身影，
成就多少桩平凡的奇迹！

让爱与关爱同行

（汪 赟 护理 093 班）

◎ 暖 风

2009 年冬天,我们抱着满腔的热情以及对护理工作的好奇之心走进了绍兴市人民医院,进行了为期一周的护理专业认知实践。

"如果说一个人的心像上了一把锁的大门,任你再粗的铁棒也无法撬开,那么有一把叫作'爱'的钥匙却能将它开启。"在与肾脏内科的邓阿姨(一位尿毒症患者)相处的短短一天时间里,我充分领悟到了这句话的真谛。

刚进入病房的时候,她只是自顾自地坐在病床上看着电视。我费心地想着应该与她说些什么,可是话到嘴边说出来的尽是一些"你好啊!""你早饭吃过了吗?"之类的话。可想而知,得到的回答也只是平淡的几句"嗯""是的"。于是,我们的对话就此中断了……如此尴尬的场面让我感到浑身不自在。我开始寻找问题的原因。在之前的几天见习时间里,护士长一直跟我们强调病人是非常需要我们护士真心实意地关怀的。有时候我们小小的体贴,他们的内心就会得到大大的满足。于是我开始努力地用实际行动让邓阿姨感受我对她的关心。当她想上厕所的时候,我帮她提输液瓶;当她口渴的时候,我帮她倒开水;当她说气馁的话的时候,我鼓励她要坚持不懈,要对生活充满希望。虽然我做的只是一些很小很琐碎的事情,但她还是很开心。渐渐地,我们的交流也变多了。她主动地告诉我她的病情,给我看她身上的水肿,以及因做透析而包着纱布的脖子,因为前天由于实习护士技术不佳而打肿了的手,就像孩子在家长面前哭闹着说:"打针吃药很讨厌。"她在我面前抱怨着长期住院治疗给她带来的痛苦,还嘱咐我要好好学习医学知识。最后,她还说我像她女儿般贴心,甚至还开玩笑说要我当她的儿媳妇。我当时笑了,不知该说什么,原来病人有的时候也会像小孩一般可爱。

看着她,我顿时感觉到其实每个病人都是希望被关注和被爱的。也许我们不经意的一个微笑,就是他们冬日里最温暖的风。

离开医院之前,我还专门去透析室探望了正在做血液透析治疗的邓阿姨,她很感动,并用微弱的声音吃力地告诉我她家的地址,邀请我去她家玩。虽然我知道这是不太可能的,但是我仍然高兴地点了点头,不让她失望。

◎ 天　使

有一件事让我印象深刻。

护士长说她曾经在买早餐的时候看见一位老人脸色很难看,于是她开始特别关注他。虽然她手头一直在忙着自己其他工作,但还是会时不时地探头看看老人,生怕他会出什么事。结果真的像她所预料的那样,老人晕倒了。于是她赶紧把他送进了急救室。幸亏抢救及时,老人才没有生命危险。当她再次去探望那位老人时,老人握着她的手激动地说:"你真是上帝派来救我的神啊!"护士长以她在护士岗位上工作多年的经验告诉我们:"有的人希望得到至高无尚的权力,但这个世界上还有什么比给一个人生命的权力还要大呢!"这句话我会铭记一生,它将会在我今后的职业生涯中鼓舞我、鞭策我。

有句俗话叫"医生的嘴、护士的腿",也许在很多人眼里护士没有那些活动在一线的医生来得重要,但经历这些以后,我坚信护士的价值并不亚于医生。护士要付出的是更多的爱与关怀。所谓"医者父母心",只要我们怀着真诚友善之心对待那些需要帮助的病人,他们是一定能够感受得到的。而就我们护士来说,当看到病人经过我们精心的照料后健康出院,我们的内心也会感到无比的满足和欣慰。这也许就是"送人玫瑰,手留余香"的含义吧!

最可爱的人

（徐明芬　护理学093）

春去春来，万物复苏的季节，赶上2009年的末尾，我们迎来了进入大学以来的第一次见习。带着好奇、新鲜、激动的心情，我们来到了绍兴文理学院附属医院，真正融入了"医院"这个大家庭。

冬天的早晨总带着些许灰蒙蒙的色彩，就像医院一样，好似遮盖了一层莫名的不愉悦感。可当你踏着清晨的露珠早早地来到医院时，首先映入眼帘的是前来看病的人群和他们脸上焦急不安的表情。简单整理好行装，调整好心情，在带教老师的带领下，我们熟悉了医院的整体环境和病人就诊的整个流程。接着，跟着"大部队"我们来到了老师的科室，大家围坐在示教室里，聊天谈心，消除来到陌生环境时相互的隔阂和小小的不安感。老师首先打开了话匣子，问起了我们来到医院时的第一印象，大家各抒己见，纷纷发表了自己的想法，有人说非常激动，第一次真正深入了解了医院的内部环境，也有人感到医院的环境好压抑，没有爽朗开怀的笑声，凡事得做到"四轻"……

在初谈过后，老师也分享了属于她的故事，让我感到自己肩上的责任。

他，一个来自外地的平凡教师，热爱着三尺讲台，深爱着黑板前那群天真烂漫的精灵，钟爱着教师这份沉甸甸的职业，可命运总喜欢捉弄人，疾病的魔爪却悄然伸向了这位可爱的老师。肝癌的痛苦不仅折磨着他的身心，也深深让他的妻子揪心——该不该告诉他这个突然袭来的噩耗呢？在艰难的抉择下，妻子和医护人员最终决定隐瞒这个扼杀年轻生命的坏消息，而仅仅只告诉他患的是肝硬化。然而，病魔并没有因此停止折磨的脚步，相反地，它开始更加肆虐地侵袭着他的身体，严重的腹水，胸水的膨胀积压着他，使他透不过气来，仅仅是简单的呼吸也成了扼杀他生命的导火线！

而他，却是这样一个善良的人，宁可自己艰难地苦熬着也不愿增添医护人员的工作，心中永远满载着他人，在自己性命危急的关头，也同样坚定不移地信守着心底那份最纯真最高尚的道德情操！

　　日子就这样悄然过去了，病魔仍没有松懈那只紧抓着他的魔爪，一路拽着他到达了奈何桥的关口。在他离世前的那个晚上，他依旧躺在病床上追问着妻子为何会这样。不忍丈夫不明不白地离开人世的妻子，泪流满面地同医护人员商量，决定在他离开之前告诉他事情的真相。得知自己患的是肝癌后，他的精神支柱轰然倒塌，病情急速加剧，一病不起。第二天清晨，在他弥留之际，他用虚弱无力的手紧紧地握着护士和医生，反复的致以感谢。那一刻，所有人的眼里都饱含泪水！

　　一声声感谢，一句句问候，时时刻刻围绕在所有在场的医护人员的身边，我们不过是尽自己的本分职责，做的不过是简简单单的事：给他输液，陪他谈心，偶然间一个小小的关心，一个温暖的微笑，一句发自肺腑的问候，他却时刻铭记在心，牢牢地记住身边的人给他的每一份微小的力量，并尽自己的努力给予回报，这样的他，怎能不让人感动？

　　在这感人的故事里，有我们熟悉的身影——护士。她们是一群纯洁善良的白衣天使，是这世上最可爱的人。是她们使我更加坚定地相信"予人玫瑰，手有余香"的道理，更加坚定不移走向通往护士岗位的道路，更加热爱这份伟大而崇高的职业！

护士的品质

（周梦丹　护理学 093 班）

"呜啊，呜啊，呜啊……"急救车的叫声飘扬在医院的上空。随着声音的临近，我们的心也被牵制着，闻声小跑跟到了急救室的门口。眼前的景象让我们震惊：这是一起车祸事故，患者被车门撞到导致外伤出血，但尚有意识，他不断地喊着"救命、救命"，这个声音让我们的心都绷紧着。他的头在淌血，鲜红的血液滴在地板上，格外鲜明。我的脚不禁止步了，那鲜红的血液使我感到窒息，感到恐惧，感到不可靠近。可是有这么一群人，他们没有畏惧，而是踩着快步迎了上去。

医生和护士在很短的时间里便全部到达急救室，令人心惊的抢救开始了。止血、打开静脉通路、开医嘱……医生和护士们在抢救室里有条不紊地工作着。病人的求救声丝毫没有打乱她们的思绪，没有使她们感到不安。她们沉着、冷静，一丝不苟地进行着抢救。十分钟后，抢救结束了。我们却还驻足在抢救室外，似乎刚才的那一幕并未结束。我们陷入了思考，似乎正思考着她们的现在和自己的未来。

这是我第一次亲眼看见一次完整的抢救，也是我第一次作为医学生目睹抢救室里的情景，我感触颇深。我的脑海始终回荡着护士们快而不乱的脚步声，回放着她们井井有条的处理过程。心想着她们为何能够如此沉稳，而我却心跳不已，不能冷静。最后我得出了一个结论：是慈悲和仁爱。她们心中只有一个信念，就是全力抢救患者，增加他们生的希望。她们知道患者的全部都掌握在自己的手中，自己握着的是生命，是生命。这是她们对护理事业的执着和热爱，这是她们对守护生命的信念。她们热爱并且执着于自己的职业，她们对守护生命抱有执着的信念，她们对搭档和自己抱有自信。热爱、执着、信念、自信，正是抱着这种信念，她们才被赋予了"白衣天使"的称号。

想到这里，我不禁对自己未来的职业更多了一份崇敬之情。有这么一群人，她们慈悲，她们仁爱，她们像对自己的亲人一样照顾病人；有这么一群人，她们隐忍,她们博爱,她们与病人相处的时间多过陪伴自己家人的时间,但是她们从不抱怨,因为她们知道病人需要她们的照顾;有这么一群人,她们尽心尽责,她们尽自己所能照顾病患,希望他们尽早康复;有这么一群人,她们执着,她们坚信,她们始终相信生命是坚强的并且始终守在第一线;有这么一群人,她们有同情心,她们有爱心,她们从不看轻弱者而是给他们更多的关爱和尊重;有这么一群人,她们仔细,她们慎独,她们严格按照原则规程工作,从不马虎;有这么一群人,她们始终在为护理事业努力着——永志人道慈悲之真谛!

老师说,这起事故应该算是交通事故中轻的了,有些时候患者一进来便已是血肉模糊了,那种情况就更加考验护士的承受能力和应变能力。我想护士不仅需要过硬的技术水平和扎实的理论基础,优秀的心理素质也是必备的。有一句话说:迎接生命的是护士,送走生命的也是护士。护士每天都在接触死亡,每一次的面对都是无尽的折磨,但是作为一个医护人员,她们却不能惧怕死亡,要勇敢面对。在死亡面前不惧怕,不畏缩,并且要冷静地分析处理每一起事故这才是护士该学会的。

我想,这次的见习生活对我们来说意义非凡。我们感悟到了护理的任务和职业精神:就是维护健康、促进健康、恢复健康、减轻痛苦。也增强了专业认同感和使命感。

我坚信,在不久的将来,经过我们不懈的努力,我们将会成为一个优秀的白衣天使,履行我们的职责。

走近护士

（石佳佳　护理学 092）

护士，并不陌生的字眼。去医院，就可以看到穿戴着洁白的燕尾帽和护士服的忙碌穿梭的身影。曾经认为她们离我很远很远，却不想，我也即将成为她们中的一员。

一度很沮丧，因为那并不是我的梦想。

走近她们，我开始明白，护理事业，自南丁格尔创立以来，一直是崇高的，也是辛苦的。这是一门充满艺术的技术活，这也是一项充满人情、温暖的工作。而护士，作为从事护理工作的主体人员，也是辛苦的，更是崇高的。她们肩上担负着"救死扶伤"的使命。因为这使命，她们得承担更重的责任。责任，驱使她们敬业，成为一名合格的护士。

走近她们，我开始发现，护士留给人一种干练的印象。看着她们简单朴素的着装，联系她们救死扶伤的天职，我就觉得她们其实很伟大。岁岁年年月月，迎接不同的新病人，送别不同的康复病人。

走近她们，我终于明白，护士在医院中的工作是独立的。护士需要足够的专业知识去护理病人。俗话说"三分治疗，七分调养"，所谓调养，就是实行护理。而这一步和病人能否更好地康复密切相关。虽然人们还认为，护士只是医生的助手，只负责执行医生开出的医嘱单。似乎这个职业也只是医生这个职业的"附属品"。其实不然。南丁格尔奖得主巴桑邓珠说过这样一句话"医生和护士就像高原雄鹰的两个翅膀，缺一个都飞不起来"，形象地道出了医生和护士之间的关系。

走近她们，我懂得了什么是任劳任怨。现代社会对护士的要求太多太多。护士稍不注意，就会被批评。为什么还有这么多人不理解她们呢？请试着走近她们，走进这些用自己的劳动与真心努力工作着的人们。

走近她们，我感慨，她们很平凡，很简单，很朴素，很隐忍。

走进她们，我想我也即将走进生活，走进自己。

沟通,从心开始

（阮丽芬　护理学 092 班）

　　沟通是生活中必不可少的一部分。因为沟通,我们有了朋友;因为沟通,拉近了你我的距离;也因为沟通,才让世界充满了爱。

　　短短一个星期的见习,让我知道了在护理工作中沟通的重要性。从刚踏进医院第一天与带教老师的第一次接触的那一刻我就知道了沟通的重要。只因为在大家都低头不语时,我第一个站起来做了自我介绍,跟老师说我并不喜欢护理这个专业,也因此老师对我留下了比较深的印象。就是如此简单的沟通,却让我得到了更多的印象分。

　　而巧的是,第一天我们的任务就是沟通实践交流。依稀记得护士长跟我们说过:"现在护士的工作已经不仅仅是打针、发药这么简单了,我们还要关心病人的心理及精神各方面的状况,这就要求我们必须与病人多沟通,通过沟通,我们可以及时去了解病人的心理及精神状况。"

　　与病人王润生爷爷的交流沟通我至今仍是印象深刻。在沟通过程中,我开始了解了老人的内心。他们的人生已经到了迟暮,开始怀念过去,怀念年轻时的一切,喜欢子女陪在身边。他们渴望有人能够坐下来静静地倾听他们内心的故事,听他们讲述那些已被尘封的往事。

　　纵使子女都很孝顺,但是却因忙于工作而忽略了老人的感受,所以他们的内心是孤独的。但是,当我看到王爷爷在接到儿子电话的那一刻脸上绽放的笑容,充满喜悦与满足的笑容,我知道我们无法否认子女真的是他们强大的精神支柱。

　　所以,作为护士,我们要做到"老吾老以及人之老",在帮助那些老年病人恢复健康的同时,我们还要考虑他们的内心,把他们当作自己的亲人来对待,闲暇时多倾听他们的心声,在允许范围内尽量满足他们的需求,用我们的真诚让他们感受到如家般的温暖。这样对我们的护理工作也会大有好处。

　　以真诚为基础,以沟通为桥梁,把爱与关怀传递给每一个病人。

平凡的美丽

（董丹鸿　护理学 092）

　　从很小的时候就开始听说歌颂护士的伟大人格的故事。对于护士，我是敬仰的。即便如此，我却从来没有萌生过当护士的想法，所以当我知道自己被护理专业录取的时候，是有那么一点惊讶与迷茫的。有人说，勇敢的人才能学医。我想，我是不够勇敢的吧，至少我没有勇气眼睁睁地看着别人生离死别，而我却无力回天。就这样，带着困惑和几丝期许，我毫无准备地踏上了曾深深敬仰的征程。

　　在见习过程中看到过这样一件事，感触颇深，改变了我的困惑。那是在妇保院的输液大厅，一位年轻的护士正在给一个婴儿进行头皮针注射。然而婴儿的头皮静脉太细，护士第一次没有成功，婴儿痛得哇哇大哭，一旁的家属看得心疼，在护士的解释下却也没说什么。护士轻轻地安慰孩子，在另一侧寻找合适的静脉。可是第二次，又失败了。家长看着孩子头上两侧的针孔，对护士表现了强烈的不满。我想，此时护士心里是紧张的吧。在一旁的我默默地为护士捏了把汗。然而在巨大的压力之下护士没有恐慌，没有退却，耐心地向家长说明原因，最后终于成功了。看着护士释然的微笑，有一瞬间的感动。这护士平凡的美丽，体现在无数次地看到护士为熟睡的病人轻盖被角，用鼓励的眼神传递力量，用有力的双手搀扶着患者越过心灵的沼泽地，面对任何刁难，报以的只是永恒不变的微笑，如冬日的阳光温暖患者无尽的忧伤。

　　我对于护士专业曾说不上喜欢，到过医院之后，在某一瞬间也许还有过退却。但当我看着护士那释然的微笑，当我穿上洁白的护士服，戴上圣洁的燕尾帽，踏进病房的那一刻时，令我感受到了"健康所系，性命相托"的伟大使命。

　　我希望成为一个有人格魅力的护士，用坚韧的心呵护患者的生命。就像洁白的荷，出淤泥而不染，濯清涟而不妖，与人但求有益，与地不争肥田，即便是生于淤泥沼泽，也固守碧玉般的纯净，释放着自己的芬芳。

阳光之路

（庄露燕　护理学 092）

　　小时侯，幻想过自己会从事的各种职业，老师、播音员、医生、护士……只是最终没有想到，自己真的进入了护理这一领域。进入大学后，开始慢慢接触和护理有关的一切。

　　如果将生活比喻成空气，那么每一个人就相当于一个分子，一个分子并不能构成空气，唯有所有的分子聚合在一起才能产生人类赖以生存的空气，人的生存离不开空气，人活着就需要生活。可是那些亿万的分子要更好地融合，又将经历无数次的运动、结合、反应，相应的，在忙碌的来来往往中，人总会产生交集，然后就需要用交流去拉近彼此间的距离，维持这反反复复的生活。

　　在人民医院见习的日子，每天都是单调却又多彩的。单调是因为每一天，医生护士都在做着同样的事情：治病救人，给予病人关爱和照顾，促进病人的康复。多彩是因为，在每一天单调的工作中，总有不同的小插曲，会发生不同的故事，开心的、感动的、伤心的……医护人员的工作性质与大多数工作都不相同，具有一定的特殊性，它的服务对象是社会上处于不健康状态的人群。这些特殊的群体往往处于身体上、心灵上、社会适应上的不适，容易自卑，也容易受伤，但是他们也有理想，也有骄傲，需要尊重，也需要实现自我。当他们的生活被疼痛缠绕，看到的生活色彩也逐渐暗淡起来，处于黑暗中的他们，渴望的只是一缕阳光去驱散内心的阴霾。

　　于是，当他们走进了医院，受到的应是加倍的关爱。医护人员通过与病人的交流，深入了解病人的需求以及内心的恐惧，通过换位思考，给予理解，并提供生理上及精神上的强大支持。都说，语言是世界上最美的花，那么，交流则是花开的动力，建立在沟通、理解上的良好的医患关系就如呵护花开的水源。在医院，每一次的查房都让我有小小的感触，耐心、细心、关心、责任心都让我感受到了医护人员神圣的使命，她们披荆斩棘，为生命的延续和绽放铺平道路，那道路上，满是他们一路走来的艰辛付出、汗水以及成功喜悦后的欢笑。她们使这条路开满鲜花,充满阳光。这不禁让我为这份职业感到光荣,也让我对今后正式走上工作岗位充满了期待。

护士的工作平凡而忙碌、劳累,但当你完成了自己的工作,实现了人生价值和社会价值,那真是辛苦并快乐着。当你看到了来自病人眼神中的放心、安心,一句"谢谢"或者即便是一个淡淡的微笑都能让你感动。这时,即使前方有再大的艰难险阻,也会不惧风雨奋力前行。但愿,未来的我能在这条阳光的路上微笑并快乐着,坚定并努力着。

关怀，护理工作的第一要务

（陈富兰　护理学092）

南丁格尔说过："护理是一门艺术，进行艺术创作，需要全身心付出，精心准备，如同画家或雕刻家创作艺术作品那样。由于护理的对象是人，因此我必须说，护理是一门最精细的艺术。"是的，现在看来，南丁格尔当时对护理艺术的感悟，就是我们现在所提出的人文关怀。

回想起在医院见习时，一位高位截瘫患者这样对护士长说："我希望你们每一个护士进到病房时都能面带微笑，这样你开心我们也开心。"这简简单单的话深深拨动了我的心弦。或许由于护士工作的忙碌，抑或由于心情的烦躁，而忽略了患者对关怀的渴求，这应该让我们深深警醒。一个和蔼的微笑、一句温暖的语言、一个得体的抚摸似乎简单不过，但却有药物无法替代的作用。能言善道的护士与病人沟通起来自然不成问题，即使不爱说话的护士，只要常把笑容挂在嘴边，只需轻轻的问候一句"您有没有什么不舒服？""现在觉得怎么样？"病人也倍感温馨。所以，护理人员应将端庄的仪表、美好的语言、得体的行为、精湛的技术体现在为病人提供的人性化服务中。于细微之处，在不经意间却常常能够让病人感觉到你的关心与照顾，我想这种感觉是让人感动与喜悦的。

在见习当中，总是能看到护士孜孜不倦地为新病人进行各种入院前的教育；特殊检查治疗前，向病人介绍注意事项和如何配合；手术室护士在病人术前一天到病房进行术前访视，讲解手术中如何配合，以缓解病人的紧张情绪；以及对病人饮食和功能锻炼方面的指导、安全方面的温馨提示等等。同时护理人员还对病人的社会经历、文化程度、疾病种类和病情严重程度进行了解，理解和尊重病人；与病人多沟通，了解他们的需要、需求、期望和感受，进行个性化的服务和健康教育，关怀无处不在，让病人体会到爱的力量。

也曾看到在门诊大厅处，护士热情主动接待就诊病人，预测服务对象的需求，及时提供帮助，做到了先预检分诊，后挂号治疗，这些人性化的服务体现以病人为中心的服务观念,使病人能更快减轻痛苦。新入院的病人,在办理好各种手续后,通常在接近午膳时间,会因为环境的陌生不知所措,此时,护士及时向病人介绍有关膳食的事项,并主动与配餐员联系,为病人提供所需的服务,让病人和家属感受到被关注,感受到护士的关爱和帮助,真正做到想病人所想,急病人所急,这就是护理关怀!

我想,在我以后的工作生涯中,不仅要为患者提供专业的服务,还应关怀患者的生活,呵护他们的心灵,使关怀成为护理工作中的主旋律,并始终牢记"病人无医,将陷于无望;病人无护,将陷于无助,苦和累是两道永远必翻的坎"。解除人们的疾病痛苦、维护人们的身体健康、提高人们的生命质量,始终是我们护理人员的第一要务。

提灯女郎

（陈　雪　护理学 092 班）

微笑的脸庞，无限的希望，慈爱的提灯女郎；
轻盈的身影，无言的关怀，带走了痛苦的伤。
像蝶儿飞过，在花海徜徉，拂过来扑面的香。

人间是天堂，再没有风浪，因为有天使过往；
天使在奉献，天使在飞翔，天使在尽情歌唱。
她们在播撒最美的祝愿，
她们把爱种在患者的心房。
是南丁格尔的灯，照亮了灰暗的天堂；
提灯女郎的平凡，在黑暗中微微发光。
天使在默默歌唱！

生命可贵　让爱继续

（徐　枝　护理0902）

在我的记忆中,对那些"生命可贵""生命只有一次"的话,从来不曾想过,甚至认为只是一句空话。然而,就在我见习的这几天,我才明白:以前的认识是多么的无知,多么的可笑。我真正地认识到了生命的价值:生活,因生命的存在而有意义;世界,因生命的存在而有价值!

临床见习,是一种期待,是对自己成长的期待,更是对自己梦想的期待。

在绍兴二院,我感受到了生命和健康的可贵。

我所在的科室是神经内科,那里有很多心脑血管疾病患者,全身上下插满了各种各样的管子,甚至有些患者不能自主进食,需要依靠三升袋来维持身体所需。我们跟着带教老师查房时发现,每到一间病房,老师的脸上都不乏微笑,她仔细地询问他们的病情,耐心地解答家属的疑惑。老师说,有时候,无言的支持与鼓励也是患者的治病良方。看着那些老爷爷老奶奶们被各种管子限制着,失去了活动的自由,有的甚至失去了活动的能力,有随时失去生命的可能性。我们所能做的,就是让他们宽心。突然感到,人能活着,是一件多么幸福的事,能健康地活着是一件多么奢侈和可贵的事。

在七院,我感受到了沟通、理解与倾听的重要。

12号那一天,我们来到了绍兴市第七人民医院,对于那里,我们都充满了好奇,同时也略带恐惧,那里会不会是电视中经常出现的疯人院的场景呢……护士长带着我们参观那里精神科的封闭式病房。那里的病房,真的是层层都有铁将军把手,刚进去的时候,真的有点害怕。看着那些患者缓慢地走着,眼神呆滞,我感觉无所适从。那一刻,对于生命,我着实感到一种不知名的畏惧。看到我们缩手缩脚,护士长告诉我们"不要怕,大胆地往前走"。她告诉我们:其实他们并不是我们想象中的那样的,他们也有着独特的精神世界,深入地了解他们,耐心地与他们沟通,会让我们发现他们丰富的内心世界。她还说,作为他们的治疗者,必须是一个优秀的聆听者,专心地倾听病人的诉说,以亲善诚恳的态度取得病人的信任。让病人毫无顾虑地倾诉内心的苦闷,鼓励病人疏泄,并能以同情、理解、谅解的态度对病人的诉说不加评判地接受,站在病人的角度去理解和支持,给予病人治疗的信心与康复的希望。短短的几句话,让我的内心一震。我们继续走着,陆续地有很多患者上来和我们打招呼,我们从起初的生涩到后来能主动地与他们交流。

在那里,我们深刻感受到的不仅是护患关系的和谐,还有医院对他们人性化的关怀和照顾。医院里,无论是病房的设计还是护士的操作都充分地考虑到了病人的安全和舒适,护士护工和病人之间其乐融融,就像一家人一样。在那里,看到的不是想象中的那种疯人院的高墙铁壁,也不是医生护士的神经紧绷,像绑架一样的监牢式地管理病人,相反,他们都微笑着和病人相处,充分考虑病人的方方面面。

生命可贵,让爱继续。

医路繁花

——医学生的临床实践感悟

"医"路,我与你同行

（吴梦燕　临床医学专业 171 班）

在医学院的课堂里总是少不了"医学人文"这个词。对这个词的理解,我不想用抽象的概念去解说,仅从我自己具体而感性的体验来理解。这,或许是南丁格尔提着灯的背影,或许是白求恩染血的双手,也或许是林巧稚对患者专注关爱的眼神⋯⋯看过钱爱萍《惦念》中这样的一个故事:她是治疗室的一个护士,在她日常的护理中,总是出现一个小女孩,每当她想要放松沉甸甸的双脚时,小女孩就会跑过来说:"阿姨,我爸爸的机器没数字了。""阿姨,我爸爸又在咳嗽了。"护士原本已经疲惫不堪,还要一次次在小女孩的呼唤下去查房,这让护士渐渐有些不耐烦,可是最后当小女孩小心翼翼地将优酸乳递给护士喝时,她的心融化了。小女孩说,她是态度最好,最有耐心的护士,最后小女孩将她当成了自己的亲人。多么暖心的一个故事,我想说,这就是我理解的"医学人文"。带着对这样的医护人员的一份敬意,一个暑假实践我来到了医院。

在超声科,我感到这里充满了"人文关怀"的氛围。每个医生对待病人都十分耐心,与病人的交谈也是再平和不过。在十几天的见习期间,有一个医生给我留下了深刻印象。他说的话总有病人无法理解,可是他没有生气,也没对病人不耐烦,只是向边上的同事咨询:"我总是感觉他们很难理解我说的话,那我以后应该怎么说呢?"他是一个不将责任归于他人,而是从自己身上找原因的好医生。我相信他的品德就是病人口中都会夸赞的医德,他是值得学习的好榜样。

还有些医生,作为住院部医师,他们一路跟着病人来做超声检查。在超声检查室前,他们在边上搀扶老人,告诉家属说:"没事的,我们都在。"也许在旁人看来这一句话微不足道,但是作为病人家属,心里一定是暖流涌动。在超声科做完了检查,医生亲切地叮嘱老人。这一幕无比温馨,生动地诠释了"医者仁心"的涵义。

我怀着对医学的敬意,憧憬着渴望着成为一名可以对病人说"一路,我与你同行"的医生！

编者寄语：医学也是人学，带着对生命的敬意和关怀尊重患者也约束自我，常常反省自身，从自身出发寻找问题的解决办法，而不是怪罪他人。所做的一切出发点都是对病人负责。

当十二支肾上腺素失效以后

（蒋盼若　临床医学专业152班）

"止血钳,大纱布,缝针缝线,快!"手术室里环绕着令人窒息的声音,这是主刀医生急切而又不失沉稳的喊声,也代表着死神正吹着口哨,举着刀向我们走来。八月的一个中午,实习中的我接到急诊手术的电话,当时正准备午休的我以最快的速度到达手术室。在病人还未麻醉之前,我透过玻璃门看了一眼,病人两眼无神地看着一个点,努力地透着气,那是绝望。想到待会我将面对的是这样一位病人,我不由得紧张了起来。

一切准备就绪,主刀医生开腹,我被眼前的一幕震住了:肝脏巨大肿瘤破裂,血液不是渗出,而是喷出。我一手拿着吸引器疯狂地吸着腹腔中的血液,一手拉钩,努力坚持着,帮老师清理手术视野,尽可能暴露血管。十五分钟过去了,主刀医生紧急把出血的动脉缝扎起来,血止住了,可出血量也达到了恐怖的4500ml。

正当大家松一口气时,麻醉医生传来令大家再一次陷入紧张的声音:"血压下来了,20/12mmHg。"若不是亲眼所见,我都不敢相信活人会有这么低的血压。一支、两支、三支……十二支,是的,没错,十二支肾上腺素分次静推,应用如此非常规的大剂量,血压依旧令人失望。无奈的麻醉医生拨打了医管科的电话,汇报了情况,当我听到麻醉老师说"我们的病人可能要不行了"的时候,崩溃之感袭来,我不禁鼻头一酸,对于刚刚进入实习岗位接触真实患者的我而言,这挫败感来得太快太强烈,在感慨世事无常的同时,也有些自责,如果患者不幸离世,作为手术的亲身参与者,这是一辈子的痛。就在大家快要放弃的时候,麻醉医生叹着气试着推进了第十三支肾上腺素,没过一会儿,患者的血压奇迹般上升了,本来死气沉沉的手术室氛围瞬间变得活跃起来,大家做着手术的最后收尾工作。历时一个半小时,一场跌宕起伏的手术终于完成了。

短短一个半小时,经历了生与死,绝望与希望。

经历这次手术之后,我感到,有些病情不是现在的医疗手段能控制的,我永远不会忘记"十二支"肾上腺素失效后的绝望,同时在这背后,我看到了所有医务人员身上的人性光芒。试想,如果没有医生的沉稳,护士的麻利,麻醉师的坚持,这场生死之战可能就要以失败告终。

"你不富有,甚至有点贫穷;你不高大,甚至有点瘦弱;你不光鲜,甚至有点卑微,但你却用羸弱的身躯,守护着一方平安,诠释着生命的意义。"这是对医生最好的评价。今后,无论我在哪里,只要我身穿那件圣洁的白大衣,我都将不论辛苦,不论忙碌,用微笑和坚强创造更多的生命奇迹。因为我是一名医生,我不忘初心!

编者寄语:揪着心看下来,眼前浮现手术室的场景,紧张的空气里,主刀医生冷静地一步步推进手术进程,医疗器械有序递接。从绝望到新生的希望,手术的参与者都耗费巨大心力。在这一场手术中的助手以后也会慢慢成长为主刀医生,到那时,期待不忘初心,创造奇迹。

医者仁心

（袁佳莹　临床医学专业 152 班）

中国医学起源于三皇五帝时期，千百年来名医辈出：东汉张仲景"勤求古训，博采众方"，春秋战国时期扁鹊辨证施治，唐代孙思邈"大医精诚"，明代张景岳悬壶济世、传道济民……承前启后、一代又一代的名医用自己的探索和努力推动着医学的进步，他们留给我们的不仅仅是医学技术的进步，更有医学人文精神的传承。

在医学技术不断发展的现在，医学诊断和治疗相比于过去更为容易和准确，然而医患关系的和谐度却大不如前。医患纠纷事件层出不穷，造成种种不良后果。医学离不开自然科学技术的发展，但与此同时，由于它所面对的客体的特殊性——人，让我们不得不更加重视对于医生人文素养的培养。在学校课堂的学习中，我们总是注重于对专业课的学习，专业课大家争先恐后抢前排，而医学社会课堂仿佛成了大家放松的时间。事实上在校期间自己对于人文精神的学习也总是不以为然，新闻事件虽然让人震惊但总是觉得离自己很遥远，直到进入临床见习和实习阶段，对医学人文精神素养才有了深刻而具体的体会。

见习期间，在课堂上每一位老师都耐心为我们讲解各类临床疾病，课堂上还总是有同学借机让老师给自身或者家人的疾病给出建议，在老师的用心建议下让我们对于疾病的认识不断加深。然而当我以患者的身份在门诊就诊，经过几个小时的漫长等待，却换来医生几句轻描淡写的诊断之时，我才意识到期望值和现实的落差之大，这往往就是引发医患矛盾的导火线。事实上，正是由于所处角色的不同而带来心理期望的不同，导致了医患之间的一道鸿沟。作为一名医务工作者，面对的不仅仅是疾病，而是患者，只有站在患者的角度看待问题才能让问题得到更好的解决。

在诸暨市人民医院普外科实习期间，我的带教老师金老师与患者的沟通方式让我有了很深的感悟和体会。普外科的病人多是急性阑尾炎、胆囊炎等急症，患者往往疼痛剧烈,情绪也往往不稳定,金老师总是能及时了解患者需求,顾及患者的需求,用温和的态度向病人做出有关治疗的解释。这不但及时安抚了病人情绪,同时也使治疗过程变得更加顺利。尤其在面对一些年长的患者之时,沟通就显得更加重要。

在未来的行医过程中,我们也需要树立坚定正确的职业素养,不断增强自身的社会责任感,做到专业技术和人文素养相辅相成,在未来的行医之路上做出更多的成就和贡献。

编者寄语: 医务工作者应从一些细节入手,学会倾听,学会交流,学会沟通,要接触病人的内心,了解病人的痛苦,要明确行医的目的,要认真思考他们的需求。

总是去安慰

（陈敏超　临床医学专业 153 班）

实习已过了一个半月,这一个段时间里的每一份经历都让我有新的收获,让我对"医生"这个词有更多、更深、更具体的理解。最重要的理解和收获是:人与人之间的帮助和关怀才是最令人温暖的,因此,我学着用同样的方式来关怀患者。

在急诊室看到,一个不停呕血的 18 岁青年患者,腹痛非常剧烈,然而他没有陪同的家属,没有人陪他去取药,只能等护工阿姨。人来人往,护士和医生都在忙着自己手上的工作,似乎没有人顾及他痛苦的呻吟。后来终于有一位护士停下手中的活,为他去办理了相关事项,还不停地安慰他。试想,如果躺在急诊病床上的是自己的家人,在被疼痛折磨的时候得不到回应,该有多无助。

在神经内科看到,医生不停地鼓励一个做腰穿的患者:你的体位做得很好,你配合得很不错,很快就做好了。既消除了病人的紧张情绪,有利于操作的顺利进行,也增进了医生与患者的感情。

在消化内科,看到病房外有一个胆管肿瘤患者的儿子走过来对医生说:"等一下查房的时候,你就帮忙说检查做出来都是好的,他是一个多虑的人。"

用心倾听,贴心引导,每一桩每一件小事,都包含着医生与患者之间的温情,也体现着人与人之间的温暖。

在实习期间我也作为患者就诊过,感受到"人文关怀"是如此重要。将心比心,做一名医生,医的是病,看的是心,只有真诚地与患者沟通,才能获得患者的信任。正如我们经常挂在嘴边的话:"有时去治愈,常常是帮助,总是去安慰。"做一名优秀的医生,诚然如是。除此之外,临床的实习也让我懂得作为一名医生,扎实的医学功底和高超的临床技能是取得患者信任的根本,也是减少医疗纠纷的前提,高尚的医德更是改善医患关系的润滑剂。在医疗工作中,如果医生能做到态度好一点,微笑多一点,多去安慰患者,医患关系便会更和谐一点。

　　从患者到实习生,身份的转变,带来了心态的转变。作为患者,我感受到了医生们的关怀与耐心,而作为一名实习生,我看到医学不断发展,意识到自己缺乏的不仅仅是过硬的专业知识,还有一颗严谨的医者仁心。

　　医路漫漫,要成为一名优秀的医生,我还有很长的路要走,或许这条路充满了坎坷与艰辛,但是不论未来如何,我希望自己可以成为一个用心待人、体恤患者的好医生。

编者寄语: 赢得患者信任不仅仅需要医生精湛的医术,还需要沟通和理解,意识到这些,漫漫医路就有了更明确可靠的目标。为了这目标,树立坚定的信念并为之不断努力奋斗,医学在发展,医学工作者向前迈步也永不停歇。

爱在左右

（朱明了　临床医学专业 173 班）

在我就读临床医学本科的大二第一学期,学校开了一门《医学人文学》课程。这正是这门课告诉我们,想要成为新时代高素质的医生,我们不仅需要拥有高超的技艺、精湛的手法,还需要拥有一颗博爱、仁义的心。带着这样的心、这样的爱,去面对、去正视人世的痛苦,去治愈、去救赎被病痛伤疾折磨的病人,这才是我们作为医生的职责与义务所在。

如今,医患矛盾纠纷隔三岔五地出现在各种媒体上,医患纠纷作为一个社会热点话题持续很久了,医护人员被打受伤,甚至被泼硫酸等新闻也揪着社会众人的心。作为一个医学生,我了解作为医生的委屈、辛苦和不被人理解。但同时我也在深入思考:到底是什么原因导致这些现象的发生？是病人的无理取闹？还是社会舆论、媒体的过分关注？我觉得深埋其中的主要原因或许就是医护人员人文关怀的缺失。

疲累、烦琐的工作令现在很多医护人员习惯在工作中带上冰冷的面具,缺少对病人心与心的沟通和对患者的关怀。这样的医护人员总使病人认为医护人员只关注我的病,而不是关注我,医护人员没有倾听我的心声,不了解我的想法,不体会我的无助与痛苦。因此,医患双方不沟通、不信任,使医患矛盾进一步升级,甚至出现医疗纠纷。

我希望,我们作为新生代的医生,必须牢牢将"To Cure Sometimes, To Relieve Often, To comfort Always"（有时,去治愈;常常,去帮助;总是,去安慰）放在心上,这也一定是学校开设这门课的初衷。

纵观中国上下五千年,这些名医身上值得我们学习的不只是经典医术,还有他们的仁爱之心、扁鹊济世救人、华佗广施人道不分贵贱、仲景以拯救天下患者为己任、叶天士谦逊好学承先启后树医德……爱,是医学的根,更应该是我们学习医学、盼望成为一名医生的初心。成医之路,需要身心并修。

切记,在今后的从医路上,别忘了我们的初心,留爱在身边,与我们左右相伴。

编者寄语: 医生的初心是什么? 成医之路,的确需要身心并修,常怀仁义之心,对患者从心由衷关怀,用沟通化解矛盾,加固信任。五千年的中华文明,医者仁心恒在,至今也绵延不绝。

房间里的大象

（凌丽倩　临床医学专业 162 班）

在我还是高三学生的时候，对医学的兴趣开始露出芽尖，曾买过一期主题与医学相关的杂志，封面是在一张手术室里的照片，无影灯打在绿色的手术服上，而穿着手术服的医生正背对着镜头进行手术。那本杂志令我印象深刻的除了那个封面外，还有书中的一个比喻——房间里的大象。

对于大部分身患绝症的病人来说，他们会被家属隐瞒病情，但是患者从对自己身体的了解以及家属不自然的表情中，也可以判断出自己所患的疾病可能比家属告知的要严重得多，甚至是不治之症。其实患者和家属心里都明镜似的，但是双方都不会刻意提起，甚至故意避开，"绝症"这两个字就像房间里的大象一样如此显而易见。

后来，我真的成了一名医学生，真实地感受到了"房间里的大象"所描述的场景。那是一次在呼吸内科的见习，带教老师要求我们分成两个小组去采集一个老爷爷的病史。在询问老爷爷的病史以及查体的整个过程中，他都非常配合我们，他说："我儿子和我说也没什么大问题，就是小毛病，反正也没有其他不舒服的地方，今天就出院了。"

病史收集结束后我们和另一组同学讨论时，那一组的同学说："其实老爷爷知道自己得了癌症。我们组用本地话和老爷爷交流，所以老爷爷说得比较多，他说他知道自己得的是癌症。我们出病房的时候看见他儿子在病房门口，手里拿着检查报告，没有确诊是癌症，但是概率很大。"当我知道这个消息的时候有点惊讶，老爷爷笑呵呵的，看起来根本就不像是一个知道自己得了癌症的病人。"可能是老爷爷也不想让儿子担心吧，所以就假装自己得的就是儿子和他说的那个病。"同学分析道。

虽然接触临床的时间不长，但是我遇到很多类似的情况。患者和家属都不愿意谈及绝症，这也让我陷入了思考。对于绝症，我们需要去谈吗？答案是肯定的。绝症的大部分归途都是死亡,而在慢慢接近死亡的过程中,我觉得有必要和患者沟通,或许他有未了的心愿,或许他想选择离去的方式。但是如果大家一直不去提起,可能到了终点,患者才会意识到,原来我到终点了,会留一些遗憾。而很多家属也会像电视剧里演的那样,要求医生对患者实施一遍一遍地抢救,切开气管,插上呼吸机,拉回那快要飘散的意识。每一个家属都希望亲人能在自己身边多留一天,因为他们的离去就是永远。但其实对于患者来说,他在接受这些抢救的时候,他是否是痛苦的呢? 而且抢救到最后,并不一定能得到一个好的结果。

所以面临这些问题,临终关怀科室应运而生,临终关怀观念也开始普及。很多人在健康时就会和自己的家属讨论自己得病时是否希望家属告知病情,最终选择怎样死亡。当人们对死亡的问题不再回避,而是把它作为生命的一部分,不再回避生命的谢幕,这不仅仅是医学的进步,也是文明的进步! 我们医护人员要做的是,尊重生命、尊重选择、坦诚相对,让患者体面地度过最后的时光。

编者寄语: 临终关怀观念需要普及,绝症患者也有自己的尊严,他们有权利得知自己的真实病情,人并没有那么脆弱,在绝望和疼痛背后或许期望的是体面地度过时光,不如更尊重生命、尊重选择,坦诚相对、直面死亡。

医技之外的艺术

（李　婕　临床医学专业 153 班）

　　作为一名医学生和要成为今后合格的临床医生，理论知识的储备和操作技能的熟练固然重要，临床沟通也是一门必须要掌握的艺术。这是我在绍兴妇保院遗传实验室里见习一天之后刻骨铭心的感受。

　　一早，我和另外几个见习同学被安排旁听钱医生的门诊，主要内容是登记患者个人信息、既往病史，采集患者的外周血以进行染色体核型分析等。这些患者来自不同的群体，有着不同的需求，让他们理解如此陌生难懂的技术并积极配合，钱医生的沟通和应变能力给我们做了很好的榜样。

　　对待儿童，他会先以轻松幽默的话题来缓解孩子的紧张，如"平时在家里乖不乖""学习成绩好那就少抽点血"等，语气温柔，极富耐心，让孩子一下就卸下心里的恐惧，积极配合。对待渴望生育的夫妇，他设身处地对他们表示出极大的理解，并将自己的意见委婉地表达，使患者都愿意认真倾听。自始至终，钱医生都用平和的语气细致地询问，耐心地沟通，需要解释专业术语时，尽量选用易懂的词汇，生动的例子，时不时幽默一番，着实让我受益匪浅。

　　其中，一位妇女带着不足两岁的儿子来做染色体核型分析，主要是为了排查21-三体综合征。事后钱医生向我们分析，从医学角度来看，这个孩子，眼距宽、鼻根低平、舌胖、伸出口外、流涎多，都是典型的唐氏综合征表现，几乎可以确诊。但在当时，他向这位母亲分析这种染色体疾病时，语气温和，条理清晰，即使她的眼神已渐渐透露出绝望。一旁的我们，深陷在对这对母子的同情之中，谁都不敢想象将结果告诉一位看起来如此柔弱的母亲，她该会如何绝望。我意识到，这才是身为医生该做的，既要将心比心地理解患者的痛楚，又要冷静、理智地传达或喜或悲的结果。我相信，医者父母心，钱医生并非"铁石心肠"，他明白什么是自己的职责。

作为一名医学生，这是我学医道路上宝贵一课。

编者寄语： 在未来漫长的学医道路上，你会碰到许多不曾设想的情景，在很多经验丰富的老医生身上能学到太多超出课本的知识，从这些事中和人身上提取的经验都是很宝贵的，将会指导今后的行医。

人文关怀之重要性

（曹　燕　临床医学专业153班）

以前在课堂上说起人文关怀，总觉得特别抽象，即使老师一直在强调人文关怀的重要性，我并无深刻地体会，但在实习时与病人的互动中，我有了具体的感悟。

实习时，每天接触形形色色的病人，其实我也挺担心遇到棘手的病人，但好在我还未遇见过。每天与病人交谈，为他们提供少许帮助，或为他们做些简单的治疗操作，如换药、拆线，又或者是在病人接受诊治的时候，在旁边给予一些言语或行动上的鼓励。

一次，在急诊外科，有一位年轻姑娘因外伤需要缝合，但是在麻醉后还是感到疼痛不已。我看到她疼得忍不住流泪，就用纸巾帮她擦眼泪，并轻声说道："再忍一下就好了，坚持一下。"缝合结束后，她向我表示感谢，而我自认只是做了一般人都会做的事情。原来人文关怀并没有那么复杂，它渗透在行医治疗的点点滴滴。在手足外科实习期间，常常要去给病人换药。有位病人，伤口的敷料和创面粘连甚紧，因此换药前仅把外面的纱布、敷料等拆开便花去我不少时间。我担心病人会疼，也担心病人会嫌弃我笨手笨脚，还担心病人会不耐烦。然而这位先生丝毫没有不耐烦，也没有喊疼，非常配合我，并叫我慢慢来不要紧，还感谢我的耐心和小心，让他没有感到像之前换药时的疼痛不适。因为我不经意的一些小举动，让病人产生感谢和信任，进而让我感到了自我价值。一天的工作或许辛苦，但与病人的友好互动，往往可以减轻我们的心理疲惫，并对我们自己未来的工作更有信心和动力，我们才能更好地为病人服务和治疗，这也是一个良性循环。

大多数病人都是如此容易感动，我们应该在努力提升自己临床实践技能的同时，更加具备同理心，对他们的痛苦感同身受，多为他们考虑，让他们在忍受病痛的同时，也能感受到我们真诚的关心和支持，为改善我们的医疗环境贡献绵薄之力。

编者寄语：医学，直面的是人，应该是"人学"，从诞生之日起就关注"真与善"。从来没有一个时代，需要这样大张旗鼓地呼吁医学人文精神的回归，这恰恰说明我们的极度匮乏。

感恩无语良师

（尹晨慧 临床医学专业 181 班）

作为一名临床医学的学生，解剖是一门必学的课程。我们解剖兔子，解剖小白鼠，解剖牛蛙，而最为特别的是解剖大体老师。大体老师是医学界对遗体捐赠者的尊称，他们是无言良师，是一群特殊的老师，他们用身躯诠释生命的另一种意义。"生如夏花之灿烂，死如秋叶之静美"大概就是对大体老师最好的诠释。

死亡在大多数人心目中是恐惧的，留恋家人，留恋朋友，留恋这世间的美好。《礼记》中说"身体发肤，受之父母，不敢毁伤，孝之始也"，中国人历来有保留完整身体的传统观念，希望自己在死后可以完整。然而，有一些普通却又不平凡的人选择以另一种方式活在世间，他们就是大体老师。

在高考选择专业时，对于临床医学我还是有所顾虑的。从小就听闻学医很苦，学医就像读高中一样，最让我害怕的就是解剖大体老师。那个时候感觉大体老师很恐怖，应该是怕鬼的原因吧，我总觉得站在大体老师旁边应该阴森森的。经过大一的学习，我也看到过大体老师，也亲手解剖了许多小兔子、小白鼠，感觉大体老师也没这么恐怖。他们静静地躺在那里，任由同学们解剖、熟悉人体的器官，感觉大体老师都是伟大、勇敢的。

大体老师虽然不是传道授业的老师，不能教授我们课本知识，但是在他们那里，我们学到很多课本中没有的知识，他们的奉献是任何一个教师都无法比拟的。课本知识终归是死的，只有亲眼见到才会印象深刻。他们用他们的身体告诉我们人体的结构，告诉我们每一条脉管的走向，每一个器官的位置、形态。在大体老师身上划下的一道道痕迹，使我们认识了人体，使我们以后在病人身上少犯错误。

他们不是真的离去，而是生命新的起点，是一种延续与传承，是他们换了一种温馨而令人动容的方式，继续活在我们身边。他们并不仅仅是生命的结束，更是生命的延续。感恩无语良师，是他们的奉献才换来了医学生们一次次的实践，帮助我们认识到自己肩负的使命。"就像革命事业一样,总要有人不断牺牲。"大体老师,毫无疑问就是不平凡的普通人,不教授知识的老师,更是医学开拓之路上的无名英雄。

　　大体老师教会了我们感恩,教会了我们时刻行善,感恩无语良师。

编者寄语: 从前或未谋面,本来是两条平行线,但大体老师你们用自己在世间最后的轨迹为医学生的求学生涯画了一个圆,这份情谊,永生难忘。

博学而后成医,厚德而后为医,谨慎而后行医

（胡梦莎　临床医学专业 161 班）

这个暑假,我很荣幸在绍兴第二医院开始了为期一周的暑期社会实践活动。在这一周中,我主要在三个部门进行了实践:图书馆、病案室和门诊。由于还未接受过系统临床训练的我,这些显得既熟悉又陌生,又充满了好奇。

绍兴第二医院的图书馆内有许多的藏书,馆内的图书涵盖外文和中文的各类医学书籍,最早的有 19 世纪初的。光是整理记录一排书籍就要花费很大的力气,看到这一间间屋子里的书,我真实地感受到,医学的知识那么多,而我现在所学不过是凤毛麟角,还有更大的世界等着我去探索,如果想成为一名合格的医生,我需要不懈地学习、再学习!

病案室里所储存的都是医院里过去所接诊过的每一个病人的档案,它是一个很规整的系统。病案室的资料有专门的人员负责管理,管理老师教我如何看病例。每一个病人的档案都十分清楚,从初诊断到复查,甚至是入院的病情描述都十分专业并且详细。记得曾经听一个学姐提起过,这个叫作"大病历",是作为一名医生的基本功。一个能够写出色大病历的医生一定是一个合格的医生。有一次病例其中一份中的一张病理切片,令我感慨。虽然已经学过了组胚、病理学等等相关课程,但是当看到那张病理切片时我仍旧很迷糊,虽然能看出是胃炎,但根本不能说出具体的诊断。这让我意识到学医需要把知识学深、学透。

在门诊,我去的是风湿免疫科门诊,帮助老师完成一些小工作,比如在病人看病之前让他们做一份"骨质疏松风险评估"的调查。在和病人接触的过程中感到,就是这些小事也有一定的难度,有些病人会排斥,还有一些因为语言不通而无法配合。这提醒我在未来选择工作单位或就业所在城市的过程中要考虑很多因素,包括语言,如果交流出了问题,就会遇到一些困境。因为工作的特性,我们需学会处理好与患者间的关系,要设身处地地去了解他们的想法和患病后着急无助的心情,要理解他们无法及时康复而担心烦躁。而对他们的质疑要积极主

动耐心地与之沟通，才能处理好与患者的关系，才能使患者积极配合治疗，早日康复。当天晚上跟着老师，我见到了在风湿免疫领域的一位著名学者和医生——仁济医院鲍教授。他和大家分享了他处理疾病的一些方法和建议，还犀利地分析了现代医学界的现状，让我十分敬仰。我希望未来也能成为像他这样一名优秀的临床医生。

社会实践很快就进入尾声了。我虽然在实践中只做了些比较简单的工作，但收获多多，不仅熟悉了医院的具体工作，更让我真切地认识到自己学习中的不足与今后努力目标。

"博学而后成医，厚德而后为医，谨慎而后行医。"这是我在绍兴市第二医院的电梯上看到过的一句话。唐代"医圣"孙思邈在所著《千金方》中论及大医精诚时说："凡大医治病，必当安神定志，无欲无求，先发大慈恻隐之心，誓愿普救寒灵之苦。"作为医务工作者应承担"救死扶伤、解除病痛、防病治病、康复保健"的使命，要掌握先进医疗技术，要具有爱岗敬业、廉洁奉献、全心全意为病人服务的品格。

作为一名未来的医生，我深知责任之重大。我希望能够成为一名合格的医生，让更多的人遇见美好，享受未来！

编者寄语：医学生在实践中，初步了解临床方法有利于树立正确的疾病观和治疗观，这对于今后能更好地胜任临床工作有着重要的意义。

医路漫漫

（蒋丽雅　临床医学专业 153 班）

　　盛夏的七月，我们结束了本校的所有理论学习课程，开始了大学学习的另外一部分——实习。我们每位同学都对实习医院充满了幻想，都想象着自己大学的后半部分是在怎样的环境里度过，想着我们的实习医院是否会像电视剧里那样有着不同的病人和难解的医患关系；同时，也希望通过实习能让自己的医学理论及操作技能得到巩固与提升。带着幻想与疑问，我们来到了绍兴市人民医院。这里，对我们来说很陌生，但更是挑战与新的学习起点。

　　我实习的第一个科室是心胸外科。一听这个名字就很高大上，所以我是怀着敬畏与充满期待的心情开始我的实习生活的。在这里，感觉自己挺幸运，遇到了很好的医疗团队，遇到了很好的老师们。因为刚接触实习，很多东西不是很懂，所以刚开始很茫然，也不知道自己到底要做些什么，心中难免有些失落。印象最深的是我们组的吴老师，一个身怀六甲的女医生，一步步带领我走上轨道。在我实习的第一天，吴老师就耐心地向我介绍作为一个实习生的具体工作和基本准则，鼓励我开始新的学习旅程。在吴老师和组内蒋学长的带领下，我学会了写大病历和出院小结，学会了给病人做心电图、换药和拔管这些基本操作。刚开始我可能做得不是很规范，但吴老师和学长会很耐心地帮我指出错误，让我改正过来，掌握基本技能。在实习过程中，我也慢慢意识到自己的职责所在，渐渐融入医院这个大家庭。

　　我实习的第二个科室是乳甲外科，我在这个科室里最大的收获就是学会了术前准备工作和手术过程的一些基本要求。平时都是小金老师带着我，他是一个很和善的老师，我会跟着他一起去手术，会问他不懂的问题，他都会悉心地向我解释，给了我很大的帮助。在手术室里经常一站就是一天，因为有了亲身体验，所以才更加理解医生们的辛苦，知道医生们背后的默默付出与汗水，也让我对这个职业有了更高的崇敬感，激励我努力提高自己，以后成为一名优秀的医者,帮助更多的病人。

在实习过程中我学到的不仅是这些基本操作与技能,更多的是如何处理好医生与患者之间的关系。早上查房,检查患者切口时拉上床帘,做心电图和换药时应尽量减少患者的暴露部位,应友善和蔼地与病人沟通,询问患者的每日状态与不舒服的情况等等。这些举措,都是我在实习中看到的。正是因为这种潜移默化的影响,让我在面对病人时也不知不觉地做到这些。我尝试以冷静、耐心、共情的心态来面对病人,面带微笑,关注一些小细节,给予患者以人文关怀。事实证明,友善的过程是相互的,你拿真心对待患者,患者也会如此待你。所以我坚信,只要医生具备仁心,那么医生与病人之间的关系将会是挺融洽的,至少不会有那么多的不愉快。

实习生活已有一个多月了,从畏惧与忐忑到熟悉与坦然,从无知到自信,这将是我行医路上很重要的一段旅程。希望自己可以好好把握住现在,提升自己,为今后的工作打下基础,更好地实现自己的人生价值。

编者寄语:让我们的学生能够透彻理解接受,并从内心去认可和追求这种医学人文精神,从实习开始抓起,在实习中慢慢实践起步,等到真正踏上行医之路时,这种精神已渗进骨子里。

人文是医学的灵魂

（俞元植　临床医学专业 152 班）

医学人文到底是什么？自我接受医学教育以来，这是个一直困扰着我的问题。这个话题，常常出现在一些学术讲座上面，也听到过很多人对于医学人文的见解，但从来没有人给过它一个清晰的概念。但是可以明确的是，医学人文要求我们整体素质高、对生命把握得当、对人生感悟透彻。

我所理解的医学人文，包含着很多方面。首先是救死扶伤的人文情怀。救死扶伤需要我们有着高超的医学技术，还需要我们有着崇高的医德。"有德方为医""有时去治愈，常常去帮助，总是去安慰"。高尚医德和技术上的精益求精是医学人文的一体化要求，二者缺一不可。若想做一名内心强大、拥有强大医德的医生，我们要身怀戒惧之心，懂得害怕，敢于否定自己，取他人之长补己之短，在各种利益纠纷中，保持朴实做事的决心，不能趋小利而失大义。其次，医学人文要以人的健康为核心思想。我们医患双方都必须要有一个共同的目标，就是消除疾病，促进健康。

因此，医学人文最重要的一点，就是要求我们医患双方站在统一战线上，构建和谐的医患关系。这些年，人们说起医患关系总是令人寒心，医闹的消息隔三差五地出现在新闻报道中，关于医生的丑闻亦是如此，医生也常会恐惧地面对病人。但是我们恐惧的是毫无防备下刺过来的那把刀？还是迅速冲到你面前愤怒的家属？抑或是上级医生对你的责备？其实都不是，最恐惧、最无力的，还是病人躺在我们的眼前，尽管用尽了所有办法，还是留不住他生命的那种无助感吧！

医学人文可简单，可复杂，不仅仅医务人员需要提高医学人文素养，我们整个社会同样也需要提高人文素养。尊医重卫是社会文明的一个重要标志。医学是技术，更是一门艺术，医学依靠科学，但医学更仰仗人文！

编者寄语：医疗技术日益发展，医学与"人"却似乎越行越远。医学丧失人文，使我们的医患关系越发紧张，呼吁医学人文精神的回归，成为越来越多人的共识。

医患相知　心系一处

（卢俊青　临床医学专业 151 班）

兜兜转转，我在临床实习的日子将近两月了。在这炎热忙碌的夏日，临床一线的工作者，我的带教老师，不论是面对患者的反复询问，还是深夜的来往奔走，他们的医学人文素养潜移默化地感染着我，也如清风，拂去烦闷，带来温馨和惬意。

当今社会，医患关系这个话题的热度始终高居不下。其实归根结底，医患关系的紧张就是缺少了所谓的换位思考。如今的大多数人，容易忽视对方所处的境遇和利益，因此双方思想上的不统一，逐渐演变成言语的不和谐，行为的冲突，也就导致了如今医患关系紧张的局面。

因此，换位思考在医患关系处理的过程中便显得尤为重要。正如我的带教老师所言，换位思考首先要求我们医生尊敬对方，足够的尊重会使我们跳出自我思维的束缚，转向一个更加全面的视角，也就会注意到患者心中所想，从心里尊重患者，这是换位思考的第一步，也是至关重要的一步。

同时，也要求医生学会对患者的理解与包容。理解与包容，要求我们一点一点地卸去自我包袱，学会以广博的心胸去面对患者、包容患者。可以说，理解与包容是医患关系和谐的缓冲剂。

当然，医患关系的改善不单单是需要医生与患者彼此换位思考，其他的因素也影响着这一对关系。譬如，沟通问题、诊疗技术、政策背景等。

因此，如今的医患关系并不是如绝症一般，无药可治，只是它需要社会每个成员的努力。我相信，随着科学技术的发展和医疗水平的改善，能从客观上为医患关系的缓解提供阳光大道；伴随着新医学模式的转换与推广，使大众的视角更多地投入到人性方面，让医护人员更关注患者的身体和心理健康；而患者也能够推己及人，体会到医护人员的艰辛和不易，从主观上为医患关系的改善提供充分的条件。

或许,就在不远的未来,医知患,患知医,医者与患者的心能够真正地心系一处,使白大褂成为美好的代名词,让患者微笑也将是医者的追求。

编者寄语: 医学人文精神的核心就是敬畏生命,在医疗活动中关注人的生命和心灵的安慰,以人为本、注重交流,医生不应该成为"医匠",要认识到医生面对的是"人",而非"物"。

实践出真知

（龚　霞　临床医学 161 班）

　　岁月匆匆，时光荏苒，大三的我从学校到了医院，虽说还是以学习理论知识为主，但却总觉着自己离成为医生又近了一步。在医院的我们整天忙忙碌碌，总是要乘最早的班车到新附属医院，开始我们全新的学医生涯——见习。

　　第一次总是让人印象深刻。虽很早出发，但第一次的新鲜感带来的兴奋却远大于疲惫。记得第一次近距离参观手术室和近距离看医生老师们做手术时，我的内心抑制不住地喜悦。不同于在电视上看到手术室，这是我作为一名医学生真真实实地看到手术室和手术流程，这对于我而言，是有纪念意义的。遗憾的是，我们未看到一场完整的手术就提前退场了，因为我们的见习时间有限。此后，我们便开始了各种各样的见习，有内科、外科、眼科、口腔科等等。

　　在见习时，老师会问一些理论知识，但我总是不能马上回答出来，这便是理论知识不够扎实所造成的。由此我感到，作为学生，我们最主要的还是要将理论知识学好学透，将理论实实在在地运用到见习中去。瞿秋白曾言："只有实际生活中可以学习，只有实际生活能教训人，只有实际生活能产生社会思想。"理论应该与实践紧密结合。见习过程使我深深地明白实践的重要性。而实践，就是把我们在学校所学的理论知识，运用到为患者诊治中去。在医院实习，实际上是让我们提前感受医院的氛围，开始与病人接触。这实习过程，就是实践，就是从学校到医院这个小社会，从一个学生到一个医务工作者的角色转变。只学习不实践，无异于是纸上谈兵。

　　"决心竭尽全力除人类之疾病，助健康之完美，维护医术的圣洁和荣誉。救死扶伤，不辞艰辛，执着追求，为社会医药事业的发展和人类身心健康奋斗终生。"带着这样庄重的誓言，我会在实践中不断巩固之前学过的知识，学习和病人相处，争取成为一个好医生。

编者寄语：在实践中会学到很多在课堂上根本就学不到的知识，也会打开视野，实习是理论到实践的桥梁，转变不仅仅是角色，还有思维方式、工作态度等等。

医疗之外的服务

（祝　辉　临床医学专业 173 班）

很开心今年暑假有机会能参加学校附属医院的志工活动。作为一名经验丰富的志工，我对于帮助病人自助挂号以及取报告单这种常规工作已经十分熟练。之所以又想参加志工活动，一方面是想帮助患者，另一方面是想多接触医院的环境，与病人有多一些的交流。

在人来人往的病人以及家属中，会遇到慈祥道谢的奶奶、脾气小差的辣妈以及外地工人等等。作为一名志工，在帮助他们操作自助机器时，有时候一句关心话语或许会让我们的关系更近一步，而这就是医学人文的部分表现。

在这几天志工经历中，说一句实话，大部分时间都是呆坐，观察着来来往往的人群，但就在这些人群中，我遇到的两件小事，让我很难忘却。

先来谈谈第一件事。那是我在门诊大厅前的自助机工作时，突然上来一个约五十岁的中年妇女，她搀扶着的是白发苍苍又佝偻着身体的一个奶奶，大约是她的妈妈。我当时内心就一阵心酸，那个场景完全无法用文字表达出来。紧接着她过来想让我们帮助叫一辆出租车，但是由于校附属医院过于偏远，出租车短时间几乎打不到。旁边的同学就提出让阿姨叫个滴滴，她不知所措地把手机给了我们，我挺感动她对我的信任，输进目的地时我有点吃惊，她们要去的地方离医院将近 20 公里的路程，显示的估价约 60 块钱。同学问了一下 60 块可不可以接受，我看她犹豫了一下，说了一句："去的，生病了，没办法。"苦笑一声，拿回了手机。真的，我永远忘不了我当时的感觉，明明很同情，很想帮她们，但却什么都做不了。最后让她等着滴滴司机的电话，送她们出去……

另一件事是在肝科门诊。由于肝科属于医院的特色科室，来来往往的人比较多。一个下午，一对矮矮瘦瘦皮肤略黑的夫妻来肝科。我如常上前问他们是不是挂号，了解清楚后他们原来要取报告单，于是我让他们出示社保卡或者健康卡，很顺利地取出了报告单。报告单上指标我虽然也不懂，但有点偏差还是能看到的。我说："你们外地来的吗？怎么没有医保卡,这样看病自费应该很贵吧,不过健康真的比钱重要,在外面上班要更加注意身体,就像我在外面上学一样!"拿完以后他们说了无数声谢谢,他们看我的那个眼神由冷漠到慢慢地感动,我推测之前就诊时可能医患沟通存在问题,才造成我一句简单嘘寒问暖让他们产生满满谢意。他们走了以后,我内心还是觉得心酸。

以上的两个家庭的两件小事,虽然现在的感觉没有那天那么深刻,但还是久久不能忘却。忘不了当时自己人站在那边,只能挂挂号,打打报告单,但对于他们的病情、他们的生活无能为力,什么都做不了。从现在开始要努力读书,在以后成为一名医生时,能通过自己的医技和关怀去帮助更多的病人。

编者寄语：实践中碰上形形色色的人,带来感动也带来困惑,做的工作虽然简单,看似不起眼的帮助却为他人省去很多麻烦,志工生活也坚定医学生的信念帮助在将来他们成长为更有仁心的医生。

人文关怀不可"贫血"

（吴沛霆　临床医学专业 183 班）

To Cure Sometimes，To Relieve Often，To Comfort Always.

——Dr. Edward Livingston Trudeau

　　在许多医学生乃至医务工作者眼中，将劳碌繁重的医疗工作仅拘泥于施行医术。医术常常与一个医生、一名护士的口碑画上了等号。他们以娴熟的双手操作着冷冰冰的医疗器械，面对着一批又一批的患者，似乎对每日的内容习以为常，很少有人会自觉地去叩问职业的基本命题，譬如医学的本质是什么？医学人文又是什么？

　　传统观念对于医学的定义是：通过科学或技术的手段处理生命的各种疾病和病变的一门学科，或者进而言之，是以治疗预防疾病和提高人体生理机体健康为目的的一门学科。随着技术突飞猛进，人们仅从生物学角度来考虑健康和疾病，具有很大局限性，因而 1977 年美国医学家 G. L. 恩格尔提出"生物—心理—社会"医学模式，主张从生物学、心理学和社会学三个方面综合考察人类的健康和疾病问题，以弥补过去单纯从生物学角度考察的缺陷。无疑，医学首先是以技术作为导向的，但任何医疗过程都是人与人之间交互沟通影响的过程。而在中国人的传统印象里，医生向来是心怀仁慈、恪守医德的形象。清朝大臣、《古今图书集成》主编陈梦雷先生曾有言："无恒德者，不可以作医。"由此可见医学人文之重要性。

　　我曾有幸进入术前准备室做术前陪护志愿者，目睹在那个环境下，病人心理产生的波澜。朝天躺在金属台车上，他们任由护士护工支配着推入准备室待命，互相之间言语不多，只会有打针和术前确认时零星地交谈。盖着保暖的被子，室内打着暖气，有些患者依旧会忍不住蜷缩成一团打颤。白晃晃的灯射在患者脸上，他们有的双眼紧闭，有的四处张望，显现出迷茫、等待、焦虑，对于生病的自责甚至对死亡的恐惧写在脸上。在这种环境和状态中,如果与他们有适当的沟通,给予他们应有的人文关怀,能大大减少他们内心的惶恐。这说明:"人文关怀不能贫血!"

如果说医生的人文关怀要从"小处着眼",医院的人文关怀便要"层层递进",从患者推广至整个社会,时刻秉承"温暖、温情、温度"的态度。在当代医疗环境下,医学人文成为功利主义与技术主义的克星。技术是一把尺,道德是一杆杖,两者有机结合共同构成医学生态,而其中人文关怀始终不能缺失,不可"贫血"!

编者寄语:医务工作者需要自觉地去叩问职业的基本命题,常常去回顾去反思,看到病人的烦恼,就像自己的烦恼一样,尽最大努力去提供解决方案。

医术精进 心道坚韧

（徐士晅 临床医学专业 182 班）

人类社会迈入 21 世纪,科学技术已经取得长足发展。医学,作为直接面对人的科学,比其他科学更强调人文关怀,"医术是一切技术中最美和最高尚的"。医疗设备和药物的进步,是医学技术现代化的表现,也是改善人类健康状况的重要条件。但是,医疗行业却屡屡爆出丑闻,由此,倡导医学人文精神尤显必要。

从 2018 年暑期至今,我作为一个初入学医路的求知者,在某三甲医院践行志愿与见习活动已逾 150 小时。在这里,我看到血管瘤患者在药物与其背后价格之间的纠结抉择;看到乡间老太太轮换了四个科室终不得果的艰难求医;听到患者对我们的抱怨,还有急不可耐的愤怒,但更多的是一句简单但足以为慰的谢谢。空气中消毒液伴着来来往往的人群所散发的气味,压抑的环境与大多数躁动的内心……诸般场景确乎让人难以透气。但这里绝非是一个如医者工作服一样惨白单调的地方。生命的轮回恰恰处处皆有惊喜与转机。坐下来,在医生按压腹部的时候,笑着说一句"最近还好吧?"便令人生出几丝暖意。可是医学又是清醒的,"生命"与"钱财",是最可能引起医患纠纷的界点。

多次的门诊见习使我深刻认识到,我们的医学人文事业的发展,我们的医术软科技的提升,与我们的教育事业是分不开的,与我们社会发展进程是分不开的。新世纪新形势新型医学人才的培养离不开医学人文学的建设,这要依靠科学与人文相结合的完整教育。新时代医学人才的培养不是简单的,过去的医生想要转变也不是朝夕可达的。还有我们的患者,而普遍的自我健康意识薄弱等现象,这与我们国民缺少普及教育是密不可分的。我们的医学工作者是否能完美升级?升级后,患者是否可以感受到我们的人文关怀?这种热情是否能够长久?我们广大的医学工作者往往对"医"趋之若鹜,而将"道"抛诸脑后。我们的新时代医学人文发展也不是只听几个院士之言的,真正的发展应该由一线临床医生、医学工作者的探索来引领。

要让医院不再那么冰冷可怕,就需要我们从点点滴滴的小事中使患者体会到医学的人文关怀。

编者寄语:"医""道"结合,求医术精进,也求心道坚韧,日常细节检验医生的仁心与良心,点点滴滴的小事中可见医学的人文关怀,让医院不再那么冰冷可怕。

医学是有温度的

（倪香归　临床医学专业 152 班）

作为一名临床实习生，在我还未真正进入临床前，经常听到医患矛盾的案例，讨论中频繁被提及的就是"人文关怀"这个词，我不禁思考：何为"人文关怀"？又如何具备"人文关怀"，从而成为一个"好医生"？

医学的本质是一门"人"学，西方医学之父希波克拉底认为"医术是一切技术中最美和最高尚的"，并指出"医生应当具有优秀哲学家的一切品质：利他主义、热心、谦虚、冷静的判断……"它关注的是受病魔折磨、最需要关怀和帮助的人，所以它是最关怀现实人生、最富含人情味的自然科学，是人类善良情感的表达。

人的生命具有神圣性和尊贵性，作为一名医学生我们需要从内心敬重生命，并由敬而畏，做到珍惜生命和善待生命，这是从事拯救生命的医学事业的基础和前提，是对病人的负责，也体现了医学的终极意义。

在门诊我们常常会看到这样一个现象：一位患者挂号排队几小时，就诊时医生只是简单问了一些问题，不到两分钟，就列了一系列检查清单。我个人认为，冰冷的器械检查，不仅疏离了医患关系，还在患者心中埋下了不信任的种子，导致出现一人到多家医院就诊的现象。

医学是有温度的。作为一个好医生需要有人情味，在治病救人中要秉持以人为本的理念，以"关怀、安慰、治愈"为己任。要以患者为中心，学会用爱倾听、用心感受、合理表达、换位思考，对患者耐心友善，同情患者，重视患者，耐心地与患者沟通，尽量减少诊断过程中患者的不适感，让患者介入治疗和诊断并作记录，同时需要向患者充分解释风险和可能出现的复杂局面，在治疗前向患者坦率讨论治疗费用，全面系统地为患者考虑，减少分歧。

医学是一门在"实践—革新—实践"中不断进步的学科。曾子曰"吾日三省吾身"，我们作为与人的生命直接接触的医学工作者，每天都要问问自己今天做了什么，做了哪些有意义的事。不断地自我净化、自我完善、自我革新。

俗话说:上医治未病,中医治欲病,下医治已病。我要争取做一名上医,秉持坚定的信念,为人类身心健康事业奋斗终生。

编者寄语:医学是有温度的,医生冷静的言行背后是善良和温暖,在行医中把握好度,做到人文关怀和科学治疗兼备实在很难,也是许多医学生在初期需要慢慢摸索探寻不能一步跨越的大山。

"仁"行间世

（徐　满　医学检验技术 171 班）

寒来暑往,生老病死,这是自然规律。疾病,死亡,人类从未克服,但也从未放弃努力。除了祈求上苍,医学是人类保护自己的最后屏障,是最后的希望。生死是一个终极问题,如何面对那终将到来的死亡,人类一直在探寻。

我曾观看过一部医学人文系列纪录片——《人间世》,它以医院为拍摄原点,聚焦医患双方面临病痛、生死考验时的重大选择。通过全景化的纪实拍摄,抓取一般观众无法看到的真实场景,还原了真实的医患生态,人性化地展现了医患关系。

片中,转运床上医生不间断地心肺复苏、医生额头冒出的汗、医生用体温暖热的血袋、医生 48 小时不眠不休……《人间世》力图澄清这一点:医生很苦,医生很累,医生很尽心,并且医学还不完美,也许永远不会完美,请接受它有些时候、甚至相当多时候的无能为力。看来,编导期望通过观察医院这个社会矛盾集中体现的标本,反映社会变革期的阵痛,展示构建和谐医患关系的艰难前行的现状,以及通过换位思考和善意的表达,展现一个真实的人间世态。

《人间世》中家属问,还有没有希望了? 车在前医生说,扛啊,我们也是在死扛这事儿。事后,车在前医生和记者说:"我说的是实话啊。我总归要跟大家讲实话的。救该救的人,救能救过来的人。有些病患没救过来,但起码给了家属一个接受的过程。这是一个挑战,不努力的话,一点机会都没有;努力过了,没白费,就可以接受。"

多次和病患及病患家属沟通病情,共同探讨,也告知医生会如何帮助病患,让病患家属清楚病情,解决病情的难度,也清楚医生怎么治疗。这样的前前后后的沟通,让家属有接受的过程,也体现了医生的人情味。

医生,患者,在疾病面前,他们是一条战壕里的同伴。现实中,医学之外牵扯着医患双方,误解、冲突、争吵、拳脚相向,不满意、不理解以及不如意。医学不是万能的,医学具有局限性,医学有很多无法逾越的难关。医生掌握医学知识,救死扶伤,但不能起死回生。医学的征途荆棘密布,随时都会前功尽弃,一道道难关,需要医生和患者一同去闯,努力抗争,有时妥协,坦然接受。

医学永远不能违逆自然。美国医生特鲁多的墓志铭:"To Cure Sometimes,To Relieve Often,To Comfort Always."(有时是治愈,常常是帮助,而总是关怀和慰藉)这句话为我们医学生诠释了医学的真谛:不负使命,做生命的守护天使。

作为一名医学生,理应继承前辈们执着追求的品质,努力学好理论知识,在实践中加以运用,做一名脚踏实地的医学生。岁月华光,除人类之病痛;薪火相传,助健康之完美。春去秋来,救死扶伤的使命从未曾忘记。

编者寄语: 从"人间世"到"仁间世"的心路历程,是一个医学工作者成长的必经之路。在这一路上,会有很多的误解与恶言相向,只有心智足够强大与成熟,方能在医学之路上稳步前行!

人文关怀在我心

（陆宇欣 医学检验技术 171 班）

暑假的志工活动让我有幸在医院检验科为患者服务,也因此见到了检验人员在工作岗位上严谨的工作态度与细致入微的人文关怀。从此,"检验技师"在我的脑海里不再是一个职业的代名词,而是鲜活的人间暖流。

虽然志工活动只有短短的十几天,但是化验室的画面却历历在目——对疼痛患者的温声细语、对紧张患者的细心安抚、对错过病号患者的耐心解释、对特殊检查患者的详细检前询问……这一幕幕场景在我脑中闪烁。这种关怀不仅仅是对患者的躯体关怀,更是对患者的心理关怀。检验人员主观上去沟通了解患者病情,关心检验结果与临床的相符性,增进与患者的关系,有效地减少医患矛盾。以小见大,检验人员的人文关怀也正反映了医务人员的人文精神。

医学人文精神的核心是敬畏、尊重和热爱生命,也是对生命和健康权利的维护。医学的本源在于对人的关怀。当代医务人员在掌握医学知识与技能的同时,也要懂得医学伦理道德,主动了解患者心理。良好的医患关系正是当代医学弘扬人文精神结果的体现。

作为医学院的学生,我们能深刻地体会到学院对于医学人文关怀的培养。老师们积极引导,言传身教,在授课、见习和实习中更以人文关怀的方式来引导培养学生。学院开展关于人文关怀的知识讲座、培训等活动,组织了各种志工、志愿者活动,让同学们能在实践中切身与患者进行沟通,帮助同学们陶冶情操,提高人文素养。

我们作为新时代的青年,作为医疗事业的幼芽,应该扎实学好基本医疗知识,主动树立起以人为本的服务理念和全心全意为人民服务的思想。同时在实践中提高服务意识,在沟通中化解医疗纠纷,在理解中优化医患关系。

编者寄语:在医学院学习一年以上的心得体会,或许是其他专业体悟不到的。作为一名医学生,即使还并未踏入社会,也能在各种不同的志工服务活动中体会到医学工作者的心路历程。

显微镜下的情思

（王佩君　医学检验技术 161 班）

前段时间,妈妈来电话说外公体检报告单中有些数据不是很好,询问该如何预防和控制。在妈妈的絮絮叨叨中,储存于脑芯片中的那些忙碌充实的实验生活就像一只只翩翩蝴蝶飘然而至。

◎ 揭开霍乱弧菌的神秘面纱

某日夏日午后。我照例和同学们一起走进了实验室,开始了今天老师交代的血液检测。正当我们沉浸在实验检测中,突然,指导老师跑进来,大声地对大家说:"同学们,发现了 2 例霍乱疫情。大家一起去看看,很难得的病例积累。"我的心情五味杂陈,又悲又喜。喜的是这是一次难得的机遇,让我们有幸能见识霍乱弧菌的真面目,从而丰富了自己的医学知识,充实了自己的实践经验;悲的是患者会怎样,他能否安然无恙? 我略显紧张地坐下,第一次在显微镜下看到了霍乱菌。那蠕动着的小小病菌杀伤力可是非常巨大,若人感染了这一病菌,不及时医治,就会导致死亡。想到这里,我仔细地观察着它,认真地记录有关数据和现象……

◎ 简单和实效

一天实习之际,我听到了一则真实的案例:一位家长带着 6 岁的孩子在外面玩,由于不慎吃坏了肚子,医生建议让孩子饿两天,并告知注意补充盐水,不需要额外的治疗和吃药。当时家长觉得这医生太差劲了,让孩子饿肚子岂不是雪上加霜,但无奈还是按医生的让孩子饿两天,没想到孩子的病却奇迹般的好了。我认真地倾听了几位资深医生对这一病例诊断的评说,受益匪浅。是的,饿肚子真能治病,确切地说应该叫禁食或是饥饿疗法,属于食疗范畴,一般适用于急性肠胃炎和一些新陈代谢疾病的预防和治疗。当身体里的"有毒物质"被尽数排掉后,腹泻和发烧的症状就自然消失,比起吃药杀毒,对身体的损害是最低的。病例常见,但处理简单而又实效。医生丰富的临床经验让我见识到经验积累的重要性。

◎ 累并快乐着

从前有人问圣严法师:"师傅您这么忙,不但要打理寺院里外的事,还要四处演讲,甚至还一直在写书,您为什么有这么多时间?"圣严法师道:"因为忙人时间最多,忙才快乐。"人活着就应当走一条向上的路,尽管这条路充满阻力,经受挫折和磨难,但重要的是必须找到自己生活的目标,不断激励自己,为自己的心灵加油。我现在是一个实习检验员,不久就要走向社会,从事我挚爱的医生职业,为人民服务,为健康献身,这就是我的人生目标。医生这条路,我才刚刚起步。未来的路上还有很多的东西需要我去学习,去探索,去揭秘。医生这条路平凡而伟大,负载着永远讲不完的故事,蕴含着人类生生不息的意志和愿望。追求目标,为目标生活,是一种积极向上的生活,有目标的生活使生活快乐。我将在小小的显微镜下揭开更多的秘密,让更多的患者及时治疗,早日康复。

编者寄语: 平凡而伟大,这是一个医学工作者所具备的品性。曾有人谈及学医的目的,她说,她只是觉得学医能够为她及家人的生活带来更多的益处。是啊,学医是有用的,我们并不能决定在医院中处于一个什么样的角色,但每个人都能决定自己成为一个什么样的人。

做自己心中的英雄

（王小丫　医学检验技术 161 班）

近日，闲来无事，坐在电视前调换频道的时候，看到了一部名为《医者》的纪录片。起初是被拥有迷人外表的刘涛吸引着，随着剧情的进展，我发现它是通过抓住人性的弱点深入人心。在这里，有最真实的医者故事，最感人的医患关系。镜头拍摄多位来自于不同家庭，成长在不同地方，却扛着相同的责任，桥接生命过去与未来的医者，以平实的表达还原新闻背后的医者形象，让我们在感性与理性的交谈中，思考医学本源。

每个人在年少时期都有一个英雄梦，这部纪录片瞬间带我回到了豆蔻年华之时，我也曾幻想自己长大后可以成为一名医生，不求悬壶济世，但求问心无愧，奉献出最饱满的热情去温暖每一位遭受病痛折磨的患者，在平凡的工作岗位上实现着自己的价值。

由于种种原因，在我国的医疗体系中，检验科的地位普遍不受重视，我很希望通过自己的努力去改变这种现状，这也是我本科选择医学检验的一个原因。其实，临床检验工作在医院的整体医疗服务中占有相当重要的地位，越来越多的临床医师需要依靠检验信息进行诊断、治疗和预后。

实习的这段时间，我时常能看到这样的场景，许多女老师看似柔弱，却拎着十几斤的试剂箱，面不改色心不慌；同时，很多男老师让我一改对广大男同胞粗心的定位，个个心细如发，将每份报告单认真审核。他们身在幕后，却源源不断地把最新最准确的检验结果，传送到医疗战线的最前端。虽然他们也穿着白大褂，但鲜有机会接受病人的感激涕零。

忙碌是检验科的标签。很多人都觉得检验科不与患者直接接触，只是面对各种标本，而且拥有各种先进仪器设备、一体式全自动流水线，哪来忙碌之由？

其实不然，每天住院、门诊几百份标本从四面八方如潮水般涌来，要在限定时间内高质量地完成检验，不能有丝毫差错，这本就困难。再者，机器由于日复一日的使用，故障频发，很多时候由于机器出故障导致报告单稍有拖延，便会收到来自医生的电话轰炸以及病人焦躁急迫的询问，不亚于雪上加霜。同时，如若遇到传染病患者，我们也将率先面临被感染的危险……纵使有如此多的困难和质疑，但我们从不喊苦，也从不怕累。

做自己心中的英雄。虽然我们的付出似乎并没有那么伟大，但我们既然选择默默付出，就当尽力而为，始终如一。我也依然坚信着：只要我们勇往直前，坚持到底，就可以谱写出最华丽的人生乐章。

编者寄语：每个人都可以成为自己心目中的英雄，每个人都可以在不同领域封王成皇。医学工作者正是这样的人，他们在幕后的默默付出与艰辛，是普通人所想象不到的，而正是这样的付出才造就了那样的他们，那样伟大而又平凡的他们。

做有良知和仁心的医者

（易一行　医学检验技术 151 班）

　　之前很长一段时间,我一直在工作和考研中徘徊,但是通过实习,我坚定了考研是正确的。深知自己在专业知识方面的欠缺,我希望通过学习继续充实自己,虽然我的实习时间不长,但是我却学到了不少知识,也有很多感想。

　　刚去医院实习时,我对一切都感到新鲜和畏惧。镜中的我,穿着干净的白大褂,戴着洁白的帽子和口罩。想想自己第一次穿着白大褂的那份自豪,心底的那份坚定与自信油然而生!但看起来很简单的工作,却让我有些手忙脚乱,原本的自信也荡然无存。经过几天跟老师的虚心学习,终于有了实践的机会,我被安排到门诊窗口给病人扎手指,想着老师叮嘱我的操作要领,然后拿起针头,小心翼翼地为每个病人扎手指。这期间来了个检察机关带来的犯人,刚开始因为害怕不敢动手,后来在心里默念他只是个病人,才放松下来继续工作。还有爸妈带着几个月的孩子来扎手指,我很紧张怕扎不好被骂,一中午下来,扎了一百多个人,也着实让我感受到了作为医护人员的不易。在医院看病的人以老人居多,有的老人因为听不懂医护人员的话而被凶,这让我心里很不是滋味,更让我是深深体会到提高自己职业素质的重要性。实习结束,想想这么多天的忙碌,再想想每日辛苦战斗的护士们,打心底里佩服他们。

　　通过这段时间的实习和考研,我体会到了人文关怀的重要性。该如何有效地进行医德医风建设?我认为,首先,必须具有"视病人如亲人"的崇高精神,"一切以病人为中心"。服务窗口第一线的工作人员要切实转变观念,从语言、仪表、礼仪、服务及职责等方面实行规范化管理,病人的需要,就是我们的最终目标。其次,我们要加强专业技术学习,不断更新知识,不断提高专业水平,提高为病人服务的质量。另外,对于医患沟通这个难题,我们需要多看,多问,多关心,态度要温和,当你注视着病人的时候,所传递的信息便是温暖的关怀,当你用心了的时候,是会被感应的,这样医患相处会变得更轻松。

　　我觉得广大医务工作者在工作之余应不断提升人格品质、增强人文情怀涵养,力求在工作中多一些本真、少一些浮躁,多一些胸襟、少一些狭隘,多一些包容、少一些怨尤,重塑医者群体的良知和仁心。

编者寄语:就业和实习,是每一个大四生徘徊和彷徨的选择。那么,不论是选择前者还是后者,都是人生最重要的选择,要敢于正视,以平和的心态面对人生的每一次选择。

穿起白大褂　扛起医者的责任

（叶芳芳　医学检验技术 151 班）

　　时光如白驹过隙，我在绍兴市人民医院检验科十个月的实习生涯路，走着走着就结束了。回头望着一切仿佛又是那么近，触手可得。

　　我无法忘记第一次拿起针头抽血时的紧张，无法忘记面对小孩子号啕大哭时的恐惧，更不会忘记聆听各科室老师千言万语地传授他们多年累积的经验时的惶惶不安。而如今我大体能从容对待，不再怕号啕大哭的孩子，不再畏惧脾气暴躁的病人。原本迷茫而无知，现如今满载而归。孟子曾说："天降大任于斯人也，必先苦其心志，劳其筋骨，饿其体肤，空乏其身，行拂乱其所为，所以动心忍性，曾益其所不能。"诚如是。

　　生活中的每一次经历都是生活给予的宝贵经验，是成长的必然。医学比赛就是一次重要的历练。很荣幸，能代表学校、代表班级去参加全国检验技能竞赛。由于比赛知识涉及面广加上自身理论基础知识不够扎实，在备赛过程中，着实有些吃力，还好有葛老师的帮助。葛老师作为绍兴市人民医院常规室的组长，自己的工作已经是十分的繁忙，在常规室的各个角落都有葛老师奔波的身影。尽管如此，葛老师每天还是会抽出至少一小时的时间给我进行辅导，传授他学习和工作上的经验，这也使我的学习有了事半功倍的效果。在备赛过程中，我发现了自己的不足，也借鉴到了他人的经验，这使我在专业学习方面更加努力，更加有劲头，也更有实效。我也明白，任何好成绩的取得都建立在充分的准备之上，要反复练习，更要有团队精神。善于多多听取他人的建议，才能把自己的真实水平发挥出来。信心作为每一个人成功的基石，是会让自己表现得更好的一种媒介，同时也要学会也欣赏他人，学习他人的长处。我要感谢实习期间帮助我的老师，他们无私的关心和教导仍历历在目。在实习过程中，老师们严格要求我们必须认真完成自己的本职工作，而且要精益求精。虽然有时候内心翻腾着抱怨，发发小脾气，但还是会认真地去完成任务。每当穿起白大褂的时候，仿佛有一支无形的鞭子在背后鞭策着我，更有一种责任在肩膀上扛着。"白衣天使"穿起的是衣服，扛起的是责任。

路漫漫其修远兮，吾将上下而求索。医学之路还很长，责任仍在继续，踏雪寻梅，砥砺前行。

编者寄语："白衣天使"穿起的是衣服，扛起的是责任。斯言不谬。只有心怀大任，时时谨记自己的责任与肩上的担子，敢于接受生活所带来的磨炼，才能成为一名合格的医学工作者。

尽心做好重复却并不简单的工作

（李水娟　医学影像技术 151 班）

经历了 10 个月的实习，我已经对未来的工作环境、工作内容有了真切的体会。

还记得刚开始实习时，从学校到陌生的医院，我的内心充满了期待和不安。上班的第一天，当我还没有来得及熟悉这医院的环境，就已经开始投入到了紧张的工作中。在实习的时间里，我感觉确实学到了很多在学校里学不到的东西，同时也认识到了自己有很多不足的地方，受益匪浅。感触最深的是，看起来很重复无聊的工作其实并不简单。

拍片时，叫号、核对病人、核对申请单、上传图像，每一步都很重要，稍有疏忽，忘记核对就有可能出差错，导致重拍或者更严重的后果。这是对病人的不负责任，也严重影响自己工作的质量。操作 CT 时，剂量更大，要求理解范围、核对申请单，操作要更加仔细。曾经有一次，在做全腹增强扫描时，还未平扫，就打入了对比剂，当时不知道该怎么处理，后来老师一顿操作，改了扫描参数，才得以继续检查。自此之后，我更加深切地体会到专业知识在工作岗位中的重要性。只有掌握扎实的基础，才能在工作中随机应变，遇到问题时处变不惊，妥善解决。实习不像在学校里学习，有老师天天讲课，有一大堆的作业，有源源不断的考试，一切要自己主动去学、去做。在科室，学习的机会有很多，只要带着问题去工作，我们每天都可以学到很多。常带着一个小笔记本，把每天的问题写上，问题解决后及时记录答案，定期整理笔记本，这是一个实用而简便的学习方法。

如何进行有效的医患沟通也是实习中一个重要的学习方面。我们刚刚步入社会，刚刚开始接触医疗服务，操作不熟练，在为人处事方面也经验不足，在为患者服务的时候可能不被患者和家属理解，所以我们要尽快掌握和患者及家属的沟通技巧。我们要多向老师们学习和患者沟通的经验，工作中多多留心老师的言语举止，留意患者的表情反应，要做到语气委婉，面带微笑，避免让病人情绪激动,等等。总之无论何时,应把病人放在第一,用最好的态度和最负责的行动去关心病人的疾苦,才能建立和谐的医患关系。

编者寄语:离开了学校,知识的获取需要更主动,需要懂得抓住机会学习,在重复的工作中发现新的学习点,不断提升自我,在紧凑的实习生活发现实用而简便的学习方法。

对病人如亲人

（徐欣燕　医学影像技术 151 班）

　　时间过得很快，实习结束已经有两个月了，日子总是这样悄悄地过去，回顾这几个月的实习工作，有和老师一起谈笑时的欢乐，也有和病人争论时的委屈，还有累到不想干时的坚持，有苦有甜，有泪有欢笑。这个医院，这群老师，这些病人，留给我许许多多的回忆，也教会了我许多，不仅仅是知识，更多的是责任。

　　记得有一次我在磁共振室工作，我和往常一样拿出担架床让家属放在病人背后并做好相应准备，不幸的是机器死机需要重启，要多等半小时，终于一切准备就绪，病人也躺上检查床，病人家属却进入操作间指着我就开始骂，当时的我打心里觉得这样的工作没意思，自己憋着委屈还得给病人赔笑脸。事后，老师们都安慰我，让我不要放在心上，但我却还是闷闷不乐。第二天，我去了 CT 室上班，快要下班的时候，来了一位八十多岁的老奶奶，孤身一人，含着眼泪，带着哭腔跟我说她把检查单弄丢了，她本来是今天做检查的，看着她孤立无助的样子，我真的很心疼，连忙帮她补了检查单，做完了 CT 检查。

　　帮助老奶奶的那一瞬间，我才明白我们这份工作，不是为了我们自己，是为了那些在病痛边缘苦苦挣扎的人，减轻他们的苦楚；是为了那些孤单无助的人，给予他们依靠。即使可能在工作中受了委屈，感到不公，但我们更应该从病人的角度出发，他们可能也有错，但他们处于无措和求助的阶段，他们需要我们的帮助，我们不应该为了一己之私去责备、去埋怨病人，我们应该做到重视他们、尊重他们、关心他们、爱护他们。

　　我即将步入社会，成为一名真正的医务工作者，应始终牢记医务人员的职责，救死扶伤；应始终记得医学生的誓言，为人类身心健康奋勇拼搏，奋斗终生。

🔲 **编者寄语：** 从小事体悟感动，职业的魅力正是在此。即使工作辛苦，心灵上承担许多痛苦和悲伤，在帮助别人中实现自我，医务人员的人生价值也得以实现。

有时去治愈，常常去帮助，总是去安慰

（何吉丽　医学影像技术 151 班）

有时去治愈，常常去帮助，总是去安慰。这句我誊写在便签上的名句一直陪伴着我的实习生活，也让我的实习变得温暖而又幸福。

◎ 总是去安慰

许是磁共振检查的噪声，让不少从未亲历过的患者焦虑不安，每次和患者进行提前准备的宣教时，总有忧虑的询问。记忆尤深的是一位六十七岁坐着轮椅的老太太，陪同是她的老伴，询问了她能自主走动后，我为她仔细讲解了轮椅和其他金属物品不能带进检查室的事宜。鉴于他们普通话水平不高，我就用方言同他们交谈，用最通俗易懂的方式让他们理解。宣教后，老太太拉着我的手说："你们大医院服务态度就是好，你这小姑娘很负责任，人小心善，是医院的福气。"一旁的大爷开玩笑说："他们不会用的是童工吧。"我假装做了嘘的手势，和他们笑了起来。我觉得那一刻也许我的一点安慰和耐心让他们暂时忘了病痛，希望我能起一点小作用，给他们带来更好的检查效果。

◎ 常常去帮助

想想自己也有老去的时候，自己也有孤立无援的时候，只有换位思考，才能懂得他人有多难。一位 70 岁老太，步履蹒跚，小心翼翼地过来询问自己的检查时间，和她讲明后，她礼貌地向我道谢，又默默地退出了机房。轮到她时，我出去搀扶着她走进机房，看她只身一人，脱衣不便，我就小心地替她脱去外套，起初老太还不好意思，我和她说没事，没有家人陪着来，在外总有不便，不麻烦。她这才让我替她帮忙脱下外套，随后，因为老太腿脚不便，我细心地为她降低床高，搀扶着她上床。检查结束后，老太连声感谢，急忙拿上衣物说我不能浪费你们工作时间,我去外边整理吧。这些对于我而言,也许只是举手之劳,但对于她可能却是一份便利。时隔半个月后,我在其他机房再次遇见了这位老太,这次她的女儿陪同,她一眼就认出了我,同她女儿说起那天的事情,非要她女儿向我表示感谢。从她女儿的言行举止判断,像一名教师,她连声向我道谢,说要给班级同学好好讲讲,开一个主题班会。也许对于自己来说,只是一个简单的举止,但是对于他人来说却是一份莫大的帮助。勿以善小而不为,也是生活中的一种美德。

编者寄语:"有时去治愈,常常去帮助,总是去安慰"这句话太好了,很多疾病不仅在身体上,也在心理上带来了莫大的恐慌和无助,倾听他们的烦忧,将温暖带向更多病人。

用心融合医患关系

（蒋　琳　医学影像技术 151 班）

风，是为云而吹；云，是为风而停；人，是为你而存在；天使，又是为谁而生？

在一年的实习时光中，我经历了很多，感悟了很多，也收获了很多……

我在医院里实习的这段时间，有两个最大的感触，一是对"实践与理论相结合"的深刻理解，二是对医患关系的新认知。

校园里埋头苦读的三年是在医院里能得心应手工作的铺垫，两者相辅相成，缺一不可！理论指导实践，而实践是理论落地的唯一途径。理论与实践两者结合，在一次又一次反复操作中，改善不足，我的操作技能水平有了很大提高。

在医院里，如何与患者进行有效沟通，是每一位医务工作者需要克服的难题。起初，与患者进行操作沟通时，我很紧张、不自信。操作过程磕磕绊绊，多亏了带教老师的悉心指导和被检查患者的理解与配合，一遍一遍地尝试，终于变得得心应手，甚至可以独当一面了。记得有一次，被检查者是位老婆婆，我认真耐心地指导她做操作前准备，意想不到的是，检查完后，那位老婆婆一直拉着我的手不停地说谢谢，还塞了一袋子橘子给我表示感谢，我第一反应就是推了回去，忙说："不用了，奶奶，这是我应该做的。您自己拿着。"原以为这样就结束了，结果在下一位被检查患者进入检查室时，我发现那袋橘子安安静静地躺在旁边的桌子上。温暖的感动瞬间流入心田……那是一种被肯定的满足感！

从校园生活过渡到社会经历，从无措到熟练，从迷茫到了然，一切的一切，只有时间给予你历练的机会，你才有懂得的可能。

编者寄语：所有的辛苦都绝不会白费，现在的努力正是为将来做铺垫；所有的付出都会被看见，时光不负有心人，医务工作者的付出是有目共睹的。

不忘从医的本职和初心

（王嘉卓　医学影像技术 151 班）

时间过得真快，仿佛前几天我们才刚刚开始实习，心中对于实习的期待与激动还未消退，今天我们就已经在学校里，数着过最后留在大学的日子。

回想过去的十个月，真的发生了很多事。在这十个月里，我第一次在 CT 室前直面了抢救的第一现场，感受到医生与死神在生死两端拉扯病人的那种迫切。第一次看到患者因为排了太长时间的队而辱骂实习生的那种委屈，也第一次看到病人家属因为医生没有把病人抢救过来而动手打了医生……

在这十个月的实习中，我经历了太多的第一次。第一次感受到身上所披的白大褂的分量，第一次认识到医患关系不是教科书上轻飘飘的几个字，而是真真切切发生在医院里，往往伴随着很多的委屈与心酸。

那位被骂哭的实习生，是我在实习的时候认识的一个新同学，个子小小的，但是性格温和，做事也很认真，平时在科室里与老师同学相处得很好。那天，人民医院病人流量大、检查时间密集紧凑，带教老师特别认真仔细，每位病人所费时间较长，再加上不断插进来的急诊抢救病人，后面每个病人的检查都延后了一个多小时。一次检查完后，在下一个病人进来前，机房门口围满了患者和家属，一个接一个，开始抱怨、辱骂，具体骂了什么，我也不清楚，我只知道真的骂了很久，直到隔壁机房的老师检查完病人后出来进行调解才结束。当时那个女同学忍住了没哭，继续手中的工作，细致地检查后面的患者，直到别人听说了这件事跑来安慰她时才忍不住哭了起来。谁还不是被自己爸妈捧在手心里的宝呢？但是即使心里委屈，她也没有大声抱怨，与人争吵，甚至是辱骂回去，而是真诚地解释，认真负责地完成下一个病人的检查。

当我们步入医学院时，在我们披上神圣的白大褂后，医学生誓言就刻入我们的骨髓里，印入我们的灵魂里；健康所系，性命相托。我愿身披白大褂，执患者之手，与事业偕老。

编者寄语：在踏上"与医偕老"的道路时，就意味着已经做好准备，不论将来是否被误解、被轻视，都要坚定且无畏地做好本职，医者手中之责任实在是重，系着一个家庭的忧乐，无力和委屈会有，这种时候切不可忘记本职和初心。

因 为 爱

（张维镔　护理学专业 1401 班）

这是来到邵医的第十个月,实习已经结束,我带着一份真诚、一份信心、一份爱继续着我的路,此时此刻,我写下这篇感悟,记录这几个月来令我印象深刻的点点滴滴。

◎ 期待每一个清晨

我相信很多人内心都拒绝上夜班,夜班的辛苦,体现在额头每一颗痘痘上和早晨交班时止不住的哈欠上。的确,夜班真的辛苦伤身体,尤其是在白天没有补足睡眠的情况下。而我却有点莫名地喜欢上夜班,因为我对第二天的清晨抱有期待。

在血液内科的一个月,我的最后四个班是四个帮夜班,每个夜班的清晨都让我感到一丝欣喜。早上 5:30,准时开始常规工作,抽血、测量生命体征、询问进出量、测空腹血糖……当我推着治疗车进入病房时,我发现 0503 床的老爷爷缓缓地向我走来和我问好:"小伙子,早上好,你辛苦了。"那一刻,我的内心想法极其丰富。每天我都告诉老爷爷要下地走走,促进身体恢复,原来我所做的健康宣教都是有意义的,那一句"辛苦了",使我所有的疲累烟消云散,内心也充满温暖。我急忙回应:"早上好,感觉怎么样? 有没有按照我和你说的起床三部曲起床啊。小心点,慢慢走,别摔跤。"他微笑着说:"没事,你去忙,我随意走走。"我看着他走向病房的尽头,在窗边伫立,站在那片晨曦里,那一刻,我的内心产生一种不可名状的幸福。走出病房,我把口罩拿下,望着洗手池镜子中的自己,顶着大大的黑眼圈,嘴角却扬起了微笑。

期待着每一个清晨,期待着朝阳升起,我也期待着你们一天比一天好。

◎ 我能喂你喝鸡汤吗

这同样是发生在血液内科的故事,让我印象深刻的汪婆婆,这是一位特别能忍痛的阿婆,住院期间,护士长也特别关注她。

汪婆婆,患非霍奇金淋巴瘤4年余,这四年来,反复的化疗,持续吃药,已经让她看上去显得有些衰弱。我遇见她时,她正进入骨髓抑制期,粒缺期容易发生感染,口腔溃疡得厉害,无法正常进食。同时,除了三餐,她的白天和黑夜没有家属陪护。上午的治疗开始了,在床边进行标准化核对,挂上液体,打了瑞白,我说:"奶奶,你现在身子虚,容易发生跌倒,还是要叫个家属陪陪你。"这位奶奶说的话,其实我也想得到:"小伙子,我自己可以的,我生这个病四年多了,已经是个累赘了,我不想给家里人再添麻烦了,前段时间我们家老头子也刚动过大刀,我女儿这段时间身体也不舒服,真的不想麻烦他们了。"家家有本难念的经,一阵心酸,只觉得劝说无用:"奶奶,你还是要相信你的家人会陪你走下去的,你在这里有什么需要,不要自己熬着,及时和我们说,我们会帮你的。"奶奶很客气的说:"小伙子,谢谢你关心我,我没事的。"

转身离开病房,我突然想到我是不是应该给老奶奶灌点心灵鸡汤,但又怀疑这会有用么?之后的日子里,奶奶嘴巴里长起了白斑,溃疡到嘴巴无法说话,白细胞升不起来,但是随着每天的漱口水、口腔护理,每天坚持打升白针、抗真菌、抗细菌、抗病毒的盐水,一个礼拜后,在我休息的日子,老奶奶终于出院了。

有时候人们可能并不想喝鸡汤,只需要一杯解渴的清水。

◎ 我愿意为你拖班

这是在省妇保产房发生的事。

那一天已经下午三点,我正在期待着下午四点下班和小伙伴去湖滨银泰吃晚饭。从楼上病房下来一位产妇,宫口开了三指。宫缩频繁规律,我想应该可以采取无痛分娩。因为省妇保的待产室不允许家属陪护,全靠产妇一个人或者选择叫"导乐"。由于宫缩痛,这位产妇不禁大声喊叫,甚至有点失控。本在产房见惯了女人生孩子的声嘶力竭,我也就没有在意。但是听着她说:"救救我,我真的痛死了,我可不可以剖。"我的老师对着电脑,说道:"你没有剖宫产指征,生孩子都痛的,深呼吸,把注意力转移到自己的呼吸上去。"但是她似乎已经什么都听不进去了,我于心不忍,过去摸着她的肚子,指导她呼吸:"痛的时候鼻子吸气,嘴巴吐气,吸得深吐得长,再来一次……"时间过得很快,到下班的时间了,老师说:"小胖,你可以下班了。"那位产妇听到后,紧张地拉住我的手说:"你别走,你在我有点安全感。"于是我说:"没事的,老师,我迟点下班。"握着她的手,指导她呼吸,此时此刻,我想这一刻我是有价值的。

导乐来了,我下班了。拖班半小时,但我很幸福,希望她平安生产。

◎ 想哭你就哭一会儿

在 ICU 的日子,夜班总是如此难熬。清晨六点,测量生命体征,算好了进出量,采完了血,看着几位患者病情稳定,我脸上露出了微笑,这是我最喜欢的状态。领班依旧在忙碌准备早上的交班,趁着空隙,也帮忙准备一下白班需要的东西。此时耳边传来呼吸机报警的声音,我以为又要吸痰了,走近一看,0604 床叔叔在流眼泪,是呼吸频率过快导致的呼吸机报警。由于气管插管他无法说话,只能通过摇头点头来回答我们的问题。我问他,你是不是哪里痛?他摇摇头。你胸闷气急吗?他又摇了摇头。呼吸机又开始报警,我宽慰他,慢点呼吸,调整好呼吸。叔叔用手指在我的手上写了一个字:心。"你心脏不舒服?!"我惊讶道。抬头看一眼监护仪,指标都正常啊。他又摇摇头。"你心里难受?心情不好?"我问道。他终于点了点头。我面前的这个大叔,哭得像个孩子,可能他因为自己生病难过,可能因为思念家人难过,也有可能因为担心费用等等问题难过痛哭。我一时无措,脑子思考了五秒,然后握着他的手,把氧合的探头换了一个手指,对他说:"我们这里是 ICU,不允许家属陪护,但是你不要担心,好好养病,你家里人都等着你快快好起来呢!"看着他闪烁着泪光的眼睛,"想哭就哭一会儿吧,情绪不要激动,我陪着你。"我说道。此时,手上传来一股力量。希望他能坚持下去。

"没有关怀就没有护理。"关怀是护理的关键部分,做到人文关怀,才能向世界一流的健康照护靠近。因为热爱,我选择护理,因为爱,让我们愿意陪伴患者们走过生命中一段痛苦难熬的时光,并将之视为我们的使命。因为我们心中有爱,在缓缓流动的生命长河中,高速运转的复杂人生中,更显得护理关爱的可贵。

编者寄语: 有人曾言医院是这世上最残酷的地方,因为在那里不仅仅面对的是冰冷的医疗器材,更是令人无力的生离死别。但是,作者的经历却让人感受到了即便是陌生人之间也能够存在的那种依赖的感情,情之切切,令人动容。

直面生死　关爱生命

（傅忆南　护理 1402 班）

之前看过一篇文章，名为《想不开时候，去医院走走》，文中讲述了作者患病住院而后痊愈，开始感悟一草一木皆是风景、一粥一饭也饱含深情的心路历程，而我在医院实习的这 10 个月中，也有这位作者同样的感觉。

初进医院，像所有实习生一样，所有的一切都让我手足无措，又像一个对世界充满好奇的孩子，医院里的任何事物都对我有着强烈的吸引力，但又充满了未知的恐惧。

我实习的第一个科室是妇产科，到现在我还清晰地记得当时面对新生儿的"恐惧"。我们每周都有几天会被安排到抚触班，顾名思义，这一天的主要工作就是给新生儿洗澡抚触。那几天可以说是我的噩梦。我们都知道新生儿的配合度极低，也几乎无法交流，并且我严重缺乏经验。一到我手上，小宝宝就开始哭个不停。所幸的是在老师的帮助下，一切都很顺利。在这个科室，我还观摩了一次自然分娩，当你亲眼看到一个生命的降临，那种感觉是如此神圣，你会感慨生命的奇迹与母爱的伟大。

虽然我的实习初期每天都沉浸在迎接新生命的喜悦中。但是医院有降生就有离去！这种对比强烈的感觉我是在急诊室感受到的。

从小看过的医疗剧中最多的就是急诊室的故事。急诊室是一个节奏极快、充满挑战却是给我感触最深的地方。因为我的实习是在省级医院的缘故，我们每天接收的病人除了当地发生意外事故送医的，还有很大一部分是下级医院处理不了转院过来的。所以，我碰到的每一个病人几乎都是躺在平车上，甚至不能说话、没有意识的。那些日子里的我每天都会感叹生命无常。虽然他们于我们而言只是众多病人里的一个，但对于他们家庭来说他们的生命就是全部。这样的感觉在又一次的抢救中被加强。那天前夜班刚上班不久，120 就送来一位浑身散发速效救心丸味道的白发奶奶。因为当时她心脏停止跳动，于是我们动作迅速,分工明确,轮流按压。当时我们在场所有人无时无刻不在关注心电图的波形,期待着有一丝跳动。但是,奶奶像坚持了很久觉得累了想要休息一样,最终还是离开了我们。当看到过来与奶奶告别的家属泣不成声时,我感到,医学不是万能的,很多疾病医生也无可奈何,但我们在所能做到的范围内,尽最大的努力去挽救了,那一刻我觉得医生是神圣的。我们都会在未来的某一天离开,我们都无法延长生命的长度,但我们要竭尽所能拓宽生命的宽度。

10 个月的实习结束了,我们的未来也会在医院临床度过,我们的职责和义务是让人健康、幸福地生活,正如那篇文章的结尾说道:作为健康人的你可能还不会相信,最大的成功是健康活着,所谓的好日子,不过吃好睡好,所爱之人全部安好。

编者寄语:成为一名医学工作者除了过硬的医学专业知识外,还需要极强的心理素质,敢于直面医院里的各种生老病死,是非常重要的。

用爱心抚平患者心灵的创伤

（潘优璇　护理学 1512 班　　方艳秋　护理学 1511 班）

　　当今社会，人文关怀已成为人们使用频率最高的词汇之一，成为社会各行各业的管理理念和服务思想，当然也包括医疗服务行业。南丁格尔说过："护士是没有翅膀的天使。"我们是白衣天使，接过南丁格尔的提灯走进病房，用它特有的光芒——人文关怀，把病人心底的阴霾驱散。

　　"人文关怀"这四个字渗透在我这十个月的实习生涯中。

　　人文关怀并不复杂，也不遥远，它与我们日常工作联系密切。在医患关系日益紧张的今天，良好的沟通就是人文关怀。比如，在我们忙碌时，一位患者让你做一件非紧急的事情，如果我们采用温和的商量语气说一句："请你等一下，我处理完后马上为你做，可以吗？"而不是不予理会或不耐烦地回应："急什么，没看到我正在忙吗？"这两种不一样的说话方式将产生不同的效果，显然前者更能为患者所接受。如果我们站在病人的角度来思考，理解病人，尊重病人，感同身受，就会减少很多不必要的矛盾和冲突。

　　在输液室实习，注射和输液是每天必做的事。大多数的时候进针穿刺都很顺利，但也不排除意外。有一次给一位中年妇女打针，针刺入皮肤的那一刻我就有不好的预感，果不其然，没有回血，多次调整位置后终于有了回血，但是病人的手鼓起了一个小包。我红着脸向阿姨道歉，随即将针拔了出来并替她用棉球按住止血。本以为阿姨会冲我发脾气，但是她没有责备我，反而笑着说："没有关系，谁都有失误的一次，我理解，我女儿也是护士，我希望我女儿失误的时候别人也能理解她。你不要紧张，来我们换另一只手。"经过阿姨的鼓励我第二针穿刺成功，事后我也真诚地向她道歉并感谢她的信任。"因为懂得，所以慈悲"，这是著名作家张爱玲的一句话，当护士懂得病人，当病人体谅护士的时候，就有了和谐的医患关系。

　　年后的一天，来了一位脑出血的年轻病人。这突如其来的病魔让一位原本幸福的母亲陷入了痛苦的深渊。对疾病不了解、对疾病预后不清楚、经济上的压力，以及害怕、沮丧、焦灼交织在一起，让那位妈妈十分担忧。只见带教老师走近她，轻轻拍着她的背安慰她，开导她，给她讲解疾病成功预后的例子。老师鼓励她：为了孩子，你要勇敢，相信我们，我们这里的设备先进，医生技术高超，我们的护理也是一流的，经济上的压力我们会帮你想办法的，就比如水滴筹之类的，这都是很好的解决渠道。慢慢的，那位妈妈的情绪才平复下来。在之后的日子里，她孩子的病情在精心的治疗下得到了好转，早期进行康复训练时他也能很好地配合。那位妈妈不止一次地对老师们表达谢意！她说："在你们这里，我觉得很温暖，很放心，真的很谢谢你们。"虽然只是几句简单的话，但是我深刻地感受到了其中的真诚之意。

　　此刻，使我对护理工作有了更深刻的理解，这就是，我们要用天使的温柔、真诚的爱心，抚平患者心灵的创伤，为患者带来光明和希望。

编者寄语：人文关怀中最重要的是什么？作者告诉我们，人与人之间的尊重才是最关键的。难能可贵的是，作者在遇到麻烦的时候能够静下心来，平心静气而不心浮气躁，无论走到哪里，都是一种正确处理事情的方式。

实习感悟

（唐燕芬　护理学 142 班）

暂别校园生活，背上行囊，我们开启了邵逸夫医院的实习之旅。实习的这 10 个月里，我感受到了一流的医院服务理念、教育培训文化、质量管理文化等，看到了邵医人对医学专业求知进取的科学精神，体验了邵医人对患者如亲人般的关爱与尊重的职业精神。

◎ **独特的护理人文环境**

人文环境可定义为：一定社会系统的内外文化变量构成的函数，文化变量则包括共同体的态度、观念、信仰系统、认知环境等。人文环境是社会本体中隐藏的无形环境，潜移默化地影响着每一个人。随着人类社会文明进步客观需要的增长，医院护理人文环境也越来越受到重视，良好的护理人文环境不仅能为患者提供满意的服务，也为医护人员营造良好的工作氛围，提高整体的护理质量，是构建医院精神文明的重要环节。

初来医院报到时，面对陌生的环境，清晰明了的指向标、详细的报到流程与清单、老师的热心帮助等，都让我们感受到了细致贴心的医院服务，也使得我们顺利完成了入院报到流程。

拥有国家外观设计专利的康乃馨护士服，不仅蕴含着母爱的温暖包容，与护士年轻灵动的身影相结合，更给人眼前一亮的感觉；护士真诚的微笑、耐心地解答，给予每一位患者更多的关心和帮助，缓解了患者的焦虑和恐惧；"给予你真诚、信心和爱"的服务理念在邵医护士言行中的自然流露，体现了护理专业"呵护人性"的职业价值。

◎ **深刻的护理核心价值观**

"正直真诚，关爱尊重，整合成长，卓越创新"是邵医护理的核心价值观。简短的 16 字，却有着深刻的意义和内涵。当我成为邵医实习生的那天起，我便严格要求自己,努力去学习、领悟、实践这 16 字价值观。

作为一名实习生,在医院这个大环境下,我们需要学会与老师、患者、家属、护工阿姨等融洽相处、协作互助,"正直真诚、关爱尊重"便是最好的准则。对于自身,我们经历着由一名在校学生向实习护生的转变。在这里,我们一切从零开始,每天都有新知识等着我们去学习和探索,我们要合理有效利用医院为我们提供的学习平台和资源,同时严格自律,不能因为临床工作而放松学习理论知识。我知道,只有"整合成长",才能努力做到"卓越创新"。在邵医实习的这段日子里,我时刻谨记这 16 字价值观,内化于心,外化于行,在实践中理解领悟邵医护理价值观的实质内涵。

◎ "定制"的优秀护生养成计划

邵医优质的护理人文环境和积极向上的护理核心价值观,成为我实习之路上的导向标。邵医完备先进的护理教育体系为我们实习生提供了宝贵的学习平台。如果想要成为一名带有独特邵医气质的实习护生,我结合自身情况总结出以下几点:

一、坚持英文学习

普外 2-8F 是我来到邵医的第一个"家",我接触的第一件事就是旁听早晨的交接班,中英文相结合的交班给我耳目一新的感觉。由于自己医学英文掌握较差,也不知道该关注哪些重点,所以第一天的交班我有些不知所措。在老师的指导下,我学会了打印交班纸、进行交班重要信息的摘录和学习等。我知道只有自己非常清晰地了解每一位病人病情的动态演变,才能够有效地为患者服务。

二、理论联系实践

扎实的理论知识是成为一名护士的基础。医院安排的各种理论课程、周目标等都在提醒实习生在实习期间要时常回顾理论知识,做到理论结合实践。实习过程中,有时候老师提出的理论问题我会回答不出,这更加警醒我学好理论的重要性,注意将临床实际遇到的疾病结合课本知识进行系统全面的复习和巩固。现实生活情况更为复杂,患者的病情也千差万别,仅仅掌握理论知识难以满足要求,因此要不断锻炼、提升自己,以更好地为患者服务。

三、正视不足,反思总结

实习的每一天都是充满着未知和挑战,临床的工作来不得一点马虎,错误可能就在不经意间发生。我试着每天把自己一天下来存在的不足写下来,在第二天上班前看一下,以此来提醒自己。如,生命体征的测量可能是我们在实习期间中操作频率最高的,虽简单,却是至关重要的一项工作,生命体征能够提示我们患者可能存在病情的变化。我们需要清楚地掌握各项指标的正常值,当测量结果异常时,我们需要进行针对性的主诉采集和评估、探究出现异常的可能原因,并及时处理,这些都是生命体征测量所隐含的一系列问题。因此,在实习期间,无论是大事还是小事,我们都应该认真对待,不放过任何与患者疾病相关的细节。

　　我的职业生涯才刚刚开始,希望我能够一如既往的、脚踏实地的过好每一天! 路漫漫其修远兮,吾将上下而求索。

编者寄语:实习,是每一个大学生走出校门、走向社会的必经之路,也是每个大学生最困难的时期,能够在这个时期有所感悟、有所思考,这对未来的工作是非常重要的。

关心身边患者的点滴

（沈　波 护理学 152 班　　沈琦钦 护理学 151 班）

　　刚刚开始实习的我们，对临床有着好奇、有着恐惧，更多的却是说不清道不明的期待。实习中，我们看到的场景数不胜数，但总有几个场景深深地烙印在我们的脑海！

　　看到病人之间的互相鼓励，我们会充满正能量；看到一个老爷爷用颤巍巍的双手照顾着奶奶，我们会觉得这就是爱；看到被汗水浸湿工作服的老师一遍又一遍的向患者与家属说明情况并询问他们的感受，我们会觉得耐心与不凡；看到临床上的我们能越来越轻松地与患者和家属进行沟通并熟练进行护理操作，会觉得自己已有了进步。就是这些简单的点点滴滴，却让爱和温暖满满地围绕在我们身边。在临床工作中，可能只是一句简单的问候，一个真诚的微笑，一个耐心的解释，就可以让患者们觉得被重视、被尊重，而人文护理要做的恰巧就是这些。人文关怀已成为人们使用频率最高的词汇之一，病人来医院就医，正处于生命中最脆弱的时刻，最渴求的就是人性的温暖，而最能赢得人心的就是人文关怀。记得在人民医院内分泌科实习的时候，有位身患痛风的老奶奶，时常痛得走不了路。奶奶每天都要去开水房倒水，由于知道奶奶腿脚不便，我和我的老师便经常主动帮她去打热水，干一些力所能及的事。白天老奶奶一个人在病房时，老师们便经常去病房探视她。还有在神经内科实习时，我的老师进行每一项护理操作时，都会详细询问病人们的身体和心理情况，譬如有一次给一位快九十岁的老爷爷输液，看爷爷有点心情不好，老师便陪老爷爷聊家常帮他转移情绪。后来才得知这位爷爷还是我们文理学院的老教授呢！这样和爷爷聊一会儿，爷爷的心情明显畅快了许多，而且还转移注意力减轻穿刺部位的疼痛。当然，对于患者家属我们也会给予人文关怀，使其在悲痛中获得一些安慰。记得在 ICU 实习时，每天下午三点半到四点是家属探视时间。当时我负责的第一个患者的是一位 40 多岁的年轻叔叔，由于发生车祸而昏迷不醒，他 60 多岁的老母亲看到儿子时悲痛欲绝痛哭不止,那个场面至今仍时常浮现在我眼前。刚刚实习的我不知道该如何安慰,只能递上纸巾默默无言地陪着她,竟然也慢慢地安抚了老太太的情绪,最后在离开时老奶奶一直在感谢我们,并拜托我们好好照顾她儿子。我想人文关怀的力量对于一个在 ICU 外祈祷的老母亲而言,是一种安慰,更是一种希望。

　　患者是一个特殊的群体,他们由于身体的疾病,心理也处于焦虑、紧张、恐惧状态,需要被关心、被同情、被帮助。因此,我们要学会换位思考,把自己当病人或者病人家属来揣摩、感受他们的心理,才能够真正体谅患者的痛苦,理解他们的行为,做好护患沟通,取得患者的谅解和合作。没有关怀,就没有护理。护理因为融入了人文关怀,其内涵才丰富和深刻。

　　试着去关心、了解每一个患者,给予他们足够的耐心与帮助,我相信我们的护理工作会得到更多的理解和尊重。

编者寄语:人,不仅具有自然属性,还具有社会属性。医学更该关注人的社会属性,因为这才是人和自然界中其他生物的最大区别。关心身边的点点滴滴,关心任何一个患者与病人,给予他们最好的帮助,工作就能得到更好地开展。

总是去安慰

（应露连　护理学 152 班）

随着"生物-心理-社会"现代医学模式的提出,人文关怀逐渐成为全球护理发展的主旋律,医学实践开始由"以疾病为中心"向"以患者为中心"转换,致力于解决人的问题,关注人的需要。根据马斯洛的需求层次学说,以人本为核心的护理不仅要减少患者的病痛、及早恢复健康,满足其生理需求,在心理上也应该给予患者关心和鼓励,营造亲切友好的氛围,满足其爱与归属、尊重的需要。

记得在实习过程中遇到过一位让我印象十分深刻的患者奶奶。这位奶奶是一位京剧表演者,虽然已有 80 多岁,身体依旧很硬朗,皮肤和发色完全看不出她的实际年龄。奶奶平时也很亲和,每天都会和我们打招呼。这位奶奶体质比较特殊,是一位高敏患者,一片小小的止痛片就能让她陷入休克。因为遇到过太多这样的事,每次换新的药,奶奶就会很紧张,以至于更多时候因过度的紧张导致过敏,在临床上称之为精神性过敏。为防止意外事件的发生,带教老师让我们在奶奶服药的半小时中陪着她,一是和她聊天来转移她的注意力,二是观察她是否有过敏的反应。面对我们这群初入社会的实习生,奶奶一次又一次说:微笑和耐心对病人来说是最好的治疗。奶奶的话深深地触动着我们。在我们的努力之下,奶奶的服药过程很顺利,出院前她一遍又一遍地表达感谢,她说幸好每次都有一堆善良又有耐心的护士陪着,让她能安全度过。我也因此体会到了护理工作的价值和意义。

临床工作繁忙,常碰到形形色色的人,有时难免会遇到一些特殊要求的患者,但我们也尽可能满足患者的合理要求,以耐心的态度对待患者及其家属。同时,在给予患者有效的诊疗措施基础上,我们更应该多关心患者,多一句关心,多一声询问,多一点为患者思考,将心比心才能构建良好的护患关系,拉近护患之间的距离,融合与患者的关系。

"To Cure Sometimes, To Relieve Often, To Comfort Always."这是西方

一位医生的墓志铭，翻译成中文是"有时去治愈，常常去帮助，总是去安慰"。这短短的几个字有着沉甸甸的意义。中国古代名医也说过，"医乃仁术，医者仁心""无德不成医"。作为医务人员，我们应该时刻秉持以人为本、生命至上的理念，时刻怀有仁慈之心，关爱患者，倾听患者的需求，尽心尽力地履行好医务人员的责任和义务。

编者寄语："医乃仁术，医者仁心"，医院里的故事总是能够令人动容，医院就是一个小社会，每天都在这里上映着一场又一场人世间的悲欢离合，唯有时刻心怀仁者之心，才是最重要的。

因为懂得，所以慈悲

（徐柳清 护理学 151 班 严 茵 护理学 152 班）

护理工作的核心是以人为本，把对患者的关怀作为一切护理工作的出发点和归宿，尊重患者权利与需求、人格与尊严，用爱心和责任心去关爱每一位患者，为患者提供一个温馨舒适的治疗环境。

其实，有时，静下心来，走进病人的内心，懂他们的病痛，理解他们的无助，或许我们给予他们的关怀不再是冰冷刻意的。病人们需要的不仅仅是减轻身体痛苦，更需要抚慰心灵，正如我们每个人都希望受到尊重，被温柔以待，处于疾病脆弱期的病人更加需要被关爱，被爱护。因此作为一个护士，我们不仅要打好针、输好液，用专业知识为病人保驾护航，还要能站在病人的角度护理病人，用我们的关怀使病人安心、放心，如滴滴春雨，帮助生命的原野再现新绿。我永远忘不了那个忙碌的急诊夜班。那天晚上来了一位遭遇车祸的老爷爷，满身是血。我给他摆体位、吸氧、输液、进行心电监护，帮老爷爷做好常规护理后我已是气喘吁吁，突然老人一下拉住了我的手，他脸上的表情因为痛苦而变得有些扭曲，他想开口说话，却口齿不清，那浑浊的双眼充满了恐惧和无助，仿佛在对我说，护士，帮帮我。瞬时，我的心一颤，示意了一下我的带教老师，老师在忙碌中向我微笑点头，于是我没有松开老人拉住我的手，或许，此刻我就是他的"救命稻草"。老人不时发出呀呀的呻吟声，我能做的就是在他痛苦时轻轻拍拍他的手，告诉他我就在旁边，然后轻轻地帮他擦拭表皮的血迹，护送老人去做 CT 时我尽量慢慢稳稳地推，防止弄痛老人。几个小时过去了，老人的呼吸才平静了许多，他的家里人也纷纷赶到。此时的我长吁一口气，才发觉自己的腿已经有些麻木了。

护士是离病人最近的人，大量的观察和治疗都要通过护士来落实。有人曾说过，演员在舞台上演《托起生命的太阳》，但护士的手是白鸽，盛满人间的情义和生命的温柔，从护士身上，病人能感受到医学的博爱与温暖。但有时护士的不愉快也很可能传递给病人，而各级医院在积极倡导人文关怀的时候，往往将关怀的对象设定为病人,却忽略了同样需要关怀的医护人员。繁重的护理工作往往掩盖了我们面部的笑容,忙乱的大小事物常常加快了我们说话的语速,病例的司空见惯时时也会让我们忽略了患者内心的茫然,但这些都磨灭不了我们对每个患者的真诚尊重。

因为懂得,所以慈悲。这句话带点禅意,有点孤傲,却不得不让人感怀。懂得是相互的,强大的工作压力下的我们,疲惫不堪地奔波于各个病房时也需要别人的一个微笑,一份肯定。

也许当医务人员与病人之间都能相互理解,彼此间才会少一份距离感,多一份真切,从而实现人文关怀的目的。

编者寄语: 医学在本质上是"求真、崇善、尚美、达圣"的事业,人文精神是医学的灵魂,科学精神是医学的躯干。护士,是离患者最近的职业,也是直接接触患者的职业。在这个职业中,人文精神更加重要。

人文关怀显示于细微

（俞　琪　护理学 1502 班）

十个月的实习时光如漏斗中的沙石已悄然流落，一眨眼我们也到要与大学四年说再见的时刻了，实习期间的点点滴滴，那些感动，那些成长，却已印刻在我的脑海难以磨灭。

南丁格尔说过："护士其实是没有翅膀的天使，是真善美的化身。"这不仅是对我们职业形象的赞美，同时也是对我们职业素质的要求。我认为，作为一名合格的护士，除了要通过不断学习提高专业技术水平，还要加强我们自身的人文修养，将端庄的仪表、美好的语言、得体的行为和精湛的技术贯穿于护理工作的全过程，让患者感受到来自护理人员的真诚和关爱。

记得实习时的一个夜班，一位从外院转来的胆道术后感染患者，入院后体温持续 38℃ 以上，每次发热病人都非常难受，家属也在旁边跟着着急。那晚，病人体温又上升至 38.4℃，病人的儿子跑过来跟我说："俞护士，我妈妈又发烧了，现在 38.4℃，最近一直在发烧，有没有什么好的办法啊？我真的很害怕。"其实之前我也对这个病人的情况有些了解，于是我安慰他说："你不要着急，你妈妈现在这个情况是由感染引起的，等感染控制住了，烧也就慢慢退了。我先用冰敷试一试，如果体温不下降的话，我们再找医生看一看，好不好？"病人的儿子听了以后，很是感动，说："以前看到我妈妈发烧只知道干着急，还总觉得你们医生护士都没有尽心，这次才知道原来是炎症还没有控制好。我理解了，谢谢你，俞护士"。我回答道："没事，你以后有疑问，都可以找我们医生和护士咨询，我们会尽力为你解答的呀。"后来病人体温终于下降了，我又给她擦了身上的汗，为她换了一套干净的衣服，晚上给她量了几次体温。后来每次上班的时候，总碰到病人家属跟我热情地打招呼。

其实，这是我们应该做的。医院开展的优质护理服务和人文关怀工作，就是让我们把病人放在首位，让病人感到温馨、暖心。早上交接班时，一声温馨、亲切的问候,能让病人感到温暖;每次打针后,都会向病人问一声疼不疼? 每次换药后,都会给病人讲解药物作用,查看病人的输液部位是否有问题;每次拔针后,告诉病人要压好针眼处等等。这样简单温馨的话语,拉近了我们与病人的距离,让病人对我们护理人员充满信任,更加积极配合治疗,我们的关系也随之越来越近,这才是人文关怀要达到的目的。

以人为本是当今社会发展的主旋律,关注人的价值以及人与社会、环境尤其是医疗环境的和谐成为医疗实践的重要环节,使病人在就医全过程中感到方便、舒适和满意,最终达到使病人在生理、心理和社会等方面都处于健康而满足的状态,是我们所有医护人员的共同追求。护理人员与病人相互理解,相互尊重,只有这样我们的护理事业才会进步发展。相信在我们新一代护理人员的努力下,护理人文关怀会做得越来越好。

编者寄语: 什么是应该做的? 作为一名医护人员,只要是病患的事没有什么是不应该做的。在医院里,在患者身前,任何事情都没有不应该,用最简单温馨的话语,去温暖每一个人。

最美的风景

（张可新 护理学 152 班　姜　辉 护理学 1511 班）

什么是人文关怀呢？"百度"是这样定义的：人文关怀其核心在于尊重人的理性思考，关怀人的精神生活。我不知大家如何理解这个定义，在我看来，它过于晦涩难懂。当然，正如莎士比亚所说，"一千个读者就有一千个哈姆雷特"，我们每一个人心中对人文关怀都会有自己的理解。

人类护理事业的创始人南丁格尔曾说："作为护士就应有一颗同情心和一双愿意工作的手。"这句话，道出了人文护理的内涵，即在护理工作中要以人为本，尊重患者、关爱患者。患者是一个特殊的群体，由于疾病他们承受着巨大的心理压力，他们更渴望得到别人的尊重和关爱。而我对这句话所蕴含的真谛的深入理解，源自我在医院实习的一次亲身经历。

在附属医院实习的近十个月时间里，我总是在不同的科室中忙碌着，每天早上进行注射点滴，中午量体温、测血压，有时也奔走在夜晚的科室，巡视着每一个病房。虽然每天迎来送往，面对不同的病人，但对我而言，这种关系十分浅表，我承担的也只是一个临时照顾者的角色。然而当一场猝不及防的疾病发生在我身上，我的护士身份与病人角色发生互换时，我才渐渐体会到作为病人多么渴望得到别人的尊重和关爱。

事情发生在我即将结束实习的不久前。我无意中发现我的健康可能出现了问题。我实习科室的老师们都十分关心我，第一时间带我去医生那里就诊。检查结果不如人意，咨询医生后，得知我需要住院治疗。由于仍在实习期间，远离家，而且父母因为工作和距离的原因不能长时间陪护，这使患病的我显得更为脆弱和孤独，非常渴望别人的陪伴与关心。但是医院的医护人员都很和善，常常给我讲解我的病情的相关知识，也会在生活上给予我帮助与照顾。医院科教科的老师以及与我一起实习的同学也常来看我，与我同病房的患者也会与我聊天鼓励我，因为他们的暖心陪伴，让我顺利地度过了那段难熬的时光。那一场病，仿佛突然敲开了原来我心中医护和病人间的那扇门,让我体会到了作为一个病人孤单焦灼的感受,也更加了解了作为一名护士在未来工作中该如何做。

在医患关系日益紧张的今天,良好的沟通是缓解医患矛盾的重要方式,而做好沟通的前提是医护人员需要具有爱心、仁心,也就是人文关怀。人文关怀并不复杂,也不遥远,它与我们日常工作联系密切,存在于我们日常工作的每一个细节当中。它在我们为病人输液时轻柔的动作里,它在输液结束后我们为病人轻轻盖好棉被的动作里,它在看到病人行走不便时主动上前搀扶的帮助里,它在病人出院时我们衷心的祝愿里。这一抹温暖的微笑、一个细微的动作和一份真诚的祝福,便是人文关怀。

犹记得在病人出院的时候,他们一遍又一遍重复的感谢,这便是对我们工作的最大的肯定,也是世上最高的赞赏。每每此时,我都在心里默默地感谢我的职业,是它让我知道何为平等,何为善良,何为价值,让我理解这世上最宝贵的东西,莫过于一个健康的身体,让我懂得了如何珍爱生命。

我甘于为这份职业奉献我的一切,让青春在这白衣下绽放出更加绚丽的光彩!

编者寄语: 医学是一门充满了人文精神的科学。严谨的科学态度、精湛的医学技术和温暖的人文关怀,从来都是医疗服务中不可或缺的组成部分。

成为天使,决定于细节中

(黄双燕　护理学 1512 班)

护士,世人眼中的白衣天使,一袭飘然的白衣,如天使纯洁的心灵;一顶别致的燕帽,象征守护生命的重任。

医院是个特殊环境,护士是特殊环境下的特殊群体,无数个日日夜夜,她们感受着生存和死亡的交响乐章;她们负责病区的点点滴滴,大到医疗救护,小到更换衣物,哪个医院的每个角落没有她们穿梭的身影。而关怀就是连接护士和病人的桥梁,它让我们从相识到相知。

在萧山医院实习期间,我对儿科的印象尤为深刻。虽是病房,但一走进去,就感觉特别温馨,好似小朋友的乐园,门口有摇摇车,墙面贴着卡通提示语,缓解了孩子们处于陌生环境的恐惧感。来之前老师为我们介绍儿科环境提到,对待小朋友重要的就是鼓励和温柔对待,每天早上查房,老师都会一个个小朋友叫过去,这样小朋友也不怕,还会跟我们打招呼,每次看见这些软萌的小宝贝心里真的特别开心。提到这个,我想起一件让我印象深刻的事情。有一次后夜班我跟老师刚刚交接完,看到 6 床小朋友的妈妈抱着宝宝在病区走廊上,老师看了看,就对妈妈说:"我来抱一会儿,你休息下吧。"在老师与这孩子的外婆闲聊中得知:其实这个妈妈怀孕过程中查出来宝宝有轻度先天性心脏病,出生后也有机会可以痊愈,这位妈妈便不忍心舍弃这个宝宝。在医院的几天,大人小孩都没能睡过好觉,心身俱疲。我觉得老师对宝宝及其家属都像对待自己的家人一样,通过唠唠家常给家长释放压力,体现出护理的关怀。在肿瘤科室时,看到由于患者很多是长期住院,老师可以说和病人们都像是老熟人,患者们有什么事都会来找护士。有一天早上例行为一位 PICC 老病人治疗,由于当天早上冲管时没有抽到回血,试过几种方法均无效后确定是管道堵塞,需要 B 超确定。老人不开心地说:"怎么会堵呢,昨天都好好的,肯定可以用的。"于是拒绝去做 B 超。由于他年纪比较大,我们便没有坚持。结果晚上患者又质疑我们为什么不给他做检查,真是好无奈,只能第二天再重新预约 B 超。老人后来表示他自己也知道错了,还会哄我老师,像个可爱的老小孩。

实习过程的所见、所闻、所做,使我深刻体会到,成为一名合格的护士,不仅要通过不断学习提高专业技术水平,还要加强自身的人文修养。护士端庄温和的形象,带着微笑的问候,能缓解患者刚到陌生环境的紧张情绪;使用患者乐于接受的称呼,能拉近与患者之间的关系,消除陌生感;早晨交接班时,一声亲切的问候,能让患者感到温暖;护理过程中尽量使用体贴关心的语气,能使患者对护士和护理工作产生认同感;对手术或疼痛的患者,亲切真挚的安慰能减轻患者的苦痛;对患者的提问耐心倾听,用合理的解释能获得患者的理解;对情绪低落的患者,用适当的疏导和鼓励,能激发患者与疾病斗争的勇气和信心。仔细想来,这一幕幕情景,其实每天都发生在我们身旁,它使得护患关系和谐融洽,人性的光芒在其中熠熠生辉。

在英文中有一个使用率颇高的成语:魔鬼在细节中。意思是说,细节决定成败。我想说的是:成为天使也在细节中。护理中的人文关怀集中体现在一个"爱"字上,关爱患者,采取润物细无声的方式,正是护理工作的真实写照。

编者寄语:不错,细节往往能够决定成败。作为一名医护人员,细心和耐心是起决定性作用的,能够抚平一切暴躁与冲突,让生活充满美好。

蝶变:学习中成长,成长中提升

（陆　琪　护理 1602 班）

还记得那时总有人问我为什么选择转专业？为什么选择护理专业？我总是以"好找工作啊""适合女孩子呀"这样的理由搪塞回去,可是心中隐隐的总有一个说不清也道不明原因在指引着我,或许,通过这次临床实习我能够寻得答案。

◎ 急诊室里的触动

7 月 8 日带着紧张与彷徨的心情,步入绍兴市人民医院,急诊室是我的第一个实习科室。

刚开始的时候,对急诊的工作处于陌生又迷茫的阶段,做什么事情都是小心翼翼,每天交班的病人大部分都是新面孔。老师们都很真诚热情地对待我们,总是会悉心教导我们,特别对操作盲区尤其细致指导。我接触到了护理的基础操作以及动脉采血、气管插管、电除颤、亚低温治疗等操作。

印象最深的是抢救一个多发伤车祸危重病人,自己第一次亲手给病人做心肺复苏。我们轮流给患者胸外按压,一次又一次心电监护的异常,按压的胸骨逐渐凹陷,我用手触摸了他的手臂,感觉是冰凉的,令人毛骨悚然,这是我第一次感受到生命从我手中的流逝,那么近却又那么遥远。

我想,急人之所急,医护人员都应秉持仁爱之心,尽力挽救生命。家属的理解与体谅是对我们最大的慰藉。做一名护士,呵护的是病人,治愈的是人心,只有真诚地与患者沟通,才能获得患者的信任。正如我们经常挂在嘴边的话,"有时去治愈,常常是帮助,总是去安慰",做一名优秀的护士,诚然如是。

◎ 手术室里的严谨

以前从未接触过手术室,来之前,我对手术室也没什么概念,只是从老师和在手术室实习过的同学口中得到一些关于手术室的粗略印象。一直觉得手术室是个不同于病房的,十分神圣的所在。但终究"百闻不如一见",只有亲身经历过,才能体会更深刻。

实习的第二个月,我走进了手术室,亲身感受了它与其他科室的不一般。每天早上七点半走进手术室,下午五六点或者更晚些才能走出手术室,整天连台的手术之间只有十几分钟的吃饭或休息时间。最初几天,总是感觉非常疲惫,但还是坚持下来了。初出茅庐的我们,这里是把我们对生命的敬畏转化为工作热情的地方,是学习基础的地方,是我们把书上学到的南丁格尔精神通过实践深深扎入心底的地方。甲状腺、肺、乳房、腹腔镜,大隐静脉高位结扎剥脱……上台洗手次数很多,收获更多。这里不仅强化了我的无菌观念,让我对洗手护士和巡回护士的工作任务有深刻地认识和了解,更让我理解了严谨的重要性。

从曾经的"患者"到"实习生",身份的转变,也带来了心态的蜕变。作为"病患",我曾体验过病痛带来的折磨,感受医护的关怀与耐心;而如今作为一名"实习生",我看到医学的不断发展,意识到自己缺乏的不仅仅是过硬的专业知识,还要有一颗严谨的医者仁心。

这是一次实习,也是一场修行,不仅学知识,也是学做人,期待八个月后涅槃的自己。

编者寄语:人生之路漫漫,求学之路漫漫。每个人都要在漫长的人生中寻找到自己的光明,并为之不断克服艰难险阻,在不断学习中成长,在不断成长中提升。

以仁心温暖患者

（徐菲超　护理学 162 班）

　　自医学诞生以来,医学人文便成了医学的重要组成部分。就如晋代名医杨泉所说的那样:"夫医者,非仁爱之士不可托也。"成为一名医务工作者,我们首先需要的便是拥有一颗仁爱之心,而作为一名相比医者更贴近病人生活的护理人员来说,仁爱便显得更为重要。

　　随着时代的发展,随着医学模式的转换,护理模式也发生了很大的变化,从以疾病为中心的功能制护理到以病人为中心的责任制护理,进而再到如今的以人的健康为中心的整体护理,这些变化都体现了护理对于人文关怀的重视。

　　在我进入临床实习的这两个月中,明显地感受到人文关怀的重要性和必要性。

　　不管是第一个科室还是第二个科室,每一位护士长都告诉我们健康教育的重要性。护士长总说,一个好的健康教育是可以挽救一个人的生命的。然而对于刚踏入临床的我来说,对于这些并没有体会。但是,当我渐渐地开始接收新病人,给他们进行入院宣教时,我发现健康教育真的能帮助到患者许多。例如对于一名肝癌有胃底食管静脉曲张的患者来说,我进行的饮食宣教,或许真的就在冥冥当中让他避免了发生大出血的可能,延长了他生命的长度,提高了生命的质量。所以,当我们尽心尽力为病人做好健康教育时,我们也在靠自己的努力让病人提高生命质量,拉近我们与病人之间的距离,让病人有归属感,有安全感。

　　在乳腺外科实习时,我们每一个衣柜上都写着:"不论何时,面带微笑。"微笑真的是一件非常容易感染他人的一件事。有人说:微笑是一种魅力,是涵盖着一种振作,一种成熟,一种坚强,一种超脱的魅力。想想自己,当面对困难、面对挫折的时候,哭泣往往并不能解决任何问题,但当我们微笑时,我们会突然拥有面对苦难的勇气,我们会变得更加坚强。面对患者,微笑显然作用更大,以笑脸迎人,虽不能让患者解除身体上的病痛,但能让患者获得心灵上的慰藉,这何尝不是人文关怀的体现。有时,我们或许嘴笨,说不出那么漂亮的话语来安慰病人,但对病人多微笑却是我们对病人关怀的一种表现方式。

借用冰心老人的一句话:"爱在左,同情在右,走在生命的两旁,随时撒种,随时开花,将这一径长途,点缀得花香弥漫,使穿杖拂叶的行人,踏着荆棘,不觉得痛苦,有泪可落,不觉得凄凉。"我们是护理人,我们更应该成为那个栽花者,用自己的仁心温暖患者,让患者有所托,有所依!

编者寄语: 安慰,是人与人之间的交流;而人文关怀,是一种情怀。作为一名医学生,在学校里学到的东西是远远不够的,唯有在实习的过程中一路披荆斩棘,才能有所收获。

用心行医　用情践护

（张　艺　护理 1612 班）

　　我在医院实习的第一个科室是急诊室,在后夜班快下班的时候,送来一位需抢救的老爷爷,我和老师们一起极力抢救,但由于患者的氧饱和度一直升不上去,抢救无效死亡。这是我第一次直面死亡,使我知道临床的情况是瞬息万变的。为此,我想到,今后要努力提高自己的操作水平,以不变的高水平操作来应对变化多端的临床工作。

　　在 EICU,很多病人都气管插管或者气管切开,所以随时监察呼吸机的情况是很重要的;给病人翻身也是重复很多的一项操作,压迫的时间久了可能会造成皮肤破溃,进而容易感染,因此这一简单的操作也变得尤为重要;病人身上的各种管道都要注意,随时观察,保持管道的通畅等等。

　　在 EICU 最平凡的工作是为患者提供生活护理。护士充当了一个多变角色:似子女般的照顾,似父母般的诱导,似朋友般……。由于 EICU 环境的特殊,家属不能陪伴,因此对待患者,给予关心,给予安慰,给予家一样的温暖是每位 EICU 护士天天重复的工作。在家属探视时候多一句关心的话语,哪怕只是一个关切眼神,病人家属内心都会觉得温暖无比。因为"请关注我,而不是我的病"这是病人内心深处的心声。

　　在这里我看到了护理的综合性、服务性,这之中包含了人文关怀。要做到做好人文关怀,我认为既要有高水平的医学知识技能,又要有丰富深厚的人文知识,这是我今后要努力的方向和目标。

　　"有时是治愈,常常是帮助,总是去安慰。"——这是我们对病人的使命。

　　编者寄语: 生命的温度是炽热的,作者用她满怀热情的双手,学着为生命支撑起一片天空,学着安慰,与病人同在,学着做一位拥有博大胸襟的医学工作者。前行的路还有很长,需要砥砺前行!

享受工作　感受快乐

（徐思冶　护理 1602 班）

那是一个夏季早晨,灿烂的阳光穿过树叶间的空隙,一缕缕地洒在嘉兴第二人民医院的大楼。我带着紧张的心情来到医院,开始了我第一天的实习。

走进病房,淡淡的消毒水味洋溢在空气里,小小的病房里挤满了人。躺在床上的病人,推着电脑查房的医生,焦急关心病情的家属和默默量着血压的护士。作为一个实习护士,很多东西都不了解,虽然以前也见习过,但实践操作,还是缺了很多勇气和自信,缩手缩脚,不敢操作。这两个月来,有每天站立八小时不间歇作业的疲惫,有七八个病人同时打铃四顾无人时的手足无措,有周而复始的测量体温、血压、脉搏、血糖时的烦躁⋯⋯在三班倒的工作制里,最具幸福感的瞬间听闻是"妹妹,你可以下班啦"。那一刻,会比读书时候期盼下课抑或放学来得更畅快。但是庆幸我的内心没有麻木,在医院的走廊里还能看到我忙碌的身影,还能见到我不停地穿梭在不同的病房,还能胜任老师交给我的任务。

每天跟在老师后面,接触形形色色的病人,明白了沟通的重要性。

虽然世界上可能没有真正的感同身受,但是我们在与病人相处时,总用一颗真诚的心竭尽所能地与他们沟通、交流。用我们的心去感受他们的痛苦,体会他们的需求,并给予力所能及的护理与帮助,使患者对我们多一分理解。记得神经内科 16 床的李爷爷是一个阿尔兹海默症患者。每次给他测血糖都会问你"你要干什么?""为什么要测血糖?""我不要测!"而且他每个问题都可能会问你三遍,而老师总是不厌其烦地向他解释,直到他同意。有时候他来到护士台就忘了自己的病床怎么走,老师就会拉着他的手带着他走过去。我的老师总是以良好的品德去对待每一位病人。在她身上我看了良好的精神面貌和健康的心理素质;积极向上、乐观自信的生活态度;兢兢业业、尽职尽责的工作态度;一丝不苟、全神贯注的做事原则。她有宽阔的胸怀,在工作中能虚心学习同事的新技术和新方法,能听取不同的意见。实习让我意识到做一名优秀护士的不容易!

实习使我享受工作,感受乐趣,也给了我一个很好的锻炼机会,让我不断地发现问题和解决问题,并且不断地学习和进步,为我以后踏上护士这条路做好铺垫。

编者寄语:工作是忙碌的,只是不同的人拥有不同的心境。享受工作,在一天天的实习工作中感受到乐趣,是个不错的选择。

医者当以人为本

（肖俨男 护理学 161 班）

　　作为一名护理系的学生，我在课堂中学习知识已足三年。有时会想自己所学是否已经足够？即将踏上护理行业第一线的我是否已经具备基本的职业技能？但未深入地考虑过人文关怀的问题。到我进入临床实习之后，才切实体会到未具备人文关怀，仅有相关专业方面的知识、技能并不足以支撑我成为一名真正的医护人员。

　　我想所有的人在上学时都学到过这样一句话："科学必须以人文为导向。"正如杨叔子教授曾指出的：科学是求真，要回答的问题是"是什么？为什么？"；人文是务善，要回答的问题是"应该是什么？应该如何做？"无论我们的科学是向哪一个细枝在探索，其最终目的都是为了人类本身的发展，其他的都是附加。医学是一门科学，它研究的是人体的秘密，希望可以帮助人类治愈疾患，减轻痛苦。这也说明医学除具有科学技术的一般属性以外，还有其特殊性。其特殊性在于医学是一门直接面对人的科学，即以人为研究客体，又直接服务于人的科学。

　　无论是哪一本护理教科书中，都不会少了"以病人为中心"这一论述，这就是医学人文精神。这人文精神具体体现在对患者的关怀中，也可以说是人文关怀。护理活动不是单纯的对患者进行护理操作，在这过程中人文关怀是一直贯穿其中的。就以一个患者住院为例，我们首先要做的不是单纯的收治患者，而是应该先了解患者的基本病情，从而了解患者应该接受哪几方面的健康教育。在这基础上再对详细了解患者的既往史，予以全面的护理。护理人员不仅仅协助医生进行疾病治疗，更要对患者进行健康宣教与关心。所谓"授人以鱼不如授人以渔"，如果患者来院只是将现有的疾病治愈，而不知道该如何从生活的方方面面去预防，结局便是容易复发或者罹患其他更严重的疾病。故而健康宣教是治疗过程中重要的一环。

　　进入 21 世纪以后，在科学技术突飞猛进的潮流中，医学也得到了迅猛发展，但并不是所有的疾病都能够被治愈,依然有许多病人身患不治之症。即便所得的疾病是可以被治愈的,患者所经受的身体上的苦痛或许通过医治能被减轻,但心理上的焦虑、痛苦却并不会因此而减少。患者是完整的富有情感的人,而不是一部待修理的机器,需要我们与其进行情感交流,给予宽慰,减轻其焦虑,这也一定程度能帮助疾病的治愈。然而说话也是一门艺术,如何正确与患者交流、给予他们真正的帮助,而不只是进行干巴巴的对话,这是一件需要长久学习的事情。进入临床实习不过一月半,所接触的患者却已逾百数。所谓千人千面,每一个人的性格、背景都不尽相同,他们遇到疾病的反应不同,遇到应激的处理方式也截然不同,这需要我们对待每一个患者的护理都要有相应的变化,说话的语调、表达的方式以及肢体语言都应适应每一个人,不能用一成不变的"模式"来应对。

人无完人,我们当然做不到像圣人一样永远拥有一颗宽容、平和的心,但我想作为一名医护人员,应时刻充实储备知识,更应充满仁爱之心。无论面对的患者是贫穷还是富有,哪怕面对的是一个罪犯,应坚持以人为本,减轻患者痛苦,尽可能治愈疾病,创造医患关系和谐的新局面。

编者寄语:医学人文精神,就是要坚持以人为本,构建和谐社会,弘扬中华民族传统文化中的人文精神,加强医务人员的医德修养,完善更人性化的医疗政策和医疗保障体制。只有全社会共同的努力才能推动医学人文精神的全面回归,创造医患关系和谐的新局面。

职业生涯的第一个台阶

（高迪亚 护理学 161 班）

时间过得飞快，转眼间已在邵逸夫医院实习了一段时间。我认为。实习是我们医学生迈入医护职业生涯的第一个台阶。回顾这一个多月的实习生活，感受颇深，我想主要有责任、人文、技术三个方面。

先说责任。虽然这个话题可能有些老套，但这的确是我在这一个多月里感受最深的一点。带着一份希望来到了邵逸夫医院实习，一下子从一名学生转换成一名实习护士，接触的对象从老师、同学转变为医生、护士和病人。说实话第一天去科室报到的我其实还是有一些茫然和无措的，当我自己都还搞不清楚医院环境的时候，突然有病人向我问路，叫的不是同学而是护士，因为当时我穿着护士服。因为在他们眼里首先你是一名护士，身穿着护士服，必须承担起这一份责任。更不用说打针、输液、抽血、给药等操作时必须执行标准化核对，为的就是这一份责任。

再说人文。随着时代的进步和发展，人性化的服务对医疗康复的重要作用日益凸显，对患者的人文关怀已成为医疗工作的重要组成部分，各级医院纷纷积极倡导人文关怀。在我的理解中，人文关怀应包括三个方面：尊重、理解和沟通。一进入邵逸夫医院的大门就会发现路边的垃圾桶上印着这么一句话：给予您真诚、信心和爱，后来才知这一句话是邵逸夫医院的服务理念。对病人及家属，老师们总是以微笑相待，并会耐心地和他们解释药物的作用、各种检查的注意事项等，如果是我们实习同学去操作的话，老师也会事先和他们沟通，争取他们的同意及配合，并在一旁指导。有病人和我说，这家医院的护士好厉害，懂得真多，输液的时候还会和你解释这是什么药，有什么作用，不像他们那边医院，问了他们也不解释。还有一些小细节，比如在电梯上贴着不要在公共场合讨论病人的病情，在接收新病人收集资料时，如果有其他人有事找护士时，老师会请他们到一旁去处理，表示这是其他病人的隐私，请他们理解。

　　然后说说技术。实习的最大及最终目的是培养各项良好的操作技能，提高护理工作能力。熟练的护理操作技术是一个优秀护士应具备的基本条件，高超的护理技术不仅能大大减轻患者的痛苦，而且能增强患者的自信心。比如打针吧，我总是比别人学得慢些，胆子也小，第一次的穿刺不成功，我就会心存愧疚，会丧气，不敢再去给病人打针。在老师们轮番上阵给我演示，传授我各种小技巧后，技术有所提高。最怕听到的就是病人说不要实习生给他打针。打针是需要积累经验和掌握技巧的，只有自己把技术练好了，病人才会信任你。当然了多和病人沟通也能取得他们的配合，有些病人还安慰我不要紧张，表示不让实习生打针，哪有以后的接班人。

　　实习的日子对于每一名学生都是难以忘怀的。因为在实习的日子里我们尽了自己最大的努力去学习，去发现，去探索，去感悟，为的是将来成为一个合格的护士！

　　编者寄语：实习能带给一名医学生什么？本文作者用责任、人文、技术三个方面进行了详细的阐述。其中最重要的是尊重理解，作为一位护士，实习教会她的，是成长，是耐下心来面对人生。

怀仁爱之心，行治愈之术

（林雨琦　护理 162 班）

　　第一个月，我是在普外科参加实习。一个月里，我不仅仅学到了专业知识，操作技能，更感受到了医护人员对患者的关心以及对患者情绪的重视。首先，我刚进科室就能够感受到护士们每天积极乐观的态度。晨间查房时，对患者轻声细语，唤着令人倍感亲切的称呼，询问也十分细心，这些都可以体现出她们对患者的关怀。印象比较深的是，晨间查房时有些患者需要进行肺叩打，老师们告知肺叩打的作用后，会询问那些有特殊情况或者伤口较疼痛的患者是否愿意，然后再继续进行，并且叩打过程中一直关注患者的面色等，还会进行言语安慰，能配合有效咳嗽的患者，老师们会夸奖他，让患者有积极的态度。其次，我感受深刻的是，老师们很关注患者及其家属的需求。记得，有一个年纪较大的女性患者，她做完手术回病房后，可能是因为个人性格的因素以及对术后恢复不了解，也可能是家属对患者情况十分敏感，相较于其他的患者，这个患者的家属经常摁铃，我的带教老师一看到就会去帮她解决问题，并且解释某某现象产生的原因，以后遇到相似的情况就不会很紧张。还有另一个伯伯，因为"二进宫"的原因，情绪上可能受到了一定的影响，但是我们老师还是经常鼓励他，并且很耐心和家属讲解病情的变化，缓解紧张情绪。有一次这个患者的腹腔引流管处疼痛，我的带教老师进行评估，给予安慰的同时，向值班医生汇报了情况，并且一直关注患者疼痛的情况。总共经过 3 次处理，患者的疼痛仍未有明显的好转，思考另一种原因后，我们老师帮忙找来了在急诊的主治医师处理。

　　作为医护人员，我们对患者能做的不仅仅只有身体的治愈，还有心理的安慰。给予适当的人文关怀，不仅能缓解患者的紧张与恐惧，还能缓和医患关系，促进患者身体的康复。

编者寄语:将人文教育渗透于医学教育之中,培养有仁爱之心、具有较高人文素养的医学生,是每个医学院都应做好的事情。医学生也应该体会护士对病人的人文关怀并以此为学习榜样,塑造人文精神。

病房里的"陀螺"

（胡蒙蒙　护理学 1612 班）

在大多数人眼中,我们护士的工作没有什么技术含量,每天所做的事情,不过是简单的重复操作罢了。在实习未开始的时候,我也是这样认为的,但经过一段时间的临床实习,我渐渐明白了护士不仅要像陀螺一样不停地转动,还要"授人以渔"。

也许,"护士"这两个字在很多人眼里就是打打针而已,只有自己知道自己的辛苦,每天要面对不同的病人,需要打针、发药、晨间护理、测量生命体征、写记录等等,每项工作均容不得一丝马虎。

成为一名护士,其实并不是儿时以来的向往,之所以当初的志愿填了护理专业,只是听从父母的安排,认为护士工作好找,是个铁饭碗,并没觉得它神圣。然而三年的理论课以及之后的临床实习,使我越来越深刻地感悟到,护理事业远比我想象的神圣。护理工作是一个不断学习、不断反思、不断超越的过程。

在临床中,我跟随着带教老师从一个病房到另一个病房,耳边响着病人此起彼伏的铃声。"你今天怎么样,好点了吗?""饭有没有吃过,赶紧把药吃了,别落下了。""等下要做检查,在病房等着,阿姨会来叫的,不要担心。"等等,像个陀螺一样,不断转动着。

绝大多数的患者和家属,他们的要求并不高,期望在医院里能减轻他们的痛苦,医务人员的态度能稍微和善一点,关于疾病和各项检查的知识能知道得清楚点。在带教老师等众多过来人的经验中,我印象最深刻的要数"沟通最重要"这句话了。我一直认为,真诚地以一颗同理心对待病人,是对病人的一种尊重。作为医院里的新生力量,我们的操作技术并不娴熟,有的时候会给患者增添些痛苦,只有以真心来温暖他们,才能拉近彼此间的距离。

通过在临床中与病人面对面的沟通,我认识到自己在沟通的时候仍欠缺些技巧。比如没能根据患者的不同文化背景,采取不同的沟通方式,又如有时的沟通只是停留在"我讲过了"的阶段，并没有确定达到他"懂得了"的效果。当然语言上的不足让我有点受挫，有时无法向年迈的老人表达想要说的话。

慢慢的，每天穿上干净的护士服、戴上洁白的帽子，我心底的那份坚定与自信油然而生，同时也感觉肩上的责任重大。因为护士的工作并不是打打针和接接瓶这样简单，是一份要用心来做的工作。我们也许说不出类似"我爱护理"的话语来，但可用"既来之，则安之"来稳住自己：既要做，就要安心；既已做，就要做好。

在护理事业的路上，我愿如陀螺一样不断转动，坚持着，努力着，成长着！

编者寄语：很多人刚开始选择职业的时候并不是抱着真正喜爱的心情去的，一开始也许只是无可奈何，但是在慢慢相处的过程中，唯有将自己投入进去，方能领悟到核心精神。

坚守初心　砥砺前行

（陈金萍　康复治疗学 172 班）

　　每逢春节,总有人一边惬意于假期的放松,一边又恐惧着身边的七大姑八大姨。如果说小学生怕被催问期末考试成绩,年轻人怕提到工资两字。那么当代大学生最不想过多解释的就是自身所学的专业。见面寒暄首句必问:"大学学的啥?"可当我提到康复治疗学的时候,大人们的回答总是神奇地相似:"康复啊,女孩子太辛苦了,有没有想过转专业啊……"这种时候我就微笑道:"为人民服务。"

　　所以,康复医学到底是什么? 康复治疗师每天都在做什么? 又是什么让医疗行业从事者被误会如此之深? 医患关系真的如那些无良媒体所说的那般不可调解吗? 面对患者家属的不理解我们又应该如何处理呢?

　　在高考毕业的那个暑假,这些问题也频繁困扰着我。无意间翻看报考指南时注意到了"康复医学"这个专业,出于好奇心我特意上网查询,但是网上规规矩矩的回复并没有解开我的疑惑。后来我咨询了一个学习临床医学的表哥,他告诉我,康复医学在国外是一个很热门的行业,但是在中国却相当于刚刚发芽的花木。换句话说,这个行业需要新鲜血液的注入。通过他的介绍我报选了这个专业,并幸运地被录取了。初进大一,我简直一头雾水,什么 PT、OT、ST 的三大模块,还有什么成人康复、儿童康复、言语康复、盆底康复、运动损伤康复等等就业方向,都让我无措。很多东西只是局限在书本上,到了大二我们进行了相应的见习,在这期间通过实操,我对康复医学以及它的人文情怀有了更深的了解。

　　首先,我们不是护工,我们每天做的不叫"搬大腿",我们也不是医生。作为一个康复治疗师,我们需要遵循康复医生开的处方,拥有独立自主权对病人进行有计划的治疗训练,从而帮助病人恢复健康、重返社会。康复治疗师给病人进行的每一项训练都是有根据的,而不是部分病人家属认为的机械死板。

　　在见习中,我也深刻感受到沟通的重要性,这也是一个康复治疗师首要具备的素质。相比临床医学,我们有更多时间和病人相处,这是一个感情渗入的过程。医患矛盾是客观存在的,我们要做的不是妥协,而是更好地与患者及其家属进行沟通,做到问心无愧,堂堂正正地穿上那白大褂!

市场经济的大背景下,人们提到医患关系或许会想到那些自私的少数人,他们忽略了默默付出的大部分人。作为这个医学环境下小小的一分子,我要治愈我的患者,同时我也要提升自己。我始终对康复医学秉承着最初的热情,也希望每个医疗从业者能够不忘初心,砥砺前行。

编者寄语: 在没有深入了解前,对每一个行业的固有印象都是片面且不成熟的。坚守初心和热情,将自己行业的故事原原本本地传达出来就已经是很伟大的事情。

无语良师,铭记感恩

（李 岚 康复治疗学 161 班）

"健康所系,性命相托。当我步入神圣医学学府的时刻,谨庄严宣誓:我志愿献身医学,热爱祖国,忠于人民,恪守医德,尊师守纪,刻苦钻研,孜孜不倦,精益求精,全面发展。我决心竭尽全力除人类之病痛,助健康之完美,维护医术的圣洁和荣誉,救死扶伤,不辞艰辛,执着追求,为祖国医药卫生事业的发展和人类身心健康奋斗终生。"

三年前,在铁城科教馆,我们庄严宣誓,从此成为医学生,开启漫漫求医路。在求医道路上,我们有一群特别的老师,他们无声无言,却向我们传授无穷的医理,传授精准的触诊技术。我们都亲切地尊称他们为"大体老师"。大体老师不仅传授医学知识,也向我们传达博爱、无私、奉献的精神与关心、爱护、尊重患者的人文情怀。他们的生命虽然已经终结,但仍为这个世界做着贡献,用爱心和奉献让生命延续。他们的躯体或许不再完整,但他们以另一种方式守护他人生命。他们的躯体虽然在零下三十摄氏度冷冻室内,但他们炽热的爱心足以融化坚冰。他们诠释了人道、博爱、奉献精神的新高度,做到了真正的无私、无畏、无我与利他。

作为一名康复治疗学专业的学生,或许没有其他医学专业的学生接触大体老师的机会多,但大体老师对于我们专业也是不可或缺的存在,他传授给我最多且最重要的就是解剖学的知识。在他们的"指导"下,我对人体的构造与组成有了更加清晰的认识,对人体肌肉的走形、分布,对骨骼的排列、形状等有了更加深入的了解,也正是因为大体老师的"传道授业"让我在如今的实习中更加得心应手。在大体老师的帮助下,我们理论结合实践,体悟到了书本上的知识,更加形象地理解了人体的结构,使我们进一步掌握医学知识与技能,用以今后更好地帮助患者实现全面的康复,使其早日回归家庭,回归社会。

我会时刻谨记"健康所系,性命相托"的医学生誓言,认真学习专业知识,积极锻炼专业技能,不断提高专业知识水平与临床实践技能,做到向书本求知、向实践求真,向大体老师学习,力争做到以精湛的医术来回馈社会,以良好的医德来面对患者,为祖国医药卫生事业的发展和人类身心健康奋斗终生。

编者寄语： 无语良师,感人至深,死亡并不是生命的终结,而是生命的延续,向大体老师学习。他们带着"宁可在自己身上划错千万刀,不让你在病人身上划错一刀"的精神,在死后仍然为医学、医学生奉献着自己最后的价值。

想你所想,尽我所能

（张子晗　康复治疗学 171 班）

　　一袭白衣,在病人眼里,我们就是他们的救星,能让他们从轮椅上站起来;一句问候,在病人心里,我们就是他们最知心的同伴,能让他们敞开心扉,吐露真情;一次触碰,在病人脑海里,我们就是他们的双手,让他们一步步走向康复……

　　存在即合理。每个人都有存在的意义,即使疾病缠身,但仍然不放弃治疗,积极与病魔斗争。而我们,作为康复治疗师,就是帮助病人减轻痛苦,尽早回归社会,回归正常生活。在医院,我们是特殊的工作者,我们不打针,不抓药,却跟患者最亲近,我们跟他们有直接的肢体接触、心灵的碰撞。我希望自己能够想患者所想,尽自己最大的努力去帮助他们。

　　人生而为人,就是因为我们有感情,有思想,在医院里,这种感情自然也就体现在对患者的人文关怀上。在医院见习的两周,我看到很多老师与病人相处的情形。有些病人与老师的关系非常好,什么都愿意跟老师说,从身体情况到家庭情况,我想这就是一种信任吧。当患者不只是把你当成一个做治疗的医生,而是把你当作他们无话不谈的朋友,这又何尝不是一种肯定呢。医院并不是冷冰冰的存在,在康复治疗大厅里,总是可以听到治疗师与病人亲切的交流,有时也有大声哭喊的老人,他们或是因为疼痛,或是因为心情烦闷,治疗上不太配合,但我们不能急躁,要耐心跟他们说话,和他们解释,安抚他们的情绪。有时候老人就像孩子,会耍一些小脾气,我们更要有包容心。当然,我认为所有的手法都是熟能生巧,只有真正理解了每一个动作的原理,才能更好地给病人讲解,让病人配合,康复治疗本身就是一个互动的过程,试问,如果没有最基本的人文关怀,又怎么能让患者配合我们呢? 当我们真正做到想病人所想,及时解决需求,让他们早日恢复健康,这正是我们作为康复治疗师的初心和职责!

　　几千年的医学历史,一代又一代的名医涌现,扁鹊济世救人敢于直言,华佗广施人道不分贵贱,张仲景"勤求古训,博采众方"以拯救天下为己任,"医中之圣"李时珍尝遍百草,叶天士谦逊好学承先启后重树医德。自古以来,行医者十分注重道德修养,他们用行动诠释着医学的真谛。无论何时,我们都应该以患者为上,想病人所想,医患者之疾,尽自己最大的力量去帮助更多的病人,把有限的生命投入到无限的为人民服务中去!

编者寄语:生病时,人总是格外脆弱,治疗师亲切的交谈能有效地抚慰心灵,使患者产生信任感对于恢复治疗很有好处。和谐的医疗环境的营造离不开如今有想法又有温度的医学工作者们。

弘扬和践行医学人文精神

（赵　敏　康复治疗学 172 班）

　　医学的本质特点最能体现人文精神,医学与人文精神具有内在的、必然的联系,抛弃人文精神,医学就没有了灵魂。无论是时代的要求还是民众的愿望,抑或是广大医务工作者提高自身素质的需求,将医学与人文融为一体是医学和社会向前发展的必然趋势。因此,人文精神的培养,让医学生将来成为一个能具备和践行"有时去治愈,常常去帮助,总是去安慰"这一道德情怀的医生,是高等医学教育必须重视的课题。

　　科学追求的是智,人文追求的是善,两者的结合是医学所追求的真谛,这能让医生既能理性思考又有情感魅力。因此,医学精神包含了"科学精神"和"人文精神"两个部分。其中"科学精神"通过"高水平的诊疗技术"和"高精尖的医学仪器"来实现,是实现"人文精神"的前提;而"人文精神"通过"用心关怀患者"和"社会效益优先"来实现,反过来引领"科学精神"的发展。古今中外,在优秀的医生身上都体现着医学人文精神,无论是孙思邈的《大医精诚》,还是希波克拉底的《医学誓言》,都闪烁着医学人文精神的光芒。简单来说,医学人文精神就是以病人为本的精神。强调"仁者爱人"的思想,主张一切从人性出发,强调在医疗过程中对人的关心、关怀和尊重,包括尊重病人的生命、尊重病人的人格,对所有病人无论种族、国家、职业、财富一律平等对待。

　　"有时去治愈,常常去帮助,总是去安慰"是美国医生特鲁迪的墓志铭,他表达了一个道德高尚的医生对待病人的心态,是理性的谦卑、是职业的操守、更是医生的道德情怀。治病救人是医生的天职,但是医学也有他的局限,面对病人的痛苦,特别是面对无法解决的疾患,"安慰、关爱、帮助、感知"带给病人的温暖远远超出对健康人的想象。正如特鲁迪医生曾说的:"医学关注的是在病痛中挣扎、最需要精神关怀和治疗的人,医疗技术自身的功能是有限的,需要沟通中体现的人文关怀去弥补……"

因此,我们应该努力加强医学人文精神的培养。医学人文教育的本质是一种仁爱传递的过程,构建以"仁爱"为核心的校园文化氛围,实现文化育人的功能,培养我们的仁爱精神。在人文教育中要充分发挥第二课堂的作用,举办"励志"讲座,邀请深受病人景仰的医生谈自己的行医感悟和价值追求,邀请普通病人分享自己的求医经历和对医生的评价,用最真挚的情感阐述最朴素的道理,增强我们的职业使命感和荣誉感,用榜样的力量触动心灵。此外,我们积极参加各类志愿服务,培养奉献精神,体会帮助别人的快乐,在实践中加强仁爱教育。

编者寄语:成为一名医学工作者固然不难,但要成为一名具有人文情怀的医学工作者,却不是一件容易的事。现代医疗技术发展飞速,而医学工作者最需要的就是要在治疗过程中对患者体现的人文关怀。治愈、安慰,最终实现"仁者爱人"才是一个医学工作者锲而不舍追求的终极目标。

崇德尚医，爱洒里南

（何竺阳　临床医学专业151班）

有这样一个地方，那儿山丘绵延不绝，日落后凉风习习，云间时有群鸟掠过；溪流清澈见底，风景独好，石间时有细鱼穿梭；那儿荷塘十里，荷花亭亭，荷叶绰绰。那儿就是三面环山，乡民们热情淳朴的嵊州里南乡。乡里不少年轻人都外出谋生，剩下许多上了年纪、腿脚不便的老人。二十多年来，绍兴文理学院医学院每年都会趁暑假组织学生开展爱心医疗服务活动，为当地的村民"送医下乡，送药下乡"，而我曾有幸成为策划这个医疗服务项目第二十周年活动的负责人。其间，让我记忆深刻的是一位敬老院的老人。

这里有一座敬老院，它并不大，一间低矮昏暗的活动室里有一台小小的彩色电视，每到活动时间，电视上总是咿咿呀呀地放着戏曲。这时，老人们都会聚集过来，跟着轻哼。相比此处的热闹，一位白发苍苍的大爷独自坐在院子角落的树荫下，出神地盯着空无一物的地面发呆。当我们穿着爱心医疗服务团的橘黄色团服，拎着为老人们准备的营养品、解暑药以及血压计进入院子里的时候，他突然站了起来，颤颤巍巍地走到了我们身边，仔细地端详着领队的我，还没等我说话，大爷突然拉起我的手，激动地说："我认识你们，你们以前来过这儿，对吧？"我有些吃惊，没想到这仅仅一年一次的活动，大爷竟然记在了心上。这二十年间，一批又一批的医学生来到这儿，为当地的村民送去爱心与健康，这是我们对医学人文精神的传承啊！

我感受到了老人手掌粗糙的纹理，那是岁月的痕迹，那里也留着对我们的期待。我对老人笑了笑，握住了老人的手，拍了拍，说："对啊，爷爷，是我们啊！"爷爷笑了，满脸的皱纹堆在了一起分外可爱，激动地说："我就知道，我一直在等你们啊！你们总是夏天来，每次来还给我们检查身体，开心！开心！"说着，另一只手还给我扇了几下扇子："天气那么热，你们还来看我们，真好！"我心中感慨万分。记得开学那天第一次听到医学院的院训——崇德尚医。此后，我常常想，成为一名医者,要崇尚医德,以德为先,内化于心,外践于行;同时精研医道,博学拓新,将"医""德"相融,想病人之所想,忧病人之所忧,不辞辛苦,救死扶伤。从那时起,"崇德尚医"这四字箴言就不断鼓励鞭策着我。

利用医学生的专业优势为里南的百姓们送上健康与爱心的同时,里南之行让我们践行了"医学人文"的理念,收获颇丰。

编者寄语:一年又一年,献爱心的人换了一批又一批,受助的人却是不会忘的,是一年一次的期盼和温暖,善心是可延续的。医学工作者在前进的道路上,解民生之忧,践行"医学人文精神"。

医路拾锦

——毕业学子的医学人文实践

做一名仁爱精勤的医者

（陈珊珊　浙江省立同德医院）

18岁那年,因为钦佩看病救人的神圣职业,我选择了医学。那时,还不知如何做一名真正的好医生。八年来,在师者的指导下,一点点摸索前进,在体悟中成长着。记得,曾挑灯夜读一本本厚厚的医学书籍,也曾在模拟人身上反反复复练习技能,实习时小心又胆怯地尝试,读研时夜以继日钻研探索。而今,我穿着白大褂,站在诊疗患者的第一线。

在学校,听老师教导"医德"和"医术"是优秀医生不可或缺的品质。"悬壶济世""杏林春满"的职业理想是那么美好而让人憧憬,激励我要以实际行动去践行。

正如唐代医药学家孙思邈所说"医者须博极医源,精勤不倦",作为医生,便要持续学习,笃学精进。为提升自己的医术,我认真上好每一堂课,课后积极思考提问,扎实掌握理论和技能知识,因为我深知夯实基础便是未来"医术"提升的第一步。上临床之后,接触了许多千差万别的患者,开始学习着将书本知识灵活运用。反复地翻阅书籍,阅读文献,运用于临床。

为医者,不仅需要聪明理达,更有需仁爱和善良之心,方可使人托付和信任。读书那会儿,还不能深切体会,当我在临床经历过和死神争分夺秒抢救患者的生命后,颤抖着拿下口罩,脱下手套,看到掩面而泣的患者家属后,才明白他们是多么无能为力,多么需要医生的关怀和帮助。我的内心有对患者的悲悯,亦有重如泰山的责任。哪怕我只是一名年轻医生,我尽我所能去帮助患者,去沟通和救治。

医者须以人为本,也就是要以病人为本,给予患者关怀,而患方同时也应给予医护理解。我发自内心希望当医护人员付出辛勤努力后,能同样获得尊重。因为爱和尊重永远都是相互的,这才是良性可持续的关系。

医生是我的职业,却我从来不认为它仅仅只为谋生,它是我生活不可分割的一部分,是我热爱、追求和向往的职业。很多时候它枯燥,可更多的时候充满希望。我也曾想过放弃,但最终一次次坚持下来。我也曾遭遇过人心冷漠,可每每看到患者恢复健康时,感受到患者和家人的理解和信任时,我依旧相信人间有爱。

医者仁心,初心不改。行医是我的征途,是星辰大海,而在滚烫的星河里,会流淌着我的理想。

仁与术合一　知与行并重

（应春丽　浙江大学附属第一医院嵊州分院）

从 2010 年正式进入医院，已经走过了快 10 个年头。犹记得高考后，一腔热血投身于临床医学，期望成为一名医生，救人治病。填报志愿时，从没考虑过其他的专业，从此也就与绍兴文理学院医学院结下了不解之缘。10 年来，我从未忘记学院老师的教导，也深感这份职业给我带来的荣光与自豪。看到曾经在病床上被病痛折磨的人重获健康，看到病患们因为我的努力摆脱苦痛，感到我付出的辛苦和劳累都是值得的。

我是一名麻醉医生。提起麻醉师，不少人对此了解甚少，认为麻醉不过是手术中微不足道的一环，自我参加工作以来，大多数的病患、家属，都没有对麻醉引起足够的重视。究其原因，麻醉医师平时较少出门诊，奔波于封闭的手术室，做过手术的患者，不一定能明白麻醉医生有多重要，更别提没做过手术的人，他们甚至无法想象麻醉师在手术中发挥的重要作用。实际上，"只有小手术，没有小麻醉"。术前，患者的心肺功能、基础疾病、需要纠正的异常，都成为麻醉师临床诊断的因素；术中，病人的安全、止痛是麻醉的基本要求，对于重大的手术，麻醉医师的监护治疗，维系着分分秒秒就可能流失的患者生命，这都非常考验麻醉师的基本功。

怀揣着这份责任，我一直在岗位上兢兢业业，不曾停止过学习和实践。每日紧凑的手术安排，逐渐锻炼了我的技术，实操技能与日俱进。为了更加精进自己的医术，我曾前往浙大附一医院进行为期半年的深入学习，从理论和实际操作上提升自己的能力。

在我所经历的大小手术中，有一位百岁老人的患者，令我印象深刻。老人年迈，需要做肠急诊梗阻手术，身体状况和手术风险，都加剧了手术难度。但长寿老人不仅手术中表现得很平稳，术后也苏醒得很快，我提着的心终于安然放下。

医生和党员的双重身份，督促着我服务他人、奉献自己。遇到经济上无法承担手术的病患,我也力所能及的发起捐款众筹,号召亲友、同事奉献爱心,为他们选择安全经济的麻醉方式,切切实实地减轻患者负担。在医院中力所能及的帮助病患、解决他们的困难,是我从事这份职业的初心和使命。

我的医学之路还长,需要我不懈地跋涉与探索。仁与术合一,行与知并重,是我不懈的追求。我将坚守在麻醉医生的岗位第一线,不断培养仁心、仁术,不断践行医德,让我能走得更远,变得更强大。同时更加期望,麻醉师这份职业能够发挥更多的作用,为这个大家庭赢得属于自己的鲜花和掌声!

在平凡的岗位上耕耘

（高玉婷　绍兴市妇幼保健院）

2010 年,我初入绍兴文理学院的校园,成了一名医学生。在绍兴文理学院求学的五年,是我一生中最难忘的时光。2019 年,毕业多年的我是绍兴市妇幼保健院一名普通的产科住院医生。在基层工作五年,我坚信,在平凡的岗位上坚持、坚守是我践行"健康所系,性命相托"医学生誓言最好的方式。

在我们刚刚走出校园,踏上医疗工作岗位时,我始终记得自己当初对工作的一腔热血终于有机会检验自己,终于可以将理论知识转化为实践成果,那种紧张又欣喜的心情令人难忘。

从"课堂"到"临床",有一条鸿沟,"规培"是一座索桥,过程确实艰辛,但对医学生的成长又必不可少。三年住院医师规范化培训,是我进入医学生涯最初的阶段。在住院医师规范化培训的阶段,我们的工作都在上级医师的指导下开展,常见疾病有完善的临床路径作指导,认识妇产科疾病的多样性和基本处理才是我们入职后需要掌握的本领。看似简单,却往往一不小心会出差错。初入职场,尽管我自认为对课本的知识点已了然于心,但是在临床实践中掌握"点"往往不够,需要掌握的是"方方面面",并且要"点面结合"才能得出一个基本连贯的诊疗思路。很幸运,在医院的规培体系下,我初步学会了独立形成一个完整的临床诊疗思路,学会了临床上有逻辑的思考。另外,妇产科学是一门内外科相结合的学科,无菌意识的强化跟手术基础的巩固在规培阶段又是一个全新的课程。总而言之,这三年的规培,让我清晰地看清自身的不足,对我在从"医学生"向"医生"转变的过程中发挥了十分重要的对接作用。

结束规培的工作,进入临床岗位,对我又是一个新的起点。我总觉得只有进入临床工作依旧热爱临床工作才是对职业真正的热爱。因为中国式医患关系的微妙只有接触过临床才能有所领悟。

我是一名产科住院医师,我的服务对象都有一个特殊的身份——准妈妈。

迎接新生命的到来是每一个产妇和每一个产科医生共同的目标,我们的诊疗以互动的形式展开。我们以诚相待,如实告知分娩相关的风险,全面提供减少风险的方案,共同制定应对的策略,母子平安是最高的目标。这几年来我见过许多母亲喜悦的泪水,也被产房中一家三口温馨的场面打动,却也见过医疗结果不尽如人意时医患关系最现实的样子,其中也不乏颠倒是非、黑白扭曲事实的情况。

一个我很崇拜的产科主任曾经劝慰我们,工作就应该仅仅把它当成一份工作,工作时候的情绪不要带入自己的生活。这可能是这位前辈经历过许多年临床工作得出的职场智慧。确实,进入临床后,我不再觉得医生这个职业应该被社会推上高台,因为,其实世界上没有哪一份工作不值得被尊重。以平常之心去做好每天的工作,以敬畏之心看待这份职业,前者是对后者最好的实践,后者是支撑前者坚守的信念。或许迷惘,或许黑暗,或许被伤害,可是却也不曾想过放弃,为什么呢?因为每一个产科医生生命中都有过一块被缝烂的皮肤模具,都有过一本书页零落的妇产科学,都有过一个希望为热爱的妇产科事业做贡献的年轻的自己。既然历经千辛万苦坚持下来,又怎么舍得放弃坚守的梦想呢。迎接新生命,何其有幸!

无影灯下的医者如三尺讲台上的老师,他们引领我们进入医学的殿堂;循循善诱,悉心讲解医学的知识;他们以身示教,对医学事业的热爱,对临床工作的坚守,成为我们心中的灯塔。我亦如此,初心不敢忘,坚守在产科医生这个平凡的岗位上,耕耘着自己热爱的事业。

坚守初心　勇担使命

（黄剑飞　绍兴市人民医院肛肠科）

　　成为一名优秀的外科医生,是我儿时的梦想。2008 年高考后我选择了临床医学专业,怀揣梦想,踏进绍兴文理学院大门。五年的大学生活,丝毫不敢虚度,认真学习,虚心请教,刻苦钻研,耐住寂寞,不辞辛劳,只为一个"除人类之病痛,筑健康之完美"的梦想。在校期间曾多次获得综合奖学金,毕业时荣获绍兴市优秀毕业生称号。

　　2013 年,我以优异的成绩考入温州医科大学研究生院,主攻普外科。三年的硕士生涯,我也丝毫没有放松,一边忙于临床住院医师规范化培训,一边研读国内外医学文献并撰写论文。经过三年的努力,我顺利取得住院医师规范化培训合格证书及执业医师资格证书,并获得硕士学位。绍兴是我第二个故乡,是绍兴文理学院医学院的老师们让我坚定了从医信念,研究生毕业后我选择了绍兴市人民医院,决心为绍兴卫生健康事业做贡献。

　　2016 年 9 月,我正式到绍兴市人民医院报到,成为一名肛肠科医生。作为医生,我牢记"除人类之病痛,筑健康之完美"初心,积极投身医疗服务工作,认真对待每位患者。工作之余,刻苦钻研专业知识,了解国内外专业领域最新进展,不断提高为患者服务本领。

　　经过三年的工作历练,我意识到目前绍兴地区老年结直肠癌患者偏多,不少患者处于疾病晚期,失去手术治愈机会。我认为,这其中的主要原因是老年人对疾病认识不够,导致疾病治疗延误。为此,我积极参加科室举办的患者交流会,为广大患者及家属做科普讲座,告知他们大肠癌是可防可治的,给患者及家属带去战胜大肠癌的信心。作为党支部组织委员,在支部书记的带领下,我积极组织支部成员开展下乡义诊活动,联合乡镇各级党组织,为就医不便地区老百姓普及结直肠癌防治相关知识并提供医疗服务。作为绍兴市抗癌协会大肠癌专业委员会秘书,配合主任委员,定期组织学术会议,邀请国内外知名专家开展学术讲座,不断提高绍兴地区大肠癌防治水平,为绍兴人民提供更好的医疗服务。

　　"肠"路漫漫,吾将上下而求索。

牢记誓言　砥砺前行

（林黎明　浙江大学医学院博士研究生）

从小就觉得医生是一个伟大而光荣的职业，高考志愿我全部填了临床医学专业。2011年被绍兴文理学院医学院临床医学专业录取，成为一名医学生。在校期间，从懵懂的大一新生到成为绍兴市大学生科技创新项目的负责人并申请实用新型专利，到获得综合三等奖学金、综合一等奖学金，再到参加全国医学生技能竞赛，每一年都能感到自己思想的进一步成熟，努力目标更加明确，最后全力付诸实践，无愧于医学生的身份。

成为一名"准医生"后，更多时候我都庆幸自己选择医学，我可以有理有据地让爸爸接受洗牙，提醒他监测血压。婶婶来诉苦说叔叔不吃降糖药，我可以对叔叔进行健康教育，让他更了解疾病，更规范地治疗。这些使我对医学的热情有增无减。直到大五实习，在终末期病人身上第一次CPR成功，但最后病人家属放弃后续抢救，我第一次体会到即使努力再努力，还是发现在很多疾病面前，医学仍然无能为力。我也更多体会到了"有时去治愈，常常去帮助，总是去安慰"的含义。

本科期间，专业基础知识的学习，医学基础技能的训练，科研思维的启蒙，使我明确了考取浙江大学医学院科研型硕士的目标。我想深入到临床医学的实验室里去，探究疾病最基础、最原始的变化。我提早一年开始补齐英语短板，将汗水和泪水挥洒在教室里，用坚定的信念和自己的拼搏，成功完成目标，开始了三年临床科研的训练。

读研三年，我一直带着对医学的热情在学业上努力，专攻新型小分子抑制剂的抗白血病作用机制。广泛阅读国内外文献，熟练掌握了基础实验技能，具备严谨的科研思维，独立设计课题并完成，顺利通过毕业答辩。在血液科帮班期间，看到化疗病人的痛苦和无助，我深深地感受到开发新的药物和治疗方法的迫切需要。此后，我暗下决心，全身心地投入临床医学的科学研究事业中去。毕业后申请至转化医学研究院实验室攻读肿瘤学的博士学位。

博士在读期间,主要研究方向为肿瘤代谢,期望能更深层次探索肿瘤发生发展机制。没有成功是一蹴而就的,硬骨头要一点点的啃,一篇篇文献,一次次实验,一个个总结汇报,我带着对医学的热情,深耕于医学基础研究,期望为临床医学事业贡献自己的力量。

所有为患者、为学生、为祖国的医疗事业默默付出努力的人,都值得尊重和赞扬。作为一个社会人,不得不承认近几年"医疗环境"在舆论浪潮里激荡,看到负面新闻难免会有情绪。如果迷茫,要回到自己的内心深处问问自己,初心是什么,不要被舆论摇摆。走到病房,还是能感觉到患者对医生的信任和支持,医生对患者的负责与鼓励。在这些过程中,无论是整个社会还是身边的人,对医生职业性质的理解和认同非常重要,而在我眼里,社会真的很需要医生,我会坚持我的初心,牢记"健康所系,性命相托"。学医确实辛苦,但是我热爱它,为了成为更好的自己,为了更美好的社会而努力。

以爱心耐心细心诠释仁心仁术

（孙皓月　温州市人民医院消化内科）

◎ 怀揣梦想　努力前行

2010 年的秋天,一个阳光明媚的下午,我怀揣着"医学梦"踏进了绍兴文理学院的大门,开启了五年的医学生涯。在这最美好的年华里,我一直坚守初心,努力学习,夯实医学基础,在每次考核中均名列前茅。而在业余时间里,为了传播更多的急救知识与技能,我也创办了救护社,将自己所学教授于更多的人。我曾获得综合一等奖学金、国家奖学金、优秀毕业生、优秀社长等称号,收获满满。

◎ 因为敬畏　所以坚守

毕业后,我以优异的成绩考入温州市人民医院,开启了三年的住院医师规范化培训。

在轮转学习中,我深深地理解到临床工作的复杂。曾目睹一位结肠癌晚期患者,因肠梗阻而痛苦不堪,自暴自弃,但每次看主任们查房,都耐心地与该患者分析病情,细心劝导,几经沟通,最后患者同意尝试行内镜下肠道支架置入。虽然这阻止不了病情的进展,却大大改善了患者的生存质量。看着患者出院时不再愁眉不展,我突然明白,有时候疾病虽无法治愈,但是给予人文关怀,使患者有精神支柱,让他们重燃对生的希望,能安稳地度过人生的最后时光,无疑是一件值得欣慰的事。因此,我开始注重倾听患者的诉求,重视与他们的交流。在三年规培结束之际,我不仅以综合第一的成绩顺利结业,获得了优秀住院医师的称号,也因此选择消化内科,成为一名住院医师。

◎ 重担在肩,目标明确

成为一名专科医师后,越发觉得自己身上的担子重了。要管理好更多的患者,要开始学习复杂的内镜技术,要学着给见习实习同学们上课,要试着给温州医科大学的留学生们带教和技能考核,更有科研课题的压力。但是这既然是一条通往优秀医师的必经道路,我就从不畏缩。我报考温州医科大学在职研究生,开始走上科研之路,开始自学医学英语,开始备课,开始讲课。因为,医学不仅需要个人努力学习,也需要传承与传播。而英语说课比赛一等奖,同学们的反馈与感谢,同事们的肯定等等,都是对我最好的嘉奖。

匆匆十年,一晃而逝,但唯一不变的是我对医学的执着与热爱。我深知:医学是一门技术,也是一门艺术,更是一门充满温度的学科,我愿用自己的责任心、爱心、耐心、细心和上进心来诠释仁心、仁术,做健康的守护者和传承者。既然选择了远方,便只有风雨兼程!

做一名优秀而有温度的医生

（王秋佳 绍兴文理学院附属医院急诊科）

"健康所系,性命相托",每一个初入医学大门的我们都曾以此为誓。当我大声喊出希波克拉底誓言时,伴随而来的庄严感、信念感与使命感,促使我决心要把它作为我用一生去坚守的东西。

2010年的夏天,带着对未来的期盼与憧憬,我成了绍兴文理学院医学院的一员。成为一个优秀的医生,是我对自己的许诺。五年的在校时光,我认真而努力,如海绵吸取水分一样汲取着医学知识,多次获得综合奖学金,荣获校优秀毕业生的称号。同时也坚持参加各种社会活动,因为医生面对的不只是疾病,更是活生生的人,所以不能成为一个只会读书不会与人打交道的医学生。

几年的临床工作,让我更深刻地理解了"有时去治愈,常常去帮助,总是去安慰"的意义。

急诊科是医院的窗口单位,从这窗口可以看尽人间百态。我曾遇到过因病情加重,半夜三更穿过大半个绍兴,带着脸盆被褥希望来住院的;遇到过夫妻吵架哭泣辱骂着或者喝得酩酊大醉被家人送来的;遇到过天真孩童,遇到过中年失意者,亦遇到过优雅老去者……大概最好的编剧也写不出最真实的急诊科故事,而这些故事中,除了医学技术,很多时候更需要的是医护人员耐心地倾听与适时地安慰。因此,除了励志做一名优秀的医生,我又给自己加了一个要求,那就是:成为一个优秀而有温度的医生。

真正投身到医学工作后,我深深地认识到自身知识能力的不足,医学本就是不断更新的学科,即使毕业工作了,也必须继续学习,自我更新,学会结合最新指南与文献,紧跟医学发展的步伐,更好地展开临床工作。因此在工作的同时,我积极参加了各类学习进修培训班,同时在2019年报考了浙江中医药大学在职研究生,努力使自己成为一名更好的医务工作者。

当一名身处一线的急诊科医生,尽管会遇到很多误会、不理解,然而回首最初的选择,我仍然坚信,即使有重来的机会,我还是会做出同样的选择。我坚信每一个岗位都有其特殊的意义,坚守岗位,做好自己,为实现自己的梦想而努力。

做平凡而有仁心的医者

（叶猛飞　绍兴市第七人民医院精神心理科）

"夫医者，非仁爱之士，不可托也；非聪明理达，不可任也；非廉洁纯良，不可信也。"我是一名致力于心理健康事业的医生，我时刻铭记肩负的使命，以一颗仁慈博爱之心，对待每一位患者；我用心去改变那些被世界所"遗弃"的人。忧郁的病人在我这里得到温暖，躁狂的患者在我面前平心静气。

我知道，作为一名医生，改变不了世界，但是可以改变一个人，改变一个家庭。

科室收治过一个20多岁的女孩。这女孩一开始出现手脚颤抖，去好几家医院看过，还去上海做了基因检测，说她有帕金森的遗传风险，以后患帕金森的概率比较大。女孩被吓坏了，在网上查了很多关于帕金森的问题后，担心会出现行走困难，大脑退化，影响寿命，她觉得今后没有了希望，整天郁郁寡欢。去年开始她逐渐出现双腿无力不能行走的症状。到我们医院就诊是她爸爸背着过来的。女孩和妈妈两人每天都在病房里抱头痛哭，外表坚强的父亲在和我们谈及他女儿的时候也是眼眶湿润。我分析了她的症状，觉得并不是帕金森表现，考虑是疑病或是癔症的症状，于是我采用药物加暗示的方法治疗。每天给女孩做心理暗示，每天引导她肢体锻炼。因为一开始并没什么效果，女孩想要放弃，懊恼的她用拳头不停地敲打着床板，我告诉她要相信我们医生，坚持下去，就一定有希望。2个月过后，在女孩的不懈坚持下，双腿逐渐能抬起来了，家人脸上也开始露出笑容。出院后第3个月复诊，女孩已经可以不用搀扶下慢慢行走，家人非常感谢我们医生护士。父亲激动地说："叶医生不仅是救了我女儿，更是救了我们一家人，改变了我们下半辈子的生活。"

一名好医生，他虽然不能像屠呦呦一样发现青蒿素而改变世界，他不一定有可歌可泣的故事，不一定要有舍己救人的举动。他做着平凡的事，让更多的人走出阴霾，使病人康复而拥有幸福美满的生活，也改变一个个病患家庭的未来。我愿把自己的青春和热血奉献给需要帮助的病人，实现自己当初的誓言！

永远记得梦开始的地方

（吕煜朵　新昌县人民医院）

　　记得小时候总是因为荨麻疹去医院，那个时候觉得医生叔叔和护士姐姐真的很神圣，一下子就把我治好了。最严重的一次是因为过敏导致喉头水肿引起窒息，据我妈妈说，当时我的脸色都已经发青变紫了。医生掐我的人中已经毫无反应，妈妈差点以为我就要离开这个世界。万幸的是医生询问了我妈既往的病史，然后立马让护士用了推针。正是因为医生的当机立断，我很幸运地捡回了一条命，在当很多小孩子都对医生护士很害怕的时候，我却真心认为他们是白衣天使。所以我幼小的心上种下了一颗关于未来职业梦想的种子。

　　9 经历了小学六年、初中三年、高中三年，到了要选择专业的时候，我清一色选择了与医学相关的专业。还很清晰地记得踏入绍兴文理学院医学院大门的那一天，心里的激动之情难以言表，为终于成了一个医学生，未来可以成为一名医生了而高兴。

　　大学五年眨眼就过去了，从一个害怕解剖的小女生到一个夜晚也能独自站在大体老师旁边的女汉子，虽然苦，虽然累，但是我的心中一直怀揣着成为医生的梦。终于我考进了新昌县人民医院，成了一名医生。

　　但是我知道，漫漫学医路，这还只是开始。

　　我积极参与医院组织的各类小讲课、病例讨论及专题讲座，抓住一切向前辈学习的机会，多听多问多练习。入职一年多以后，我学到了许多与实际临床相关的知识。在此期间我通过了执业医师考试，并获得了医院里很多前辈们的赞赏。

　　学医的道路上总是充满着荆棘，不是没有想过放弃，也不是没有想过转行，在病人质疑我的身份时，在病人看不起我时，我有时真的感觉到了深深的无力。曾遇到过病人指着我的鼻子说我调查户口，骂我侵犯隐私，指责我没有医德，就知道开检查光说废话。但是每当我听到病人说，吕医师，真的谢谢你，你好细心，心里总是会变得那么甜，我知道这就是所谓的当一名医生的成就感。此时，已经没有了我之前想要放弃的想法,信心满满,继续重新出发。

正如医学生誓言里所说的那样:"健康所系,性命相托。"作为年轻医生的我们,必须努力学习临床知识,不断完善自己,多向经验丰富的前辈们讨教问题,勤加练习,对待患者多一份热情、多一份关怀,做到医者仁心。

让我们在不断学习中不停成长,以梦为马,不负韶华!让我们在医路中不断前进。

积跬步以致千里

（俞丁立　诸暨市人民医院）

我 2010 年毕业于绍兴文理学院临床医学专业，以全市卫生系统招考第一名的成绩进入诸暨市人民医院。

在临床待的时间越久，就越会感觉自己的知识匮乏，越深知自身的不足，于是我选择了就读浙江大学的研究生。经过几年的学习和与上级医院优秀师兄妹们的交流，在我的导师指引下，我学会了如何将临床数据、经验体会整理成系统的资料，并进一步深入研究。同时我更充分认识到，医学是一门博大精深、永久探索的学问，要成为一名合格的医生，必须时刻用知识来武装自己的头脑，不能做井底之蛙，不仅要与国内先进学者交流，更要与国际接轨。通过几年的积累，深知癌症是目前人类健康最大天敌，而涉及本科的喉癌又是我非常感兴趣的研究方向，我对此进行了深入研究经验并争取到了研究课题，在 2020 年省卫生厅课题中立项并主持"H. pylori 通过质子泵 $H+/K+$ ATPase 酶促使微环境改变诱导喉癌发生及机制研究"的课题。

医生不仅自身要不断成长，也要带领年轻医生成长。作为耳鼻咽喉头颈外科专业基地的教学秘书，也是年轻医生的引路人，在工作中为他们答疑解惑，引领他们如何做一个有修养、有知识、有技术、有奉献的医生，并时刻以身作则。

"健康所系，性命相托，我决心竭尽全力除人类之病痛，助健康之完美，维护医术的圣洁和荣誉"，我始终牢记着这座右铭。

仁术兼修　知行合一

（张　杭　绍兴市人民医院）

2012 年,作为当时全院最高分的我怀揣梦想走进了绍兴文理学院医学院。在校期间,我刻苦学习专业技能,不断进取,曾代表学校夺得浙江省大学生医学竞赛一等奖,实现自学校创办以来技能大赛一等奖零的突破。也曾多次获得综合奖学金,荣获绍兴市优秀毕业生的称号。我还积极参与学院的各项活动,曾担任班级团支书、院学生会副主席等,多次获得老师同学的好评,获得优秀干部的称号。2017 年,我考入温州医科大学,成为内分泌专业的一名临床型研究生。比起本科,研究生的生活更加匆忙,收不完的病人,开不完的医嘱,写不完的病历,这忙碌让我迷失,让我觉得这是否值得? 是病人的一声感谢让我迷途知返。那是一个很普通的夜晚,我在血液科值班,忙碌到 9 点才坐下吃上早已冷透的晚饭。一个住院化疗的小老太太走进医生办公室,向我询问化验结果,虽然心中并不乐意,但出于医生的职责,我还是将化验单一项一项地解释给病人听,近半个小时后病人心满意足地离开,这原本是一件没有让我放在心上的小事。结果第二天,这个小老太太的家属特意带了水果来医院感谢我。这件事在我的心里泛起了一层波澜。

近 3 年的研究生学习和临床实践,我学到了许多,得到了很多。在学业上,我获得了研究生一、二等奖学金;在学生工作中,我荣获了校优秀干部的称号;在实践技能中,我多次在院内技能比赛中获奖,还代表温州医科大学附属第二医院获得了浙江省规培生技能比赛第一名的好成绩。三年中我最宝贵的收获是加深理解了"有时去治愈,常常去帮助,总是去安慰"这句话的深刻含义。

踏上临床以后,面对的挑战不再是考试,而是疾病与生命;面对的考验不只有医学,还有世事和人心。我始终牢记"健康所系,性命相托"的誓言,希望通过持续的努力,在不久的将来能成为一名仁术兼修、知行合一的好医生。

我的使命是拯救心灵

（郑春美　绍兴市第七人民医院）

　　我是绍兴市第七人民医院一位普通的精神科医生。在精神科坚守八年，我明白了医生的艰辛和苦楚，既要做好临床又要搞科研，更要有人情温度。八年的风雨兼程，我无悔为医！

　　精神疾病的病因既有生物学因素的作用，也有环境因素的作用，而在环境因素中社会心理因素有着重要作用。社会学、人类学、心理学，甚至人文科学的某些知识对于我们认识、理解一些精神疾病的表现，认识和理解社会文化因素对精神症状的修饰作用都有帮助。人的精神活动与个体的人生经历有密切关系，在诊断精神疾病时，我们不仅要像其他专业的临床医生一样，了解患者与躯体疾病相关的既往史、个人史、家族史，而且还要关注其个人成长史以及亲属之间人际关系等与人文科学关系更为密切的内容，这样才可能获得足够充分的诊断信息，帮助我们做出正确的诊断。

　　精神病人身患疾病，却得不到社会理解，常常处于被歧视的境地。他们自知力缺乏，不仅不能主动为自己的精神疾病就诊，并可能拒绝医生的诊治建议，导致疾病反复不治；自知力恢复却要深受病耻感的侵蚀伤害；有人因为妄想的作用而将亲人、医生的关切当作迫害自己的图谋。因此，精神科医生有着其他专业医生所体会不到的尴尬与艰难。所以，我们除了需要有良好的沟通能力、出色的应急处置能力，还需要有高尚的人道主义情怀和对人悲天悯人的深刻关切，然后才能真诚地履行为患者提供最好的医疗服务的职责。

　　精神病患者内心存在着病耻感这一道"伤疤"，有人心怀抱负却因受到排挤无法施展，有人选择保密每天过着担惊受怕的日子，有人因为身边人看不起而自卑……这些都让他们深陷痛苦之中！面对病人，我给予鼓励，增加他们的自信，提高他们战胜困难、面对挫折的信心！即便他们谩骂，我也会用暖心的笑容与话语和他们沟通，适当地给予关怀、宽慰、鼓励；面对家属，即便提出各种质疑或不理解,我也怀揣同理心,耐心宣教,为帮助病人早日回归社会而一起努力。

在精神科,我们直面人间疾苦、创伤、悲剧、自杀及死亡,尽管有千般不如意,但我们坚持培育积极力量,永远不惧怕被消极力量所淹没。

作为精神科医生,帮助精神病患者是我工作的本职,我希望能够让他们有更好的、更正常的生活。希望我的存在,他们的痛苦程度能稍微减轻一点儿。我享受这样一种帮助患者、患者家属及整个社会的角色,而且能在短期和长期内看到我们努力的成效。我想我的使命就是救人,拯救他们的心灵。

感受人文关怀

（诸凌霞　绍兴文理学院附属医院）

每个人从出生开始就会面临着比较，不管是被动还是主动，是或不是，它都存在。

作为一名临床护士，从你踏入医院的大门开始实习的第一天，就不知不觉地接受着带教老师、同事以及患者的比较。当然，比较可以从各个方面展开，比如操作技术、理论知识、护理科研、人文关怀等等。要知道患者永远是"火眼金睛"，一眼就能看出你的不足，同时患者也是温暖的，很多时候可以包容你的缺点。

曾经在一次带教过程中发现了奇怪的一幕：我首先邀请一位穿刺技术较好的同学去给一位患者进行浅静脉穿刺输液，结果没过几秒钟那位同学就出来了。我激动地问："这么快？"学生却没作声。原来是病人拒绝让她穿刺。第二次我又邀请了一位穿刺技术一般的同学去给同一位患者进行浅静脉穿刺输液。结果过了好几分钟同学出来说："老师不好意思，我扎了她两针。"我刚想去和患者解释，这位病人就主动地说："这个小姑娘不错，以后要给她机会多锻炼锻炼。"面对同一位患者却出现截然不同的两个结果，究竟是什么原因呢？有句话说：细节决定成败，也许人文关怀就是这护理工作中的细节吧！

都说没有主动尝试过，一切皆是纸上谈兵。对患者人文关怀重要性的深切体验，始于我的一次手术后被护理的过程和细节！

那天手术结束已经是傍晚六点多了，我整个人很虚弱，特别想睡觉。但因为是手术当天，所以各种操作护理就特别频繁；又因为手术是在自己医院，所以得到了同事们额外多的亲切关怀。她们各个都轻声细语的问候，但我连应答的力气都没有。只听到一位同学小心地走过来说："老师，我给您测量一下血压吧！"然后轻轻地把被子掀开了小小一个角，接着又慢慢地把手臂抬起绑上袖带，然后又嘱咐："你的手臂会感到一点点紧，没有关系，请放松。"最后帮我整理好被子，出去后又悄悄地关上了门。或许一个前夜班，她就这样帮我量过多次血压，但我一直安心的熟睡着。突然,我被"砰"的一声惊醒,原来是有人用力开门,使门撞到了陪客躺椅而发出"巨响",接着我的被子又被狠狠掀开,手臂被用力抬起,却什么语言交流都没有。我终于忍不住睁开像被 502 胶水粘住的双眼,原来已是后夜班,量血压的同学也换了一个。眼看着她大踏步地走出病房,留下了一床未整理的被子和一扇敞开的门。

对她和前夜班同学的操作护理,我默默地进行了比较:这差别不是一般的大啊! 暂不说她们俩测量的血压结果到底是谁更准确,也不清楚她们俩的理论知识谁更扎实,更不知她们俩今后在护理技能方面谁更胜一筹,我只确定并且肯定,我更喜欢前半夜的实习同学。

当我们说到"走路轻、说话轻、操作轻、关门轻"的时候,总是那么朗朗上口,但真的做起来何其不易! 也许一个简单微笑,就可以给患者留下的美好的印象,也许一声亲切的问候,就可以使患者树立治愈的信心,也许一件贴心的小事,就可以使患者包容那一点点美中不足!

人文关怀重要吗? 你会用心把它做好吗?

抚平伤口　慰藉心灵

（蔡泽君　宁波市第一医院）

◎ 怀揣梦想　奋力起航

2006 年，风则江畔廊桥边的塔山校区，怀揣着医学梦想的我来了。四年的学习时光，除了学习理论和实践知识外，我还协助老师管理班级工作。在校期间，曾多次获得综合奖学金和各类单项奖学金，荣获浙江省优秀毕业生称号。绍兴文理学院是我医学梦想开启的地方。这四年，我努力守护自己最初的梦想，为了梦想付诸现实，勤奋和努力是我坚持的信念。2010 年毕业后我顺利进入宁波市第一医院从事临床护理工作。

◎ 勤奋工作　为爱转型

在工作中任劳任怨，兢兢业业，急病人之所急，尽我自己所能帮患者解除痛苦。在日常生活和工作中，我恪守职业道德，主动给患者送去热情温暖的言语，给患者送去悉心的护理，乐于帮助同事，赢得患者、患者家属和同事的赞誉，多次获得锦旗和患者表扬信。

我深知作为一名新时代的护理人员，除了服务热情外，更重要的是需要有扎实的护理理论知识和技能。为此。我利用业余时间攻读同等学力硕士进修班并获得硕士学位。2016 年成功竞聘临床教学老师，从事临床教学工作，带教学生百余人。在带教中，我关心护生学习，更加关心她们的成长，因材施教，多次获得优秀带教老师称号。2019 年因医院发展和个人意愿，我走上伤口造口失禁专科道路。

◎ 不忘初心　砥砺前行

选择一门职业，就是选择奉献。我在从事这一专科的前期和此后的过程中，热爱与忍辱负重、奉献与担当、沉淀与积累并重。我经常在午间和夜间下班时间穿梭于病房,起搏器囊袋感染的伤口愈合了,wagner2 期糖尿病足愈合了,4 期压力性损伤愈合了,痛风石伤口愈合了……"疗伤更需要疗心",对患者伤口的那份牵挂,是我奔波的动力。我的坚持,我的不懈努力,使我的价值如花般地美丽绽放。

◎ 潜心钻研　转化成果

护理研究是衡量护理人员工作能力的重要指标。在临床工作数年后,我发现培养的学术能力的重要性。我开始着手于撰写论文和整理案例,将护理心得写出来,更好地服务于临床工作。我多次参加中华医学会和省级年会大会论文交流,在中华核心期刊发表/收录论文数篇,参加省市级伤口造口案例比赛。

十年的工作时光,十年的学习时光,再回首,我已在百年一院里成长,从初出茅庐的护生成长为医院的中坚力量,从生疏胆怯的新护士成长为患者心中的优秀护理人。

护理的对象是人。坚持以人为本,对患者实施全方位的护理,是我护理工作的信条。在今后的护理工作中我将继续永葆本色,一路前行!

给患者以温情

（万方圆 浙江大学医学院附属邵逸夫医院）

在护理岗位上工作十年，护理过的病人数也数不清了，沉淀在心底的有感动、欣喜、失落、伤感、牵挂……其实很多时候，不是我们教会病人什么，而是他们教会我们许多！

有一天，我负责的重症病房里来了位新病人。同事早已提前给我打好预防针，说那位年近 90 的老爷子可是个极其固执之人，不听医护人员的话，也不配合治疗，即使是家属去劝说也要碰一鼻子灰。工作这么久了，临床上碰到这样的患者也司空见惯了，但觉得今天在常规工作之外还要啃这块"硬骨头"，还是有点忐忑。

"爷爷"，我很热情地呼唤着这位年近 90 的老爷子，可是回应我的是一个转身。"爷爷，我来跟您比比力气看，来我们翻过来好吗？"（神经内科评估患者的肌力是常规）"我要睡觉，别吵我！"老爷子有点发怒。这时，家属也在一旁悄声说道："算了吧，我们现在都由着他。""那怎么行，老爷爷连最基本的查体评估都不配合，何谈其他检查和治疗呢？总要想办法让他配合的。""我们也拿他没办法，他就是这个脾气，什么都要听他的。"这时我听出了重点："什么都要听他的？那他现在有什么需求？""他要吃雪糕。""啊？"我听到这，不禁诧异了下，现在可是冬天，虽然病房内有空调并不冷，可大冬天吃雪糕好像不是件常规的事啊。怪不得家属不满足他。"我们不让他吃，他就发脾气，你看现在连饭也不吃，我们怕他吃坏肚子。""原来是这样啊。"了解到事情的原委，我已经想到解决的办法了。

"爷爷，你现在饿不饿啊？"没有回应。"爷爷，你有没有想吃的呀，我让你儿子给你去买，好不好呀？"我像是在哄小宝宝一样的问着老爷子，这时，老爷爷终于气呼呼地回应了："我想吃雪糕，你们都不让我吃。那我饭也不吃，药也不吃，我要出院！""爷爷，你别发脾气，想吃雪糕可以，但是我得问你几个问题，你回答我了就给你吃雪糕好不好？"爷爷像是抓住救命稻草般地转过身来，用渴望的眼神望着我,像极了向妈妈讨糖吃的小宝宝。看着爷爷他那可爱劲,突然觉得人与人之间的戒备原来可以一捅就破。接下来,我向爷爷和家属问了关于爷爷胃的状况、既往疾病等,排除了禁忌征。在确保安全的前提下,我确实应允了爷爷一根雪糕。看到爷爷拿着雪糕贪婪地吃着的时候,忽然觉得我们不经意关注的一点,不曾想是患者的一片天。

从那以后,爷爷天天要吃一根雪糕。胃口也好了,也很配合治疗了,也会跟我们开玩笑了,一看到我们过去,就热情地招呼:"哎哟,我的好朋友又来看我了。"家属也是对我们感激万分。

这样的案例临床工作中会碰到很多,也让我想起 2016 年我在院内参加的 Teach－back 教育技巧的竞赛,我获得了二等奖。但这个比赛更让我理解到在与患者交流实施健康宣教时,最基础也是最重要的一步是评估患者的需求,急他人之所急,想他人之所想,共情体验和交流更有助于正确引导患者。技术之外,我们常常需要用温情去帮助病人。

To Cure Sometimes,To Relieve Often,To Comfort Always。医学不能治愈一切疾病,不能治愈每一个病人。技术之外,我们常常要用温情去帮助病人。安慰,它是一种责任,是理疗疾病的手段,决不能敷衍了事;它也是一种共赢,互动双方的情感,断不可草草糊弄。

此生无悔护理人,来生还做白衣者

(洪成波 湖州市中心医院)

◎ 受家族影响 选择护理

2006 年当大家都在为如何选择大学专业而苦恼的时候,我的内心已经默默种下了成为一名白衣天使的种子。其实开始我并不确定护士到底除了打针发药还能做什么,但是看到家族的两个表姐都是护士,而且工作得也不错,我觉得女同志可以完成的事,男人一样也可以做好。"就业前景广阔,收入稳定",面对这样的一份好职业,我没有理由错过。对于能吃苦耐劳、性格也随和的我来说,这不就是适合我的职业吗? 我如愿走进了绍兴文理学院。

◎ 梦想引领 积极奋进

四年的大学生活,我认真学习功课。护理的课程紧任务重,但我从未懈怠,虽然不拔尖,但也处于前列。因为我明白,唯有多多汲取营养才能在未来有所作为。为了锻炼社交能力,我积极参加相关社团和学校组织的一些活动;为了提高自己的专业水平,我积极参加多种学习及竞赛活动;为了充实自己提高工作能力,我积极争取担任多种职务。大学四年,我担任班长、团支部书记等职,工作和能力得到了老师和同学的一致认可。毕业时我获得了校级优秀毕业生称号。大学期间我获得综合三等奖学金及各个单项奖学金,校医学技能竞赛二等奖,医学院"十佳歌手",校运会 4×400m、1500m 季军,医学院 1500m 纪录保持者,浙江省大学生武术锦标赛棍术第八,等等,奖项达 30 余项。我还主持校级课题,在核心期刊发表论文 2 篇。

◎ 以心为灯　做白衣使者

十年磨一剑,我顺利通过了湖州市卫生局统考,披上了梦寐以求的白大衣。任何时候,设定目标都十分重要,因为这样会让你有努力的方向,有努力的理由。作为医院第四个男护士,我给自己设定了十年后的目标:成为湖州市中心医院第一位男护士长。

刚开始走上护理岗位,我被分在了重症医学科。本以为我可以通过努力成为重症护理的佼佼者,但有一天,一位科主任改变了我的护理职业轨迹……

那是一个深秋的傍晚,肾内科施向东主任亲自找到我,并邀约一起喝茶谈工作,这顿时让我受宠若惊:一个堂堂的大主任,可以屈纡降贵来找一个小护士谈工作,这让我何等的感动。于是,开始了我的血液透析护理之路。

一直以来血透室被认为是"照顾性科室",这里的护士大多数都是半路出家和大龄护士。在这个不被关注的科室里有太多的不专业,太多的不规范,于是我如饥似渴地学习血液透析的相关知识……如今我已经从事血透护理 8 年有余,通过努力我也成了科室的中坚力量,受到了同事和患者的认可,去年被评为医院的"十佳护士"。我希望能通过自己的努力推动学科发展。近三年我主持卫生局课题 1 项,主参卫生厅课题 1 项,在《中华护理杂志》等核心期刊发表论文 5 篇,获得实用新型专利授权 2 项。此外我还学习管理,获得了 2019 年泛长三角地区品质管理工具应用大赛二等奖等荣誉。目标未实现,未来尚可期,我将继续努力成为血液透析护理专家。

◎ 饮水思源　任重道远

这些点滴的成绩,与大学老师的教诲和自己的上进是分不开的,每一次成功都是前期 100 次努力的结果。不可否认,护理是一项辛苦的工作,临床工作也未必是大学时期所想的那么简单,但是每一个职业的发展离不开每一代人的努力,中国特色护理事业发展离不开我们对护理职业的高度认可。学习护理知识靠积累,应用护理知识靠实践,推动护理发展靠教育。因为喜欢,所以选择护理,因为爱,所以选择坚持!

忠于护理　执于奉献

（侯冠华　浙江大学医学院附属第四医院）

温和自信，安定温暖，这是我给同事的第一印象；专业娴熟，尽责热情，这是我给病人的第一感受。从最初对护理的排斥到现在的游刃有余热爱加持，拥有一颗丰富且勇于挑战自我之心，这些都源于我在护理之路上的不断淬炼。

2007 年夏天接到绍兴文理学院医学院通知书的时候，我却大哭不止——因为护理从来不是自己的首选项，面对这个调剂结果，我陷入过迷茫和恐慌。温暖、善良、宽容、静谧这是亲友对我高度一致的评价，这些品质与护理职业高度契合也是亲友的一致认同，在众人的劝说下我决定一试。但我并没有因此而放低自我要求，在校的四年的时光，我不断汲取医学知识，不断丰富自我，曾多次获得国家励志奖学金，荣获校级优秀毕业生称号。成为一名优秀护理人的梦想，在我心中逐步萌芽。

◎ 领略护理内涵　热爱并为之付出

提及急诊室，让人最容易联想到的莫过于"惊心动魄""血腥""挑战""意外"等词语，这是一个令新同事望而生畏的科室。2011 年 8 月入职之际，我义无反顾地选择急诊科室。我庆幸自己的选择，在这里她真正遇到了"未知的自己"——领略到了护理的内涵，并真正爱上了护理这份职业。

邵逸夫医院急诊科有近 80 名护理员工，平均年龄也就 20 来岁，工作之外大家凑到一块总有聊不完的话题、说不尽的趣事。科室有自己的活动，每个人都有自己发挥的空间，这也是一个人才济济、能人辈出的地方。摄影、赛车、户外、文艺样样都有人拿得起，并且还都做得有模有样，不下专业水平。救死扶伤，团队协作，更是不在话下。其实每个人都是多角色的兼职，但很难说一个人做到全职，还好大家各有所长，相互仰慕，相互欣赏，彼此学习。尽管大家来自不同的省份，拥有不同的习惯，带着不同的性格，带有不同的爱好……但大家求同存异，相互借鉴,相互包容,形成了独特的急诊文化氛围。

和阳光的人在一起,心里就不会晦暗;和快乐的人在一起,嘴角就常挂微笑;和进取的人在一起,行动就不会落后;和大方的人在一起,处事就不会小气;和睿智的人在一起,遇事就不会迷茫;和聪明的人在一起,做事就变机敏……

急诊科的经历使我明白,护士的工作并不仅限于打打针发发药而已;护理的深度也可以是科学与艺术的结合、人文与技术的相互渗透。如果无法做大事,那么就怀着大爱做些小事儿,除了为病人,也是为自己。对于这份工作,我由此热爱并为之付出。

◎ 践行奉献之心 力求精益求精

"有时治愈,常常帮助,总是安慰。"护理本身琐碎而平凡,我将这份平凡惠及更多的人。

2014 年机缘巧合,我参加了"母亲微笑行动"志愿者行活动,为唇腭裂患者免费提供手术、护理。看着一个一个偏远地区孩子能接受手术,手术成功后这些孩子绽放笑容,我体会到"赠人玫瑰、手有余香"的含义。从此我将志愿者护理工作纳入了生活中的一部分,每年至少参加一次为期 7 天的志愿者活动,从未停止。

曾经一个寒冷的后半夜,抢救室病床躺着一个 17 岁、近 185cm 身高、体重却只有 80 来斤的男孩子。他晕倒导致反复入院,心律只有 28 次/分,因自行跟着网络减肥导致厌食症,多处求医无果,被医生告诫"再这样下去放入心脏起搏器心肌都没能力支撑",但仍效果不佳。碰巧那天抢救室病人比较少,为此我与他进行了近两个小时的"心理护理",后来男孩子完全康复。这让我深切感受到了"护理"的重要性,同时也感到自身及时储备知识和技能的迫切。

为了提升自我,更好地帮助他人,我攻读急诊急救专科护士在职研究学习,考取 2019 年国家三级健康管理师资格证,自学管理方法,加强科研思维……我明白:学无止境,能力多大,责任就有多大,精益求精才能走得更远。

◎ 重塑团队文化,引领发展成长

2018 年 4 月,因医院发展需要,我调入综合病房负责新科室筹建工作,从临床护理护士到临床管理者转变,对我既是挑战也是机遇,既是压力也是动力。我迎难而上,确立目标——打造学习型团队,并为之而努力。开科之初,我引导大家确立了护理团队价值观:真诚和谐、团结友善、活力创新,以凝聚科室护理团队,这成为医院首个自行设计专属 Logo 的护理团队。

我坚信"一花独放不是春,百花齐放春满园",并致力于人才的培育。我积极促进持续质量的引入,落实教育管理基础,以目标为导向,指导科室员工个人职业发展。短短一年多时间,培养出教育护士 2 名、中西医结合护士 1 名,成功把忠于护理、热爱护理的种子根植于更多的护理同事心里。

2018 年,一名 18 岁因车祸多发伤导致昏迷的孕妇在综合病房接受治疗和护理,中间成功娩出婴儿。我并没放弃大人,每天带护理团队查房,经过医护配合,患者在第 90 多天时苏醒。医护人员为此尽心尽责的事迹,受到各大媒体、新闻门户 APP 的转播点赞,《人民日报》也转发报道。

我存坚强、存善良、存温暖、存快乐,工作与生活,尽力做到更好,学会爱自己,照顾自己,做该做的事,处该处的人,珍惜该珍惜的生活。既能应对突如其来的事变,又可安于平淡无奇的安闲。我鼓励护士:没有黄金的年代,生活亦不在别处;只有黄金的年华和此间的生活,学会享受当下,苦亦是乐。

穿过岁月层层的变幻,我尽己所能做力所能及的事儿:做一个明媚的女子,不倾国,不倾城,以优雅的姿态去摸爬滚打;做一个丰盈的护士,不虚化,不浮躁,以先锋之姿去奋斗拼搏。从被选择护理到主动投入再到引领他人,这一路播撒汗水一路采撷收获的果实,苦或累都比不上收获的甜蜜。

把患者当朋友

（施月雅　萧山区第一人民医院）

人文关怀又称人性关怀、关怀照护。护理人文关怀，是指在护理过程中医护人员以人道主义的精神对患者的生命与健康、权利与需求、人格与尊严的真诚关怀和照护。即除了为患者提供必需的诊疗技术服务之外，还要为患者提供精神的、文化的、情感的服务，以满足患者的身心健康需求，体现对人的生命与身心健康的关爱，是一种实践人类人文精神信仰的具体过程。

我在妇产科病房工作了近 14 年，其中从事产科护理近 13 年。产科护理有别于其他科室的护理，产妇来医院待产，她的心态有别于其他患者，并且产妇产前、产后的心理变化是非常大的。因此产妇的护理，尤其是人文关怀极为重要。我们护士不能机械地遵医嘱对产妇进行被动服务，更应该从产妇的实际情况出发，充分尊重患者的人格尊严、生命价值及个人隐私。

对孕产妇的人文关怀，至关重要的是要使孕产妇感到护士你值得依赖。我在做责任组长时，管过一个孕妇，她白天总是一个人待着，没有其他人陪着，与其他待产孕妇相比显得孤独，但是晚上 9 点左右老公会来。每天早上她把老公送出病房，恋恋不舍，眼神里充满了落寞，到了晚上，又翘首期盼，脸上挂着甜甜的笑容。有一次，在看到她送走她丈夫，我去给她绑胎心监护仪时，她的眼眶是红的，我朝她微微一笑，然后帮她绑好胎心监护仪，并帮她一起探讨临产时所需做的准备工作。在我离开之际，她说："施护士，你怎么不问问我为什么要哭？"我迟疑了一下，面对她坐下来问她："那你愿意跟我说吗？"后面的事情，我也不多说了。获取一个人的信任，不是一朝一夕，也不是靠自己说出来，我有多关心你，我有多想了解你，而是你用实际行动来证明自己，是个可以被依赖的人。她说：你每次面对我都是微笑的，你每次进出病房门总是轻轻的，你每次给我绑胎心监护仪总是会跟我聊一会儿，而不是草草了事，你总是耐心回答我的问题，你从来不问我为什么只有一个人待着……也许在别人看来，这些事情是多么的微不足道，但是对于一个敏感的待产妈妈来说,护士不八卦,不乱打听,做好自己的本职工作,她就觉得你是一个踏实的人,她愿意向你诉说。

对孕产妇的人文关怀,还须有效沟通交流。操作技术有高低,沟通交流有技巧,技巧之上是理念,理念之上是情感。因此语言要有情感,能与孕产妇产生共鸣。我碰到过一个二胎产妇,生好之后,感觉子宫收缩疼痛比第一胎要厉害。婆婆就说她娇气,看到伤心落泪的产妇,我站在产妇的角度表示理解,并告知产妇及她婆婆,二胎的子宫收缩疼痛是要高于一胎的,因为一胎时子宫已经拉伸进,二胎后要恢复至未孕状态,因此需要更加强有力的收缩,我们病房里不管是剖宫产还是顺产,都存在这个情况,而且告知产妇不用惊慌,我们有缓解子宫收缩痛的方法,艾盐包热敷、散利痛口服等等。一般这样解释后,产妇及家属都是表示理解,也可以解决婆媳之间的一个矛盾。其次,语言还需要礼貌性和安慰性,在某些话前面加个"您好""请",多说个"谢谢",会让人觉得被尊重。中国文字博大精深,我们在跟病人说话之前,最好能想一想,什么能说,什么不能说。如何做好与病人的沟通,实在是一门相当深的学问,希望我们共勉之。

护理好孕产妇,当然需要不断提高护理理论基础及技术。现在的孕产妇是一个特殊的群体,她们都处于一定的年龄层,都有一定的文化基础,并且对护理的要求都是相对高的。简单来说,单人房间的孕产妇获取知识的渠道相对较多,她们要求就比身患疾病的人要来的多。因此这对我们护士来说,精湛的操作技术与扎实的理论功底尤其重要。这些年下来,病房里如果有宝宝在哭,我基本能听出来,是饿了,还是白天睡多了,或者此时正在换尿不湿。爱婴医院复评时,我做了一个月的母乳喂养健康宣教员,得确保我所在的病房,没有一个奶胀,没有一个乳头皲裂,没有一个宝宝生理性体重下降超过 10%。每天穿梭在病房里,指导产妇如何喂奶,如何挤奶,如何按摩乳房,如何让宝宝有效吸吮。做到了让产妇放心,领导安心,顺利地通过了复评,并一直延续至今。

我从不把病人当上帝,我一般都是把她们当朋友。工作中,抽出时间多去病房看看她们,护理操作前多跟她们解释目的,给她们一点帮助,一丝安慰,这就行了。临床多年,不为别的,就为我能高高兴兴地把我管的孕产妇平平安安、顺顺利利地送到电梯口。

生命的最初关怀

（黄欢欢　浙江大学医学院附属邵逸夫医院）

进入 NICU，一开始我很焦虑，心想我怎么能照顾好这么脆弱的婴儿呢，最怕孩子的我竟然即将要去奶娃。可随着工作慢慢地深入，发现这些孩子们不论多小，都是生命，给他们爱，给他们足够的时间，他们很多都以健康长大回馈给我们这些日夜照顾他们的护士爸妈们。我渐渐爱上了这个充满爱与生命奇迹的地方。

当然在这些早产儿入院到出院的这段时间，对于家属来说都是很大的煎熬，尤其早产儿们病情反反复复地变化，不仅揪着我们的心，更揪着家长们的心。监护室的封闭性让他们每天就只能盯着奶单上那一点点的奶量信息来想象自己的孩子今天好不好，有些父母会默默地回避，试图维持内心的平静，也有的保持冷漠。在这段时间，我们医护人员不仅要给予他们足够的病情信息，还需要给予他们足够的人文关怀。比如，有些父母也许会因为害怕而不打电话，不来探视，我们有时却因为不了解，以为家属漠不关心而产生误会。如果可以的话，关注到这些家属，主动在送奶的时候关注一下他们，让他们了解到自己宝宝更多的消息，宝宝是怎样的哭声？宝宝喜欢怎样的睡姿？宝宝是怎样的喜欢妈妈的母乳味道？给他们信心、期待和希望。

也许病情上我们护士常常回答不了家属的问题，但是我发现家属探视时为受难的孩子留下难过的眼泪，我们给予了他们一个小小的拍肩举动，一句鼓励加油的话都是很好的安慰剂。有些家属写感谢信来时，我们有时都很讶异他们会一直记得那个拍背、或者帮忙扶一下产后虚弱的妈妈之类的小动作，还特意写在信里。很开心在我们科室，大部分的早产儿都预后很好地回家了。这些爸爸妈妈回去后倍加珍惜地照顾自己的孩子，而且更加坚强，也更懂得感恩，有些甚至写下公众号记录自己的经历，感慨自己宝宝非凡卓越的生命开端以及宝宝们的坚韧。但是也有些父母没有与自己的宝宝有过多的缘分，也许会抑郁很久。当这些家属陷入悲伤中,质疑自己为什么会有这样苦难,我想或许可以帮助开导他们,告诉他们宝宝的离开不仅仅只是给他们带来痛苦,宝宝曾经的存在对家属来说也是有意义的。

　　记得有一个宝宝早产,住我们这很久,可惜真的预后不好,先天发育不良,吞咽功能丧失,家属每次到病房来袋鼠护理时,我们都不断地和家属沟通交流。告诉家属虽然宝宝不好,但我们仍然可以努力为宝宝做些什么,可以带家里的衣服来穿啦;宝宝长大了,家里屯的大尿不湿可以拿过来啦;宝宝脸上干了,可以买点润肤露带来……让家属意识到孩子来人间一遭,也是要体会到人间味的,也是要感受到爸妈的爱的。而身为爸妈的他们此时不能退缩,要珍惜和孩子在一起的很短暂的时光。慢慢地,他们由一开始的悲伤拒绝慢慢转为接受,让宝宝在可以拥有的时光里被爱包围。当听到孩子的妈妈在宝宝身边平静又充满爱地说:"也不知道你这个崽啥时候嗝屁了,家里有猫有狗,估计你能听到猫叫声狗叫声,但是听不到鸟叫声,要不要家里买只鸟给你听听鸟叫声,要不要……"我能感觉到他们已经不再充满悲伤的面对孩子,而是在可与孩子待的时光里满满地去珍惜。

　　监护室里的这些不算短的时间里,当宝宝们回来看我们时,他们蹒跚学步的样子,我的内心总有一股暖流,觉得这些小战士曾经经历上机撤机的痛苦,反反复复地禁食开奶,也都健康出院长大了,人生刚起步就如此坚强,未来还有什么可怕的。

在平凡的职场发光

（李　晓　温州医科大学附属第一医院）

"班长,第一眼看到你,我以为你是被父母亲宠坏的小孩,现在我对你刮目相看,我很佩服你。"这是大学同班同学对我说的一番真心话。

纤瘦小巧、弱不禁风的第一印象,总会让人小瞧了我,但相处久了,大家发现,原来我能说会道,原来我善解人意,原来我怀揣梦想。八九年护理生涯说短也长,老师眼中的我很优秀,但我总说自己并没有什么卓越的成绩可以显摆,只是在平凡岗位上默默地工作着。

◎ 护理梦想起航

与其说我选择了护理,不如说是护理选择了我。2007 年,因为志愿调剂,我误打误撞闯进了护理学专业,而后竟也随遇而安,从此,南丁格尔的梦想成了我的梦想,南丁格尔的誓言成了我的誓词。我认真努力,积极上进,课业抓紧,学生工作也不落下,活跃在学院的各个角落。在校期间,我是学生干部,是国家奖学金获得者,是省级优秀毕业生……最后,我成了一名白衣天使。

◎ 实习锻炼"三基"

大学三年生活充实而丰富,很快便进入了大四实习阶段,我发现,要想成为一位优秀的护士,必须要有扎实的基本理论、基本知识以及娴熟的基本技能。于是,我收集每一张药物说明书;每轮转一个科室,先复习书本知识,再翻看相关科室的专业知识和要求,并且苦练操作。我对自己的操作要求是,要让每一个护理操作做到又快又有助益于患者。实习结束,实习笔记记了好几本。

◎ 良师引领方向

四年的大学时光,我的个人能力得到很大的锻炼和提升,但是在本科阶段有一个遗憾,觉得自己缺乏学术气。我记得一个老师说过,理论最好的同学,一定是走得最远的学生。毕业之后,我选择了在职读研,希望自己除了在临床岗位上做好本职工作之余,能够有一些作为。梦想不负有心人,2017 年,我拿到了医学硕士学位。但这只是个开始,护理学术之路任重道远,希望有更多时间可以研究护理问题。

◎ 赛场展现风采

机会留给有准备的人。每每接到老师布置的任务,在担心不能很好完成任务的同时,我总不会拒绝,努力花时间花心思完成老师交代的任务。有一次老师让我参加讲课比赛,在不断学习不断改进的准备过程中,多少个没日没夜的日子里疯狂准备教案、制作 PPT,最终经过层层选拔,在温州医科大学"点燃课堂"教学创新大赛中斩获特等奖、"最佳风采奖"和"最具人气奖"。

◎ 课堂言传身教

护理学院护基实验课上,学生们会惊讶我的年轻,最后却被我的教学方式所折服。我总是给学生设计很多的临床案例,在课堂上将所学知识技能融入案例中,在学习新技能的同时,培养学生的临床思维。学生们非常喜欢这种能在很轻松的氛围中完成课堂教学目标的学习方式。

◎ 职场平凡发光

白衣天使,这个自带光环的名称背后,承载了我小小的梦想。我觉得护理工作是生命影响生命的工作,而我,想在职场做那个发光的人。

我总是把病人记挂在心上,有时候一进病房,就是个把小时,我常常不厌其烦。我很能体会病人的所想所感,有时候自己只发个烧,全身肌肉酸痛,难受得不行,何况是病人,各种不舒服聚在一身。

记得科室刚开科时,患者的营养管堵管发生率很高,营养管堵了,患者鼻饲无法继续进行,耽误患者治疗,重新插管增加患者痛苦与经济负担。经我手处理之后,营养管基本可以重新通畅使用,问我原因,我说:没有一根管子堵了是时间解决不了的,通它个半小时基本也就管用了。

　　胰腺炎患者肠蠕动功能较差,有的病人营养管过量几天也没有到位,病人非常心急,容易胡思乱想,是不是管子插错位置了? 这个时候,我会把营养管的个中原理用简单易懂的方式娓娓道来讲给患者听,病房里的患者最喜欢听我讲这些受用的知识。

　　区域动脉灌注是病区特色治疗方法。动脉导管留置在腹股沟深静脉处10－14天,管子很容易因为患者的活动折住或导致渗血,管子置入费用较高,患者在患病不适的情况下很难配合活动。我就自己做实验,发现管子折 9 次便会折断,于是用数据说话,告诉病人置管期间如何活动及踝泵运动,发现患者基本能配合。

弘扬人文关怀　破解医患难题

（林琴琴　宁波市医疗中心李惠利医院）

何者为"人文"？"人文"一词最早出现在《易经》中。《易经》讲："刚柔交错，天文也；文明以止，人文也。观乎天文以察时变，观乎人文以化成天下。"

"人文关怀"，普通人的理解很简单，就是对人的关怀。其实"人文"是一个内涵极其丰富而又很难确切定义的概念，"人文"与人的价值、人的尊严、人的独立人格、人的个性、人的生存和生活及其意义、人的理想和人的命运等等密切相关。

现代医学日新月异，能够治愈的疾病越来越多，但不知从何时起，医患关系从一起面对病魔的战友变成了一触即发的敌我关系，稍不留神，医护人员就有可能面对较大的精神压力和人身伤害。这是什么深层次的原因造成的？我们都在探究。或许，我们在治病救人的时候，只是关心疾病，而忘却了这个疾病所附着本体是个活生生情感丰富的人，他需要被安慰，需要被尊重，需要更多的人文关怀。人文关怀是现代医学的润滑剂，在治疗疾病的同时，能抚慰病人的心灵，抚平病人的创伤。

当我第一次接触人文关怀时，觉得应该就是多关心关心病人、尊重病人，并没有深刻体会和思考这个词的核心。但如今医院提倡"一切以病人为中心"，并提供优质化的护理。这说明人文精神越来越受到重视。于是，在护士忙碌于各项治疗的同时，加入了新的任务，如梳头、洗头、洗脸、送饭、倒水等各项生活护理。这就是做到了人文关怀吗？

半年前，有幸受派遣去德国亚琛的 Franziskus hospital 进修学习，终于真切地感受到了所谓人文关怀的魅力。一进医院，相比国内嘈杂的环境，这里是极其的安静，一切都井然有序。就算你是一个大嗓门的人，只要一走进医院，你也会自动降下分贝。病房走廊上挂满了油画，可以让病人暂时忘记并不是来就医，而是来欣赏这些画作。护士站旁的等待室里，有咖啡、有书籍，可以使病人畅游于书海，从而忘记等待的焦虑。一进医院，不管认识与否，相见就会问好。迎接新病人时,护士主动上前握手问好,介绍自己。也许你会说这也没什么,有些医院我们也已做到了。但是当病人轮椅入院时,她们会主动蹲下与患者握手,当平车入院时,护士会弯下腰握住病人双手,你便能在病人原本痛苦的脸庞上看到一丝安慰的微笑,这是人与人之间的尊重与沟通。在这里人无贵贱之分,只要是病人,就能够被尊重和关爱。记得,当时有一位老太太,有点老年痴呆(阿尔茨海默症),又有被害妄想,但是对她的责任护士却是极其信任。责任护士一进病房,就会坐在她旁边,俯首贴近耳旁,轻声问候。老太太最喜欢的就是摸摸护士的脸庞,这似乎不是医患关系,更像是一家人,亲情感油然而生。正是这种发自内心的微笑、抚触和言语,让病人感到了宽慰、有安全感。

这些人文关怀的细节都没有靠制度或者是奖罚措施来约束,都不是命令下的刻意为之,而是对病人发自心底的尊重。一个微笑,一个小细节足以让病人感受到温暖可靠。我想到特鲁多的那句名言:有时是治愈,常常是帮助,总是去安慰——这就是人文关怀的真谛。

回到国内,我也尝试着每日跟病人微笑地说声"早上好"。在病人看病不解而可能愤怒着急时,换位思考病人在想什么,需要什么帮助,也许能找出良好的方法沟通。而有些疾病因慢性或者长治不愈的时候,其实治疗已经变得不那么重要了,心理上的帮助和指导可能就起到了关键的效果,这就是人文关怀的魅力。

总之,人文关怀就是关注人的生存与发展,除了疾病本身,还要关心人、爱护人、尊重人。人文关怀是现代医学进步的标志,是构建和谐医患关系的润滑剂。

医德和医术是医护人员职业素养的基石

（张芳芳　昆明同仁医院）

作为一名医务工作者，从进入医学校园到踏入工作，都离不开职业素养这个话题。众所周知，医务工作者的职责就是"救死扶伤"。毕业将近十年，变换过工作单位，在不同科室工作过，接触过形形色色、不同地域以及不同国家的患者及同事，更加深刻地体会到"职业素养"这四个字里所包含的含义。

经历过最初工作时的迷茫、徘徊以及委屈，抱怨过工作的烦琐，忘不了 ICU 连续十二小时夜班之累，曾抱怨无休止的夜班与加班，也曾因为自己的粗心而给医生造成判断上的失误而内疚，等等。曾因看到监护室床旁跪泣的家属而默默流泪，曾因经历过争分夺秒抢救命悬一线的患者而心有余悸，也曾负责过国外患者们的术前与术后的随访。其间得到过领导的赞扬与认可，也体会过能力不及时的无助与无奈，但更多的是感受着同事与患者在自己成长道路上给予的关爱与帮助。

也曾因为不想面对这一切的一切而选择离开，因拥有国外与国内顶尖外资医院的工作经验、语言优势，或许有更好的选择，但如今我仍然选择作为临床一线的护理人员，对此，我仍心存感恩，一如既往地服务着每一名或许只有一面之缘的患者。

只要心存对生命的敬畏，总有一丝丝的感动能成为你支撑下去的理由。

在这里，我不想去赞颂八十年代那伟大单纯的自我奉献精神，也不去倡导新时代的彰显个性。作为社会人，我会欣赏你拒绝领导让加班的要求，也会赞赏你工作之外追求自我的方式。

走上工作岗位，职业素养就要求你面对任何情况，抛开同情心与眼泪，收起愤世嫉俗的个性，回归理性，团结合作，条理清晰，分清主次，按照流程，循序渐进地投入工作。比如每一台手术的顺利完成，从器械消毒合格到准确核查患者信息，到外科手术医生无菌操作，麻醉医生的全程照护，再到手术室护士的密切配合,给药的准确及时,每个环节出现疏忽都会造成无法弥补的医疗事故,任何一个失误或粗心都会给一个家庭造成难以承受的痛苦。

职业素养的养成不是一蹴而就的,需要时间的沉淀和自我努力。扎实的理论基础和过硬的操作技能才是你职业素养的基石。当你拥有这些,你就不需要每天顶着巨大的压力上班,遇到紧急情况就不会手足无措,良好的职业素养会让你从容理性地面对一切。

喜怒哀乐仍在工作中上演,抱怨也时有发生,但我们仍在守护生命之路上前行,伴随我们的就是各自的职业素养!那是我们一生的修行!

人文关怀是一场爱的播撒

（葛雨欣　浙江大学医学院附属第一医院）

对于大部分患者而言,手术室是一个相对陌生、了解不多的地方,在他们的脑海里,手术室是冰冷令人敬畏的地方。所以踏入这里的每一个患者,他们大多都处于高度紧张焦虑、极其缺乏安全感的状态。进入这个陌生的环境后,他们被领到一个独立的手术间里,躺到一张狭小冰冷的手术床上,他们不知所措,不知道接下来会面对什么,不知道要如何去配合护士或是医生的什么操作。有些人会按捺不住地以"唠叨"来掩饰慌张、隐藏胆怯,渴望得到护理人员的关怀;有些人则选择保持沉默,心里默默祈祷一切平安顺利。他们很多人嘴里说着不紧张,表面看着挺淡定,监护仪上飙升的心率、血压却"出卖"了他们。在这里,他们像独上战场的士兵,没有家人朋友的陪伴,没有熟悉的生活环境,我们护理人员则成了他们唯一能信任的战友,因而我们的一举一动无时无刻不在牵动影响着他们的心绪。

可想而知,对于这些手术患者而言,我们医护人员的细微关怀有多么重要。面对如恶魔般疾病的挑战,他们需要我们给予一个肯定的眼神,伸出一双温暖的手,说一些鼓励的话,从而能够让他们安下心来,鼓起勇气,勇敢地去面对病魔!

我们的关怀在患者的整个围术期里都不可缺少,而术前访视这一块尤其容易被忽视。术前访视是我们与患者的第一次正式会面,虽说访问内容大致相同,无非就是关于手术时间、手术体位、麻醉方式、术前禁饮禁食时间、手术穿戴相关注意事项等,在"大同"的情况下,"小异"就显示出对患者个体的人文关怀。

有调查数据显示,现实临床工作中,由于日手术量大,护理人员数量有限,对于提前熟悉掌握患者病程病史这一项准备工作,很多手术室护理人员仍做得不够到位甚至会有忽略。但随着工作经验的积累,我越来越能真切感受到这一准备工作的重要性。

在术前访视过程中,当我面对一个我"心里有数"的患者时,我能够提出更多针对他个人的护理要点和他本人需要注意的事项。记得有一次我访视了一位得了胆囊癌的 65 岁女性患者,习惯性以为她会是一个罹患癌症后苍老衰弱的模样,见到本人后我却发现虽然看上去有些憔悴,但从她纹过的眉毛和眼线、淡淡的妆容以及一头中长大波浪卷发中,可以看出她平时应该是一个注重外表、很会打扮自己的人。她见到我后问的第一个问题是:这个手术刀疤会不会很大很丑?我告诉她明天做的是腹腔镜手术,也就是所谓的微创手术,主刀医生经验丰富,手术技能高超,没有特殊情况的话中转开放可能性较小,肚子上会有一道 10 厘米左右的疤痕,但我们医生的缝合技术还不错,后期恢复好的话,疤痕不会很大很明显。另外,当我告诉她手术当天不允许化妆,但可以适当地画一下眉毛、抹一点淡淡的口红。患者听后很开心,整个人放轻松了不少,从她的眼神和话语中我感受到了她的感激与信赖,这使我们接下去的交谈更加顺利、融洽。

从很多类似的经验中我发现,当患者感受到自己是被“特殊”照护的对象时,他们心里的安全感及战胜疾病的信心就会得到显著提升。日常工作中,在很多手术室护理人员眼里,当下的这一位患者可能仅仅是我们每天需要面对的众多手术患者中的一个,但在这位患者及其家属心里,他是一个特殊的不幸者,他需要我们的爱与关怀来让其内心更加坚定勇敢。

其实,在很多时候,只要我们试着站在患者的立场来考虑问题就会简单得多。试想如果我自己就是那个没有任何相关经历即将进行手术的患者,当我第一次与手术室护士会面,心里一定希望对方是一个有耐心、能够解答我们心中很多疑问的人。我会想要知道对方怎么称呼,以便于我们接下去的交谈;医院很大,对我而言却很陌生,我会想要知道手术室大概在什么地方,里面大概是什么样子的?虽然无关手术,但至少我心里能有个底,不至于明天过去的时候只能默默跟着护工走,到了完全不熟悉的环境变得更加紧张焦虑;我怕冷,病号服太薄,明天过去的时候里面能穿件自己的衣服吗?手腕上有个戴了好多年的镯子,取不下来了该怎么办?我知道今晚开始到明天手术前都不能吃不能喝,但我有高血压、糖尿病,那些每天在吃的药也不能吃了吗?我知道手术的时候自己是全身麻醉,但我很好奇他们是通过什么方式让我“睡过去”的,我需要怎么去配合他们呢?手术时间大概需要多久?整个过程我是一直这样平躺着吗?等等。如此换位思考之后,很多问题我们就会主动想到,并去向患者解释说明,从而使患者对我们的信赖以及战胜疾病的信心会大大增加。

所谓人文关怀就是人性的关怀,这是一场爱的播撒,将我们的关爱像光一样照入患者的心坎。而这需要我们护理人员真真正正发自内心地去为患者考虑问题、解决问题,让他们在陌生的环境里感受到如家人般的关爱,让患者不再害怕手术床的冰冷,不再害怕疾病的摧残和折磨。人文关怀也是一次爱的沟通,赠人玫瑰,手留余香,爱永远都是相互的,我们向患者伸出双手,患者亦会向我们投来信赖的目光,这使我们的工作不再是单一无趣、枯燥乏味的,而是充满爱与感动、温暖幸福的! 付出爱很简单,得到爱亦不难,只要不吝啬自己的怜悯之心,就能收获意外的快乐与成长。

努力奋斗　享受芬芳

（王佳燕　浙江大学医学院附属邵逸夫医院）

　　离开母校已经有 9 年了,相伴着同学回去过两次,还是一样熟悉的建筑格局、草坪、操场,不一样的是一张张新鲜稚嫩且充满求知欲的面孔,我也深深感受到了校园"润物细无声"的育人力量。每每想起在学校的时光,犹如旁人戏言"学医十载,读书万卷"。虽然学医道路漫漫,也着实非常辛苦,但是在校园里我们充实地过着每一天。进入社会,踏入医院,我们是病患眼中"心中藏着天使翅膀"的人,在没有硝烟的战场上,使得那些疾病困苦中的人们重获生活的勇气。

　　回想起当初收到大学录取通知书的时候,我是沮丧的,因为我没有被录取在心仪的专业。沉默两天之后,我还是决定先去学校读书,然后凭着自己的努力转到自己喜欢的专业。然而现实是残酷的,心仪的专业太热门,没有转专业的机会,我的情绪再一次跌到低谷。我仿佛看不清前方前进的道路,学业上也失去了动力,现在还记忆犹新。我主动和班主任陈老师说明情况,从与她的言谈中我明白了师者不仅是传道授业者,而且是学生指点灯塔的解惑者。我认识到,如果被负能量所包围,那么自己必然会习惯于抱怨、消极处事,周遭的人也可能会被吸入我这个负面情绪的黑洞而受累。所以我觉得应该改变自己,坦然面对现实,以勤奋学习去度过我的青春年华。

　　人们常说:满满人生路之遥,茫茫人海需知己。而我却认为,有一个知己固然好,但是最好的知己便是自己。认识自己的长与短,给每日学习定下一个小目标,不浑浑噩噩度过最应该奋斗的年岁。

　　此后的大学时光里,我把"贵在坚持"作为自己的座右铭,担任了团支书、学习委员,在同学和老师们的认可下,获得了多项奖学金,同时也赢得了去有着"护士的天堂"美誉的邵逸夫医院实习的机会。

　　初到科室,我被惊到了,因为需要我护理的是神经外科的病人,其中的辛苦可想而知。当大家都以为瘦弱的我会退缩的时候,我不仅凭借着自己的毅力坚持了下来,而且凭着自己扎实的理论知识、过硬的操作技能、沉着稳当的性格,第二年就获得先进工作者称号,并且在那一年获得去北京天坛医院进修的机会。此后多次荣获校级和院级先进工作者称号。2015 年,一位来自金华的进修护士来我们科室进修,她把我护理病患的故事写到了卡片上,那些稀松平常的事情,在她眼里我就是邵医护理优秀的典范——正直、真诚、关爱。那一年我获得了国际优秀护士奖——DAISY AWARD。

而今,我是一名胸外科的教育护士,肩上也多了一份责任。我依旧在坚持努力的道路上走着,虽然不乏辛苦劳累,但是领导、同事们和患者的认可成为我不断进取的力量源泉。

生活不会辜负每一个努力的人,虽然努力不一定每次都带来惊喜和成功,但不努力一定无任何良好结局可言。人们常说机会是给有准备的人,真正的幸运绝不会光顾那些享受安逸、不思进取之人。我想我还是会继续积极前行,无论结局如何,这条道路让我的人生非常充实,我也感受了一路芬芳,愉悦了自己和他人。

一生归来仍是少女

（吴三利　龙游县人民医院）

记得那年高三填报志愿前夕，与几位好友相约坐下聊天，聊一聊以后的路该怎么走，聊一聊大学选择去哪里读，选择什么专业，当时气氛很是浓厚，空气中满满都是少女们对未来的憧憬。仍记得我当时信誓旦旦地说：我要去外省读大学，有两个职业坚决不选，一是医生护士，二是老师。然而命运却让我和护理有了交集，综合考虑各种因素和家人的要求，选择了护理专业。就这样，怀着复杂的心情我开始了属于我的大学生涯。

我心目中的大学生活是轻松的、无压力的，然而在新生开学典礼上进行集体宣誓的时候，就感觉有一股沉甸甸的责任压来，我意识到我的大学生活不会轻松。果然，我们的大部分时间一直忙着背诵各种疾病的病理生理、护理要点，忙着跟老师们学习各种护理操作，有时候想懈怠，老师说的话就会浮现在脑海里：记着，你们以后是要与死神打交道的，病人把性命交给你们，不可懈怠！瞬间又不得不把全部精力投入，不敢有所松动。

学校学习三年，医院实习一年，终于我毕业了，怀着兴奋、紧张的心情以及对未来的憧憬，我进入了县级二甲医院，开始步入临床工作。

但工作开始一段时间后，因为遇到实习时没有碰到过的一些事情让我很沮丧。工作时有些患者及家属不理解，动不动就破口大骂，接液体稍微晚几分钟，就对你指手画脚，要投诉，甚至有些患者直接指着我们鼻子骂：你们既然选择了做服务员，就要有服务的态度。我当时很想大声地告诉他，医疗的本质是照护，不是服务。那段时间我心里很是委屈，心里有无数次辞职不干的想法。后来前辈们开导我：其实每一种行业都辛苦，都有着不为人知的心酸，都有遇到委屈的时候，关键是你怎么看待它，心里要适当放宽，要看到好的一面，也要有不好的思想准备。工作中把自己该做的做到了，做好了，让自己问心无愧。只有心态好了，你才会看到好的那一部分。前辈们的话，让我对护理这个行业有了新的认识。我向前辈们学习,调整自己的心态,以全新的姿态对待护士这个职业。

现在工作两年了,每天保持好心态,对工作中可能遇到的突发事件及不愉快有所准备,每天微笑对待患者,耐心回答患者的问题,更认真对待工作,换来了患者痊愈出院的一声谢谢,换来了夜间查房时患者道一声辛苦,换来了给患者治疗时的微笑。当时心中的自豪感及快乐无法言语。

不忘初心,牢记"健康所系、生命相托"的神圣使命,以平和之心对待患者,去帮助患者,做他们健康的引导者和监督者。护理行业固然辛苦,但其中的快乐与价值体现也让人难以忘怀。愿我们护理一生,归来仍是少女。

后　记

　　随着"生物—心理—社会"现代医学模式的确立,医学人文教育越来越受到海内外医学院校的高度重视,在人才培养中也发挥着越来越重要的作用。近年来,我国的医学人文教育研究方兴未艾,成果不断涌现。《仁术兼修　知行合一——地方综合性高校医学人文教育模式研究》一书,是我们依托地方综合性大学的人文学科优势和历史文化积淀,遵循医学教育规律,加强医学人文教育,致力于培养"仁心仁术"的医学生,历时十二年探索形成的理论成果,凝聚着学校百年医学教育的文化基因和一代又一代师生的集体智慧。

　　在本书的编撰过程中,我们得到了医学院和学校职能部门的大力支持。医学院领导班子高度重视对医学人文教育成果的总结凝练,全力支持本书的编撰和出版。学校党委宣传部不但以"风则江大讲堂"的学术盛宴滋养了学子的人文情怀,而且长期坚持不懈地宣传我校的医学人文教育,使之声誉日隆。学校图书馆的孙荷琴女士为医学人文教育的宣传和本书的编校付出了艰辛劳动,何伟峰、柯瑞君也做了部分编校工作,汤伟星、周晶和茹静等老师拍摄的照片为本书增色不少,还要感谢学报编辑部的林东明和吴艳玲老师付出的辛劳。在此,我们一并表示诚挚的感谢!

　　由于成书时间仓促,加上我们缺乏经验,本书难免存在一些缺陷,敬请谅解。

图书在版编目(CIP)数据

仁术兼修 知行合一:地方综合性高校医学人文教育模式研究 / 柳国庆等主编. —杭州:浙江大学出版社,2020.5

ISBN 978-7-308-20115-5

Ⅰ.①仁… Ⅱ.①柳… Ⅲ.①地方高校－医学教育－人文素质教育－教育模式－研究 Ⅳ.①R-05

中国版本图书馆 CIP 数据核字(2020)第 049987 号

仁术兼修 知行合一——地方综合性高校医学人文教育模式研究
柳国庆 孙一勤 陈三妹 黄丹文 陈小萍 主编

责任编辑	傅百荣
责任校对	梁 兵
封面设计	周 灵
出版发行	浙江大学出版社
	(杭州天目山路 148 号 邮政编码 310007)
	(网址:http://www.zjupress.com)
排 版	杭州隆盛图文制作有限公司
印 刷	绍兴市越生彩印有限公司
开 本	710mm×1000mm 1/16
印 张	66.75
彩 插	8
字 数	1200 千
版 印 次	2020 年 5 月第 1 版 2020 年 5 月第 1 次印刷
书 号	ISBN 978-7-308-20115-5
定 价	198.00 元(全三册)